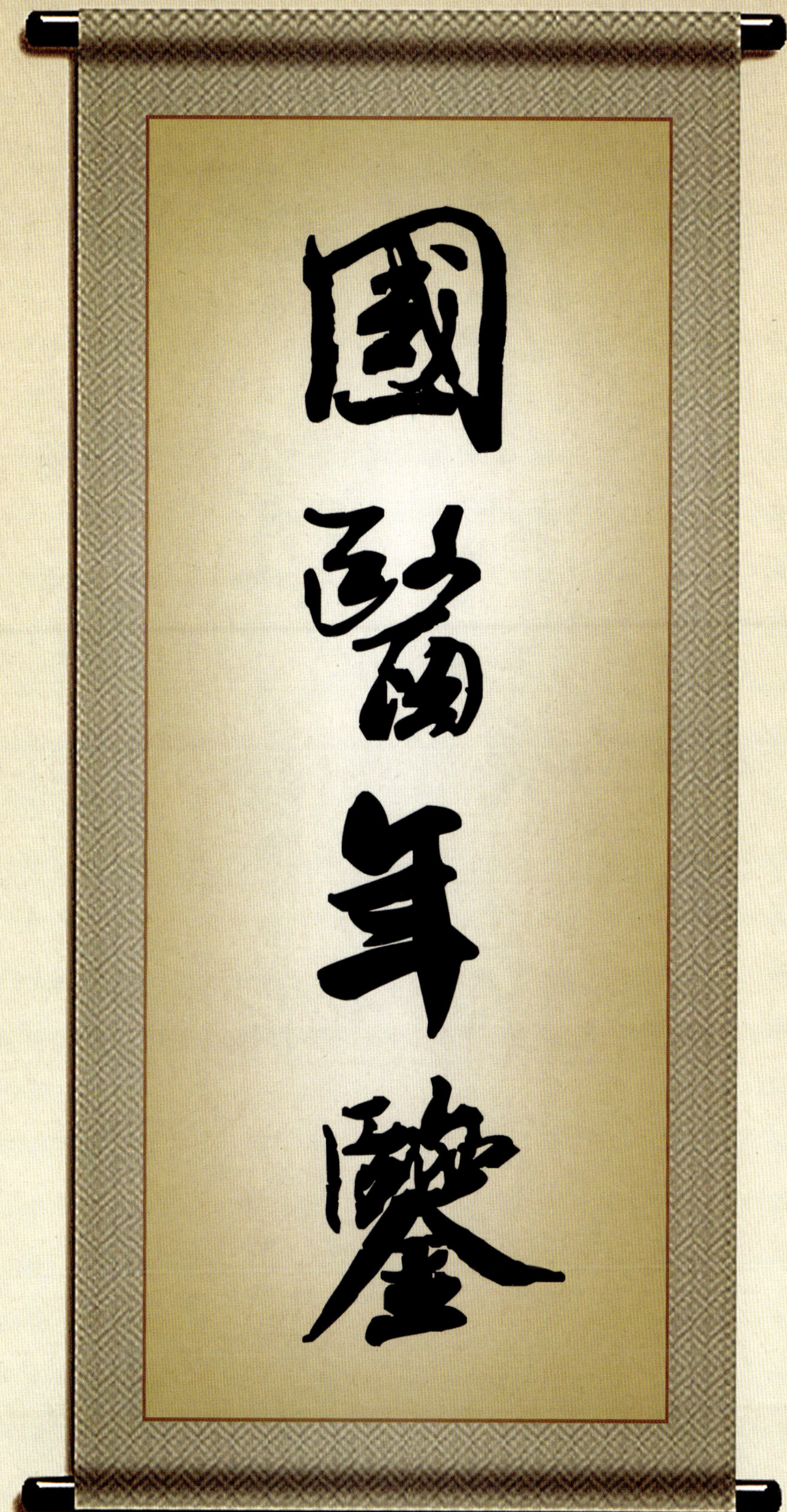
國醫年鑒

國醫年鑒出版紀念

中醫藥振興發展之實錄

路志正

壬辰冬月

史以记实　文以载道
国医年鉴　医家颂祷

贺国医年鉴梓行十周年

九六叟朱良春拜题

癸巳新秋书

弘揚國醫

承前啟後

戊戌年秋月 雷忠義題

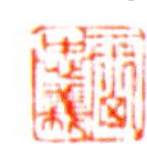

年更歲迭 鑒往知來

百川歸海 展卷則益

賀國醫年鑒十二卷出版

戊戌年立冬 盧芳 題記

图书在版编目（CIP）数据

国医年鉴.2022卷/孙涛，朱嵘，何清湖主编.--北京：中医古籍出版社，2022.11

ISBN 978-7-5152-2583-8

Ⅰ.①国… Ⅱ.①孙…②朱…③何… Ⅲ.①中国医药学-2022-年鉴 Ⅳ.①R2-54

中国版本图书馆CIP数据核字（2022）第187074号

**国医年鉴（2022卷）**

**主　　编**　孙　涛　朱　嵘　何清湖

**责任编辑**　刘　婷

**封面绘画**　胡春福

**封面设计**　张东东

**出版发行**　中医古籍出版社

**社　　址**　北京市东城区东直门内南小街16号（100700）

**电　　话**　010-64089446（总编室）　010-64002949（发行部）

**网　　址**　www.zhongyiguji.com.cn

**印　　刷**　天津市鹏鑫印务有限公司

**开　　本**　889 mm×1194 mm　1/16

**印　　张**　46.25

**字　　数**　750千字

**版　　次**　2022年11月第1版　2022年11月第1次印刷

**标准书号**　ISBN 978-7-5152-2583-8

**定　　价**　365.00元

# 《国医年鉴》编撰委员会

（以姓氏笔画为序）

# 序

在社会各界的共同努力下，《国医年鉴》已经持续出版 14 卷，一路走来，每一年都有不同的精彩。我认为本卷有堪称中医药历史进程中的里程碑文献，那就是本卷政策法规栏目收录的国务院办公厅国办发〔2021〕3 号文——《关于加快中医药特色发展的若干政策措施》。

其中关于人才培养，提出“建立以中医药课程为主线、先中后西的中医药类专业课程体系，增设中医疫病课程”“强化中医思维培养和中医临床技能培训，并作为学生学业评价主要内容”。

关于中药分类注册管理，提出“优化具有人用经验的中药新药审评审批”“积极探索建立中药真实世界研究证据体系”“优化古代经典名方中药复方制剂注册审批。完善中药新药全过程质量控制的技术研究指导原则体系”。

“健全中西医协同疫病防治机制。中医药系统人员第一时间全面参与公共卫生应急处置，中医药防治举措全面融入应急预案和技术方案。”

“完善西医学习中医制度。2021 级起，将中医药课程列为本科临床医学类专业必修课和毕业实习内容，增加课程学时。”

“鼓励和支持有经验的社会力量兴办连锁经营的名医堂，突出特色和品牌，打造就医环境，提供中医药服务。”

以上每一条，都可以演绎为中国中医文化的历史长卷。这些政策措施的全面实施，将构建强大的国家医疗体系“中国方案”，影响之深远，难以估量。

《国医年鉴》始终践行兼容并蓄、开放包容的编辑方针，与社会各界力量一起印记中医药的年轮轨迹和时代风貌，本卷以个人之名入辑的超过一百位，说明越来越多的人爱中医、信中医、用中医。他们中有人提出“三阳开泰，合病合方”。即消化系统的问题同时反映在阳明胃经、太阳膀胱经、少阳胆经，单独一张经方是治不好的，需要“三阳”之经同时调理，合方而治。有人指出“辟谷”不是简单理解为断食，而是通过换食材、食法，激活新的代谢，以此改变某些病理代谢而调理疾病。将他们融入个人体会的实践经验记录下来，流传下去，让中医药学这一传承历史最悠久的完整医学体系保持活力，这也是《国医年鉴》作为历史纽带的意义所在。

始于 2019 年新冠疫情还在持续蔓延，本卷收录了“中医药与抗击新冠肺炎疫情国际合作论坛在北京举办”“吉林启动重大疫情防治中药方剂应急储备库重大项目建设——筛选出第一批 19 首方剂”。科研资讯收录了 2021 年度中医药十大学术进展、陕西发布 197 个中药配方颗粒标准。还有医患双方均需要了解的《关于医保支持中医药传承创新发展的指导意见》。杏林故事专栏一如既往的丰富多彩，从人民英雄张伯礼致信学子从军报国，到白衣天使路上救人一命；从世界卫生组织承认中医药抗疫作用，到个人侨民在美国迎战新冠之疫。更多中医药堂馆、世家、文化、教育、出版等各方面资讯，读者诸君尽可“开卷有益”。

来年，我们一起收获新的成绩。

2022 年 8 月 15 日

# 编辑说明

## 1. 编辑主体

《国医年鉴》编辑工作是在《国医年鉴》编委会指导下，由《国医年鉴》编辑办公室负责具体实施。《国医年鉴》编委会是由中和亚健康服务中心、中华中医药学会亚健康分会、中华中医药学会治未病分会、世界中医药学会联合会亚健康专业委员会、中国中医药研究促进会治未病与亚健康分会推荐的中医药与亚健康领域专家、社会知名人士、企业经营管理专家等组成。

## 2. 编辑主旨

实录中医药行业年度法规、重大事件；记录中医药学术科研成果、教育文化和民间特色经验；编录中医药世家方药技艺传承发展脉络；中医药名人成长经历、医学感悟；辑录中医药年度人物重大影响，学术成就；选录国内外中医药文化史实、趣文。搭建一切有志、有成就中医药事业者的展示平台。

## 3. 编辑原则

以传承、传播中医药文化为目标、摈弃门户之见，力求客观、真实、多元。

## 4. 篇章结构

政策法规选编

重大事件

年度人物

中医药名人榜

世家传承

中医药传人

中医药特色个人秀

新学术流派

治未病与亚健康

知名国医堂馆

中医药教育与文化

年度成果

特色医案

杏林故事

海外中医药

警示台

附录

**5. 组稿途径**

之一：年鉴编委[2021]02 号文件——关于组织编纂《国医年鉴（2022 卷）》通知，下发各行政单位征稿。

之二：政府信息网站正式发布的资讯。

之三：行业主要媒体公开刊发的资讯。

之四：国家中医药管理局与各级中医药行政机构、一级学会、科研机构、医疗机构等评选出来的优秀人员征稿。

《国医年鉴》编辑委员会

# 目　录

## 政策法规选编



## 重大事件



## 年度人物

## 中医药名人榜（按姓氏笔画排序）



## 世家传承 （按姓氏笔画排序）

# 中医药传人 （按姓氏笔画排序）



# 中医药特色个人秀（按姓氏笔画排序）

## 新学术流派（按首字笔画排序）



## 治未病与亚健康



## 知名国医堂馆

## 中医药教育与文化

### 一、教育



### 二、文化

# 年度成果

## 一、规范



## 二、科研



## 三、著作 · 论著



## 四、合作交流



# 特色医案

## 杏林故事

# 海外中医药



# 警示台



附 录

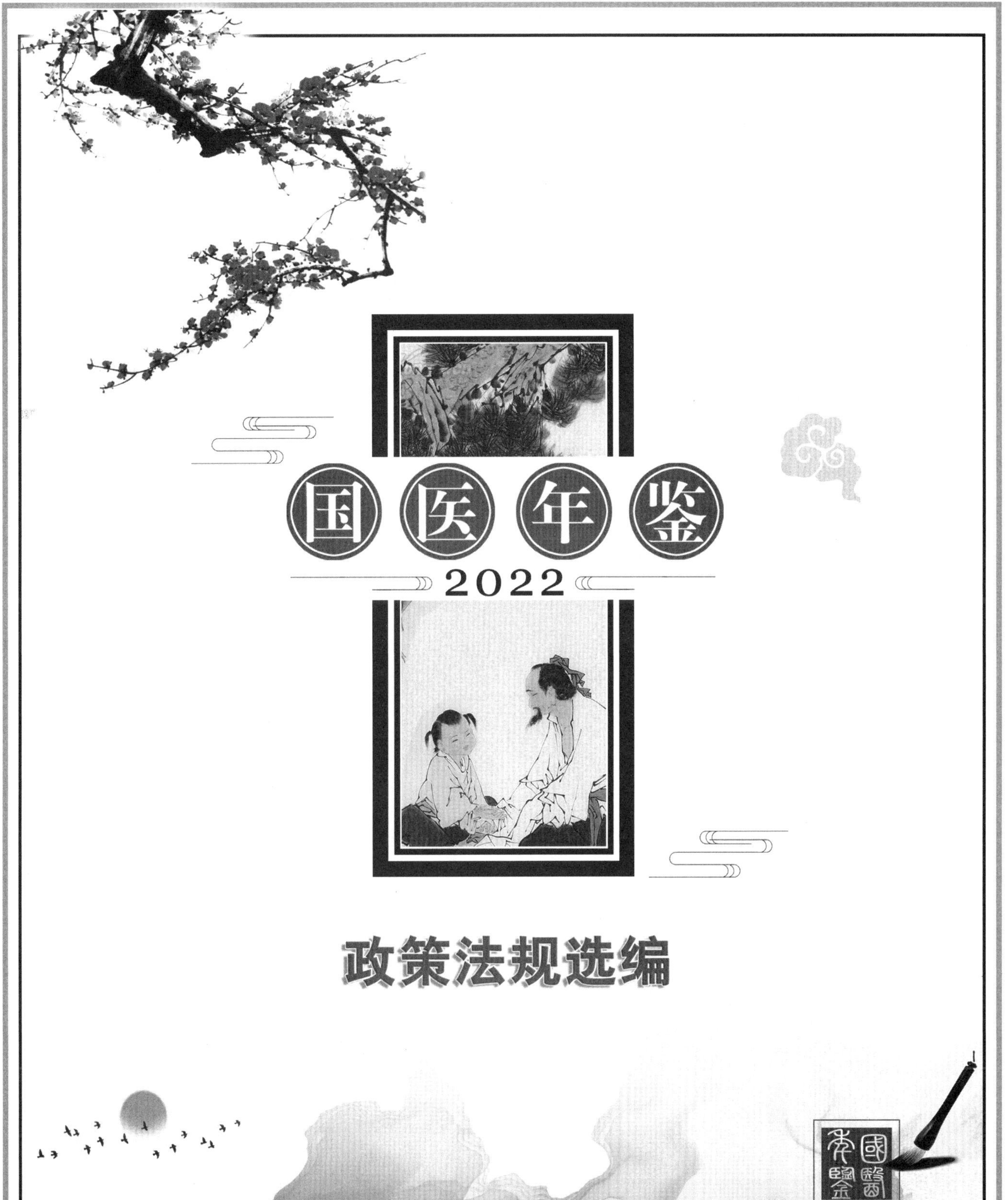
国医年鉴
2022
政策法规选编

【法规名称】关于加快中医药特色发展若干政策措施
【发文机构】国务院办公厅
【发文字号】国办发〔2021〕3号
【颁布时间】2021年1月22日
【效力属性】有效

# 国务院办公厅印发关于加快中医药特色发展若干政策措施的通知

国办发〔2021〕3号

各省、自治区、直辖市人民政府，国务院各部委、各直属机构：

《关于加快中医药特色发展的若干政策措施》已经国务院同意，现印发给你们，请认真贯彻执行。

国务院办公厅

2021年1月22日

## 关于加快中医药特色发展的若干政策措施

党的十八大以来，以习近平同志为核心的党中央把中医药工作摆在突出位置，中医药改革发展取得显著成绩。新冠肺炎疫情发生后，中医药全面参与疫情防控救治，做出了重要贡献。但也要看到，中医药仍然一定程度存在高质量供给不够、人才总量不足、创新体系不完善、发展特色不突出等问题。要坚持以习近平新时代中国特色社会主义思想为指导，全面贯彻落实党的十九大和十九届二中、三中、四中、五中全会精神，进一步落实《中共中央国务院关于促进中医药传承创新发展的意见》和全国中医药大会部署，遵循中医药发展规律，认真总结中医药防治新冠肺炎经验做法，破解存在的问题，更好发挥中医药特色和比较优势，推动中医药和西医药相互补充、协调发展。为此，现提出如下政策措施。

**一、夯实中医药人才基础**

(一)提高中医药教育整体水平。建立以中医药课程为主线、先中后西的中医药类专业课程体系，增设中医疫病课程。支持中医药院校加强中医药传统文化功底深厚、热爱中医的优秀学生选拔培养。强化中医思维培养和中医临床技能培训，并作为学生学业评价主要内容。加强“双一流”建设对中医药院校和学科的支持。布局建设100个左右中医药类一流本科专业建设点。推进高职中医药类高水平专业群建设。强化高校附属医院中医临床教学职能（教育部、国家发展改革委、国家中医药局负责，排第一位的为牵头单位，下同）。

(二)坚持发展中医药师承教育。增加多层次的师承教育项目，扩大师带徒范围和数量，将师承教育贯穿临床实践教学全过程。长期坚持推进名老中医药专家学术经验继承、优秀中医临床人才研修、传承工作室建设等项目。绩效工资分配对承担带徒任务的中医医师适当倾斜。在全国老中医药专家学术经验继承工作中，按程序支持符合条件的继承人以医古文代替外语作为同等学力申请中医专业学位考试科目。（国家中医药局、人力资源社会保障

部、教育部、国家卫生健康委、各省级人民政府负责）

（三）加强中医药人才评价和激励。鼓励各地结合实际，建立中医药优秀人才评价和激励机制。将中医药学才能、医德医风作为中医药人才主要评价标准，将会看病、看好病作为中医医师的主要评价内容。在院士评选、国家重大人才工程等高层次人才评选中，探索中医药人才单列计划、单独评价。（人力资源社会保障部、国家卫生健康委、国家中医药局、工程院、中科院、各省级人民政府分别负责）

**二、提高中药产业发展活力**

（四）优化中药审评审批管理。加快推进中药审评审批机制改革，加强技术支撑能力建设，提升中药注册申请技术指导水平和注册服务能力，强化部门横向联动，建立科技、医疗、中医药等部门推荐符合条件的中药新药进入快速审评审批通道的有效机制。以中医临床需求为导向，加快推进国家重大科技项目成果转化。统筹内外部技术评估力量，探索授予第三方中医药研究平台专业资质、承担国家级中医药技术评估工作。增加第三方中药新药注册检验机构数量。（国家药监局、国家卫生健康委、科技部、国家中医药局负责）

（五）完善中药分类注册管理。尊重中药研发规律，完善中药注册分类和申报要求。优化具有人用经验的中药新药审评审批，对符合条件的中药创新药、中药改良型新药、古代经典名方、同名同方药等，研究依法依规实施豁免非临床安全性研究及部分临床试验的管理机制。充分利用数据科学等现代技术手段，建立中医药理论、人用经验、临床试验“三结合”的中药注册审评证据体系，积极探索建立中药真实世界研究证据体系。优化古代经典名方中药复方制剂注册审批。完善中药新药全过程质量控制的技术研究指导原则体系。（国家药监局、国家卫生健康委、国家中医药局负责）

**三、增强中医药发展动力**

（六）保障落实政府投入。各级政府作为公立中医医院的办医主体，落实对公立中医医院基本建设、设备购置、重点学科发展、人才培养等政府投入政策。支持通过地方政府专项债券等渠道，推进符合条件的公立中医医院建设项目。（国家发展改革委、财政部、国家卫生健康委、国家中医药局、各省级人民政府负责）

（七）多方增加社会投入。鼓励有条件、有实力、有意愿的地方先行一步，灵活运用地方规划、用地、价格、保险、融资支持政策，鼓励、引导社会投入，提高中医临床竞争力，打造中医药健康服务高地和学科、产业集聚区。将符合条件的中医诊所纳入医联体建设。鼓励有条件的中医诊所组建团队开展家庭医生签约服务，按规定收取签约服务费。鼓励街道社区为提供家庭医生服务的中医诊所无偿提供诊疗场所。（国家中医药局、国家卫生健康委、各省级人民政府负责）

（八）加强融资渠道支持。积极支持符合条件的中医药企业上市融资和发行公司信用类债券。鼓励社会资本发起设立中医药产业投资基金，加大对中医药产业的长期投资力度。鼓励各级政府依法合规支持融资担保机构加大对中医药领域中小企业银行贷款的担保力度。支持信用服务机构提升中医药行业信用信息归集和加工能力，鼓励金融机构创新金融产品，支持中医药特色发展。（国家发展改革委、人民银行、银保监会、证监会、各省级人民政府负责）

**四、完善中西医结合制度**

（九）创新中西医结合医疗模式。在综合医院、传染病医院、专科医院等逐步推广“有机制、有团队、有措施、有成效”的中西医结合医疗模式。强化临床科室中医医师配备，打造中西医结合团队，开展中西医联合诊疗，“宜中则中、宜西则西”，逐步建立中西医多学科诊疗体系。鼓励科室间、院间和医联体内部开展中西医协作。将中西医结合工作成效纳入医院等级评审和绩效考核。对医院临床医师开展中医药专业知识轮训，使其具备本科室专业领域的常规中医诊疗能力。（国家卫生健康委、国家中医药局负责）

（十）健全中西医协同疫病防治机制。中医药系

统人员第一时间全面参与公共卫生应急处置，中医药防治举措全面融入应急预案和技术方案。建立国家中医药应对重大公共卫生事件和疫病防治骨干人才库，建设国家中医疫病防治和紧急医学救援队伍，强化重大传染病防控理论技术方法和相关现代医学技术培训。探索疾病预防控制机构建立中医药部门和专家队伍。（国家卫生健康委、国家中医药局负责）

（十一）完善西医学习中医制度。2021级起，将中医药课程列为本科临床医学类专业必修课和毕业实习内容，增加课程学时。在高职临床医学专业中开设中医基础与适宜技术必修课程。允许攻读中医专业学位的临床医学类专业学生参加中西医结合医师资格考试和中医医师规范化培训。试点开展九年制中西医结合教育。加强临床医学类专业住院医师规范化培训基地中医药科室建设，逐步增加中医药知识技能培训内容。临床、口腔、公共卫生类别医师接受必要的中医药继续教育。研究实施西医学习中医重大专项，用10～15年时间，培养相当数量的高层次中西医结合人才和能够提供中西医结合服务的全科医生。（教育部、国家卫生健康委、国家中医药局分别负责）

（十二）提高中西医结合临床研究水平。开展中西医结合学科（专科）建设。开展重大疑难疾病、传染病、慢性病等中西医联合攻关。逐步建立中西医结合临床疗效评价标准，遴选形成优势病种目录。开展试点示范，力争用5年时间形成100个左右中西医结合诊疗方案。（科技部、国家卫生健康委、国家中医药局负责）

## 五、实施中医药发展重大工程

（十三）实施中医药特色人才培养工程。依托现有资源和资金渠道，用5～10年时间，评选表彰300名左右国医大师和全国名中医，培育500名左右岐黄学者、3000名左右中医药优秀人才、10万名左右中医药骨干人才，强化地方、机构培养责任，建立人才培养经费的中央、地方、机构分担机制。开展中医药卓越师资培养，重点加强中医基础、经典、临床师资培训。加强高校附属医院、中医规范化培训基地等人才培养平台建设。支持建设一批中医基础类、经典类、疫病防治类和中药炮制类、鉴定类高水平学科。开展基层中医药知识技能培训。（国家中医药局、教育部、国家卫生健康委、各省级人民政府负责）

（十四）加强中医医疗服务体系建设。省、委（局）共建一批中医（含中西医结合）方向的国家医学中心和区域医疗中心。加快打造中医临床能力强、中医药文化氛围浓郁、功能布局优化的中医药传承创新中心。推动省域、市域优质中医资源扩容和均衡布局，建设优势病种特色鲜明的中医医院和科室。依托高水平中医医院建设国家中医疫病防治基地，打造一批紧急医学救援基地，加强中医医院感染科、肺病科、发热门诊、可转换传染病区、可转换重症监护室等建设。打造中西医协同“旗舰”医院、“旗舰”科室、“旗舰”基层医疗卫生机构。（国家发展改革委、教育部、国家卫生健康委、国家中医药局、各省级人民政府负责）

（十五）加强中医药科研平台建设。有序推动中医重点领域生物安全三级实验室建设。围绕中医理论、中药资源、中药创新、中医药疗效评价等重点领域建设国家重点实验室。加强服务于中医药技术装备发展和成果转化应用示范的国家科技创新基地建设。聚焦中医优势病种和特色疗法等建设10～20个中医类国家临床医学研究中心。建设一批服务于应对突发公共卫生事件的中医药科研支撑平台。（国家中医药局、国家发展改革委、教育部、科技部、国家卫生健康委、中科院负责）

（十六）实施名医堂工程。以优势中医医疗机构和团队为依托，建立一批名医堂执业平台。国医大师、名老中医、岐黄学者等名医团队入驻名医堂的，实行创业扶持、品牌保护、自主执业、自主运营、自主培养、自负盈亏综合政策，打造一批名医团队运营的精品中医机构。鼓励和支持有经验的社会力量兴办连锁经营的名医堂，突出特色和品牌，打造一流就医环境，提供一流中医药服务。（国家中医药局、国家发展改革委负责）

（十七）实施中医药产学研医政联合攻关工程。

依托高水平研究机构、高等院校、中医医院以及中药创新企业，建设一批代表国家水平的中医药研究和科技成果孵化转化基地，解决制约中医药发展的重大科技问题，制定一批中医特色诊疗方案，转化形成一批中医药先进装备、中药新药。支持中医医院与企业、科研机构、学校加强协作、共享资源，促进优秀研究成果投入市场应用。探索运用区块链等技术加强中医药临床效果搜集和客观评价。（科技部、国家发展改革委、教育部、工业和信息化部、国家卫生健康委、国家中医药局负责）

（十八）实施道地中药材提升工程。加强道地药材良种繁育基地和生产基地建设。制定中药材采收、产地初加工、生态种植、野生抚育、仿野生栽培技术规范，推进中药材规范化种植，鼓励发展中药材种植专业合作社和联合社。推动建设一批标准化、集约化、规模化和产品信息可追溯的现代中药材物流基地，培育一批符合中药材现代化物流体系标准的初加工与仓储物流中心。引导医疗机构、制药企业、中药饮片厂采购有质量保证、可溯源的中药材。深入实施中药标准化项目。加强中药材质量安全风险评估与风险监测，促进快速检测装备研发和技术创新，建设第三方检测平台。（农业农村部、国家林草局、工业和信息化部、商务部、市场监管总局、国家中医药局负责）

（十九）建设国家中医药综合改革示范区。改革体制机制，充分调动地方积极性、主动性、创造性，补短板、强弱项、扬优势，加快建立健全中医药法规、发展政策举措、管理体系、评价体系和标准体系，提升中医药治理体系和治理能力现代化水平，打造3～5个中医药事业产业高质量发展的排头兵。（国家中医药局、国家发展改革委、国家卫生健康委、工业和信息化部、国家药监局负责）

（二十）实施中医药开放发展工程。制定“十四五”中医药“一带一路”发展规划。鼓励和支持社会力量采取市场化方式，与有合作潜力和意愿的国家共同建设一批友好中医医院、中医药产业园。发展“互联网+中医药贸易”，为来华接受中医药服务人员提供签证便利。协调制定国际传统医药标准和监管规则，支持国际传统医药科技合作。（国家发展改革委、商务部、外交部、海关总署、国家药监局、国家中医药局分别负责）

**六、提高中医药发展效益**

（二十一）完善中医药服务价格政策。建立以临床价值和技术劳务价值为主要依据的中医医疗服务卫生技术评估体系，优化中医医疗服务价格政策。落实医疗服务价格动态调整机制，每年开展调价评估，符合启动条件的及时调整价格，充分考虑中医医疗服务特点，完善分级定价政策，重点将功能疗效明显、患者广泛接受、特色优势突出、体现劳务价值、应用历史悠久的中医医疗服务项目纳入调价范围。医疗机构炮制使用的中药饮片、中药制剂实行自主定价，符合条件的按规定纳入医保支付范围。（国家医保局、国家卫生健康委、国家中医药局负责）

（二十二）健全中医药医保管理措施。大力支持将疗效和成本有优势的中医医疗服务项目纳入基本医疗保险支付范围，综合考虑有效性、经济性等因素，按规定合理确定目录甲乙分类。探索符合中医药特点的医保支付方式，发布中医优势病种，鼓励实行中西医同病同效同价。一般中医药诊疗项目继续按项目付费。鼓励商业保险公司推出中医药特色健康保险产品，建立保险公司与中医药机构的信息对接机制。支持保险公司、中医药机构合作开展健康管理服务。加强纳入基本医疗保险支付范围的中医药服务和费用监管。（国家医保局、国家卫生健康委、银保监会、国家中医药局负责）

（二十三）合理开展中医非基本服务。在公立中医医疗机构基本医疗服务总量满足人民群众需要、基本医疗费用保持平稳的基础上，支持其提供商业医疗保险覆盖的非基本医疗服务。探索有条件的地方对完成公益性服务绩效好的公立中医医疗机构放宽特需医疗服务比例限制，允许公立中医医疗机构在政策范围内自主设立国际医疗部，自主决定国际医疗的服务量、项目、价格，收支结余主要用于改善职工待遇、加强专科建设和医院建设发展。（国家卫生健康委、国家中医药局、银保监会、各省级

人民政府分别负责）

**七、营造中医药发展良好环境**

（二十四）加强中医药知识产权保护。制定中药领域发明专利审查指导意见，进一步提高中医药领域专利审查质量，推进中药技术国际专利申请。完善中药商业秘密保护制度，强化适宜性保密，提升保密内容商业价值，加强国际保护。在地理标志保护机制下，做好道地药材标志保护和运用。探索将具有独特炮制方法的中药饮片纳入中药品种保护范围。（市场监管总局、国家知识产权局、国家中医药局、国家药监局分别负责）

（二十五）优化中医药科技管理。加强国家中医药科技研发工作，加强中医药科研方法学、疗效评价、伦理审查等研究。鼓励各省（自治区、直辖市）设立中医药科技专项，由中医药管理部门统筹实施。加强中医药科技活动规律研究，推进中医药科技评价体系建设。（科技部、国家中医药局负责）

（二十六）加强中医药文化传播。切实加强中医药文化宣传，使中医药成为群众促进健康的文化自觉。在中华优秀传统文化传承发展工程中增设中医药专项。加强传统医药类非物质文化遗产保护传承。建设国家中医药博物馆。支持改善一批中医药院校、科研机构的中医药古籍保护条件，提高利用能力。实施中医药文化传播行动，持续开展中小学中医药文化教育，打造中医药文化传播平台及优质产品。（中央宣传部、教育部、国家发展改革委、文化和旅游部、国家卫生健康委、国家新闻出版广电总局、国家中医药局、国家文物局负责）

（二十七）提高中医药法治化水平。推动制修订相关法律法规和规章，加强地方性法规建设。加强中药监管队伍建设，提升中药审评和监管现代化水平。建立不良执业记录制度，将提供中医药健康服务的机构及其人员诚信经营和执业情况纳入统一信用信息平台，并将相关企业行政许可、行政处罚等信息通过“信用中国”网站、国家企业信用信息公示系统依法公示。（司法部、国家卫生健康委、市场监管总局、国家中医药局、国家药监局分别负责）

（二十八）加强对中医药工作的组织领导。充分发挥国务院中医药工作部际联席会议作用，及时研究解决重大问题。卫生健康行政部门要在工作全局中一体谋划、一体推进、一体落实、一体考核中医药工作，加强中医药传承创新、中西医结合，全面落实中医药参与健康中国行动、基本医疗卫生制度建设、优质高效医疗卫生服务体系建设等，在资源配置、政策机制、制度安排等方面向中医药倾斜。中医药管理部门要加大中医药标准制定、科学研究、人才培养、应急救治、文化宣传等工作力度。有关部门要各司其职，扎实推动各项工作落实。各地要进一步加强中医药管理机构建设。有关地方可结合实际进一步完善支持本地区少数民族医药发展的政策举措。（各有关部门、各省级人民政府分别负责）

【法规名称】推进妇幼健康领域中医药工作实施方案（2021-2025 年）
【发文机构】国家卫生健康委　国家中医药局
【发文字号】国卫妇幼函〔2021〕86 号
【颁布时间】2021 年 4 月 20 日
【效力属性】有效

# 关于印发推进妇幼健康领域中医药工作实施方案（2021-2025 年）的通知

国卫妇幼函〔2021〕86 号

各省、自治区、直辖市及新疆生产建设兵团卫生健康委、中医药管理局：

为贯彻《中共中央 国务院关于促进中医药传承创新发展的意见》，落实全国中医药大会精神，推进妇幼健康领域中医药工作，我们研究制定了《推进妇幼健康领域中医药工作实施方案(2021—2025 年)》。现印发给你们，请结合实际认真贯彻落实。

各地在实施过程中的进展情况和存在的问题，请及时报送国家卫生健康委妇幼司和国家中医药局医政司。

国家卫生健康委妇幼司联系人：王亮
联系电话：010-62030635
传　真：010-62030825
邮　箱：fnc@nhc.gov.cn
国家中医药局医政司联系人：孙晓明、严华国
联系电话：010-59957659
传　真：010-59957694
邮　箱：yzs@natcm.gov.cn

国家卫生健康委
国家中医药局
2021 年 4 月 20 日

## 推进妇幼健康领域中医药工作实施方案（2021-2025 年）

中医药是中华民族的瑰宝，在妇幼健康领域具有深厚的理论基础和广泛的实践应用，在妇女儿童常见疾病诊疗和预防保健等方面具有独特优势，为造福广大妇女儿童健康、守护中华民族繁衍生息作出了巨大贡献。结合妇幼健康工作实际，就推进妇幼健康领域中医药工作制定本方案。

### 一、总体要求

(一)指导思想。

全面贯彻习近平新时代中国特色社会主义思想和党的十九大及十九届二中、三中、四中、五中全会精神，落实《中共中央 国务院关于促进中医药传承创新发展的意见》和全国中医药大会部署，坚持以人民健康为中心，坚持预防为主、防治结合，坚持中西医并重，以提高妇女儿童健康水平为根本，以完善制度、规范服务、示范引领为手段，推动各级妇幼保健机构全面开展中医药服务，鼓励各级医疗机构妇产科、儿科积极应用中医药适宜技术，充分发挥中医药在妇女儿童预防保健和疾病诊疗中的独特作用，努力为妇女儿童提供全方位全周期的优质中医药医疗保健服务，努力增强广大妇女儿童的获得感、幸福感和安全感。

(二)工作目标。

到2022年，妇幼健康领域中医药服务网络基本建立，形成并推广一批妇幼中医药诊疗方案、中医治未病干预方案等规范。

到2025年，妇幼健康领域中医药服务能力明显增强，中医药服务覆盖妇女儿童全生命周期，中医药服务的氛围更加浓厚，广大妇女儿童健康需求得到更好满足。

**二、工作措施**

（一）推动妇幼保健机构全面开展中医药服务。各级卫生健康行政部门以妇幼保健机构评审为抓手，引导妇幼保健机构规范建设发展中医临床科室；落实《妇幼保健机构绩效考核办法》，将“门诊中医药服务占比”列为妇幼保健机构绩效考核重要指标，考核中医临床科室门诊诊疗人次占机构门诊总诊疗人次的比例，合理确定考核指标权重，引导形成各级妇幼保健机构普遍开展中医药服务的良好局面。到2025年，三级和二级妇幼保健院开展中医药专科服务的比例达到90%和70%，各级妇幼保健机构门诊中医药服务量明显提高。

（二）发挥中医药在妇女儿童疾病诊疗中的作用。国家卫生健康委会同国家中医药局加强妇幼健康领域中医优势专科建设，做优做强中医妇科、中医儿科等专科，筛选中医治疗优势病种和适宜技术，及时总结形成诊疗方案，巩固扩大优势，带动妇幼中医药特色专科发展。到2022年，制定推广不少于5个中医妇科、儿科专科诊疗方案。开展中西医协同攻关，聚焦妇女儿童重点疾病，到2022年制定推广不少于10个中西医结合妇科、儿科等诊疗方案。加强中医医疗机构中医妇科和中医儿科能力建设。各级卫生健康行政部门指导妇幼保健机构建立中西医协作诊疗制度，坚持“宜中则中、宜西则西”，促进中西医科室间建立协作关系。鼓励有条件的妇幼保健机构为住院期间的妇女儿童提供中医药服务。开展孕产妇管理救治、儿童重点疾病防治等多学科协作诊疗模式试点，将中医纳入多学科协作诊疗体系。

（三）强化中医药在妇女儿童预防保健中的作用。各级卫生健康行政部门会同中医药主管部门推动中医药治未病与妇幼保健服务深度融合，推广使用国家卫生健康委与国家中医药局联合组织编写的《妇科中医医疗技术及中成药用药指导》和《儿科中医医疗技术及中成药用药指导》，组织开展中药熏蒸、小儿推拿等中医药适宜技术和中成药用药培训。到2022年推广不少于5个妇幼中西医结合治未病干预方案，发挥中医药在孕产保健、儿童保健、妇女保健、生殖保健等方面的作用。针对产后保健、儿童康复等，到2022年制定推广不少于3个中西医结合康复方案。鼓励三级妇幼保健院营养餐厅围绕备孕、产后、流产后等重点环节和儿童咳嗽、儿童消化不良等常见健康问题，提供适宜妇女儿童食用的药膳、养生调理茶饮等服务。

（四）创新完善妇幼中医药服务模式。各级卫生健康行政部门指导各级妇幼保健机构充分利用孕妇学校、家长学校、院内健康教育、托幼机构卫生保健指导等，推广中医治未病理念和方法，提升群众自我保健意识。指导妇幼保健机构优化中医临床科室的诊室布局和服务流程，中医诊室原则上在孕产保健部、儿童保健部、妇女保健部门诊诊疗区域内与相关西医诊室比邻布局，努力为群众提供“一站式”的中西医结合医疗保健服务。中医临床科室可设置相对独立、集中布局的健康干预区，集中针灸、推拿、康复、理疗等服务设施、设备和器具，为妇女儿童提供针刺、灸法、拔罐、推拿、药浴、刮痧、膏方、贴敷等中医特色的健康干预服务。

（五）加强妇幼中医药人才队伍建设。各级中医药主管部门将妇幼保健机构中医药人才纳入各类中医药人才培养项目，加强骨干人才培训培养。在西学中专项中单列妇幼或设定一定比例，鼓励西医妇产科和儿科临床医师学习中医。鼓励中医医疗机构具有高级职称的中医妇科、儿科医师到妇幼保健机构多点执业，鼓励中医妇科、儿科领域的国医大师、全国名中医、全国老中医药专家学术经验继承工作指导老师、中医学术流派代表性传承人在妇幼保健机构设置传承工作室，开展传承带教和示范指导，到2025年每省(区、市)建立不少于2个传承工作室，每个工作室为妇幼保健机构培养不少于10

名中医药业务骨干。鼓励有条件的三级妇幼保健院与中医药高等院校、科研机构建立紧密合作关系，加大妇幼中医药人才培养力度。

(六)积极推动妇幼中医药服务“沉下去”“走出去”。各级卫生健康行政部门鼓励相关医疗机构牵头成立妇幼中医药专科联盟，通过项目合作、联合病房、学科帮扶等形式加强合作，积极推进优质医疗资源下沉，提高基层妇幼保健机构服务能力。鼓励具备条件的县级妇幼保健机构联合中医医疗机构加强对基层医疗卫生机构妇幼中医药工作的业务指导，结合实施国家基本公共卫生服务项目孕产妇健康管理、儿童健康管理等，推广适宜家庭保健的中医药适宜技术。依托援外医疗队和中医药海外中心等，广泛开展妇幼健康领域中医药适宜技术推广培训。国家卫生健康委会同国家中医药局系统总结中医药在促进中国妇幼健康发展中的作用，梳理可向“一带一路”国家推广的适宜技术和自我保健方法。

三、组织实施

(一)加强组织领导。各省(区、市)卫生健康委与中医药局要建立妇幼中医药工作协调推进机制，每年至少联合召开1次协调推进会议，总结妇幼中医药工作进展情况。要根据部门工作职责，分别指定专人负责推进妇幼中医药工作，将相关工作纳入年度工作要点，细化任务分工，列入督办台账，明确责任人和完成时限，定期总结工作进展，确保各项工作取得实效。中医药主管部门发挥中医药工作联席会议机制的牵头作用，研究解决妇幼健康领域中医医疗服务价格、人才培养等重点难点问题。各级妇幼保健机构要明确安排熟悉中医药政策和知识的院领导班子成员分管中医药工作，要制订发展中医药业务的具体举措，切实做到中西医结合工作有机制、有团队、有措施、有成效。

(二)加强培训指导。各省(区、市)卫生健康委要将中医药业务发展作为各级妇幼保健院院长管理培训的重要课程，学习贯彻《中华人民共和国中医药法》《中共中央 国务院关于促进中医药传承创新发展的意见》《国务院办公厅印发关于加快中医药特色发展若干政策措施的通知》，交流促进中医药业务发展的经验做法，引导妇幼保健机构管理人员提高思想认识，提升中医药发展能力。指导妇幼保健机构落实本方案各项工作要求，对照《中医妇科专科建设和管理指南》《中医儿科专科建设和管理指南》，积极推进妇幼保健中医药特色专科建设。引导相关学会协会组织广泛开展中药熏蒸、小儿推拿等中医药适宜技术和中成药用药培训。

(三)加强规范管理。各级妇幼保健机构要遵循中医临床诊疗指南、临床技术操作规范和临床路径等有关要求，严格遵守医疗质量安全核心制度，严格规范中医诊疗活动。要按照《医院感染管理办法》《中医医疗技术相关性感染预防与控制指南(试行)》要求，严格落实感控管理各项要求。要按照《处方管理办法》《医院处方点评管理规范(试行)》《中药处方格式及书写规范》等文件规定建立中药处方点评制度，提高处方质量，促进合理用药，保障医疗安全。

(四)加强示范引导。各省(区、市)卫生健康委要积极举办妇幼中医药服务现场会、经验交流会，推广各地实践经验和有效做法，使各级妇幼保健机构学有榜样、追有目标、干有方向。国家卫生健康委将制定《国家妇幼保健中医特色专科建设标准》，遴选确定一批国家妇幼保健中医特色专科建设单位，充分发挥示范引领作用。国家中医药局将遴选部分技术水平高、综合实力强、发展潜力足的妇幼保健机构，纳入中西医协同“旗舰”医院建设范围，辐射带动全国妇幼保健机构中西医结合医疗水平全面提升。

【法规名称】首批中医适宜技术防控儿童青少年近视试点县（市、区）名单（2022—2023年度）
【发文机构】国家中医药管理局办公室
【发文字号】国中医药办医政函〔2022〕47号
【颁布时间】2022年2月21日
【效力属性】有效

# 国家中医药管理局办公室关于印发首批中医适宜技术防控儿童青少年近视试点县（市、区）名单（2022－2023年）的通知

国中医药办医政函〔2022〕47号

各省、自治区、直辖市卫生健康委、中医药管理局，新疆生产建设兵团卫生健康委：

为深入贯彻落实习近平总书记关于学生近视问题的系列重要指示批示精神，推动落实《儿童青少年近视防控光明行动工作方案(2021-2025年)》，国家中医药管理局、国家卫生健康委在全国组织开展了中医适宜技术防控儿童青少年近视试点工作。

经审核，确定北京市海淀区等60个县(市、区)为首批中医适宜技术防控儿童青少年近视试点县(市、区)，请按照试点工作要求组织实施。

附件：首批中医适宜技术防控儿童青少年近视试点县（市、区）名单（2022—2023年度）

国家中医药管理局办公室
2022年2月21日

附件

## 首批中医适宜技术防控儿童青少年近视试点县（市、区）名单（2022－2023年）

（共60个）
北京市（2个）海淀区、大兴区
天津市（2个）武清区、东丽区
河北省（2个）石家庄市新华区、邯郸市馆陶县
山西省（2个）运城市芮城县、临汾市霍州市
内蒙古自治区（2个）呼和浩特市赛罕区、赤峰市红山区
辽宁省（2个）沈阳市皇姑区、鞍山市铁东区
吉林省（1个）吉林市蛟河市
黑龙江省（1个）哈尔滨市南岗区
上海市（2个）浦东新区、长宁区
江苏省（2个）无锡市江阴市、盐城市东台市
浙江省（2个）湖州市长兴县、杭州市拱墅区

安徽省（2个）合肥市蜀山区、安庆市怀宁县
福建省（2个）泉州市南安市、南平市建瓯市
江西省（2个）赣州市于都县、南昌市进贤县
山东省（2个）临沂市平邑县、烟台市莱州市
河南省（2个）新乡市原阳县、平顶山市舞钢市
湖北省（2个）武汉市江汉区、武汉市武昌区
湖南省（2个）长沙市浏阳市、永州市祁阳县
广东省（2个）深圳市罗湖区、东莞市茶山镇
广西壮族自治区（2个）南宁市青秀区、河池市宜州区
海南省（1个）琼中黎族苗族自治县
重庆市（2个）永川区、江津区
四川省（2个）成都市金牛区、成都市青羊区
贵州省（2个）贵阳市乌当区、贵阳市云岩区
云南省（2个）大理州祥云县、红河州弥勒市
西藏自治区（2个）昌都市卡若区、日喀则市桑珠孜区
陕西省（2个）宝鸡市眉县、铜川市耀州区
甘肃省（2个）华亭市、酒泉市肃州区
青海省（2个）海东市乐都区、海南藏族自治州共和县
宁夏回族自治区（1个）银川市贺兰县
新疆维吾尔自治区（2个）巴州库尔勒市、昌吉州昌吉市
新疆生产建设兵团（2个）第一师阿拉尔市一团、十三师新星市红星一场

【法规名称】国家中医药管理局规划管理办法（试行）
【发文机构】国家中医药管理局
【发文字号】国中医药规财函〔2021〕70号
【颁布时间】2021年4月25日
【效力属性】有效

# 国家中医药管理局
# 关于印发国家中医药管理局规划管理办法（试行）的通知

国中医药规财函〔2021〕70号

局机关各部门，直属各单位：

为加强中医药规划的管理，提高规划编制和实施的科学性、有效性，我局制定了《国家中医药管理局规划管理办法(试行)》(可从国家中医药管理局网站下载)，并经局党组2021年第10次会议审议通过。现印发给你们，请遵照执行。

国家中医药管理局
2021年4月25日

# 国家中医药管理局规划管理办法(试行)

## 第一章　总　则

第一条 为推进国家中医药管理局规划编制和管理工作的科学化、规范化、制度化，充分发挥规划在中医药发展中的重要作用，按照《中共中央关于全面推进依法治国若干重大问题的决定》要求，依据国务院《关于加强国民经济和社会发展规划编制工作的若干意见》(国发〔2005〕33号)和《中共中央 国务院关于统一规划体系更好发挥国家发展规划战略导向作用的意见》以及国家发展改革委《国家级专项规划管理暂行办法》(发改规划〔2007〕794号)、《国家卫生健康委规划管理办法(试行)》(国卫规划发〔2020〕8号)及有关法律法规规定，结合中医药工作实际，制定本办法。

第二条 对应国家规划体系，国家中医药管理局编制和管理的规划分为中医药发展规划、中医药专项规划、中医药区域规划。其中，中医药发展规划是落实国民经济和社会发展规划、卫生健康发展规划对中医药领域提出的战略任务的综合性、纲领性规划，是国家指导和调控中医药领域发展，审批、核准重大工程项目，安排政府投资和财政支出预算，合理配置公共资源和引导社会资本投向，制定相关政策的重要依据;中医药专项规划是以中医药发展的医疗、人才、科技、文化、国际等特定领域为对象编制的规划，是中医药发展规划在特定业务领域的细化;中医药区域规划是以特定区域的中医药发展为对象编制的规划，是中医药总体规划在特定区域的细化和落实。

第三条 中医药发展规划与国民经济和社会发展规划、卫生健康发展规划同步部署、同步研究、同步编制，一般每五年编制一次。中医药专项规划原则上应当与中医药发展规划同步，也可根据需要确定，一般不少于三年。日常工作或任务实施期限少于三年的，原则上不编制规划。

第四条 中医药发展规划由局规划管理部门牵头编制，局机关各部门、直属各单位根据职责分工，配合做好编制工作。中医药专项规划由局相应业务部门牵头编制并组织实施。

第五条 报国务院审批的中医药规划，由编制部门送国家发展改革委、国家卫生健康委有关司统筹协调后编制目录清单或审批计划，报国务院批准实施。国家中医药管理局印发或牵头会同其他部门印发的规划，以局办公室名义印发的规划，由编制部门负责统筹管理，并送国家发展改革委、国家卫生健康委有关司备案;局业务部门自行印发的规划，由编制部门自行管理，送局规划管理部门备案。

第六条 中医药规划编制实施按照立项、起草、衔接和论证、报批和发布、实施和评估等程序进行。规划编制部门要加强规划编制经费保障。

## 第二章　立　项

第七条 中医药规划的立项应当遵循国民经济和社会发展规划、卫生健康发展规划，遵循根据事权编制规划的原则。规划编制部门应对规划立项的必要性进行充分论证。

第八条 规划编制部门应深化前瞻性、关键性、深层次重大问题研究论证，制定相应工作方案，对规划期、论证情况、编制方式、进度安排、人员保障、经费需求等进行必要说明，充分考虑要素支撑条件、资源环境约束和重大风险防范。

第九条 局规划管理部门结合国民经济和社会发展规划、卫生健康发展规划编制工作要求，会同局业务部门研究制定五年规划编制目录清单，明确规划名称、编制依据、编制部门、衔接部门、内容框架、规划期、时间进度和审批方式、审批时间等，报局党组会批准后作为局规划立项和报批的主要依据。

需报国务院批准的中医药规划，编制部门还应当重点说明依据或理由，同时研究提出规划编制工作方案，必要时送国家发展改革委、国家卫生健康委有关司局组织开展审查论证。

对未纳入编制清单但根据形势变化确需编制规划的，编制部门应向局规划管理部门提出编制建议，由局规划管理部门商编制部门并报经局主要负责同志和分管负责同志同意后，予以立项。

第十条 局规划管理部门应当加强对规划编制清单实施的跟踪督促。确有必要的，应当商局有关业务部门并报局主要负责同志和分管负责同志同意后，对规划编制清单进行调整完善。

## 第三章 起 草

第十一条 编制中医药规划应当做好现状调查、信息搜集、课题研究等基础性工作，深入研究重大问题，确定优先目标，科学测算规划目标指标，研究提出重大工程项目和政策举措并进行充分论证。前期研究由规划编制部门统一组织。

第十二条 中医药规划由规划文本和编制说明组成。

规划文本应当突出针对性和可操作性，篇幅不宜过长。中医药发展规划文本一般包括以下内容，其他规划可参考执行：

(一)前言。重点说明规划领域、编制依据、规划目的、规划期等。

(二)规划基础和面临形势。重点说明规划领域现状、主要问题、面临的机遇和挑战。

(三)指导思想、基本原则和发展目标。指导思想应当明确发展的战略方向和路径;基本原则应当提出确定规划目标和落实各项任务需要把握的原则;发展目标应当包括定性目标和定量指标，定量指标选择应当有统计基础，可评估、可考核，要分别标明基期水平和目标水平。

(四)重点任务。主要阐述实现规划目标需要解决的重点难点问题，明确重大工程、重大项目、重大政策或举措。涉及重大工程的，原则上应当明确建设目标、建设内容等;涉及需财政经费支持的重大项目的，原则上应当明确行动目标、主要内容、预算绩效目标和预期产出。重大工程和重大项目原则上应当以专栏等形式在规划文本中列出。

(五)规划实施。重点说明确保规划任务顺利实施所需的政策措施和体制机制等。

(六)法律法规规定的环境影响评价、社会稳定风险评估等其他内容。

第十三条 在中医药发展规划编制过程中，各业务部门要研究提出本领域发展目标、发展思路、重点任务和保障措施。对拟纳入发展规划的主要指标，业务部门要进行科学测算;对拟纳入的重大工程、重大项目和重大政策举措，由局规划管理部门会同业务主管部门与国家发展改革委、财政部和国家卫生健康委有关司局共同研究确定。

第十四条 规划编制部门要采取多种形式广泛听取各方面意见，提高规划编制的透明度和社会参与度。直接涉及公民、法人和其他组织切身利益的，要征求利害相关人或组织的意见，必要时应当公布规划草案或举行听证会。综合运用大数据与云计算等现代信息技术等新规划编制手段，充分发挥科研机构、智库等对规划编制的辅助支持作用。

对各方面反映较大、可能引发社会不稳定风险的重大问题，规划编制部门、单位应当按照有关规定开展社会稳定风险评估，形成评估报告，并作为规划报批的重要依据。

## 第四章 衔接和论证

第十五条 在中医药发展规划编制过程中，应当充分听取相关部门的意见，做好与相关规划的衔接。未经衔接审核的规划，不得报请审批和发布实施。中医药发展规划必须与国民经济和社会发展规划、卫生健康发展规划等统筹衔接。

中医药专项规划必须与中医药发展规划相衔接。各专项规划之间必须相互协调，避免规划数量过多、质量不高、衔接不充分、交叉重叠的问题。

第十六条 规划衔接的重点是规划目标，特别是约束性指标、发展方向、总体布局、重大政策、重大工程、风险防控等。

第十七条 需报国务院审批的中医药规划，由编制部门会同规划管理部门送国家发展改革委、国家卫生健康委有关司局及其他相关部门有关司局与国家发展规划、区域规划、国土空间规划、相关国家级专项规划等进行衔接，并根据内容相关性送

国务院其他有关部门进行衔接;其他中医药专项规划，根据内容相关性送国务院其他有关部门进行衔接。

规划编制部门要根据衔接审核意见对规划进行修改完善，确难以与衔接部门达成一致意见的，应当在编制说明中重点说明。

第十八条 中医药规划报批前，应当经过论证。未经论证的规划，不得报请审批和发布实施。

第十九条 报请国务院审批的中医药规划原则上应当由规划编制部门会同国家发展改革委、国家卫生健康委有关司局及其他相关部门有关司局委托有资质或专业能力的机构开展第三方论证，根据业务领域特点，也可组织专家组进行论证;其他中医药规划通过专家组进行论证。论证由规划编制部门自行组织。

第二十条 健全专家咨询论证制度，邀请相关领域专家科学论证规划内容并出具论证意见。

## 第五章 报批和发布

第二十一条 中医药规划报批时，应当提供下列材料:

(一)规划文本;

(二)编制说明;

(三)专家论证意见;

(四)规划解读材料;

(五)法律法规规定的其他材料。

第二十二条 规划编制部门应严格履行规划报批程序。需报国务院审批的中医药规划，规划编制部门应当会同规划管理部门就规划草案会签相关衔接部门及国家发展改革委后，经国家卫生健康委主任会议审议报国务院审批。中医药发展规划原则上须经局党组会议审定后报国家卫生健康委主任会议审议。其他规划原则上由局党组会审定后组织实施。

第二十三条 除法律法规另有规定以及涉及国家秘密外，规划编制单位应当在规划批准后 20 个工作日内通过局官方网站和有关媒体向社会公开规划文本，按照“无解读、不发布”的原则配发解读稿件。根据需要，也可以通过新闻发布会的方式进行公开。规划报批时，应当明确公开方式及公开文本范围事项，即全文公开、区分处理后(删去不适合公开的内容)公开、依申请公开或不予公开及公开机关。如需公开，应当按局新闻宣传、信息发布、舆情风险评估等有关要求开展。

## 第六章 实施和评估

第二十四条 规划经批准后，规划编制部门要及时对规划确定的任务进行分解，制定任务分工方案，明确实施进度。对中医药发展规划要制定年度计划，综合平衡设置年度目标和重大工程、重大项目、重大举措的年度实施要求，保障规划实施。

第二十五条 在中医药规划实施过程中，规划编制部门应加强跟踪监测，适时组织开展规划实施监测分析、中期评估和总结评估，强化监测评估结果应用，鼓励开展第三方评估。依法应当进行环境影响跟踪评价的，规划编制部门应当按照规定进行。相关评估报告应当及时报局负责同志并送局规划管理部门备案。对预计难以达到进度或难以完成的指标、重点任务和重大项目等，规划编制部门要深入分析原因并制定改进措施。

第二十六条 规划经评估或因其他原因确需要修订的，规划编制部门应深入分析原因，按照新形势新要求调整完善规划内容，制定改进措施，将修订后的规划按原编制报批程序报批。

## 第七章 附 则

第二十七条 本办法适用于国家中医药管理局编制的中医药规划。局直属单位发展规划文本及编制说明应当送局业务主管部门、办公室及规划管理部门备案。

第二十八条 本办法自发布之日起施行。

【法规名称】关于进一步加强综合医院中医药工作推动中西医协同发展的意见
【发文机构】国家卫生健康委　国家中医药局　中央军委后勤保障部卫生局
【发文字号】国卫医函〔2021〕126号
【颁布时间】2021年6月10日
【效力属性】 有效

# 关于进一步加强综合医院中医药工作推动中西医协同发展的意见

国卫医函〔2021〕126号

各省、自治区、直辖市卫生健康委、中医药管理局，新疆生产建设兵团卫生健康委，军队各有关单位：

为深入贯彻习近平总书记关于中医药工作的重要论述，认真落实《中共中央 国务院关于促进中医药传承创新发展的意见》和《关于加快中医药特色发展的若干政策措施》，加强综合医院(二级及以上综合医院，下同)中医药工作，提出如下意见：

## 一、进一步提高认识，加强组织领导完善相关制度

(一)进一步提高认识。综合医院是中医药服务体系的骨干之一，是中西医结合的重要平台，是中医药传承创新的重要阵地。进一步加强综合医院中医药工作、促进综合医院中西医协同发展，既有利于提升综合医院整体服务能力和运行效率，也有利于提升中医药服务可及性和可得性，更有利于推动中医药传承创新发展、更好地满足广大人民群众日益增长的医疗健康需求。

各级卫生健康行政部门、中医药主管部门、军队卫生部门和各级综合医院要进一步提高对中西医协同工作重要性的认识，为中西医协同发展创造条件。要总结新冠肺炎疫情防控医疗救治经验，进一步加强综合医院中医药工作，完善中西医结合相关制度，做到中西医结合工作有机制、有团队、有措施、有成效。公立综合医院应当有院领导相对固定分管中医药工作，负责组织制定医院中医药发展的措施和办法，协调解决中医药工作遇到的困难和问题，督促中医药政策措施的落实，并在医疗管理部门中明确责任人负责全院中医药业务管理。

(二)进一步完善综合医院中西医协同相关制度。卫生健康行政部门要将中西医结合工作纳入医院评审和公立医院绩效考核，推动综合医院中医药发展。设中医临床科室(中医科、中西医结合科、民族医学科，下同)的公立综合医院要把建立中西医协同发展机制和多学科诊疗体系纳入医院章程，将中西医联合查房、会诊纳入医院管理制度，结合中医药特点和规律，统筹优化并差别化实施中医临床科室绩效考核，鼓励和引导提供中医药服务。

## 二、进一步加强综合医院中医临床科室建设

(一)加强综合医院中医临床科室设置。国家卫生健康委、国家中医药局和中央军委后勤保障部卫生局联合修订《综合医院中医药工作指南》，进一步促进综合医院中医临床科室建设和发展，发挥中西医协作优势。三级综合医院应当按照《医疗机构基本标准(试行)》《综合医院中医临床科室基本标准》和《综合医院中医药工作指南》全部设置中医临床科室，设立中医门诊和中医病床，有条件的可设立中医病区和中医综合治疗区。鼓励有条件的三级综合医院设置中医二级学科或专业组，诊疗科目设置中医二级科目，支持三级综合医院中医临床科室推动中西医协同有关工作，发挥示范引领作用。鼓励和支持二级公立综合医院设置中医临床科室。

有条件的综合医院可以探索开展中医治未病服务，在全院推广中医治未病理念和方法，发挥好中医药“未病先防、既病防变、瘥后防复”的优势和作用。鼓励综合医院中医临床科室开展中医药文化建设，营造中医药文化氛围。

(二)加强综合医院中药房设置。有条件的综合医院特别是有条件的三级甲等综合医院要按照《医院中药房基本标准》设置中药房，提供中药饮片、中成药和中药配方颗粒调剂服务以及中药饮片煎煮服务。要进一步优化中药药事服务流程，加强调剂、煎煮、配送等全过程质量控制，让人民群众放心用中药。支持有条件的综合医院设置中药制剂室，积极研制开发使用中药制剂。

(三)加强县级综合医院中医临床科室建设。以分级诊疗、医联体和紧密型县域医共同体建设等工作为抓手，推进综合医院中医药工作，推动构建完善中西医结合分级诊疗服务体系，充分发挥中医药在基层常见病、多发病和慢性病防治中的作用。县级综合医院中医临床科室要和县级中医医院形成相互协作、错位发展的有序格局。没有设置县级中医医院的边远地区和少数民族地区在县级综合医院要基本实现中医临床科室全覆盖，发挥对基层中医药工作的指导和辐射带动作用。

(四)加强信息化支撑。综合医院信息系统要支持中医药服务开展。设置互联网医院开展互联网医疗服务的，鼓励提供互联网中医药诊疗服务。

**三、创新中西医协作医疗模式**

(一)将中医纳入多学科会诊体系。综合医院要在院内会诊管理、多学科诊疗管理等相关制度和流程中明确鼓励中医类别医师参加的要求。各临床科室收治的急危重症和疑难复杂疾病开展多学科会诊时，应当根据病情需要邀请中医类别医师参加。医院组建多学科诊疗团队(MDT)时鼓励中医类别医师加入，共同研究中西医结合治疗方案。

(二)在综合医院各临床科室加强中西医协作。根据临床需求，强化综合医院临床科室中医类别医师配备，与临床类别医师共同打造中西医结合团队，按照综合医院登记注册的中医科、中西医结合科、民族医学科等诊疗科目，开展中西医联合诊疗。鼓励针对中西医结合优势病种专门组建中西医结合专科专病科室。

(三)开展综合医院科室间中西医协同攻关。综合医院要紧密结合本院的发展重点和优势专科，针对中医药治疗有优势的病种，找准中医药治疗的切入点和介入时机，通过中西医协作，研究制定实施“宜中则中、宜西则西”的中西医结合诊疗方案。

三级综合医院要加强中西医结合临床研究工作，聚焦癌症、心脑血管病、糖尿病、感染性疾病、老年痴呆、高原病防治和微生物耐药问题等，积极探索开展中西医协同攻关，形成中西医结合诊疗方案。

(四)深化综合医院和中医医院中西医协同攻关。国家中医药局、国家卫生健康委和中央军委后勤保障部卫生局扩大并深化重大疑难疾病中西医临床协作试点项目，推动中西医强强联合，共同研究制订重大疑难疾病中西医结合专家共识和临床诊疗指南。鼓励各省(区、市)开展省级重大疑难疾病中西医临床协作试点。

**四、加强医疗质量管理**

(一)提升中医诊疗规范化水平。综合医院中医临床科室应当遵循中医临床诊疗指南、技术操作规范、行业标准和临床路径等有关要求，严格遵守医疗质量安全核心制度，严格规范中医医疗行为。按照《医疗技术临床应用管理办法》等要求，开展与其技术能力相适应的医疗技术。严格落实《中医病历书写基本规范》等病历管理规定，执行《中医病证分类与代码》《中医临床诊疗术语》(修订版)，规范中医病历书写和中医药用语。

(二)加强医疗质量控制和评价。综合医院要按照《医疗质量管理办法》等文件规定，建立覆盖中西医临床诊疗服务全过程的医疗质量管理制度与控制体系，实施中西医结合的诊疗指南、技术规范和临床路径，加强对中西医临床诊疗的医疗质量管理与评价，将中医诊疗质量保障情况纳入医院评审标准，充分运用医疗质量管理工具和信息化手段开展日常医疗质量管理和控制。

（三）规范中药合理使用。综合医院应当按照《处方管理办法》《医院处方点评管理规范（试行）》《中药处方格式及书写规范》等文件规定建立中药处方点评制度，加强中药处方质量管理，促进中药合理使用。

五、加强中医药队伍建设

（一）强化综合医院中医药人才队伍建设。综合医院要加大中医药专业技术人员配备力度，制订完善培养计划。通过临床跟师、优秀中医临床人才研修、名老中医药专家传承工作室建设等方式，积极开展老中医药专家学术经验传承工作，加强优秀人才梯队建设和人才储备，形成结构合理的人才队伍。加强综合医院中医药科室临床教学能力建设。支持有条件的综合医院探索开展中医医师规范化培训工作。加强中医科室护理人员培训，提高辨证施护和中医特色护理能力水平，提供中医药特色护理和健康指导。

（二）开展“西学中”人才培养。公立综合医院要支持临床类别医师学习中医药知识技能，在学习时间、薪酬待遇等方面予以保障。组织开展“西医学习中医”高层次人才培养，强化中医药经典理论学习和临床实践，培养高层次中西医结合人才。

（三）加强中医药继续教育与技能培训。综合医院对临床类别医师开展中医药专业知识轮训，使之具备本专业领域的常规中医诊疗能力，逐步做到“能西会中”，推进中西医结合诊疗服务覆盖医院主要临床科室。支持鼓励中医药人员、“西学中”人员进修学习和学术交流。

（四）完善综合医院中医药人才评价体系。改革完善中医药职称评聘制度，把中医医学才能、医德医风作为主要评价标准，把会看病、看好病作为主要评价内容，以中医药理论掌握程度和运用中医理、法、方、药处理疾病的实际能力为主要考核指标。对未列入《卫生专业技术资格考试专业目录》的中西医结合相关专业，可按照有关要求采取评审等办法确认初、中级专业技术职务的任职资格。

六、发挥示范带动作用。及时总结推广各地加强综合医院中医药工作，推动中西医协同发展的经验做法。适时组织遴选部分技术水平高、科研实力强、发展潜力足的综合医院，打造中西医协同“旗舰”医院、“旗舰”科室，辐射带动全国整体中西医结合医疗水平提升。

七、发挥行业学会协会作用。相关中医药学会和协会组织要在卫生健康行政部门和中医药主管部门的指导下，充分发挥学术交流、标准制定、行业自律、人才培养和第三方评价等重要作用，大力发展综合医院成员，形成中西医结构合理的成员体系，不断提高学术交流质量和实效，打造中西医结合品牌学术活动，推广中西医结合医疗模式。

八、加强专科医院、传染病医院、妇幼保健机构中医药工作。专科医院、传染病医院、妇幼保健机构可结合本机构实际情况，参照本《意见》完善相关制度，加强中医药工作，促进中西医协同发展。

各地卫生健康行政部门、中医药主管部门和军队卫生主管部门要加强督促指导，推动相关政策要求落实到位。要及时总结、宣传、推广先进经验和典型做法。

国家卫生健康委
国家中医药局
中央军委后勤保障部卫生局
2021年6月10日

【法规名称】关于评选第四届国医大师的通知
【发文机构】人力资源社会保障部　国家卫生健康委员会　国家中医药管理局
【发文字号】人社部函〔2021〕144 号
【颁布时间】2021 年 11 月 3 日
【效力属性】有效

# 人力资源社会保障部 国家卫生健康委 国家中医药局 关于评选第四届国医大师的通知

人社部函〔2021〕144 号

各省、自治区、直辖市人力资源社会保障厅(局)、卫生健康委、中医药局，新疆生产建设兵团人力资源社会保障局、卫生健康委，中国中医科学院，北京中医药大学：

近年来，全国中医药系统广大干部职工在党中央、国务院的正确领导下，以习近平新时代中国特色社会主义思想为指导，高举中国特色社会主义伟大旗帜，全面贯彻落实党的十九大和十九届二中、三中、四中、五中全会精神，深入学习贯彻习近平总书记关于中医药工作的重要指示批示精神，按照党中央、国务院关于中医药工作的决策部署，传承精华、守正创新，在推进中医药事业振兴发展、保障人民健康安全等方面作出了重大贡献。为褒奖在中医药事业发展中作出杰出贡献的模范典型，引领激励广大中医药工作者不忘初心、牢记使命，传承创新、砥砺前行，人力资源社会保障部、国家卫生健康委、国家中医药局决定，组织开展第四届国医大师评选表彰工作。现将有关事项通知如下：

**一、评选范围和表彰名额**

(一)评选范围。全国卫生健康和中医药医疗、教育、科研等机构中从事中医药工作的人员。

(二)表彰名额。国医大师 30 名(至少含少数民族医 2 名)。

**二、推荐名额分配**

31 个省(自治区、直辖市)、国家卫生健康委、中国中医科学院、北京中医药大学，分别推荐 2 名人选。新疆生产建设兵团推荐 1 名人选。民族地区应统筹推荐少数民族医人选。

**三、评选条件**

(一)拥护中国共产党的领导和中国特色社会主义制度，坚决贯彻执行党的路线方针政策，自觉增强“四个意识”、坚定“四个自信”、做到“两个维护”，在思想上政治上行动上同党中央保持高度一致。

(二)热爱中医药事业，全心全意为人民群众健康服务，为推动中医药事业发展作出杰出贡献，在中医药行业享有崇高声誉，在全国具有重大影响，受到人民群众广泛赞誉。

(三)长期从事中医临床或炮制、鉴定等中药临床使用相关工作，仍坚持临床工作，经验丰富，技术精湛，疗效显著。

(四)中医药理论造诣深厚，学术成就卓越，学术思想或技术经验独到，在传承学术、培养继承人和传承团队建设方面有较大建树，代表性专著和代表性继承人在中医药行业具有一定影响力。

(五)医德高尚，品行端正，遵纪守法，廉洁自律，无违法违纪违规等问题。

(六)一般应为全国名中医或特别优秀的省级

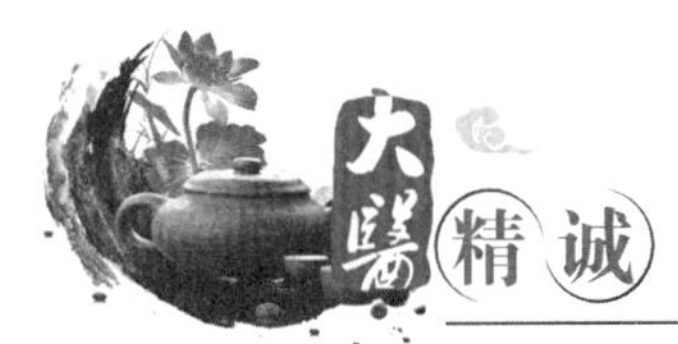




名中医。

四、组织领导

第四届国医大师评选表彰工作，由人力资源社会保障部、国家卫生健康委和国家中医药局成立评选表彰工作领导小组，负责评选表彰工作的组织领导。领导小组下设办公室，负责日常工作。

各推荐地区（单位）应成立相应评选机构，负责本地区（单位）的组织推荐评选工作。

五、评选程序

评选推荐工作坚持公开、公平、公正的原则，严格按照自下而上、逐级推荐、差额评选、民主择优的方式进行，严格执行“两审三公示”程序。具体工作程序为：

（一）所在单位推荐并公示。按照评选条件，由所在单位民主择优推荐，领导班子集体研究确定拟推荐人选，按照干部管理权限征求组织人事和纪检监察部门意见。如拟推荐人选为企业负责人，须同时征求生态环境、人力资源社会保障、税务、市场监管、应急管理等主管部门意见，并在本单位公示。公示内容包括拟推荐人选的基本情况和主要事迹，公示时间不少于 5 个工作日（下同）。公示结束后逐级上报推荐审核。

（二）省级推荐单位推荐。省级推荐单位对推荐程序的规范性、推荐材料的真实性以及推荐人选基本情况、主要事迹等进行审核，并组织专家评审，提出初审推荐人选，并按照推荐的优先程度进行排序。未入选国医大师且非全国名中医的国医大师推荐人选，将作为第二届全国名中医候选人，并排在本地区（单位）其他全国名中医推荐人选之前。

省级推荐单位应在规定时间内将推荐材料报送第四届国医大师评选表彰工作领导小组办公室（以下简称“领导小组办公室”）。推荐材料包括：推荐工作报告、第四届国医大师推荐人选汇总表（附件 2）、《第四届国医大师推荐审批表》（附件 3）、国医大师推荐人选基本情况介绍视频光盘。其中，汇总表和推荐审批表一式五份，需盖章并附电子版光盘。推荐工作报告内容应包括：成立评选机构情况、材料审核情况、组织专家评审情况、征求意见情况、集体研究情况、公示情况和推荐意见等，并随附评选机构成员名单和工作人员联系方式。

（三）初审和省级公示。领导小组办公室对省级推荐单位报送的推荐材料进行初审，向省级推荐单位反馈初审通过人员名单。初审通过后，省级推荐单位就人选征求省级公安部门意见后，在本地区范围内对初审通过人选进行公示。公示结束后，将正式推荐意见报领导小组办公室。

（四）复审和全国公示。领导小组办公室组织专家评审，提出建议表彰人选，报请领导小组审议确定拟表彰人选，并在全国范围内进行公示。

（五）确定表彰人选。根据推荐、评审和公示情况，由领导小组研究确定表彰人选。

六、评选要求

（一）坚持面向工作一线和基层。重点向长期坚持中医药工作一线的人员倾斜。已获得过国家级表彰奖励及以上荣誉的，不再参加评选。副司局级以上领导干部一般不参加评选。处级干部原则上不超过评选总数的 20%，在事业单位担任领导职务并具有高级专业技术职称的专家和学术带头人，可按专业人员推荐。

（二）严格标准程序，确保人选质量。评选推荐工作要坚持实事求是、严格标准、优中选优、宁缺毋滥的原则。要突出政治标准，严把政治关。各推荐地区（单位）要高度重视、切实组织做好评选推荐工作。严格按照评选条件进行推荐，坚持以政治表现、医德医风、学术成就、技术经验、群众公认等作为衡量标准，确保推选的候选人具有代表性、先进性和导向性。要严格履行规定程序，确保推荐程序的规范性和严谨性。要成立相应评选机构，组织专家评审，履行征求意见和公示等程序，进行集体研究，对推荐材料的真实性以及推荐人选基本情况、主要事迹等进行严格审核。省级推荐单位要切实组织好专家评审，评审专家应当政治素质过硬、具有较高专业水平并在本地区（单位）具有一定代表性、权威性和影响力。要严格在下达名额内推荐人选并进行排序，不得重复推荐或超额推荐。

（三）严肃评选纪律，加强监督检查。要按照《国

家功勋荣誉表彰条例》《评比达标表彰活动管理办法》有关规定开展推荐，切实维护表彰工作的严肃性、权威性。坚持“谁推荐、谁负责”，切实发挥各级党组织的领导和把关作用。要严肃推荐纪律，杜绝暗箱操作，认真处理群众举报。对于伪造、隐瞒身份和事迹，未严格按照评选条件和规定程序推荐的单位或个人，经查实后撤销其评选资格，取消相应名额，不得递补或重报。对在推荐评选工作中有严重失职、渎职或弄虚作假、借机谋取私利等违法违纪行为人员，按有关法律、规定严肃处理。对于受到表彰的人员，如发生违法违纪等行为，撤销其称号，收回奖章、证书、奖金等，停止享受有关待遇。

（四）按时报送材料，确保工作进度。请于2021年11月12日（星期五）前将推荐材料报领导小组办公室，电子版请发rsc@natcm.gov.cn，逾期不予受理。推荐审批表可从国家中医药局网站(www.satcm.gov.cn)“第四届国医大师和第二届全国名中医评选表彰”专栏下载。国医大师推荐人选基本情况介绍视频时长不超过5分钟，格式为mp4或avi，分辨率1920×1080，宽高比16：9，帧速率25帧/秒。

**七、奖励办法**

印发表彰决定，向表彰奖励获得者颁发奖章、证书，发放一次性奖金，享受省部级表彰奖励获得者待遇。

**八、联系方式**

第四届国医大师评选表彰工作领导小组办公室

联 系 人：胡明勋 梁玉磊 宋丽娟

联系电话：010—59957769 59957809 59957761（传真）

电子邮箱：rsc@natcm.gov.cn

通讯地址：北京市东城区工体西路1号（邮编：100027）

附件：1.第四届国医大师推荐人选汇总表（略）

2.第四届国医大师推荐审批表（略）

3.企业负责人征求意见表（略）

人力资源社会保障部
国家卫生健康委员会
国家中医药管理局
2021年11月3日

**【法规名称】**关于医保支持中医药传承创新发展的指导意见
**【发文机构】**国家医疗保障局　国家中医药管理局
**【发文字号】**医保函〔2021〕229号
**【颁布时间】**2021年12月14日
**【效力属性】**有效

# 国家医疗保障局 国家中医药管理局
# 关于医保支持中医药传承创新发展的指导意见

各省、自治区、直辖市及新疆生产建设兵团医疗保障局，中医药管理局：

为贯彻落实《中共中央国务院关于促进中医药传承创新发展的意见》及《国务院办公厅关于加快中医药特色发展的若干政策措施》等文件要求，充分发挥医疗保障制度优势，支持中医药传承创新发展，更好满足人民群众对中医药服务的需求，现提出以下意见。

**一、充分认识医保支持中医药传承创新发展的重要意义**

医疗保障是减轻群众就医负担、增进民生福祉、维护社会和谐稳定的重大制度安排，在调节医疗资源合理配置、促进医改等方面发挥了积极作用。充分发挥医保职能作用，进一步完善中医药医保支持政策，是党中央、国务院的重要决策部署，是满足人民群众日益增长的医疗健康需求的必然要求。传承创新发展中医药是新时代中国特色社会主义事业的重要内容，是中华民族伟大复兴的大事，也是打造中医药和西医药相互补充、协调发展的中国特色卫生健康发展模式的必然要求。中医药以其独特优势和作用在抗击新冠肺炎疫情阻击战中发挥了重要作用。医保支持中医药传承创新发展是贯彻落实习近平总书记关于中医药工作的重要论述，继承好、发展好、利用好中医药的具体措施。各级医保部门、中医药主管部门要切实提高政治站位，将思想和行动统一到党中央、国务院决策部署，牢固树立以人民健康为中心的发展思想，以更大的力度和更强的决心，深化医疗保障制度改革，支持和促进中医药传承创新发展。

**二、将符合条件的中医医药机构纳入医保定点**

（一）及时将符合条件的中医（含中西医结合、少数民族医，下同）医疗机构、中药零售药店等纳入医保定点协议管理。按规定将符合条件的提供中医药服务的基层医疗卫生机构和康复医院、安宁疗护中心、护理院以及养老机构内设中医医疗机构纳入医保定点管理。

（二）及时将符合条件的定点中医医疗机构纳入异地就医直接结算定点范围，提升中医医疗机构区域辐射力。

（三）开展互联网诊疗的定点中医医疗机构，按规定与统筹地区医保经办机构签订补充协议后，将其提供的“互联网+”中医药服务纳入医保支付范围。

**三、加强中医药服务价格管理**

（四）建立目标导向的中医服务价格项目管理机制，优化现有中医价格项目，完善新增中医服务价格项目管理政策，丰富中医价格项目。对来源于古代经典、至今仍广泛应用、疗效确切的中医传统技术以及创新性、经济性优势突出的中医新技术，简化新增价格项目审核程序，开辟绿色通道。

（五）建立健全灵敏有度的价格动态调整机制，及时开展调价评估，在医疗服务价格动态调整中重点考虑中医医疗服务项目，优先将功能疗效明显、患者广泛接受、特色优势突出、体现劳务价值、应用历史悠久，成本和价格明显偏离的中医医疗服务项目纳入调价范围。

（六）公立医疗机构从正规渠道采购中药饮片，严格按照实际购进价格顺加不超 25%销售。非饮片的中药严格按照实际购进价格“零差率”销售。中药饮片的具体范围以药品监管部门的定性为准。公立医疗机构无法提供中药饮片实际采购票据的，可参照本地区社会药店购进价格作为监管依据。医疗机构炮制使用的中药饮片、配制的中药制剂实行自主定价。鼓励将公立医疗机构采购的中药配方颗粒纳入省级医药集中采购平台挂网交易，促进交易公开透明。

**四、将适宜的中药和中医医疗服务项目纳入医保支付范围**

（七）按规定将符合条件的中药饮片、中成药、医疗机构中药制剂等纳入医保药品目录。将经国家谈判纳入医保目录的中成药配备、使用纳入监测评估。充分利用“双通道”药品管理机制，将参保患者用药的渠道拓展到定点零售药店，更好地保障参保群众用药需求。各地应根据基金承受能力和临床需要，按程序将符合条件的民族药、医疗机构中药制剂和中药饮片纳入本地医保支付范围，并建立动态调整机制。将符合《处方管理办法》和《医院中药饮片管理规范》但超出《中华人民共和国药典》规定常用剂量开具的中药饮片纳入医保支付范围。

（八）加大对中医特色优势医疗服务项目的倾斜力度。鼓励各地将疗效确切、体现中医特色优势的中医适宜技术纳入医保支付范围。规范使用中医医疗服务项目，医保支付不得设置不合理限制。

（九）注重发挥中医药在重大疫情防治中的积极作用，建立完善符合疫情诊疗规范的中医药费用

按规定纳入医保支付范围的机制。

**五、完善适合中医药特点的支付政策**

（十）加强医保总额预算管理，根据中医医疗机构的特点合理确定总额指标，加大对基层医疗卫生机构开展中医药服务的支持力度。对于中医医疗机构牵头组建的紧密型县域医共体在总额预算上适当倾斜。

（十一）推进中医医保支付方式改革。一般中医医疗服务项目可继续按项目付费。探索实施中医病种按病种分值付费，遴选中医病种，合理确定分值，实施动态调整。优先将国家发布的中医优势病种纳入按病种付费范围。中医医疗机构可暂不实行按疾病诊断相关分组（DRG）付费，对已经实行 DRG 和按病种分值付费的地区，适当提高中医医疗机构、中医病种的系数和分值，充分体现中医药服务特点和优势。对康复医疗、安宁疗护等需长期住院治疗的中医优势病种，可按床日付费。探索对治疗周期长、风险可控、需持续治疗的中医病种，开展日间中医医疗服务，实施按病种付费，合理确定付费标准，国家统一制定日间病房的病种目录。

（十二）支持基层医疗机构提供中医药服务。鼓励定点中医医疗机构在其诊疗范围内承担医保门诊慢特病的诊疗，充分发挥中医药在慢特病防治中的作用。在符合条件的基层医疗卫生机构开展按人头付费，鼓励家庭医生提供中医药服务，鼓励中医医师和有条件的中医诊所组建团队开展家庭医生签约服务。医保部门加强协议管理、完善结算办法、加强绩效评价，完善结余留用的激励政策，鼓励引导基层医疗卫生机构提供适宜的中医药服务。

（十三）支持建设中医医疗机构牵头组建的紧密型医疗联合体，实行总额付费、加强监督考核、结余留用、合理超支分担的支付政策，推动优质中医药医疗资源下沉到基层医疗卫生机构，提升基层中医药服务能力。

**六、强化医保基金监管**

（十四）加强日常监督管理。健全常态化日常监管机制，加强对定点中医医疗机构、中药零售药店医保基金支出管理，防范医药机构虚假就医、住院、购药、虚开诊疗项目等骗取医保基金行为。充分利用医保智能监控、现场检查等多种手段加强对定点中医药机构的监督检查，推进定点中医药机构落实基金使用主体责任，合理使用医保基金，规范中医药诊疗服务行为。

（十五）健全综合监管制度。适应中医药服务管理特点，建立并完善医保部门和中医药主管部门相互配合、协同监管的综合监管制度。加强信息共享和互联互通，促进监管结果协同运用，完善部门联动机制，开展联合检查，形成监管合力，加强基金监管行政执法与刑事司法有效衔接，依法严厉查处各类定点中医药机构违规违法犯罪行为。

各地医保部门、中医药主管部门要高度重视医保支持中医药传承创新发展有关工作，加强组织领导，做好部门协调，结合本地区实际制定医保支持中医药传承创新发展的政策措施，国家中医药综合改革示范区要率先制定医保支持中医药传承创新发展的政策措施。国家医疗保障局和国家中医药管理局将结合各地工作开展情况，选择部分地区开展医保支持中医药传承创新发展特色试点。

国家医疗保障局　国家中医药管理局

2021 年 12 月 14 日

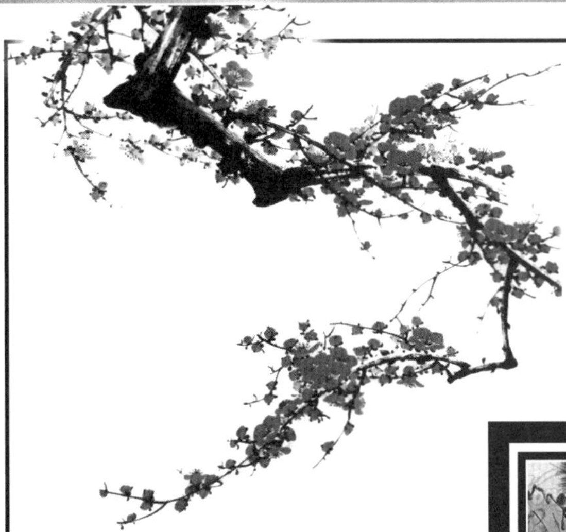

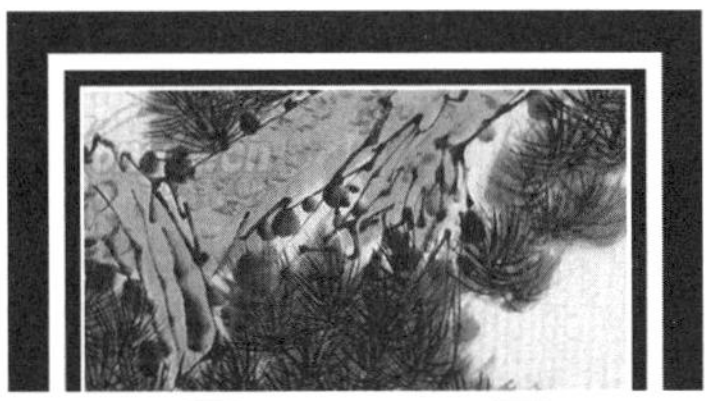

国医年鉴

2022

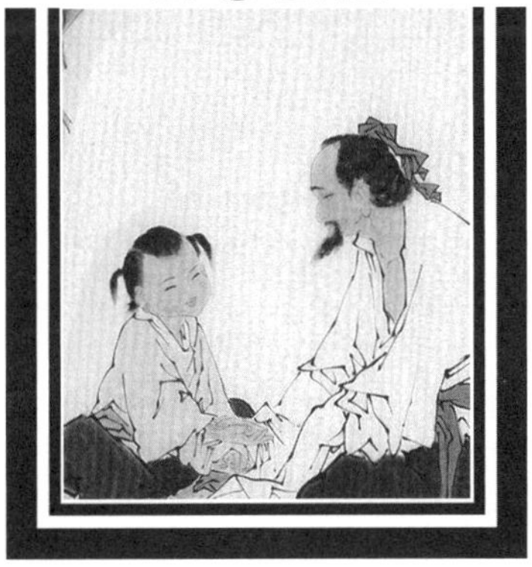

# 重大事件

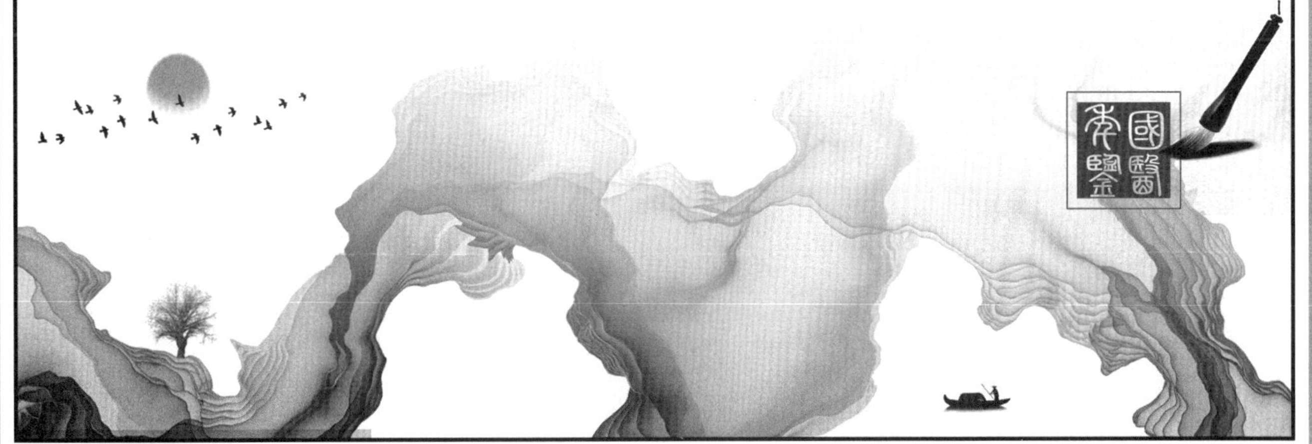

# 庆祝中国共产党成立100周年“七一勋章”颁授仪式在京隆重举行

新华社北京2021年6月29日电，弘扬功勋模范精神，奋进伟大复兴征程。庆祝中国共产党成立100周年“七一勋章”颁授仪式29日上午在北京人民大会堂金色大厅隆重举行。中共中央总书记、国家主席、中央军委主席习近平向“七一勋章”获得者颁授勋章并发表重要讲话。习近平强调，一百年来，一代又一代中国共产党人，为赢得民族独立和人民解放、实现国家富强和人民幸福，前仆后继、浴血奋战，艰苦奋斗、无私奉献，谱写了气吞山河的英雄壮歌。在庆祝中国共产党成立一百周年之际，我们在这里隆重举行仪式，将党内最高荣誉授予为党和人民作出杰出贡献的共产党员。

习近平指出，“七一勋章”获得者都来自人民、植根人民，是立足本职、默默奉献的平凡英雄。他们的事迹可学可做，他们的精神可追可及。他们用行动证明，只要坚定理想信念、坚定奋斗意志、坚定恒心韧劲，平常时候看得出来、关键时刻站得出来、危难关头豁得出来，每名党员都能够在民族复兴的伟业中为党和人民建功立业。

中共中央政治局常委李克强、栗战书、汪洋、赵乐际、韩正，国家副主席王岐山出席颁授仪式。中共中央政治局常委王沪宁主持。

8时45分，“七一勋章”获得者集体乘坐礼宾车从住地出发，由国宾护卫队护卫前往人民大会堂。人民大会堂东门外，高擎红旗的礼兵分列道路两侧，18名礼兵在台阶上持枪伫立，青少年热情欢呼致意。“七一勋章”获得者沿着红毯拾级而上，进入人民大会堂东门。党和国家功勋荣誉表彰工作委员会有关领导同志等，在这里集体迎接他们到来。

人民大会堂三楼金色大厅，气氛热烈庄重。巨幅红色背景板上，“七一勋章”图案熠熠生辉。背景板前，18面鲜艳的红旗分列两侧，18名英姿挺拔的解放军仪仗队礼兵在授勋台两侧持枪伫立。

9时58分，伴着欢快的乐曲，习近平同“七一勋章”获得者一同步入会场，全场起立，热烈鼓掌。

10时整，解放军军乐团号手吹响仪式号角，颁授仪式开始。随后，《义勇军进行曲》奏响，全场高唱中华人民共和国国歌。

王沪宁宣读《中共中央关于授予“七一勋章”的决定》。决定指出，为了隆重表彰在中国革命、建设、改革各个历史时期，为党和人民事业一辈子孜孜以求、默默奉献，贡献突出、品德高尚的功勋模范党员，激励全党坚守初心使命、忠诚干净担当，党中央决定，授予马毛姐等29位同志“七一勋章”。

两名旗手高擎党旗，一名礼兵手捧“七一勋章”，迈着雄健的步伐，行进到仪式现场。

在雄壮的《忠诚赞歌》乐曲声中，习近平为“七一勋章”获得者颁授勋章，并同他们亲切握手、表示祝贺，全场响起一阵阵热烈的掌声。少先队员向勋章获得者献上美丽的鲜花，敬礼致意。

在全场热烈的掌声中，习近平发表重要讲话，他首先代表党中央向“七一勋章”获得者表示热烈的祝贺、致以崇高的敬意。习近平指出，今天受到表彰的“七一勋章”获得者，就是各条战线党员中的杰出代表。在他们身上，生动体现了中国共产党人坚定信念、践行宗旨、拼搏奉献、廉洁奉公的高尚品质和崇高精神。

习近平强调，坚定信念，就是坚持不忘初心、不移其志，以坚忍执着的理想信念，以对党和人民的赤胆忠心，把对党和人民的忠诚和热爱牢记在心目中、落实在行动上，为党和人民事业奉献自己的一切乃至宝贵生命，为党的理想信念顽强奋斗、不懈奋斗。全党同志都要把对马克思主义的信仰、对中国特色社会主义的信念作为毕生追求，永远信党爱党为党，在各自岗位上顽强拼搏，不断把为崇高理想奋斗的实践推向前进。

习近平指出，践行宗旨，就是对人民饱含深情，心中装着人民，工作为了人民，想群众之所想，急群众之所急，解群众之所难，密切联系群众，坚定依靠群众，一心一意为百姓造福，以为民造福的实际行动诠释了共产党人“我将无我、不负人民”的崇高情怀。全党同志都要坚持人民立场、人民至上，

坚持不懈为群众办实事做好事，始终保持同人民群众的血肉联系。

习近平强调，拼搏奉献，就是把许党报国、履职尽责作为人生目标，不畏艰险、敢于牺牲，苦干实干、不屈不挠，充分展示了共产党人无私无畏的奉献精神和坚忍不拔的斗争精神。全党同志都要保持“越是艰险越向前”的英雄气概，保持“敢教日月换新天”的昂扬斗志，埋头苦干、攻坚克难，努力创造无愧于党、无愧于人民、无愧于时代的业绩。

习近平指出，廉洁奉公，就是保持共产党人艰苦朴素、公而忘私的光荣传统，从不以功臣自居，不计较个人得失，不贪图享受，守纪律、讲规矩，生动体现了共产党人应有的道德风范。全党同志都要明大德、守公德、严私德，清清白白做人、干干净净做事，做到克己奉公、以俭修身，永葆清正廉洁的政治本色。

习近平强调，新时代是需要英雄并一定能够产生英雄的时代。中国共产党要始终成为时代先锋、民族脊梁，党员队伍必须过硬。希望受到表彰的同志珍惜荣誉、发扬成绩，争取更大光荣。各级党组织要从工作和生活上关心爱护功勋党员，大力宣传“七一勋章”获得者的感人事迹和崇高品德，在全党全社会形成崇尚先进、见贤思齐的浓厚氛围，激励广大党员、干部牢记党的性质宗旨，牢记党的初心使命，不懈奋斗，永远奋斗，在全面建设社会主义现代化国家新征程上，向着第二个百年奋斗目标、向着中华民族伟大复兴的中国梦奋勇前进。

仪式上，云南省丽江华坪女子高级中学党支部书记、校长张桂梅代表“七一勋章”获得者发言。

颁授仪式后，习近平等领导同志同“七一勋章”获得者合影留念。

颁授仪式前，习近平等领导同志会见了全国“两优一先”表彰对象，并同大家合影留念。

在京中共中央政治局委员、中央书记处书记，部分全国人大常委会副委员长，国务委员，最高人民法院院长，最高人民检察院检察长，部分全国政协副主席，中央军委委员出席颁授仪式。

中央党政军群有关部门和北京市负责同志，“七一勋章”获得者及其亲属代表、所在单位代表，以往功勋荣誉表彰获得者代表，“光荣在党 50 年”纪念章获得者代表和老党员、老干部代表，各界干部群众代表分别参加仪式。全国“两优一先”表彰对象参加颁授仪式或在人民大会堂北大厅观看仪式直播。

全国“两优一先”表彰大会 28 日下午在北京人民大会堂举行，为受表彰的个人和集体代表颁奖。王沪宁出席大会并讲话，他表示，党的十八大以来，习近平总书记高度重视“两优一先”评选表彰工作，对发挥党员作用和加强基层党组织建设作出一系列重要指示，为我们指明了努力方向。广大党员和基层党组织要以先进典型为榜样，锤炼坚强党性，牢记初心使命，忠诚履职尽责，勇于自我革命，更好发挥先锋模范作用和战斗堡垒作用。

赵乐际出席大会。陈希宣读了《中共中央关于表彰全国优秀共产党员、全国优秀党务工作者和全国先进基层党组织的决定》。受表彰的代表作了发言。

## 庆祝中国共产党成立100周年 全国“两优一先”名单公布 多个中医药人（集体）获表彰

中国共产党已经走过了一百年波澜壮阔的光辉历程。一百年来，我们党始终坚守为中国人民谋幸福、为中华民族谋复兴的初心和使命，团结带领全国各族人民开辟了伟大道路，建立了伟大功业，铸就了伟大精神，积累了宝贵经验，创造了中华民族发展史、人类社会进步史上令人刮目相看的奇迹。

党的十八大以来，在以习近平同志为核心的党中央坚强领导下，全党高举中国特色社会主义伟大旗帜，统筹推进“五位一体”总体布局、协调推进

“四个全面”战略布局，党和国家事业取得历史性成就、发生历史性变革。在习近平新时代中国特色社会主义思想指引下，各条战线涌现出一大批优秀共产党员、优秀党务工作者和先进基层党组织。在庆祝中国共产党成立100周年之际，为表彰先进、弘扬正气，激励广大党员和各级党组织奋勇争先、建功立业，党中央决定，授予吴良镛等384名同志、追授李献忠等16名同志“全国优秀共产党员”称号，授予陈炎顺等298名同志、追授蒙汉等2名同志“全国优秀党务工作者”称号，授予北京冬奥组委延庆运行中心党支部等499个基层党组织“全国先进基层党组织”称号。

多个中医药人、集体入选全国优秀共产党员、全国优秀党务工作者和全国先进基层党组织名单。

获“全国优秀共产党员”称号的中医药人有：江苏省南通市中医院眼科副主任陈耀华，浙江省嘉兴市南湖区丽华中医诊所所长、嘉兴市残疾人联合会副主席（兼职）、嘉兴市盲人协会主席（兼职）朱丽华，河南省汝州市金庚康复医院党支部书记、院长宋兆普，河南省开封市中医院党委委员、国家区域中医内分泌诊疗中心创建办公室主任庞国明，湖南省永兴县黄泥镇东泽村乡村医生曾宪国。追授原广州中医学院副院长、广州中医药大学终身教授邓铁涛“全国优秀共产党员”称号。

获“全国优秀党务工作者”称号的中医药人有：北京市平谷区中医医院党委书记见国繁；河南羚锐制药股份有限公司党委书记、常务副总经理、工会主席吴希振；陕西中医药大学附属医院（第一临床医学院）党委副书记、副院长、工会主席，中西医临床医学系主任雷根平；广西壮族自治区玉林市小个专党委副书记；中药材市场党支部书记吴志英。

获得“全国先进基层党组织”的中医药行业集体有：广东省广州中医药大学第二附属医院党委、四川省天全县中医医院党委、河北省石家庄以岭药业股份有限公司党委、江苏省济川药业集团党委。（新华社报道）

# 2021年全国中医药局长会议召开

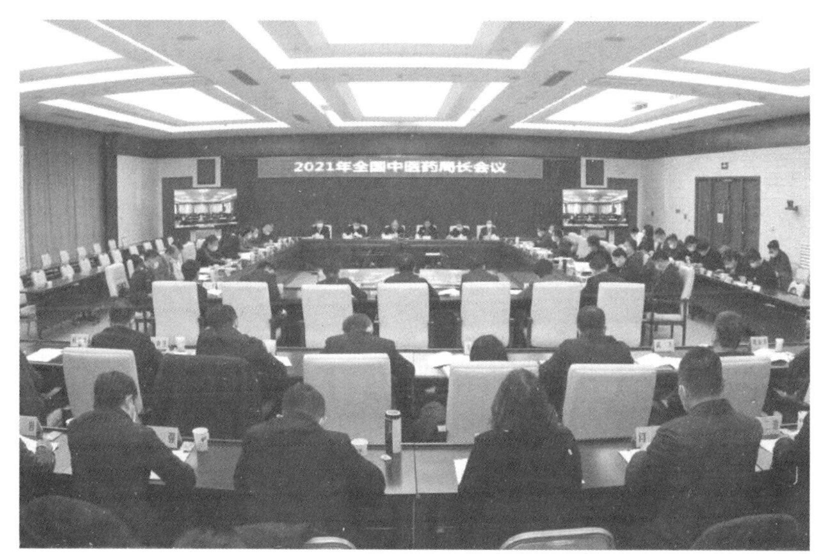


2021年2月9日，2021年全国中医药局长会议在京召开。会议以习近平新时代中国特色社会主义思想为指导，全面贯彻党的十九大和十九届二中、三中、四中、五中全会精神，深入学习贯彻习近平总书记关于中医药工作的重要论述，认真落实《中共中央国务院关于促进中医药传承创新发展的意见》和全国中医药大会精神，回顾2020年中医药工作，研判面临的新形势新任务新要求，部署2021年重点工作。国家卫生健康委党组书记、主任马晓伟出席并讲话，国家卫生健康委党组成员、国家中医药管理局党组书记余艳红主持会议并讲话，国家中医药管理局局长于文明作工作报告。国家中医药管理局党组成员、副局长王志勇、闫树江、孙达，老领导马建中出席会议。

会议指出，2020年全国中医药系统在以习近平同志为核心的党中央坚强领导下，克难奋进，各方面工作取得新成绩。中医药全程参与深度介入新冠肺炎疫情防控救治，为打好武汉保卫战、湖北保卫战和全国阻击战作出重要贡献，在各地突发聚集性、散发性疫情处置中发挥独特优势和作用。贯彻落实《中共中央国务院关于促进中医药传承创新发展的意见》和全国中医药大会精神迈出坚实步伐，健康中国行动和深化医改中医药工作持续推进，中医药服务体系和服务能力建设得到加强，中医药人才队伍建设水平不断提升，中医药传承创新工作取得新突破，中医药对外交流合作展现新面貌，统筹推进中医药服务国家战略和经济社会发展取得新成效。中医药发展“十三五”规划顺利收官，中医药上升为国家战略，特色优势进一步彰显。

会议强调，要深入学习贯彻党的十九届五中全会精神，深刻认识中医药发展面临的形势，准确把握新发展阶段对中医药服务供给提出的新要求，新发展理念对中医药高质量发展提出的新要求，新发展格局对增强中医药贡献度提出的新要求，在全面推进健康中国建设中实现中医药高质量发展。要坚持中西医并重的方针，加强顶层设计，推动试点探索，实施好中医药健康促进行动，进一步融入深化医药卫生体制改革和优质高效医疗卫生服务体系，创新中国特色卫生健康发展模式。要突出做强特色，突出补齐短板，聚焦关键环节和领域发力见效，在重点工作上实现突破。要树立大抓落实的鲜明导向，切实提升抓落实的精神状态、方式方法、效果要求，确保党中央、国务院重大决策部署落地落实。要始终绷紧疫情防控这根弦，细之又细、严之又严做好中医药领域的疫情防控工作，为保障人民群众生命安全、为经济社会发展保驾护航筑上牢固的中医药防线。

会议要求，2021 年全国中医药系统要坚持以习近平新时代中国特色社会主义思想为指导，深入贯彻落实党的十九大、十九届二中、三中、四中、五中全会和中央经济工作会议精神，全面贯彻落实习近平总书记关于中医药工作的重要论述，进一步完善政策机制，以编制实施“十四五”中医药发展规划、启动实施中医药振兴发展重大工程为抓手，遵循中医药发展规律，传承精华、守正创新，推动中医药“走出去”，加快推进中医药振兴发展，为健康中国建设、全面建设社会主义现代化国家作出应有贡献。一要积极做好疫情防控救治中医药工作，切实提升中医药应对疫情防控能力。二要深化《中共中央国务院关于促进中医药传承创新发展的意见》和全国中医药大会精神落实，持续优化政策供给。三要科学编制“十四五”发展规划，启动实施重大工程。四要完善中医药法相关制度，依法推动中医药事业发展。五要充分发挥中医药在深化医改中的作用，加强优质高效服务体系建设。六要实施中医药健康促进行动，推动中医药治未病健康工程升级。七要完善保障机制，加强中医药特色人才队伍建设。八要加强科研能力和体系建设，加快推进中医药传承创新。九要加强对外交流合作，进一步加快中医药“走出去”步伐。

会上，北京、上海、山东、湖北、湖南、广西、海南等省(区、市)中医药主管部门负责同志作交流发言。中央和国务院相关部门、国务院中医药工作部际联席会议部分单位有关负责同志，国家卫生健康委有关部门负责同志，国家中医药管理局机关各部门负责同志、直属各单位主要负责同志在主会场参加会议。各省(区、市)、计划单列市、新疆生产建设兵团卫生健康委分管中医药工作负责同志和中医药管理局负责同志，以及中医药高等院校、医疗机构、科研院所主要负责同志在分会场参加会议。

# 领悟重要指示 贯彻两会精神 奋力推进中医药传承创新发展

习近平总书记在全国政协医药卫生界、教育界委员联组会上的重要讲话对中医药工作作出重要指示，李克强总理在政府工作报告中对中医药工作作出重大决策部署。如何贯彻落实总书记的重要讲话精神和总理政府工作报告部署要求?如何抓住机遇乘势而上，推动中医药传承创新发展?围绕上述问题，全国政协常委、国家中医药管理局局长于文明接受本报记者专访。

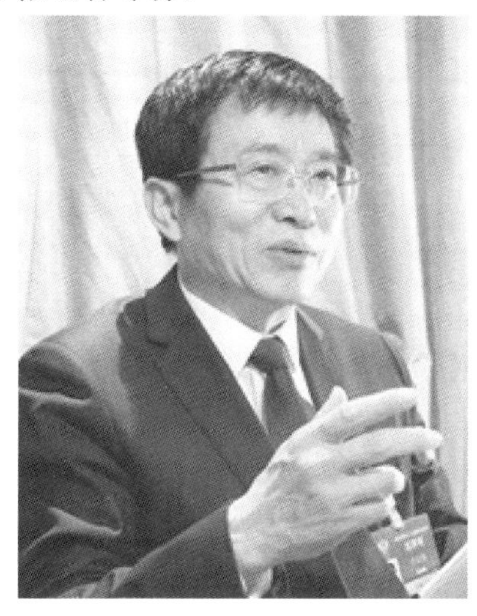

2021 年 3 月 6 日，习近平总书记在参加全国政协十三届四次会议医药卫生界、教育界委员联组会时发表重要讲话，提出“要做好中医药守正创新、传承发展工作，建立符合中医药特点的服务体系、服务模式、管理模式、人才培养模式，使传统中医药发扬光大。要科学总结和评估中西药在治疗新冠肺炎方面的效果，用科学的方法说明中药在治疗新冠肺炎中的疗效”。

记者连线采访了参加两会的于文明委员，他兴奋地说，“总书记的讲话感人肺腑、催人奋进，思想深邃、内涵丰富，对中医药工作有重大指导意义，充分体现了总书记对继承好、发展好、利用好中医药这一祖先留给我们的宝贵财富的亲切关怀和殷殷嘱托。作为中医药人，我深受鼓舞，也深感责任重大，使命光荣!”“总书记的重要指示是既管当下之用，又谋长远之策的根本遵循，具有很强的战略指引和现实针对性，中医药系统一定要深学细悟，切实把思想和行动统一到习近平总书记的重要讲话精神上来!”

“聆听细读今年政府工作报告，民生是一以贯之的主线。确保基本民生支出只增不减、政府投资更多向民生倾斜、切实增进民生福祉……生动诠释了总书记‘江山就是人民，人民就是江山’的重要论述，彰显了中国共产党人民至上的执政理念。现场一次又一次的掌声，就是人民声音的真情回应。”于文明说，“今年李克强总理在政府工作报告中强调‘坚持中西医并重，实施中医药振兴发展重大工程’，为我们做好当前和今后一个时期的工作，补短板、强弱项、激活力，推动中医药事业振兴发展，打造中医药和西医药相互补充协调发展的中国特色卫生健康发展模式指明了方向。”

## 抢抓机遇 推进中医药事业发展取得显著成绩

党的十八大以来，以习近平同志为核心的党中央把中医药工作摆在更加突出的位置，中医药上升为国家战略。2017 年 7 月，《中华人民共和国中医药法》正式施行；2019 年 7 月，习近平总书记主持召开中央全面深化改革委员会会议，研究中医药工作;2019 年 10 月，《中共中央国务院关于促进中医药传承创新发展的意见》印发，国务院召开全国中医药大会。中央《意见》印发和大会召开之后，各相关部门、各地党委政府深入贯彻落实，细化实化政策举措;各级卫生健康委坚持中西医并重，统筹谋划、一体推进、一体考核，形成了党委政府高度重视、部门协同、上下联动、齐抓共管的良好氛围。

中医药发展的制度体系和政策环境更加完善，中医药服务能力和特色优势进一步彰显，人才和科技对事业发展的支撑保障作用不断增强，中医药“走出去”步伐更加坚实，中医药健康服务可及性、全社会的关注度、人民群众的认可度显著提升，中医药在健康中国建设和构建中国特色卫生健康服务体系中发挥了重要作用。

据悉，截至“十三五”末，中医医疗机构达到6.58万个、床位数达到109.2万张，比2015年增长41.5%、33.2%。中医药人员总数达到76.7万人，千人口中医执业(助理)医师数达到0.45人，比2015年增长32.2%、36.4%。建成40个国家中医临床研究基地，推动中医药传播到196个国家和地区，与43个国家和地区签署中医药专门协议。

特别是新冠肺炎疫情发生后，中医药系统认真贯彻落实党中央国务院决策部署，全国一盘棋、前后方一体、临床科研一体。第一时间组织国家中医医疗队赴武汉开展临床救治，中医药系统近5000人逆行出征、驰援湖北;参与制定发布三至八版国家诊疗方案，临床科研协调一体推进，筛选出“三药三方”等有效方药，不断提升、扩大、推广研究成果临床应用，覆盖新冠肺炎诊疗全过程;全国中医药参与救治确诊病例达92%，湖北省中医药使用率和总有效率超过90%。形成了“第一时间启动中医药参与的应急防控指挥和救治工作机制、第一时间应用中医药防控救治方案、第一时间有专家团队、第一时间用上中药”的经验模式。进入疫情常态化防控阶段后，中医药积极参与全国各地突发聚集性、散发性疫情处置，彰显了独特优势和作用。

于文明强调说，这些成绩的取得，是党中央、国务院坚强领导的结果，是国家卫生健康委等相关部门和各级党委政府关心支持的结果，是社会各界和人民群众对中医药高度信任、广泛认同支持的结果，是全国中医药系统努力奋斗的结果。

**乘势而上 谋划做好中医药“十四五”发展蓝图**

党的十九大提出“坚持中西医并重，传承发展中医药事业”，党的十九届五中全会提出“十四五”规划制定要“把保障人民健康放在优先发展的战略位置，大力发展中医药事业”。今年政府工作报告中，李克强总理又强调“坚持中西医并重，实施中医药振兴发展重大工程”。这些部署要求，都需要大家进一步发挥中医药独特优势和作用，推动中医药积极融入健康中国建设等国家重大战略中，为保障人民群众健康和国家经济社会发展作出新贡献。

中医药发展“十三五”规划顺利收官，中医药取得了较好成绩，但对照党中央、国务院的部署要求和人民群众的殷切期盼，中医药传承创新发展还存在不少短板、弱项，中医药服务体系有待加强完善、服务供给还不够、特色人才总量还不足、传承创新体系不完善等，需要在“十四五”期间下大力气加以解决。

“这就要求我们坚持问题导向、目标导向、结果导向，科学编制‘十四五’规划，为中医药振兴发展开好局、起好步。”于文明强调说，“‘十四五’是全面开启现代化建设新征程的第一个五年，是实现中医药振兴发展的关键时期。要准确把握新发展阶段的新目标新任务新要求，把新发展理念一以贯之地贯彻到中医药传承创新发展全过程和各领域，在构建新发展格局中实现中医药振兴发展。要坚持以服务人民健康为中心，以传承精华、守正创新为主线，以深化改革、完善制度机制为动力，坚持内外兼修，补短板、强弱项、激活力，统筹推进事业和产业全面发展，打造中医药和西医药相互补充协调发展的中国特色卫生健康发展模式，推进中医药现代化、产业化，产学研用一体化，推动中医药走向世界”。

今年政府工作报告提出“坚持中西医并重，实施中医药振兴发展重大工程”，于文明表示，实施中医药振兴发展重大工程是落实中央《意见》和全国中医药大会精神的重要抓手，这是中央在政策举措、战略规划、制度设计等方面做出较为系统安排的基础上，在工程项目上再次给予保障支持。对此，国家中医药管理局将统筹做好中医药发展“十四五”规划编制和中医药振兴发展重大工程实施，围绕加强中医药特色人才队伍建设、建设优质高效服务体系、建立中西医结合公共卫生应急机制、强化中医药传承创新能力、提高中医药健康产业发展水平、提升中药质量等重点任务，推出一批立足当前、影响长远的重大工程项目，系统谋划、分步推进工程项目落地见效，以科学规划引领中医药高质量传

承创新发展。

**担当作为 推动中医药振兴发展**

当前，中医药服务体系、服务能力建设和特色优势发挥方面还需要加强，中医药服务运行、机构管理、人才队伍建设、科研评价等方面还没有充分体现中医药的特点和规律。深入贯彻落实习近平总书记关于“建立符合中医药特点的服务体系、服务模式、管理模式、人才培养模式”的重要指示，需要加快推进中医药“四个建立健全”。对此，于文明委员向全国政协十三届四次会议提交了《关于从国家战略层面建立健全适合中医药传承创新发展的评价指标体系和制度机制的提案》《关于构建商业医疗保险与基本医疗保险相衔接的多层次医疗保障体系的提案》《关于建立符合中医药特点的传统知识保护制度的提案》《关于深入实施中药标准化项目促进中药产业发展提质升级的建议》等。

“要坚持依法发展中医药，完善适合中医药传承创新发展的法律制度。”据悉，今年全国人大将对中医药法进行执法检查，国家中医药管理局也将开展中医药法实施情况的调研，认真总结各地贯彻落实中医药法的好经验好做法，开展中医药法相关制度评估，进一步健全和完善中医诊所备案、中医医术确有专长人员医师资格考核等相关制度。

“完善适合中医药传承创新发展的政策机制，需要认真贯彻落实党中央、国务院中医药工作决策部署，需要进一步再贯彻再落实。”于文明表示，国家中医药管理局将2021年确定为“深化落实年”，要以贯彻落实中共《意见》和全国中医药大会精神，推进落实《关于加快中医药特色发展的若干政策措施》为抓手，干字当头、务实求进。

“民生所需，政策所向。”于文明说，当前人民群众“看上好中医、吃上好中药”的意愿更加迫切，国家中医药管理局将聚焦群众需求，强化中医药服务体系内涵和能力建设。纵深推进医改中医药工作，以医保为重点持续推进三医联动改革。从供给侧发力，启动国家中医医学中心和区域中医医疗中心建设，开展中医优势专科建设，启动特色重点中医院建设，促进优质中医医疗资源提质扩容扬优势。实施中医药健康促进行动，推动中医药治未病健康工程升级。推进重大疾病中西医协作攻关，启动中西医协同“旗舰”医院建设。提升基层中医药服务能力，推进脱贫地区中医药发展与乡村振兴战略相衔接。

于文明指出，推进中医药“四个建立健全”需要部门联动、上下协同、同题共答，需要充分调动地方积极性、主动性、创造性，发挥基层首创精神。要积极发挥国家中医药综合改革示范区、国家中医药综合改革试验区、全国基层中医药工作示范市(县)等示范带动作用，通过先行先试不断探索总结和丰富经验成果，转化成为可复制可推广的制度机制，推动中医药治理体系和治理能力现代化水平不断提升。

于文明最后强调，全体中医药人要强化责任担当，坚定信心决心，以习近平新时代中国特色社会主义思想为指导，增强“四个意识”，坚定“四个自信”，做到“两个维护”，全面贯彻落实习近平总书记关于中医药工作的重要论述和党中央国务院决策部署，传承精华、守正创新，深化医改中医药工作，充分发挥中医药特色优势，提高中医药在防病治病、康复中的能力和作用，推动中医药与西医药相互补充、协调发展，彰显我国卫生健康显著优势，为保障人民群众健康，为建设健康中国、建设社会主义现代化国家作出新贡献，以优异成绩庆祝建党100周年。

# 中医药与抗击新冠肺炎疫情国际合作论坛在北京举办

2021 年 3 月 30 日，外交部和国家中医药管理局以线上线下相结合的方式共同举办“中医药与抗击新冠肺炎疫情国际合作论坛”。论坛以“深化中医药交流合作，构建人类卫生健康共同体”为主题，国务院副总理孙春兰发表视频致辞，津巴布韦总统姆南加古瓦，乌克兰副总理斯特凡妮希娜，世界卫生组织传统、补充与整合医学部主任张奇向论坛致辞，外交部副部长罗照辉，国家卫生健康委党组成员、国家中医药管理局党组书记余艳红，局长于文明，副局长孙达，有关部委代表，及 28 个国家和地区政府部长、官员代表、专家 110 人出席了论坛。余艳红主持开幕式。

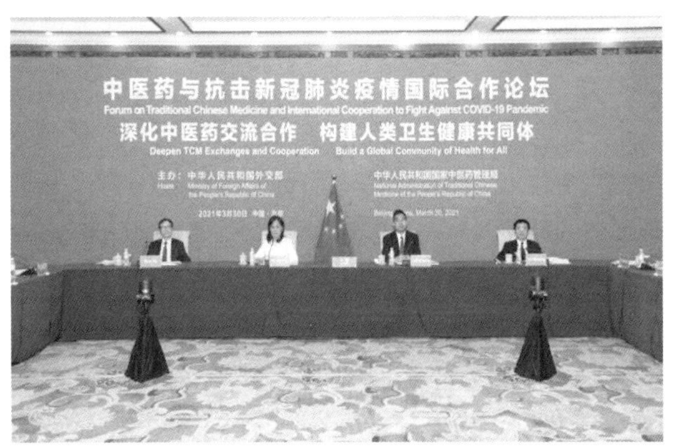


孙春兰指出，中医药是中华民族的瑰宝。在这次抗击新冠肺炎疫情中，中医药全程深度参与，与西医药一起形成了中国特色的八版诊疗方案，成功推出“三药三方”等一批有效中药，疗效得到实践检验。中国毫无保留同各方分享中医药防控救治经验，愿与各国一道，继续在中医药基础理论、临床疗效、国际标准等方面深化合作，促进传统医学和现代医学优势互补、交流互鉴，更好服务人类健康福祉。

姆南加古瓦表示，本次论坛的举办证明中国目前继续在全球疫情防控中发挥重要作用。双方已签署传统医药领域合作谅解备忘录。据此，津政府去年在津最大医院中设立中医科，以向本地民众提供多样化医疗服务。受中国启发，该国在抗疫中采用了传统医学与现代医学相结合的诊疗方案。

斯特凡妮希娜表示，乌克兰人民感谢中国人民在乌首轮疫情暴发时提供了人道主义援助。目前，中乌双方计划在乌克兰境内建立包括中医医疗服务在内的技术园区。乌克兰在立法层面实施了一系列最新政策，以保障合作伙伴能够更加广泛、全面地开拓乌克兰市场。

余艳红表示，疫情发生以来，中医药充分发挥自身特色优势，深度参与国内疫情防控救治，并积极参与全球疫情防控，得到国际社会广泛赞誉。她提出，各国应超越地域种族、历史文化乃至社会制度的不同，发挥包括中医药在内的传统医药在抗击疫情中的作用，携手共建人类卫生健康共同体。

于文明在论坛开幕式上宣读了本次论坛与会各国一致通过的《支持中医药参与全球疫情防控倡议》。倡议提出，继续坚持多边主义，共同应对疫情；继续开展经验总结，予以推广应用；继续运用传统医学，护佑民众健康；继续加强国际合作，发展传统医药。

孙达作主旨报告并提出，应坚持生命至上，以开放包容的姿态携手战胜疫情；坚持团结至上，以命运与共的精神共同渡过难关；坚持科学至上，以传承精华的理念不断守正创新，推动中医药成为各国防控新冠肺炎的有力武器，并使之为护佑民众健康发挥更加积极的作用。

世界卫生组织传统、补充与整合医学部主任张奇表示，中国 90%以上的患者使用了中医药和中西医结合治疗，取得了显著疗效。目前在世卫组织临床试验注册平台上登记的传统医学救治新冠肺炎的有关研究共有 369 项，其中 138 项是关于中医药的。他表示，全球共同努力必将战胜新冠肺炎，而传统医学也必将在此过程中作出重要贡献。

中国工程院院士张伯礼和黄璐琦代表中国中

医药专家在论坛上做了主旨报告。张伯礼表示，在防治突发公共卫生事件中，中医药成建制地介入，有利于充分发挥中医药的优势，尤其在可及性方面具有明显优势。黄璐琦介绍了3项中医药救治新冠肺炎患者临床试验，及化湿败毒颗粒等抗疫有效方药的最新科研进展情况。

其他13个参会国家部长级官员及香港、澳门特别行政区政府有关部门负责人分别作主旨报告，介绍各国（地区）在抗击新冠肺炎疫情过程中积极发挥以中医药为代表的传统医学作用、特色和优势的情况，阐述各国在传统医学应对新冠肺炎疫情方面加强合作的重要意义。在交流研讨环节，参会各国专家代表围绕中医药以及其他国家传统医学在此次新冠肺炎疫情防控中发挥的独特作用和做出的积极贡献进行讨论，并就未来加强中医药领域交流合作提出了意见和建议。

## 习近平在河南南阳考察调研

习近平总书记2021年5月12日在河南省南阳市考察调研。当天下午，他首先来到医圣祠，了解“医圣”张仲景生平及其对中医药发展作出的贡献。随后，习近平来到南阳月季博览园、南阳药益宝艾草制品有限公司，考察当地依托月季、艾草等资源优势发展特色产业，带动群众就业等情况。（新华社报道）

## 北京召开中医药工作会

2021年3月9日，2021年北京中医药工作会议召开。会议总结了“十三五”时期和2020年的工作成效，分析北京中医药工作面临的新形势、新问题、新任务，部署2021年重点工作任务。

会议肯定了北京中医药过去一年的工作成效，特别是自新冠肺炎疫情暴发以来北京中医药系统在健全中西医协同机制、完善中医药预防方服务、分类开展主题培训、科普和科技创新、牢牢守住医院零感染底线、统筹疫情防控和医疗救治服务等方面作出了突出贡献。

会议明确，要全面推动2021年成为中医药政策法规落实见效年、中医药三模式改革夯基回归年和“十四五”开局升级年。要做好五个结合，自觉将中医药工作纳入首都经济社会发展的全局去谋划，狠抓既定战略规划的实施：一是和“一区一定位”相结合；二是和公立医院绩效考核、区域发展评价相结合；三是和党建、党史学习教育相结合；四是和建立事业发展的激励补偿机制相结合；五是和中医药干部队伍建设相结合。

## 国家中医药局召开党组理论学习中心组（扩大）2021年第一次集体学习会议

2021年3月16日上午，国家中医药管理局党组理论学习中心组（扩大）2021年第一次集体学习会议召开，传达学习习近平总书记在全国“两会”期间的重要讲话和全国“两会”精神，结合全局工作，研究部署贯彻落实的具体措施。国家卫生健康委党组成员、国家中医药管理局党组书记余艳红主持会议并讲话，局长于文明，局党组成员、副局长王志勇、闫树江、孙达做主题发言。

会议指出，刚刚闭幕的全国“两会”，聚焦“十四五”、共话新蓝图、汇聚正能量，是一次民主、团结、求实、奋进的大会，习近平总书记在“两会”期间发表的一系列重要讲话，特别是看望参加政协会议的医药卫生界、教育界委员时的重要讲话，对推进中医药事业高质量发展提出了明确具体的要求，有力彰显了人民至上的执政理念，为做好中医药工作提供了基本遵循。中医药系统要深入学习贯彻习近平总书记重要讲话精神，增强“四个意识”，坚定“四个自信”，做到“两个维护”，在实践中创造性抓好贯彻落实。

会议强调，要深入学习全国“两会”精神，全面贯彻落实《中华人民共和国国民经济和社会发展第十四个五年规划和2035年远景目标纲要》、2021年《政府工作报告》等对中医药工作的部署要求，扎实做好全年各项工作，不断提升人民群众的中医药服务获得感。要强化规划引领，加紧编制“十四五”中医药发展规划；强化项目建设，实施中医药振兴发展重大工程；强化服务支撑，建立优质高效中医医疗服务体系；强化人才支持，打造中医药特色人才队伍；强化科技创新，把说明白、讲清楚中医药治疗新冠肺炎疗效作为重中之重；强化党的领导，为中医药事业传承创新发展提供坚强政治保证和组织保障。

会议要求，局直属机关各级党组织要把学习贯彻习近平总书记重要讲话和全国“两会”精神作为一项重要政治任务，与学习贯彻习近平新时代中国特色社会主义思想结合起来，与学习贯彻习近平总书记在党的十九届五中全会及专题研讨班上的重要讲话精神结合起来，与党史学习教育结合起来，全力以赴推动习近平总书记重要讲话和全国“两会”精神落地落实，在新征程上书写中医药高质量发展的新篇章，以优异成绩庆祝中国共产党成立100周年。

## 国家地方共建 现代中药创新中心成立

2021年，国内首家国家地方共建的现代中药产业创新中心——现代中药创新中心在第五届世界智能大会期间成立。

现代中药创新中心在张伯礼院士的指导下，由天津中医药大学牵头，联合天士力控股集团、扬子江药业集团、天津市医药集团、上海医药集团、天津红日药业5家行业优势企业共同组建，于近期通过了国家工业和信息化部组织的国家地方共建现代中药创新中心论证会。中心定位现代中药及大健康产业关键共性技术问题，开展组分中药新药创制、中药绿色智能制造、中药制药品质提升、生物新技术研发、经典名方研究开发、中药国际化等方面技术创新研发。中心关注中药材资源与中药产业智能制造，创建智慧中药创新联盟、中药材基地共建共享创新联盟，形成公司加双联盟创新模式，推进中医药事业传承发展。同时依托国家发改委、教育部共同支持的天津中医药大学“中药产教融基地”，进行人才培养和成果转化。

中心将发挥创新平台主导作用，整合国内外各类创新资源，建立协同合作、成果共享、风险共担的“产学研用融”创新机制，力争打造成国际领先的现代中药创新平台，辐射带动全行业升级。到2025年，实现创新药物及共性关键技术的研发，建成综合实力强、技术先进的现代中药研发机构，引领行业创新发展，实现我国新时代中药传承和创新发展。（刘恩昊 崔强 李正）

## 守正创新，振兴中医药

国家中医药管理局局长 于文明

习近平总书记强调，要做好中医药守正创新、传承发展工作，建立符合中医药特点的服务体系、服务模式、管理模式、人才培养模式，使传统中医药发扬光大。习近平总书记的重要指示，指导我们从制度机制层面去解决中医药传承发展中存在的关键问题，为新时代中医药振兴发展提供了根本遵循。

党的十八大以来，在党中央、国务院的高度重视下，中医药发展的顶层设计和制度安排不断完善。2015年2月15日，习近平总书记在调研西安市雁塔区二〇五所社区中医馆时指出：很多患者喜欢看中医，因为副作用小，疗效好，中草药价格相对便宜。随着有利于彰显中医药特色优势的政策机制不断建立完善，中医药在治未病、重大疾病治疗、疾病康复中的重要作用进一步得到发挥。特别是面对突如其来的新冠肺炎疫情，中西医结合、中西药并用，产生了很好的效果。深化医改中同部署同落实中医药改革发展工作，放大了医改惠民效果。公立医院改革、医疗联合体建设、家庭医生签约服务等政策中充分体现中医药特点，丰富了中国特色基本医疗卫生制度的内涵。中医药特色服务项目纳入医保支付目录、提高中医药服务医疗价值的报销比例、建立符合中医药特点的医保支付方式等政策，增强了人民群众对中医药服务的获得感和满意度。尤其是山东威海、广西柳州、福建泉州等地在医保政策机制改革上的有益探索，让更多群众在享受中医药服务同时减轻医疗费用负担。

在全方位全周期保障人民健康中，打造中医药和西医药相互补充、协调发展的中国特色卫生健康服务模式，把中西医各自的特色、优势、作用发挥到最大、最充分、最有效益和活力，发挥中医药“简便验廉”的特色优势，解决群众“看病难”“看病贵”问题，为人民群众提供更高质量的健康保障，为破解医改这一世界性难题提供“中国方案”。

党的十九届五中全会提出，把保障人民健康放在优先发展的战略位置，大力发展中医药事业。要求我们立足新发展阶段，贯彻新发展理念，构建新发展格局，贯彻落实党中央、国务院决策部署，以服务人民健康为中心，以传承精华、守正创新为主线，以深化改革、完善制度为动力，坚持发挥中医药特色优势和多元价值作用，坚持突出中医药医疗服务核心价值，以“十四五”谋篇布局和启动实施中医药振兴发展重大工程为抓手，进一步建立健全中医药法规、政策举措、管理体系和适合中医药发展的评价体系、标准体系，在医保政策、价格机制、投入保障等制度机制改革中鼓励和引导中医药服务提供和使用，通过改革为中医药振兴发展注入活力，推动中医药特色发展、内涵发展、转型发展、融合发展。围绕以较小投入、较低费用取得较大健康收益的目标，发挥国家中医药综合改革示范区、国家中医药综合改革试验区、全国基层中医药工作示范市（县）等示范带动作用，通过各地先行先试不断探索总结经验成果，进一步发挥中医药独特优势和价值作用，为健康中国建设、增进人民群众健康福祉作出新贡献。（人民日报记者王君平采访整理）

# 孙达出席博鳌亚洲论坛全球健康论坛并致辞

2021年6月2日，博鳌亚洲论坛全球健康论坛第二届大会首场全体大会在山东青岛召开，会议由山东省副省长孙继业主持，博鳌亚洲论坛理事会秘书长李保东，世界卫生组织荣誉总干事、全球健康论坛大会主席陈冯富珍，世界卫生组织西太区主任葛西健，泰国副总理兼卫生部长阿努廷，韩国保健福祉部部长权德哲，国家卫生健康委员会副主任于学军，国家医保局副局长陈金甫，国家药品监督管理局副局长徐景和，中国残疾人联合会主席、康复国际主席张海迪，中华全国妇女联合会副主席、书记处书记夏杰，海南省常务副省长沈丹阳，四川省副省长杨兴平等出席会议。国家中医药管理局党组成员、副局长孙达出席会议并致辞。

孙达表示，健康是促进人的全面发展的必然要求，是经济社会发展的基础条件，是民族昌盛和国家富强的重要标志，也是人民群众的共同追求。坚持中西医并重，推动中医药和西医药相互补充、协调发展，是我国卫生与健康事业的显著优势，中医药在服务健康中国建设，维护人民健康中发挥了重要作用。

孙达表示，党的十八大以来，以习近平同志为核心的党中央高度重视中医药发展，对中医药进行系统谋划、全面部署。中医药蕴涵着丰富的养生文化知识、理念和方法，历来倡导防重于治、未老养生的治未病思想，强调要顺应自然、适应自然、尊重自然。中医药在治疗常见病、多发病和疑难病等方面具有独特的理论体系，整体观念、扶正祛邪等理念，自成一体，特色鲜明。传承好、利用好、发展好中医药事业，对于提升全民健康素养，形成优质高效的卫生和健康服务体系，保障人民群众生命安全和身体健康，全面推进健康中国建设具有重要意义。新冠肺炎疫情全球持续蔓延形势下，继续发挥包括中医药在内的传统医学作用，保护民众健康，是卫生领域政策的重要组成部分，也是战胜疫情的重要保障。健康无处不在，中医药时刻关怀。国家中医药管理局愿继续同与有需求的国家分享中医药抗疫的经验做法，建立有效合作机制，支持中药类产品的海外使用，推动中医药在世界民众抗疫中更好地发挥作用，不断加强传统医学领域交流与合作，不断促进传统医学和现代医学互学互鉴，让中医药这一伟大瑰宝在新时期绽放更加夺目的光芒。

本届大会由首场全体大会、开幕式、33场分论坛和15场重要活动构成。来自多个国家和地区的政府官员、专家学者、企业代表等围绕“健康无处不在—可持续发展的2030时代”主题深入交流。其中“发挥传统医学疫情防控作用，助力构建人类卫生健康共同体”分论坛于6月3日举行，来自世界卫生组织、马来西亚卫生部、泰国中医师总会的代表及中国政府部门、中国中医药抗疫专家代表进行专题报告并开展了交流互动。

会议期间，孙达参观了博鳌亚洲论坛第二届全球健康博览会中医药板块及中医药体验区。国家中医药管理局国际合作司负责同志、政策法规与监督司有关同志陪同参与有关活动。（国文）

# 吉林启动重大疫情防治中药方剂应急储备库重大项目建设
## ——筛选出第一批 19 首方剂

2021 年，吉林省启动重大疫情防治中药方剂应急储备库重大项目建设。目前项目取得重要进展，已筛选出第一批 19 首方剂。

2020 年初，长春中医药大学邱智东等人提出建设重大疫情防治中药方剂应急储备库的建议，时任吉林省省长景俊海作出批示。在 2021 年 2 月 26 日吉林省年度中医药工作会议上，吉林省重大疫情防治中药方剂应急储备库建设，被列为重点工作。长春中医药大学成立重大疫情中药制剂储备库项目建设办公室后，项目组专家积极开展论证工作。

过去，疫苗被视为控制疫病大流行的重要解决方案，但研发周期长等问题难以突破。本次疫情防控的经验再次表明，经过几千年实践检验的中医经典名方，在疫病暴发的第一时间就可以快速响应，发挥重要作用。

进入疫情常态化防控阶段，一批中医药人开始思考如何更充分地发挥中医药防治疫病的经验以及未病先防的优势特长，提升针对重大疫情的应急能力，满足中医药供给需求。

长春中医药大学副校长，吉林省政府决策咨询委员会委员，中药学专家，博士生导师邱智东认为，面临疫情防控的临床用药“空窗期”，中药方剂就是珍贵的“军火库”。

邱智东等人提出，应急储备库，要同时建立疫病防治经典名方的分类防治应急储备库、疫病防治中药方剂的中药制剂基础研究库、疫病防治中药方剂的常备药材及饮片储备数据库、疫病防治已有中成药储备数据库等 4 个子数据库。医、校、企多方联动，研、学、产链条衔接，进一步提升我国重大疫情防控危机处理能力。通过先期完成经典名方的处方筛选、配制工艺研究及质量标准、药效学等工作，将研究期前置。如遇疫情，可快速进入相关绿色审评审批程序。即疫情来临时，立即组织专家辨证分型，针对辨证分型结论从储备库中调取相关已经筛选出来的方剂，随后针对选中的储备方剂调取前期备案研究资料，按药监管理部门相关要求准备备案材料进行申报。

接受这项任务后，长春中医药大学组织召开项目启动筹备会，成立了项目建设办公室，制定了项目实施方案，统筹推进项目进展。聘请多位国内知名专家，组成了项目咨询中医专家组和药学专家组，列出了专家组任务清单。按照工作任务，成立了中医经典名方、制剂储备库、常备药材及饮片、名优中成药、秘书组等 5 个工作小组，明确了各组工作任务清单，扎实推进项目进度。开展了基于历代文献的中医疫病原流梳理工作，进行有文献记载的 413 次疫病信息的梳理与总结工作，初步确定了“疫病”的含义及其范围，总结整理出 611 首疫病方剂的相关信息，明确了方剂的出处、组成、制法及用法、功效、主治病证、现代研究情况。开展了近现代重大疫情经典方剂考证工作，正在进行新中国成立以来重大疫情信息的梳理及其防治方剂的经典名方考证、疫病防治方剂分类筛选工作。开展了筛选方剂的药物组成、剂量换算、炮制方法、古代用法、功效、主治、现代临床及实验等经典名方考证文献研究资料。同时进行常见疫情发展的普遍特点研究和吉林省各药厂的中成药生产状况调研。

项目各个工作小组按计划进度正常推进各项研究任务。对处方的配伍原则及药物组成之间的相互关系进行分析，对历代方义及其相对应治则治法的衍变情况进行说明，对组方随历史变迁而发生的衍变及其内在联系进行详细论述，阐明配伍及剂量变化与临床功效的对应关系。

研究人员从药材基源、资源的角度出发，筛选出首批次开发的经典方剂 19 首，并从 19 首方剂中梳理中药材 77 种。目前研究人员正在进行藿香正气方、柴胡、防风通圣散等中药方剂相关作用机制研究。（李晓峰）

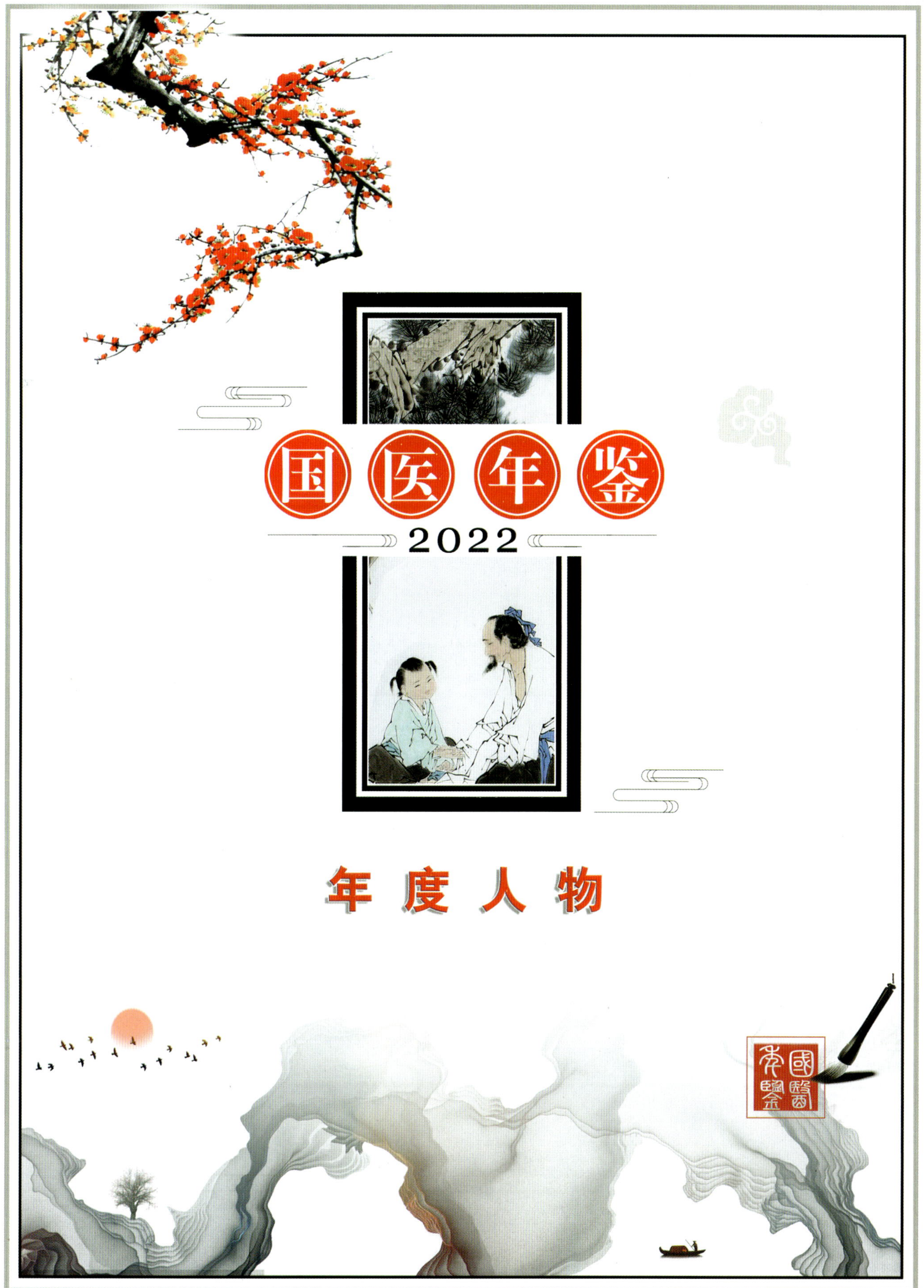
国医年鉴
2022
年度人物

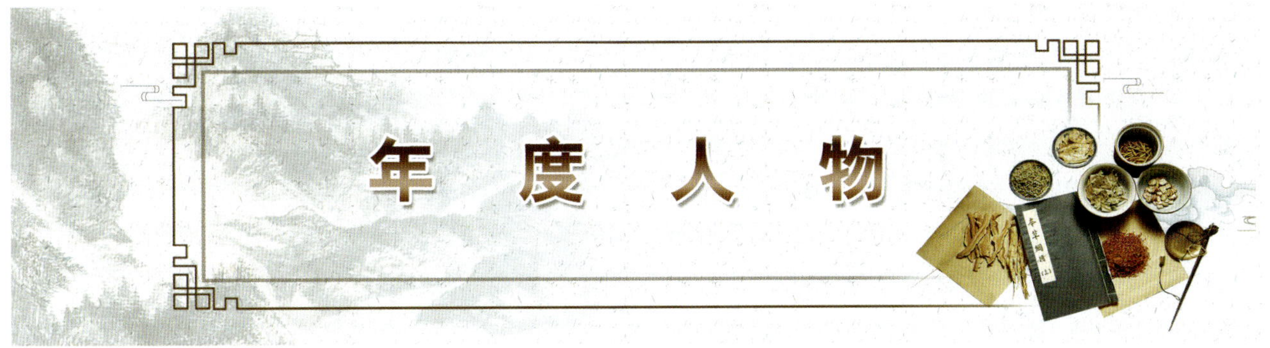


2021年11月18日，中国科学院和中国工程院2021年院士增选结果公布，分别选举产生65位中国科学院院士和25位中国科学院外籍院士，84位中国工程院院士和20位中国工程院外籍院士。北京中医药大学田金洲、云南白药集团股份有限公司朱兆云、江苏康缘药业股份有限公司肖伟当选中国工程院院士。

中医药人才是推动中医药传承创新发展的基础和保障。国家中医药管理局一贯高度重视中医药领军人才发现培养工作，“十三五”期间，通过实施中医药传承与创新“百千万”人才工程(岐黄工程)，遴选培养10名岐黄工程首席科学家、99名岐黄学者、5000余名优秀骨干人才，建设5个中医药多学科交叉创新团队、10个中医药传承创新团队。在培养过程中，通过支持岐黄工程项目人选承担国家重大科技项目、重点建设专项等方式，积极为其“搭台子、压担子、竖梯子”，助力领军人才进一步开拓视野，提升能力水平。

中医药行业新增的3位院士，是中医药领军人才的杰出代表，对整个行业具有极大的鼓舞作用。国家中医药管理局持续将中医药领军人才发现培养作为“十四五”中医药人才工作的重中之重，谋划实施好中医药特色人才队伍建设工程(岐黄工程)，研究制定加强新时代中医药人才工作相关政策措施，筹备召开中医药人才工作会议，全面推进中医药人才队伍建设工作，加快建设高素质中医药领军人才队伍。

新增的三位院士的基本情况：

## 田金洲

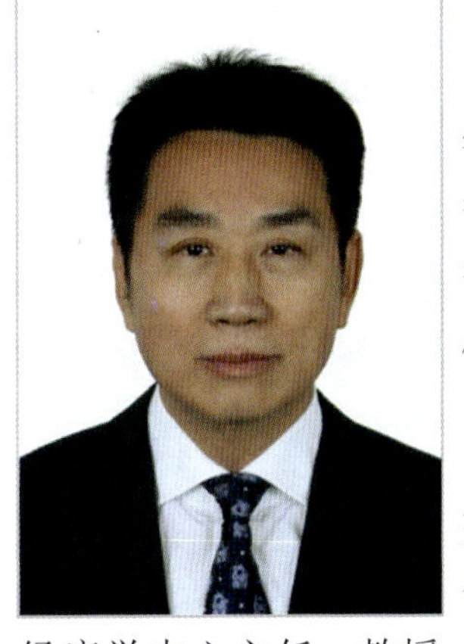

### 人物介绍

田金洲，男，1956年12月生，汉族，湖北省荆州市人。中医内科学医学博士(中国)、临床神经科学理学博士(英国)、神经心理学博士后(英国)。现任北京中医药大学东直门医院副院长，北京中医药大学神经病学中心主任、教授、主任医师，国家级名老中医，教育部阿尔茨海默病防治研究创新团队带头人，高等学校神经变性病学科创新引智基地负责人。先后主持国家“973”计划、国家重大新药创制专项、教育部创新团队发展计划等32项，发表SCI收录论文67篇。

田金洲“用中国式方法解决世界性难题”。他师从中国工程院董建华院士和王永炎院士，在中医老年病学临床、科研和教学领域中取得了丰硕的成果，是第一个把我国阿尔茨海默病的诊断和治疗与国际标准接轨的学者，是北京中医药大学中医老年病学学科带头人。获北京中医药大学中医内科医学博士学位，1996年出国留学，师从英国曼彻斯特大学大卫·曼（David Mann）教授，获得临床神经科学理学博士学位；师从英国牛津大学戈登·韦尔科克（Gordon Wilcock）教授，完成神经心理学博士后研究。2005年入选清华大学“百人计划”为特聘教授，因而回国。

田金洲教授历任多个国家级老年医学学术组织的负责人和中央政府组织的专家，如中国中医药学会内科延缓衰老委员会秘书长兼副主任委员、中国阿尔茨海默病科学家协会理事、中国药理学会抗衰老与老年痴呆委员会理事、中国老年学学会抗衰老委员会理事；全国高等医药院校中医、中西医结合类专业七年制和研究生教材《中医老年病学》主编、国家规划教材《中医内科学》协编、《老年痴呆通讯》副主编、《中国老年学杂志》编委、《中国医学前沿杂志（电子版）》编委、《中医杂志》编委。国家药品监督管理局新药审评专家、中央保健委员会会诊专家。

北京市中医药防治老年病“十五”规划评审专家、湖北省级重点学科评审专家。同时担任美国科学促进会会员、英国曼彻斯特大学神经科学研究所兼职研究员。

研究方向：阿尔茨海默病及其他神经变性病的中医药防治研究。

现任职务：现任北京中医药大学附属东直门医院副院长，北京中医药大学神经病学中心主任、教授、主任医师、博士生导师，高等学校（神经变性病）学科创新引智基地负责人。兼任中央保健委员会会诊专家，国家奖励委员会评审专家，科技部973项目评审专家，国家市场监督管理总局审评专家，卫生健康委健康相关产品审评专家，教育部高等学校教学指导委员会临床医学委员，国际老年性痴呆协会中国委员会（ADI—CHINA）常务理事，中华中医药学会脑病分会常务委员，中华医学会神经病学分会痴呆和认知障碍学组委员，北京神经科学会常务理事。

专业特长：擅长运用辨证论治中药和靶向治疗西药，治疗阿尔茨海默病、血管性痴呆、额颞叶痴呆、轻度认知损害、帕金森病、正常颅内压脑积水、多发性硬化、老年性舞蹈症、脑梗死、脑供血不足，以及头晕、目眩、头痛、耳鸣、健忘、失眠、焦虑或抑郁等症。

## 学术成就

田金洲教授在中医老年病学临床、科研和教学领域中取得了丰硕的成果，是第一个把我国老年痴呆症的诊断和治疗与国际标准接轨的学者，是北京中医药大学中医老年病学学科带头人。

1994年他获得第四届霍英东教育基金会青年教师基金奖，其主持的一项基于社区的老年人轻度认知损害特征及健脑宁改善认知功能的作用机理研究获2000年度北京市科技进步2等奖和北京中医药大学科技进步1等奖，第1获奖者。目前他拥有的各级各类老年性痴呆及相关疾病防治的研究课题有7项，发表论文及著作30余篇（部），有关老年痴呆的研究论文已发表于英国《Age and Ageing》、美国《Archives of Neurology》和《International Psychogeriatrics》等国际著名杂志。田教授是首届中国百名杰出青年中医金奖获得者。

田金洲主编了我国第一本全国高等医药院校试用教材《中医老年病学》，并首次为北京中医药大学博士、硕士研究生开设中医老年病学课程，为我国该学科的建设与发展做了开创性的工作。

田金洲协助中国工程院院士王永炎教授编写国家规划教材《中医内科学》，为北京中医药大学国家级重点学科建设做出了突出贡献，并因此于1996年7月被评为北京市高等学校优秀青年骨干教师。

田金洲1997年7月被评为北京市高等学校（青年）学科带头人。

田金洲1998年7月被选拔为国家人事部百千万工程人才计划1—2层次人才。

2021年6月2日，田金洲经中国工程院院士增选第一轮评审，入选为中国工程院2021年院士第二轮评审候选人名单。

2021年11月18日，中国工程院2021年院士增选结果公布，田金洲当选为中国工程院院士。

## 主要成就

田金洲教授主持的科研成果获国家科技进步奖二等奖1项、省部级科技进步奖一等奖3项、全国优秀教材奖（高等教育类）特等奖1项。

田金洲教授获奖项目：《临床中医内科学》

1997北京市科技进步一等奖，《中医老年病学》1997北京中医药大学科技进步三等奖，1995北方十省市区优秀科技图书一等奖。

### 主要论著

1. 复方大黄制剂对老年小鼠大脑皮质和海马ChAT,AchE活性及Ach含量影响的研究，中国老年学杂志1999;1.

2. ApoEε4等位基因与阿尔茨海默氏病的关系，北京中医药大学学报1999；5.

3. 血管性痴呆研究述评,北京中医药大学学报1997;4.

4. Neuropsychological findings preceding dementia in English individuals with cognitive impairment. International J. Psychogeriatrics, 1998; 6.

5. Research into the treatment for vascular dementia in China using traditional therapies. 牛津大学出版社Age and Ageing, 1998;27.

6. 《血管性痴呆》人民卫生出版社出版，2003; 4.

7. 《阿尔茨海默病的诊断与治疗》人民卫生出版社出版2009年12月第一版.

## 朱兆云

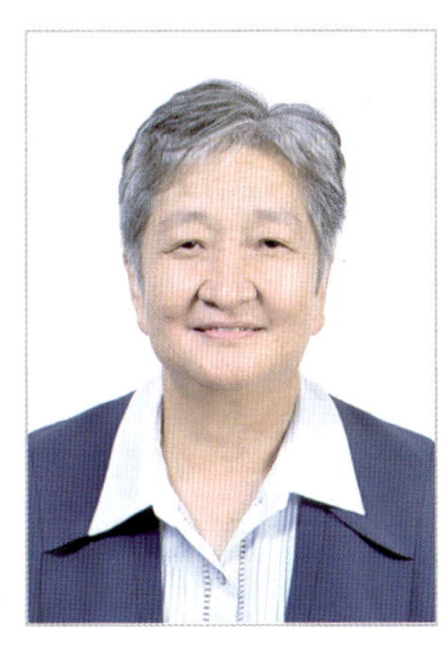

朱兆云，女，1954年3月1日出生于云南省大理州一个中药世家，她的父亲是当地有名的中医。从小就受祖辈言传身教的朱兆云对中医药有着难以言喻的深情。1982年她从云南中医药大学毕业，之后进入大理州制药厂担任技术员。1999—2018年担任云南省药物研究所所长；2018—2022年担任云南省民族药产业技术创新战略联盟理事长，云南省企业技术中心协会会长，西南民族药新产品开发国家地方联合工程研究中心主任，云南白药集团国家认定企业技术中心常务副主任，云南白药集团股份有限公司中药研发总监，为中药资源（民族药方向）专家，云南中医药大学终身教授；2021年当选为中国工程院院士。社会任职：2017年10月，担任中国共产党第十九次全国代表大会代表；2018年3月起，担任中华人民共和国第十三届全国人民代表大会代表。

### 主要成就

根据2022年6月中国工程院网站显示，朱兆云在以下方面取得显著成就。

科研成就

朱兆云带领团队对中国低纬度高原地区复杂多样的民族药资源实施首次系统研究。其中开展资源调研，鉴定确证4392种药物；发掘民族药资源，以第一发明人身份创制了5个国家新药并成功上市，其中两个进入国家基本医疗保险药品目录，痛舒胶囊申报FDA获准在美国开展Ⅱ期临床试验；建设通过国家认证的5个平台及其团队。

学术论著

朱兆云先后主编《云南天然药物图鉴》等专著共6部22卷1191万字。知网论文数据库收录朱兆云为第一作者发表于《云南中医学院学报》《云南中医中药杂志》等期刊论文近30篇，主持云南省药物研究所发明专利60余项。

科研成果奖励

朱兆云先后以第一完成人身份主持的项目“低伟高原地区天然药物资源野外调查与研究开发”，2011年获云南省科技进步特等奖；2012年获国家科学技术进步一等奖。

荣誉表彰

朱兆云2001年获中华人民共和国国务院授予国务院政府特殊津贴；2004年，获“云南省劳动模范”称号；2011年，被中共云南省委宣传部授予“云岭楷模”称号；2014年，被中华全国总工会授予全国“五一劳动奖章”；2014年，被中华中医药学会授予“个人中医药学术发展特别贡献奖”；2014年，被中国科学技术协会授予“全国优秀科技工作者”称号；2015年4月，被党中央、国务院授予“全国劳动模范”称号；2015年，被云南省委、省政府授予“云南省科学技术杰出贡献奖”；2015年11月，被何梁何利基金授予“何梁何利基金科学与技术创新奖”；2017年5月，被人力资源社会保障部、中国科协、科技部、国务院国资委授予“首届全国创新争先奖”；2019年9月，被人力资源社会保障部、国家卫生健康委、国家中医药局授予“全国中医药杰出贡献奖”；2021年11月，当选为中华人民共和国国务院中国工程院院士；被中华人民共和国妇女工作组织评为全国三八红旗手。

## 人物评价

朱兆云坚守在民族药工程科技领域第一线，是云南中药民族药科技研发的旗帜性人物。（云南中医药大学评）

朱兆云出生于医药世家，秉承了兰茂悬壶济世的志向，用不断创新的精神，带领团队整理编撰中华医药著作，研发新药，让濒临倒闭的药研企业重现生机再创辉煌。（云岭楷模颁奖词）

朱兆云参加工作38年来，扎根边疆，带领团队不断探索中医药发展路径，为推动中药、民族药走出云南、走向世界做了大量卓有成效的工作。（《云岭先锋》评）

# 肖　伟

肖伟，男，汉族，1959年10月出生于江苏省南京市，祖籍山东潍坊人。他为制药工程学专家，中国工程院院士，中药制药过程新技术国家重点实验室主任，中成药智能制造技术国家地方联合工程研究中心主任，江苏康缘药业股份有限公司董事长、研究院院长，南京中医药大学教授、博士研究生导师。

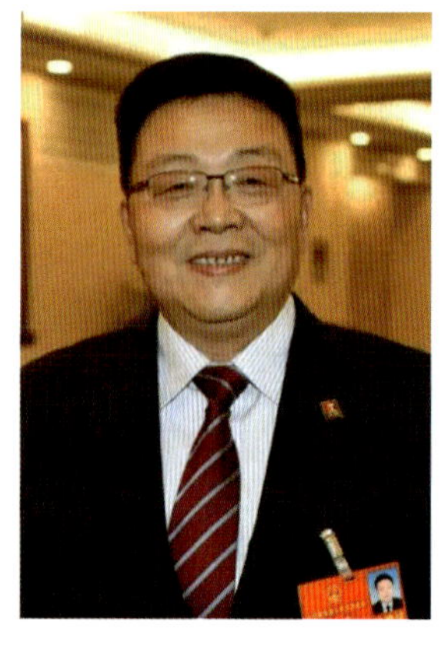

1981年，肖伟毕业于南京中医药大学；2001—2004年，在南京中医药大学学习，博士研究生毕业；2005年，担任江苏康缘集团有限责任公司董事长；2021年，当选中国工程院院士。

肖伟长期致力于中药新药创制、生产过程质控、智能制造领域研究工作。

## 主要成就

### 科研成就

肖伟发明银杏二萜内酯功效成分群及制备关键技术，研制上市首个以PAF受体为靶点的创新药，为基于靶点的中药新药创制提供示范；首创以功效成分群为核心的制药全过程质控体系，显著提高中药质量均一性；创建以功效成分群为关键质量目标的智能制造技术体系，设计建成中国第一个中药智能生产工厂，实现中药智能制造零的突破。

截至2021年11月，肖伟带领企业的研发团队开展新药研究70余项，先后开发新药47个，其中一类新药1个，二类新药13个，创新中药注射剂2个，形成了以桂枝茯苓胶囊（妇科药物）为代表的一批高附加值、高科技含量的中药新产品。

### 主持项目

据2022年6月中国工程院官网显示，肖伟先后主持973、863重大新药创制等项目10余项。

### 科研成果奖励

据2022年6月中国工程院官网显示，肖伟以第一完成人身份获国家技术发明二等奖1项、国家科技进步二等奖1项、省部级科技进步一等奖5项。

2015年，肖伟获国家科学技术进步奖二等奖，项目名称：以桂枝茯苓胶囊为示范的中成药功效相关质量控制体系创立及应用；2018年，获国家技术发明奖二等奖，项目名称：银杏二萜内酯强效应组合物的发明及制备关键技术与应用。

### 人才培养

指导学生：截至2021年11月，肖伟先后指导

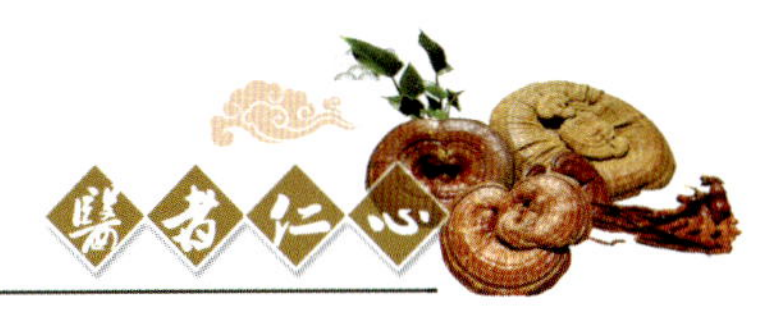


博士后15人、博士2人。

讲座报告：2022年1月7日上午，肖伟在南京中医药大学丰盛楼学术报告厅作“中成药解码研究的科学实践”学术报告。

荣誉表彰

2020年，被中国工程院授予光华工程科技奖；2021年，当选为中国工程院院士；2021年12月，被国家中医药管理局授予2021年岐黄学者支持项目人选；2022年6月，被江苏省委、省政府授予首届江苏省科技创新发展奖先进个人，被国务院授予政府特殊津贴，被何梁何利基金会授予何梁何利科学与技术创新奖，被中国科学技术协会授予全国创新争先奖，被党中央、国务院、中央军委授予全国抗击新冠肺炎疫情先进个人称号，被中华全国总工会授予全国“五一劳动奖章”，被中国科学技术协会授予全国优秀科技工作者。

### 社会任职

2008年3月至2013年3月担任中华人民共和国第十一届全国人民代表大会代表，2013年3月至2018年3月担任中华人民共和国第十二届全国人民代表大会代表，2018年3月起担任中华人民共和国第十三届全国人民代表大会代表、国家药典委员会执行委员、中华中医药学会副会长、中国中西医结合学会常务理事。

### 人物评价

肖伟长期致力于中医药传承创新发展，探索追求、锲而不舍、敢为人先，为提升中国中成药、天然药物研发和制造技术水平做出重大贡献。（南京中医药大学评）

肖伟是中国制药工程学科有影响力的学术带头人，他矢志不渝致力中医药发展，在推动中医药事业发展的道路上，肖伟不仅是一位科学家，同时也是一位全国人大代表，提出了一系列高质量建议，为中医药事业发展发挥了强有力的推动作用。（红锦网评）

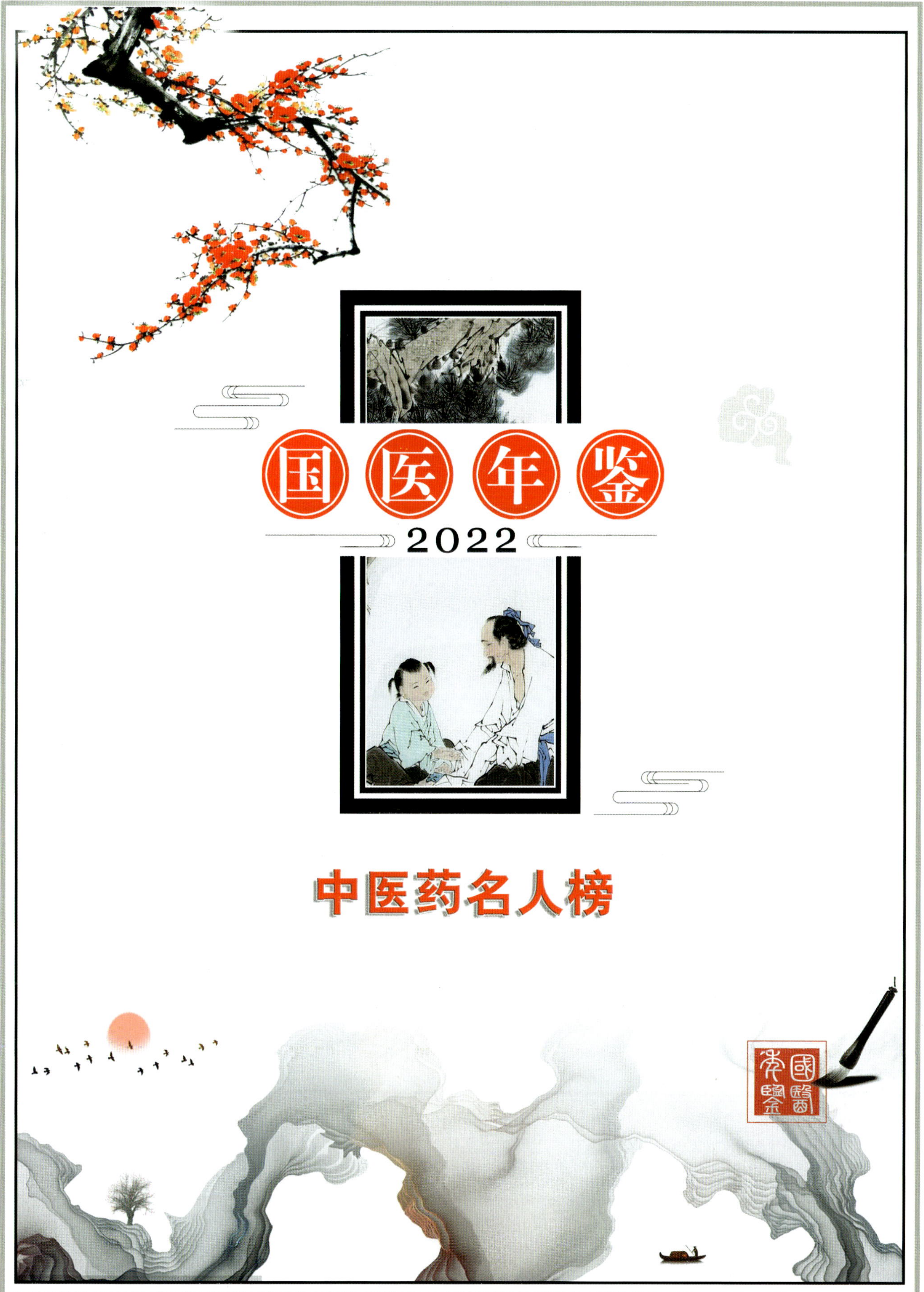
国医年鉴
2022
中医药名人榜

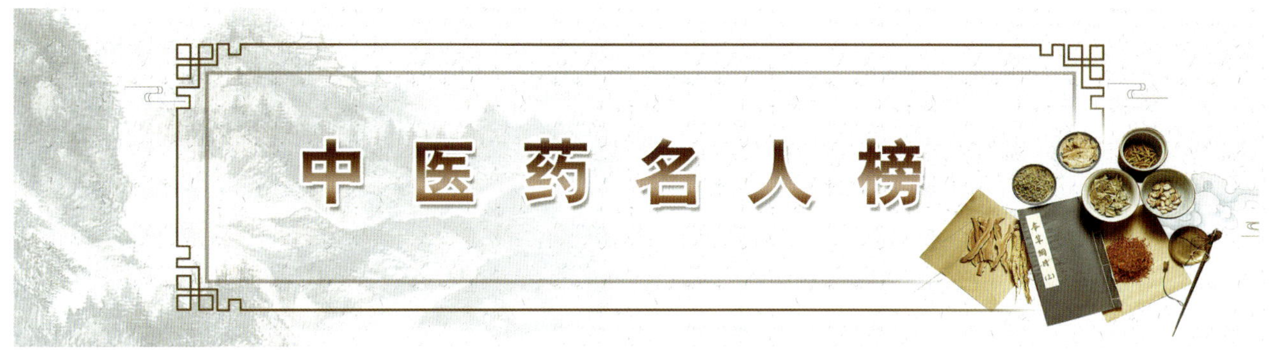

# 中医药名人榜

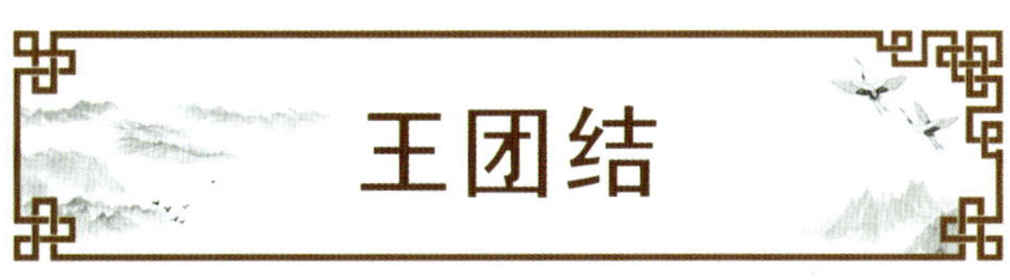

## 王团结

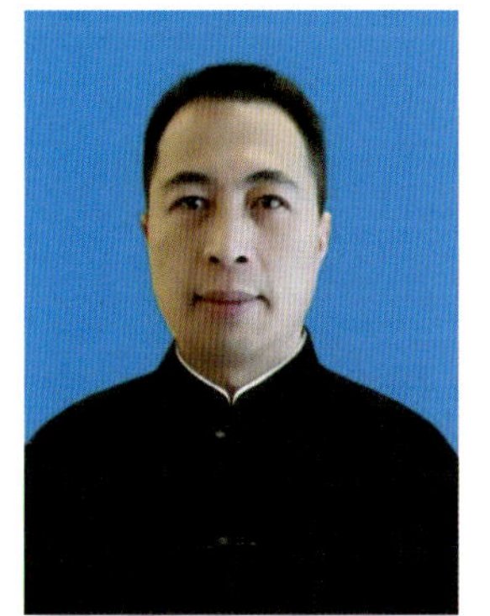

### 名人小传

王团结，字仲和，出于生1971年。山东省东营市人，中共党员，全科中医师。王团结在部队服役期间跟师学习医疗气功，1990年结缘“腕踝针”创始人张心曙教授学习针灸，从此踏入中医学习之道路。多年来拜访中医名师大家和民间高手中医奇人，潜心学习中医针灸技能和正骨手法。曾拜师国医名师，解放军空军总医院副院长、新医正骨创始人冯天有将军学习正骨技术；拜师中国工程院院士、国医大师、针灸专家石学敏先生学习临床针灸；受教于中国宫廷御医第三代传人、满医神针王王修身先生，在先生的指导下学习针灸技能；拜师国医名师脉诊圣手寿小云教授，学习脉诊。

### 社会职务

王团结为中国囟针疗法创始人，中国囟针协会会长，北京中囟医学研究院院长，中国医药教育协会理事，中国网特聘中医全科教授，中国医药教育协会客座教授，中国中医药信息学会原创技术研究分会常务理事，南阳市张仲景博物馆《医圣祠国医公益宣讲团》专家。《第一健康报道》“健康中国行动·健康宣传大使”。

王团结院长为人低调从不张扬，但是在临床上对待患者像家人一样热情认真。长期以来，临床治疗疑难杂症效果显著，受到来自全国各地广大患者一致高度评价，患者都尊称他“神医”“大师”“圣手”。王团结院长在部队学习中医，受部队和党教育多年，转业地方工作后心怀感恩之情，遇到家庭困难的患者，都是少收费或免费为患者解除病痛，对退役军人一律半价诊治。从外地来的求诊患者，王团结院长都要请患者及家属吃顿饭，以表地主之谊。

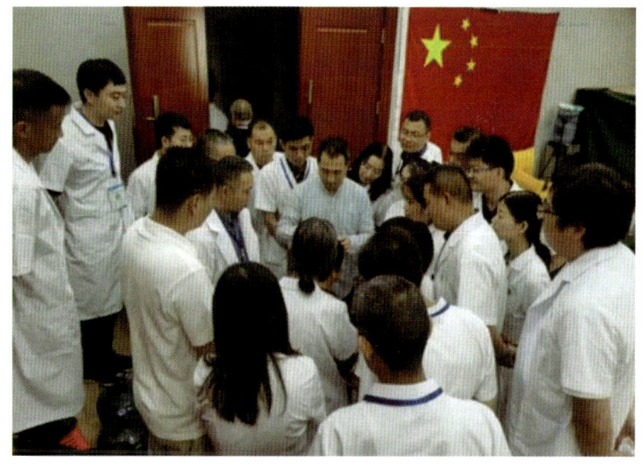

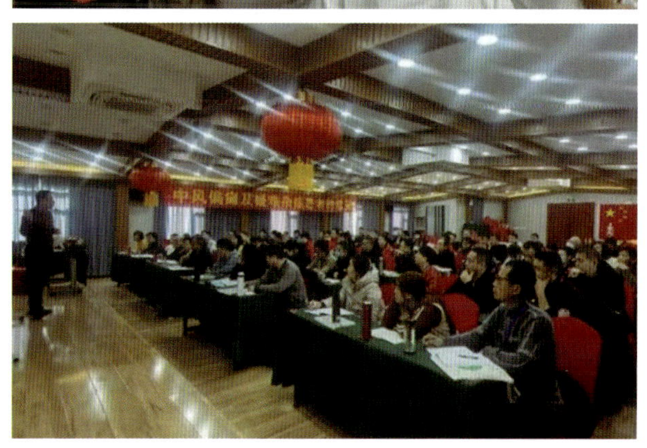

## 学术经验

中国囟针（囟骨）疗法课题2020年被国家卫生健康委“十三五”规划全国重点课题（医药卫生改革创新与研究）总课题组评审专家对提交的课题材料和相关成果附件，从科学性、规范性、创新性和应用价值等方面，逐一进行了鉴定，课题达到了研究目标，同意结题颁发结题证书，总课题组专家委员会研究审议通过，批准王团结为总课题组研究员；2021年被中国医药教育协会设立为“医药卫生技术专项（等级）技能人才成人教育培养工程”项目。

王团结院长临床治病有特点，秉行“骨正筋柔气血以流，筋柔骨正永不生病”的古中医理念，首以手法复位异位的骨骼和相应椎体，再以针法调理气血阴阳平衡，不但见效快而且痛苦小。在多年临床经验中，提出了有病必有点的临床思想，为研究创新中医技术奠定了基础。临床中善治脑中风后遗症及脏腑疑难杂症，如尿毒症、痛风、带状疱疹。对神经元性疾病（脊髓空洞症、渐冻症）以及耳聋和各种眼疾等疑难杂症的治疗效果显著。

为大力推广简验便廉的外治法，提高中医临床技能，普及中风瘫痪及脏腑疑难杂症的快速高效康复技术，更好地为人民健康服务，王团结院长把多年苦心专研创建的一套理论体系、完善的针刺技术“中国囟针（囟骨）疗法”特效绝技公之于世，传承惠泽有缘人。

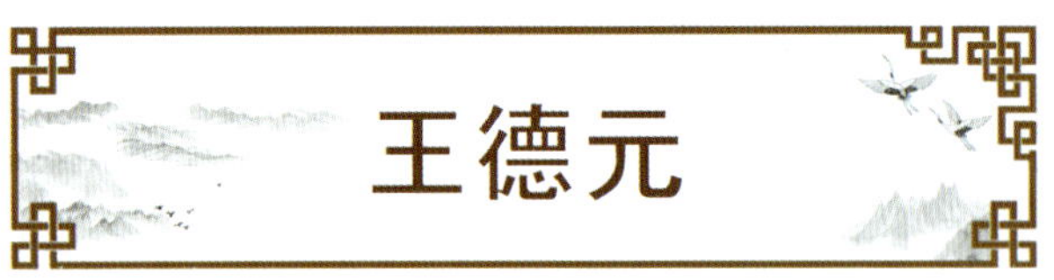

# 王德元

## 名人小传

王德元，男。执业中医师，新疆宝山风湿病医院王万里院长弟子，新疆金世康疼痛科项目平台特聘专家，鸡矢藤靶点疗法甘青宁总学术指导师，甘药制剂“独当追风丸”研发人。

王德元医师于1972年6月生于甘肃省白银市会

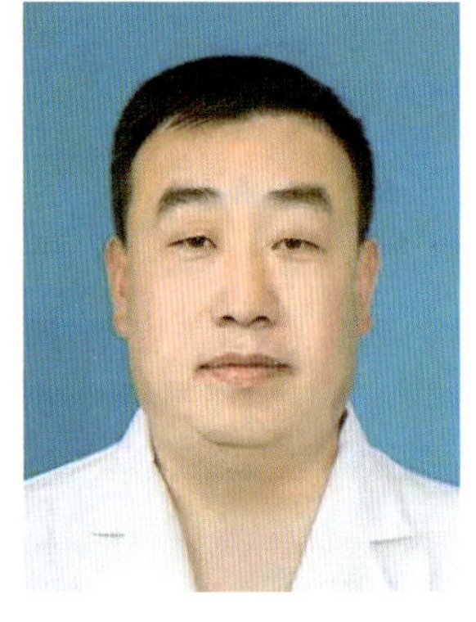

宁县柴家门乡阳坡村，1998年在甘肃省兰州市七里河区启动诊所，白手起家，以打针、输液、中医诊疗为主。

经过十数年的临床实践和学习，他在中医汤剂方面有了长足的进步，在风湿病、慢性肠炎、不孕症、颈肩腰腿痛方面取得了令人满意的临床疗效。

2012年王德元遂决定停止打针输液，以纯中医的方式治疗疾病。由于在风湿病、腰腿痛方面疗效喜人，慕名而来的商人决定投资200万。经过一系列临床试验、专家组评估等，王德元发明的“独当追风丸”，1998年入选并进入甘肃省院内制剂医保推荐目录，2013年4月正式成为甘药制剂（批号Z20130004）药品。

## 学术经验

王德元医师从2012年开始，近三十次远赴江西省中医院、北京中医医院、北京宣武中医院、北京医院、上海市沪东医院、天津医科大等地反复进修。学习针法、灸法、力学调整法、肌筋膜触发点针法等特色医术。

2021年4月王德元对他的诊所三灸扶元堂住院部重新装修，在此期间，二赴上海进修膝关节手法。在进修培训近三十次的道路上，被新疆宝山风湿病医院王万里老师全能的医术及疗效和仁慈胸怀折服，有幸得到王万里老师认可，收王德元医师为弟子。承蒙恩师倾囊相授，医术发生了质的飞跃。经过

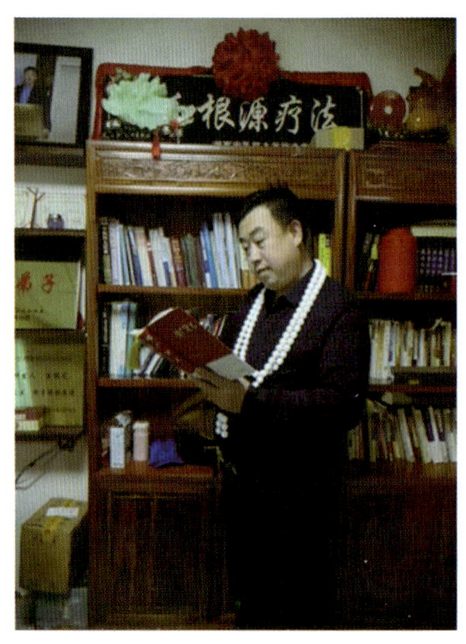

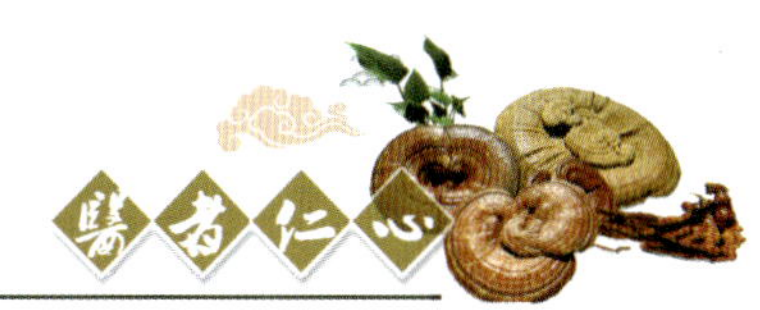


多年的进修、临床和科研，逐渐形成王德元疼痛至尊综合疗法，集合针法、灸法、手法、中药汤剂等，形成针药灸的完美结合。2021年10月被青海省西宁市恒生骨伤专科医院聘请为疼痛科门诊及住院部主任，足以证明王德元的价值。2022年2月被新疆金世康疼痛科平台聘请为疼痛科专家。他还以内外结合疗法在甘肃省民营医院临床带教诊疗。

主要诊疗医术有：传统针法、靳三针、肌筋膜针法、唐氏脑针、焦氏脑针、腹针、盘龙针、手骨针、恩师万里组合针、醒神开窍针、热敏灸、督脉灸、灼姜灸（中国濒临失传医技拓展人）、竹药罐疗法（祖国医技拓展人）、火针、放血疗法、中药汤剂、靶点疗法等等。

## 主要成果

获得1项发明专利：一种治疗风湿类风湿的药物组合物及其制备方法。本发明公开了一种治疗风湿类风湿的药物组合物及其制备方法，该组合物主要由生黄芪、红参、炒白术、茯苓、炙甘草、熟地、当归、白芍、川芎等60味原料药组成。该发明以制剂方式用于临床，获得医院制剂批号，入选当地医保目录。

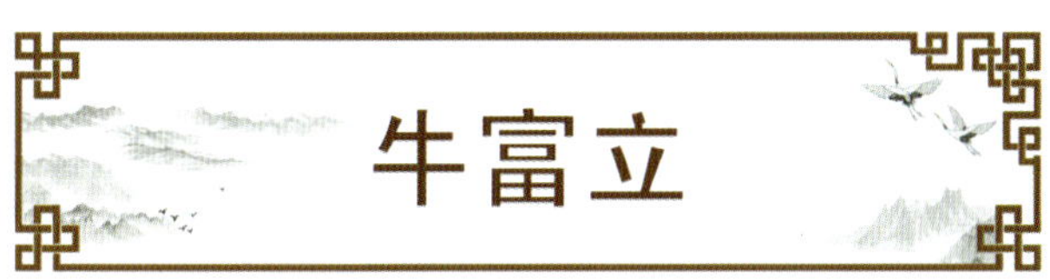

# 牛富立

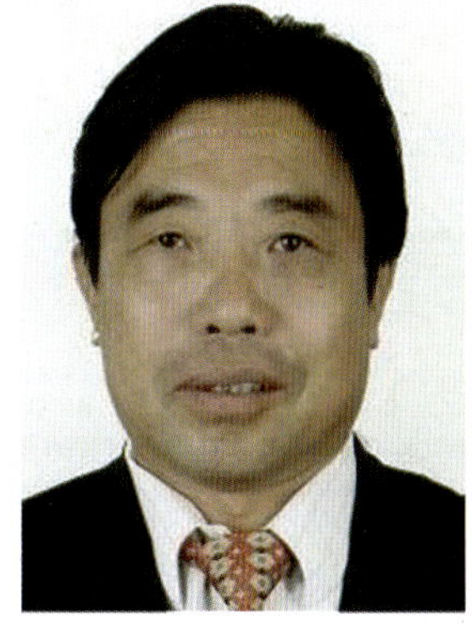

## 名人小传

牛富立，男，汉族，大学学历，主任医师。1956年2月出生于山东聊城中医之家。1973年从事中医医疗卫生工作；1985—1989年在北京光明中医函授大学理论提高班系统学习；曾跟随著名中医专家焦树德、谢海洲、金起凤、郝万山、郁仁存、段向群等听课和实习；1986年在上海中医学院附属龙华医院中医内科、妇科、儿科进修；1993年创办北京东方创新医学研究中心银屑病研究所任所长；2006年任聊城市东昌府区红十字会医院副院长、银屑病专科主任。

2008年5月中旬，曾跟随谦益和中医研究院院长赵春芝领队参加5.12汶川大地震救援工作，并受到当地及上级主管部门多项嘉奖。2010年4月中旬参加科技部中国科技信息研究所贾谦研究员组织的青海玉树抗震救灾民间中医医疗救援队。

## 学术经验

牛富立自幼跟随作郎中的父亲当小助手。父亲擅长治疗银屑病（俗称牛皮癣），16岁那年，父亲把家传秘方交给牛富立，嘱咐他：“为民众解除病痛是你的本分！”牛富立接受了父亲的临终嘱托，他一边认真回忆总结父亲的治病经验，一边广泛汲取传统医学精华，潜心研读了《黄帝内经》，尤其深研有关皮肤病的《素问·皮部论》等多篇医学经典，写下了30余万字的读书笔记和心得体会。随着理论知识和实践经验不断丰富，他发现家传秘方还可以进一步改进。

1979年春，他变卖家产，寻师访友，在长达八年的岁月里，他游学于上海、北京等全国30多家医院、中医药研究院所，先后得到洪嘉禾、朱大年、江克明、时振声、焦树德、金起凤等数十位中医学教授和皮肤病名医的指点和真传。因此加深了对银屑病全面和深刻的认识，认为发病与工业污染及居住环境有关，临床所见部分寻常型患者注射进口针剂可引发为红皮病型。本病病因尚不明，现代医学认为可能与遗传、感染、代谢障碍、内分泌紊乱及免疫功能异常有关。牛富立多年临床观察认为，此病除上述原因外，发病多与感冒发烧，长期居住寒冷潮湿的地方及情志失调、气血郁滞有密切关系。现代医学对本病的治疗主要采用免疫抑制药物、类固醇皮质激素、维生素类及静脉封闭等。但只能达到近期效果，且有一定不良反应。中医学认为，此病多由脾胃湿热，复感风湿热邪蕴于肌肤致局部气血运行失畅，或因风寒外袭、营卫失调，郁久生燥使皮肤失其所养而成，或因七情内伤气机壅滞，久郁或瘀，故临床分“血热”“血燥”“血瘀”等类型。故牛富立认为攻克此种顽症，必须以中医内调气血为主，兼配症状治疗，方能收到根治的效果。

经过临床反复实践，牛富立在家传秘方的基础上终于研制出医治银屑病的专药“雷公藤乌蛇散”。该药由雷公藤、乌梢蛇、白花蛇、六月雪、山慈姑、牛黄、水牛角、参三七等58味中草药配制而成。用此散治疗银屑病不但见效快，治愈率高，不良反应小，而且具有抗癌效果，能降低血液黏度，调节免疫功能，对其他各种皮肤病也有良好效果。此外，无须忌口，无须外涂，服用方便也是此散的独有特征。经来自全国各地的606例患者服用无一不收到良好效果。为消除患者疑虑，牛富立对住院患者实行了“先治病后付款，无效不收费”的办法。前来就诊的患者一日多于一日。

### 主要成果

1. 学术论文“雷公藤乌蛇丸治疗银屑病606例临床观察”，两次参加学术会议交流。

2. 发明专利：

（1）一种治疗银屑病的药物组合物，发明专利CN02155239.8，摘要：本发明公开了一种治疗银屑病的药物组合物，该组合物是由雷公藤、乌梢蛇、六月雪、川贝母、山慈姑、参三七、大青叶、白花蛇舌草、露蜂房、黄芪、白花蛇、牛黄原料药制成。本发明对治疗银屑病具有见效快、不良反应小、服用方便的特点。

（2）一种治疗白癜风的药物组合物，发明专利CN200910013644.3，摘要：一种治疗白癜风的药物组合物，属于内服中药制剂，其特征是，由下述重量份的原料制成：红花10～40g、穿山甲（现《中国药典》未收录，用其他药物替代）50～150g、水蛭50～150g、补骨脂20～100g、墨旱莲10～300g、无花果60～300g、牡丹皮40～200g、蛇床子60～300g、刺蒺藜60～300g、何首乌60～300g和黑芝麻60～300g。

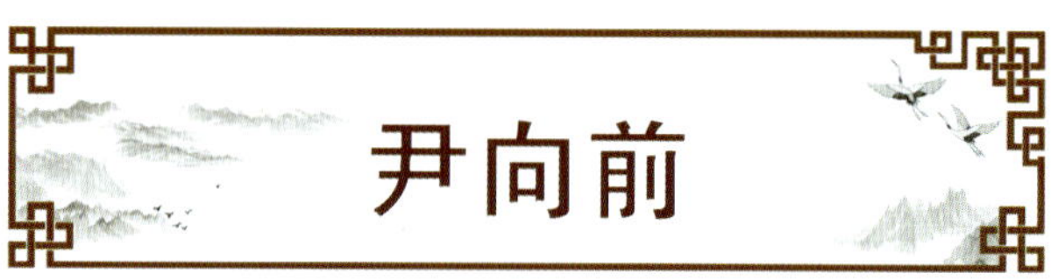

## 尹向前

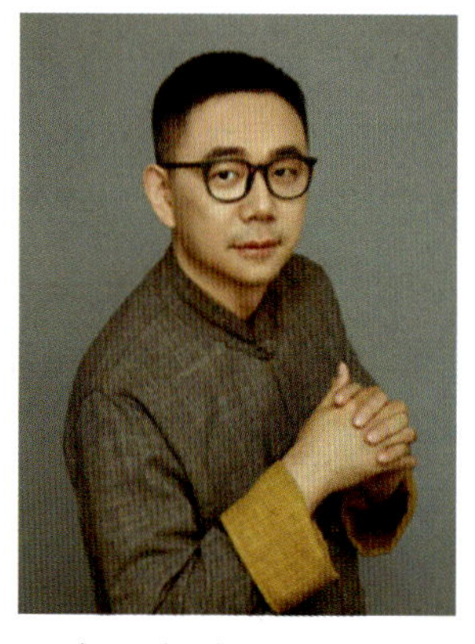

### 名人小传

尹向前，男，生于1982年2月，中西医结合副主任医师，重庆引中堂中医馆。

2002年9月—2007年6月就读于川北医学院中西医结合临床医学系；2005年12月—2007年6月在成都中医药大学附属医院中西医临床实习；2007年7月—2010年6月在重庆医科大学附属第一医院中西医结合规培医师；2010年6月—2013年4月在陆军医学院（现中国人民解放军陆军军医大学）附属新桥医院消化内科学习；2013年4月—2017年5月在重庆江北区中医院内二科进修；2014年6月—2016年6月在重庆市首届区县级中医药师带徒项目学术传承人，2017年5月至今在重庆引中堂中医馆（两江新区尹向前中医综合诊所）工作。

师承：重庆引中堂创始人、重庆市江北区中医院李英武副主任医师，学习中医经典及中医内科学；师承北京中医药大学附属北京中日友好医院针灸科胥荣东主任医师，研习大成拳及大成针道；师承北京市第六人民医院皮肤科专家李定忠教授，学习经络环皮部挑治法及经穴贴磁疗法；向军中神针石现教授学习舌针及头针治疗等；师承于中国工程院院士、国医大师石学敏教授，传承“醒脑开窍”针法。

现任职：中国管理科学院商学院大国医药智库客座教授；重庆市卫生医药学校中医专业现代学徒制校外指导导师；重庆市中医药学会脾胃病专业委员会委员；中华中医药学会亚健康专业委员会青年委员；世界中医药学会联合会亚健康专业委员会理事；重庆市推拿按摩学会整脊专业委

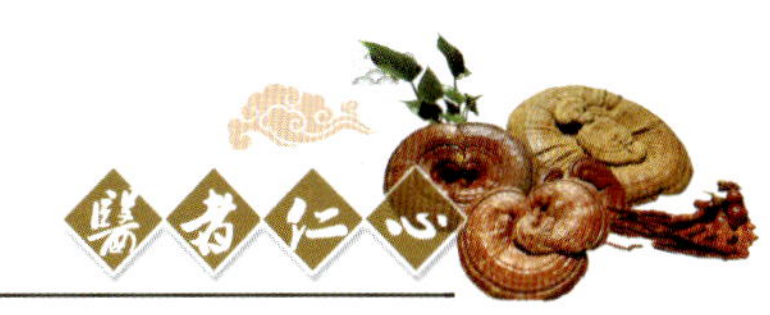


员会委员。

### 学术经验

他以中医基础理论为核心，集各家之长，善用经方，尤其采用建中之法，脾运则四达，肝舒则气顺，运用针药结合的方式对常见病、多见病、疑难病等进行综合诊疗。他知晓五运六气，精通理法方药，按照节令进行配伍，结合中医体质辨识，让患者轻松接受中医治疗。擅长用舌脉结合进行八纲辨证，采用通俗的中医科普知识分析问题、解决问题。

他认为中医传承离不开跟名师读经典，多临床善总结，守正中医药，一定要做一个名副其实的“铁杆中医”。他在社区及基层发挥中医药的服务优势，弘扬中医药适宜技术，让更多的人享受中医药服务的便利和发展成果。

### 主要成果

商标注册3个:实用新型专利证书3个:一种中医针灸翻身装置（专利号：ZL202023100553.4，证书号第14528319号）；一种中医针灸取针器（专利号：ZL202023104797.X，证书号第14527700号）；一种中医针灸翻身装置（专利号：ZL202023100553.4 证书号第14528319号）。

学术专著1部《常见疾病中医治疗与康复》（中国版本图书馆CIP数据核字：（2021）第083555号），第一副主编尹向前，天津科学技术出版社，2021年5月第1版，第1次印刷。

学术论文10篇。

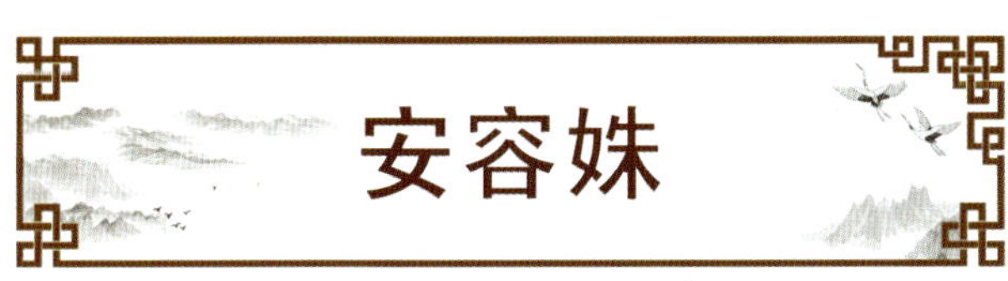

## 安容姝

### 名人小传

安容姝，副主任技师，毕业于北京中医药大学。自1987年至今在北京中日友好医院负责红外热成像与临床多种疾病的检查和研究工作三十余年。

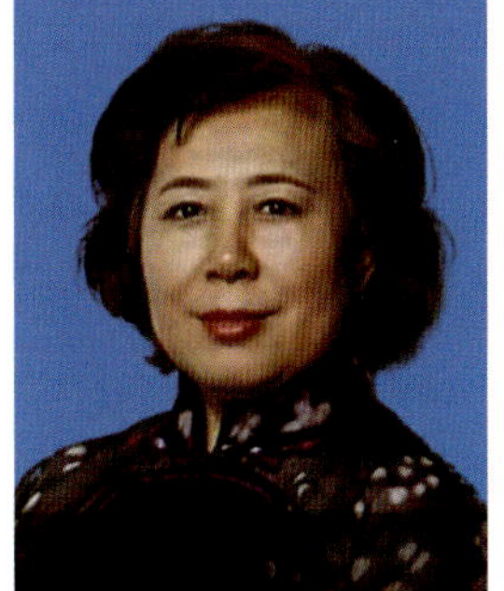

### 学术经验

她应用远红外热成像系统研究乳腺病，对体表良、恶性肿瘤的鉴别，关节炎，脊柱炎和不明疼痛，糖尿病，心、脑血管疾病的早期图谱进行预警分析，在多年临床工作中总结出了对早期耳鸣和乳腺病的康复治疗方法颇有心得。

三十多年来为全国各地四十余家大小医院和科研院校培训红外热成像技术人员，用以应用于疾病治疗。她发表论文数篇。她与中医风湿科、乳甲外科、骨科、疼痛科、按摩科、针灸科、中医心肾等科室合作研究并检查了多种疾病六十万余例。

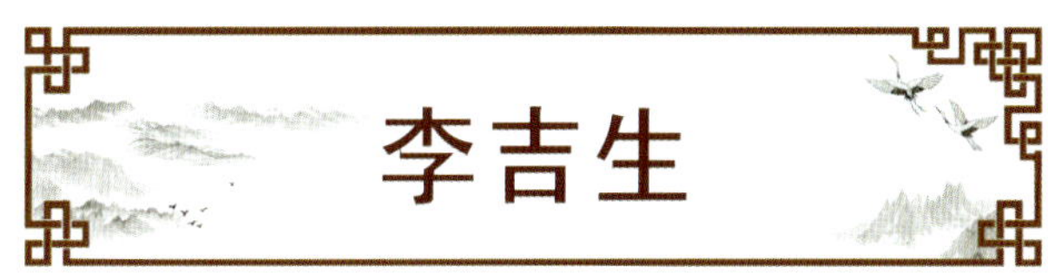

## 李吉生

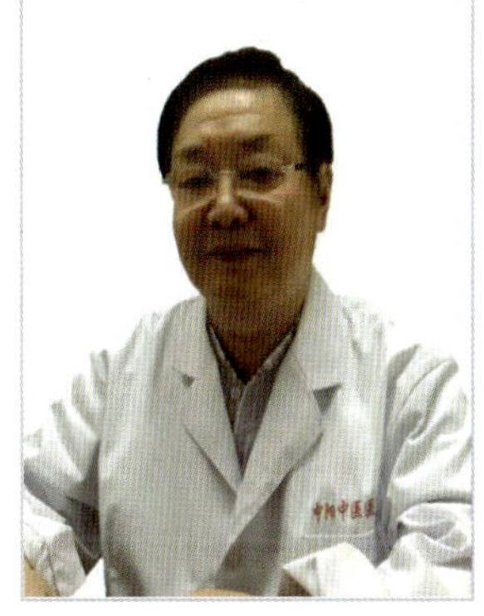

### 名人小传

李吉生，1947年生于中医之家。大学本科毕业，军工厂高级工程师。现任：世界中医药学会联合会肿瘤经方治疗研究专业委员会会员（国家癌症中心牵头人），中华临床医学会国医传承专委会湖北肿瘤疑难病康复部主任，中国民族卫生协会慢病康复专业委员会专家委员副主任，吉林生物研究院徐州分院专家、癌症康复课题组组长，江苏国方医疗科技有限公司评审认证中心委员会专家，中国民族卫生协会慢病康复专委会专家、副会长，中华临床医学会国医传承专委会湖北分会肿瘤疑难病康复部副主任，世界中医药学会联合会肿瘤经方治疗研究专委会会员。

### 学术经验

李吉生自幼受家庭熏陶，知晓治病方法，经常义务帮助亲友，后专门从医。几十年来，本着医者仁心，通过周详的面诊，围绕气血、经络、脏器、阴阳平衡，全面贯彻扶正祛邪的中医本源思想，形成个人独到的经验方药，取得明显的疗效。尤其在武汉最早遭遇新型冠状病毒时，多位重症患者在李吉生的治下起死回生。李吉生先生侧重动态持续改善肿瘤患者的生活质量，延长生存期。

他运用家传秘方验方和民间治癌秘方验方治疗癌症；治疗心脑血管疾病和疑难杂症。远程视频看诊问诊开方抓药，一般治疗期三个月，诊疗中持续关注患者服药后感受与体验变化，药力药效对症，持续增效，全面调治，重点突破。

擅长治疗免疫系统疾病，包括系统性红斑狼疮等多种皮肤类的疾病，治疗糖尿病、甲状腺疾病、溃疡性结肠炎以及慢性肝病等效果良好。对于早中晚期各类肿瘤如鼻咽肿瘤、肺肿瘤、乳腺肿瘤、胃肿瘤、肠部肿瘤、肝肿瘤、泌尿系统肿瘤、头颈部恶性肿瘤（喉癌、下咽癌、甲状腺癌）、血液系统淋巴瘤、白血病以及身体各器官的肉瘤等的治疗也有不俗的疗效。

李吉生先生认为肺癌的发生主要与正气虚损、痰湿内聚、邪毒侵肺有关。脏腑阴阳失调，正气虚损是患病的主要内在原因。肺阴不足、气阴两虚，外邪得以乘虚而入，客邪留滞不去，气机不畅，血行瘀滞，久而成为肺部积块。

李老先生目睹了太多肿瘤患者家破人亡，立志攻克癌症。他融合多家经验，辨证施治，配置最适合患者服用的好药，坚持回访。数十年来，他救治过一批批肿瘤患者，减轻了患者痛苦、延长了患者生命、提高了他们的生命质量。

李吉生还说：肿瘤术后患者阳气更虚，患者大病、久病已经把五脏气血、阳气都损伤得很严重。人之阳气的多少取决于脾胃。有胃气则生，顾护胃气为第一要领。癌症患者术后，他用西洋参、灵芝孢子粉、生黄芪为患者补气，佐以麦冬、当归养血益阴，同时重视健脾益胃，顾护后天之本。在此基础上，酌加清热解毒、化痰散结之品，融入治肺癌方中，收效颇佳。

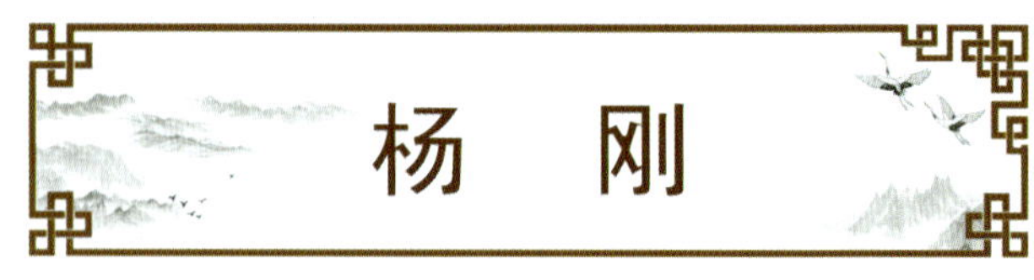

## 杨　刚

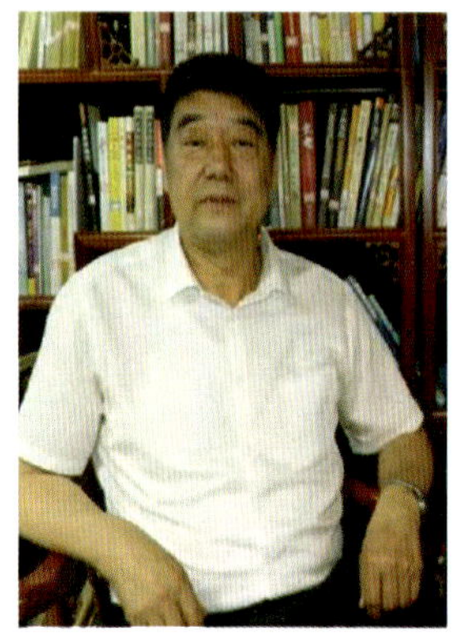

### 名人小传

杨刚，男，生于1960年3月，黑龙江省佳木斯市人。中医执业医师，中医全科医师。

他从医24年，为全国名医理事会理事，中华中医药学会会员，第三届中华名老中医传承医学高峰论坛特邀嘉宾，第五届全国名老中医肿瘤及疑难病高峰论坛特邀嘉宾，华医头条网健康顾问委员会健康顾问，中国民族卫生协会培训部“难治病”研究专家委员会专家委员。

### 学术经验

他于1983年9月自费到黑龙江省中医药学校中医专业学习3年，毕业后到村卫生所开展中医诊疗工作，业余时间参加函授学习《全国高等中医药院校函授教材》，相当于全日制全国大专五版教材内容。1993年4月至1996年1月参加黑龙江省中医药管理局举办的乡村中医医师培训班，学习期满成绩合格获得乡村中医师资格证书，所学教材是全日制《全国高等中医药院校教材》（五版）；1995年报考北京中医药大学自学中医专业本科考试于1998年7月完成全部课程成绩合格。毕业后一直从事中医诊疗工作，专心研究疑难病的治疗。

一有机会他就搜集治疗疑难病症的偏方、验方，汇集后筛选、比较、提存、调配、应用进行验证。特别是对冷僻偏颇有毒性药物的炮制及减毒用法、用量进行探索，在加工的工序等方面花费了很大的功夫，反复试验，不断总结成功经验和失败教训，渐渐地探索出一些思路和经验，在难治性疾病的治疗方面也取得了患者的认可和信任。他经常为了弄明白某种难治病翻阅多种书籍与资料以寻求治疗方法。他秉承拜圣贤斟千方精

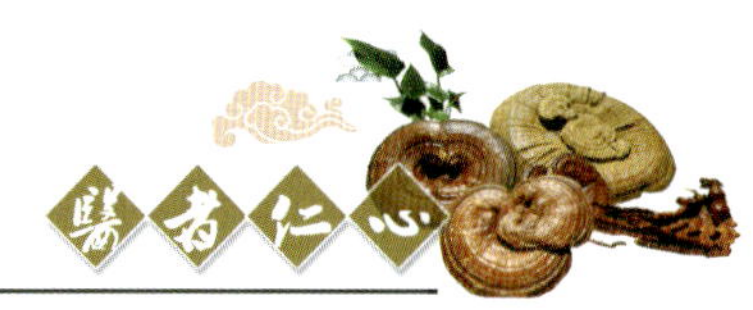


求医术，研古典酌百草救治患者的座右铭。

### 主要成果

1997年，杨刚开办卫生所从事中西医临床工作，2010年改为杨刚中医科诊所至今。

杨刚中医师擅长治疗：心肌炎、心肌梗死、心二、三尖瓣反流、乙肝、肝硬化、肾病综合征（尿毒症、糖尿病、心衰、喘憋、浮肿者）、各种癌症（肺癌、肝癌、胃癌、食道癌、肠癌、乳腺癌、子宫癌、淋巴癌、骨癌、脑癌等）等疑难杂症。

他认为必须重视预防和控制癌栓即血栓的滋生是防治癌症发生的首要环节，再则是化解癌栓化瘀防渗控制湿浊凝聚成痰。成痰者化解痰浊，脉络痹阻形成者必须通痹除瘀，排除留滞之代谢产物，还给缺少营养的细胞所需营养物质，使变异了的细胞恢复正常，正常的细胞不向癌变发展，使整个人体的病变恢复正常而健康长寿。

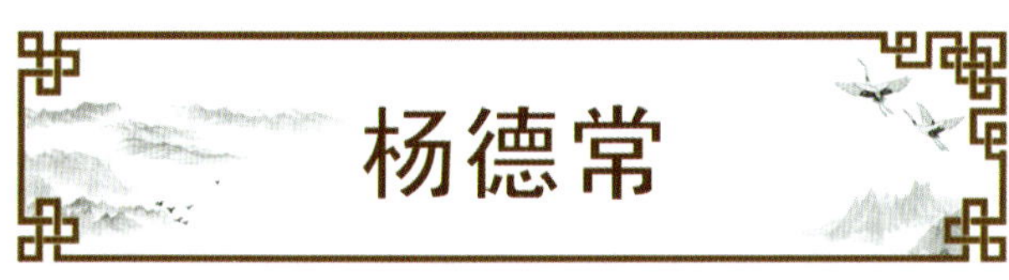

## 杨德常

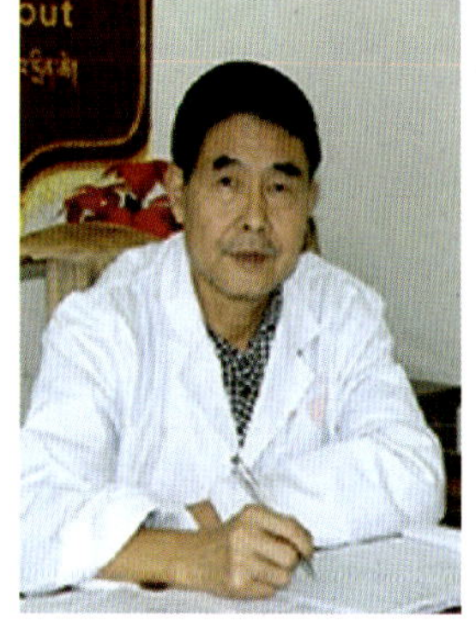

### 名人小传

杨德常，男，1945年出生于世医之家，主任医师，中医内科专家，胃病专家，毕业于成都中医学院，并在中国医古文研究班研习。现任中国改革与发展研究院高级研究员，四川现代疑难病研究院研究员，世界人物出版社特约顾问，《中国理论成果丛书》编委，安徽亳州市肿瘤研究所客座教授等职。现在成都中医药大学国医馆坐诊治病。

### 学术经验

自幼受医学熏陶，获家传验方，华年又得名医传授，长期刻苦学习研究中医学，勤求古训，锲而不舍。临床53年。2003年应聘去英国做中医临床工作；2004年应邀出席中华医学会、中国医师协会主办的“全国名医论坛”，荣获“金鼎奖”。擅长运用中医辨证论治理论治疗内科、男科、妇科及心脑血管病（脑萎缩、脑梗死，颈动脉粥样硬化斑块形成、房颤、左心房扩大）等疾病。他打破了西医治疗上述疾病的瓶颈，在运用中药方面取得了可喜的成绩，从而达到康复的目的，并通过西医的检测方法得到证实。另在顽固性皮肤病及多种疑难杂症的治疗方面也取得不俗的疗效。

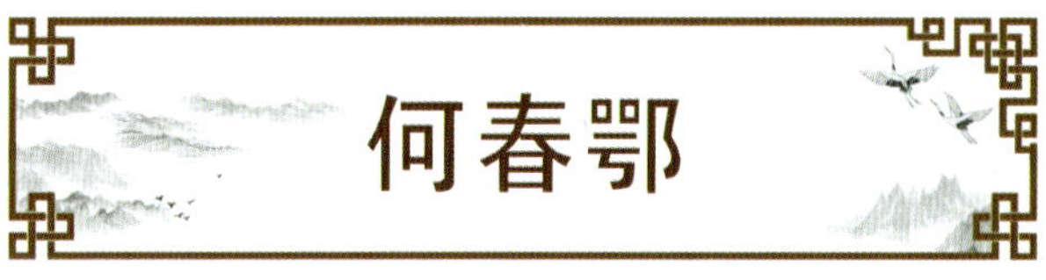

## 何春鄂

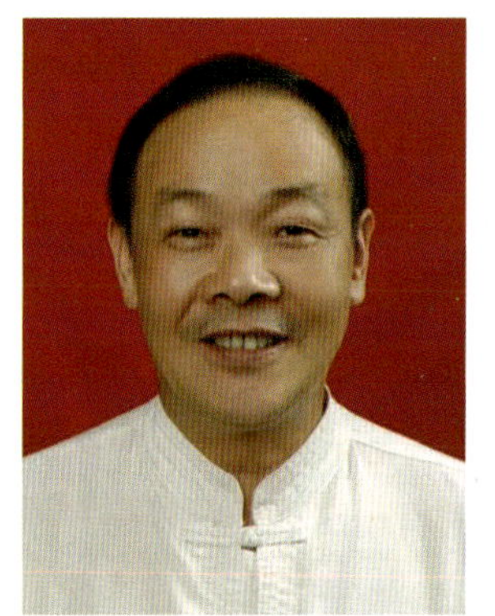

### 名人小传

何春鄂，1962年2月出生，中医高级针灸推拿师，中医师，高级按摩师。由于自幼身小瘦弱喜武爱动，家人请来何花子师傅在家常住，受到师傅长达七年的言传身教。何花子师傅住汉口硚口区寥家巷17号。1973年12月至1979年跟师习武、行医、炼药，学习接骨斗榫、点穴推拿、针灸、制药。特别是在点穴的学习中，深得何花子师傅的言传身教，并用膏、丹、丸、散救人无数。1987年在其兄何七毛（主任医师）开设的为民诊所行医治病。2000年被武汉市残联聘请为武汉市残联康复门诊康复科主治大夫，并受到名老中医袁彩云教授、湖北省中医学院老教授沈汝才先生的精心指点与传授，在传统中医中药领域又上了一个新台阶。2005年在老家湖北省孝感市云梦县太平街设立“意古堂”行医至今。

### 学术经验

何春鄂四十多年来，在中医的学习方面有

了不俗的进步，在临床工作中，受到多位名师的言传身教。熟读了《黄帝内经》《针灸甲乙经》《伤寒杂病论》《本草纲目》等著作，在风湿骨病、中风瘫痪、颈肩腰腿痛方面有一定的成就。

擅长使用内服方药及针灸、推拿疗法治疗风湿骨病、颈肩腰腿痛。针对患者所表现的症状结合痹论、痿论从而辨证施治，其风气胜者为行痹，寒气胜者为痛痹，湿气胜者为着痹。痹而不仁，发为肉痿（肌肉萎缩）。中医讲肾主骨，肝主筋，通则不痛，痛则不通，从而采用内服加针灸以滋肝补肾，通经活络，软坚散结为主，结合临床辨证施治。中药用药安全，不良反应小；针灸以十二筋经，十二皮部，安全有效，无反弹。

颈肩腰腿引起的酸、胀、麻、痛（冷痛、灼痛、痒痛），先通过针灸治其表证，后用中药稳固其内。中药主要有师传“通天窍”结合身痛逐瘀汤、黄芩桂枝五物汤、四物汤、四君子汤等，针灸主要以十二筋经，十二皮部，经之所过，病之所获为理论基础。何春鄂采用远端取穴，不刺患处，从而达到安全有效。

疼痛患者针灸能达到立竿见影，中药稳固其内不易复发。不同病情与病程疗程时间不等，通常疼痛患者针灸一次即可见效，10天症状消失，病程久远且症状复杂者3～5天见效，一个月至数月不等治愈。治愈率在 90%以上，且不易复发。

另外，他针对不同人群叮嘱保持良好的作息饮食习惯并学会自我调整情绪，从而达到病愈不易复发。针灸不刺患处且痛苦小效果佳，所用药物大部分是无毒药物，极少数药物有毒，通过炮制与熬制，进行配伍解毒，做到用药安全。在四十余年的就诊过程中，无一出现不适、不良反应或中毒者。在治疗中针对风湿骨病疼痛类疾病同时还治疗有其他疾病史及急慢性病的患者。他主张慎重使用中药与针灸治疗适应证。他以病患为首要，超出能力范围之外的疾病建议前往其他甲等医院就诊。

在四十多年诊疗过程中，患者对诊疗过程满意，保持了良好的医患关系，并建立了良好的友谊，美誉在病患中口口相传。

### 学术活动

何春鄂2010年9月应邀参加了程莘农院士学术思想高峰论坛。在论坛上进行了学术交流，得到程莘农院士的赏识和指导，并获优秀学员证书。2012年6月在“首届华人针灸刮痧交流大会暨针灸推拿特技展演大会”上，其《中医药与自然医学防治疑难病及非传染性疾病的作用》的论文被会刊刊登。2018年10月参加了在湖北省武当山召开的“中医药继承创新国际论坛暨第一届葛洪杯”基层中医特色技术交流展示论坛。2019年8月应邀参加在武汉举办的“第六届中国中医药信息大会”。2020年8月应邀参加了“国医大师基层巡讲”走进岭南暨全国首届“代谢性疾病浊毒理论临床应用”高级研修班学习。

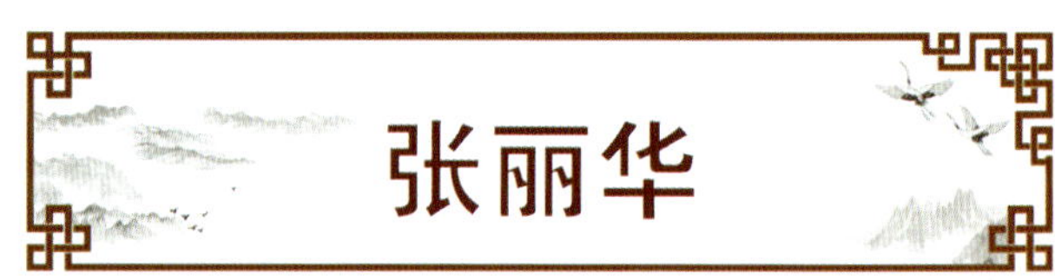

## 张丽华

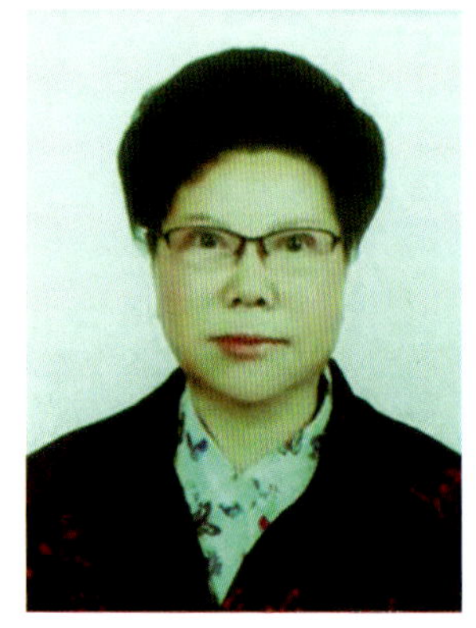

### 名人小传

张丽华，女，白族，云南大理人。光明中医函授大学毕业，主任医师，中国民主建设会会员。

玉溪市民族医药文化研究协会会长，中国民族医药学会理事，云南省民族民间医药学会常务理事，中国云南玉溪东方民族医药研究所所长。在二十多年市政协委员任期中，多次被评为“优秀政协委员”，其政协提案多项被评为“优秀提案”，被玉溪市委市政府评为“优秀党外人士”，被市政府、市监察局聘为“玉溪市政府纠风评议员”，被玉溪市工商行政管理局高新技术产业开发分局聘为“行风监督员”。

### 学术经验

张丽华年轻时读书之余，常跟随长辈学医，

识药、采药、是云南省玉溪市江川县苗氏骨科第六代传人，擅长治疗骨伤科疾病及手足麻木、风湿类风湿、痛风等疾病。其临床疗效显著，深受患者好评。他先后就职于东川矿务局医院、东川区二建司医务室、玉溪市中医医院，于市中医医院退休。曾连续9年被评为单位先进工作者，连续6年被评为市级、省级先进工作者。

## 主要成果

张丽华撰写的36篇学术论文，均评为优秀论文，8篇被国际学术会议录用、9篇被国家级学术会议录用，6篇载入国家级医刊。多项科研成果临床应用疗效显著，其中《岛苏秀续骨酊治疗骨折疗效观察》《复方蜜桶花根汤治疗脓毒蚀骨类骨髓炎疗效观察》《哈秀米得通络灵电热药袋治疗痛痹疗效观察》等项目获玉溪地区、玉溪市科技进步奖；“电热药袋”获云南省1996年“优秀发明奖”；1997年在北京获“国际发明铜牌”奖，同年获美国爱因斯坦“国际发明金奖”并应邀到泰国、马来西亚、印度尼西亚、斯里兰卡、美国等国学术交流。参加中国民族医药学会编撰《少数民族科技文明从书(医药卷)》中“白族医药卫生文明”部分。经过玉溪七县两区民族民间医药普查，主编《中国·玉溪民族民间医药》由云南科技出版社出版发行。

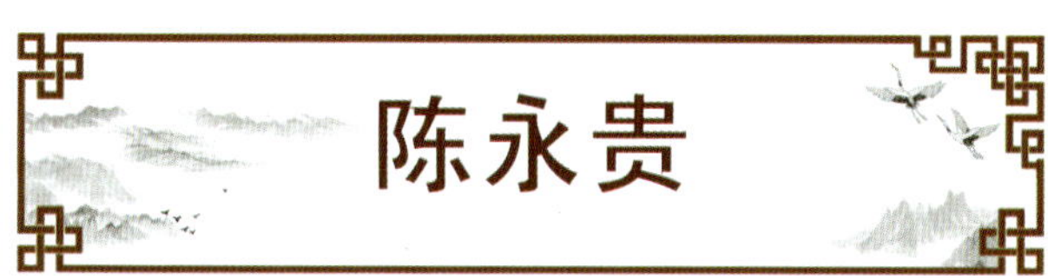

# 陈永贵

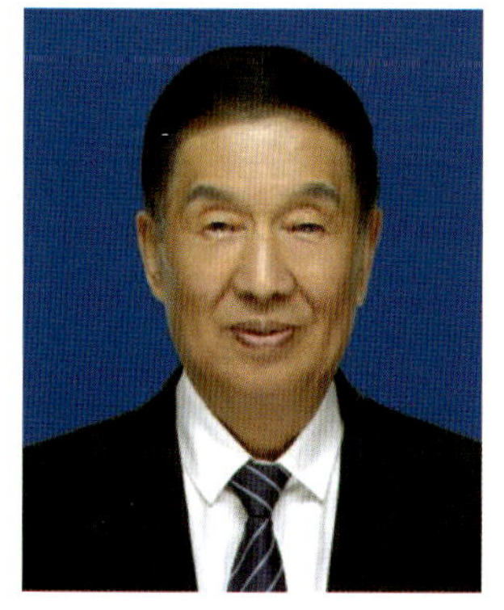

## 名人小传

陈永贵，男，1940年生人。沈阳市沈河区第二中医院返聘专家，为辽宁省首届老百姓信任的好医生。

1962年1月至1968年10月在沈阳市东陵区长白乡卫生所、1968年11月至1976年2月沈阳市东陵区保温厂卫生所工作。1976年3月至1982年9月任沈阳市东陵区长白乡卫生院院长，1982年10月至1989年11月任沈阳市东陵区红十字会医院院长，1989年12月至1991年10月任沈阳市东陵区高坎中心卫生院院长，1991年10月至2000年7月任沈阳市东陵区中医院院长。

## 学术经验

擅长：治疗风湿、类风湿、强直性脊柱炎、股骨头坏死、骨质增生、痛风、肾病等疾病。

陈永贵在五十年的临床耕耘中，探索出一套陈氏五型四步疗法，申请五项发明专利：

1. 一种强腰固肾中药制剂，发明专利CN00110130.7，本发明公开了一种强腰固肾中药制剂，适合于治疗腰椎间盘突出症及肾虚型腰腿疼症。

2. 一种止痛通痹中药制剂，发明专利CN00110132.3，本发明公开了一种止痛通痹中药制剂，它不仅能祛风寒、除湿邪、止痛通痹，补中益气，还能活血止痛、消肿生肌、强壮筋骨、使腰腿及从骨神经功能恢复正常，而且治疗效果好、治愈率高、疗效稳定、不易复发及患者没有痛苦。

3. 一种复方骨质增生中药制剂，发明专利CN00110131.5，本发明公开了一种复方骨质增生中药制剂，适合于治疗强脊炎、颈椎病、足跟痛、大骨节病及创伤性关节炎，它不仅能治疗增生引起的局部组织充血、水肿、炎症，消除疼痛，而且能使退变的骨质得到精血的充分濡养和修复，治疗效果好，治愈率高。

4. 一种开痹通中药制剂，发明专利CN00110133.1，本发明公开了一种开痹通中药制剂，能祛风寒、除湿邪、止痛通痹，还能活血止痛、使腰腿及周身肌肉筋骨功能恢复正常，疗效稳定、不易复发。

5. 一种开痹通中药制剂，发明专利CN00110134.X，本发明公开了一种开痹通中药制剂，它不仅能止痛通痹，强壮筋骨、使周身肌肉及关节功能恢复正常，而且疗效稳定，具有方剂多、剂量轻、不良反应小的特点。陈永贵，副主任医师，耄耋之年（现年82岁），具有六十一年党龄。他2021年被聘为大国医学网名誉副主席，2022年成为南阳张仲景博物院公益讲师。

虽然早已退休，但是每周二、周四还在原来退休前的中医院（现在的沈河区第二中医院）接诊老病友口碑引荐的患者，其他时间在沈阳科学家花园设共产党员义诊室，每天上午到十一点。让更多的风湿类骨病患者得到康复，深受广大患者的好评，不愧是20世纪被省卫生厅评为的辽宁省首届老百姓信任的好医生。

陈永贵认为，既然古人能够有方法治愈顽痹，那么当代医院在治愈类风湿骨病时也是有法可依的，通过滋补肝肾、活血化瘀、通经活络、温经散寒、清热解毒、消肿止痛等中草药，达到扶正祛邪、标本兼治的目的。陈永贵医生的“陈氏五型风湿疗法”和多项研究成果早在2000年就取得了国家发明专利证书，在运用该疗法前他以身试药，研究药的味数剂量、不良反应，后经专家鉴定才用于临床收到了满意疗效，并在医疗实践中得到了成千上万类风湿骨病患者的验证和肯定。

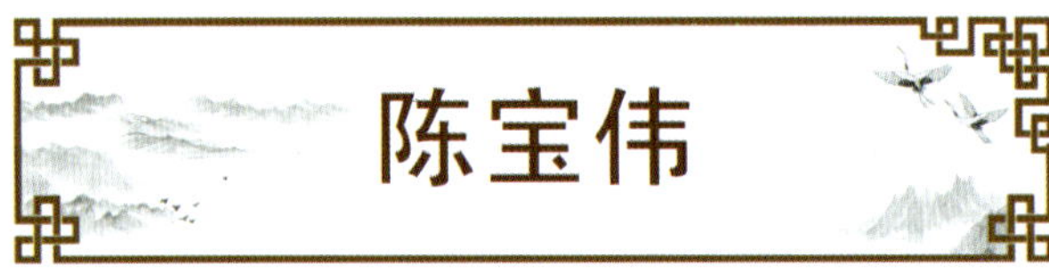

## 陈宝伟

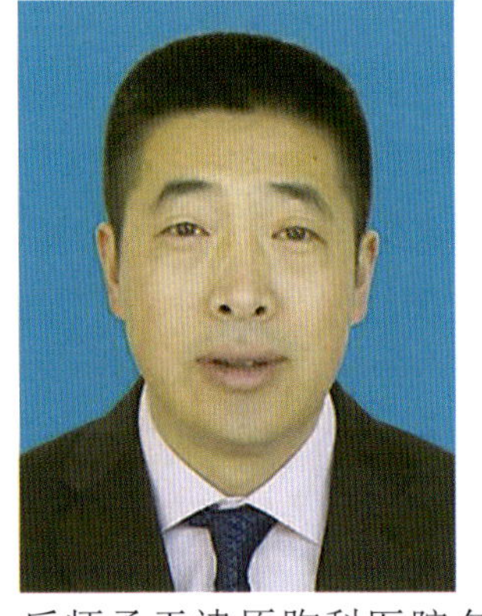

### 名人小传

陈宝伟，男，1971年出生，河北省廊坊市安次区人。中西医结合内科学主治医师、高级健康管理师，毕业于河北中医学院中西医临床专业、天津大学药学专业，学士学位。其先后师承天津原胸科医院名中医专家纪秀兰主任医师、河北省中医院国医大师李佃贵教授。先后学习工作于天津市第一中心医院。

现任世界中联浊毒理论研究专业委员会理事、河北省中西医结合学会委员、河北省中医药文化交流协会会员、河北省健康养生文化产业促进会委员、河北省医养结合促进会会员、河北省中医药学会郭可明学术思想研究专业委员会委员。

### 学术经验

现创办寻心斋中医门诊部、廊坊市安次区东沽港镇桃园村陈宝伟卫生室、天津名中医专家纪秀兰教授传承工作室，致力于中西医结合临床治疗研究、中医药文化的传播及基层中医药事业的发展工作。

擅长治疗：心脑肺血管病、脾胃病的预防诊治，在冠心病、高心病、心肌炎、心肌病、风心病、高血压、急慢性性心衰、心律失常、哮喘、急慢性支气管炎、肺气肿、肺源性心脏病、脑血管病后遗症、冠脉支架搭桥术后康复、各种胃炎、胃溃疡等疾病，并取得了良好的临床疗效。

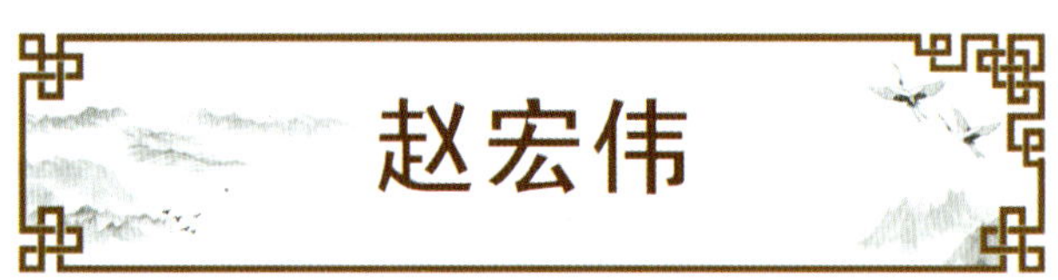

## 赵宏伟

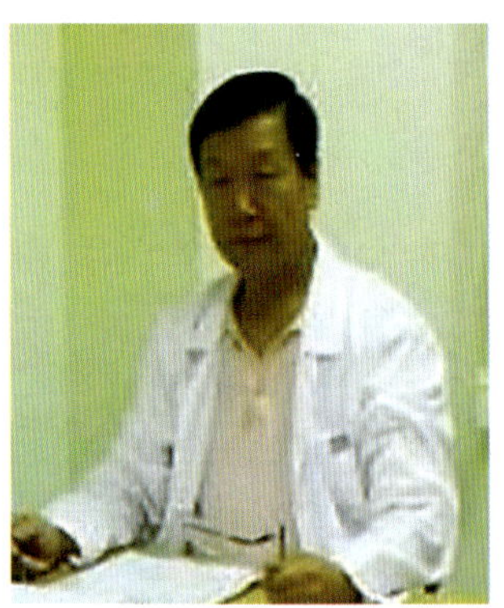

### 名人小传

赵宏伟，字谦木，号红景天；中共党员，1950年3月出生于陕西省宜川县，现居住西安市。现任中华医学国际发展联合会中华名医理事会副会长，中国特效医术专业委员会主任委员，北京中圣颐安医院中医主任医师，陕西省中医药研究会中医门诊部主任医师。

### 学术经验

出身中医世家，祖父、父亲的言传身教，使他从幼年耳濡目染，深爱中医、针灸之道。1965年他才15岁，就用针灸治愈了母亲的胃火牙疼，接着又运用推拿按摩之术治愈了祖母的慢性腹泻

和胃肠病，从而激发了他对传统医学的极大的兴趣。成年后又得到国内知名专家教授米伯让、郝金凯、吴生昌、体玉芳的谆谆教诲。

赵宏伟先生自幼爱好中医、从事临床和科研工作50余年，系全科中医师，精通中医内、外、妇、儿、骨伤科，擅长针灸，继承并发展针灸疗法，还创立了赵氏太极针法:“一条龙”“两极针”“四向针”“四心针”“五行针”“八卦针”“连环针”“T字向尾针”等针法及火针特种针法，形成了有个人特色的正骨整脊法：“循经点穴推拿法”，常常运用针药手法结合，内外治结合。他在对各类骨病，如粉碎性、陈旧性骨折，颈、腰椎间盘突出症，骨质增生，股骨头坏死，坐骨神经痛，颈肩腰腿痛及妇科杂症等疾病的治疗上有丰富的、宝贵的经验以及良好的疗效，获得了患者的一致好评。

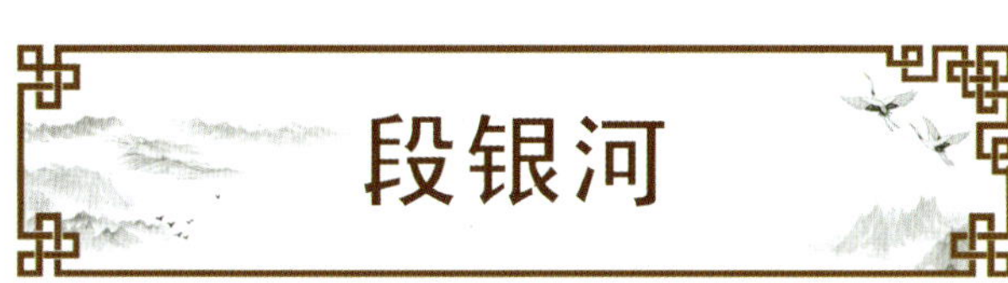

# 段银河

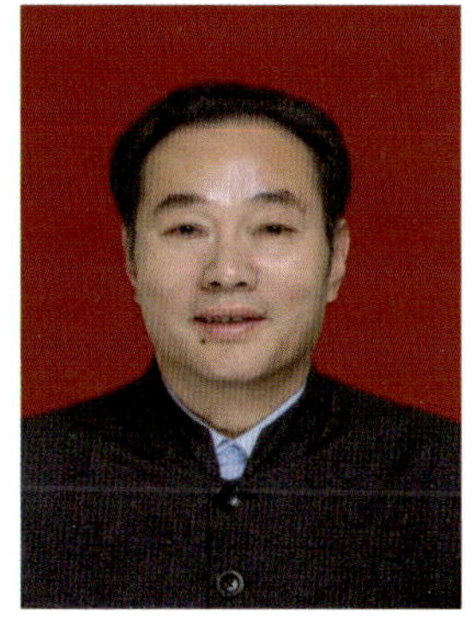

## 名人小传

段银河，现年58岁，转业军人，共产党员，山西省运城市稷山县段氏中医肾病医院院长，生于山西省运城市稷山县稷峰镇马村，毕业于天津中医学院，进修于上海医科大学，为中国人民解放军原北京军区保健医师。转业于山西省公安医院任主治中医师。2000年停薪留职，返回故里，白手起家，创建稷山中医肾病专科。

## 学术经验

段银河因受祖上影响，自幼就酷爱中医，学生时期就阅读了部分中医书籍。近二十年的军医生涯，历经多届军领导的支持与培养，他的中医水平不断提高，特别是他先后师从全军心脑血管专家、天津名医、上海医大肝肾专家，让他在中医道路上产生了质的飞跃。跨入21世纪，面对艰苦的农村医疗滞后，农民看病难的问题，离开繁华的都市，回到艰苦的农村老家创办肾病医院。

## 主要成果

2020年疫情暴发时，段银河在海南三亚市就主动请缨参战，投入医疗志愿者队伍，义务免费熬制中草药汤剂给当地居民散发，受到当地政府和有关部门好评。在家乡稷山疫情防控形势来临时，他正在自己的医院工作，一接到上级通知，迅速反应，马上让前来就诊的陕西延安、韩城人员就地留置观察，全员核酸检测，分别实行隔离，并劝告即将来稷就诊的各地患者一律居家不要外出，微信传送病历，进行视频诊断，分别予以快递寄药，电话指导服用，几个月内为300多人寄出药物。

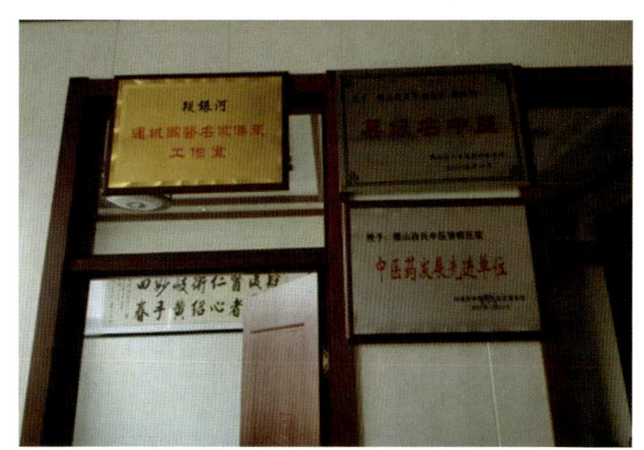

## 典型病例

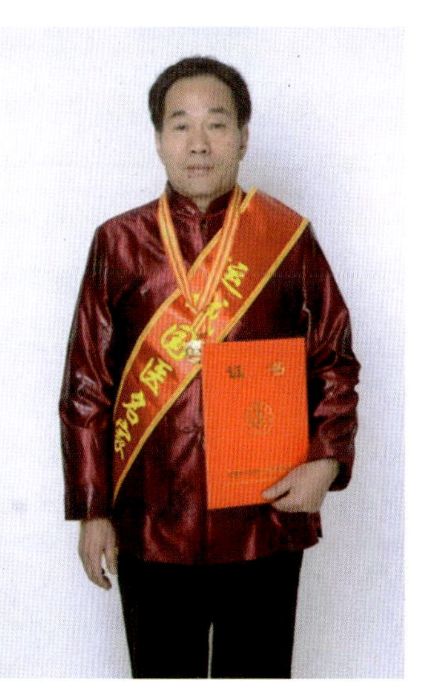

病例：王某某，女，河津市人，82岁。于二十多年前患三叉神经痛。在这二十多年里，为了治疗三叉神经痛病跑了很多家大小医院，吃药打针不计其数，结果也无济于事。2021年8月18日来到稷山段氏中医肾病医院，段医生开了10剂药。患者喝了三天后疼痛就减轻多了，也能正常的吃饭喝水了，洗脸刷牙不成问题了，能开始做家务了。喝到第九天就不疼了。为巩固疗效，十天后段医生再开了10剂药。半年随访，患者三叉神经痛未复发。

骆某某，女，稷山县清河镇清河村人，先天性缺左肾，右肾患有多发性肾囊肿，结婚后很久没有生育，2005年2月找到了稷山段氏中医肾病医院段银河大夫诊治，至2005年5月，经段大夫用中药精心调理，时年32岁的她，终于当了母亲！

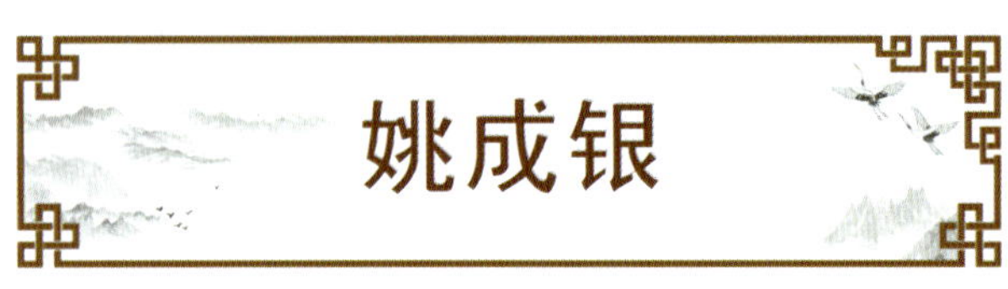

## 姚成银

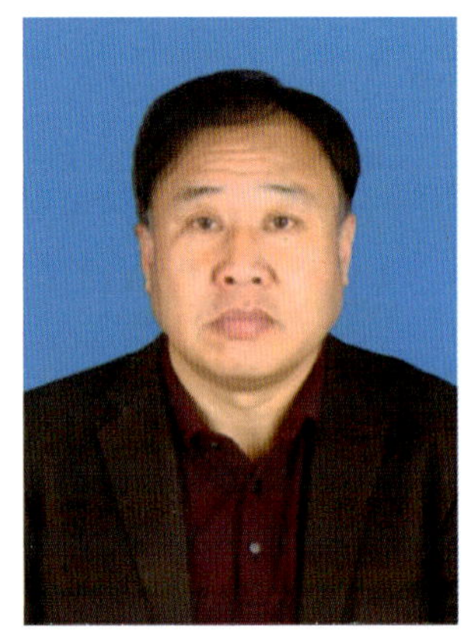

### 名人小传

姚成银，汉族，1963年出生于安徽省。姚氏针刀、排刀、留刀疗法创始人，主治医师，世界中医药协会国际基层名中医专家委员会学术主任，中国民族医药学会民间医药分会常务理事，全国多功能液针刀新疗法研究会委员。

### 学术经验

姚成银自幼热爱中医学，拜当地著名老中医张先生为师，跟师学习多年，后经自己的刻苦努力考上了安徽省中医学院，1985年毕业后在当地一家医院理疗科工作，可谓是学以致用，得心应手。由于工作认真仔细、吃苦耐劳，治疗效果好，受到领导和患者的一致好评，不久被推荐为理疗科最年轻的主任。

姚医生勤奋好学，刻苦钻研，1986年到安徽省人民医院学习“放血疗法”，1988年到北京学习朱汉章老师的小针刀疗法。通过反复学习和实践，姚医生觉得自己还有很多不足之处，倍感知识匮乏，毅然决然辞掉工作选择继续深造进修。之后他去过几家医院工作，目的就是提高自己的业务水平，为患者解除痛苦，急患者所急，想患者所想，每天接诊几十余人次，赢得了广人患者的好评，2004年为了精益求精再次到北京中医大学党东旭教授举办的“液体小针刀学术交流讨论会”学习，并获得全国多功能液体协会证书。小针刀疗法是在中医理论指导下，吸收现代医学及自然科学成果，再加以创造而成的医学新学科，具有疗效好、见效快、疗程短、不良反应小、适应范围广等优点，是一种深受广大患者欢迎的治疗方法。

## 钱　海

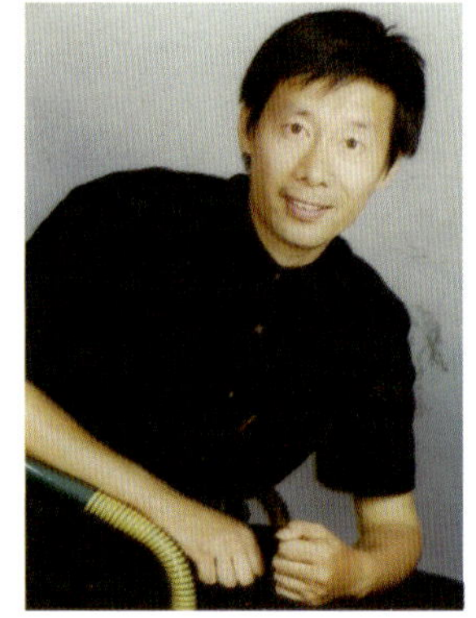

### 名人小传

钱海，副教授，中医药养生专家。曾任上海中医药大学中药学院、上海中医药博物馆中草药标本室主任兼科普部主任。从业简历：1978年9月入学上海中医学院中药系，1982年7月留校任教；1984年筹建中药标本陈列室；1994年3月晋升为副教授；1997年3月任职中药剂型研究室主任；1998年3月任中药学院党总支副书记、院长办公室主任；2000年3月任职中药学院鉴定教研室附属中药标本馆；2004年3月筹建张江校区上海中医药博物馆所属中药标本馆及50年校庆博物馆配套及庆典项目百草园、杏林苑，任科普部主任兼中药标本馆主任；2007年7月任上海中医大科技发展公司法人、总经理；2011年9月任基础医学院党政办公室行政科员、司职产学研专务。获聘上海中医大中键生物科技有限公司执行董事、法人兼总经

理，上海徐汇区东方中医进修学校教务主管、养生系列培训项目带班主任；2011年教师节获颁市教委从教30年教龄证书。2020年8月年满60足岁、从教38年退休。

### 主要成果

具有国家执业药师（中药）资格证书、高校教师资格证书，科普景点讲解（中级导游）、保健按摩师中级证书，悬灸师、食疗养生师、经络调理师、园艺治疗师证书。

担任上海中医药大学本（专）科、成教学院（夜大学）学员、研修生（硕、博）及国际教育学院留学生药用植物、中药鉴定、中药商品、饮片调剂、中药仓贮养护（含现代医药物流）等教学老师及野外实习、仓贮见习带教和毕业课题指导老师。

承担上海市执业药师国家资格考试《养护保管》培训、上海师范大学老年大学《中医保健》（黄帝内经养生之道、养生中药品种精解、时令节气三餐食养）及上海老年大学（总校）《养生中药活用》《时令家常食养》系列课程的授课。

承担白领养生沙龙、集团企业员工及社区学校居民的膳食疗法、情志及娱乐疗法（五音、书画、插花、茶道、香薰、芳疗）、养生园艺与家养中药、茶酒汤粥羹糕与食养制作等科普公益讲座及教学。

承担各类养生职业技能培训考证，养生机构、会所企业内训及行业从业人员委托培训相关课程的教学：养生食疗、康复药膳食疗、食用中药学、中药保健、膳食调理、功能性食品概论、名贵参茸类药材饮片真伪辨识、运动营养学。

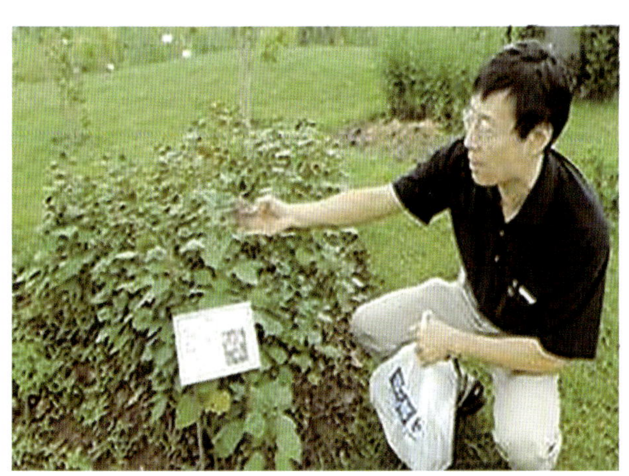

兼职中医外治法理论基础、常用外用中草药、中药外用制剂炮制工艺及常用剂型、中药外用制剂使用方法和应用原则；中医传统疗法之中药外用热敷法、中药竹罐、拔药筒、浸渍、熏、熨、热烘疗法；艾灸、药灸、泡澡、中药足浴疗法等教学及见实习带教。

受聘主讲东方讲坛、市健教所、市残联、正安中医、素问轩中医、玛阳文化等机构邀约的四季养生食疗、危机有效防范（事业、生理、心理）、饮茶与养生、喝水的学问、白领养生沙龙、交通大学海外金融学院总裁班食疗及针灸（含古法易筋经）养生沙龙等专题中医药养生文化科普系列讲座。

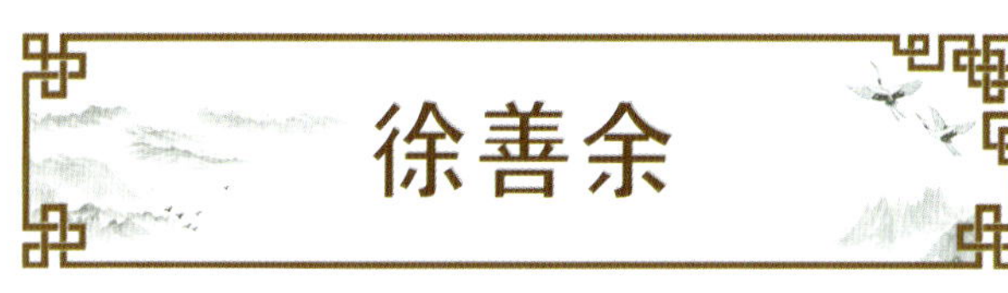

## 徐善余

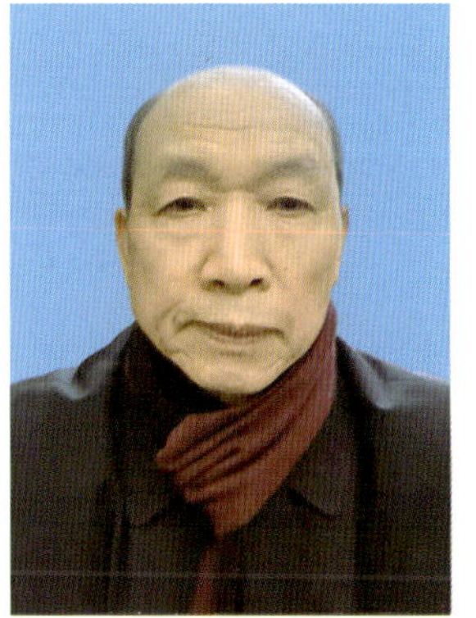

### 名人小传

徐善余，1966年高中毕业后因“文化大革命运动”而未能升学，于是回家参加集体生产劳动，并开始自学中医。他读的第一本中医书是南京中医学院1958年版的《中医学概论》这本书内容全面，且较浅显易懂，对他的帮助很大，读熟后基本掌握了中医粗浅的基础理论和诊疗方法，对进一步读懂《黄帝内经》《伤寒论》《金匮要略》《温病条辨》《温病学讲义》等经典书籍奠定了基础，有较好理论基础后又熟读药性、汤头歌诀、脉学等书籍，构成了较完整的中医方面的基础理论和临床实用知识，又加上读些中医方面的杂志、走访、观察中医前辈的诊疗过程，虚心向他（她）们请教，使自己掌握的知识应用于临床，处方诊疗并结论实际收到了一定效果。

1976年冬调高桥区农村医院工作，并先后送县市医院进修学习外科，在高桥农村医院工作期间一直分管病房，那时的区农村医院是国家医疗单位，有病床40张左右，一般由四五个医生分管轮流值班，由于是边远山区，交通不便，当地四五个公社范围内的患者都往那里送，接诊了大量各科急危重病患者。

1979年为选拔中医人才，省市组织民间和大队、公社、区中医药人员参加考试，他以优异成绩被录取晋升为中医师，由当时的集体职工编制转为国家干部编制，工资连升四级。地区卫生局多次来函来人联系，要调我到地区中医院工作，但县卫生局以基层人员太缺乏，他选择了继续留在高桥区医院工作。1980年下半年任高桥区医院院长。1984年初调入县卫生局任副局长，主持卫生局工作。1987年下半年调入新宁县人民医院任院长。2002年5月退二线，2005年退休。

## 主要成果

他在高桥农村医院工作八年，主刀做过的大小手术有：大小清创缝合术、倒睫术、白内障囊内摘除术、唇裂修补术、拔牙、甲状腺瘤切除术、乳腺肿块切除术、疝修补术、阑尾摘除术、剖腹探查术、胃大部切除胃空肠吻合术、胃肠穿孔修补术、肠梗松解肠切除肠吻合术、剖宫取胎术、子宫部分切除及全切除术。曾为一位孕妇生产时子宫破裂，出现出血性休克患者做急诊手术，根本没有打麻药直接开腹紧急止血，行子宫部分切除，抢救成功。他还为患者做外伤脾破脾切除术，膀胱结石、尿道结石取出术。他撰写的《尿道结石探针牵拉取出术》一文发表于《实用乡村医生杂志》1996年第二期33页。

同时还成功抢救过大量内儿科急危重患者，如各种心肺疾病所至心衰、呼衰、休克及各种感染性休克，还治疗了由于高山野岭、矿井等山岚瘴瘴气所至中毒性休克，在急重症农药中毒等治疗中也取得了良好的效果。如在抢救农药中毒后他撰写了《体位引流式胃法》一文，发表于《湖南医学》杂志1986年等三卷第4期220页。

## 典型病例

1. 独参汤治疗难产及产时出血性休克

20世纪70年代初徐善余在乡村行医，那时难产和产时、产后大出血常有发生，十分危急。徐善余出诊见到的产妇宫缩乏力，产后胎盘滞留大出血，患者出血如注、面色苍白、大汗淋漓、人事不知、血压测不到，静脉输液时置针回血时仅只见点点血清，真是奄奄一息，此时只用30～50克红参切片浓煎取汁灌服后，产妇可很快苏醒，这时快速徒手进入子宫剥出胎盘并快速腹壁掐压子宫可立即止血，患者即可得救。徐善余亲手抢救多例产时、产后出血休克者仅用此法可快速止血，而挽救产妇生命。

2. 中医治疗寄生虫性肿块见奇效

1977年6月接诊一位中年男性患者，右颜面部长一包块，约鸡蛋大小、质硬、暗红、稍有压痛，与皮肤及周围组织、基底部有粘连，不可推动，无搏动感，予以按中医诊之“痰核”治疗。处方：浮海石15克，生牡蛎15克，皂角刺9克，炮甲珠6克，昆布15克，海藻15克，赤芍12克，白芥子9克，夏枯球15克，甘草3克。服7剂后包块明显缩小，再10剂而肿块缩至皮下如小指头大小，切除后发现肿块里有一乳白色扁平状寄生虫，后经治疗切片检查报告为孟氏裂头。后报道刊登于湖南医药杂志1979年第五期P33。

## 医学感悟

中西临床结合诊疗要取得好疗效必须要有深厚和牢固的理论基础，如此务必熟读宝典，掌握好四诊、八纲辨证、脏腑辨证，六经辨证、营卫气血辨证之理论与法则，将各种辨证知识灵活运用，有机结合于临床，切忌生搬硬套，临床中无论急性病或慢性病常常是寒热错杂，虚实夹杂证，纯寒、纯热、纯虚、纯实者少，如果用教科书上的条条框框去生搬硬套，很难获得良效或无所适从，必须辨证论治，这就是所谓“医者意也”。

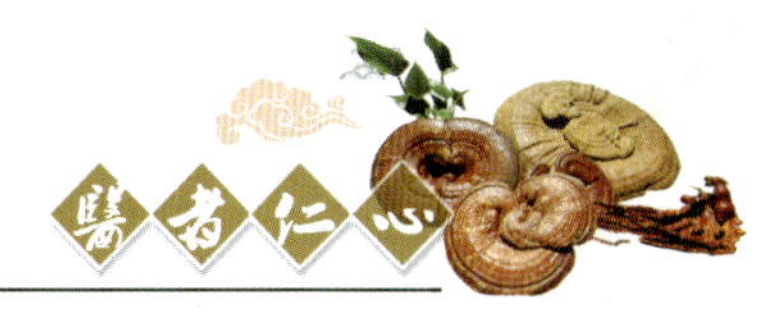

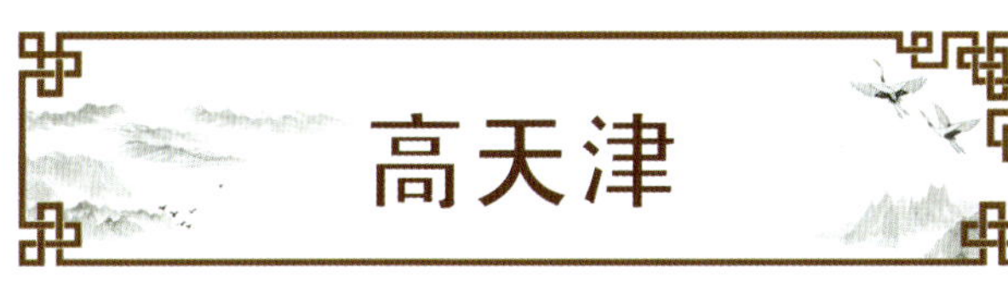

# 高天津

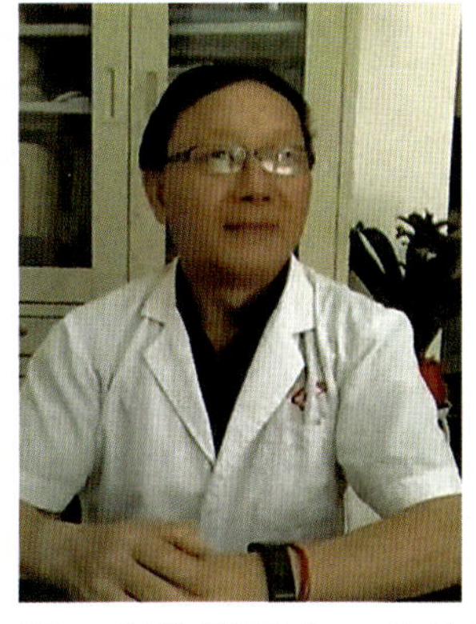

## 名人小传

高天津，男，1949年出生于四川都江堰市，1967年高中毕业，上山下乡至都江堰蒲阳镇，于1971年在蒲阳镇卫生院学习中西医并从事计划生育工作，后从事烫伤医、药医学研究，在临床至今，救治了两万余人，经高天津专科治疗治愈60余人。

现任都江堰市医药医学烧烫伤研究所所长，都江堰市专科研究所烫伤专科门诊法人代表。

## 学术经验

高天津擅长治疗烫伤。经验方“珍犀膏”处方为：珍珠粉80克，水牛角50克，墨鱼骨粉30克，羚羊角5克，苦茶油150克。以上药经炮制研细末加工制成膏剂敷于创面。浅Ⅱ度以下未感染者每日外敷1次；深Ⅱ度以上以及已感染创面，每日外敷2～3次。西医常规治疗后形成的瘢痕（未植皮）在3个月以内的患者，经珍犀膏局部外敷，去瘢率可达78%以上。

用药期间应注意：①创面不能使用化学消毒剂，不能用水清洗（强酸、强碱灼伤者除外）；②禁食鱼类、海鲜类、豆类及其衍生物、醪糟和啤酒类。

食用白藕和未抽筋的猪蹄补充营养最佳。

治疗结果：治疗4周左右创面完全愈合、无色素沉着、无瘢痕为痊愈，计2102例。治疗6周左右，创面逐渐愈合，有色素沉着者或形成瘢痕为显效，计28例。经治疗无好转或恶化为无效，0例。痊愈病例中，Ⅰ度264例、浅Ⅱ度1203例、深Ⅱ度634例、Ⅲ度1例。

## 典型病例

例1：肖某，男，65岁。因癫痫病发作倒在火炉上致右手掌、腕部严重烧伤，于2002年3月22日就诊。症见右手肌腱呈焦糊状，右手蹄形动脉及肌腱烧焦。诊断为右手掌及腕部2%Ⅲ度烧伤。用珍犀膏外敷，6分钟内迅速止痛。在以后的治疗过程中均无疼痛，患者烧坏的蹄形动脉曾两次喷血，均使用珍犀膏在1分钟内止住喷血，未使用其他止血药物。住院66天痊愈出院。

例2：郭某，男，34岁。2002年6月13日因被沥青烫伤左手在其他医院用西医治疗18天后，需植皮。患者不同意，遂转院。入院时见创面严重感染。诊断为左手食指、中指、无名指、小指Ⅲ度烧伤合并感染。经珍犀膏12小时外敷创面一次，口服头孢类抗生素（1天3次），连服3天。敷药36小时后创面开始脱痂，见：左手食指、中指、无名指、小指指骨外露长度分别为3.6cm、4.2cm、2.8cm、1.8cm，露骨平均宽度为0.8cm；指骨表面湿润。继续用珍犀膏外敷治疗，痛感逐渐减轻，中后期无痛感，没有植皮，新生肉芽生长逐渐覆盖露骨和创面。住院45天后，手指功能开始恢复，生肌稳定。治疗76天愈合出院。

例3：赵某，女，25岁。于2003年10月26日被硫酸灼伤入住我院。诊断为：全面部Ⅱ度灼伤并感染；胸部浅Ⅱ度至深Ⅱ度灼伤并感染；右肩及右上肢深Ⅱ度至Ⅲ度灼伤；肌腱破坏形成0.8cm厚痂壳并感染。患者已被毁容，面部肿大，双眼不能睁视，胸部、右肩肿大。入院后经珍犀膏外敷创面，深Ⅱ度和Ⅲ度前10天1日3次，后改为1日两次；其余创面均为1日1次。经治疗118天后，患者全身灼伤部位创口85%以上达到痊愈，其余部分留下轻度瘢痕（因患者中途曾中断治疗1月余）。于2004年2月29日愈合出院。

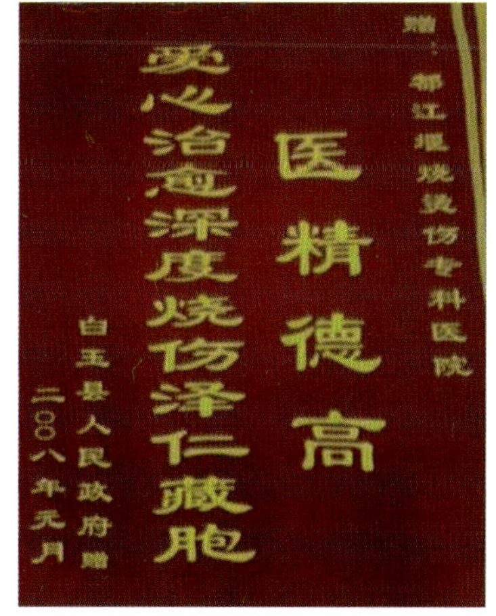


早在1934年

就有运用1%硝酸银溶液与酸治疗烧伤，故局部抗菌药的使用已有半个多世纪，但至今尚未发现具有珍犀膏特点的理想烧烫伤药物。虽然近年来国内进行了大量的研究和探索，然而从1968年磺胺嘧啶银问世以来至今尚无突破性进展。

“珍犀膏”治疗烧烫伤，特别是大面积深度烧烫伤不植皮、不截肢，且止痛迅速、止血快、临床疗程短；深Ⅰ度以下的烧烫伤在治疗期间无疼痛感，康复后无瘢痕、无色素沉着，解决了烧烫伤临床治疗中的疼痛、水电解质失调、感染、还原生肌四大难题，是非抗生素疗法湿性疗法的典型代表。

### 主要成果

高天津家传、经研究的成果烧烫伤专用药“宝瓶”牌，解决了烧烫伤临床的四大难题，特别是大面积百分之八十五以上和高深度见筋不见骨不植皮不截肢深度的烧烫伤能做到无瘢痕无痛药物自动脱痂，解决了西医植皮的课题。

“宝瓶”牌烧烫伤专用药有如下功能：

①具有很强的穿透焦痂的能力；②止痛效果特好；③具有很好的止血止液效果；④抗菌性广、不易产生耐药性；⑤无局部性刺激性和全身不良反应；⑥使用方便，而且大面积高厚度瘢痕能治愈。故“凡烧烫伤，一敷了之”。

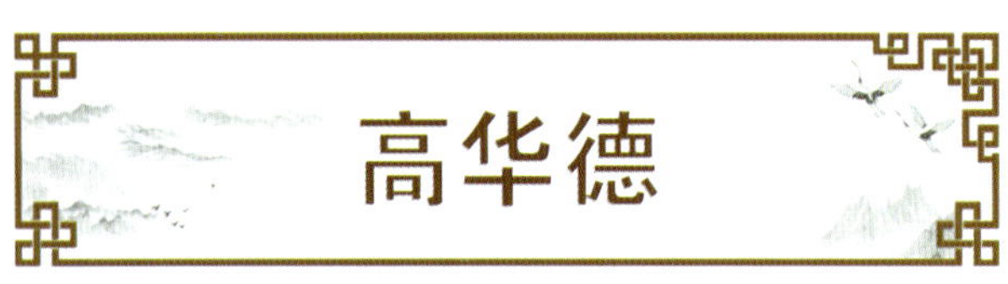

## 高华德

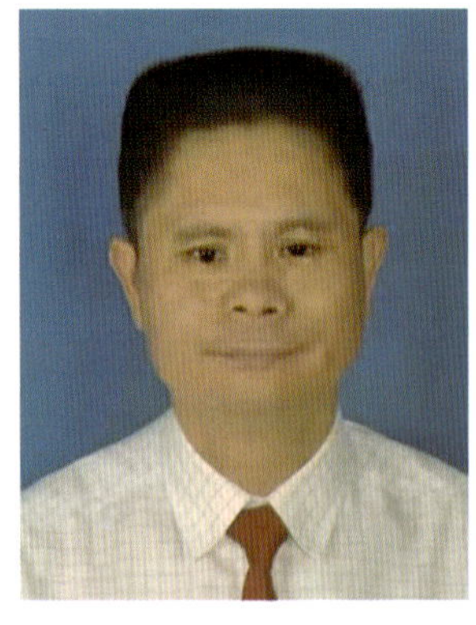

### 名人小传

高华德，男，江西井冈山大学毕业。本科学历，中医主治医师，执业中药师。

为提高临床诊疗技能，先后求学于针刀发明人朱汉章教授，水针刀发明人吴汉卿教授，中医鼻祖干祖望教授等全国知名专家，以及民间独具特色各有专长医术的数十位老师。高华德能熟练掌握阴阳平衡针刀、疏通松解术、经络刺络术、舒筋通络疗法、五位一体通痹疗法、中药透吸疗法，精通罗氏整脊术。他传承家传秘方，形成独家特色，能快速消除颈肩腰腿痛症状。

### 学术经验

高华德采用纯中医特色治疗，不手术、不封闭、不麻醉、无激素、无痛苦、安全高效，按疗程治疗效果更佳。针对久治不愈、失去信心的患者，这一疗法将使患者看到光明，带来希望，告别酸、麻、胀、痛的折磨和煎熬，享受健康快乐的人生。对治疗风湿骨病、中医皮肤病、中医耳鼻喉病、中医外科、疑难杂症有良好疗效。

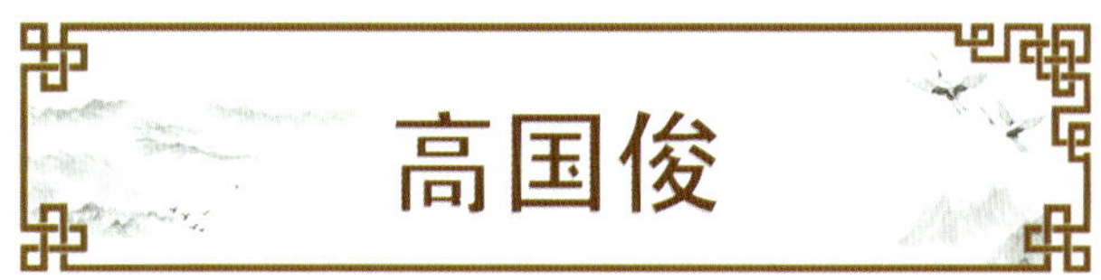

## 高国俊

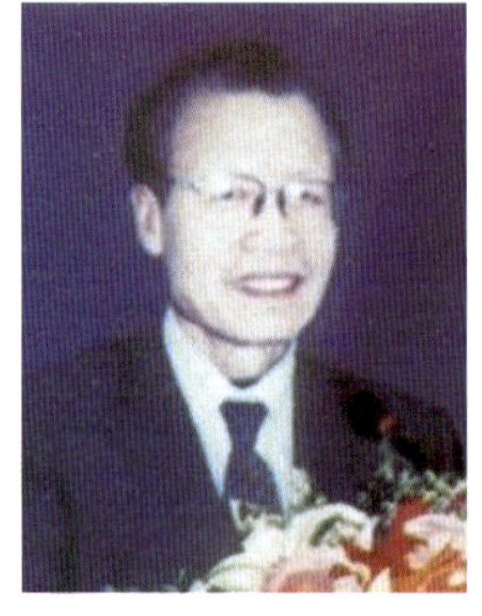

### 名人小传

高国俊，主任医师。江苏常州市人，曾任苏州东山人民医院负责人，上海苏州东山肿瘤联合病区主任，卫生工作组副组长。苏州医学院苏港合作苏州中药研究所研究员，江苏中医药学会肿瘤专业委员会委员，中西医结合治疗癌症著名专家，国际卫生医学研究院教授，中西医结合治癌著名专家。现受聘于苏州大学附属第一医院名仕医院。从事肿瘤治疗三十余年，发表论文58篇；主编了《肿瘤的中西结合治疗与康复》《中西医结合肿瘤治疗学》。

### 学术经验

高教授从20世纪80年代，全国各地前来求治

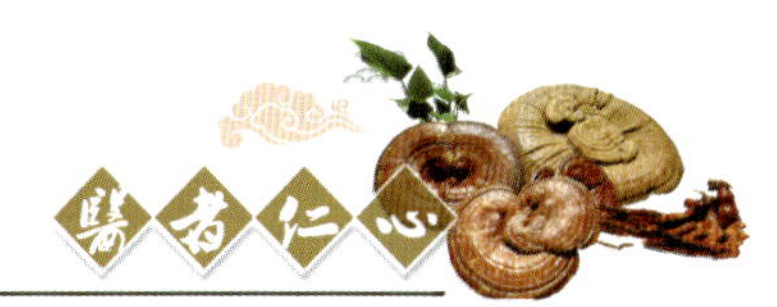


病例较多，近年来结合应用现代高科技肿瘤标志物，基因学说作指导，以中医药联合手术化疗、立体放疗—伽马刀、质子刀和抗血管生成治疗，靶向药物、免疫治疗，多种手段中西医结合治疗，不仅有临床治愈病例，且大多数病例获长期生存两年以上，最长超过20年。他在治疗各类癌症的道路上，不断创新，突破医学瓶颈，曾被邀请到北京、西安及香港、马来西亚、蒙古国等国家和地区做学术报告。

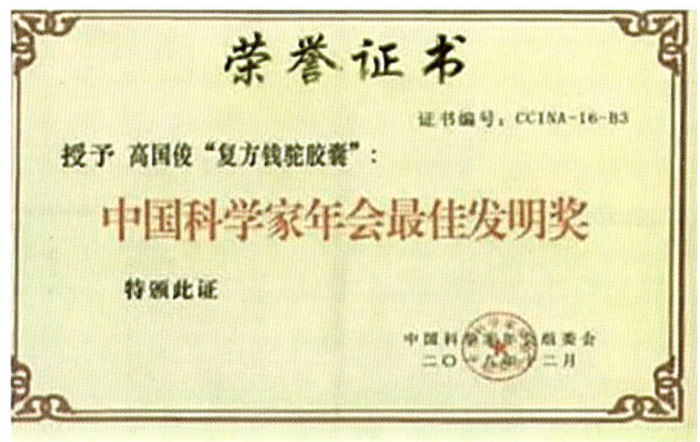
荣誉证书

证书编号：CCINA-16-B3

授予 高国俊"复方钱驼胶囊"：

中国科学家年会最佳发明奖

特颁此证

中国科学家年会组委会

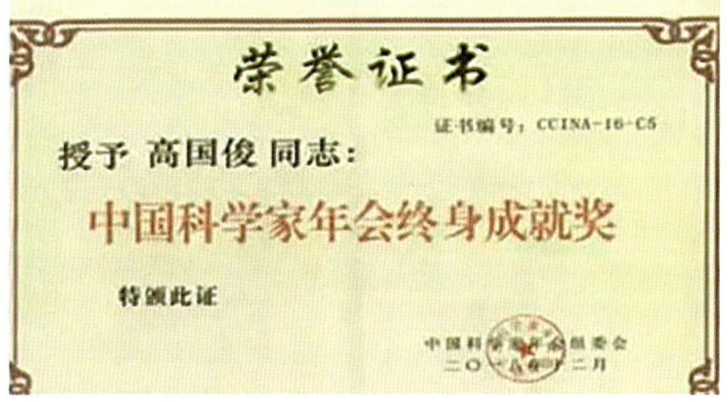
荣誉证书

证书编号：CCINA-16-C5

授予 高国俊 同志：

中国科学家年会终身成就奖

特颁此证

中国科学家年会组委会

## 主要成果

（1）经验方：东南1号，中西医结合治疗胃癌、肠癌疗效显著。高国俊教授和中科院植物所及第二军医大学药学院一起经过20余年临床、药理、药化及毒理研究后，研制而成的纯中药抗肿瘤药——东南1号新药。曾经军内批准应用，批准文号（1994）军制FP22206，瞄准科技前沿，有力攻克难题取得突破性成果和进展。不仅经中科院药理实验抑瘤率高，且在临床治愈了很多晚期胃肠道癌症患者，获长期生存，超越了当今化疗和靶向药。该产品曾在第二军医大学附属上海长征医院，苏州解放军100医院和江苏省吴县东山肿瘤医院等临床应用。观察病例达数千例，经研究有抗癌功效，经中科院药物所做动物瘤谱抑瘤率达65.15%，实验对照比常用抗癌化疗药氟尿嘧定、顺铂及VP16（依托泊苷）强。对Hela细胞生长抑制率为75.3%。如下图。

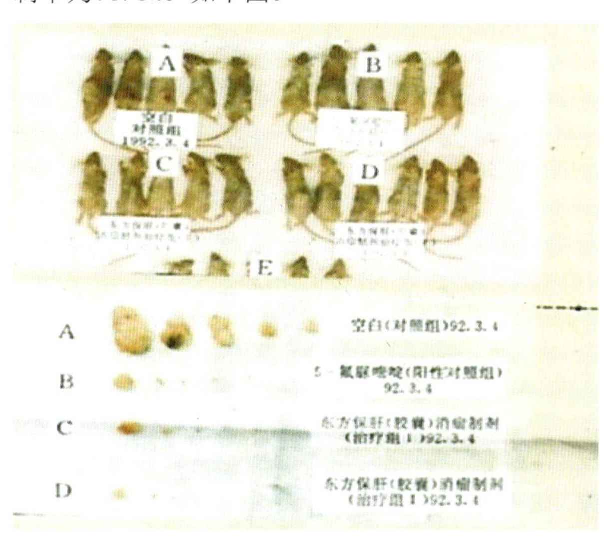


东南1号对肿瘤动物模型有较高抑瘤率，在人体单用，经手术送检病理实验可见肿瘤细胞凋亡，是治疗胃肠道癌安全有效药物，也是目前国内外较为理想的中药抗癌治疗药物。

高教授最早于2004年在中国医学大会首次报告了东南1号治疗消化道肿瘤110例有效率（CR+PR）为52.7%，稳定率81.8%，部分胃癌术后空白（对照组）92.3.4腹腔淋巴转移，经东南1号合理胃化结汤治疗，获病灶消失，至今健在。长期以来在临床上胃肠道癌术后，常规应用东南1号加奥沙利铂+CF/5FL（或口服卡培他滨及替吉奥）作为术后辅助化疗4～6个周期，以后只需东南1号中药长期巩固维持治疗。均获长期生存、健在或从事正常工作。

特别引人关注的是在临床治疗较多已广泛转移，或剖腹探查无法切除的晚期胃癌或结直肠癌（包括肝、腹腔淋巴结和胰腺转移），经东南1号、理胃化结汤（结肠癌用龙石蛇半汤）配合奥沙利铂+CF/5FU为基础的联合化疗，中西医结合治疗获病灶消失，临床治愈，并使诸多晚期胃癌、晚期结直肠癌病情长期缓解，无病生存的典型病例，最长已生存31年以上。开创了"中西合璧"具有中国特色的胃癌治疗新方法，是胃癌晚期治

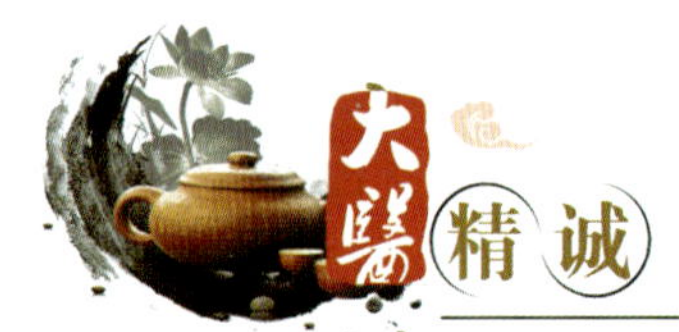



疗的突破。

2011年论文《以科学发展观，开创中医名药——东南1号中西医结合治疗肠道肿瘤新水平》，荣获全国中医学会授予全国优秀论文评选第一名。

东南1号曾在第二军医大学附属长征医院、解放军100医院等临床应用，给成千上万消化道肿瘤患者带来福音，尤其是给晚期胃癌、结直肠癌患者带来生的希望，在临床取得卓越成果，根据世界卫生组织（WHO）颁布的有关实体瘤药物治疗的疗效指标，评价治疗效果，见图表。

| 组别 | 例数 | 疗效 | | | | | 生存率 | | | |
|---|---|---|---|---|---|---|---|---|---|---|
| | | CR | PR | 有效率 | SD | PD | 1年 | 2年 | 3年 | 5年以上 |
| 1、胃癌术后辅助治疗组 | 162 | 81 | 51 | | 18 | 6 | 21 | 65 | 36 | 11 |
| 不能手术及转移的晚期胃癌 | 95 | 26 | 49 | 81.8% | 16 | 4 | 29 | 10 | 21 | 5 |
| 2、结直肠癌术后辅助治疗组 | 152 | 72 | 50 | | 18 | 12 | 1 | 53 | 10 | 55 |
| 不能手术及转移的晚期肠癌 | 18 | 6 | 27 | 68.7% | 10 | 5 | 5 | 21 | 13 | 6 |
| 3、食管癌术后辅助治疗组 | 52 | 20 | 18 | | 9 | 5 | 2 | 14 | 21 | 12 |
| 不能手术的食管癌治疗组 | 17 | 5 | 7 | 70.5% | 3 | 2 | 3 | 4 | 6 | 4 |
| 总计 | 526 | 213 | 205 | 79.4% | 74 | 31 | 61 | 200 | 140 | 123 |

复方钱驼消癌胶囊是根据东南1号组方的君臣佐使、功能主治消化道癌而定名。其采用最新现代科技纳米技术制造，已经投入生产，即将供临床应用。同时将东南1号由军制号转为申请国家药准字号。高国俊教授相信，获批国药准字号后，必将造福世界千百万癌症患者。

（2）中西医结合治疗肺癌新进展、新方案，无须住院化疗可获病灶消失（缓解）。

（3）中西医结合治疗恶性淋巴瘤取得独特疗效和优势多次参加国内外各种学术交流，研发的“天草方”在抑制恶性淋巴瘤方面有独特疗效和优势，疗效达到国内先进水平。

（4）中西医结合治疗胰腺癌，经临床观察，高国俊教授采用中西医结合治疗胰腺癌54例，完全缓解14例，部分缓解25例，有效率70.2%。

高教授治癌有奇效，治愈患者遍及全国各地。经《人民日报》《苏州日报》等报刊和众多媒体就其卓越成绩做了多次专题报道。他曾连续被评为先进科技工作者、先进个人和政协先进人物，多项成果获奖。

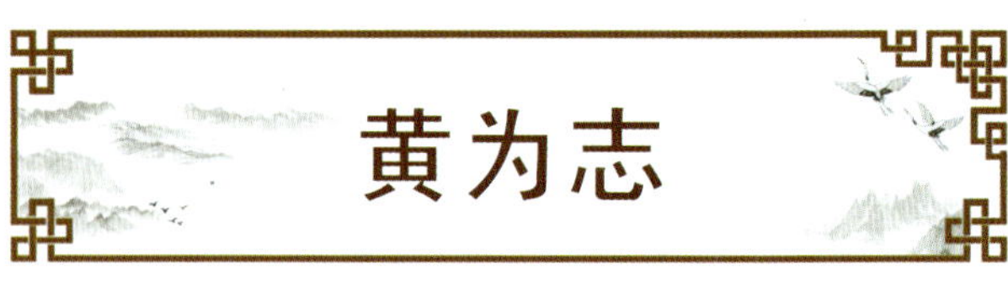

# 黄为志

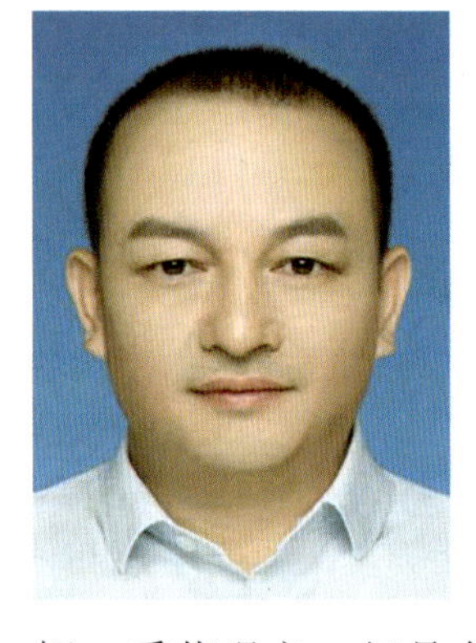

## 名人小传

黄为志，男，中医师，1972年出生于江西省赣州市定南县中医之家，现任深圳市定南商会副会长。

受祖辈熏陶，自幼便酷爱医学。经常随祖父上山采集中草药，山路崎岖、采药艰辛，但是在实践中积累了大量中草药知识，并掌握了鉴定中草药的本领。在家庭的影响和启迪下，览中医古籍，阅名医药典，经过多年潜心钻研，整理筛选，并结合现代医学的中药技术进行创新，治疗疑难杂症均有显著效果。

## 学术经验

1998年，于深圳宝安区设立医馆，通过不断地临床实践，钻研、创新，积累了丰富的临床经验。针对肝病、腰椎间盘突出症、不孕不育症等疑难杂症有着独到的治疗方法。行医坐诊多年，使自己的专业技术水平不断提高，得到当地患者的一致好评。秉持“大医治未病，医者父母心，厚德载物”，希望更多的人在治疗、保健中，明白“治未病”的中医理念。“路漫漫其修远兮，吾将上下而求索”，为了提升自己的医术，遂经国家统考，进入湖北中医药专科院校，再度系统学习中医。在学校完善的教学体系、导师的辛勤指导下，医术迅速精进。

“茫茫九派振人寰，杏林橘井蕴其间。”通过在学校习得的系统中医理论与临床实践相结合，今后医术定会有持续性的突破。黄为志亦会继续在实践中淬炼医术，用更加精准人性化的治疗，回馈、服务于社会。

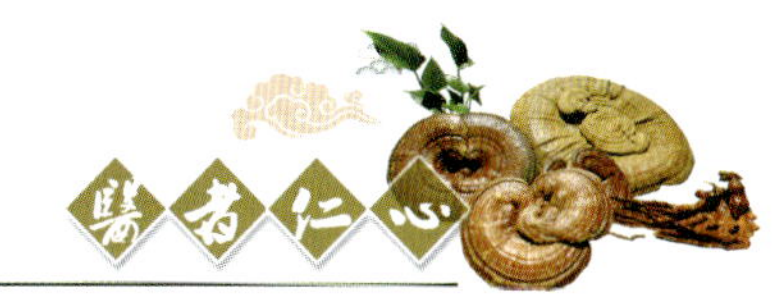

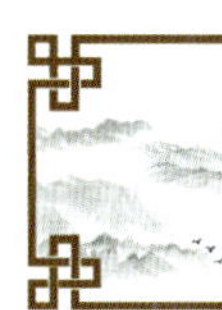

# 鲁沿坪

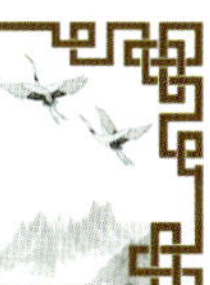

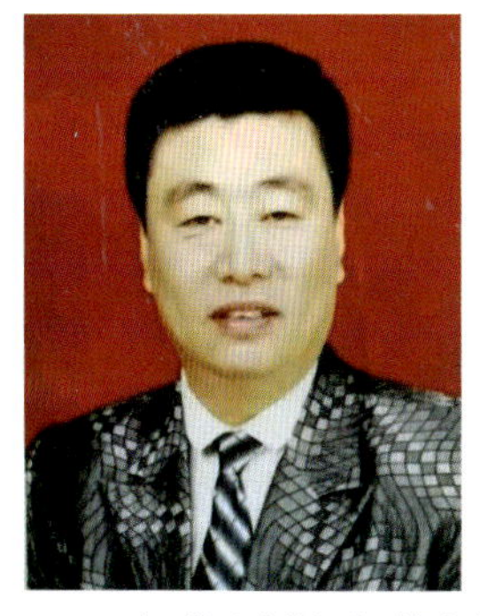

## 名人小传

鲁沿坪，男，1958年生于中医世家，第七代传人，系吉林省农安县人。进修于中国中医研究院附属西苑医院（1978—1980年），吉林大学MBA硕士研究生，市模范，主任医师。

中华医学会基层优秀名中医、吉林省政协第八、九、十、十一届委员、提案委副主任，吉林省科学技术委员会委员，吉林省健康协会副会长，吉林省中医药学会副会长，吉林省卫生信息协会副会长，吉林省养生保健协会名誉会长。2008年创办百草堂中医门诊部，并担任法人代表。

## 学术经验

鲁沿坪行医四十余年，凭借高尚的医德和精湛的医术，对内科、妇科疑难杂症、心脑血管疾病、肾病、肺病、肝病、中风、消渴、肿瘤、风湿病、结石、胃肠病、结核及癫痫狂，各种血症、面部诸疾等病症的疗效尤有独到之处。行医40余年从未发生一起医疗事故，并且先后亲自培育百余名徒弟，将祖国中医事业发扬光大。

## 主要成果

从1974年以来一直从事临床医疗、科研、教学工作，至今已有40余年，在中医药研究创作上，撰写的《浅谈蛋白尿治疗六法》一文在1993年9月东北三省第三届“中医肾病学术会议”上作为大会交流论文，并获得“优秀论文奖”；撰写的《浅谈癫痫狂病的治疗》一文在1994年5月第四届医药卫生学术会议上被评为“优秀论文”；“小儿头痛症论”一文在1998年第八届全国中西医结合学术会议上获“论文证书”；1996年在省行为医学学会上“乙型肝炎中药治疗”获“优秀论文奖”。1991年编写的《神经疾病问答》一书为副主编；2006年编写的《精选吴氏太极拳剑》一书为副主编；2010年编写的《黄帝内经研究集成》一书为副主编；1998年任《吉林省身心疾病杂志》主编。

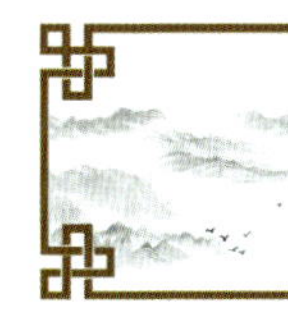

# 鲁振荣

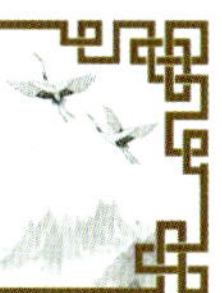

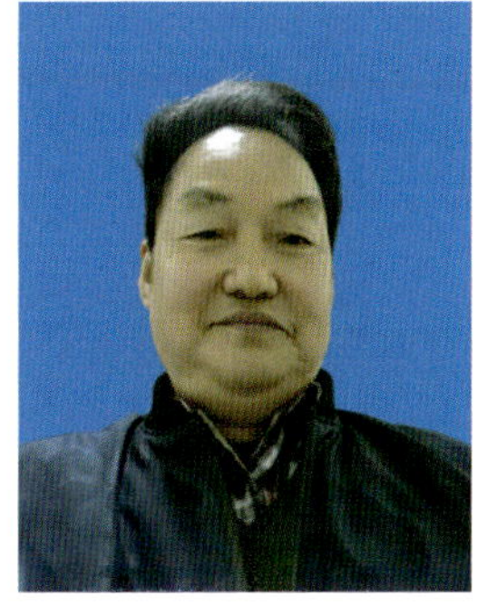

## 名人小传

鲁振荣，男，1948年11月出生，陕西省汉中市人，大学文化，中医执业医师。自幼酷爱医学，十几年上学一直名列前茅，初中就开始坚持自学医学。

1969年为了深造，在已学中医的基础上，特寻访拜名师，挑选既懂中医又精通草药的老先生为师做临床指导，随师二十年，研究了师爷（师傅的生父）的行医手迹，总结了老师的临床经验，经40余年追踪患者疗效，50年反复临床验证，用药必效，医患配合无不治愈，疗效特佳 。

## 学术经验

鲁振荣老师还钻研家传三代治疗中医内外科的独特效方，研制了多个用药必效，患医配合百治百愈的良方。中草药内外科秘方，深受患者赞誉。现任汉中康泰和诊所负责人。

个人擅长治疗男子肾病、妇科杂病、各种痛症、胃病、多梦失眠、风湿麻木、多种皮肤病、小儿发育不良、记忆力减退、脸部长斑、中风瘫痪、心脏病、肝病、胆囊炎、肾结石、多年喘咳、不孕不育、尿床、蛇缠腰、烧烫伤和冻伤、手足脱皮、头昏头晕、消渴病，都为开方必效。

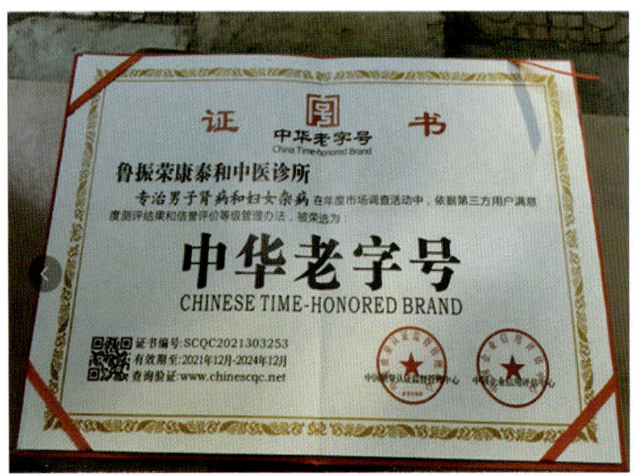


## 主要成果

2003年12月被陕西省老科协评为西部特色医疗名医。写的论文《中医肾功能理论的临床应用》2004年6月刊登于《中国医学论文汇集》；2005年1月论文在香港被世界文化研究中心评为“国际优秀论文”；2008年11月4日又被国家《大众科技报》以《为了百姓的健康》为题进行了人物专访报道，故在中国西部名医论坛经专家问卷调查考核鲁大夫被评为西都特色医疗名医。他的先进事迹同年被人民日报文摘社报道刊登在《学习实践三个代表事迹报告》中。2009年9月被评为中国特效医术专业委员会副主任委员；2010年1月被中国专家学者协会医疗卫生工作委员会特聘为主任委员；2020年授予鲁振荣医师健康中国最美名中医荣誉称号；2021年3月被基层健康委员会授予《中国名医首席专家》牌匾。

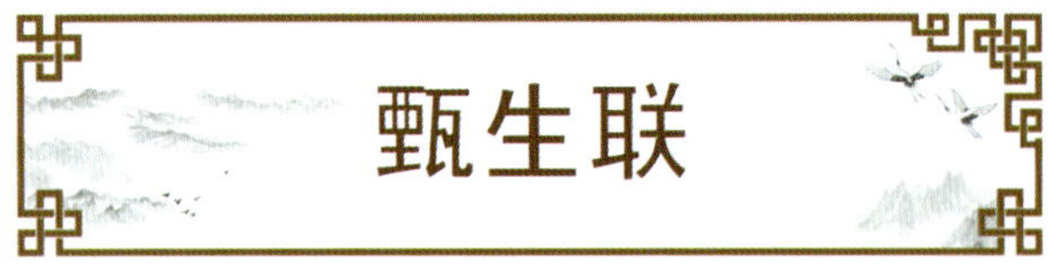

# 甄生联

## 名人小传

甄生联，出生中医世家，1975年就跟随父亲在内蒙古自治区巴彦淖尔市乌拉特中后联合旗此老图公社的全掌子卫生所学医，这使他很早就切身感受到了当地农牧民难看病、看病难的困境。因此，他跟随父亲刻苦学习传统医药知识，立志

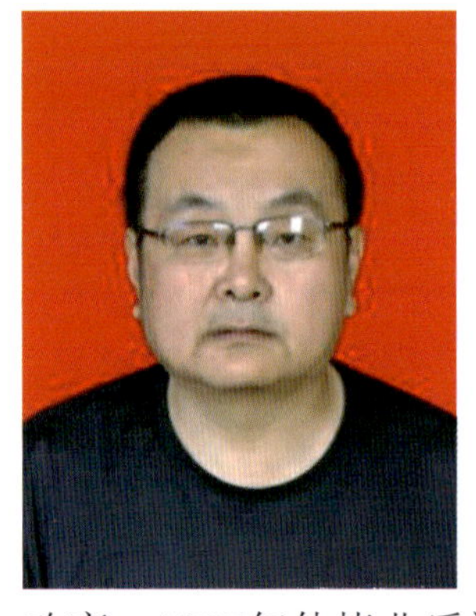

用精湛的民间医术为这片土地的农牧民解除病痛。一年之后他除了在学校读书外，业余时间就独自行医。

1984年9月，甄生联高中毕业，进入包头医学院深造，但为基层农牧民服务的初心没有改变，1987年他毕业后被分配到乌拉特中旗人民医院工作，但他时刻惦记牧区农牧民的安危，在1988年4月他放弃了在乌拉特中旗人民医院工作的机会，来到条件非常艰苦的基层卫生院巴音哈太苏木所在地工作。几十年来，他坚守在大山深处，用娴熟的医疗技术和无私奉献的精神为巴音哈太苏木及周边牧区的少数民族农牧民默默服务着。

1999年，国家实行“退牧还草”政策，大批农牧民涌入城里，甄生联办了退休手续，跟随牧民们一起迁入了小镇海流图镇，成立了乌拉特中旗甄生联诊所，继续从事医疗工作，并传承传统中医药文化，弘扬着“蒙古马的精神”，甄生联为群众出诊有许多感人故事至今仍在草原上流传。

## 主要成果

1999年的一个冬日，一位20岁蒙古族姑娘突发急性阑尾炎，甄生联顶寒风踩冰道连夜赶到姑娘家救治。并且开出家传的一个特效药方，交给姑娘家人去苏木卫生院的药房取药，全然不顾家传秘方被泄密的风险，使患者很快得以痊愈。

治病找源头，教会群众健康生活、预防疾病，才是甄生联行医的目的，他的理想就是“天下无病”。为此，甄生联带头向群众中宣传中医保健及治疗方面的知识，提高大家的健康知识水平和预防

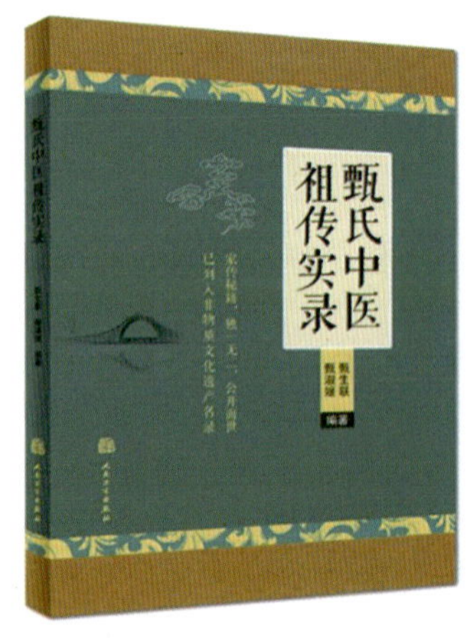

醫者仁心

疾病能力。他还多次对民族医药爱好者们进行中医药知识培训，提高他们的中医水平。为了使传统医药得到更好的传承和发展，甄生联将家传“甄氏家传秘方七册”秘典及百年来非常珍贵的医事资料无偿捐献给国家，为传统中医的发展与挖掘做出了突出的贡献。

同时撰写了《甄氏中医家传实录》一书，并由人民卫生出版社出版，书中许多方剂治疗有关疾病有独特的疗效，对传统中医的传承和发展起到了助推作用。

2017年“甄氏家传秘方七册”秘典入选内蒙古自治区区级非物质文化遗产传统医药项目，甄生联也被授予内蒙古区级“非物质文化遗产甄氏中医家传秘方”项目的传承人。

《甄氏中医家传实录》一书的出版，在社会上引起强烈反响。甄生联坦言：《甄氏中医家传实录》是甄氏家族八九代行医者的集体智慧的结晶。如果先辈们没有对家传中医家学的执着、创新、传承与挚爱，他不可能有今天的成就，先辈们的医者仁心，敬业爱岗，让他感动不已。于是甄生联把清代家传下来的“家传秘籍”无偿捐献国家，并公开面世，一般人根本做不到，这是何等的品质。

2017年内蒙古人民出版社出版了他的纪实散文集《那些年 那些事》。中国知网论文数据库收入他发表的论文7篇，他临床经验被人下载、引用。

甄生联热衷慈善事业，从2019年以来，在不到两年的时间内，将一万多册近五十万的医事图书天女散花般捐赠给全国的科研机构、大中专院校和各地的图书馆。他默默无闻，乐此不疲，想通过此途径为“实现健康中国梦”增砖添瓦。

医师报
融媒体中心 MEDIA CENTER
《甄氏中医祖传实录》
甄淑媛 甄生联 著
人民卫生出版社
获评
2018 中国医界好书

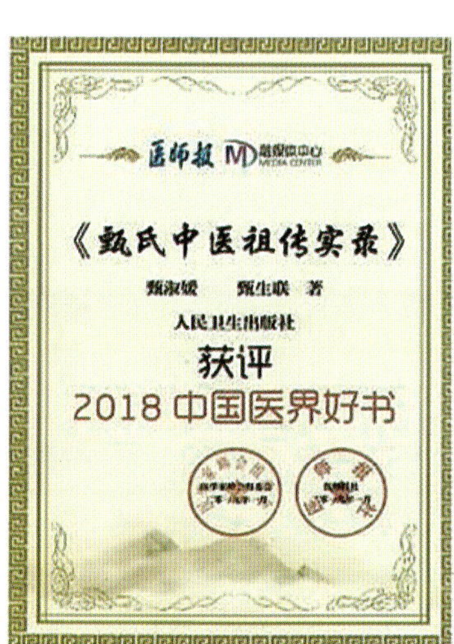

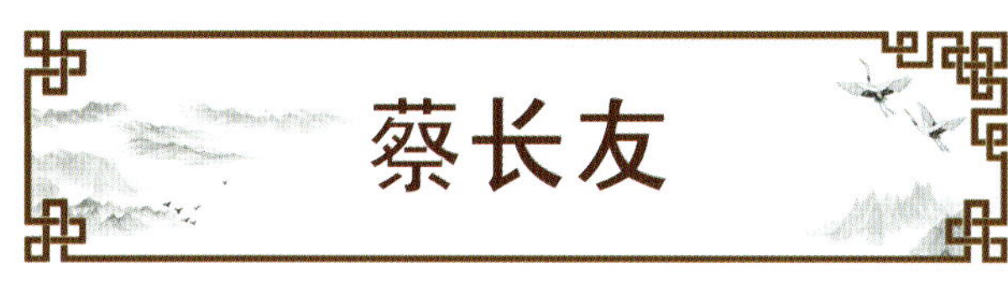

# 蔡长友

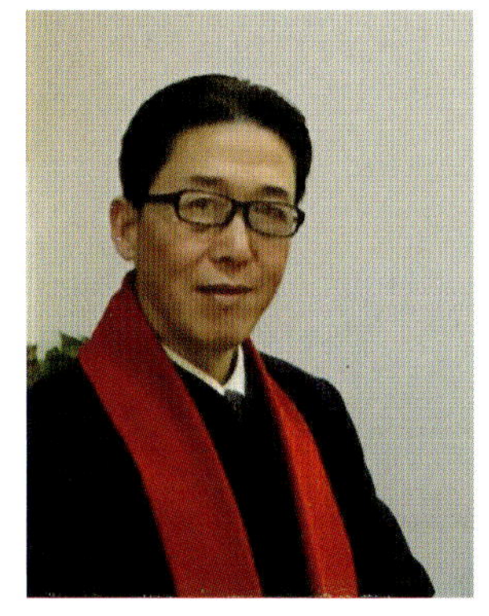

## 名人小传

蔡长友，男，副主任中医师，蔡氏经方六经医学主要传承人。安徽中医药大学第三附属医院民间医药特诊中心坐诊专家；国家工信部应急通信中心工会首席健康专家；中国医药教育协会特色医疗工作委员会专家委员。

蔡长友医师出生于安徽淮南中医之家，与两位家兄共同被誉为“蔡氏经方三杰”。蔡氏经方历经四代传承，对汉代伟大医学家张仲景六经辨证学说进一步探索发掘，让《伤寒论》经典精髓更好地应用于临床，造福民众健康。

蔡长友医师常感慨于纯正的中医后继乏人。当今时代，许多中医人的思想严重被西医同化，临床能力差，缺乏疗效与信心。因此常呼吁要尽快培养中医药临床有能力、会治病、大病小病拿得下的真正人才。蔡长友医师临证治病始终秉承纯正中医经典思路，熟练地运用仲景思想，六经辨证法则，对常见病应手而愈的同时，也对许多具有挑战性的疑难病、危急重症的处置效如桴鼓。并擅于经验总结，常将蔡氏心得不遗余力地传于入门弟子。

## 学术经验

1. 蔡氏经方临床思路

中医临证治病，讲究的是在中医理论指导下，以不变应万变来解决疾病矛盾。疾病都是在大的规律下，充满小的矛盾。大的规律是人体六经的生理、病理规律，小的矛盾是虚实寒热的矛盾。

（1）急症处置：抓住病机，运用经方的药宏力专，达到效如桴鼓。如河北石家庄患者高热两个月不退，住院用西医西药无济于事，患者生命垂危时家属千里求救，蔡长友医师运用白虎汤加味，两剂药彻底退热。广东老妇人住在重症病房，心衰、水肿、呼吸困难，吸氧、插导尿管不效。家人远程求诊，蔡长友医师用猪苓汤合生脉饮，三剂药诸证缓解，很快转入普通病房后，一周出院。云南一中年男性患者，发作时眩晕得天旋地转，不能站立、不能坐，躺在医院病床半月，蔡长友医师为患者用上苓桂术甘汤合方桂枝加葛根汤服药三天，完全可下床走路。

（2）慢病治疗：运用六经辨证，整体与局部兼顾。许多慢性疾病的发生，源于人体功能的退化，饮食起居不合理。蔡长友医师历来倡导中医要发挥全科作用，其临床也是对于内、外、妇、儿各科常见病、慢性疾病的治疗，以仲景六经学说，蔡氏心得为导向，疗效大大提升，突破原有的疗效瓶颈。多数常见病与慢性病可应手而愈。

（3）肿瘤顽疾：运用六经医学的表邪里热，寒热交错，瘀毒正衰理论实践于临床。据蔡长友医师经验：太阴败，大肠热多生肺癌，临床也是解救的肺癌患者较多。太阳、少阴两感病，寒水不化积于胸中常患食道癌。蔡氏治疗食道癌独具心得，用“太少两感”理论，帮助了许多患者。脏结寒凝，肝胆湿热瘀毒，常生肝癌。并用此思路缓解了一些肝癌患者疼痛，延长了患者生命。妇人六经带病，表邪里热，气结痰浊多发乳腺癌。运用解表清里，化解三阳邪气，帮助康复了众多宫颈恶性病、乳腺癌等患者。临床还帮助了一些疑难重症，如横纹肌瘤、甲状腺癌、渐冻人症、特发性血小板减少、脑瘤患者等，均收神奇疗效。

2. 蔡氏经方基本学术观点

风寒为百病之首，表证长期携带。人生于大自然，其实人体整个的生命过程都在与疾病抗衡，引起疾病的最常见因素就是风寒邪气，大自然风寒无处不在，感受风寒轻者为伤风，重者为伤寒。按照仲景所说，就是太阳中风或太阳伤寒，也就是当今人们习惯称的“感冒”。

感冒治疗不当，风寒之外邪难以驱除，必然导致表证长期携带，这是人生在大自然而患病的根源。许多人患病因风寒，病情加重因风寒。风寒邪气又能引起百般疾病。如许多老人一次感冒就要了命；小孩因风寒引起鼻炎不愈、久咳不愈、脾胃衰弱、血小板减少、肺炎等；成年人因风寒引起头痛头晕、高血压、颈椎腰椎病、筋骨疼痛、胃病、肝胆病等；老年人因风寒引起肺源性心脏病、心衰、小便不利、水肿、各种疼痛等。当今社会除了大自然造成的风寒，还有人为的空调风扇使用不当所造成的风寒。如在不经意间感受风寒、汗后受风、夫妻房后受风，四季无处不在的虚邪贼风。仲景伤寒写六经，外感治疗不当就有表证携带，这是太阳病，也是第一经。

三阳开泰，合病合方。临床治病，遵照仲景法则，不要舍近求远。必须明白当今时代，不但太阳表证多见，一日三餐饮食丰盛，肥甘厚味过多，大肠里宿食糟粕亦过多，大便不畅，胃热盛，口臭、腹胀、嗳气、泛酸、口渴、多饮、多食、易饥饿、消渴症、高血糖、肛门痔疮、肠道病患者增多，这叫阳明病携带亦比较多。

现代人生活节奏快，欲望多，情志不遂，易怒易燥易生气的人多，再加之饮食肥美，肝胆负担过重，代谢不良，必致肝胆火旺，气郁化热，常见一些胆囊炎、胆结石、胆息肉、肝管结石的患者。这种人口苦口臭、口腔溃疡、胁下肝胆区域胀闷疼痛、全身乏力、多梦失眠，易得脂肪肝，三高或者四高。这叫少阳病携带。如果三阳都病，临床治疗单独用一张经方是治不好的。那就要三阳病同时而治，把三阳解开，让三阳和畅，表里和谐，人才能活得轻松自在。包括一些久病、大病、癌症患者。

蔡氏经方细化了三阳病，也探索了三阳病临床治疗的一些思路。因此诞生了蔡氏经方“三阳开泰”理论。把三阳的方子，根据临床证候，合理地结合运用，临床可解决许多大病小病。所以也叫：学会六经辨证，大病小病一样看。三阳大实证，要用大开泰。若三阳表里病中还带着虚证，就用三阳小开泰，即三方姜连汤。

（1）热病：人体患病不可能像教科书一样循规蹈矩，寒就是单纯的寒，热就是单纯的热。在临床中发现，当今时代还是热病居多。热病有虚热、湿热、实热、寒中夹热。藉此，蔡氏经方根据临证

经验编写了《热病100问》。临床如不能把热病认识提高，会严重影响医者治病疗效。尽管有些患者看上去一派寒象，细问诊还有口臭口苦，或大便黏腻臭秽，或肛门潮湿灼热等。临床上许多癌症患者、老年患者，或青壮年人都是死于热病。

（2）真骨空：中医学对骨空的认识，一直停留在古人认为的生理性骨空的基础上。蔡氏经方根据临床实践与总结，发现从古至今有许多人，由于先天不足或后天有损，常导致精气内耗，或早年破精，精空难填而引起真骨空。故而发生骨髓空虚，各种骨病。蔡氏由此而创立了“八子生化丹”“益骨饮”等方药。临床上真骨空者，常患太阳与少阴同时外感，这是人间常病，也是当今的发病规律。

（3）谷病论：仲景写下谷疸病、谷疸方，但未明言“谷”为何脏何腑，何部何位，故后世医家皆以虚词而代之。根据蔡氏经方临证多年探索与实践，发现仲景所述之“谷”，实则是指有形之脏胰腺。胰腺作为有形脏器存在，但中医脏腑学说只有对脾的生理功能及病理表现的阐述，却没有对胰脏的任何记载与描述。

蔡氏谷疸理论的发掘，可谓千古发现。故此拓展了谷疸汤在多种胰腺病、消渴症、肝胆病的治疗中运用。据此理论，同时又衍生出“谷三焦”的学术概念。验证并发现谷疸汤治疗高血糖、糖尿病、胃热、胃酸、胃糜烂的显著功效；又创拟出治疗谷病的“清谷汤”“填谷汤”，并在临床中得到验证，取得了令人欣喜的疗效。

## 主要成果

（1）著《伤寒论启慧》一书，由江苏凤凰科技出版社出版，论述了太阳外感与少阴不足真骨空机理与辨治，为六经辨证拓展了视野，为临床提升了疗效。

（2）多年来举办了多期“蔡氏经方临床研修班”及蔡氏经方学术年会，在国内外已举办了几十期“六经医学临床研修班”，其中“蔡长友经方海外研修班”已举办第九期。惠及的中医师遍及东南亚、北美等地区。为中医临床疗效的提高培养了大批人才。

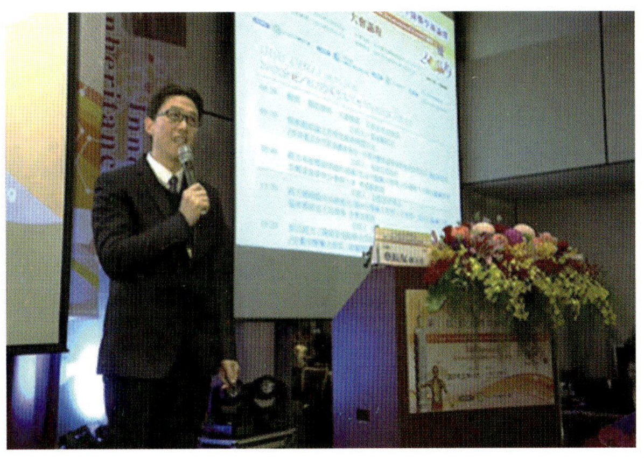

第11届（台北）国际中医药学术论坛（台大医学院）传播蔡氏经方学术

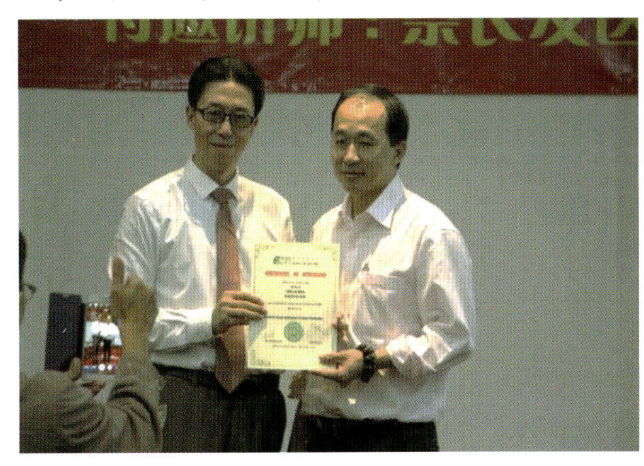

蔡长友医师为东南亚弟子程来运颁发蔡氏经方临床研修班结业证书

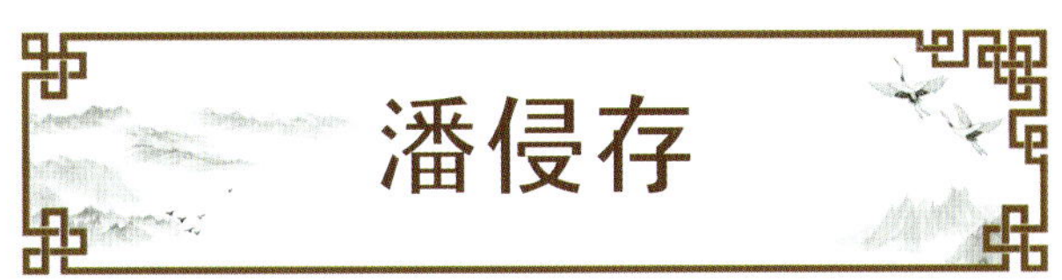

# 潘侵存

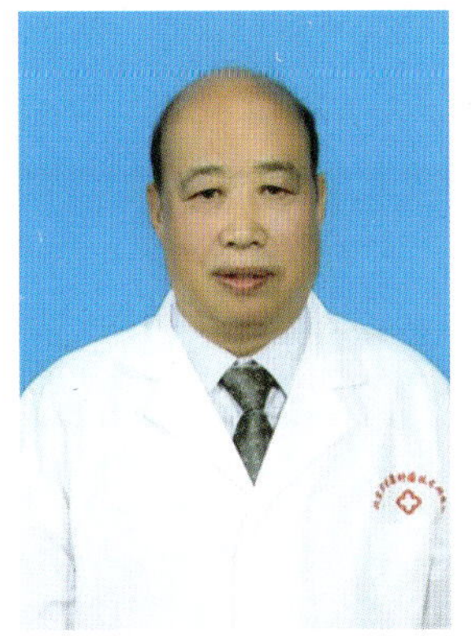

## 名人小传

潘侵存，1955年3月出生。中医主任医师，中国注册高级心理指导专家。

1984年毕业于陕西中医学院。1998年在河北省西北坡医学院任教；1996年任汉中市红十字医院院长；2000年任中国西北医学研究院院长；2012年任北京中机红威肿瘤医学研究院院长；2017年创建联合国中医专业委员会，并担任主任；1991—2012年带医疗队先后十几次出访美国、英国、德国、法国、意大利、比利时、韩国、日本等100多个国家，并在这些国家主讲中医防治癌瘤研究的成果，深受海外学子欢迎。

### 学术经验

中医为主，治疗脑癌、鼻咽癌、肺痛、胃肠癌、肝癌、乳腺癌、胰腺癌、肾癌、前列腺癌、子宫癌、卵巢癌、白血病等各种癌症。经他救治的各种晚期癌病患者，只要相信中医，配合治疗，95%的患者均获治愈，5%的患者减轻疼痛、延长生存期，提高了生命质量。

典型病例介绍:普某，女，38岁，中学教师，贵州遵义人。2017年6月经甲等医院确诊为肺癌晚期，肺动静脉瘘，并发肝、肾、子宫囊肿，多家医院拒不接收住院，嘱回家准备后事。

潘教授诊见:患者面黄肌瘦，语言少、气无力，坐不稳，咳嗽咯血，胸背巨痛，不思饮食，脉虚细无力，舌淡红。随予以宏圣同康片和控制并发症中药，服药半月诸症均减，继续服用半年，诸证均消失，全家喜上眉梢，合家欢乐。

### 主要成果

潘教授海外讲学回国后，研发“癌敌百效丹”“癌敌胶丸”治疗四高（降血压、降血脂、降血糖、降尿酸），养护头发头皮，白发变黑发（奇迹黑发）应用效果研究。2014年他亲自主持的《调平阴阳、调平气血、调平脏腑功能及癌敌百效丹》治癌研究项目，获科学技术成果评价证书，专家们对“癌敌百效丹”治癌给予高度评价。根据我国中医专家提出的“科技先导，药食同源”的理论，现已将“癌敌百效丹”工业化生产为“宏圣同康片”并投入市场，使千千万万的癌病患者喜获新生。

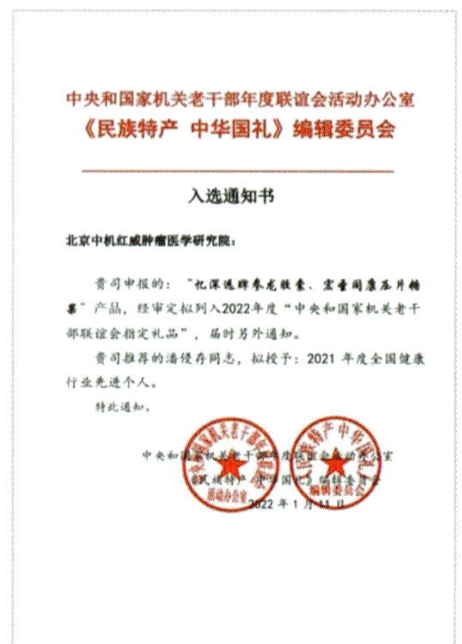

中央和国家机关老干部年度联谊会活动办公室
《民族特产 中华国礼》编辑委员会

入选通知书

北京中机红威肿瘤医学研究院：

贵司申报的：“忆深远牌参龙胶囊、宏圣同康压片糖果”产品，经审定拟列入2022年度“中央和国家机关老干部联谊会指定礼品”，届时另外通知。

贵司推荐的潘俊存同志，拟授予：2021年度全国健康行业先进个人。

特此通知。

中央和国家机关老干部年度联谊会活动办公室
《民族特产 中华国礼》编辑委员会
2022年1月11日

2022年1月11日，由北京中机红威肿瘤医学研究院申报的“忆深远牌参龙胶囊”“宏圣同康压片糖果”被中央和国家机关老干部年度联谊会活动办公室评选为“中央和国家机关老干部联谊会指定礼品”。

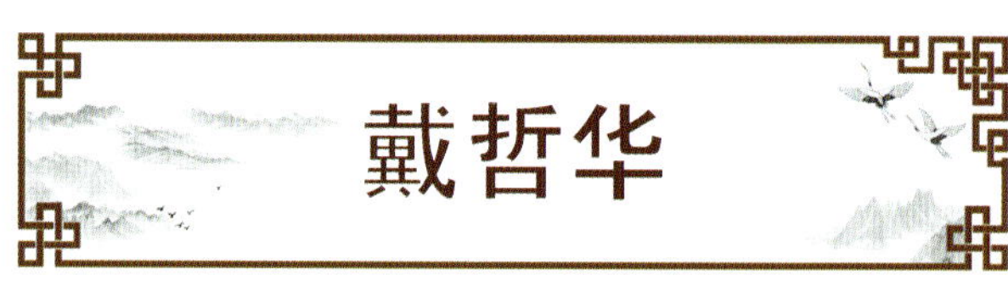

## 戴哲华

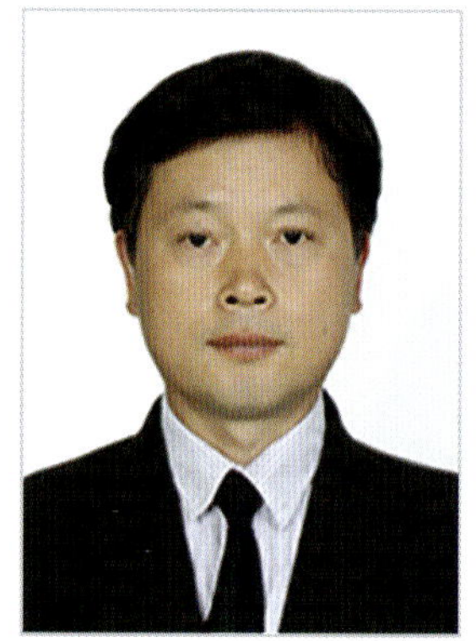

### 名人小传

戴哲华，男，出生于1972年。1996年毕业于山西中医学院，中医学专业。执业医师。2005年参加卫生健康委（卫生部）全国全科医学培训，取得继续教育合格证书。2007年被聘为柴堡中心医院业务副院长。2008年取得中医全科主治医师（中级职称），2020年取得中医副主任医师 （高级职称）。中医儿科专家，现任馆陶县戴哲华中医诊所主任。

戴哲华医生先后在河南省中医院，河南省中医学院第一附属医院，河北医科大学，邯郸市第一医院，北京中医药大学，中国中医科学院附属医院等三甲医院和培训基地学习、进修。由于成绩突出，多次在卫生系统受到表彰。不仅如此，在2005年被馆陶县精神文明建设委员会评为“首届十大职业道德标兵”。2006年被馆陶县委，馆陶县人民政府评为“十大优秀青年”。2007年被共青团馆陶县委，馆陶县科技局，馆陶县人劳局联合授予“馆陶县青年岗位能手”称号。

## 学术经验

戴哲华主任主要从事中医全科治疗工作，2019年在全国筋骨养护学术交流会上交流论文《我国中医全科医学研究进展的可视化分析》受到大会一致好评。运用中医埋线技术配合中医中药治疗胃肠病、心脑血管疾病、支气管哮喘、癫痫病，还有中医减肥疗效非常显著。他认为“虫蛇龙筋治中风，血肉之品力量雄”。应用中医血疗和氧疗技术治疗急慢性鼻炎、鼻窦炎、过敏性皮肤病、牛皮癣及静脉曲张，效果显著。独创三穴五针一拔伸方法加上自制膏药治疗腰疼腿疼颈椎病，效果立竿见影。2021年6月，在全国民间疗法研究专业委员会特技名医成果交流汇报大会上演示“三穴五针一拔伸”治疗腰疼，得到与会专家领导的一致认可。戴医生对小儿疑难病也很有研究，治疗小儿多动症、抽动症、矮小症理论新颖，方法独特，疗效可靠。

## 主要成果

自制“龙筋活络胶囊”治疗中风及中风后遗症。

中风，又名脑卒中。因本病起病急骤，证见多端，变化迅速，与风性善行数变的特征相似，故以中风命名。中医临床将其分为中经络和中脏腑两大类。中经络病情较浅，主要症状为口眼歪斜、口角流涎、语言不利。中脏腑主要表现为突然昏倒、不省人事。

戴哲华通过观察和研究，认为患者在中经络和急性休克（脑出血或脑梗死）经过救治清醒后，所表现的症状均为周身肢体气血亏虚而致脉络闭阻，肢体废痿。戴哲华自制“龙筋活络胶囊”，其基本方为全蝎、蜈蚣、僵蚕、乌梢蛇、广地龙、桃仁、西红花、太子参、黄芪等。根据患者临床特征，随证加减，制作胶囊口服。治疗中风轻症和中风后遗症达到了很好的疗效。

戴哲华将本病后遗症分为三期，患者清醒后一周至六个月为第一期，六个月至一年为第二期，一年以上者为第三期。自定标准为患者手足能够活动，语言清晰可辨，生活基本自理，为治疗痊愈标准。能够行走活动，说话基本清晰，转舌不太灵活，肢体活动受限，但较治疗前进步，为好转。行走及说话，肢体活动均没有改善，为无效。观察患者128例，一期患者30例，二期患者60例，三期患者38例，治疗口服药物龙筋活络胶囊。结果为，一期患者痊愈26例，好转4例。二期患者痊愈30例，好转30例。三期患者痊愈10例，好转25例，放弃治疗2例，无效1例。统计学计算为:痊愈66例，好59例，弃治2例，无效1例。治愈率为51.6%，好转率为46.1%，无效2.3%，总有效率97.7%。

戴哲华自制“龙筋活络胶囊”，治疗中风及中风后遗症，采用中医益气化瘀，活血通络之法。以全蝎、蜈蚣、乌梢蛇、土鳖虫、广地龙等血肉之品入药，视患者病情轻重，辨证加减调配，合理配方调药，疗效满意。

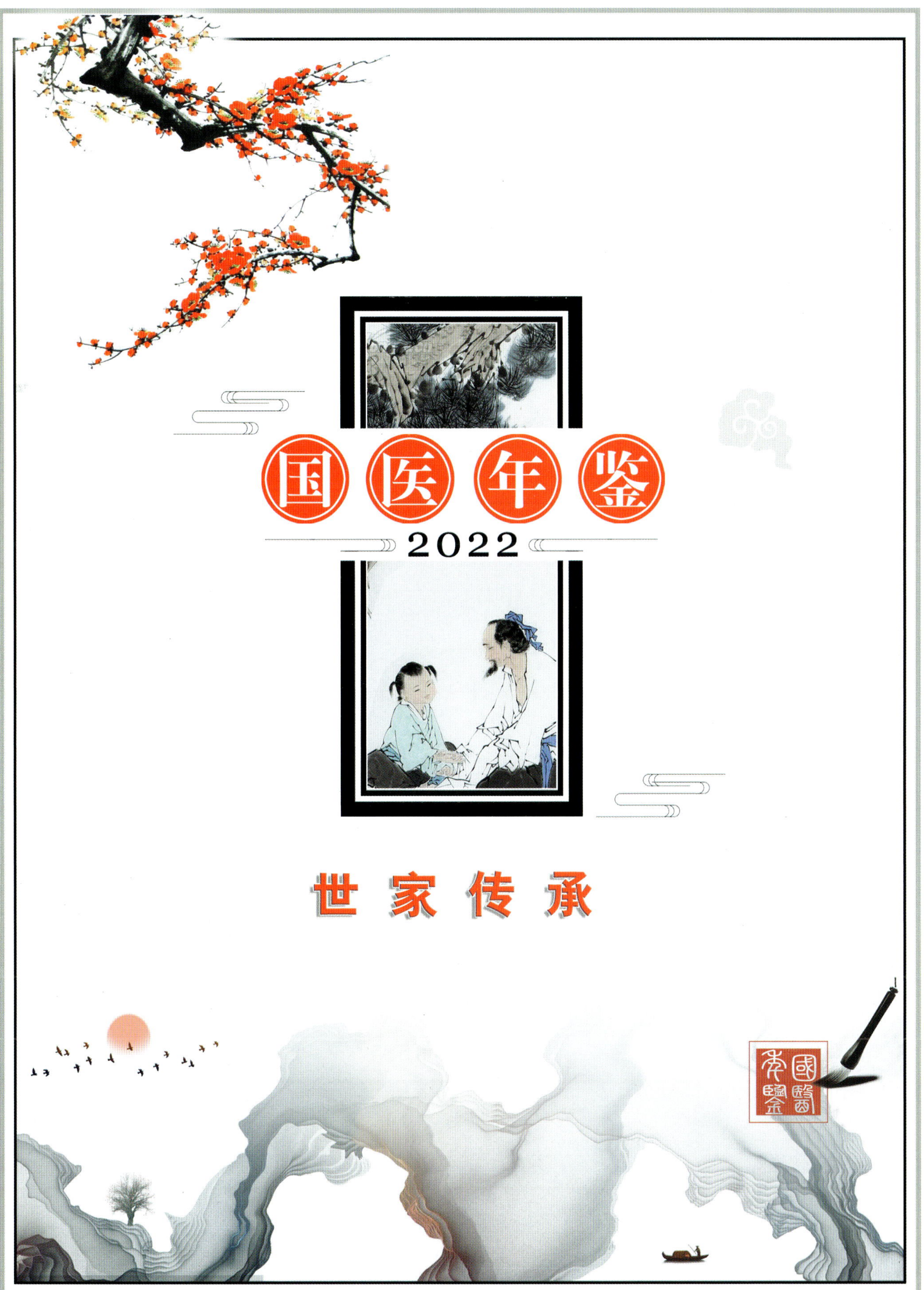

国医年鉴
2022
世家传承

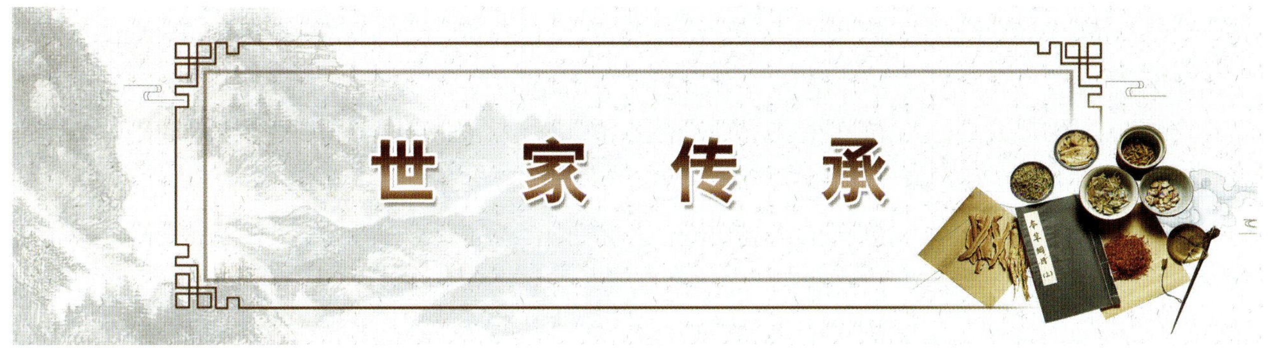


# 河南 刘氏世家

## 世家传略

南阳永德堂始创于清代乾隆七年（公元1742年），七代中医世家，至今已传承280年。

南阳永德堂二百多年来，积累了丰富的中医古籍和家传秘方，经过历代战火、天灾和人祸，损失巨大。值得庆幸的是，大部分经典家传秘方得到了宝贵传承，尤以秘方宝折最为珍贵，宝折全长6.5米，收录历代传承人反复实践验证的经典家传秘方500余条。

刘氏中医在近三百年传承过程中，经历过中医青黄不接、惨淡生存的时代，刘氏家传秘方得以延续传承，成为中医药文化宝库的一份独特遗产，而今欣逢盛世得以发扬光大，其中专门用于防治现代人常见、多发急、慢性病的肿瘤、糖尿病、心脑血管病和肝硬化腹水等特色秘方，全部获得国家发明专利，并取得合法资质，正式投入批量生产，产品进入市场后，深受患者好评。

第一代开山始祖：刘桐勋。自幼勤读诗书，十五岁立志学医，拜南阳玄妙观精通医术的方丈为师，既精研道医，更博采众长，三十岁自立门户，创办永德堂药铺，自称扶正派。

永德堂开宗明义：刘氏扶正派，天下无绝症；病态万般，虚证第一；十病九虚，久病必虚，女子多虚，人老皆虚。治病求源，以虚论治；扶正培本，兼施他法；痼疾乃除，百病可医。永德堂立德为本，德行天下；扶正派子孙传承，广济世人。

始祖刘桐勋为刘氏扶正派的世代传承奠定了深厚的理论基础。

第二代传承人：刘寿鹏。在父亲的教诲和指导下，在行医同时，精心整理编写永德堂必备四部经典医书，分别为：四言独步脉诀，分韵合编药性，百家精要病论，扶正汤头歌诀。

四部手抄本典籍成书后，明白告诉后人：四书为刘氏传家之宝，后人必须要精通和传承。四书由每代掌门人妥善保存，世代相传。凡立志继承刘氏扶正派衣钵者，必须亲自用毛笔楷书字抄写一套，据为己有，妥善保存，苦读精研，毕生践行。

第三代传承人：刘省吾。牢记永德堂立德为本、德行天下、广济世人的祖训，不断加强对“德”字的深刻理解，一生不忘积德行善。他提出：医者父母心，要把患者当成自己的孩子一样对待；不分贵贱，皆施仁心。尤其要救助穷苦患者。

他不仅自己身体力行，并告诫后人，行医必须要从两方面下功夫：

一是选好料，做好药：要精选道地纯正中药材，保证药物质量效果，做良心药；力求药超所效，物超所值，让患者用上放心药。

为造出刘氏好药，他每年都要亲自到南阳周边的伏牛山、嵖岈山、桐柏山等天然中药宝库采药，精心炮制，利用家传秘方仁术，制出刘氏独家特色的灵丹妙药。

二是会卖药，多救人：为让穷苦百姓也能吃得起好药，救助更多患者，他在卖药上采取同质不同价的办法，将一部分丸散膏丹装进华贵青花瓷瓶里，摆放在柜台左边，高价卖给达官贵人。

将另一部分装在陈旧泥瓦罐里，摆放在柜台右边，低价卖给穷苦人。穷人来了，有钱给药，无钱也给药；无钱可以赊账，等有钱了再来还账。

每到大年三十，中午前没来还账的，说明家里有困难；午后断然烧掉老账本，一律不再收缴。过后仍有前来还账的，也不再认可。如对方坚持要还，就存入新账本，当作预存款，以后买药时扣除。

让穷人吃药，让富人掏钱。是刘省吾行医中的良好口碑之一，被百姓尊为刘善人、活菩萨。

第四代传承人：刘雅斋。精通内、外、妇、儿、眼诸科，灵活运用家传秘方精华，勇于创新实践，医术高超，屡建奇功，人称刘神仙。南阳府知府顾家蘅亲授“医精四世”牌匾。

他对地方特产南阳黄酒情有独钟，精通造酒术，利用家传“长生不老汤”秘方研制的“刘家神仙酒”，具有扶正气、润血脉、通经络、化浊邪等诸多神奇功效，成为永德堂镇堂之宝之一。

他在南阳结交众多上流社会贤达，迎来送往中，常常捧出神仙酒供人品尝，众人饮后欲罢不能，纷纷送来字画牌匾，称颂道：“酒趣雅斋得、交情淡处长”“仙酒锁雅斋、心醉度春风”，在南阳府传为美谈。

“刘家神仙酒”的主要用途是作中药引子，凡前来求医买药需用引子者，均免费相送，不单独出售。

刘雅斋更是年底烧账本的高手，留下不少佳话。

第五代传承人：刘玉堂。为中华人民共和国成立后南阳县（市）著名中医外科医生。在当时缺医少药年代，他利用秘方绝技研制的外科常用制剂“一糊灵药膏”和“一滴灵药水”，广泛用于各种皮肤炎症、疮伤溃疡和溃疡长期无法愈合等外科顽症，只需用药膏或药水糊、擦患处即可，简便易行。其具有不吃药、不打针、不消毒、不手术、不清创、不疼痛、痊愈快等特点，各种皮肤、疮疡外科杂症，一糊百应，一擦就灵，轻松解决治疗难题，免除患者痛苦，节省治疗费用，加快康复进程。

人称刘玉堂“刘糊仙”，1958年被南阳县（市）评为中医外科名医。

第六代传承人：刘桂元。长期从事家传秘方的整理、研究和开发工作。结合现代人慢性病呈井喷式发展的社会现状和市场需求，他主攻慢性病防治，将经典家传秘方与现代先进制药技术相结合，开发出了用于防治糖尿病、心脑血管病、肿瘤和肝病等系列产品，以上四项中药制剂全部获得国家发明专利。

刘桂元十分注重对常见慢性病施以中药食疗调理，依据中医历来推崇的“药分三品，食药为上”“三分治，七分养”“药疗不如食疗，食疗胜于药疗”和刘氏扶正派“以虚论治”理论，产品原料全部选用无毒无害的食用中药材，利用先进的生物发酵技术制取，寓食于药，食药一体，既有食物的营养作用，又有药物的治疗作用，使食疗养生与药物治疗同步进行，互补增效，相得益彰，比单纯服用药物更安全、更有效，深受广大慢性患者群喜爱。

在国家大健康新型战略产业蓬勃发展的浪潮中，为响应国家号召，振兴中医药事业，他十分注重对后代继承人的选拔培养，遵循历代传承人“立德为本、德行天下”的嘱托，精心选定两位德才兼备的第七代继承人，进行了全面培养。

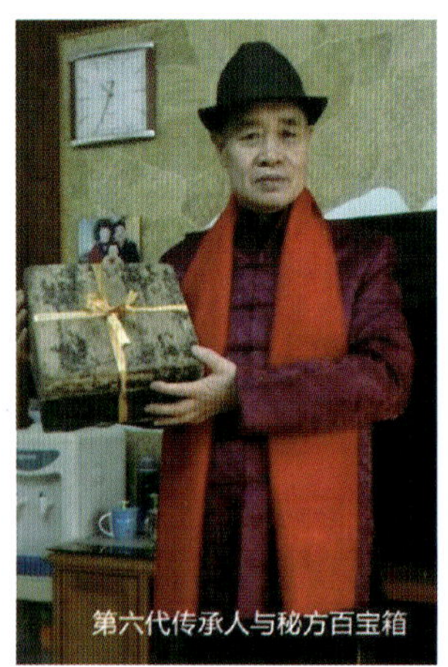
第六代传承人与秘方百宝箱

第六代传承人刘桂元发明专利证书号：①纯中药抗肿瘤制剂，专利号ZL201210357583.4；②纯中药养生制剂，专利号ZL201210356568.8；③纯中药降糖制剂，专利号ZL201210356946.2；④纯中药肝硬化腹水制剂，专利号 ZL201210356654.9。

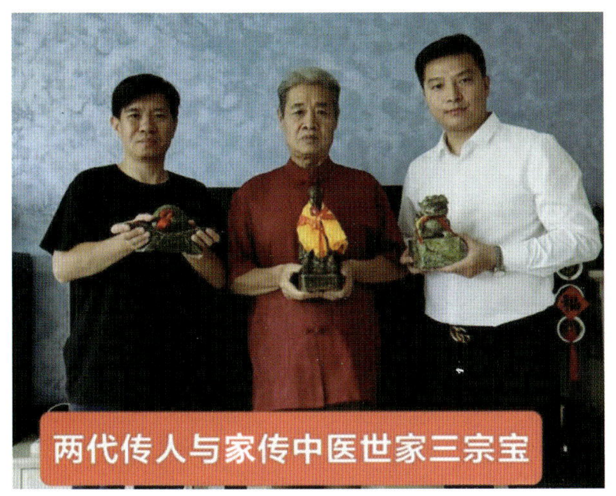
两代传人与家传中医世家三宗宝

第七代传承人：刘速（昊洋）、刘海（昊辰）。

两位第七代传承人在全面学习掌握永德堂家传中医宝贵遗产的基础上，在第六代传承人因材施教中，两人在主攻方向上各有侧重。第七代传承人刘速（昊洋）现任保定市德康医药生物科技有限公司董事长；第七代传承人刘海（昊辰）现任北京一品永德堂科技有限责任公司董事长、总经理，保定市德康医药生物科技有限公司总经理，广东东莞吉多康健康管理有限公司执行董事。

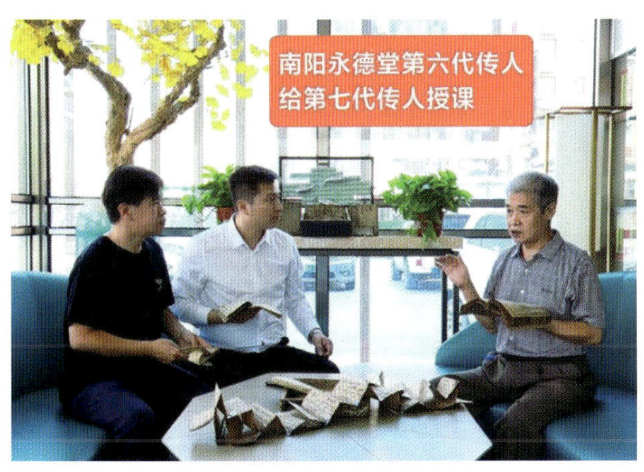
南阳永德堂第六代传人给第七代传人授课

刘速（昊洋）负责产品研发生产，刘海（昊辰）负责市场营销推广，二人齐心协力，密切配合，致力于做好家传秘方和四项发明专利的成果转化。力求研发生产更多好产品，销售更多好产品，努力实现经济效益和社会效益双丰收，造福社会，救助世人，为提高国人健康水平奉献刘氏微薄之力。

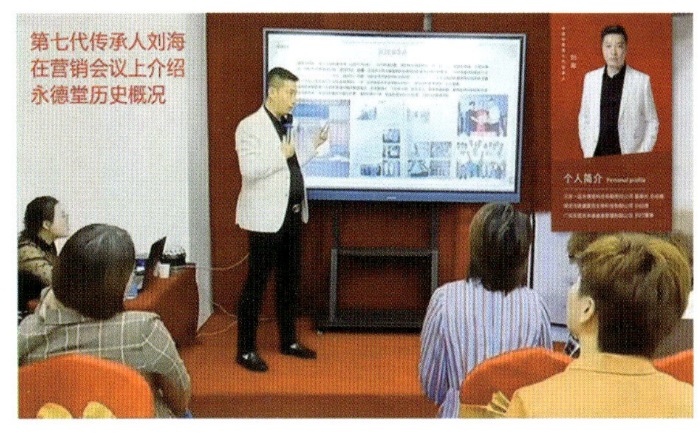
第七代传承人刘海在营销会议上介绍永德堂历史概况

一位70后、一位80后年轻人，在发扬光大刘氏扶正派中医遗产方面竭尽全力，经过十多年来的研发实践和营销的摸爬滚打，分别在企业生产管理和市场营销推广方面积累了一定经验，发展势头稳健。

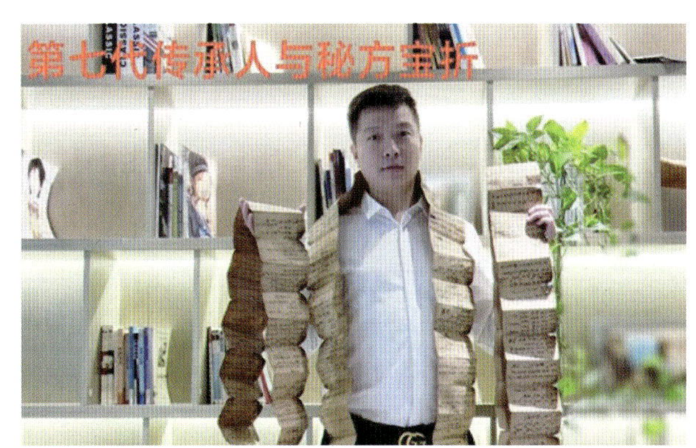
第七代传承人与秘方宝折

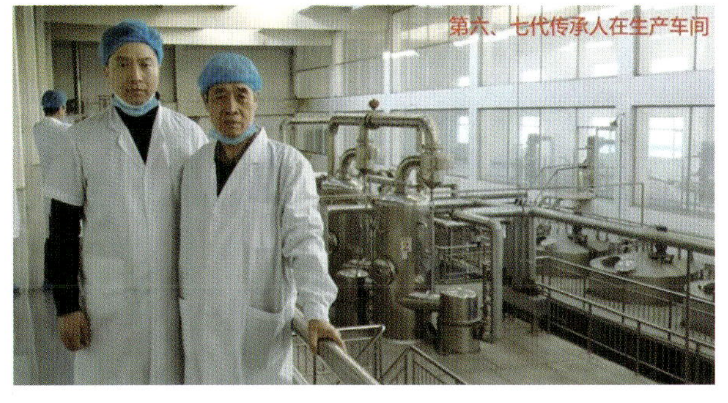
第六、七代传承人在生产车间

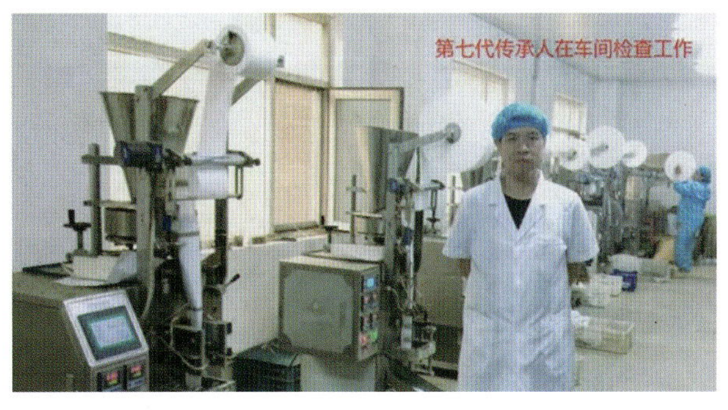
第七代传承人在车间检查工作

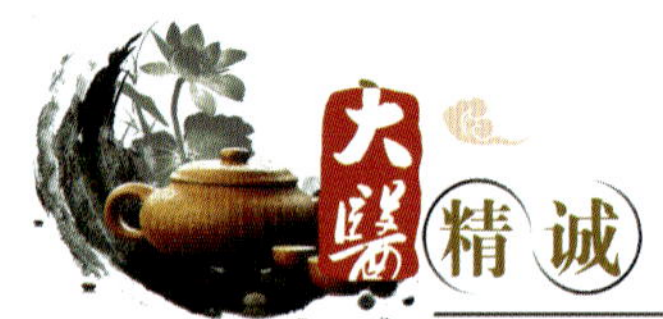



目前，已经组建了内服和外用两大系列产品生产基地，并分别在北京、保定、广东等地创办多家医药、生物科技和健康管理公司，隆重推出了治疗肿瘤、糖尿病、心脑血管疾病、肝硬化腹水，女性美容养颜、女性私密养护和皮肤溃疡修复等内服、外用系列产品，深受市场和消费者欢迎。

全部产品均采用独家配方、独家研制，具有独特效果、独特卖点，非常符合当前多发慢性病多发和人们追求中医养生的时代需求，具有广阔市场和发展远景。

# 河北张氏世家

## 世家传略

第一代：

张氏三代中医世家创建人张肇域，言传身教，传、帮、带使得结发妻子贾振莲获得中医师职称，开办贾振莲中医专科诊所。其成为张氏三代中医世家第一代传承人。

张肇域，男，汉族，出生于1937年河北省赤城县城关镇北大村。出身于书香门第没落时期。中华人民共和国成立初期人民生活贫困，缺医少药，民众间传染病、寄生虫病、妇女月子病、小儿结核病肆虐，多数人营养不良，人均寿命不足35岁，医生奇缺。张肇域1958年到五原县城南乡卫生院工作，以超人的精力，博览古今医籍、精读中西医各种医学杂志，熟研中医四大经典。坚持理论联系临床实践，医学造诣颇深，具有深厚的理论功底和丰富的临床实践经验。张肇域认为，当医生就是“打仗”，对疑难疾病不能避开“绕着走”，要敢于“摧堡垒”“拔钉子”，对疑难病攻克越多，才能当良医，才能在人民卫生医疗事业中有所创造、有所发明、有所建树。

张肇域从医以来有“两店一院”的习惯，无论在小县城还是大都市，利用早、中、晚和节假日休息时间，都去书店买书，去药店取经，去医疗单位考察。

1979年[国发56号]文件指出：“亟待解决中医后继乏人，后继乏术”问题。张肇域在内蒙古自治区乌达矿务局一矿医院中医科、针灸科从事医疗工作，开晨会听院领导传达[国发56号]文件精神。中午下班回到家中吃饭，在家里掀起了“家庭中医热”，规划自谋职业，“走中医之路”，为国分忧，为国争光的讨论。

张肇域在家庭中言传身教，夫人贾振莲和二女儿张葆英，经乌海市卫生局对全市闲散医务人员统一考试、考核，获得中医师职称。获市、区卫生局行医许可，得到了工商局执照。

1984年元月贾振莲中医专科诊所正式开业，1992年12月专科诊所停业，共开业9年，至1993年元月乌海市脉管炎类风湿专科医院开业。贾振莲中医专科诊所在带来社会效益的同时，让丈夫张肇域提前退休，果敢贷款、借款创建乌海市脉管炎类风湿病专科医院奠定了技术优势和物质基础。在张氏家族中贾振莲立下了汗马功劳，功不可没。良医绝技出于深情厚谊，独特疗效来自拼搏追求。

张肇域在乌海市乌达矿务局黄白茨矿医院从事中医工作25年，1992年申请提前三年退休。有胆识果敢创新，向亲朋好友多方借资，向乌海市、河北省赤城县银行贷款，创建内蒙古乌海市脉管炎类风湿病专科医院，任院长。负责全院门诊、病房的诊疗工作。

该院的创建填补了内蒙古自治区这项专科医院的空白，是乌海市首创的第一家民营专科医院，成了改革开放初期创新探索先行者和实践者。在艰苦与挫折中练就一身绝技，同时也有了自我大展宏图的平台。

1984年11月，张肇域、贾振莲夫妇携同二女张葆英一家二代三口人档案封卷给有关部门，通过严格考试，考入内蒙古卫生厅举办的“全区中医专科医师函授班”。1985年1月至1988年1月，机要档案严格闭卷考试三年毕业。

内蒙古自治区卫生厅认定张肇域为中医师、认定张葆英为中医师。父亲和二女儿是同班同学。成为内蒙古自治区全区中医专科医师函授班

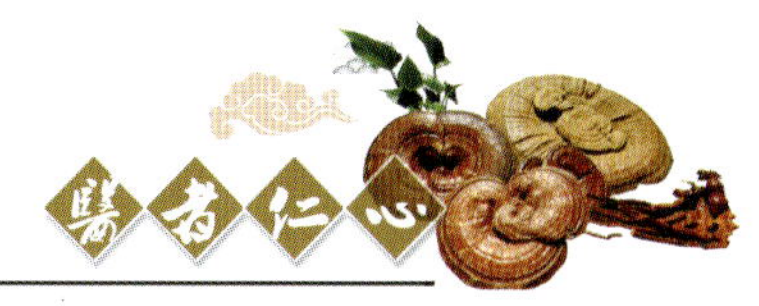

学员中流传很广的佳话。贾振莲因患心肌病中途辍学。

1988年9月至12月张肇域利用病休和节假日自费在南京市江苏省中医院四位名老中医外（专）科技术传授班进修三个月，授课教师为中医痔科泰斗丁泽民、耳鼻喉科泰斗干祖望、中医外科专家徐学春、中医皮肤病专家管汾。

1998年8月19日至25日，武警北京总队医院血管病、风湿病科主任张肇域，带领长女张保惠参加由中国医学科学院（原中医研究院）、中国协和医科大学、北京协和医院主办，由五位风湿病医学家主讲的“全国风湿免疫疾病研修班”。北京组13人，学习历时7天。61岁已退休不退岗的中医类风湿、风湿骨病专家学员是张肇域1人，为历届进修深造班中屈指可数的唯一一位老先生，其虚心求学的精神，深受大家敬佩。

1982年至2008年期间张肇域共进修深造14次。

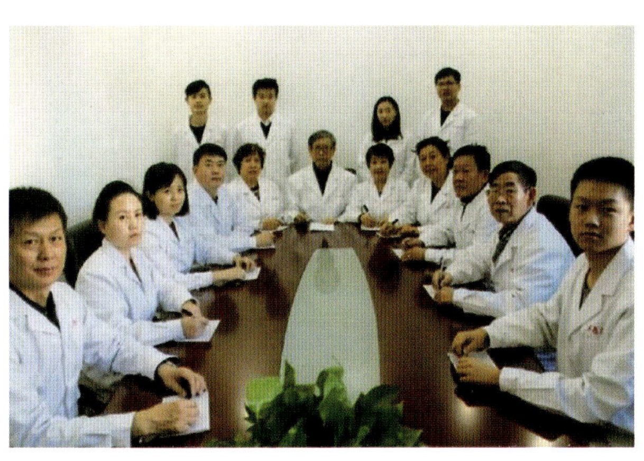

第二代：

（1）长女张保惠：周围血管病、风湿骨病专家，任北京国龙中医院血管科、风湿骨病科主任多年。

（2）二女张葆英：正教授、中医主任医师，任圣恩门诊部副主任。在武警甘肃中队医院坐诊时，曾治愈一例男性严重硬皮病患者，受到广大百姓好评，反响强烈。

（3）三女李继林，继承父母中医特色医技，确有传统中医专长，曾在内蒙古呼和浩特市工人疗养院开展血管病、风湿病诊疗工作14年。

（4）四女张葆霞：毕业于五年制宁夏医科大学，中医师，从事中医临床多年，周围血管病、风湿骨病专家，任圣恩门诊部副主任。

（5）范海平：多年从事中医药管理业务，经验丰富。

（6）二子张葆玲：多年从事中医药事业管理工作，成绩显著。

（7）三子张葆现：中共党员、中医主任医师、江西中医药大学聘请为博士生导师。任圣恩门诊部主任。

（8）熊卫红：中医博士后学位，主任医师，北京市人大代表，北京市劳动模范。

第三代：

（1）长外孙唐喜明:1988年2月江西中医药大学本科五年毕业，获学士学位，在中日友好医院参加中医全科专业住院医师规范化培训三年，中医师。

（2）二外孙刘健文：中共党员、天津医科大学本科五年毕业。现任仲景门诊部副主任。

（3）郑倩瑶：中共党员，天津医科大学本科五年毕业。

（4）三外孙秦凯：2014年7月，江西中医药高等专科学校毕业，2017年取得中药执业药师资格。2019年9月取得中医师资格。

（5）张景景：安徽中医药大学硕士学位。

（6）长孙张颖文：江西省中医药专科毕业，仲景门诊部主任助理。

（7）长孙女张颖诠：江西省中医药专科毕业，从事中医临床多年。

（8）王斌龙：2015年10月获得中药初级药师资格证书。从事中医药工作多年，努力上进。

在[国发56号]文件感召之下张氏中医世家茁壮成长。40年后，张氏三代中医世家创建者张肇域将中医世家发展壮大到有19位中医。

## 学术经验

张肇域创办的乌海市脉管炎类风湿病专科医院，发挥专科专病特色医技绝招，自制丸、散、膏、丹，临床治疗显效、奇效，独树一帜。脉管炎、动脉硬化、糖尿病三大足坏疽；类风湿关节

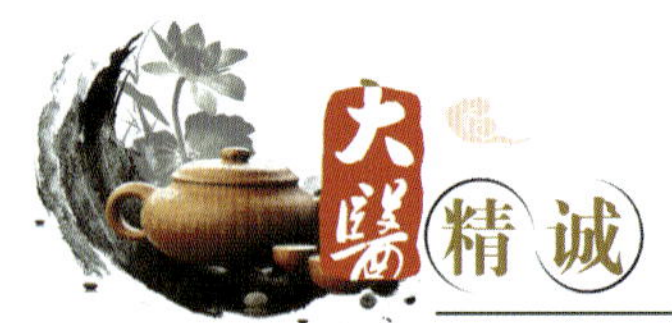



炎是世界医学难题，张肇域敢于向医学难题挑战，民间中医同样可以成为振兴中医药事业的生力军。

赵某，40岁，三矿机修厂工人。1991年2月患双下肢血栓闭塞性脉管炎双足坏疽，住入某矿务局医院，每晚剧痛抱足泣泪，口含毛巾在病房走廊痛哭，毛巾被牙齿咬烂，痛不欲生。1991年春天转院到宁夏医学院附属省级大医院治疗，西医外科专家建议截肢，在中医科服用中药治疗，病情有增无减。

此后慕名到贾振莲中医专科诊所求治，服用诊所自制秘方“通脉灵丸”，疗效奇特，40天治愈，幸免双下肢截肢受残障之苦。

顾某，女，38岁，五原县复兴乡人。患类风湿关节炎6年，曾在五原县、包头市、唐山市几家大医院治疗，吃药打针不断，病情与日俱增更加严重。双肘肿痛不能洗脸梳头，双手腕、双手各关节红、肿、痛、变粗，不能端碗拿筷子。双膝肿痛如盘大，不能弯曲，双足踝关节及各趾关节青、紫、肿痛变粗，行走困难。生活完全失去自理能力，全身各关节剧痛，面临着残疾……

1993年12月29日抱着一线希望前来求治，治疗3天见效，全身各关节肿痛逐渐减轻，住院12天后，1月9日功能基本恢复，半个月后完全恢复自理能力，能户外活动。住院36天痊愈出院，带一个疗程的药回家巩固治愈效果，恢复生产劳动。

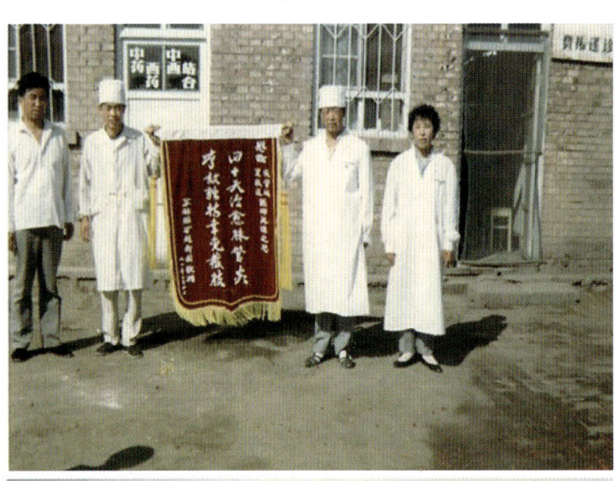

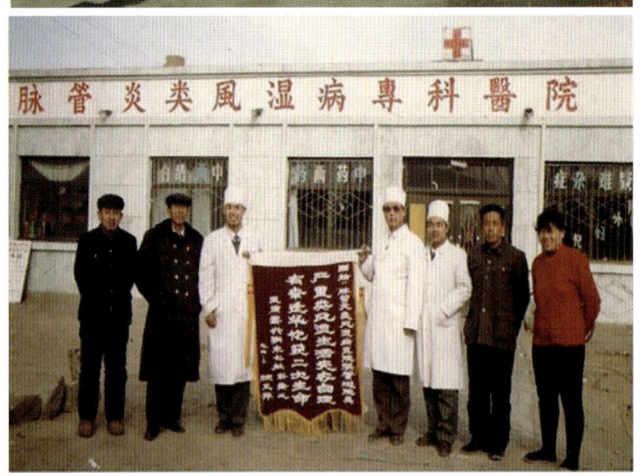


### 主要成果

1. 治疗周围血管疾病“通脉灵丸（汤）”获国家发明专利（2002.1）。

2. 治疗风湿类风湿骨关节疾病“愈痹丸（汤）”获国家发明专利（2002.1）。

3.《黄帝内经脾胃病研究》，韩金荣，张葆霞，李美丽，王佳琳主编，由黄河出版传媒集团阳光出版社出版，全国新华书店发行，2021年3月第一版。

## 广东钟氏世家

### 世家传略

出自广东梅州的钟氏中医，至今已传承四代人，其传承代系如下：

第一代：钟杏福（1864—1942年）

钟杏福是广东蕉岭地区舞狮狮王后人，早年经营跌打损伤药堂，钟氏风湿古方创始人。清代时期把风湿古方编入自家经验体系。那个时候药品缺乏、医师缺乏，舞狮跌打损伤很常见。杏福先生希望能够在动荡的年代帮助更多的人得到健康，也通过行医解决家人的生活问题，周边大小病痛的人都会找到他，也为广东、福建舞狮队的跌打损伤提供很多帮助，技术更是出神入化，攻克了很多风湿骨痛的疑难杂症。

外灸：采用南苍术经过中医药炮制后，用煤油灯火点燃，用特制的竹纸隔离肿胀处皮肤，温

火外灸，助其消炎、退肿散结、除湿。

内服：中药粉末（后面详细列出）加特制客家黄酒混合服用，温酒做引子可以直接把药效带到全身，效果更佳。

第二代：钟荣泉（1911—1984年）

钟荣泉是钟杏福第四子，自幼随父学医习武，武功医术达到了炉火纯青。同时阅读和整理了大量的类风湿关节炎调理的书籍，不断提升自己的医术，更治好了不计其数的风湿患者。接手父亲的医馆，把治疗类风湿的医术更好地传承下去。

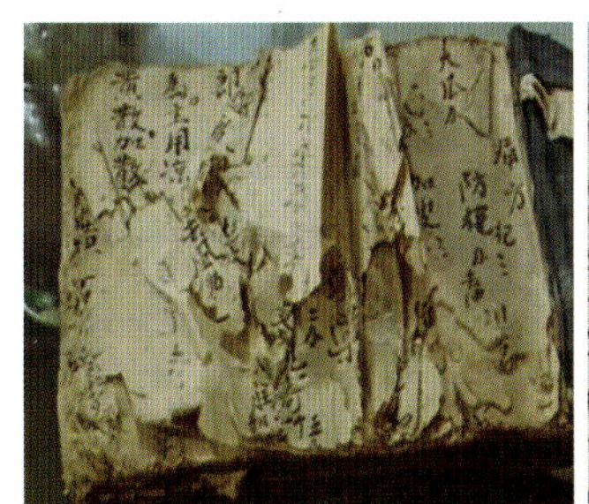

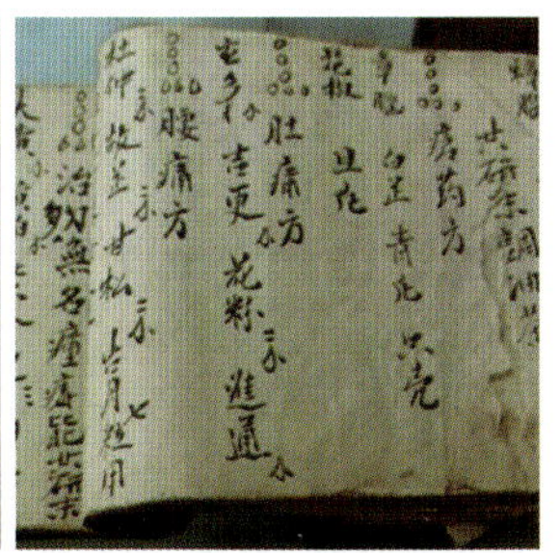

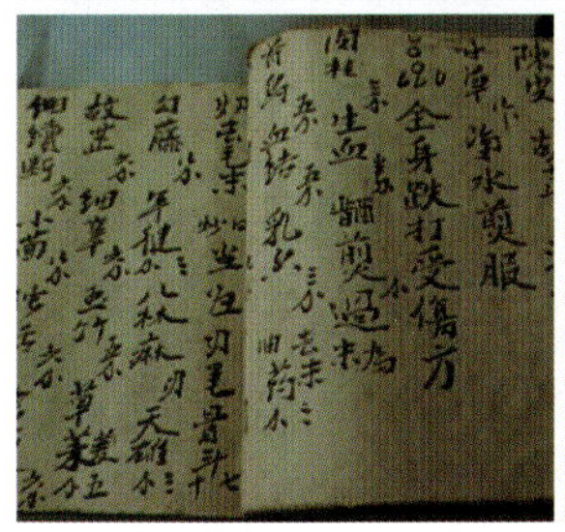

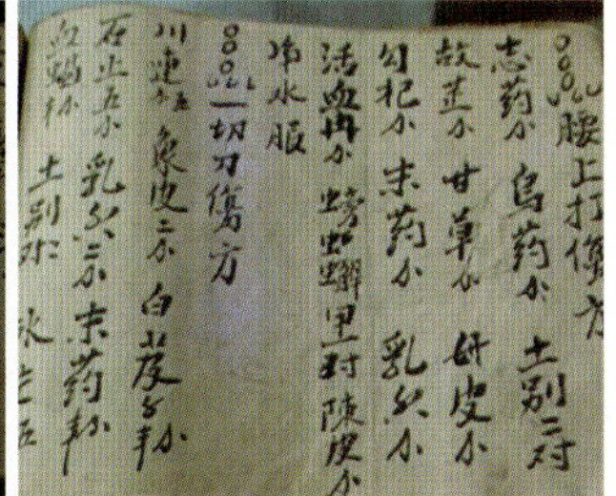

钟氏世家习医手抄书

第三代：钟天生（1953年— ）

钟天生排行第七，幼小时跟父亲钟荣泉学医，小学毕业后遇“文化大革命”，辍学后复读，高中毕业后安排教小学语文，年轻时当过民兵营长同时给许多当地缺医少药的类风湿患者治疗。由于“文革”时手抄医书大部分遗失，仅保留了类风湿关节炎和风湿性关节炎治疗的完整古方。1990年代当了村主任，由于南方的湿气很大类风湿病患者逐年增加，大量的类风湿患者需要治疗，他就利用自己的医术治疗了大量的患者，同时自己的医术也有大幅度的巩固和提高，对病理的来龙去脉和治愈的方法已达到炉火纯青。

第四代：钟安康（1981年— ）

钟天生之子，在家里姐弟排第三。还未出生时候爷爷钟荣泉就已经把名字取好，无论孩子出生是男孩还是女孩都叫钟安康，寓意幸福安康，希望能够帮助更多人拥有幸福的家庭和安康的身体。

现任职中国民族卫生协会中医药适宜技术培训基地副主任、高级健康规划师、健康讲师、营养师。自幼受祖训，所以热爱医术，从小学三年级开始学钟氏古方调理类风湿关节炎医术，姐弟三人跟父亲学习中医药经典，经刻苦努力学习，熟练掌握了调理类风湿关节炎和风湿性关节炎的技能和中医理疗技能。在父亲钟天生的教导下和他多年的刻苦学习，通过中医古方调理好了来自全国各地的患者，有来自山东、山西、福建、湖南、黑龙江、甘肃、广东等全国各地的患者。

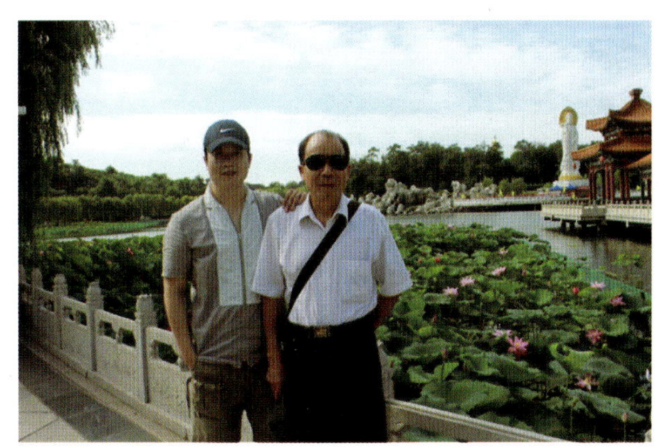

钟安康和父亲钟天生合影

## 学术经验

案例一：李某，男，68岁，来自广东省五华县。45岁时患类风湿关节炎，在广东多家医院治疗无明显效果，医生最终给他的建议是无特效药物治疗此病，需要长期服药及自我锻炼慢慢恢复。一年后经人介绍来到钟家医馆。此时关节已经变形肿大，肌肉萎缩，疼痛难忍，辨证施治，先用中医药炮制药材温火外攻，助其消炎、退肿散结、除湿。同时内服：首乌10克、羌活12克、川乌6克、当归尾15克、独活12克、草乌6克、半夏6克、猪苓10克、巴戟15克、薏苡仁15克、牛膝12克、桂枝6克、白术10克、安桂12克等，水煎冲客家黄酒服用六个月痊愈，至今未再复发。

案例二：邢某，男，44岁，山东淄博市人，现住广州花都。18岁时经人介绍前往钟家就诊，当时患者四肢关节肿大非常严重，肌肉萎缩关节严重变形，已经瘦到皮包骨。采用钟氏特色古方调理，服药两个月后患者可以下地慢走，服药四个月后患者正常走路，服用半年后患者体重等身体指标恢复到患病前，两年后患者父亲因同样的疾病，经同样的方法治愈，至今未再复发。

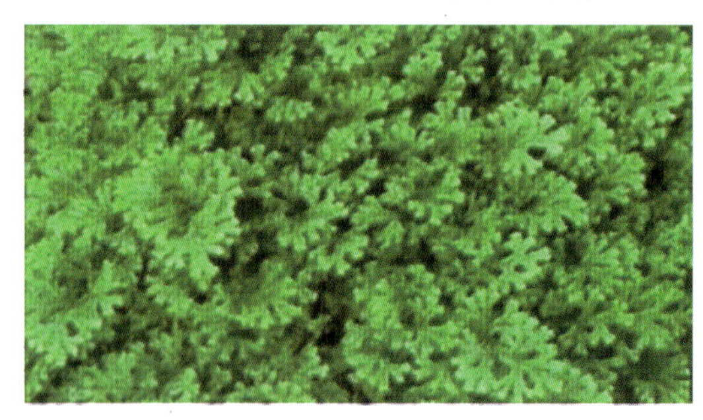

钟氏传承下来的古方不但能调理类风湿关节炎，对于风湿性关节炎、风湿痹证治疗效果也很好。另外，钟氏家传治疗黄疸型肝炎的方药疗效神奇。当地湖庵山脚下有一种治疗黄疸型肝炎的草药，它叫翠云草，草株形态奇特，茎伏地蔓生，小叶卵形并且薄，叶色呈蓝绿色。它是一种药用功效极为出色的中药材，清热利湿是其主要功效，在中医临床上能用于治疗急性黄疸型肝炎，疗效奇特。

# 北京 黄氏世家

## 世家传略

第一代：“育宁堂”创始于清朝初期，位于北京正阳门外大栅栏东口内坐北向南。“育宁堂”兴盛于清圣祖玄烨康熙己巳年（公元1689年）、据传其创始人乃清太医院左判、康熙皇帝的御医——黄运老先生。他医术精湛、仁心仁德深受康熙皇帝厚爱，并把黄运所创立的中药铺赐名为“育宁堂”，同时还赐予五言诗一首：“神圣岂能在，调方最近情；存诚慎药性，仁术尽平生。”“育宁堂”中药铺挑拣云贵广川道地生熟药材，采用传统古法炮制对应诸门丸、散、膏、丹和前店后厂的经营模式，并肩负清皇宫御药房的供奉职责。

由于“育宁堂”中药铺讲究药材地道、宁缺毋滥、品质过硬，严格遵循“炮制工虽繁而不敢省人工、品虽贵而不敢减物力”精益求精的精神，以仁术济世、诚不二价、医者父母心的经营宗旨，再加创始人黄运习得的精湛医术中的音乐疗法和针灸推拿按跷（按摩）疗法，后将两者融合创立“育宁堂”独特的五音六律与针灸推拿按跷（按摩）治疗术，从而赢得了京城达官贵族、文人墨客、黎民百姓极高的赞誉并相传甚远。其“育宁堂”并肩负清皇宫御药房供奉长达61年之久。

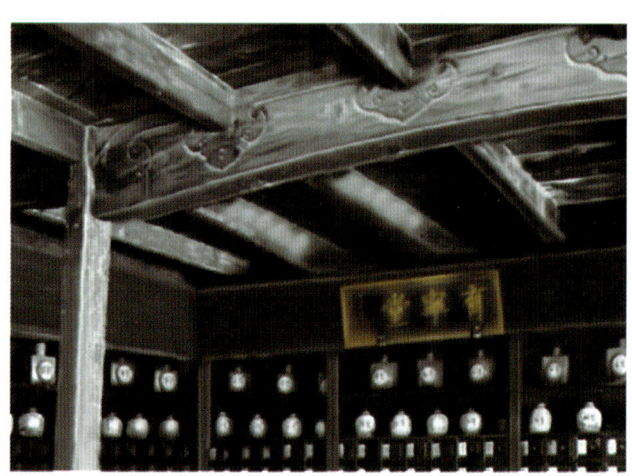

第二代：清雍正年间的传承人是“育宁堂”创始人黄运之子——黄源，延续采用前店后厂模式自古法炮制自营诸门丸、散、膏、丹和精微饮片及“育宁堂”独特的五音六律与针灸推拿按跷（按摩）治疗术，独有经营产自广东化州茂名深山老林俗称“南方人参”“千金一片难求”的正毛（金毛）明清贡果“育宁堂化橘红”，并肩负清皇宫御药房供奉13余年。

第三代：清乾隆年间的传承人是“育宁堂”第二代传承人黄源之子——黄延，延续传承“育宁堂”古法炮制、治疗术及经营模式，并肩负清皇宫御药房供奉60余年。

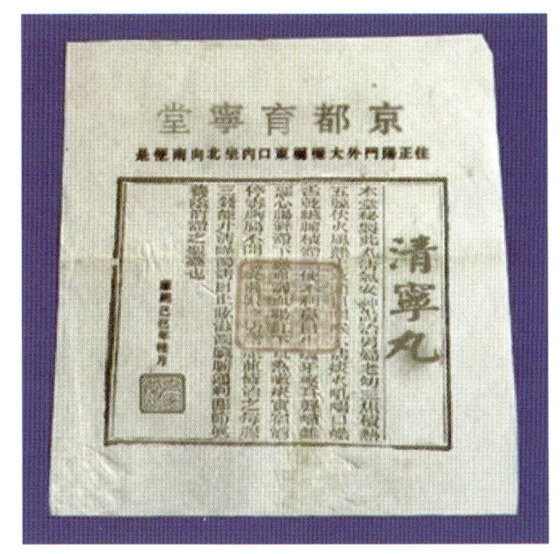
京都育寧堂

住正陽門外大柵欄東口內坐北向南便是

清寧丸

育宁堂镇店名药《清宁丸》仿单照片

第四代：“育宁堂”在清嘉庆年间的传承人是黄延之子——黄清，传承特色方药，并肩负清皇宫御药房供奉25余年。同时在嘉庆十二年（公元1807年）著有《育宁堂颐世方书》（现收藏于上海图书馆和吉林省图书馆），此书详细记录有“育宁堂”自古法炮制精微饮片和诸门丸、散、膏、丹；自营药目395种。

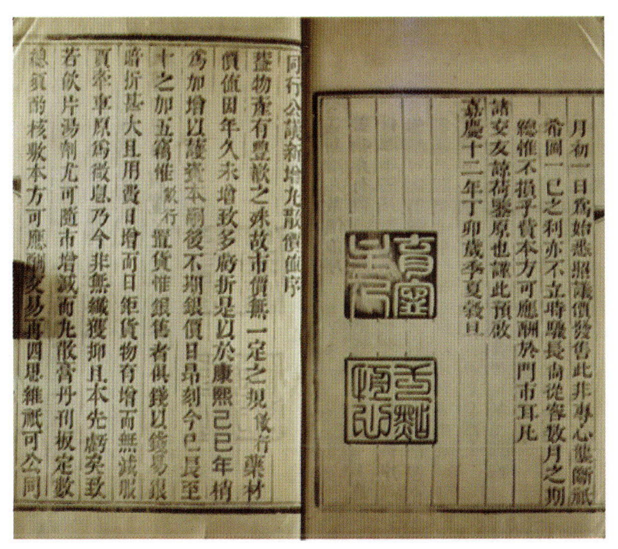
嘉慶十二年丁卯歲季夏穀旦

清嘉庆十二年“育宁堂”著《育宁堂颐世方书》照片

第五代：“育宁堂”在清道光年间的传承人是黄清之子——黄云峰、执事刘永泉。由于封建王朝、皇权是至高无上的，因此皇帝的名字更不能与人、商号、名、音字相近同。恰此当朝执政道光皇帝名也叫“绵宁”、后改“旻宁”，而“育宁堂”的“宁”字犯了帝讳。

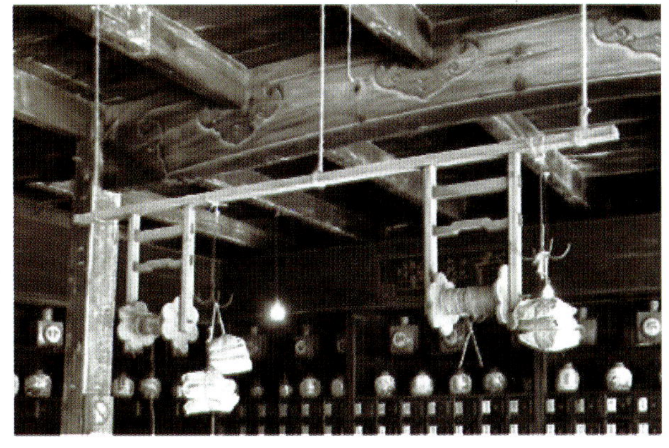
清道光至民国“育宁堂”中药铺照片

“育宁堂”老字号牌匾“育宁堂”的“宁”字去心改为育“寗”堂，“育宁堂”镇店名药“育宁堂清宁丸”“育宁堂二母宁嗽丸”和更是具有俗称“南方人参”“千金难求一片”的“育宁堂化橘红”也因避讳而分别改称“清麟丸”“二母安嗽丸”和“明清贡果化橘红”。

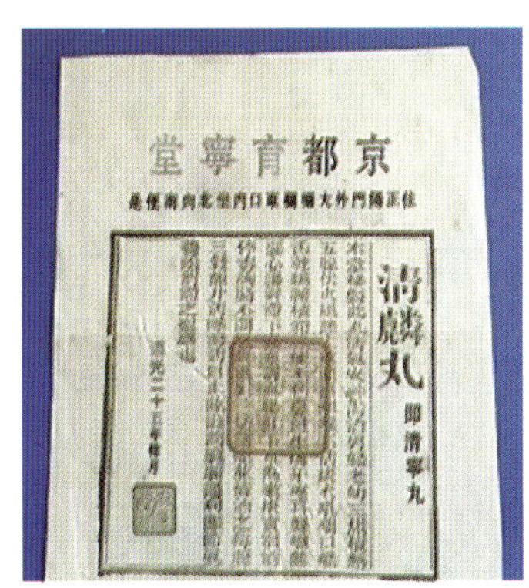
京都育寗堂

住正陽門外大柵欄東口內坐北向南便是

清麟丸

即清寗丸

育宁堂镇店名药《清宁丸》因犯帝讳更名为《清麟丸》仿单照片

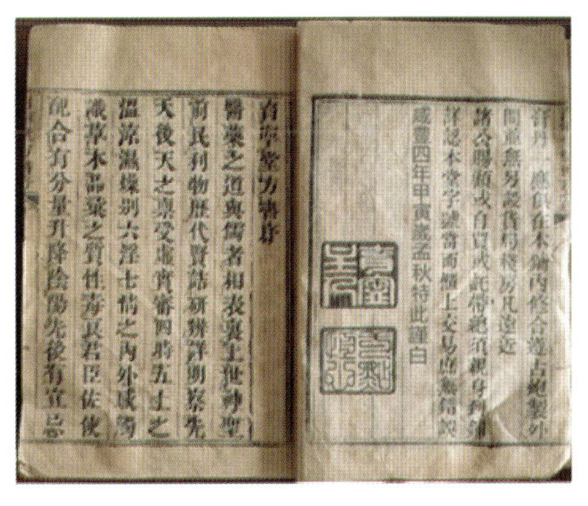
咸豐四年甲寅歲孟秋特此謹白

咸丰四年“育宁堂”著《育寗堂颐世方书》照片

第六代："育宁堂"在清咸丰年间的传承人是黄云峰之子——黄长江、执事刘永泉。黄云峰为了"育宁堂"老药铺今后发展传承得更好，让刘永泉除了在"育宁堂"坐诊外并主持"育宁堂"店务、执事，同时把"育宁堂"交给了自己的儿子黄长江。刘永泉身受家传医术又精通药理，再加"育宁堂"讲究药材地道，品质过硬、宁缺毋滥，严格遵循"炮制工虽繁而不敢省人工、品虽贵而不敢减物力"精益求精的匠人精神，以仁术济世、医者父母心的仁德和修合无人见、存心有天知的诚信经营宗旨。这期间"育宁堂"仍在北京正阳门外大栅栏东口内坐北向南仍在传承独有经营模式，并在咸丰四年（公元1854年）著有《育寧堂颐世方书》，此书详细记录有"育宁堂"自古法炮制精微饮片和诸门丸、散、膏、丹自营药目413种。

第七代："育宁堂"在清同治年间的传承人是黄长江之子——黄海、执事刘永泉。仍继续传承祖训及经验模式。由于王朝历史变更、执政者换主、再加"育宁堂"老字号业务的恢复，因此就变回原有独营"育宁堂化橘红"品牌名称。

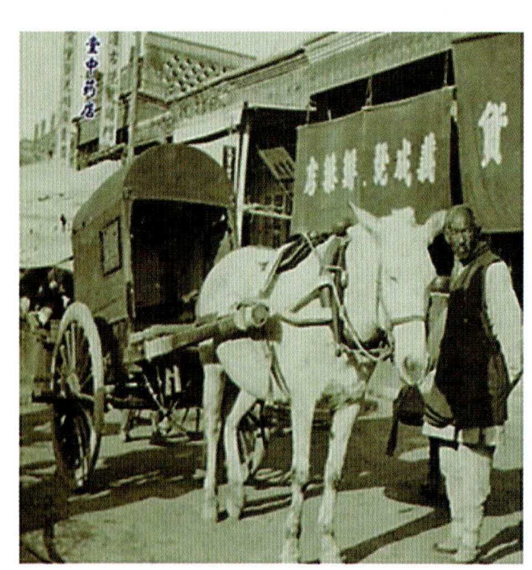

清京都"育宁堂"中药铺远景照片

第八代："育宁堂"在清光绪年间的传承人是黄海之子——黄远光、执事刘永泉。原址延续家传业务，并在光绪八年（公元1882年）著有《育寧堂颐世方书》，此书详细记录有"育宁堂"自古法炮制精微饮片和诸门丸、散、膏、丹自营药目443种。

据史记记载老字号"育宁堂"与同仁堂乐家老药铺齐名，同时也开在大栅栏，而且同样也是清朝内务府御药房的供奉，也为清宫御药房供药，并在京师久负盛名。由于封建王朝、皇权至高无上，皇帝的名讳不能与人、商号、名、音近同。恰当时执政道光皇帝名叫"绵宁"后改"旻宁"，此时"育宁堂"的"宁"字犯了帝讳，不能叫"育宁堂"了，把"育宁堂"中"宁"字的心字去掉改为"育寧堂"，"育宁堂"的镇店名药"育宁堂清宁丸"改称为"麒麟丸"，"育宁堂二母宁嗽丸"改称为"二母安嗽丸"，更有独自经营产自于广东茂名化州深山老林中正毛（金毛）俗称："南方人参""千金一片难求"的"育宁堂化橘红"改称为"明清贡果化橘红"还是不行，清廷依然还是停止了"育宁堂"清御药房的供奉，因而严重影响了"育宁堂"的名声和业务发展，但后来"育宁堂"的传承人还是想方设法把"育宁堂"的名声和业务恢复了过来。为了振兴"育宁堂"老字号品牌，当时"育宁堂"东家（黄云峰）想了不少办法。在道光年间他特此到宁波老家请了当地名医刘永泉到北京"育宁堂"坐堂门诊，并让刘永泉主持店务、执事。刘永泉身受家传医术又精通药理，再加"育宁堂"讲究药材地道，品质过硬、宁缺毋滥，严格遵循"炮制工虽繁而不敢省人工、品虽贵而不敢减物力"精益求精的匠人精神，以仁术济世、医者父母心的仁德和修合无人见、存心有天知的戒欺诚信经营宗旨，从而在京都赢得了极高的赞誉，所以"育宁堂"的名声和业务也就慢慢振兴和发展起来了。到了同治年间而把原有因犯帝讳名称的镇店名药"麒麟丸"更改为原名"育宁堂清宁丸""二母宁嗽丸"更改为原名"育宁堂二母宁嗽丸"，具有独自经营产自于广东化州茂名深山老林中正毛（金毛）俗称："南方人参"，"千金一片难求"的"明清贡果化橘红"更改为原独有自营"育宁堂化橘红"品牌名称。因此刘永泉还被同乡推举为鄞县（现鄞区）会馆的一名主持人。再后来由于刘永泉品德高尚、医术精湛还当上了太医院的御医。

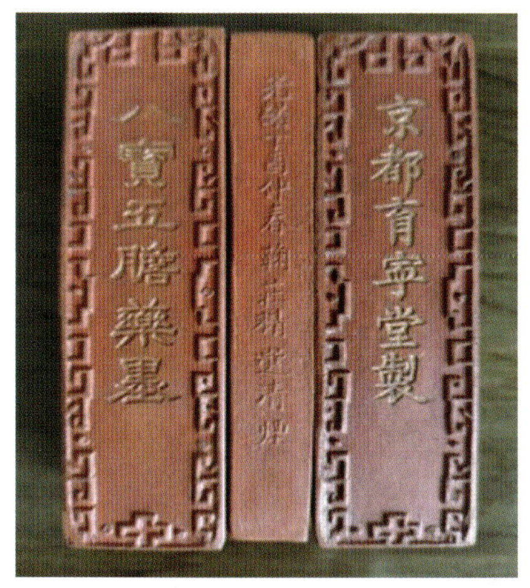


“育宁堂”八宝五胆药墨照片

第九代：“育宁堂”在清宣统至1933年的传承人是黄远光之子——黄玉、执事崔敏修。原址传承祖业，并著有《育宁堂成药配本》，现藏于北京中医学校图书馆。“育宁堂”老药铺被“京师药行商会”收录，在首都图书馆、国家图书馆、中国中医科学院图书馆等可以查阅《京师药行商会配本》和《北平药行商会丸散目录》中都有详细记载，药铺名是“育宁堂”，药铺地址是北京正阳门外大栅栏东口内坐北向南，执事是崔敏修等信息。

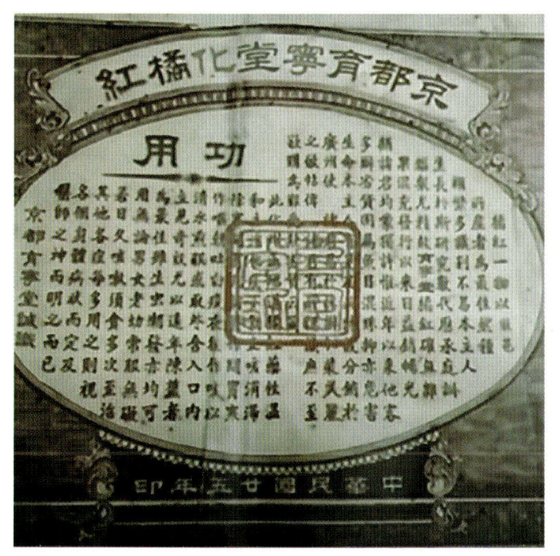


中华民国《育宁堂化橘红》照片

第十代：“育宁堂”在1933—2006年初的传承人是黄玉之子——黄士海。“育宁堂”1933—1966年初继续在原址传承祖业。1966年，由于中华人民共和国成立后受到当时历史政治等因素“文化大革命”运动的影响，导致原址（北京正阳门外大栅栏东口内坐北向南）无法再继续经营，因此，“育宁堂”由北京正阳门外大栅栏迁移至陕西山阳县漫川古镇。黄士海以“育宁堂”老字号品质和“仁德仁术、医者父母心，品宁缺毋滥、真心不二价”的戒欺诚信经营中药铺坐堂问诊，并在其中药铺自营自古法炮制精微饮片和诸门丸、散、膏、丹及“育宁堂”独特的五音六律与针灸推拿按跷（按摩）治疗术和独有经营产自于广东化州茂名深山老林俗称“南方人参”“千金一片难求”的正毛（金毛）明清贡果“育宁堂化橘红”，惠及方圆十里友邻。

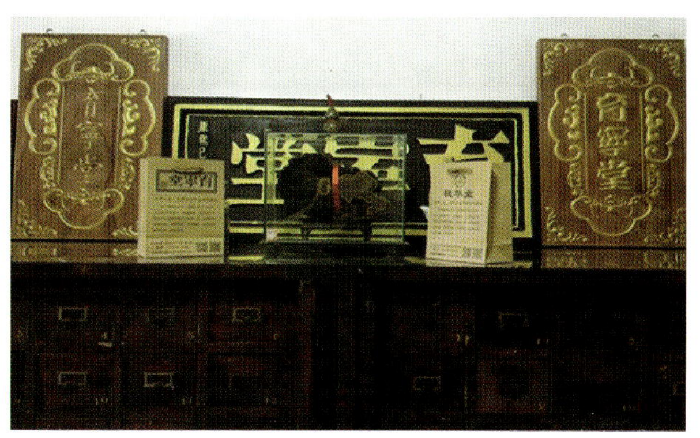


当今“育宁堂”照片

第十一代：传承人祝华是黄士海外孙，幼年跟随姥爷耳濡目染，在姥爷教诲指导下学习中医药传统文化知识和中医四诊，音乐、针灸、推拿、按跷（按摩）等疗法和“育宁堂”镇店名药“育宁堂清宁丸”“育宁堂二母宁嗽丸”和“育宁堂化橘红”等传统古法炮制对应诸门丸、散、膏、丹，精微饮片技艺。1997年应征参军入伍，继续在部队深造。2006年退役回京后在北京石景山万达广场以“育宁堂”老字号品质为宗旨，牢记“修合无人见，存心有天知”的祖训，本着“人命之重有贵千金、一方济之德逾于此，存诚慎药性、仁术尽平生”的大医精神和继承弘扬“育宁堂”中医药非遗文化为己任，四处拜访各地名医，倾心求教，虚心参学，并且理论与生活实践相结合，不断总结研发前辈们留下的宝贵经验，又在继承“育宁堂”五音六律与针灸推拿按跷（按摩）治疗术基础上与时俱进，不拘泥于五音六律的传统乐曲，并将当代乐曲选入疗术之中，老幼、妇孕皆易接受，终学有所成。

祝华认为，由于生态环境的改变，对中药材加工原料质量有一定影响，现仍秉承着以人为本的宗旨，仍对药材做到了天然种植、养护，确保了药物原本的疗效。只做天然无公害、无添加为主的良心食药材，真正做到宁缺毋滥绝不以次充优而成立了“育宁堂”中医药集团至今。

## 学术成果

（1）“育宁堂”在康熙己巳年即康熙二十八年（1689年）著有《育宁堂颐世方书》，录有育宁堂老药铺自营药目349种。

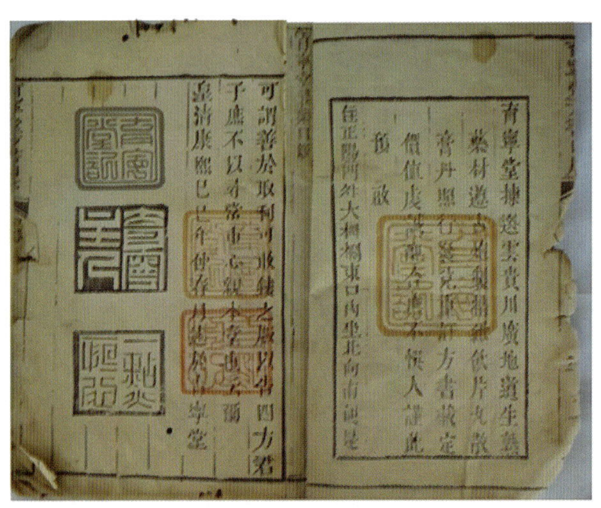

育寧堂康熙己巳年著《育寧堂颐世方书》主人序和寧宁堂具体地址并加盖印章照片

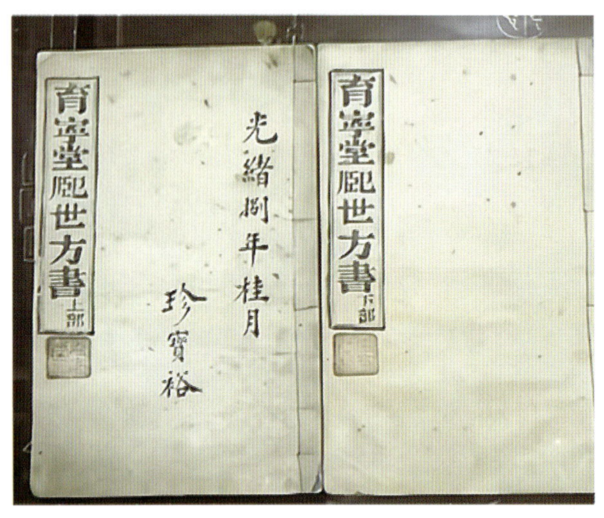


“育宁堂”家传的《育宁堂颐世方书》

（2）祝华领衔的科研团队以“育宁堂”老字号注册了商标全类别1—45类别、祝华堂5和44类别、2个图形5类别、9个著作版权和13个中医药国家发明专利。

（3）“育宁堂”五音六律与针灸推拿按跷（按摩）治疗术。

“育宁堂”五音六律与针灸推拿按跷（按摩）治疗术是在针灸、推拿、按跷（按摩）等治疗过程中融入音乐疗法，运用五音音阶、阴阳各六乐律来治疗身心问题的一种中医特色疗法。五脏六腑与五行、五味、五音、时辰相对应是其理论基础。由针灸针传导音符以恢复稳定人体内部磁场，增进人体细胞修复能力以达到治愈的效果；通过音乐音符与针灸、推拿、按跷(按摩)手法的相结合而刺激人体特定穴位达到经络通畅、活血化瘀、温经散寒、疏肝理气、解郁强身健体的功效。可治疗抑郁症、焦虑症、自闭症、失眠等，恢复其身心健康。音乐有归经、升降浮沉、寒热温良，具有中草药的各种特性，乐曲通过不同的乐器、节奏、力度等，彼此配伍，在聆听中让曲调、情志与脏气共鸣互动，可以舒体悦心达到动荡血脉，通畅精神和心脉，宣导经络的作用。其中五音，指的是宫、商、角、徵、羽。这个“音”大致相当于今天的音阶。而六律，是古乐阴阳各六的十二律，十二律阴阳各六区分开来，奇数(阳)称六律，偶数(阴)称六吕。十二律不但各有特定的名称，而且还有固定的音率。

音乐按五行分，古箫、竹笛等乐为角调式，属木音，有大地回春，万物萌生，生机盎然的旋律，曲调亲切爽朗，入肝胆之经，可以疏肝利胆。古筝、琵琶等丝弦乐为徵调式，属火音，热烈欢快，活泼轻松，构成性情欢畅的气氛，入心经、小肠经，主理心脏和小肠的健康。古埙、葫芦笙等乐为宫调式，属土音，风格悠扬沉静，淳厚庄重，入胃经、脾经，主理脾胃的健康。锣、编钟等乐为商调式，属金音，风格高亢悲壮，铿锵雄伟，入肺经、大肠经，主理肺、肠的健康。鼓、水声等乐为羽调式，属水音，风格清纯，凄切哀怨，苍凉柔润，如天垂晶幕，行云流水，入肾经、膀胱经，主理肾脏与膀胱的健康。在辰时

至巳时，用商音和羽音搭配针灸推拿按摩肾经和膀胱经，疏通经络、加强血液循环来促使肾中精气的隆盛，达到活血化瘀、充盈肾之阳气的效果。如在亥时运用徵音和羽音配合针灸推拿按摩心经和小肠经来放松紧张的神经、舒张血管、活血化瘀、促使心情舒畅、使头部血液循环加速、脑部神经松弛；在戌时至亥时，商音和羽音配针灸推拿按摩会更加使肝气舒达、心情舒畅、经络畅通，进一步加速肝脏代谢恢复健康，提高排毒功能和增强体质和自身免疫力。进餐时，以及餐后一小时内欣赏徵音和宫音乐曲，进行腹部推拿按摩脾胃经，会增强脾胃运化功能、促进食物消化吸收、糟粕排出体外、利于身体恢复健康；申时至酉时商音乐曲配合推拿按摩肺经和大肠经，疏通经络、增强肺和大肠运行功能、恢复健康会事半功倍。

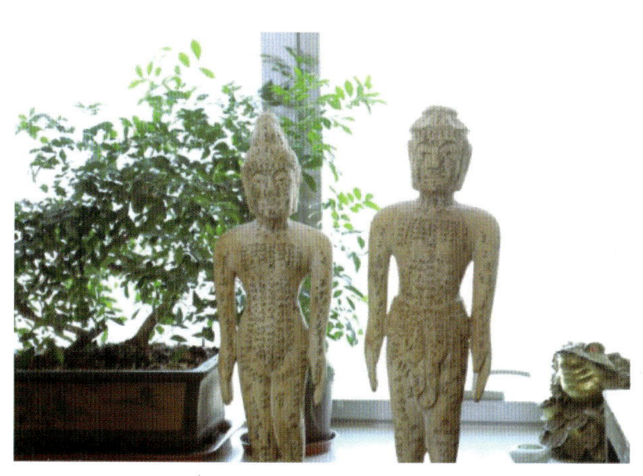

“育宁堂”祖上传承下来用以习练针灸的木质针灸人模型

（4）“育宁堂”五音六律与针灸推拿按跷（按摩）治疗术部分音乐处方：催眠选用《平湖秋月》、舒曼的《梦幻曲》、莫扎特的《催眠曲》、门德尔松的《仲夏夜之梦》，欲解抑郁选用《喜洋洋》《江南好》，除悲怆选用海顿的《创世纪》、柴可夫斯基的《第六交响曲d小调——悲怆》、贝多芬的《第五交响C小调——命运》，振作精神选用《金蛇狂舞》《步步高》，去烦躁选用《梅花三弄》《塞上曲》《空山鸟语》，促进食欲选用《花好月圆》《青春舞曲》，降血压选用《平湖秋月》《雨打芭蕉》《春江花月夜》《姑苏行》，去烦躁音乐选用《塞上曲》《小河淌水》；改善睡眠音乐选用《高山流水》，糖尿病选用《森林幻想曲》，促进食欲选用《花好月圆》，肺病选用《阳春白雪》。

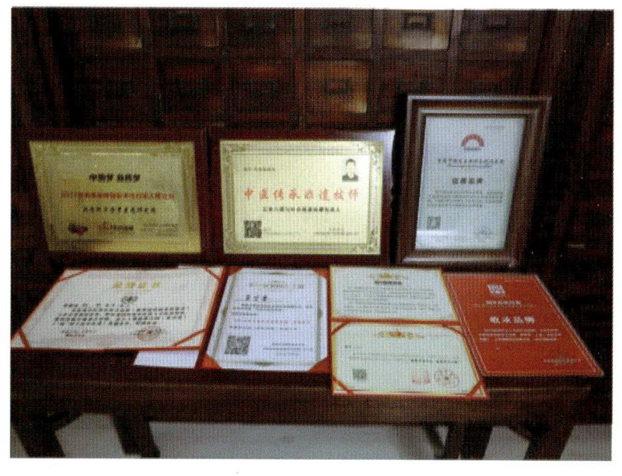


“育宁堂”传承人获得的证书及荣誉

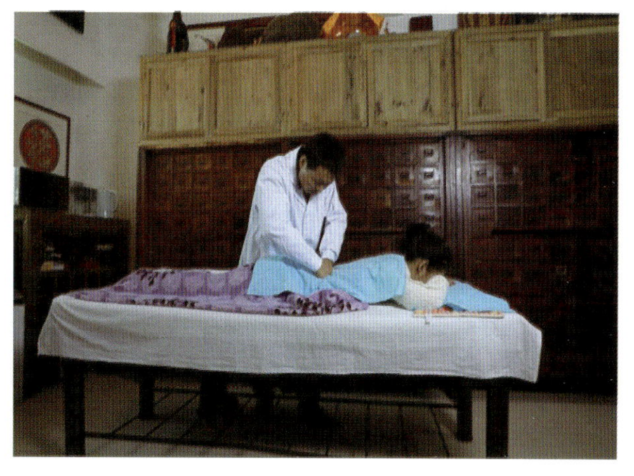

“育宁堂”第十一代传承人祝华在“育宁堂”医馆为患者进行五音六律按跷（按摩）调理

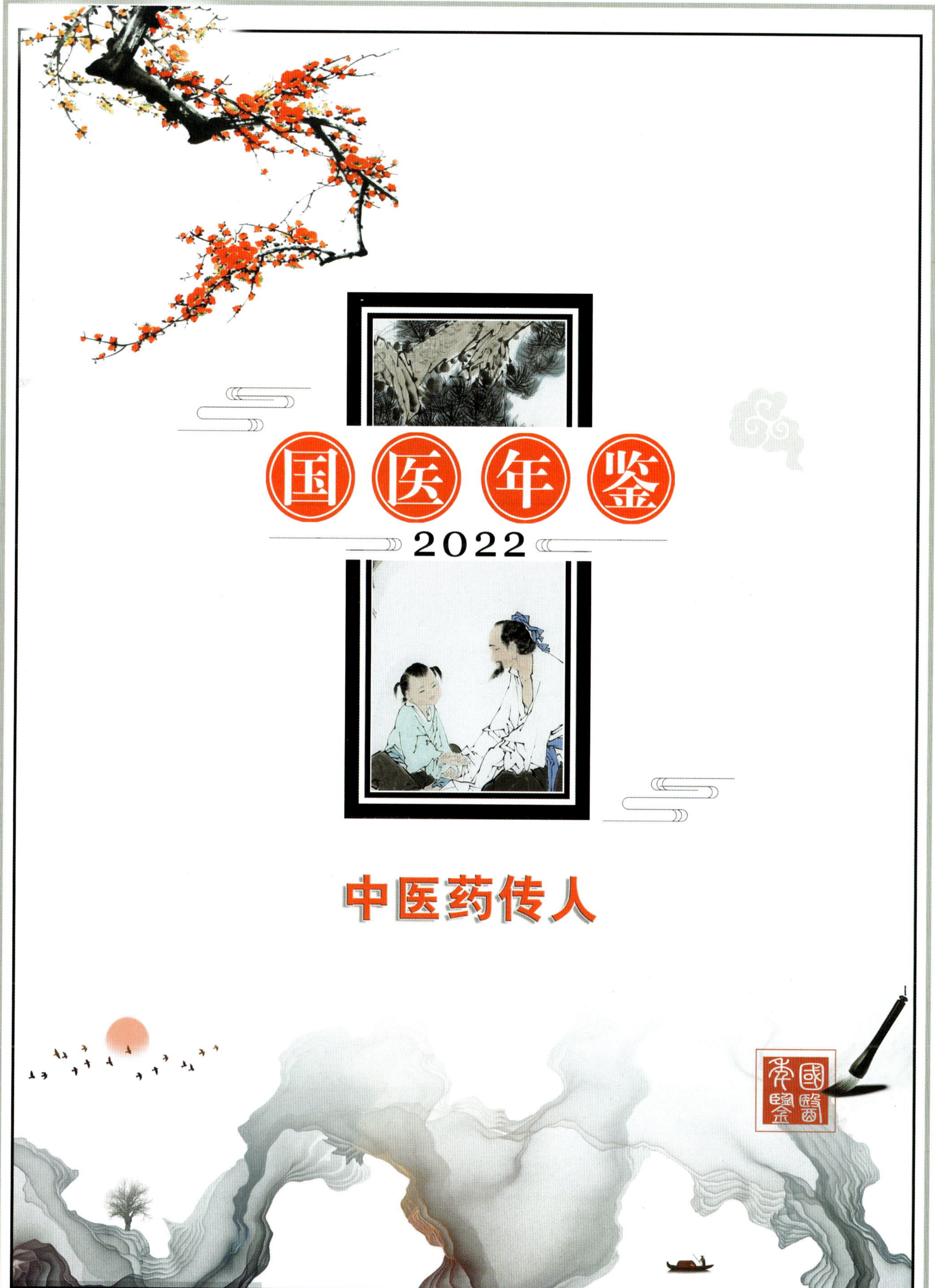


# 中医药传人

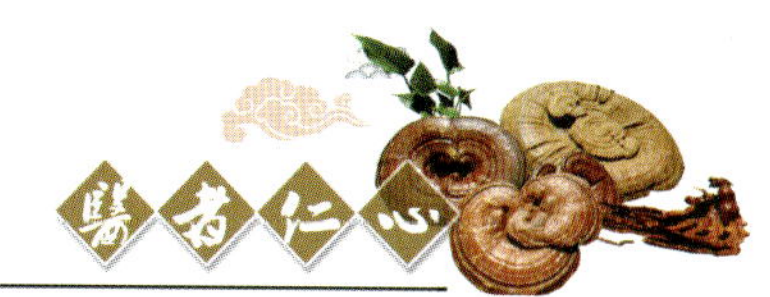

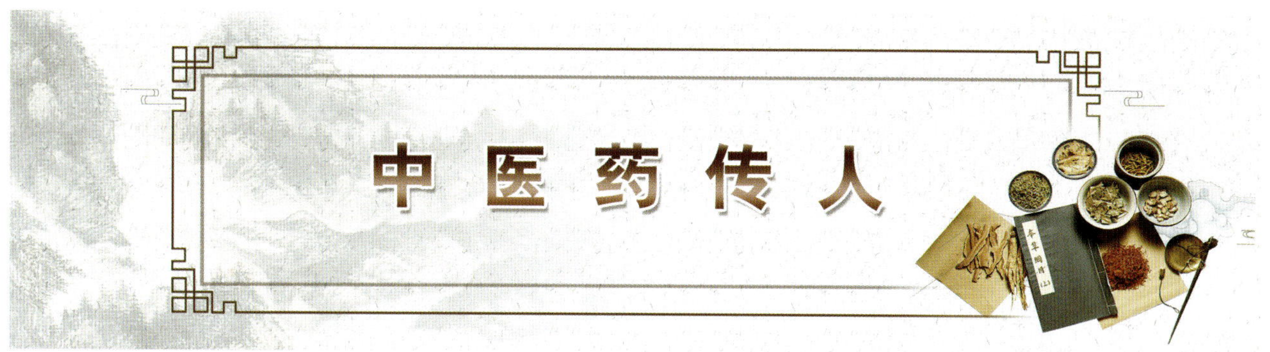

# 中医药传人

## 方承艳

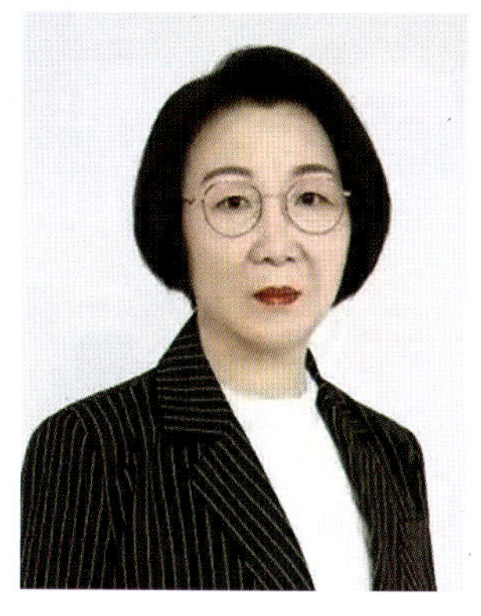

### 名人小传

方承艳，女，汉族，江苏南京人，1964年出生于中医之家。2021年荣获第一健康报道授予健康中国行动“健康宣传大使”；2022年受邀担任中国民族卫生协会健康养生分会“首席专家”。2019年被特邀参加人畜共患病国际研讨会暨中国狂犬病年会。在第21届中国世纪大采风年度庆典暨年度人物电视总结表彰大会评选活动中荣获“当代最美医生”荣誉称号；曾多次荣获“三·八”先进能手、县先进能手，荣获过江苏省先进工作者。

### 学术经验

方承艳一直以来将家传秘方用于救治狂犬病患者。“火神方”因是家传数代留下的验方，于狂犬病发作前后使用，可以有效治愈狂犬病，且治愈后没有任何后遗症。

方承艳认为鼻和全身经络有很密切的关系，在人的生理、病理和防治疾病方面起着非常重要的作用，擅长通过经络的传导和调整作用，以鼻腔黏膜给药可治疗全身各种病症。

方承艳始终秉承“传岐黄救人术，承神农济世心”的医学精神为患者祛病除痛，以“至重惟人命，最难却是医”来时刻警醒自己，“做好医、做好药、做好人”，为祖国中医药事业的后继发展和良好传承添砖加瓦。

## 申连英

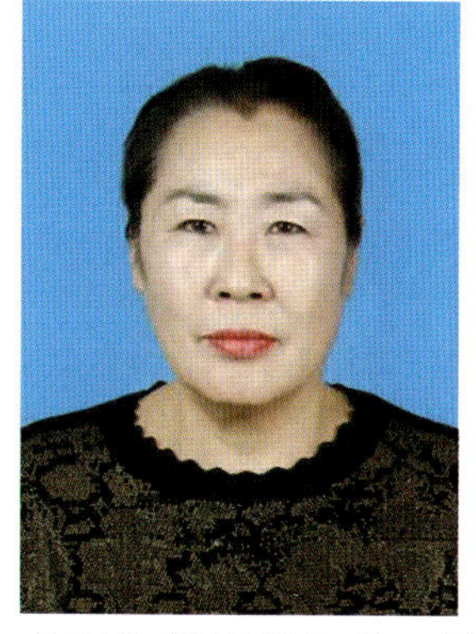

### 名人小传

申连英，女，汉族，1954年生于中医世家，济南市长清区人。家传的申氏绿康神黑膏药，创于清代晚年，至今已传承170余年，最初创始人是王连英的外祖父王恒清。王恒清父母早亡，幼年孤苦，冬天冻饿流落街头，被一位姓申的御医救助并收为义子。

王恒清感恩义父收养之恩，非常珍惜义父带给他家的安定温暖，用心学习义父的医技和仁心。于是王恒清的医术也不断提高，他的临床经验也不断丰富，创制了外科名方申氏绿康神黑膏药。申连英是家传名方的第四代传人。

### 学术经验

申氏绿康神黑膏药是针对腰椎间盘突出、颈椎增生、风湿性关节炎、关节扭伤、伤后后遗症等疾病的治疗，具有强肾、生骨、补火、助阳、疗伤止痛功效，能够修复椎间盘纤维环组织及促进受损软组织生长，从内环境快速修复椎间盘及受损组织达到逆转骨病而康复效果，黑膏药一贴可使用7～10天，5贴一疗程，一贴膏药的药效在7～10天内不会减弱和失去，患者可反复贴敷于患处。

申氏绿康神黑膏药是内病外治的极佳方法，利用药物直接外敷于患者外表穴位或患处，借助于经络的通路发挥药物的通经走络、行滞祛瘀、开窍透骨、舒筋活血、消肿化瘀、祛风散寒、除湿散结的功能黑膏药的优良效果的根本所在。申氏绿康神黑膏药是纯中药，外用强力透骨贴剂，载药量大，药效显著，贴敷于患处及相关穴位，对关节软骨、韧带、肌腱具有极强的营养修复功能，药力能直接渗透皮下骨质，作用达到患处而发挥作用，能改善微循环，清除病因，达到临床治愈的效果。

### 主要成果

2010年申连英将“申氏绿康神黑膏药制作技艺”申报了非物质文化遗产，荣获山东省济南市市级非物质文化遗产，并已在北京注册“申氏绿康神黑膏药”商标，国内已经开了多家销售分店。

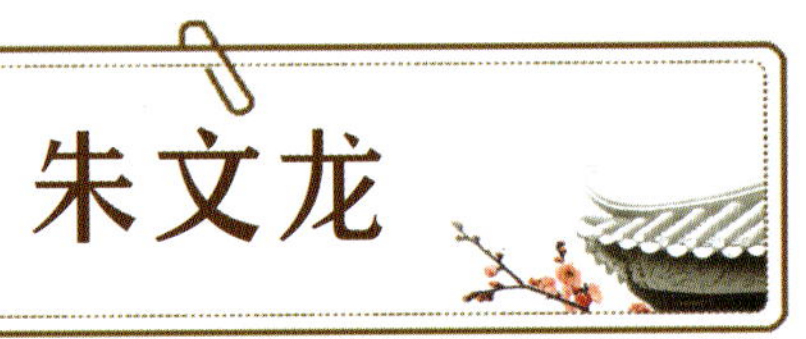

## 朱文龙

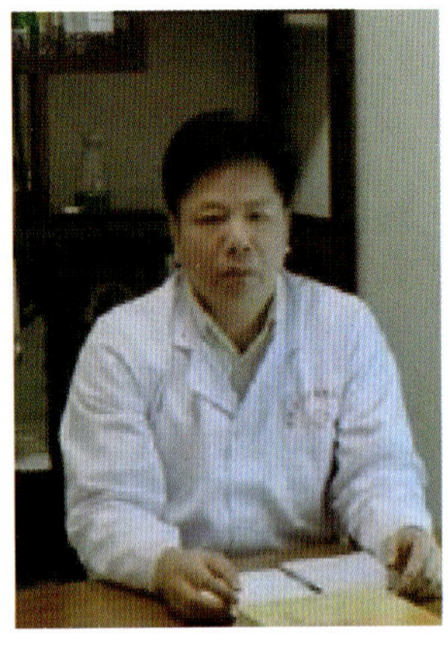

### 名人小传

朱文龙，中医科主任。出生于盛产中草药的广西一个中医之家，自幼接受中医药学文化熏陶。秉承中医先贤大医精诚，积极救死扶伤，从事中医肿瘤临床工作30余年，是方圆百里有名的肿瘤医生。

### 学术经验

郑州御和堂中医馆馆长，郑州御和堂专家团成员，专攻各种肿瘤，从事肿瘤治疗和研究多年。朱文龙不仅在医术上精益求精，不断进取，而且对患者认真负责，视病患如亲人，医德高尚，因此，受到社会各界一致好评。由于成绩突出，多次受到卫生系统的表彰。

朱文龙精研细读《黄帝内经》《难经》《金匮要略》《伤寒杂病论》《本草纲目》等中医典籍。勤求古训，博采众长，开拓和创新，积累了丰富的中医临床经验，善于四诊合参辨证施治。诊断准确，组方灵活，用药独特。力求做到立竿见影的效果。对调理体质，预防肿瘤复发，中医治疗肿瘤颇有深刻的认识与研究。

### 擅长范围

肿瘤疾病：肺癌、肝癌、直肠癌、食管癌、鼻咽癌、胃癌、皮肤癌、乳腺癌、宫颈癌、卵巢癌、子宫肌瘤、淋巴癌、脑癌、骨肉癌、胶质癌、胰腺癌、肠癌、骨癌、前列腺癌、结节等各种肿瘤疾病。

其他疾病：

对于不孕不育、囊肿息肉以及各类结节、风湿免疫等疾病都有非常好的诊疗经验，擅长中医治疗失眠、焦虑、神经衰弱、偏头疼等疾病，对其他男科、妇科疾病、甲状腺疾病、消化系统疾病，以及肝硬化、肾结石疾病、骨科疾病、心脏血管疾病、耳鼻喉疾病、皮肤疾病、三高等疑难杂症的治疗都有着较深的造诣。他运用辨证施治理论，并结合中药配伍治疗疾病，疗效独到，为无数患者带去了健康与幸福。

# 任保存

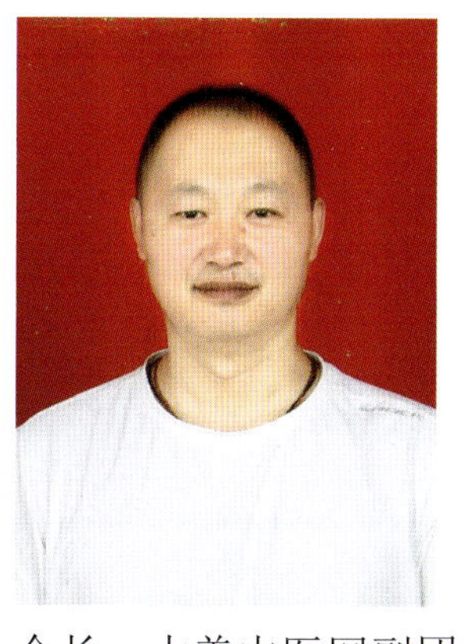

## 名人小传

任保存，男，毕业于河南省中医学院，六代家传医术，自幼耳濡目染，尽得家族医学真传。

现任北京仁道堂中医研究院院长，兼任筋骨养护分会副会长，医药人文与健康科普专业委员会副会长，大美中医网副团长，国粹传承网名誉副主席，大国医学网名誉副主席，汉唐国医传承网传承导师，张仲景博物院公益讲师团讲师，中国民间中医医药研究开发协会中国民间疗法研究专业委员会委员，中国医药教育协会会员。

## 学术经验

个人擅长：以中医中药治疗急慢性白血病、慢性肾炎、肝炎、脑血栓、癫痫、癔症、闭塞性脉管炎、哮喘、类风湿、子宫颈癌、股骨头坏死、肝硬化肝腹水、妇科疾病、心脏病、中风、带状疱疹、鼻炎、高血压、糖尿病及老年病等。

身为“大夫”他不但要有医术，还要有热心的态度，不怕艰苦，不图名利。他每天学习中医理论和中药处方到深夜，经常独自上山采药，如太白山上太白参、太白米等地道药。他说过，不会采药的中医师不是一位纯正的中医师。他始终以大医精诚为座右铭，以悬壶济世为己任，受到众多领导和患者的高度赞扬。

# 刘坚德

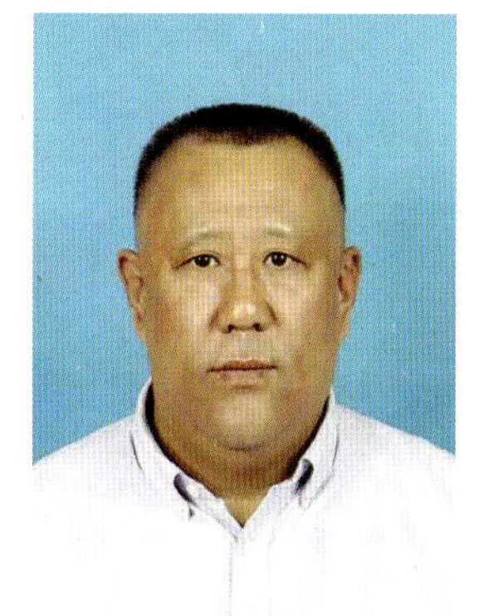

## 名人小传

刘坚德，54岁，山东省济南市槐荫区人。 自幼受祖父和中医父亲的言传身教，学习家传中医正骨绝技几十年，经过系统不断地学习，1990年考取了国家中医中级正骨推拿按摩师证书，2017年获得济南市人力资源和社会保障局颁发的高级中医推拿按摩师证书，2019年7月经过中医药卫生人才专业技能行业协会的培训考试，取得了国家技能中医药卫生人才高级中医特色正骨师证书。

## 学术经验

刘坚德在继承家传医术的基础上，不断结合自己的临床实践总结经验。他认为，随着现代工业发展，人类生活环境产生新的污染，人体血中污垢在不同程度的增加。血不净化，不能生新。还有，任何生物失氧则死，而制氧机抢救之氧是暂时维持生命，用以抢救病患的方法。有一位靠吸氧生活两年的中年人，身体的病态并没有改变，而增加血氧就会很快体魄健壮。

## 主要成果

刘坚德的家传中医绝技是断骨7天能够生新，血聚坏死复活在当天，擅长接骨按环正筋骨，复位手法以攥、展、合为主。其慈心仁术如对亲兄妹，他治疗时神清目明，速脆准，四肢锁骨即复位。他认为脊椎、肋骨、复位要借气，手法同上，速脆准，下颌扶顶背靠紧，下颌内即刻上推；尾骨脱位外上拉，胯骨蹬拉即复位；韧带复位只几推，腰疼部位只几摁，手法轻快病痛除。

在国医传承的基础上，又经过刘坚德多年

的不断探索研究，继承和发扬了“刘氏秘方增氧丸”。①服用一粒增氧丸可以在几分钟内达到显著疗效；②因地震造成多部位骨折，7天可以断骨生新结痂；③因地震造成肢体缺血坏死，当天会有疗效。

1995年山东省药品检验所颁发给刘氏损伤急救丹的药品检验证书。

1998年的山东大众法制专刊和省各大报纸专门报道了刘医生在医疗工作中已为数万患者解除了疼痛。

## 刘恩国

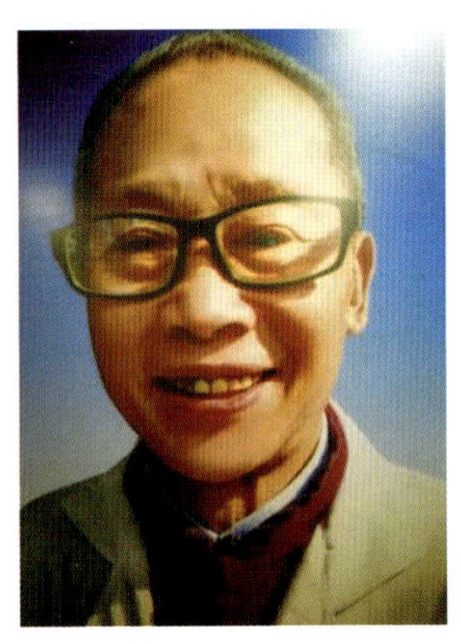

### 名人小传

刘恩国，男，汉族，贵州省遵义市绥阳县人，生于1943年，中医世家传承人。

### 学术经验

2019年1月25日，刘恩国老先生应邀参加北京东方生命科学文化研究院成立大会，被聘请为该院的“古中医研究员”。民间疗法研究专业委员会委员，张仲景博物院公益讲师团讲师。

在总结家传中医文化的基础上，通过几十年康养实践的经验积累，针对不同的疾病，不同的病机，研究开发了痈疽膜、皮肤膜、风痹膜等多种外用康养功能膜，针对不同的病态，选择相关痛点进行外疗。其家传痔疮液、痒肤液、养生液，对骨质增生、糖尿病、前列腺病、高血压和伤风感冒等，都具有调理作用。

刘氏祖上以《黄帝外经》“内病外调人体功能”的理念，通过将中药碾磨发酵压榨等工艺创制了“千金膜”，用药物作用激活人体细胞，促进新陈代谢，增强身体免疫力。

内病外调是用《黄帝外经》的养生原理，去病除湿，通血化瘀，提高人体免疫力，逐步减轻和解除身体的各种不适，恢复身体健康。该方法及其使用的药物无毒，不良反应小，通过体表的按摩擦包，让药液的能量修理人体病灶细胞，增强人体的抗病功能和健康功能，有病康养，无病保健，称为“营养能量热疗法”。

## 刘得仁

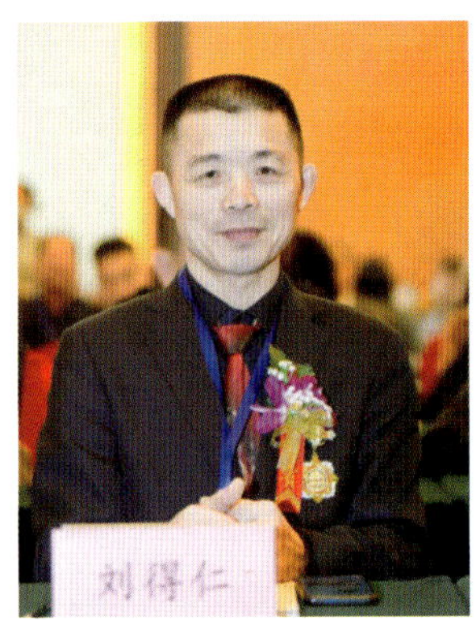


### 名人小传

刘得仁，江苏省镇江市人，非物质文化遗产传承人。现任镇江市明洋健康咨询有限公司董事长，中国名老中医协会理事长，广东省刘氏明洋医学研究院院长，中国民族卫生协会健康养生分会专家委员，决策中国专家智库联盟副理事长，中国抗癌协会会员，所在刘氏明洋系列产品被中国质量新闻网收录为质量先锋档案公示产品，被中国企业信用评估中心评为中华老字号，先后参加全国名老中医第七届、第十届、第十一届等民间中医药大会。

### 学术经验

每一位基层医生都有一段独特的成长经历，他们中很多人凭借朴实的医德医风，在为老百姓身体健康保驾护航的工作中默默地奉献着，他们以心为灯守护生命，点燃患者心中的希望之光。

刘得仁老师在多年的中医临床中，研发了“药食同源茯苓木瓜茶”，对调理身体治未病有显著效果。他临床经验非常丰富，有很多患者经过口口相传来他诊所就诊。患者病痛经过治疗调理，都能立竿见影。他认为：要想把中医做好，

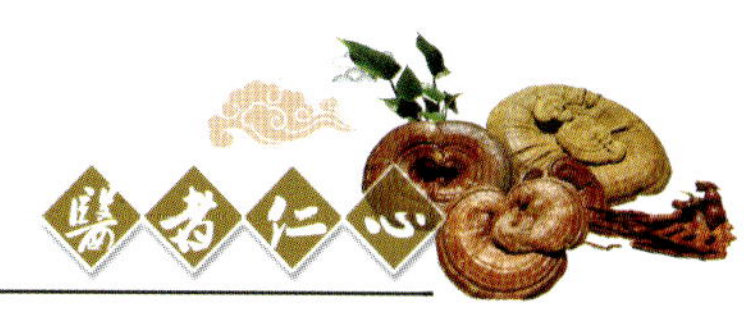


首先要认真学习四部经典，《黄帝内经》《伤寒论》《金匮要略》《神农本草经》。一个好中医必须要明白四气五味，具体巧妙搭配，才能达到事半功倍的疗效。推拿、按摩、针灸、艾灸等方法是我们传承中医人必须要认真学习的，并且中医人一定要知道补泻。刘德仁对腰椎间盘突出、颈肩痛、腰腿病、类风湿关节炎、肩周炎等疾病的治疗有良好的效果。

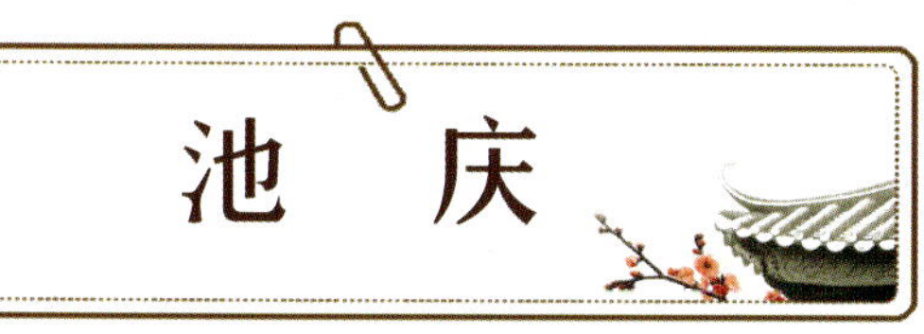

# 池　庆

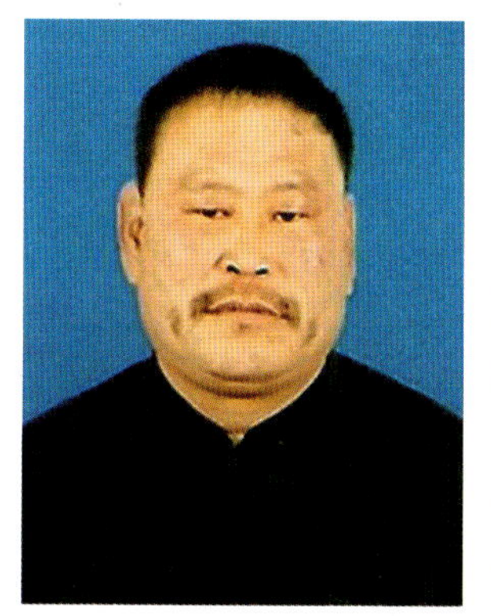

## 名人小传

池庆（又名：池晓东），男，汉族，1964年3月生，内蒙古自治区乌兰浩特市人。池庆出身于中医世家，其祖上行医时间长达一百余年。他自幼学医，继承家传医术，特别是跟其父亲池松泉学习了各种治疗疑难病症的秘方、绝技，尤其是以治疗牛皮癣和各种皮肤病见长，行医近三十年，用口服、外用药，疗效奇佳，牛皮癣患者经其治疗均未见再复发，被百姓尊称为“知心医生”。

## 学术经验

皮肤病在临床最为常见，几乎每个人在一生中均难免发生几次皮肤病，如银屑病又名牛皮癣。男女老幼皆可发病，但以青壮年居多。其病可累及身体任何部位，但好发生头皮、躯干和四肢伸侧，可发于全身。常伴有不同程度瘙痒，一般夏季减轻或完全缓解，冬季加重或复发。

临床可分为：

1. 寻常型：基本表现为红色丘疹，可融合成斑片，边缘明显，上覆多层银白色鳞屑。刮去鳞屑可见到发亮的薄膜，剥去有点状出血点和水珠样的水点，皮损多为泛发，亦可局限于某一部位。皮损形态有点滴状、钱币状、地图状、贝壳状等。病情处于进行期时可有同形反应。指趾甲、黏膜可受累。

2. 脓疱型：分为是局限性和泛发性两种，局限性的主要局限在掌跖部，即掌跖脓疱型银屑病，掌跖部红斑下水疱为无菌性脓疱，脓疱干后脱屑可泛发到全身，多因胸腔疾病治疗不当转化形成。

3. 关节炎型：也称银屑病型关节炎，主要表现为银屑病相关皮损外的关节疼痛、肿胀，发展时间长可引起关节变形。

4. 红皮病型：主要由于银屑病治疗不当引起全身潮红、脱屑、干燥脱屑的表现。

现代医学认为银屑病可能与遗传、感染、代谢障碍、内分泌紊乱，以及神经精神因素或免疫异常等有关。根据临床表现，一般不难诊断，必要时可做病理检查。本病在中医学文献中有许多类似记载，如：雪花癣、大钱癣、鸡爪癣、湿癣、干癣、马皮癣、牛皮癣、手足癣等，并认为多由脏肺湿热、复感风湿热邪、蕴于肌肤、致局部气血运行失畅、气久郁则生热，或因风寒湿外袭、营卫失调，则郁久化燥使皮肤失其所养，或因七情内伤、气机郁滞、久郁成瘀而成。故临症分型血热、血燥、血瘀等型，治疗此病不用忌口。

# 孙亚泉

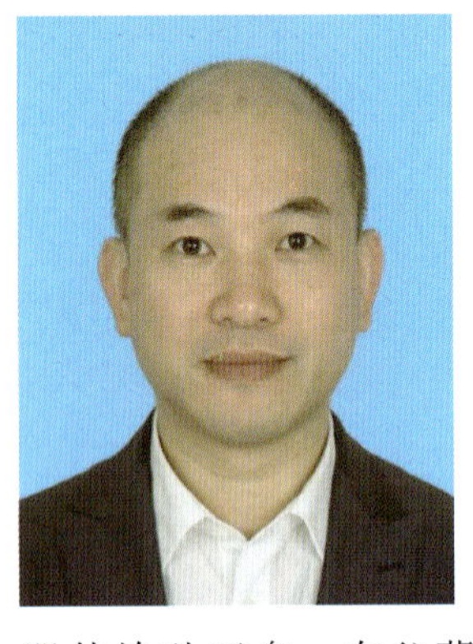

## 名人小传

孙亚泉，字葫芦，出身杏林之家，在父辈的教育熏陶下从小便立志从医，悬壶济世。

他传承与创新并重，父辈把民间积善行医所积累的经验，收集到的处方和对中草药认识编写成册传给孙亚泉。在父辈医疗传统的耳濡目染与历代医学典籍熏陶下，孙亚泉潜心深造，上山采药，回家制药、配药、抓药、辨药性，钻研药理，收集了大量民间验方。他虚心向前辈请教，师从广东省十大名医李桂先生，还跟随中医世家邓超梅先生等师傅学习，掌握了中草药功效及鉴药知识，诊治疾病，具有不错的疗效，医术日益精进。他博览群书，精通医道，始终遵循望、闻、问、切是看病的必要环节。只有注重这些细节，才能确诊、处方和治好病的行医风格。

## 学术经验

孙医师擅长治疗各种疑难杂症，各类皮肤病、肺结核、糖尿病、中风瘫痪、腰腿疼痛、腰椎间盘突出、康复理疗等。他有两个经验药方。其一：糖尿病烂足细胞再生散，是用天然植物加工而成，能使各种糖尿病足腿溃烂、老烂腿、烧烫伤、艾灸感染、瘢痕灸感染、移毒创面修复、注射感染、带状疱疹感染、植皮失败、手术感染、痔疮、肛裂、肛肠手术后修复、埋线感染、打硬化剂等各种感染，且曾就诊多家医院但仍然未愈者迅速改善至康复，功效卓著。

# 孙景文

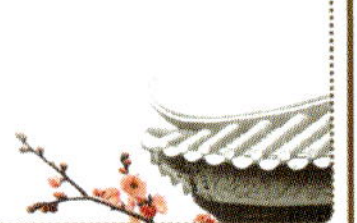

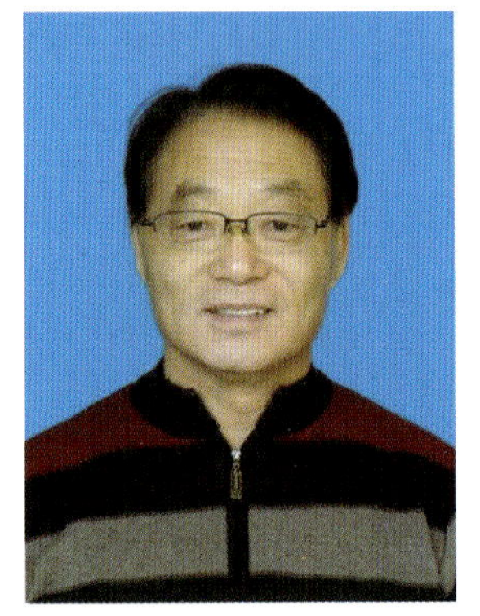

## 名人小传

孙景文医生，1955出生，孙氏正骨第三代代表性传承人。12岁随祖父、父亲学医练武，八极拳第九代传人。

现为国家八极拳五段拳师，中国摄影家协会会员，中国满族医学研究会青龙民族医院名誉教授，中国民族医药协会民间医药发展委员会理事。

## 学术经验

生命如同寓言，其价值不在长短，而在内容。生命只有焕发光彩，方不辱没生命的意义。“健康所系，性命相托”是他永远牢记在心头的誓言。孙景文始终保持不以物喜，不以己悲的心态，宁静致远提高诊疗水平，为“健康中国”不留余力。

2018年5月他应“全国第九届名老中医临床技术高峰论坛”组委会的邀请作为特邀嘉宾参会并作大会发言。2019年12月作为特邀编委参加《大国中医》一书的发行仪式并被入编《大国中医》一书。2020年11月28—29日作为嘉宾受邀出席中国民族医疗协会传承创新交流大会暨中国民族医疗协会民间医疗发展工作委员会成立大会，作了大会发言并当选为首届民间医疗发展工作委员会理事。他将家传中医“孙氏正骨”推向全国，使世人知晓并展示了“孙氏正骨”的高超医术受到大会赞誉。

## 主要成果

他继承了中医正骨家学，并阅读了大量的中医古典名著。他汲取各家之长，增加了自己的骨科理论知识，并进修了X光片、CT片、磁共振等影像学技术。他用现代科技手段和家传手法相结合

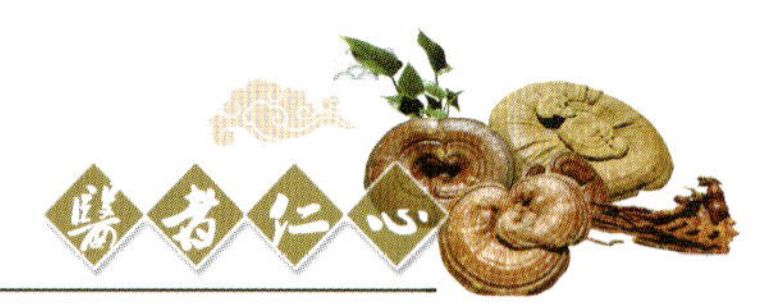


的方法，诊断治疗各种骨伤疾病。他对目前患者较多的、年轻化突出的退阶性骨病，如颈椎病、腰椎病、肩周炎、膝关节炎等疾病，由传统单一中药治疗，或单一按摩，或单一针灸，发展成一整套的科学检查方法和独特的“三位一体”治疗方法。采取急则治标，缓则治本，标本同治的原则。他发展了“孙氏正骨”独特的用药，达到专病专药的治疗，形成12大用药体系，正骨手法除接骨八法外又增加了螺旋牵引法、点穴法等，继承发扬了“孙氏正骨”学，将“孙氏正骨”理论、家传中药、按摩手法、正骨手法提高到了一个全新的高度。他治疗治愈各种新伤骨病、陈旧性骨病、退行性骨病患者，人数达到几十万人，地域达到了26个省市及香港、美国等国家和地区。总治愈率达到98%以上。使患者感受到了家传中医“孙氏正骨”的诊疗效果。

## 李含敏

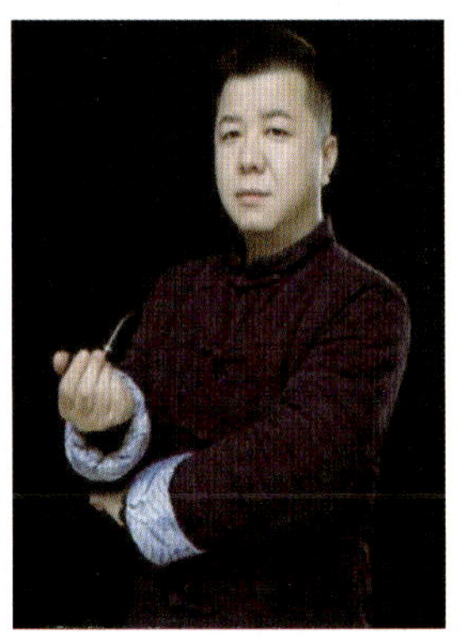

### 名人小传

李含敏，男，籍贯广西壮族自治区靖西市，毕业于南京中医药大学。曾就职于南宁第二人民医院。他全身心投入中医事业，热心于健康医学公益讲座，为国家高级康复理疗指导师。

北京国研鼎瞻国际医学研究院常务副院长、高级专家讲师、中华民族国医秘术洽谈峰会组委会副会长、广西壮族自治区非物质文化遗产壮医驳骨疗法高级教学导师(传承师)、中国生命关怀协会慢性病防治援助工作委员会会员。中国医药教育协会会员。

2020年健康中国栏目特聘为特邀首席专家，同年获中国医药教育协会“中国疑难病特效疗法及军地专家特殊贡献人物”荣誉称号。2021年被大国医学网聘为客座教授，2021年被聘为中国管理科学研究院商学院客座教授，中国管理科学研究院商学院民族医药古瑶方研究所所长，2021年被南阳张仲景博物院聘为国医公益讲师团宣讲专家，2022年聘为九州华夏国医网名誉顾问。

### 学术经验

李含敏幼年开始接触家传医书和医术，历经20多年的临床实践中，对各种常见病、多发病及妇科等疑难杂症的诊断及治疗积累了丰富的临床经验。他采用祖上传承的中医秘方及壮医驳骨疗法手法为患者治疗，治愈不少重病患者。2003年于南京中医药大学深造，更加了解了中医的奥妙。2012年开始，将祖上传承的驳骨疗法及民间偏方等编为教材，开设培训讲习班。

李含敏从医多年，治疗痛症有独到的经验，独创的“中医古奇新特疗法”“一正二排三养四通”症状调理法以及开发的“气血温通仪”，经临床反复验证，针对各种痛症有明显治疗效果，为广大患者带来康复佳音，获得了中国科学技术协会成果奖。

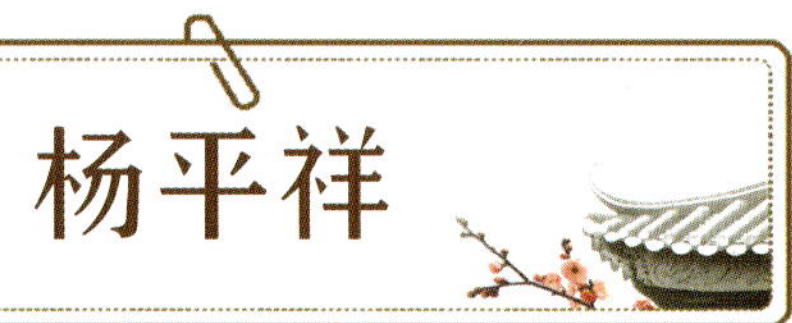

## 杨平祥

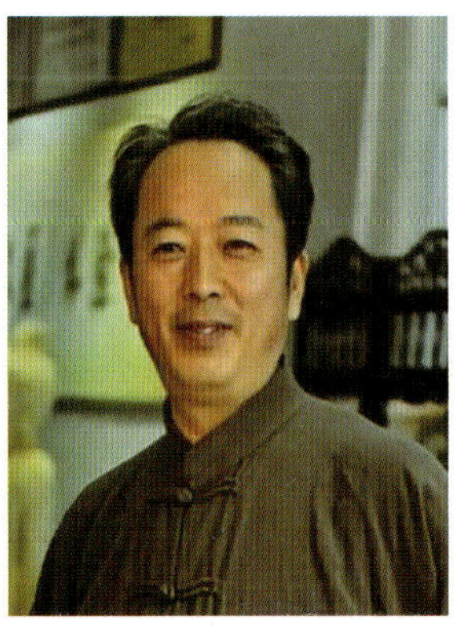

### 名人小传

杨平祥出生于中医之家，国家二级心理咨询师；健康中国行动健康宣讲大使；北京国怡堂医学研究院院长。

他创建的拥有自主知识产权的公众号“科普说健康”线上教育平台，受国家知识产权保护。海南省老陶义工服务社副社长；为终身志愿者，海南福兆高科技健康产业有限公司联创董事。中国中医医药研究开发协会民间疗法研究专业委员会委员。

他在海南省琼中县营根镇什金钗村打造了健康公益村，给海南当地政府机关讲授健康教育课程，被很多专业机构认可，建立幸福人生传播基地，为海南自贸港建设助一臂之力。他举办健康管理（慢性病调理）和健康教育（话聊）心灵疗愈成长方面的数百场讲座，讲课风趣幽默，落地实惠。救治和帮助无数被病魔困扰、对健康迷惘、饱受痛苦折磨的人们使家庭受益。

他告诉人们：养生不养筋，身体像结冰。养生不养脏，像纸挂墙上。养生不养椎，疾病一大堆。他编写了杨式健康歌：天天微笑容颜俏，七八分饱人不老。相逢莫问留春术，预防保健比药好。

### 学术经验

他创立“杨氏无创三九疗法”。三九疗法的三是指经络、脏腑、脊椎三个联合点，作为战略一靶点。九是指九个步骤，作为战术一方法。疾病从亚健康演变而来。因此，A经络不通一找痛点；B脏腑不和一找病灶；C脊椎变形一找反应点。在三联上找靶点，靶点中再找到靶点，阴中求阳。三联疗法优势明显：其简单易复制、易教、易学、易懂。

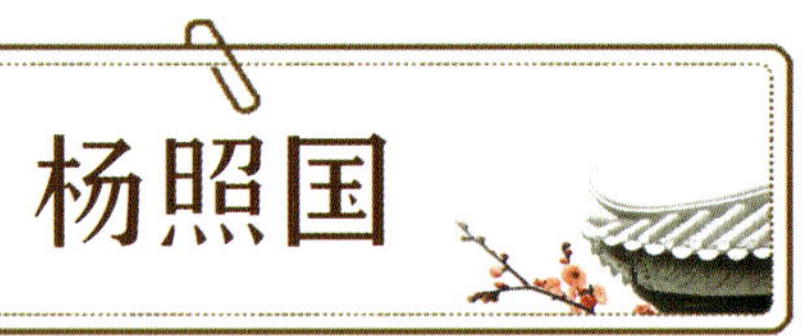

## 杨照国

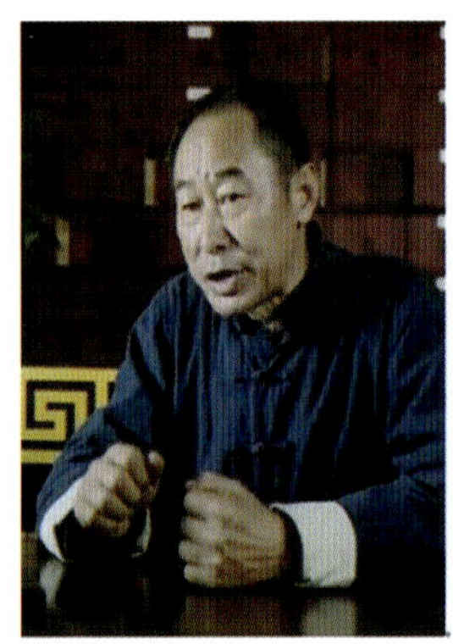

### 名人小传

杨照国，雅号雨林雅夫，男，汉族，中共党员，中医学教授，属北宋名将杨业之后裔、天波府医术第43代唯一传人。

1963年生，云南省凤庆县诗礼清华山人，1980年大理卫校毕业，追随父亲足迹应征入伍到中国人民武装警察部队服役，分配在医疗岗位，1984年加入中国共产党，1987年天津中医大学本科毕业，针灸师承“鬼手神针”石学敏教授。

### 学术经验

从医工作四十余年，多次被评为优秀干部，学雷锋标兵、优秀共产党员等荣誉称号。1997年开始深入西双版纳热带雨林进行药物资源、野生蔬菜资源调查研究及生物产业创新发展研究工作，发现药食两用野生蔬菜百余种，并利用其资源研发出药醋、药酒、药茶、药食、药妆品、女性私密护理等系列健康养生用品，为“上善之医无药而治，即非药物疗法”的健康理念提供了物质基础。

2011年退休后杨照国走遍全国各地，义务教授中华杨氏天波望诊、天波针灸、天波点穴推拿等公益健康讲座数百场次，不断宣扬杨家将爱国精神和传播中医传统文化。他精通易理、天文、地理、风水、药物、生命、心理学等文化学术知识，熟练掌握天波府望诊技术。他通过面诊或者患者照片，就能指出患者目前疾病所在和未来可能发生的问题，告知患者自身病因，及时给予调理，避免病情恶化。在诊疗疑难杂症方面，取得了显著的成就，声名远扬。无数病入膏肓的患者通过他的治疗得以康复，人们亲切称他为“透视神医”“天眼神医”“天波神针”“送子观音”。

### 主要成果

杨教授在对祖辈养生文化充分了解吸收的基础上提出：“一壶药茶，一杯药酒，一瓶药醋，一碗药膳早餐，一盒药妆，一盆药浴，一曲舒心的音乐，一分钟深呼吸”的八一养生法，非药物治疗健康理念，创新性地找到并总结出了杨家养生的“五大法宝”。

（1）食疗与外调内外兼修养生法。内用醋茶酒膳食养生，气功调息；外用药浴及外敷药、点穴、针灸及推拿按摩、药枕被褥等护理。

（2）形体养生法。即“站坐走跳有技巧，睡姿讲究人不老。”的形体养生法，具体而言就是

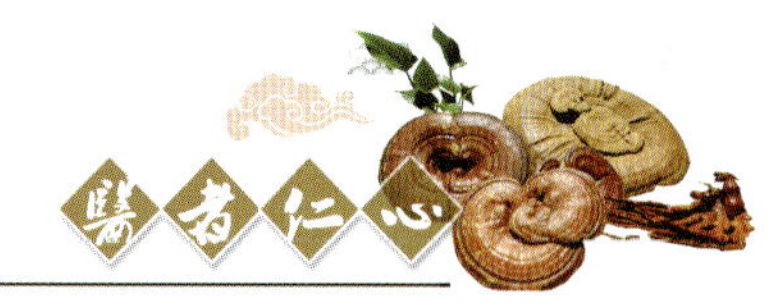

需做到“站如松、坐如钟、走如风、跳如翔、睡如弓”。

（3）体操养生法。即展臂侧转健身法、提腿踏步健身法、反手护肾健身法、搂腹上下健身法、拍打肌肉健身法。

（4）心志养生法。端正人生态度，养成良好生活习惯，养成积极向上的性情风格，锻炼健美的体态体型，达到身心灵统一一体，才能实现养生。即形正则言正，言正则行正，行正则心正，心正则神正，神正则气正，正气长存，则百毒不侵！（形体要端正，言语要意善，行为要中正，心情要平和，精神要振奋，气血才调和，方能少病不病，反之则多病大病）。

（5）“八五”养生法。即五谷为养、五畜为益、五果为助、五菜为充、五气为疏、五味为通、五色为舒、五音为展的养生法。

## 肖祖成

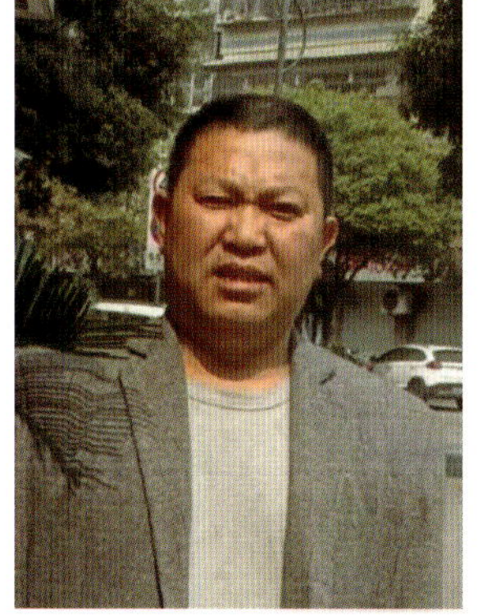

### 名人小传

肖祖成，男，苗族，高级康复调理师，大美中医药学习网特聘讲师，张仲景博物院公益讲师团讲师。

肖祖成生于略通苗医的家庭，习用苗医单方、验方治疗常见病。自幼热爱中医，家传的苗医和单方数量多，因为是历经实践检验过传承而来的，在临床上效果特别显著。

肖祖成自幼总被邻里大为夸赞，肖祖成更有学好医术的动力。他经常拜师学艺，得到多位医科老教授的真传。他的诊疗理念融合了中医和苗药，从事中医理疗、苗药治疗30多年，形成了自己的诊疗特色。

### 学术经验

苗医认为，毒、亏、伤、积、菌、虫是导致人体生病的六种因素，简称六因。而六因归根结底都要产生毒害力导致人体生病，所以苗医素有“无毒不生病”之说。在药物的应用上“苗医治疗喜用鲜药，时间短而功效速，人人乐用之”。

肖祖成主张用当地鲜药，“少用市里药店之官药”。在治疗上，“苗医问病首先注重发病时辰”，称为治疗时辰学，如治疗采用十二时血穴疗时，就主张按发病时间而对症下药治疗。预防与保健方面，苗医提倡多参加劳动、生活有规律，不要暴饮暴食，起居有常，崇尚武功，强体健身，预防疾病。巫医或苗巫师施巫术治病在民间仍然流行。苗巫在“遇疾不求医，延巫求祷”的湘黔苗疆施以巫术治疗或求祖灵除疾病保平安，苗人喜接受。如化水治疗、椎牛、打猪祭祀祖先以求平安等。

肖祖成在用药上方法独特，他用于内服的苗药，加工上多用爆药法，煎煮熬药的方法也较为常用。对慢性风湿疼痛、腰腿痛多用酒炮制方法。对新鲜苗药治疗外伤，如虫、蛇咬伤用鲜药取汁外洗或外敷捣烂。苗药还有冲阴阳水法、嘴嚼法、外洗法、药水熏法、药汁点服法、冲服法等。苗医传统外治法有手推(也称推拿)疗法，铜钱刮法（刮痧疗法）、挑刺疗法、外敷疗法、热熨疗法、烧灯火疗法、麻刮疗法、碗针放血疗法、外洗法、药浴法等，还有舒筋活血、追风祛湿、消肿止痛、散寒等，疗效显著。

## 吴云

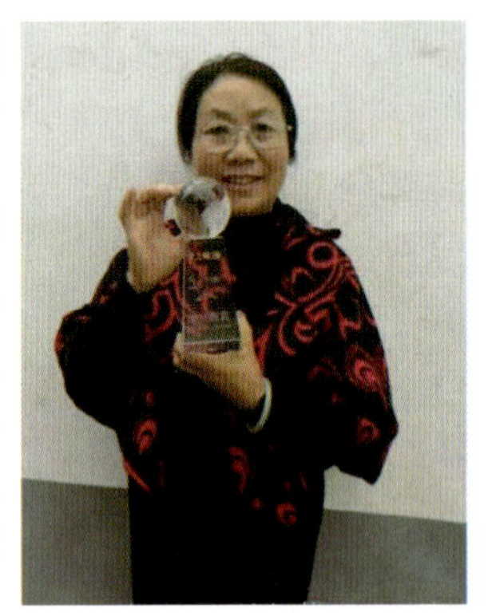

### 名人小传

吴云，女，出生于1955年8月，生于张仲景医圣故里南阳，长在中医之家，现任唐河县宛东济世中医结石病研究所所长。

自幼遵循祖辈行医家规，行医济世为宗，行医以德为本，行医以善为主，行医以治病救人为先，做人行医的本质用诚信和良知造福于人。

### 学术经验

在行医四十余年的生涯中，吴云在传承正骨术的同时，酷爱祖辈中医，多年来不断努力研究探索，仔细琢磨将实践体会与老方新用相结合，不断融会贯通，对三高的钻研终于对糖尿病找到了一个效为完善的治疗方案。糖尿病的病理根源，如果想治愈糖尿病，我认为首要了解人体生理功能的奥秘，当吃下食物后，食物要经过各系统的溶解与消化，将糟粕排泄，精细的营养经溶解后转化成为血糖。人体正常情况下它属于脾脏所管制，多余时就储备起来，等待各系统如心、肺、胃、肾等需要时再将所控制的存量，根据各脏器的需求再缓慢地输送去，由此来完成各系统需求的调节功能。长在中医世家，多按古方治疗消渴病，古方与药食同源加外敷三合治疗为一体的方案，使很多患者均可得到满意的疗效。

## 张伟刚

### 名人小传

张伟刚，男，1970年生于中医之家，籍贯山西省运城市平陆县。毕业于陕西中医学院，曾经在中国人民解放军第四军医大学西京医院中医科实习并工作，从事康复理疗工作。兴圣宫·推拿理疗中心创始人，康复科特色理疗师。

### 学术经验

中医学认为，经络在人体中的作用是非常重要的，五脏六腑、四肢百骸、皮肉筋脉的生理功能，必须依靠经络的密切联系，经络和穴位组成一个循环系统，疏通全身，使脏腑、骨肉、关节等形成一个有机的整体。如果经络不通，就不能发挥它的联络和传导作用，脏腑经络功能就不能达到协调，人体的气血就得不到营卫，因气血是供养机体最宝贵的物质，全身的皮肉、筋脉、肢体骨骼都需要它滋润和保护，故经络受阻，则出现各种病痛。

张伟刚在医院工作期间，形成了个人治疗疾病的特色，总结出三大治疗疾病方法。运用“全新国际运动疗法”调理各类颈椎病、肩周炎、腰椎间盘突出、骨刺、风湿性关节炎等，运用“全新国际刺血引流法”调理面瘫、脑梗死、脑出血、偏瘫等。

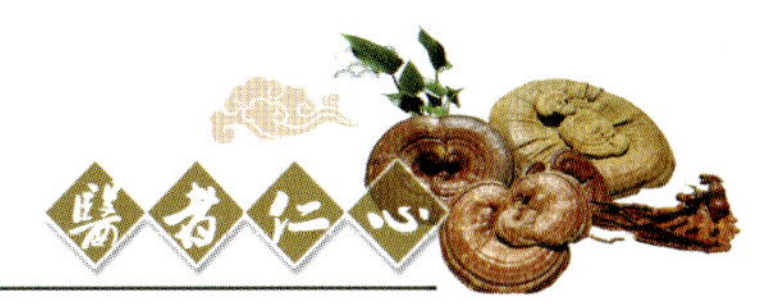

## 张彩琴

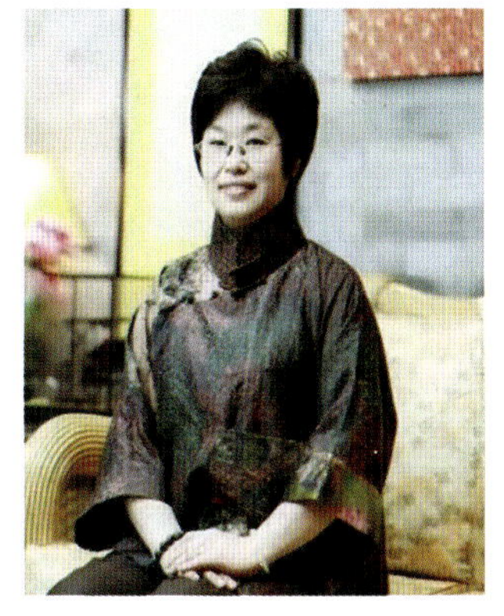

**名人小传**

张彩琴，女，出身中医世家，1958年出生于福建省邵武市，张三丰的故乡。

受外祖母项氏骨科真传，有幸受世界道医协会副会长冯世升传授医道太极养生法，受张三丰第15代嫡系传人张玄明道长和混元派武当南极门传人卢道长真传三丰内家养生功法。

现任张三丰文化研究副会长，北京洲洪亮医学研究院院长，化浊毒龙骨整脊调津疗法创始人，中国生命关怀协会慢性病防治援助委员，中国优生优育协会委员，大美中医药学习网副团长，汉唐国医传承网传承导师。

2021年5月28日拜国医大师李佃贵教授为师。2021年9月13日"北京洲洪亮医学研究院"授予"国医大师李佃贵传承工作室"牌匾。

**学术经验**

张彩琴自幼学习《黄帝内经》《神农本草经》等，受古代精气、阴阳、五行学说影响，以民族文化为依托，传承道家养生精髓，经四十多年的临床实践，结合现代量子力学、电动力学，以"患者唯上，辨证施膳、激发本能，返璞归真"突出四个结合，采取综合治理：整脊、调津、溶胶、化瘀、通络、心脏二次调节和道家非药物疗法，达气、血、脉、络、大小便通，激活细胞防止胶凝化，加强人体生物电活跃，对氧化物、自由基产生还原反应，减少对人体危害，攻克多种疑难杂症，形成了一套完整的中医龙骨整脊调津理论、技术标准化。将祖国传统中医与现代西医相结合，技术与药物相结合，营养与膳食相结合，治疗与保健相结合，根据多年的临床实践提出以龙骨整脊调津技术为依托，运用中药材，把握五行生克、运六气脉象，平衡阴阳之法，化浊毒调津疗法；以外排法治肝脾肾病，以内促法治血糖尿病，以中数法治心血管病，以整脊法治颈腰椎病，以平衡法治亚健康病，以调津法治早期癌变。

化浊毒龙骨整脊调津疗法的主要作用是：在挖掘和借鉴华佗脊道推拿"骨归位，筋还槽""正胸腔，调骨盆"的古秘方基础上，运用龙骨整脊调津中医疗法，恢复整个脊柱系统自身结构平衡，气血平衡，促其达到正常的生理状态，恢复中枢神经系统和体液对机体的调节功能，使机体恢复良好的代谢功能。

"骨归位，筋还槽"包括理顺脊椎周边筋、腱，带动对肝脏的调理，通过疏筋活血通结，行气化瘀，达到升阳气、祛湿寒、 排浊毒，有利于保持筋肉系统正常态，能够纠正脊椎变形与错位，防止脊柱压迫中枢神经系统和两侧经络系统；有利于干细胞生长发育，激活修复细胞，起到疏津、化津、调津、排津作用，防止津液在经络固结、凝胶化，以利气血、脉络、大小便畅通；有利于促进体内津液内循环，恢复脊椎的弹性，提高机体的应变能力，有效缓解和预防人体衰老， 达到治慢病、治未病的目的。

## 张肇域

**名人小传**

张肇域，男，1957年7月河北省赤城县初中毕业。家贫投靠大姐家庭迁户到"塞北江南"的内蒙古自治区五原县城关镇。1958年8月，在五原县城南乡卫生院担任会计工作。参加工作三个月以后，被保送到五原县卫生防疫站卫校带薪脱产学习半年，毕业后返回原单位当医生兼职会计工作。他在门诊、出诊期间继续坚持学习，并注重发挥中西医结合的医疗优势，成了全科人才。

欢送杨所长临别留念
1958年
10.7.


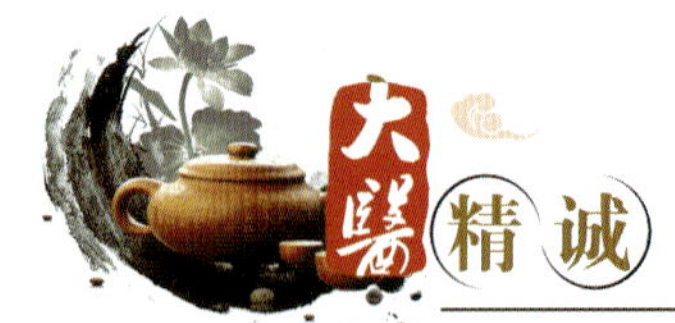

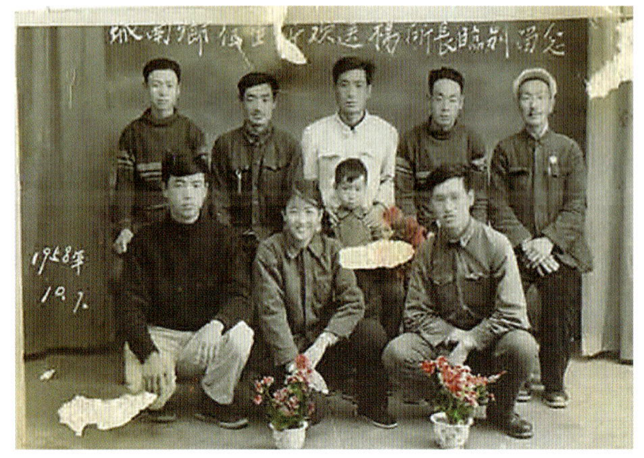

谢乡长（后左一），杨福生（后左二），杨诚修（后中）院长，刘德诚（后右二）中医，杨仁利（后右一）军队单架护理专业任医生，张肇域（左一）中西药房司药、会计，崔凤翔（前中），妇幼保健院工作，王怀有（右一）

五原防疫站化验班毕业留念
1959.4.22.


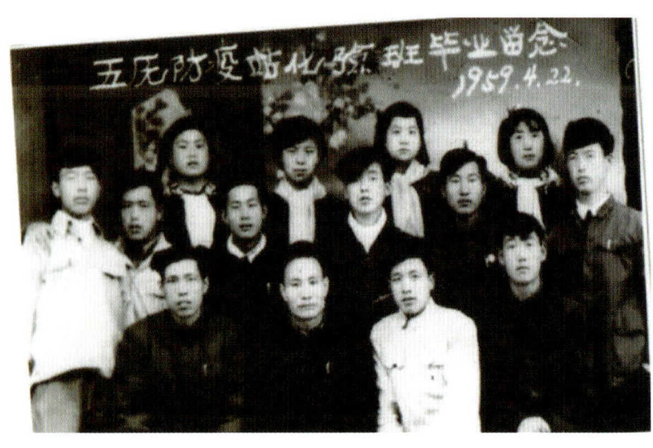

张海芳（前右一）防疫站化验师，李老师（前左一）县医院化验师，于明云（前右二）城关镇联合诊所学员，李老师（前左二）县医院药师，刘祯（中右一）塔湖镇医院学员，王富贵（中左一）永利乡卫生院学员，王贵（中右二）复兴乡医院学员，周复昌（中左二）中共党员、转业军人、白银刀亥乡公社医院学员，张肇域（中右三）城南乡卫生院学员，吴立魁（中左三）胜丰乡卫生院学员，袁玉桃（后右一）银定图乡卫生院学员，常政文（后左一）县卫生防疫站站长刘志禄夫人，赵毓梅（后右二）塔湖镇医院学员

张肇域钟情于医学，立志做个能解救人民疾苦的好医生，他遍访名师，不断学习。

1977年在乌达矿区工作期间，拜民间有绝招的老医生张殿德为师，掌握炼“红升丹”的绝技。治疗食道癌等多种顽固疾病，深受教益。

1982年9月，张肇域携妻贾振莲一起参加全国医古文函授班学习。任应秋签字颁发结业证书。

1989年11月9—14日，夫妇自费去天津参加天津中医药大学王兆铭教授主讲主办的全国中西医结合防治风湿类疾病学习班。

2008年5月10—13日，张肇域带领长女张保惠、四女张葆霞在北京301医院参加“吴阶平医学基金会”与解放军总医院眼科联合举办的“第二届全国神经眼科学习班”。北京中医药大学东方医院神经眼科学著名专家韦企平，中医韦氏眼科第七代传人，将他与魏世辉教授主编的书籍《视神经疾病中西医结合诊治》一书赠予张肇域。张肇域如获至宝，放弃节假日休息时间拜读赠书，掌握了颅内静脉窦血栓形成、视神经萎缩、视神经网膜炎、视神经脊髓炎等治疗特色技术。

张肇域行医66年，日日精进从不懈怠，他用心总结临床经验，仅仅是患者治疗前后的对比照，就精心整理收存超过1万张，并且都分门别类归档，方便取阅研究。为更好地发挥专长，他于1992年创建内蒙古乌海市脉管炎类风湿病专科医院，2016年11月创建北京永泰康中医药科技研究院，任院长。

他精湛的医疗技术，慈善仁心的品德赢得社会各界人士的广泛赞誉，获赠锦旗百余面。2013年4月在河南省安阳市张仲景医圣祠召开了首届

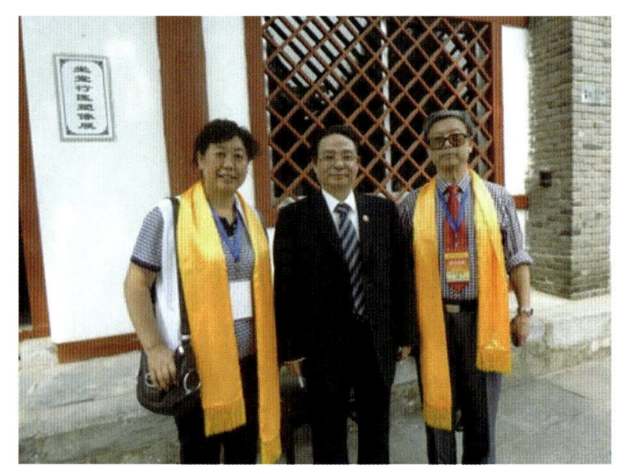

"国医名医"学术传承高层论坛暨"祭奠医圣张仲景仪式"，《华夏瑰宝——国医名师经验录》首发式。国医大师孙光荣亲切接见张肇域、长女张保惠并合影留念。

张肇域先后获聘中华中医药学会脉管专业委员会委员，中国中医药学会李时珍学术研究会第一届委员会委员，中国民族医药学会科普分会副会长，中国康复医学会修复重建外科专业委员会创面治疗学组委员。

### 学术成果

张肇域博采众长又术有专攻，他一直潜心研究中医痹证，对类风湿病中医药治疗有重大突破。他发明的治疗周围血管疾病的"通脉灵丸"、治疗类风湿风湿骨病的"愈痹丸（汤）"，分别获得国家发明专利，荣誉入编《中国专利发明人年鉴》第七卷，被收录到《中国发明家大辞典》第二卷，成为中国发明协会会员。他治疗类风湿病不打针、不输液、戒用激素。他采用的纯中药特色治疗具有疗程短、见效快、不复发等特点，使很多卧床多年，多种药物治疗无效的患者重新走上了工作岗位。

张肇域还带领学术弟子一起积极撰写论文参加学术交流。载入会刊论文：

（1）浅谈西医风湿免疫系统疾病与中医风湿痹症骨病病名对照表，作者：张肇域，张保惠，李继林。

（2）蛇头疔（甲沟炎）治愈的典型病案。

（3）中药"愈痹丸（汤）"与西医药治疗风湿免疫疾病疗效对比。作者：张肇域，张保惠，张葆霞。

（4）良医绝技，弘扬国粹—周围血管病、风湿骨病等疑难杂症的中医药特色疗法。作者：张肇域，张葆霞。

（5）消炎去腐生肌膏治愈乳腺癌术后切口不愈合案例。作者：张肇域，庞孝忠，韩耀成。

2022年，张肇域老师八十四高龄，从医以来，参加国内、国际学术会议47次，在国内、国际发表学术论文45篇，荣誉奖项12项。

## 陈攀宇

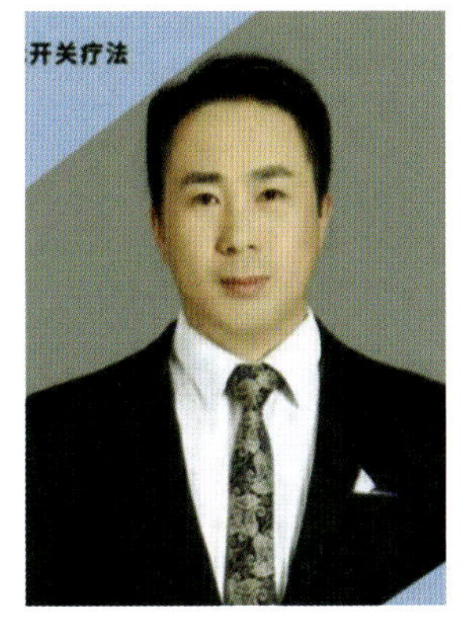


### 名人小传

陈樊宇，1979年出生在黑龙江省一个中医之家。为全国卫生产业企业管理协会健康服务适宜技术分会专家委员会特邀专家；北大博雅客座教授，大国医学客座教授，北大博雅国医培训基地主任。

### 学术经验

陈樊宇长期致力于研究和传播中医养生之道。"道"是什么？是万事万物的运行轨迹，是人与自然和谐共生的生存法则。人有悲欢离合，月有阴晴圆缺，天上有日月，日月分阴阳，人也如此，人体分阳气阴气、阳脉阴脉。阳气就像太阳照射着五脏六腑，阴气像雨露滋润着各个器官。人体需要深度睡眠，如今有多少人昼夜不分，阴阳颠倒，工作压力大，通宵失眠或浅层睡眠，从而导致阴阳失衡，身体发出许多求救信号，出现病症如：三高、三低、月经不调、掉头发、不孕不育、男女生理病等一系列问题。针对上述问题，陈樊宇对人们生活中遇到的亚健康问题进行精准调养。陈氏气脉疗法作为传统医学的特色技术其调理疗效显著，在2022年被列为凉山州非物质文华遗产。

# 周继辉

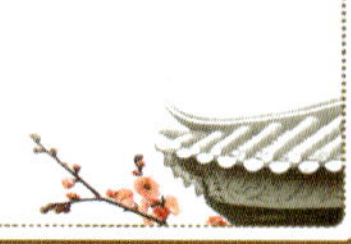

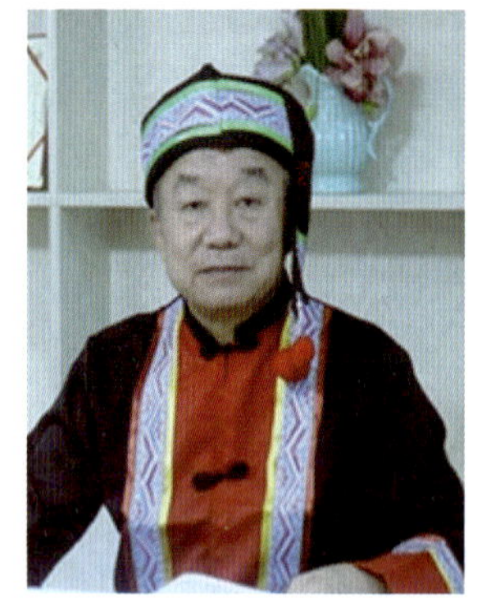

## 名人小传

周继辉，男，瑶族，1959年10月出生于广西壮族自治区贺州市富川瑶族自治县新华乡坪源村，中共党员。“周氏瑶推滚蛋疗法”的第二十四代传人，瑶医银疗推拿专家。

现任广西壮族自治区贺州市富川瑶族自治县民族医医院国医堂金牌理疗师，中国民族卫生协会培训部难治病研究专家委员会专家委员，全国卫生产业企业管理协会理事，世界中医药学会联合会套针专业委员会理事，中华中医药继续教育学院特邀专家，中国民间中医医药研究开发协会浊毒理论研究分会常务理事。

## 学术经验

周继辉出身瑶医世家，自幼接受家族医风熏陶，耳濡目染，潜移默化，酷爱中医，8岁就能用家传的瑶推技术推拿治疗疾病，19岁入伍被分配在部队医疗部门做卫生兵，1984年转业后服务于基地卫生所。

几十年来，在瑶推滚蛋疗法技术从一病一方配药，配穴和手法合成疗法基础上，不断创新，再攀高峰，他的瑶推器具也经过数次改进，终于发明了一款能保持热度时间长、不烫手、效果好的瑶推器具及一套完整的推拿方法。该瑶推器具2018年9月申请“中华人民共和国知识产权发明专利”得到受理。2019年4月“瑶推滚蛋疗法”在富川瑶族自治县第三批县级非物质文化遗产申报成功。

经过多年的临床实践，发现的瑶推器具适用感冒发热、脾胃不和长期腹泻、无菌性炎症、小孩夜啼症、惊吓症、新生儿黄疸、胎记、儿童水土不服、乳腺增生、前列腺病、宫寒等。周氏瑶医银疗推拿术，自1984年后开始应用于对顽固性头痛、偏头痛、慢性腹泻、眼科疾病（沙眼、红眼病）、感冒初始、小儿腹胀、脾胃虚弱、夜啼、惊吓症、腰腿痛、腰椎间盘突出等，其疗效好，口碑佳，慕名前来就医者络绎不绝。

# 钱同山

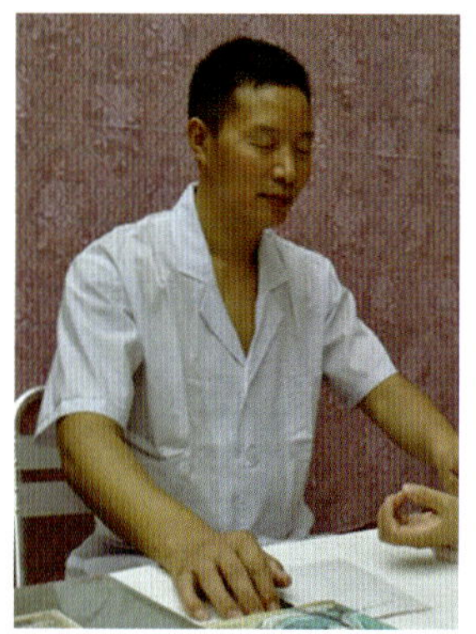

## 名人小传

钱同山，男，江苏人。生于中医之家，自幼学医，秉承中医先贤大医精诚，积极救死扶伤。

18岁开始跟自家伯伯学习倒影术，刚开始时不知道能够有什么作用，一直练才明白了一些，原来是学习帮助切脉，切脉时要用丹田之气效果才会更佳。之后开始学习整骨术、识别草药等，积累了十五年之久的经验后才开始治疗患者。从开始治疗患者起，钱同山每周一早上免费为门诊部周边群众测量血压、血糖、血脂，并为其指导用药。平时门诊碰到经济条件差的患者，或者为其免费或者只收药品成本价格。每个月会不定期为周边社区群众讲解健康养生知识和合理用药知识。受到社区领导和群众一致好评，大家都亲切地称呼他为“社区保健医”。

## 学术经验

钱同山曾多次随中国中医药代表团出访“一带一路”沿途国家，身体力行弘扬和传播中医药文化，尤其对心脑血管方面疾病有着深入的研究。浙江省嘉兴市莲花禅寺的主持能超大和尚因心肌梗死引起重度昏迷，经过钱同山一小时的抢救，转危为安。

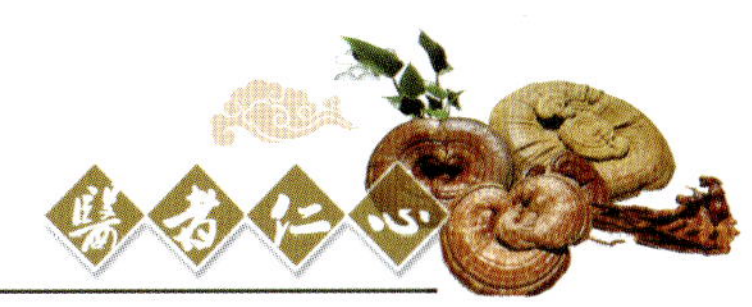

钱同山幼承家学，擅长整骨、坐骨神经痛、骨质增生、骨刺等疾病的治疗，后根据群众的需要，主攻心脑血管疾病。近年来，看到我国心脑血管疾病的发病率不断增高的严峻现实，为增强预防、保健意识，及时诊治心脑血管疾病，并从多年临证实践中总结出了一套安全有效的心血管疾病防治经验。

### 主要成果

2020年7月，钱同山与中国民族医药协会健康科普分会合作共建科普工作站，同时被授予科普专家称号，还被张仲景博物馆入编为“公益讲师团讲师”、民间疗法研究专业委员会委员。

## 徐　斌

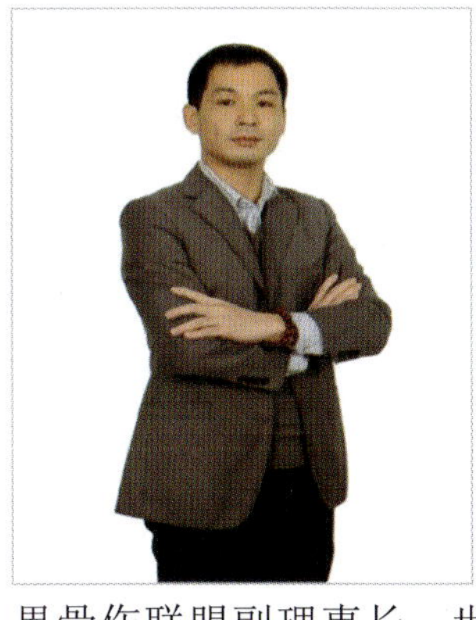

### 名人小传

徐斌，出生于中医之家，高级整脊师，全科副主任医师，二级心理咨询师，情智疗法践行者，蛇息功创始人，尚康堂品牌创始人，脊活疗法创始人，世界骨伤联盟副理事长，世界脊柱健康联盟理事，全国脊诊整脊学术协会成员，全国徒手整形专业委员会理事，中医手法整形医学学术委员会理事。

### 学术经验

徐斌毕业于第一军医大学，出生于中医世家的他以传承仁德之术为己任，秉行善之心悬壶济世。有二十多年临床实践，致力于中医传统手法、心法的古道医学的挖掘和研究，探究几千年的中华针灸国粹精髓，广拜名师，“学古法不泥其方，承祖技不因循守旧”，探寻圣手医道穴法、正骨治脊精要之法、量子抚触疗法、宇宙能量远程疗愈、内观禅修疗愈技术、始创蛇息功等健康养生功法，借法入道，为医所用，为道所循。

他主张遵循自然疗愈的人本之法，回归健康全自然法则：手法+心法+道法=爱疗愈。注重古道中医之道的阴阳法则，脏腑平衡之道，给予身、心、灵多维度疗愈，宣导扬长天、地、人合一的修道之法，用整体思维观为人体快速找到“病位点”，从心因身症上统一协调，为患者找到通往身体轻盈、心情愉悦、关系和谐的健康之路、让每个人都有自我疗愈的能力，这也是通往健康之道最近的路。

## 黄宗营

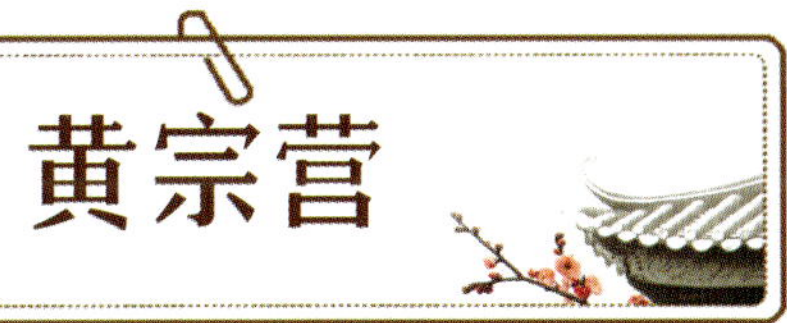

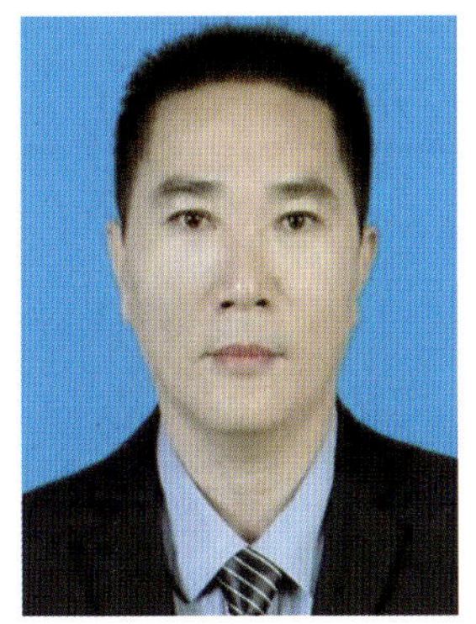

### 名人小传

黄宗营，男，1978年11月出生，广东省湛江市徐闻县下洋镇三家村人，中医世家第三代传承人。

他曾受邀去柬埔寨中医科工作多年深受国内外友人好评，幼年多受祖辈熏陶，自幼酷爱医学，少年时就跟从祖父上山采药，炮制中草药并掌握了鉴定中草药的本领。

### 学术经验

年轻时的黄宗营博览群书增补，明事理，知其要脱口而出。中年发下宏愿立志要以治病救人为己任，一生从事民间医疗事业。他善于汲取诸家之长处，借鉴贤往圣之经验，在常年诵读注解的过程中，通过对经典名著的注释、挖掘、引申、组合逐渐形成自己的医学特色，特别是对慢性疾病、疑难杂症等方面有独到见解。

对脑中风、糖尿病、风湿病、肠胃病、肩周炎、慢性肾炎病、妇科病、癫痫病等各类疑难杂症有独特的诊疗方法。

**典型案例**

梁某，男，69岁，广东省湛江市人，因六年前患脑中风伴有糖尿病，半个身体不能运动，不听使唤了，说话也不清楚，不能自由活动，不敢独立出门，必须有家人陪护看守外出，经过黄宗营采用“黄氏治疗法”进行医治，现在已经停注射胰岛素、停服用降糖药了。现在身轻如燕，不仅可以自己出门遛弯，还能帮老伴买菜做饭，自己感觉非常满意，梁某及其家人非常感谢，并赠锦旗。

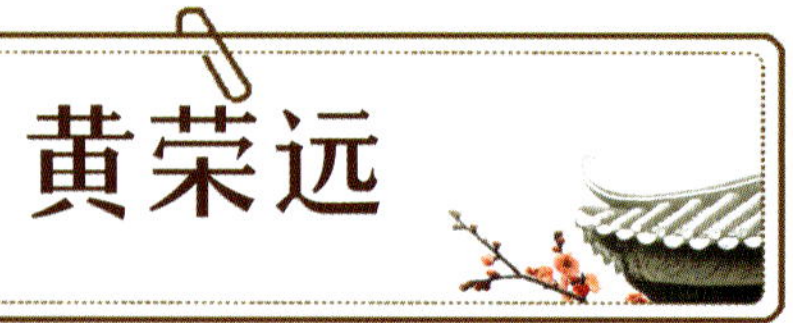

## 黄荣远

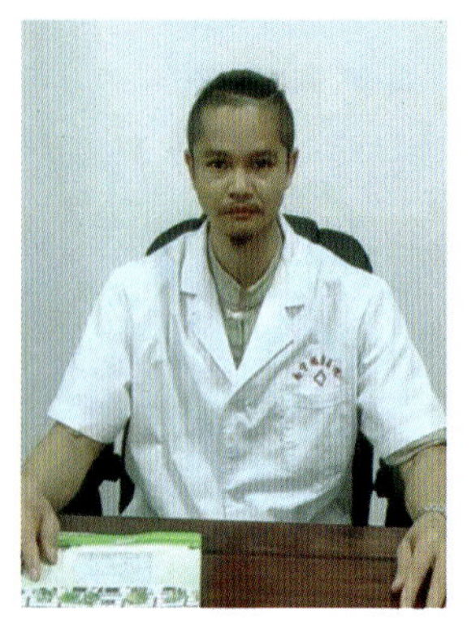

**名人小传**

黄荣远，男，广西人，1981年9月出生于中医之家，继承家传壮医针挑疗法。

**学术经验**

中医药学是中华民族的伟大创造，是中国古代科学的瑰宝，也是打开中华文明宝库的钥匙，为中华民族繁衍生息作出了巨大贡献，对世界文明进步产生了积极影响，民间更不缺乏拥有奇特秘方疗法的中医传人。黄荣远老师就是其中一位，黄荣远老师继承家传壮医针挑疗法，加之不断积累临床经验，能治愈多种疾病，大到中风偏瘫，小到感冒发热，都取得良好效果。

**经典案例**

女性患者黄某，广西壮族自治区百色市人。2018年开始患头晕头痛，颈椎增生，压迫第1、2、3节颈神经。逐渐压迫之后，眼睛蒙、眼睛花、头晕头痛、失眠多梦。在百色市某西医院检查了之后保守治疗8天，花了6000元钱，病情没得到好转，之后去到中医院吃药扎针，医生说要治疗三个月，两个月就花了5000元钱，病情没有任何好转，之后辗转寻找民间中医，也去了好多个地方治疗，还是解除不了病痛，后来就放弃治疗了。经过朋友的介绍找到了黄荣远先生，2022年5月9号初诊，用骨诊疗法，诊断了之后，他说诊断跟医院拍的片都是一样，然后决定在这里治疗。黄荣远用钩针疗法。治疗时间大概有一个半小时。每做到一个部位症状就缓解，做完了之后基本上症状消失了80%～90%。他又开了3天的家传药膏，加上家传的养筋灭丹，三天过后病情已经基本上稳定，7天后伤口没愈合，经过十几天随访，已经治愈。患者后来推荐多位亲友前来治病。

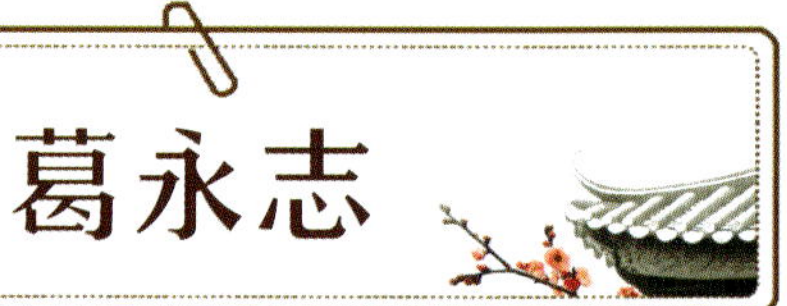

## 葛永志

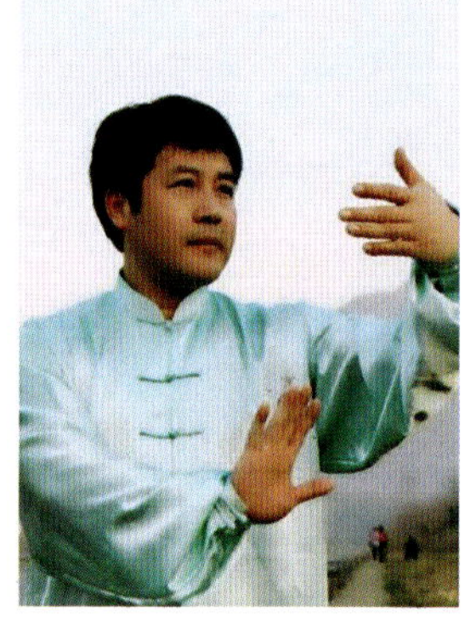

**名人小传**

葛永志，1967年生。中共党员，我国著名道武医养生技击家，医药学家、哲学家、武学家葛洪第47世孙，葛家拳创始人葛锦贵之嫡孙，中国体育非物质文化遗产永京拳代表性传承人。

葛永志为国家级社会体育指导员，高级中医师，高级健康管理师，高级心理咨询师，中国老年学学会科学养生专业委员会副主任，中管科学院商学院兼职副院长和双创导师，中管科学院企业管理创新研究所中国企业家创新智库首席专家，决策中国专家智库联盟副理事长。中国医药教育协会军地医学人才教育中心授予葛永志先生“传统医学文化传承与临床教育特殊贡献专家人物”及证书。

2019年5月葛永志巨幅照片在纽约纳斯达克时代广场大屏5幕上连续播放，向全世界介绍中华武

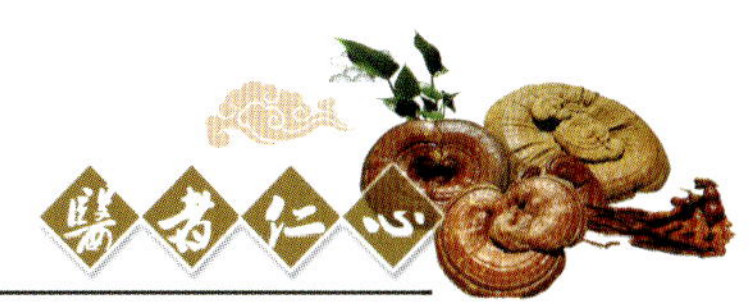

学文化元素，让中华体育非遗永京拳在全世界传播，致力于推进人类健康、幸福、和平、美好的生活，为全人类健康谋福祉。目前，永京拳的习练者已遍布全国各地，并且深深根植于广大人民群众及武术爱好者的心中，这将为永京拳的进一步发展提供强有力的支撑。

## 学术经验

永京拳之心经要论：永京者，阴阳之说，体用之术。秉先祖“葛洪神仙养生功”之精华，承“葛家拳”御敌技击之大成。永京宗法：大道至简、大道自然、大道随性。变则通、通则生、生则用、用则久、久则惠之。永京之功，强民之体，善国之术，扬族之威矣。

永京拳之阴阳论：永京者，阴阳为本。动静盈虚，刚柔疾缓，松紧开合，旋转屈伸，张弛有度。知己知彼，乃至舍己从人。随心所欲，不思而得，自然运化而达天人合一之境。

永京拳之双修论：永京者，集百家文化之所长。中和仁爱，高下相倾，清虚无为，超以象外，得其环中。习永京者，以德为先，无以德，不可武，不可友。法当者，方达外壮其体，内善其心，乃至性命双修之大成。

永京拳之虚实论：永京之虚实，皆自然运化之功。即式式有虚实，势势有虚实。凡招招皆实，则出于平拙。拙者气滞，滞则意停，停则神断，神断则损，损者，不为养也。苟式式皆虚，则必过于诞妄。妄者，力虚，力虚者，不利于骨，不健于。骨不重，筋不灵，全身筋络皆闭。闭者，糜也，糜者，不为练也。

永京者虚实兼用，松紧相连，以实为虚，借虚见实，曲中求直，直中求曲，观神而至，出神入化者也。

永京拳之运动论：永京之动，矛盾之动。形正气顺，气意相连，为之首也。足如盘根，腰如苍龙，四肢如柳。一动处，周身动。旋腰转肚，气运丹田，上下一致，前后贯穿，左右顾盼，进退虚实，趋时度势，借机借势，不站而屈，上善之也。

永京拳之技击论：永京者，以心行气之术也。入动静之式，须心沉着，收气于骨，以气运身。拳有内外，显于外者曰之行，蕴于内者曰之神。行拳时，当守其神，专其一，意存稍先。行拳如空，行气如虹，行神如欲，拳动藏神，敢为天下先，制敌于无形。虽无法而有法，虽无为而有为。

永京拳之养生论：生者气也，人之君也。气有厚薄，刚柔、阴阳、清浊之分，是故所养者有浅深，所就者有高下。永京之行气，当以龟吸鹤导，蛇吸龙呼为主旨。养气修命者须使心意不动。心不动，气自平，无欲者，神自清。清而后心意定，其行安而不移，能守一而弃万奇。见利不诱，见害不惧。游于内而不滞于内，应于外而不逐于外。常止而行，常动而静，常诚而不妄，常和而不悖。是为动之动，生之不动，有为之为，生于无为，故浩然之气与天地一。

永京拳之六松六要论：永京者，拳也，利也。外强其体，内养其心。松为濡养，紧为攻用。六松曰：松颈、松肩、松腰、松胯、松膝、松指。六要曰：动、静、守、松、缓、息。永京拳修真要诀：松弛肢体，抱元守一，守静思远，呼吸深匀。可调畅气血，达健身、强身、养生之功效。

## 主要成果

由葛永志先生担任课题组负责人申报的国家卫生健康委“十四五”规划重点课题《中国体育非遗永京拳疾病预防医疗保健及市场前景研究》（课题批号YYWS3380）顺利结题，经课题专家组从科学性、规范性、创新性和应用价值等方面全面鉴定，达到研究目标，通过评审和验收，并荣获科研成果一等奖。

中国永京拳2010年被列为安徽省非物质文化遗产，2013年被列为中国体育非物质文化遗产，2015年被评为科学养生拳法。

# 葛志奎

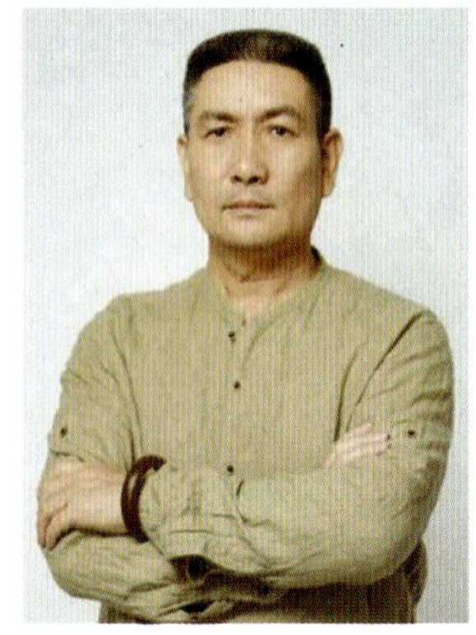

## 名人小传

葛志奎，男，葛洪48世孙，浙江省宁海县人。2014年，受聘为台州龙腾文化发展有限公司葛洪养生术传承研究员，2015年，从事中草药外道养生技术产品的配置研究创新发明，同年获得国家体育非物质文化遗产保护和推广项目，金刚力武术功力高级教练资格证书。

2017年，国家体育非物质文化遗产金刚力武术功力二十三代代表性传承人于宽华授予葛志奎为二十四代代表性传承人，百名代表性传承人之一。

2017年“葛式辟谷疗法”列入国家中医药管理局传统国药国际交流中心高新适宜技术推广项目，2018年，经专家评审认定，葛洪养生研究术被台州市椒江区人民政府列入非物质文化遗产名录。

## 学术经验

人体胃细胞7天更新一次，皮肤细胞28天左右更新一次，肝脏细胞180天更换一次，红细胞120天更新一次，一年左右时间，身体98%的细胞都会被更新一次，而骨细胞更新需要7年。

无论采用什么办法调理身体，都需要一个过程，人体在不吃食物只喝水的状况下只能活7天，西方和日本断食疗法根据人体断食的7天生理极限进行，7天断食疗法用于中西医疗不佳及无药可治疑难杂症和用于养生排毒。

葛洪养生术集气功武术内丹功和中医药外丹术于一体，内服药食二用中草药秘法炮制秘方（含海龙、海马、鸡内金、草苁蓉、姐妹草）配伍的草木丹辟谷服饵，提供人体在其他食物和营养断供期间人体生命活动消耗必需的动植物蛋白，微量元素和矿物质及一些未知物质等外源物质流量，维持体温恒定、保障生命安全和辟谷疗效所必需的物质能量的持续性并激发人体先天具有的潜在辟谷本能，几倍增强人体先天具有的对病症自愈的生理功能及自我修复的养生本能，其辟谷点穴特殊功力手法按秘穴通经络调理肝脏，缓解和消除辟谷期间“气功病灶”，修复被病患破坏的细胞组织的“退病现象”。

随着生活水平的提高和西方文化的影响以及传统文化热的升温，具有二千多年历史的道医辟谷养生文化的概念被一知半解地套用，甚至是把西方文化的断食及日本的断食疗法当作中国传统文化的辟谷术，更有甚者的凭借着对传统辟谷文化的一知半解，用营养食材混合代餐当作辟谷，而辟谷不等于断食更不是饥饿也不是代餐，如同中医不只是单单吃中药就是中医，中医是由针灸推拿，刮痧拔罐，香熏蒸浴，汤丸散等内服外用治系统方法组合而成的，传统师承中医有不会针灸推拿不成医的说法。

道医鼻祖葛洪给后人留下了“为道者，以救人危，护人疾病，令人不枉死为上工”的道医济世准则，也留传给传承人救人危的中医技术，如心肌梗死急救穴急救手法，高血压低血压，高血糖低血糖，高尿酸癫痫发作时的第一急救穴，第二急救穴及急救手法，留给传承人护人性命，令不枉死的辟谷治未病，不老难病的系统技术。

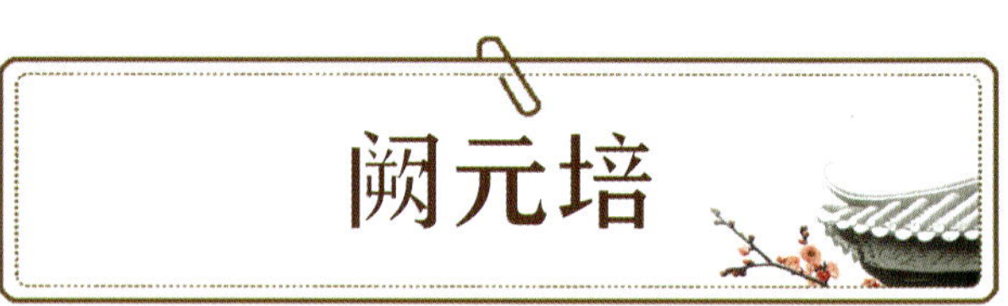

# 阙元培

## 名人小传

阙元培，男，汉族，福建省龙岩市人。福建龙岩市阙氏岐黄中医堂家传六代中医传承人。

2016年为北京国际鼎瞻医学研究院荣誉院长，中医针灸特色疑难杂症专家。2020 年为中国民间中医医药研究开发协会浊毒理论研究分会常

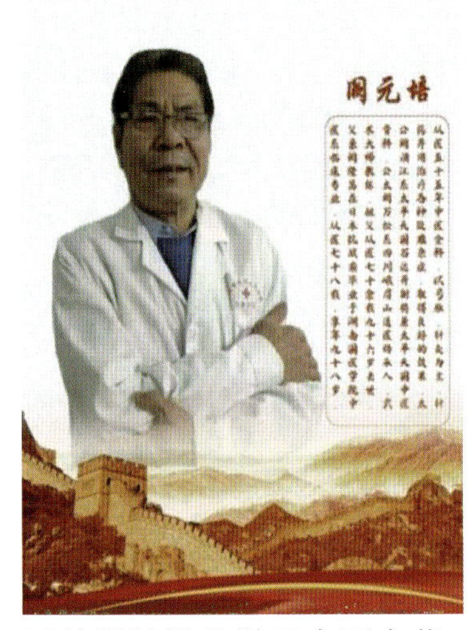


务理事，2021年担任第一健康报道通联部健康中国行动·健康宣传大使。2021年七月被中国民间民医网评为“优秀医务工作者”荣誉称号。

## 学术经验

阙元培九岁开始跟随祖父学习中医中药，背《汤头歌诀》，掌握药性、药理、归经。十一岁开始学习中医针灸，做到针不离身，不管上山砍柴，田里劳作都带在身边，自己给自己扎针，十三岁开始给患者治愈了三十余年的偏头风，给中学同学一针一次治愈了腱鞘囊肿，故从此对医学产生了浓厚的兴趣，便走上了学习中医的生涯，加上祖父、父亲、兄长的指导，在中学读书时又碰到了“文化大革命”，学校没怎么上课，故而对《黄帝内经》《针灸甲乙经》《脉经》《金匮要略》《温病条辨》《医宗金鉴》《华佗外科》《扁鹊内科》《千金方》《针灸大成》《神农本草经》《伤寒论》《本草纲目》进行了深入学习，为此后的医疗工作打下坚实的理论基础。从20世纪60年代至70年代全国乙脑、流脑、百日咳、白喉大流行，亲临防疫一线与前线的医务人员共同连续奋战三年时间，上山采药、煎药为群众诊疗服务。

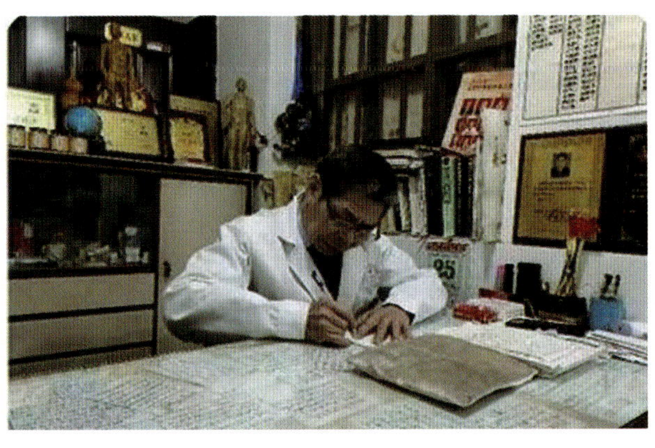

1972年高中毕业后在本村做合作医疗工作，1979年被招至本县乡镇中心卫生院做中医全科医务工作。在五十多年的医务工作中，他救治了无数的常见病、多发病、疑难病、慢性病患者，特别是利用中医全科技术和针药并用的原则治愈了糖尿病、中风后遗症、痛风，各种关节疾病和颈椎、腰椎疾病，不孕不育、妇科疾病、男科疾病以及对各种痛症，经常参加全国名老中医组织的学术交流会，得到了很多名老中医的经验传承和指导。

他经常利用空余节假日、休息日、早晨和午后及下班时间免费为慢性病疑难患者针灸、号脉、开方，因为农村相对困难，还常常倒贴药费、材料费、油费等。他从不计较个人得失，治愈一位患者则又总结了一条经验，非常辛苦但内心却格外开心。每位慢性患者包括糖尿病、中风后遗症等，一个疗程针灸15天，休息10天又进入第二疗程，这样连续三个大疗程下来确实很累，有时还要帮助家属给瘫痪患者做康复训练，所以孩子看他比较辛苦还收入不高，就不跟他学习了。他得不到孩子的理解，却无怨无悔，虽然退休已9年整，但仍然坚持学习中医知识，继续秉承“行医先行德”的祖训。现每天还有不少患者前来就诊，他不但号脉、开方，还针灸、拔罐。他在人民群众中树立良好的口碑和相当的威望。

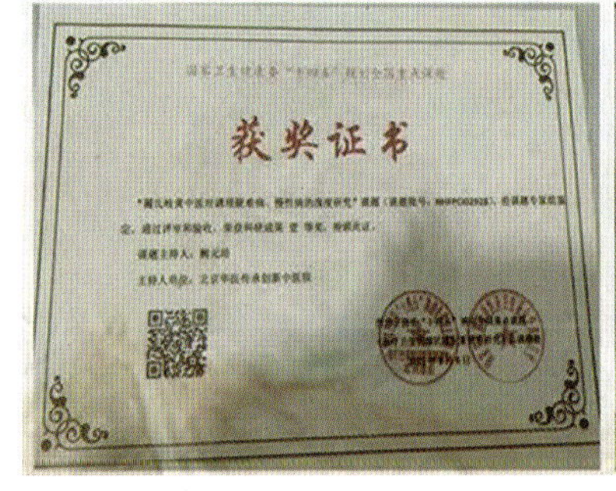
获奖证书

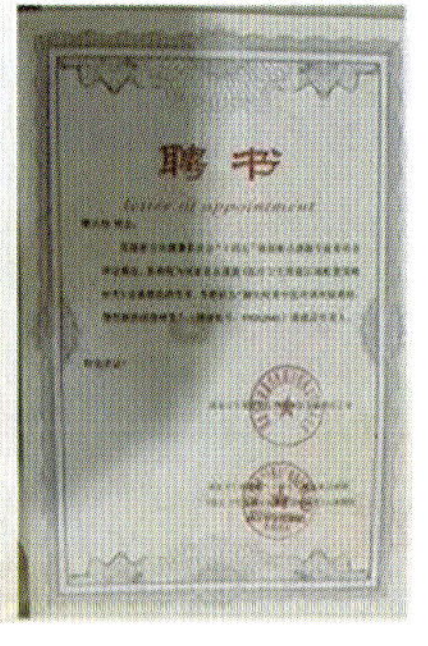
聘书

2型糖尿病中医称消渴病，发病原因多为身体虚弱，饮食不节，过食肥厚、情志失调、郁热化火，房事不节、耗伤肾精或是先天遗传使气血不畅、热郁血瘀，导致体内胰岛素分泌不足，引起代谢紊乱，尿糖、血糖增加，蛋白质、脂肪代谢相继紊乱，临床早期症状表现不明显，晚期有多尿、多饮、多食、消瘦、软弱无力、精神不振、头晕、嗜睡或失眠、腰腿酸痛、皮肤干燥瘙痒、阳痿、月经失调等症状，严重时可并发酮中毒。皮肤感染、视网膜动脉硬化、周围性神经炎、白内障、尿毒症等临床表现。

他用中医药特别是结合针灸治疗典型糖尿病共32例。年龄从13～62岁，平均年龄43岁。病程小于1年者5例，1～5年者20例，大于5年以上者7例。其中男22例，女10例。

治疗方法:取针+灸(隔姜灸)肺俞穴(双)、天府、脾俞(双)、隐白(双)、公孙三阴交(双)、阴陵泉(双)、血海(双)，灸关元(双)、神阙、上脘、中脘、腰俞、长强、命门、大椎、腰阳关、肾俞、爽脊、胃脘下俞、腰宜、下极俞、腰眼、足三里、阳陵泉等穴进行交替使用。利用传统针灸手法进针某穴位。用泻法、补法和平补、平泻法等进行操作，再加上利用青岛鑫兴实业有限公司生产的[G6805-1治疗仪]通电20～30分钟。完成后用隔姜艾灸5～30壮(按年龄而定)。取穴后，局部常规消毒，取0.35mm×50mm一次性毫针，快速刺入穴位，得气后行有酸、麻、胀感，再捻转 1分钟再用治疗仪通电30分钟。另用特定波治疗器做温针疗法，留针30分钟，其中针刺关元穴时针感传至会阴穴。每天一次不能间断，连续10天为一疗程。病情较严重或是糖尿病时间太长者一般12～15天为一疗程，中间间隔休息7天再进行为下一疗程，一般是三个疗程。

中药治疗:(从开始针、灸至一疗程结束)

用消渴方加减:西洋参10g、地骨皮15g、水蛭10g、葛根15g、龙胆草10g、广木香10g、丹参15g、王不留行10g、地肤子30g、三七15g、金银花15g、黄连10g、枸杞子10g、当归10g。白花蛇舌草30g、半边莲15g、麦芽30g 早晚各服1次。按从开始针、灸至一疗程结束。连续服用药物三个疗程。

治疗结果：32例中治愈24例，占75%；好转6例，占18.75%；无效2例，占6.25%，总有效率为93.75%。(其中无效两例均患者未按疗程要求进行治疗)

体会：

为临床从脾论治糖尿病提供了客观依据，《素问·至真要大论》曰：“谨守病机，各司其属，有者求之。”强调在辨识病机时要理清脾实或脾虚，于细微之处探求“脾病致消”之因。脾实者温之，脾虚者补之。用药或苦寒，或甘寒，或苦温，或甘温等。谨察阴阳所在而调之。以平为期。临证谨遵理脾而不伤脾，祛湿而不伤阴之旨。此外，在药物治疗的同时，禁食辛辣、酗酒、忌讳肥甘、寒凉之品。如孙思邈所言：“能慎此者，虽不服药而自可无他，不知此者，纵有金丹亦不可救，深思慎之。”如此，方能健脾生津气机畅达，则饮食之精微自可通达脏腑，布散周身，四肢百骸皆得其养，消渴诸症，自有向愈之机。

# 谭昌伟

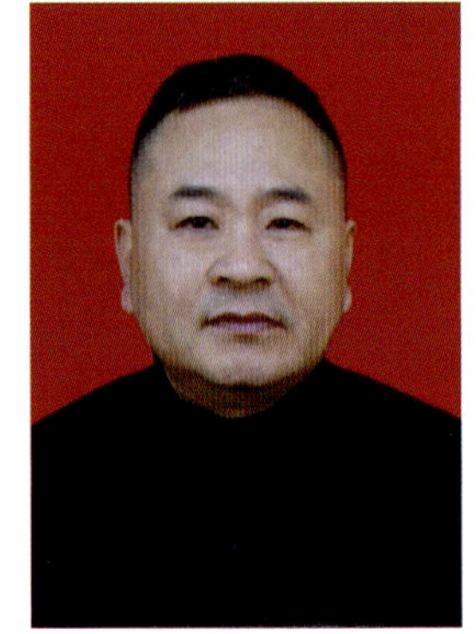

## 名人小传

谭昌伟，出生于1968年2月11日，湖北省宜昌市人，中医针灸世家第六代传人。

自幼在家庭耳濡目染之下，对中医产生了浓厚的兴趣，除常年研习实践之外，还拜在宜昌国医泰斗郑力名下系统学习，在中华传统医学方面很有建树。

他曾参与过体制内的国术教学工作，也担任过宜昌市武术协会副会长，原宜昌市陈氏太极协会主席，国家级武术六段，国家级社会体育指导员等职务。后来得缘于医、武、厨处兼修的独特经历，以武术技艺结合家传的中医针灸正骨技法为众多百姓解决了疑难杂症问题。对跌打损伤、筋骨劳损做身体调理等，以解决其健康问题，且有建树。谭昌伟开诊所23年来，秉承传统技法，耐心为病患祛痛治病受到大家的一致认可和尊敬。

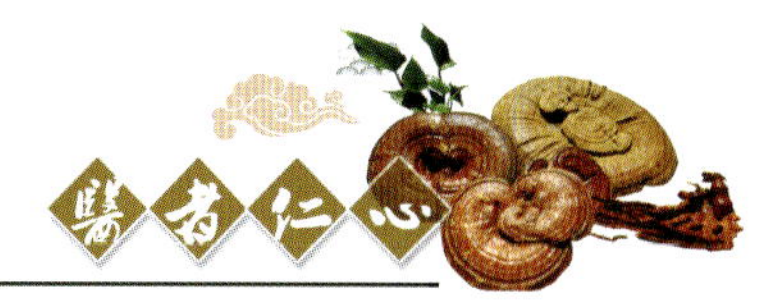


## 学术经验

2019年11月19日，经非物质文化遗产和传统文化传承专委会召开的专家组评审会议，一致认同湖北省宜昌市谭昌伟同志申报的“谭氏中医针灸正骨传统技法”具有非物质文化遗产和传统文化传承价值，同意向谭昌伟同志颁发荣誉证书，并向中国乡土文化网《中国传承·人才智库》推荐入库。经中国乡土文化网审核完全符合入库标准，准许入库，授予《中国传承·人才智库 》认证入库荣誉证书。

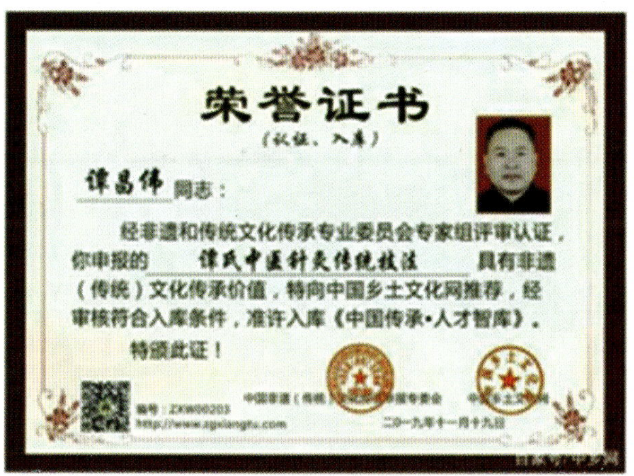

荣誉证书

（认证、入库）

谭昌伟 同志：

经非遗和传统文化传承专业委员会专家组评审认证，你申报的 谭氏中医针灸传统技法 具有非遗（传统）文化传承价值，特向中国乡土文化网推荐，经审核符合入库条件，准许入库《中国传承·人才智库》。

特颁此证！

编号：ZKW00203

http://www.zgxiangtu.com

二〇一九年十一月十九日

谭昌伟认为，目前这个时代，很多优秀的传统文化技艺，其发展方式却仍停留在古老的派别传承、家族传承等封闭模式上。此种模式下，有时其传承人在同一时期往往只能师从一门或一人，且往往只能习练单一技艺，难以获得足够的经济回报严重者甚至无法以此谋生，故导致后继无人，发展缓慢。谭昌伟结合本人亲身经历认为，目前发展中医乃是传承中华文化的当务之急，应当是大力促进综合培养模式，让有天赋，愿意传承者能在有限的宝贵的青年阶段，可以尽量同时习练多门传统国术。一来可以提高技术传承者后期的择业范围和能力，确保后期可以技养家安身立命；二来传统技艺背后都有着相同的中华文化底蕴，同时修习不同门类国术往往比修习单一门类更能促进传承者对技术和文化的理解和提升。

在此基础上培养出优秀传承人的概率才能大大提升，因此，他在从事中医事业的过程中，一直致力于发展综合培养模式，对入门子弟授业不局限于单一方面，凡对武、医、厨任何一方面，有兴趣者都愿意倾囊相授，努力探索出一条适应时代发展的中华文化传承之路。

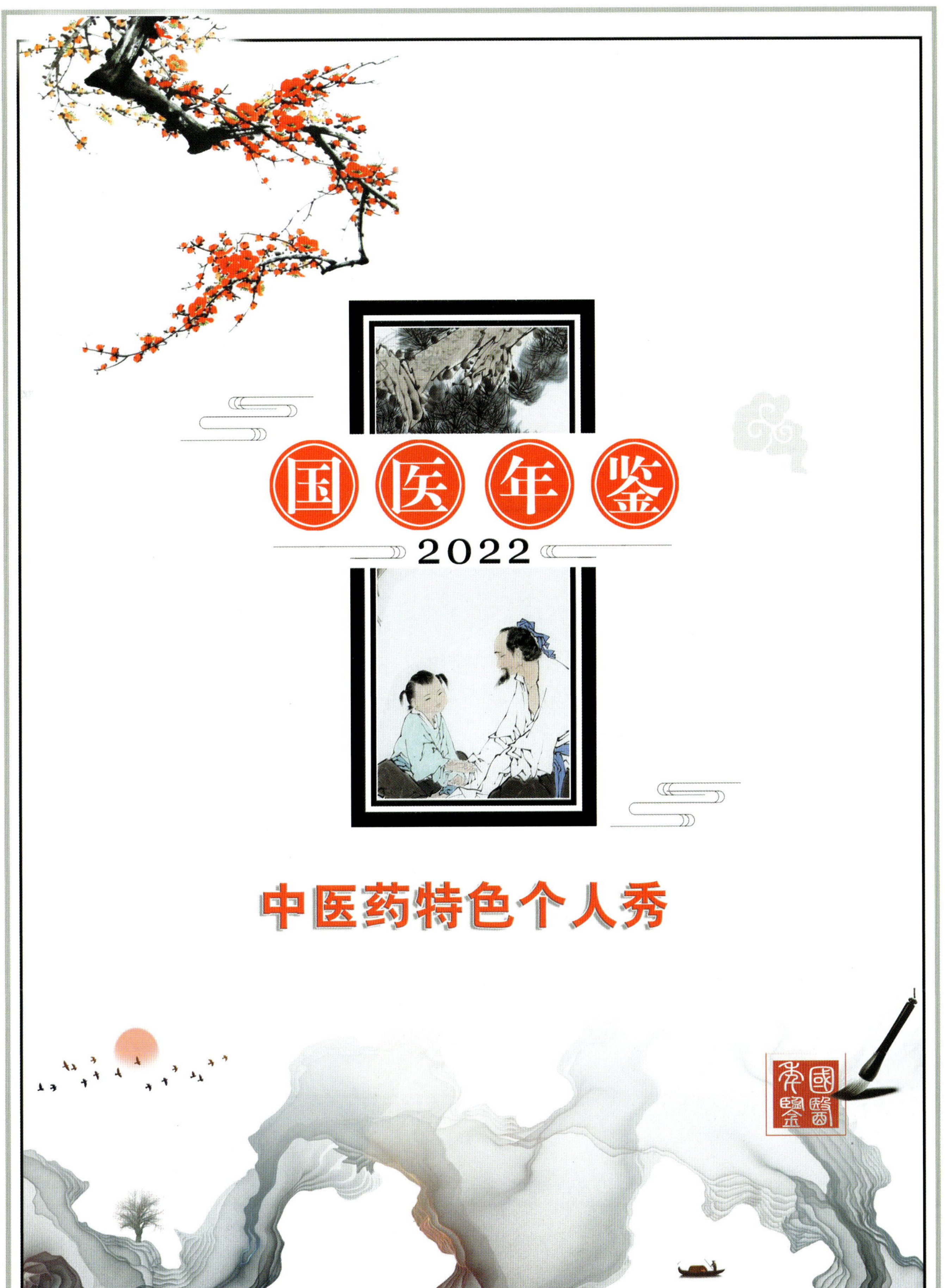
国医年鉴
2022
中医药特色个人秀

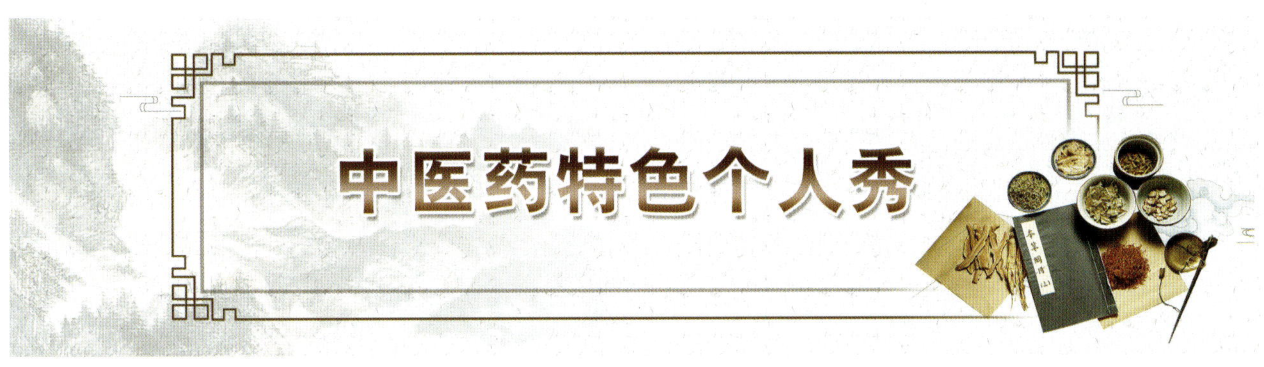


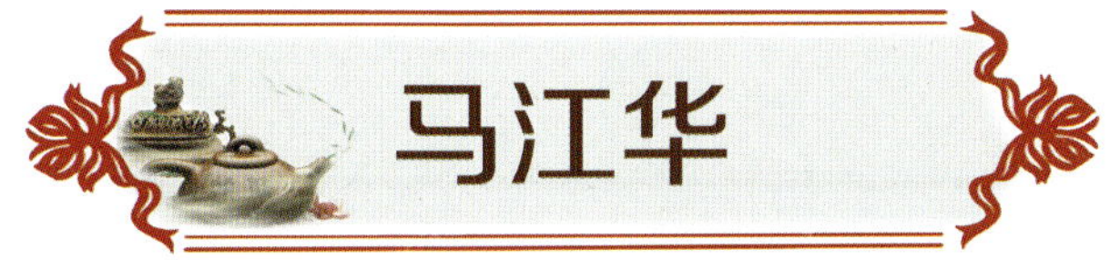

## 马江华

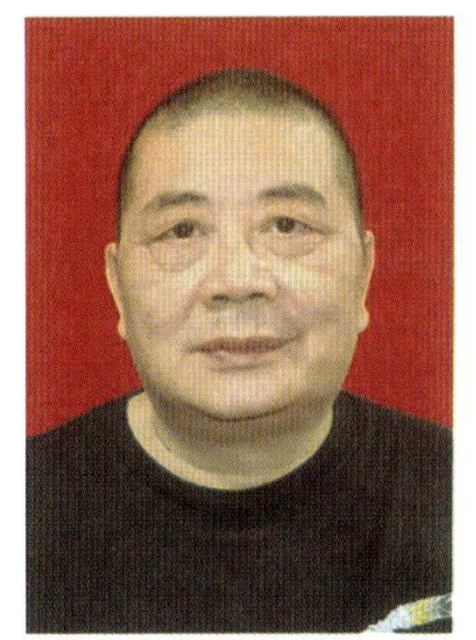

**名人小传**

马江华，男，1963年2月出生于湖南省湘潭市。现任中国民间医学会临床医学研究会湖南分会副会长、中国名医论坛名医主席团副主席、中医特色诊疗专家。2016年在广州参加中华医学临床研究会、湖南民间特有专长医师交流会，近几年多次作为嘉宾应邀在北京国家会议中心等地参加肿瘤医学会议，受到与会代表和领导赞扬。

**学术经验**

自幼聪慧，孩提时代就经常跟随祖辈上山采药，1975年12岁时结缘于四川峨眉山尹虎厅道长，被收为关门弟子，跟随其到峨眉山学医、学武数十载，十五岁开始治疗些小病，二十二岁开始走南闯北治病救人，在长达四十多年的行医过程中，积累了大量的临床经验，救治了大量的危重患者。

他所独创的方剂“圣灵粉（解毒粉）”在治疗各种疑难杂症的过程中发挥了独特的功效，赢得了广大患者的好评，赠送锦旗赞誉为“人民的好大夫”。由于其高超的医术，高尚的医德，很多国内外患者都慕名而来。他为将中医发扬光大，还广纳贤才，带徒传艺十多人，不厌其烦，倾囊相授，如今弟子们都有所成就。

马江华医师擅长治疗各种疑难杂症，如各种中晚期癌症、中风、高位截瘫、糖尿病、癫痫、跌打损伤等疾病且均有良好疗效。马江华医师凭着对中医的情结与执着，更加勤学勤练，寻阅古代医籍，采集有效验方，结合几十年的实践取得了丰富的经验，凭着高超的医术挽救了无数生命，以大医者的精神和情怀弹奏出美妙的乐章。

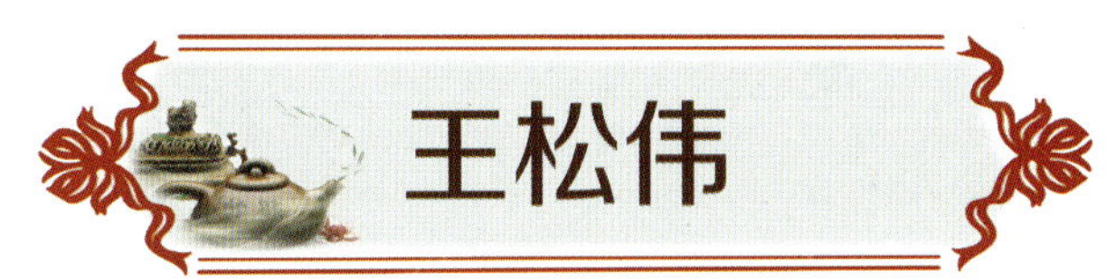

## 王松伟

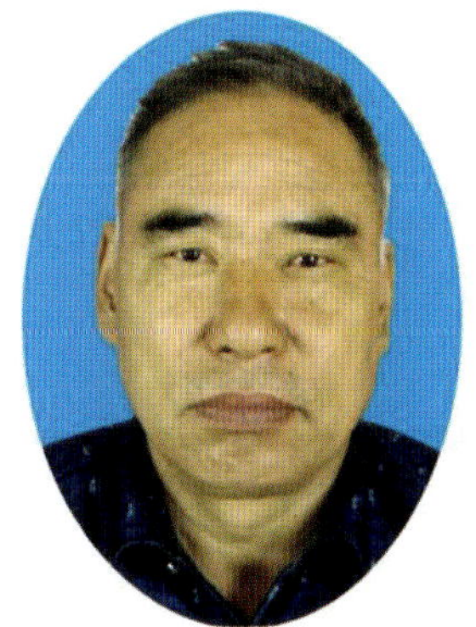

**名人小传**

王松伟，男，汉族，1963年11月生于山东省诸城市。1981年10月至1985年10月，参军在某部队做卫生员工作。1985年11月至1986年5月，他在吉林省延边朝鲜族自治州安图县新合卫生院做医士工作。1986年5月至1988年10月，就读于安图县卫生职业技术学校。1988年9月至1992年6月，在吉林省延边朝鲜族自治州安图县新合卫生院做医士工作。1992年6月至1994年6月，就读于延边州卫生干部学校。1994年6月至2002年6月，在吉林省延边朝鲜族自治州安图县医药公司康复药店工作，任经理。2002年6月至2005年9月，就读于长春中医学院临床专业。2005年10月至2014年11月，在吉林省延边朝鲜族自治州安图县新合卫生院工作，任副主任药师。2014年11月至今，任延边灵桦工坊生物科技有限公司董事长。2005年至今，安图县长白山食药用菌合作发展协会会长。2006年至今，任安图县长白山食药用菌研究所负责人。

### 学术经验

王松伟多年来一直从事中医中药的基层工作，有着多年的临床经验。主要特长是应用食用真菌类药物调节人体免疫功能，更好地利用真菌的活性物质，调节五脏六腑，从而达到健康长寿的目的。王松伟依据我国自古就有药食同源的养生文化，致力于打造以长白山野生真菌及培养菌类为原材料的原生态养生产品，将药食同源的野生及培养菌类融入每一位国人的生活中去，在一茶一饮的过程中帮助国人营养吸取。

### 主要成果

王松伟董事长主持的延边灵桦工坊生物科技有限公司与长春中医药大学合作项目桦褐孔菌、桑黄两个系列，相关发明专利正在申报进行中。桦褐孔菌系列产品以及桑黄系列产品，已在吉林省卫生健康委员会备案。

其开发的产品经过严谨的研究过程，对“桑黄抗肝纤维化及其作用机理的探究”和“桦褐孔菌对大鼠肥胖和2型糖尿病的疗效研究”，两篇论文已投稿中国保健营养杂志社。公司自主研制的“一种在线提取灵芝三萜和灵芝多糖的设备”和“一种用于灵芝的成分提取罐”两项设备已申请专利，国家知识产权局已受理。所有研究都以提升人体功能，从而达到“未病先防，已病防变，愈后防复”的目标。

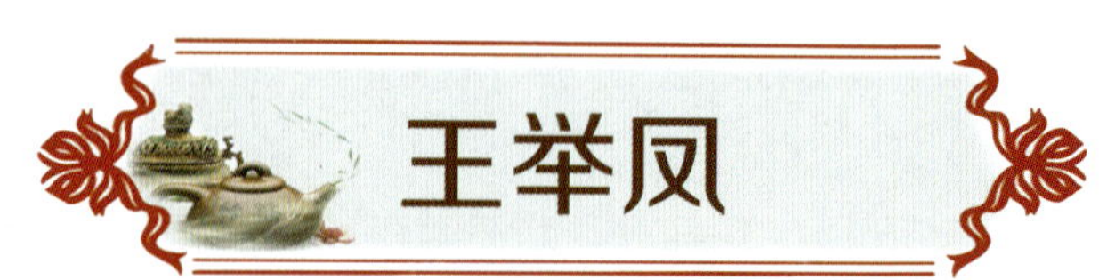

## 王举凤

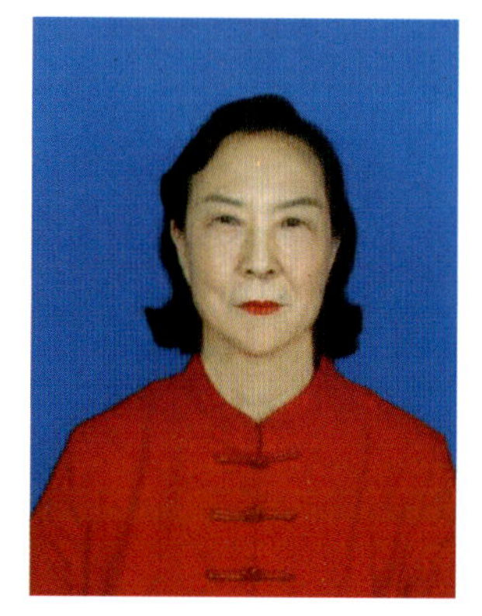

### 名人小传

王举凤 ，女，生于1957年8月，北京市朝阳区人。擅长老年人家庭日常生活的健康管理。

### 学术经验

健康管理是以现代健康概念（生理、心理、和社会适应能力）和新的医学模式（生理—心理—社会）以及中医治未病为指导，通过采用现代医学和现代管理学的理论、技术方法和手段，对个体或群体整体健康状况及其影响健康的危险因素进行全面检测评估，有效干预与连续跟踪服务的医学行为及过程，其目的是以最小的投入获取最大的健康效益。

健康管理就是要病前主动防、病后科学管、跟踪服务不间断，防大病，管慢病，促健康。发病，是指疾病的发生。中医认为发病是正气与邪气斗争的过程。中医学把人体本身对外界致病因素的防御能力称为正气，将致病因素称为邪气。人体之所以能发生疾病，其原因不外乎正邪两方面的斗争，邪正斗争的胜负决定发病与不发病。

饮食养生，简称“食养”，是指在中医理论指导下，合理地摄取食物，以营养机体、维持健康、保健强身、延年益寿的活动。

饮食养生大要有四：一要“和五味”，即食不可偏，要合理配膳，全面营养；二要“有节制”，既不可过饱 亦不可过饥，食量适中，方能收到养生的效果；三要“注意饮食卫生，防止病从口入”；四要“因时、因地、因人而异”。总之人体需要平衡。

预防为主，防患于未然。“未病先防，已病防变，瘥后防复”战胜疾病需要强大的内心。

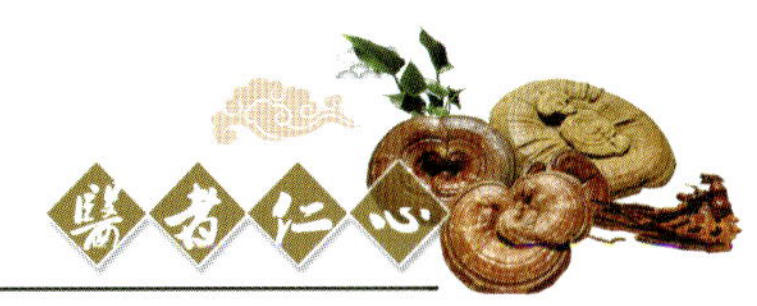


正气存内，邪不可干。健康管理的终极目标应该是：颐养天年、无疾而终。赶上了和平盛世的好年代，就要把健康管理好——好好地活，健康地活，活出中国人的精、气、神。

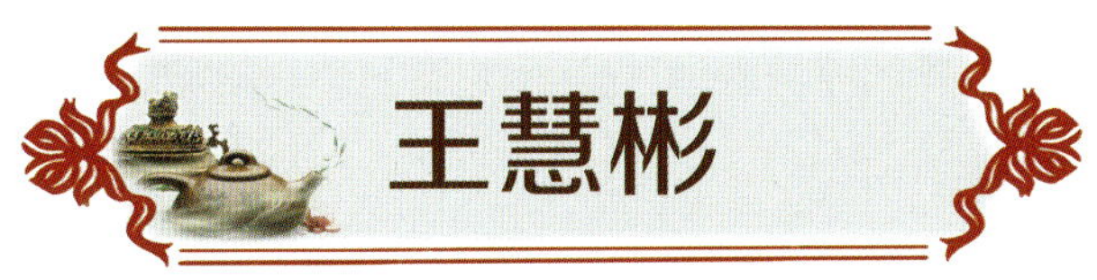

# 王慧彬

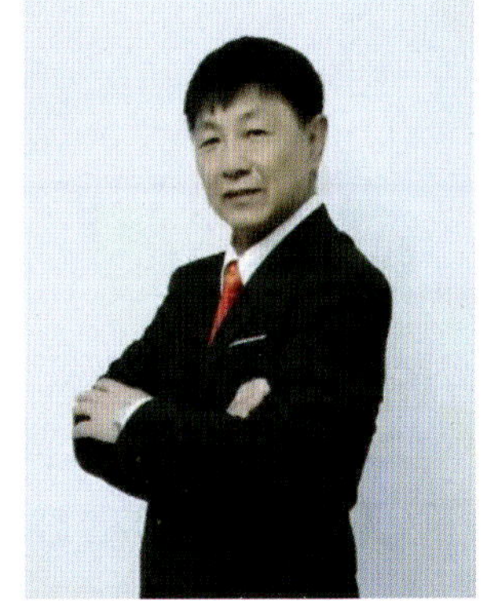

## 名人小传

王慧彬，男，回族，1964年1月生于辽宁省沈阳市。18岁参军，服役于北京海军司令部，自幼酷爱中医中药知识，退役后持之以恒学习中医药理论知识，在辽宁中医药大学深造，系统专业学习。

现为北京汇医堂中医科学研究院副院长。被评为2020年新时代中华好中医人物。为国家注册高级中医康复理疗师。他对于运用中医理论和方法调理近视眼，有比较深入的研究。

## 学术经验

《黄帝内经》记载，中医很早就认识到眼睛和人的整体之间的关系。“五脏六腑之精气，皆上注于目而为之精，精之窠为眼，骨之精为瞳子，筋之精为黑眼，血之精为络，其窠气之精为白眼，肌肉之精为约束”。意为：脏腑的精华物质，均为向上濡养眼睛，而使其能睛明视物。其中，肾精（肾主骨，故为“骨之精”）濡养瞳孔，肝精（肝主筋，故为“筋之精”）濡养眼，胃精（胃主肌肉，故为“肌肉之精”）濡养匝肌、睫状肌。

中医认为近视的病因应该包括先天遗传和后天环境两种因素，或二者共同作用的结果。

《审视瑶函》提出“禀受生成近觑”，因先天禀赋不足所致的先天性近视，多为肝血、肾水或者心阳单方面或多方面的不足。《素问·宣明五气》提出：“久视伤血，久立伤骨，久卧伤气，久行伤筋，久坐伤肉，是谓五劳所伤。”肝藏血，肝开窍为目，足厥阴肝经上联木系，《素问·五脏生成》指出：“诸脉者，皆属于目……血归于肝，肝受血而能视。”是以眼睛需要肝血的充养，久视耗伤肝血，则会使视力下降。

阴阳失调，阳气不足而神光不能发越于远处。《古今医统大全》曰：“目能近视，知其有水；不能远视，责其无火，法宜补心。”《医宗金鉴》谓：“近视清明远视昏，阳光不足被阴侵”。

《黄帝内经》中的“五劳所伤”指出：“久视伤血。”意思是：用眼过度伤血。而肝主目，肾主瞳；而肝又藏血，脾生血，心主血。因此用眼过度会伤害肝、脾、肾、心。“久视伤血”是指如果一个人长时间用眼，不但会使视力下降，还会导致人体“血”的损伤。因为肝主血，人的视力有赖于肝气疏泄和肝血滋养，故有“肝开窍于目”的说法，近视与肝脏有关，远视与肾脏有关，中医辨证近视与远视都是可变的，在发生变化过程中就有散光现象，近视的人眼睛黑睛较小，阴虚火重的人，肝血一定不足，如果他的肝脏又有问题（病毒），那么他一定是一个肝热的人，肝热会逼肾水，眼睛的睛体就呈收缩状态。收缩得越严重，近视程度也就越深。当人体的血多了，人体的肝热情况转变了，近视深度就会减轻。很多孩子在成长过程中，近视的情况会变得很严重，那是因为这个孩子生长发育需要血的量大于人体自己能造血的量，血是人体的能量，在身体里有一个总量，而每个局部都占有一定的比例，生长发育对孩子来说是一件大事，人体会倾其所有支持这项工程。如果总血流量不足时，为了确保孩子的生长发育，身体的其他部门都要让道，原来的平衡就会打破。首当其冲的就是肝脏的藏血就要大量外调。这样一来肝热的情况就会变重，眼睛的近视程度就一天比一天加深。

要想让孩子们的眼睛不近视或近视的度数低一点，最好的方法还是让孩子本身的气血上升。让孩子们在生长发育过程中有足够的营养，足够的气血运行，这才是最上乘的中医非药物疗法，这才是我们应该推广的中医之精髓。

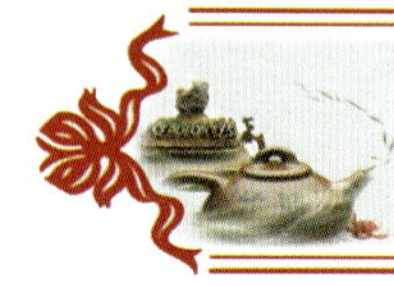

# 尤学科

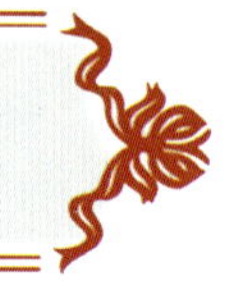

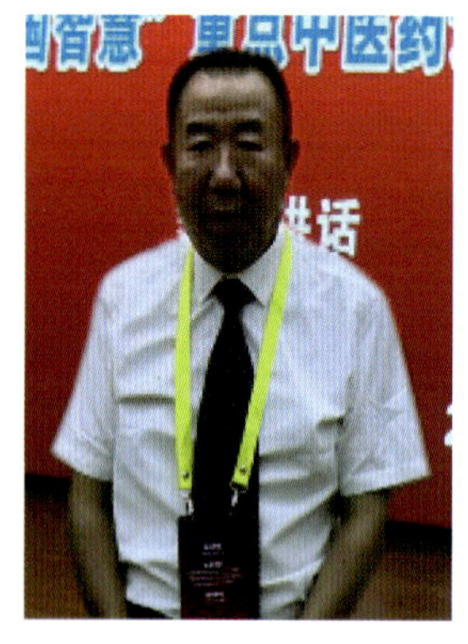


### 名人小传

尤学科，男，1952出生于宁夏回族自治区中宁县，1978年毕业于宁夏大学，本科学历，中国蛇毒胶囊研发人。2018年获得了在马来西亚举办的“一带一路”丝路养生国际论坛优秀成果奖。

### 学术经验

尤学科先生在对华夏传统医学、中医蛇毒应用研究过程中，中国蛇毒学会、中国蛇学会的覃公平、舒普荣会长以及中国蛇毒协会会长余培南教授、贾高文理事及宁夏医科大学汤瓶八诊职业培训学院院长杨华祥教授等人在学术和项目研发方面给予了鼎力支持与配合。1997年，经中国宁夏回族自治区科委批准，成立了宁夏仁德生蛇产品开发研究所。自此，尤学科正式迈入了中药传承蛇毒口服研究的道路并开始走向临床与应用。在此期间，他自养了白眉蝮蛇、黑眉蝮蛇、乌梢蛇、黄梢蛇、白斑蛇、虎斑游蛇、沙莽等十几种蛇类品种用于研究。

近百年来，世界医学界对蛇毒已经有了深入的研究。通过临床验证，发现蛇毒及蛇产品在临床运用中有着独特的医疗作用。尤学科先生作为中国蛇毒协会理事蛇毒胶囊研究的守正创新领航人，被中国蛇毒协会称为中国蛇毒胶囊研究的发明人。已年近七旬的他，在继承外祖父家传中医的基础上，以及在后续蛇毒研究的过程中，亲身实践，曾几次冒着对身体伤害的危险，亲自验证家传秘方的疗效。在实验的过程中，曾因用量过度而中毒，幸运的是有惊无险，最终得到了宝贵的成果。在不断地实践总结中，尤学科先生探索出了一套安全有效，以蛇产品为主体的治病疗疾的方法。他的研究成果，曾给多位病入膏肓的疑难病患者带来了希望。

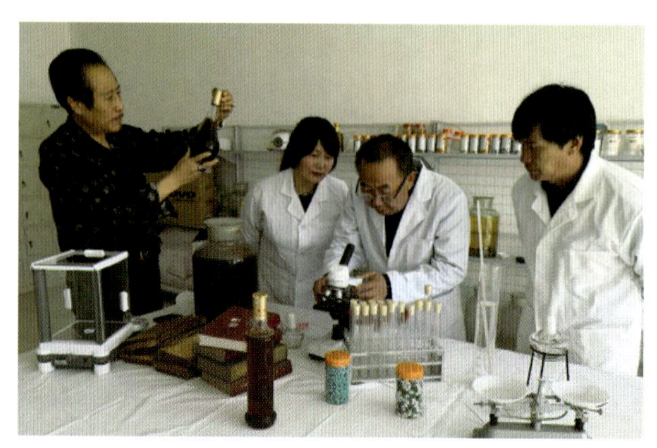

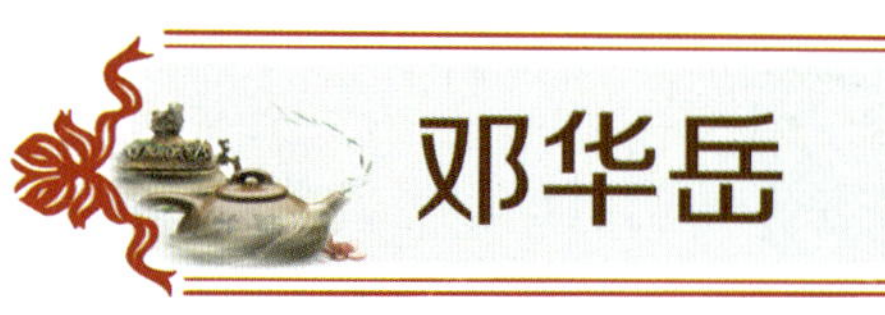

# 邓华岳

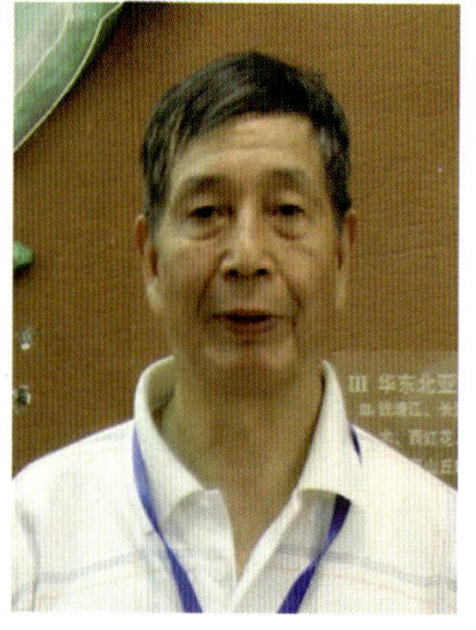

### 名人小传

邓华岳，男，1936年生，中国测绘科学研究院高级工程师，著名武术家，经络调理师。他编著了《循经通脉健身操》。他研究的《高能量量子通脉健养疗技法》荣获中国管理科学研究院教育科学研究所科研成果一等奖。他采用图形量子发生器（专利）制作的“高能量(量子)热疗皮针通脉卡和高能量量子归经通脉调理卡，循经通脉健身法”被《大国中医》收录。

### 学术经验

邓华岳认为人体有30经脉轮，是归经一通脉的万能钥匙。他创编了循经通脉的操、拳、扇、舞等，主张在运动中即时通脉排病气，防治疾病。他研究无数的意念通脉，如手形、拢指通脉疗法；看、听高能量通脉视频通脉，如高能量

量子通脉卡、布通脉、手捏皮针卡通脉等。其可一个动作，一个意念，一个手形，一张通脉卡（布、袜等），即时通全身经脉（3脉7轮+20经脉），可让敏感者在15分钟内，用以上方法都能感受全身经脉运行，开天目见辉光。3脉7轮+20经脉对不敏感者尽管不开天目，但效果是一样的。治疗有即时通脉疗效，经过几分钟循经把病气排出，轻的疼痛手捂一会儿即可消失。敏感者距邓华岳先生1.5米外就可全身经脉运行，在邓华岳先生身边的人，病气小于邓华岳先生的能量者，会自动排除（能量自动平衡）。

高能量量子通脉是非药物、非器械通脉的健养疗方法，适合任何人，任何疾病的防治，它用途广泛，涉及生活的所有方面，具有成本低、使用方便、效果快速显著，且具有全面、全新、全方位的特点，无任何不良反应、无任何伤害。

邓华岳认为，中医包含按、推、刮、拔、灸等非药物疗法，其疗法都与能量归经通脉排病气有关系。其各种方法效果有别。中医的守正创新，就是中医药药物归经，即能量归经通脉排病气。传统的操、拳、扇、舞、功，其手势、意念与经脉无关，就是能量不归经，不通脉排病气，但这正是传统功法的初衷，即性命双修，或叫心身锻炼。中医的传承与守正创新的关系，就是“正”是中医的医理的灵魂，就是药物归经通脉排病气。药被人体喝（吃）进去后化为药气，这药气就是能量，起通脉排痛气作用，达到治疗康复目的。那么，只要想办法把能量归经，就能通脉排病气，使人们的身体康复。这就是中医的守正创新。

邓华岳认为传统功法，经脉周天和意念周天是意念（能量）归经。但他认识有所不足。像经脉周天的意守丹田（叫筑基）是调理方法。就如古书说的，人体身上有神明，想到哪里它就在那里出现。行小周天不必筑基，直接用意念周天即可，百日筑基反而可能出偏，能练成者寥寥无几。反而用百日练意念周天大多都可练成。意念通脉不一定意念一条经，因为经脉除带脉外，全都是上下分布，再联系人体周围都是暗物质暗能量，也是量子，它受意念和几何图形控制。可意念气（能量、暗物质、量子）从脚下往上，经头出去；或意念气（能量、暗物质、量子）从头上往下，经脚出去。守正创新的历史性重大突破的“高能量量子通脉健养疗技法”已能通脉。意手循经通脉。按守正创新思路，在健身运动中能量归经，即意手归经，循经运行，手随意动，就可通脉。

1982年，邓华岳先生两次因病全休，身体不好，而学练大雁功，功法要求动作中加意念，不懂经脉，且意念的经脉路线与动作路径不一致，无法加意念。于是提出“手向经脉，循经运行”，即“循经通脉”，并决心创编循经通脉健身方法。“循经通脉”是意念和手的能量（手的气）归经。把大雁功动作改为与意念的经脉方向路径一致，这样就意手一致，动作好做，加意念方便，手随意动，可通任何一条经脉，通全身经脉，使通脉能量比单纯用意念更大，效果更好。经过13年准备，1994年邓华岳先生提过退休并进行调研准备，于1995年开始创编此功，目标通调14经脉。由于效果特别好，又创编成为操、拳、扇、舞、功等。

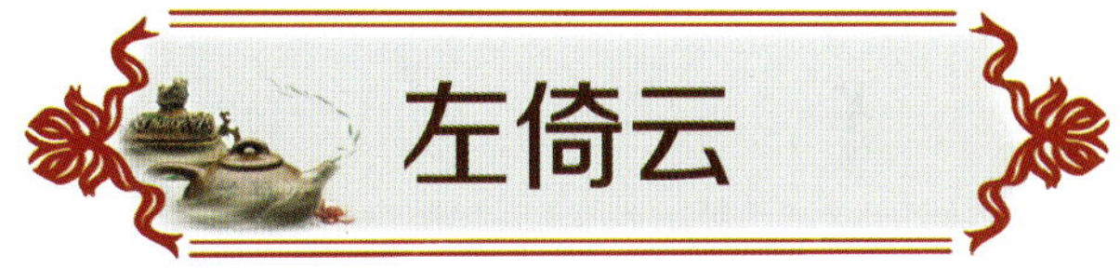

## 左倚云

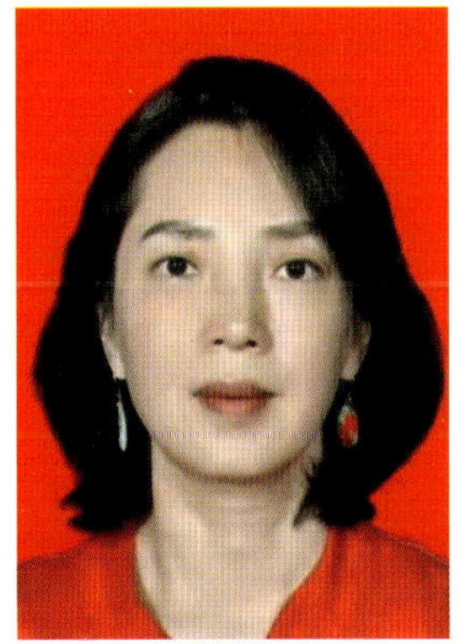

### 名人小传

左倚云，深圳市九融鹤数字生命科学有限公司董事长，深圳市静慧妙宏心理咨询有限公司总经理，广州市嘉来生命科学咨询有限公司董事长，中国管理科学研究院数学生命科学课题组副组长，高级心理咨询师，中医特色诊疗师。

### 学术经验

听力残疾青少儿的生存与发展是一个亟待解决的社会大问题,儿童期是听觉言语发育的关键时期，听力残疾导致青少儿言语发育障碍并影响其情感、心理和社会交往等能力的发展，给家庭和社会造成沉重负担。我国是世界上听力残障人数最多的国家，听力残障人数2780万，18岁以下的听障青少儿就有600万人，其中7岁以下的听力残障儿童约有80万人，还不包括每年新生听障儿童2～3万人，目前全世界有听障人3.9亿，要对青少儿格外关心和关注。

中医认为：自然界与人是统一的整体。人体气血的运行是按着一定的时间循环无端，连成一个大的循环通道，即十二经络。然而，妨碍听觉的耳鸣、耳聋就来自十二经络上的某些穴位，发生了与听力相关的听神经细胞休眠、减少或坏死。究其根源就在于不健康的饮食，不规律的生活习惯，药物的滥用，城市的噪声污染，导致了青少儿听力损失的大大增加。轻者造成耳鸣、耳背，重则耳聋。众所周知，人耳可分为外耳、中耳和内耳。外耳和中耳通常负责收集声音和传递声音。外耳和中耳如果受损就会导致传导性耳聋，统称感音神经性聋。至今全世界耳科学家、听力学家、听生理病理学家均无良策使内耳毛细胞恢复或再生，更没有办法让听神经恢复功能。

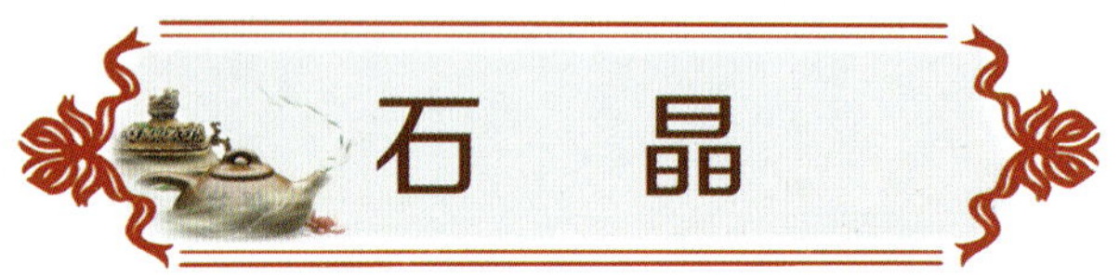

## 石　晶

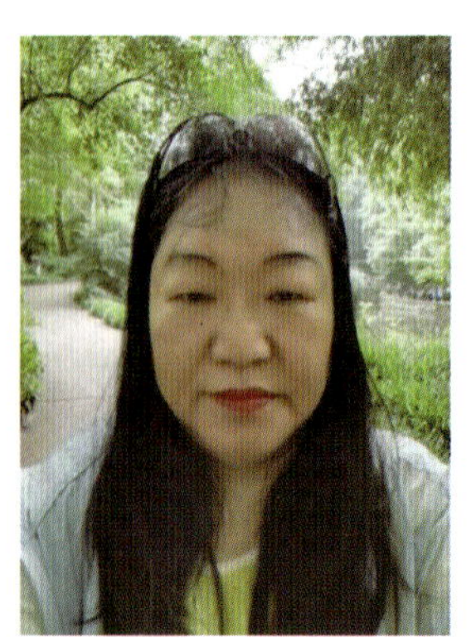

### 名人小传

石晶，女，汉族，1964年出生于北京市昌平区，擅长中医晶体易脉诊疗术。

### 学术经验

中医晶体易脉诊疗术包含诊法、调理法和易脉三部分。晶体脉诊法（感应诊脉法）：诊疗师随时随地用手或脚隔衣物接触患者身体任何部位取穴（阿是穴），静心感悟患者身体不适的部位，病症，病情，病因，病程等相关信息，现场直接做出诊断。第二部分，晶体调理法（子午流注调理法）：可分为能量调理、信息调理和物质调理。具体方法包括晶体点穴法（应急）、晶体经络调理法（慢性病，疑难杂症调理）、晶体美容美体矫形法、晶体心理疏导法和家传正骨疗伤病法。第三部分，易脉——改变、替换和相互通融，以达阴阳平衡之脉象。

使阴病体改变成或恢复成阳康体。此项诊疗技术来源于近40年的临床实践和理论学习，是对数万人诊脉、调理和疗效的验证，并反复多次学习西医解剖学，中医理论、阴阳五行学说、经络学、病因学、藏象学、人体全息理论、天人合一等理论而总结出来的。

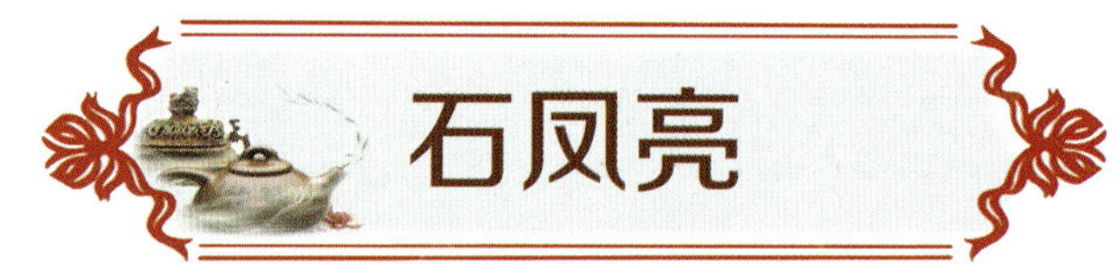

## 石凤亮

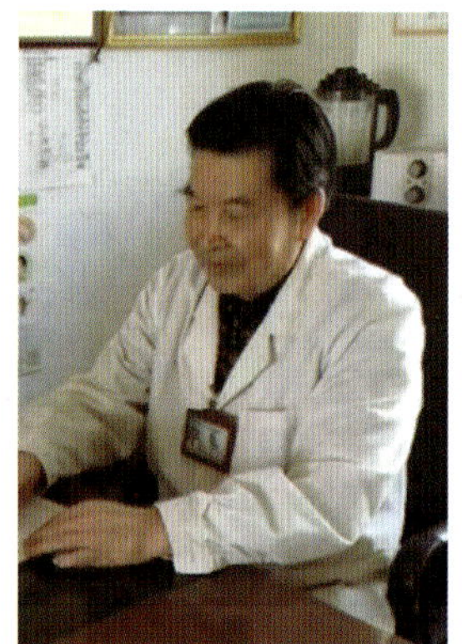

### 名人小传

石凤亮，山东省济南市人。1958年出生在一个中医之家，由于受家庭环境影响，自幼就对中医药有着浓厚兴趣，长大后响应祖国号召，参军入伍到福建戍边四年。复员返乡后就致力于中医药养生保健的研究，并多次参加学术交流学习，提升自己，同时积累了大量医案，造福身边百姓。石凤亮先生诊疗心脑血管疾病造成的偏瘫有着极高的治愈率。他针对各种疑难杂症，通过独特方法能达到立竿见影的效果，深受患者好评。他擅长运用排毒方法治难症及慢性病所导致的疼痛、胀气、恶寒等，并运用自家排毒汤，排除体内寒湿、火毒、瘀阻，通常一剂起效，三剂显效。军旅情怀，使得他愿为全国退伍老兵做康养指导，愿祖国日益繁荣强大。

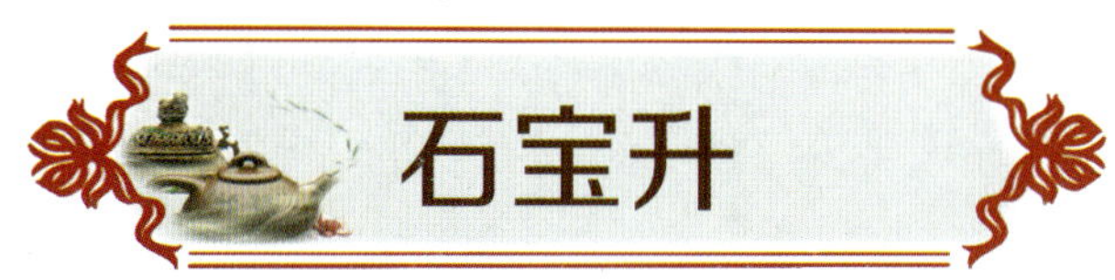

# 石宝升

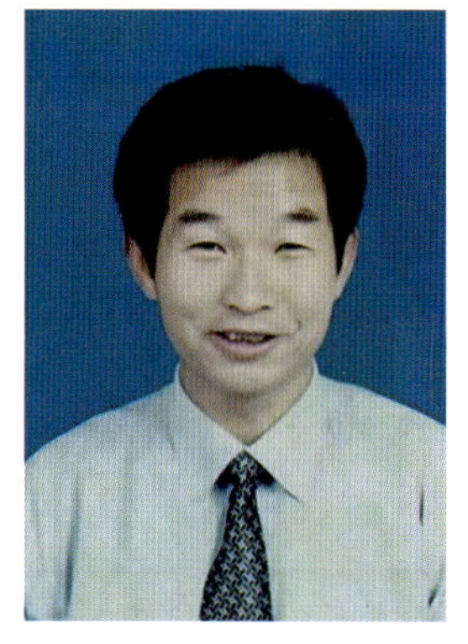

## 名人小传

石宝升，男，汉族，生于1957年，陕西省西安市人。汉唐国医传承网传承导师，大美中医药学习网首席专家，张仲景博物院仲景智库成员，陕西省中医药科技开发研究会会员。石医师从医三十余年，取得中医康复理疗师（师资）、心理咨询师（师资）证书。

## 学术经验

医术精湛，自幼热爱学习中医，父亲进山采药多年，并留下单方、特效药方，结合经络点穴疗法，对各种疑难杂症都有神奇效果。

点穴疗法，是我国医学的宝贵遗产之一，医者根据不同病种和病情，在患者体表适当的穴位或在经络上，用手进行点、按、掐、拍、叩等不同手法的刺激，通过经络的作用使体内的气血畅通，促使已经发生障碍的机体功能恢复正常，从而达到治疗、预防疾病的作用。经络点穴疗法是纯绿色疗法，无痛苦、不良反应小，可精准调理失眠、美容减肥，治疗乳房肿痛、肿块等，临床上效果特别显著。

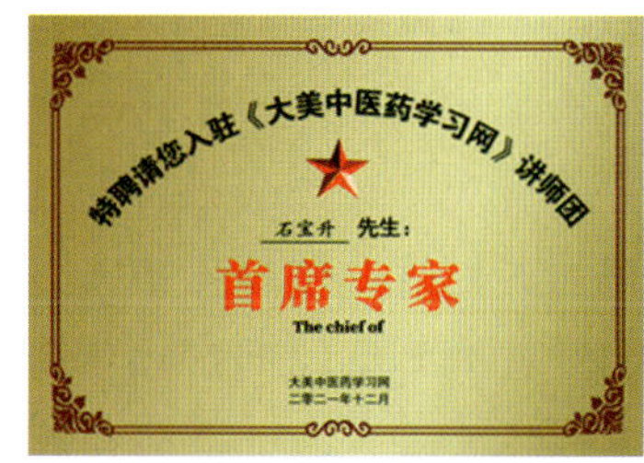
特聘请您入驻《大美中医药学习网》讲师团

石宝升 先生：

首席专家

The chief of

大美中医药学习网

二零二一年十二月

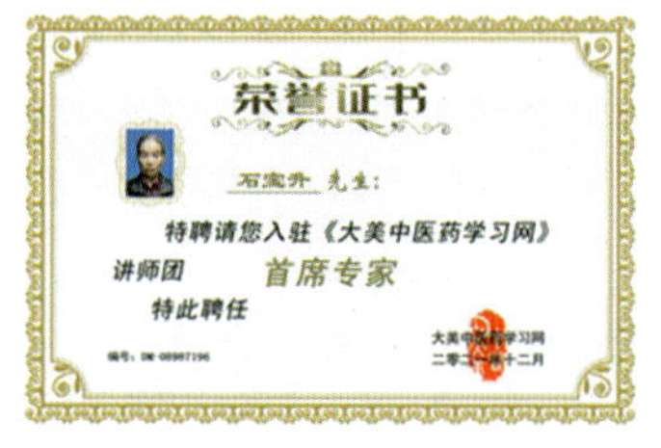
荣誉证书

石宝升 先生：

特聘请您入驻《大美中医药学习网》讲师团 首席专家

特此聘任

石医师仁心仁术、妙手回春、手到病除，以精湛的医术治愈了众多患者，还患者健康与快乐。未来，他希望传承中医事业，为老弱病残，没有生活能力的患者提供免费调理，造福更多的患者，为人民健康保驾护航，为推进健康中国建设和推动中医药事业与产业高质量发展贡献出自己的一份力量。

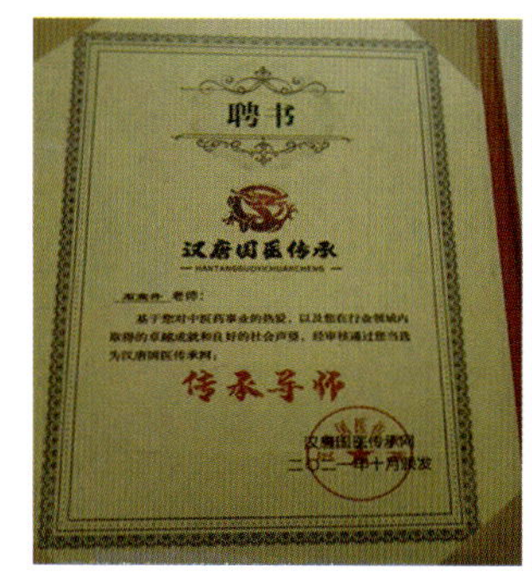
聘书

汉唐国医传承

传承导师

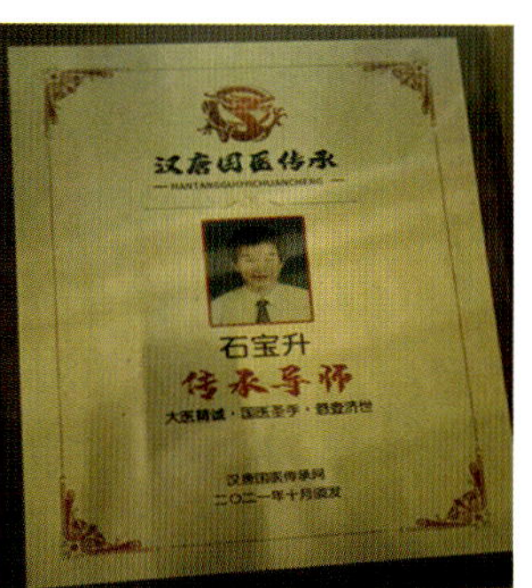
汉唐国医传承

石宝升

传承导师

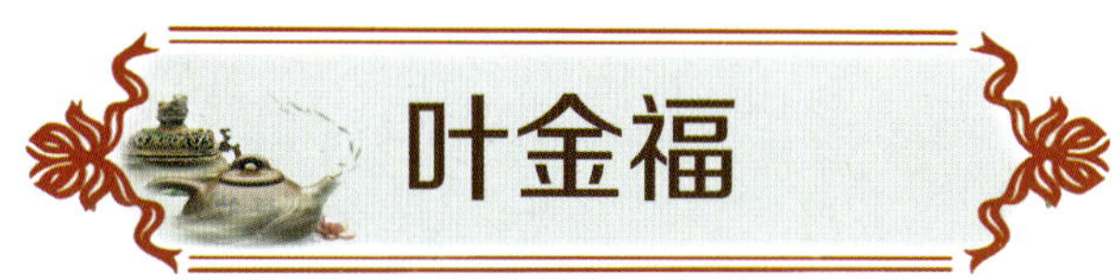

# 叶金福

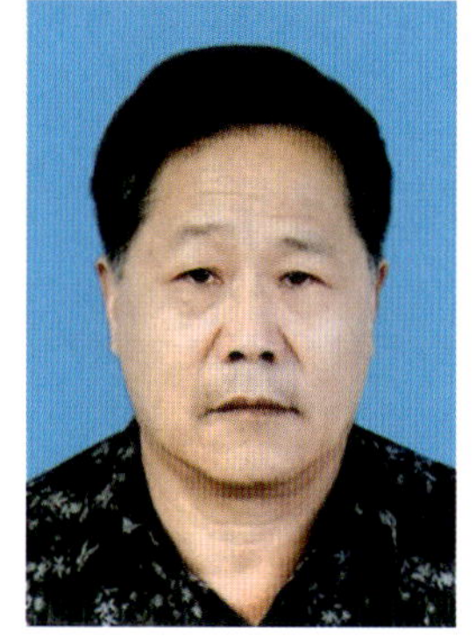

## 名人小传

叶金福，男，1954年出生，中共党员，浙江省义乌市人。1954—1964年读书，在校期间，为学雷锋小组长，好学上进。1964—1974年，读初中，在校期间当选班干部。1974—1977年，高中时候当选劳动委员、校医，并加入共产党。1977—1987年，在本村担任会计，同时跟祖父学习医术，拜访各路优秀中医，潜心学习。

1987年至今，脚踏实地，开办医馆，为广大社员及当地患者服务，以治病救人为己任。

目前对于食道癌、肝癌、肝腹水、肺癌、乳腺癌、乳腺增生、子宫癌等，有着一套自己的独特疗法和见解。他诊疗喉管息肉，不用动手术，不用开刀，服用中药一个月左右痊愈，得到了当地患者的好评。目前带徒传授医术。

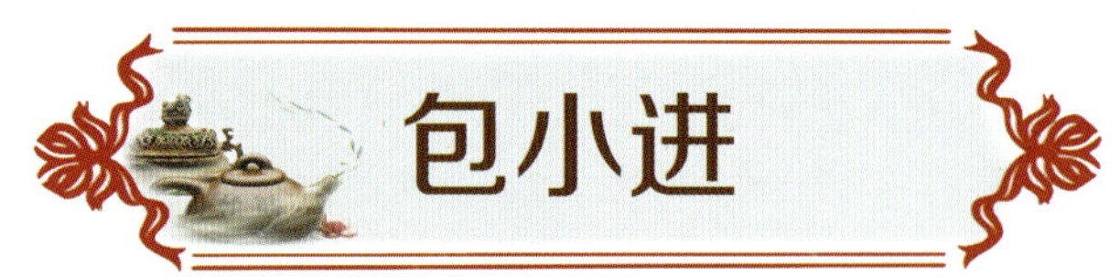


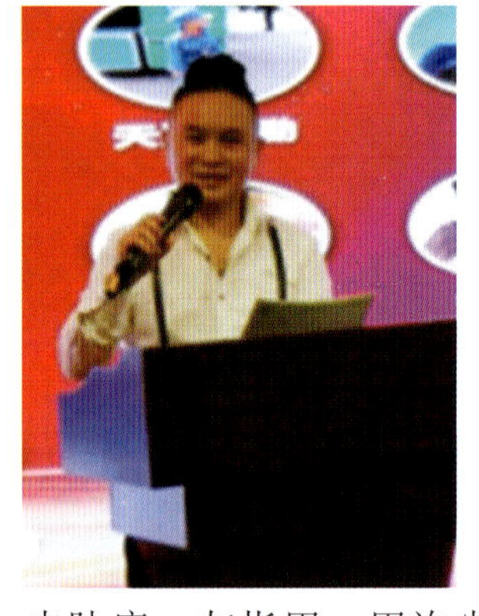

### 名人小传

包小进，生于1963年，江苏省人。从事中医康复四十余年，主要专业调理：颈椎病、肩周炎、腰椎间盘突出、骨质增生、膝关节、腰椎病、风湿、腰腿疼痛、坐骨神经痛、各种皮肤病、灰指甲、甲沟炎、老烂腿、无名疼痛等疾病，其调理均可收到良好疗效。

2021年包小进成立北京苗康堂中医医院，自成立以来，北京苗康堂中医医院秉承“道贯古今，至精至诚”的精神，坚持按照“中医领先，发扬传统医术，创新一流”的发展方向，全面提升中医药传承创新能力，医院始终以健康为中心，努力继承和发扬中医学，邀请中医药行业人士共同发展。

### 主要成果

包小进2018年11月获得高级中医手足皮肤病治疗师。2019年参加古中医“八卦埋线针法”临床教演，针法熟练，获得证书。2019年10月—2019年11月学习“中医渗析”专业，成绩优秀，获得证书。2021年7月16日注册北京苗康堂中医医院，为中医药原创技术试点单位。中国民间适宜技术开发协会和叁陆陆颈肩腰腿痛研究院授予“优秀贡献奖”。智愈堂生物科技有限公司授权“颈肩腰腿疼康复中心”。2020年9月—2020年10月学习“超氧疗法”成绩优秀，获得证书。2020年9月—2020年10月学习“理筋疗法”成绩优秀，获得证书。2020年担任中医药原创技术分会常务理事。2021年获得苗医火灸神罐技术“中医传承非遗技师”证书。2021年参加民间适宜技术培训，成绩优秀，取得证书。2021年“中医揉筋正骨整体复位疗法”被《大国中医》原创成果传承录收录。

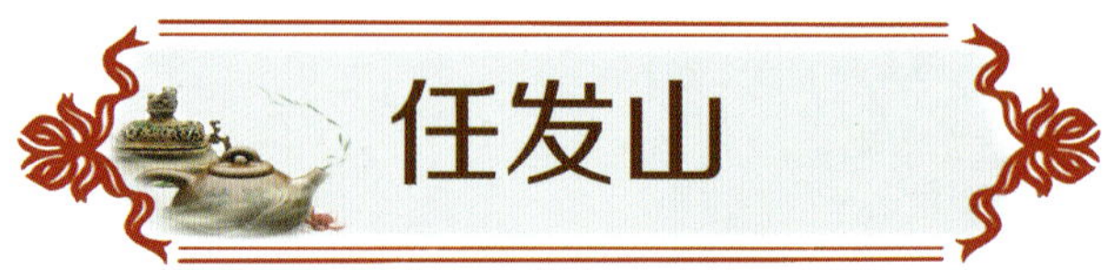


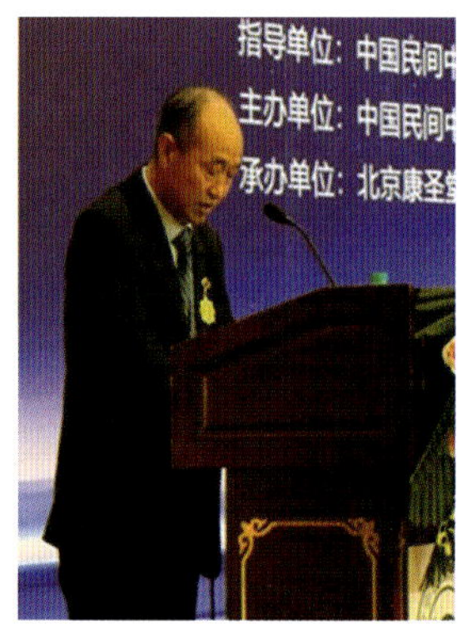


### 名人小传

任发山，男，1960年出生，山东省莘县人。毕业于山东济南中西医结合大学，中药调剂师（高级）。现工作于山东省聊城市莘县新华路妇科痔瘘研究中心。从事健康事业三十余年来，取得了一定成绩，多次受邀参加国内外学术研讨会、专题报告会，多次在大会上获得各种奖项。并被授予多种荣誉称号。

### 主要成果

任发山对以下疾病的治疗方药有专门研究，擅治乳腺增生、乳腺结节、妇科病、癌前期病变、性病、HPV病毒、尖锐湿疣病毒、腺肌症、腺肌瘤、不孕症、宫颈炎、子宫肌瘤、子宫囊肿、子宫肥大、功能性子宫出血、人乳头瘤病毒31型阳性、内痔、外痔、痔瘘、脱肛、肠套叠、肛门脓肿、前列腺疾病、带状疱疹、胃病、鼻炎、内分泌失调、面部痤疮、颈椎病、前列腺炎及增生、带状疱疹、病毒性疱疹、伤口不愈、摔伤、扭伤、脚气、足癣、口腔及牙疼、鼻炎、烧伤、烫伤、股骨头滑膜积液及众多疑难杂症。

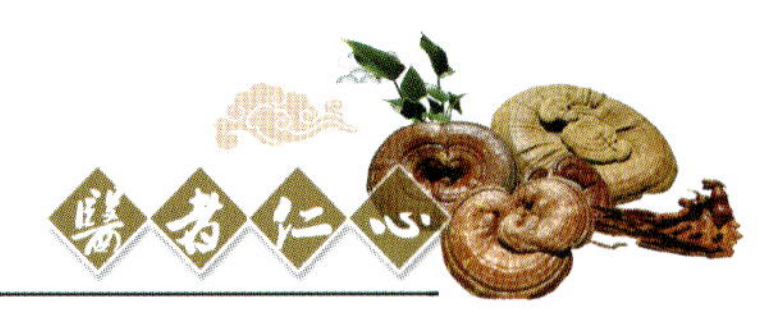

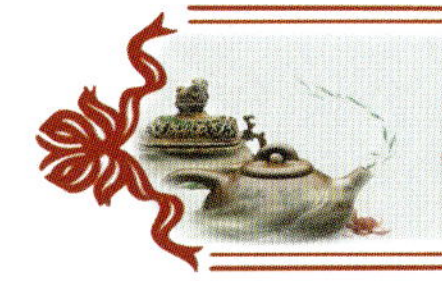

# 华玉江

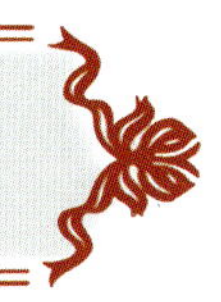

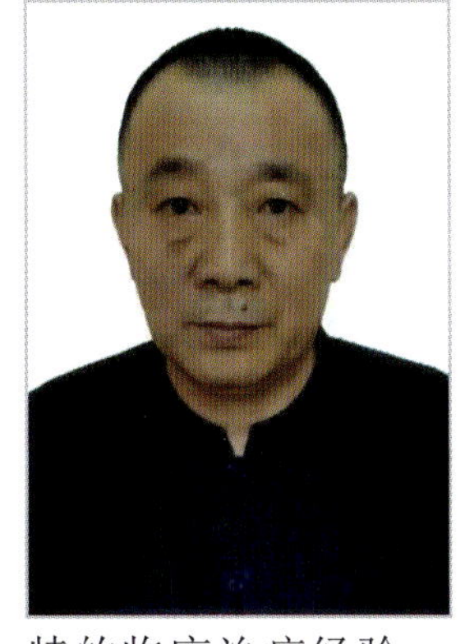

**名人小传**

华玉江，男，生于1966年，中医针灸临床四十余年，有丰富的临床经验。尤其擅长肿瘤、皮肤病、心脏病、高血压、高血脂、糖尿病、心脑血管疾病，痛风等，对疑难杂症有独特的临床治疗经验。

**学术经验**

华玉江先生擅长运用骨伤科不手术家传接骨丹，一般可三十天恢复功能；内科外科针灸法、中药秘方，以达到治愈效果；家传烫伤药临床应用效果独特；皮肤科烫伤抹上立刻见效，基恢复快、见效好，可快速减轻患者的痛苦。

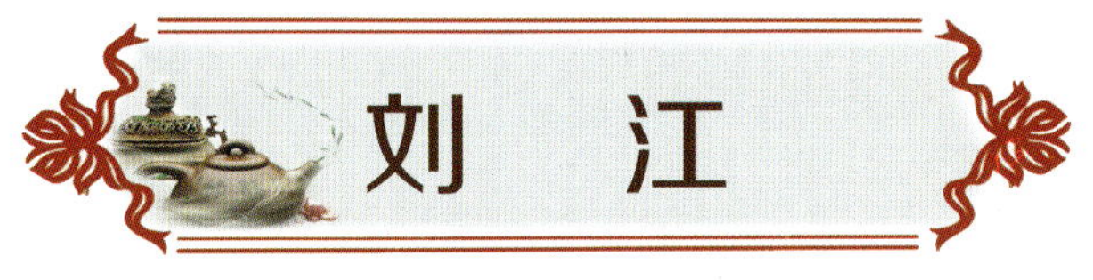

# 刘　江

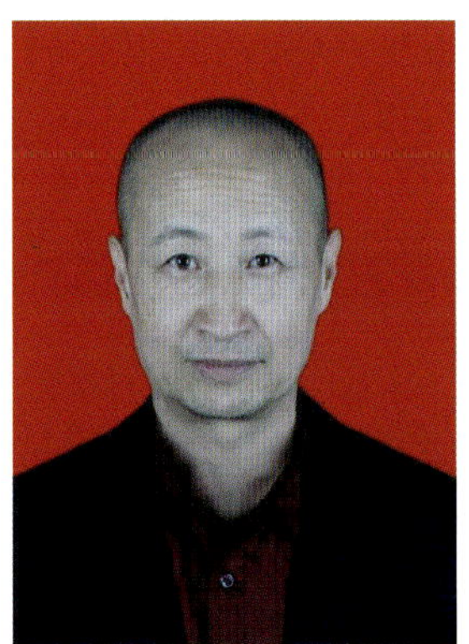

**名人小传**

刘江，1982年开始自费寻师学医，历经了近40年艰苦跋涉，访遍了全国各地知名民间中医专家，足迹踏遍全国十九个省市，拜访民间奇人上百位，博采众长，兼收并蓄，形成独特疗法，如一针改善黄褐斑、黑眼圈；一针提升面部苹果肌；非药物疗法木棍调理疼痛独门技术等。2013年开始，用独特自制工具松解针开展全身取栓治疗心脑血管疾病，并且获得了远期疗效，临床调理了诸多需要搭支架的患者。2016年在北京市丰台区万芳园独资注册北京同正堂医学研究院，2019年就松解针申请专利得到受理。通过大医至简中医辨证治疗调理头晕、目眩、头疼、颈椎病引起的不适，有立竿见影的疗效，并且作用持久。刘江积极推广中医药特色疗法，培训中外徒弟学员至少千人，闻名遐迩，传授自己多年积累的临床经验。

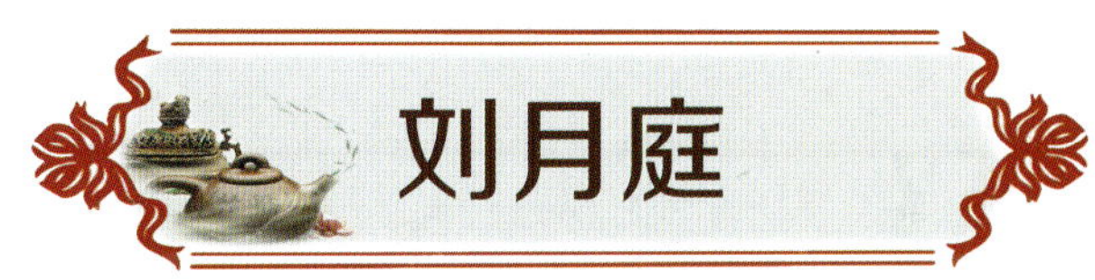

# 刘月庭

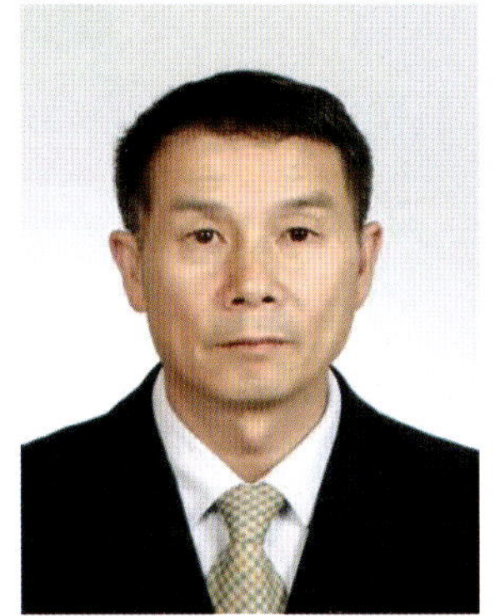

**名人小传**

刘月庭，男，汉族，1964年生，中共党员，江西省井冈山市龙市镇东源村刘亚组人。

1980年高中毕业后，通过自学、师承和进修，40多年来一直在诊所药店从事中医药工作，本人立志“学习学习再学习，聚千家之长于一身，为健康事业尽绵薄之力”。

**学术经验**

现代社会因空气污染、水污染和饮食不洁(节)，伤害了人体对外的两个主要器官，鼻腔、咽喉，很多疾病的中期睡觉时出现呼吸暂停，晚期出现张口呼吸，并且鼻炎具有传染性(不是遗传)，所以现在85%的家庭被慢性鼻炎、咽炎困扰，比如爷爷的鼻炎通过空气和饮食传染给后代。后代因年龄不同、体质不同、生活方式不同、鼻腔受伤的部位和程度不同、饮食习惯不同、所继发的病证就不同。原因同样是鼻炎，有的患高血压，有的患心脏病，有的患糖尿病，有的患骨关节病，或同时患多种疾病。因出现的症状不同所以西医不归属于传染病。

刘月庭先生认为，中药治癌方法简单、方便，不良反应小，不增加痛苦，廉价。他阅读古今医籍千余册，医学笔记几百万言，经过几十年不断学习与实践的积淀，有所感悟和创新，最近17年来，用自己创立的四十多首经验方，能有效应改善对临床所见病证，在临床中灵活运用方可收到显著疗效。近20年来他总结出“百病鼻咽寻”的新医学理念，且一体多病能同时痊愈，真正达到了中医无不治之症。凡医院久治不愈的各种疾病，包括晚期癌症反复发作，或决定手术治疗前，或医院宣布不治，下了病危通知书的，或年龄在75岁以内激素和西药止痛药还未成瘾的患者只要能正常服下中药就有很好的疗效。

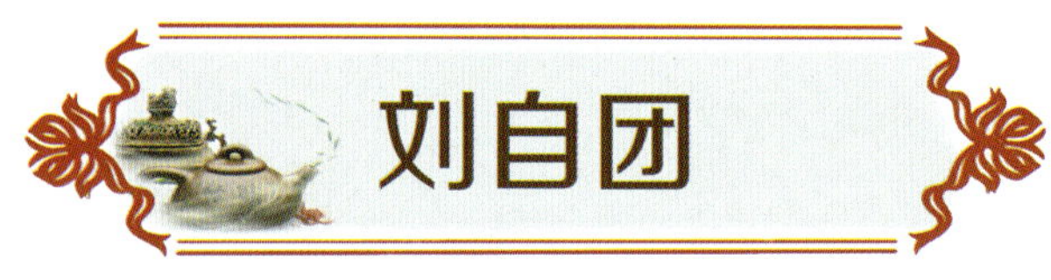

## 刘自团

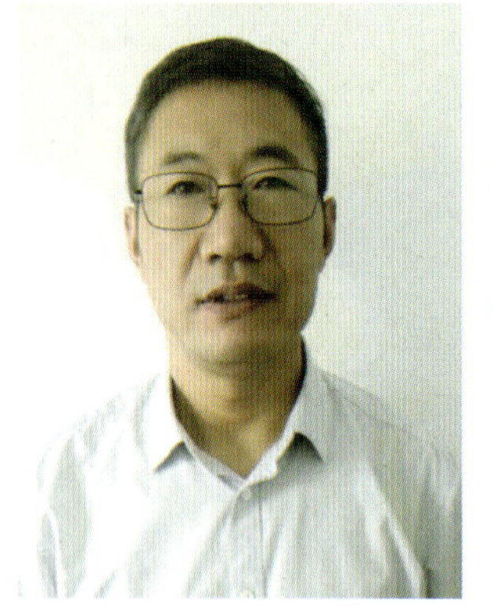

### 名人小传

刘自团，男，执业医师，1971年8月生于内蒙古包头市，现任中国口腔医学学会(CSA)会员和包头民营口腔协会常务理事。

他接受过全方位的大学基础教育，受到良好的专业技能训练和专业能力培养，也有扎实的理论基础和实践经验。能够熟练诊断及治疗口腔内、外科常见疾病。自1996年从业至今，从事口腔临床工作二十余年，曾多次参加全球美学大师MAN GANI教授的美学瓷贴面学术课程，能够熟练运用新技术治疗各种口腔疾病。

### 学术经验

刘医生对患者口腔修复有着独到的见解，可以驾驭极其复杂的病情，从专业角度提供具有针对性的治疗方案。

擅长：牙齿美容修复、牙周病的处理及各类口腔内的疑难杂症的治疗；对复杂病例的诊断及治疗、复杂牙拔除、口腔微创种植、口腔固定美学修复、活动义齿修复、吸附性义齿修复与治疗。发明专利：一种聚合器，专利号：ZL20152 1072064.9。

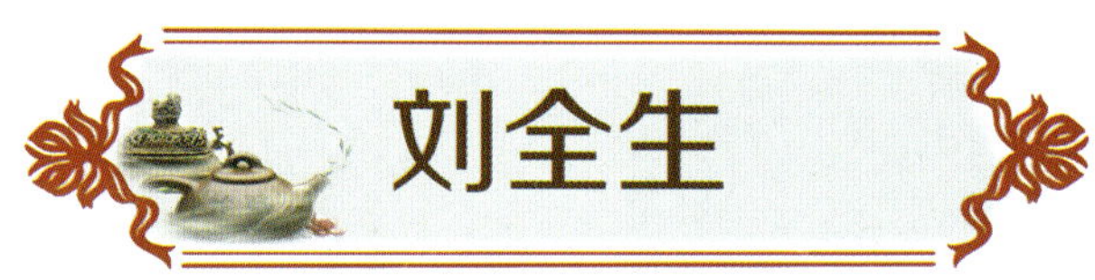

## 刘全生

### 名人小传

刘全生，男，汉族，江西省吉安市人。长期关注生命奥秘研究与慢性疾病防治及“多肽”医学食品研发，被誉为健康长寿的总指挥及健康总工程师。

1956年，刘全生出生在吉安市泰和县武山下有700年历史的古村。16岁那年，刘全生进入公安局，从事公安刑侦技术工作，20多年间他参与过多宗重大疑难刑案的侦查，其技术与侦破案例创造众多辉煌业绩，被誉为中国式福尔摩斯的好刑警。

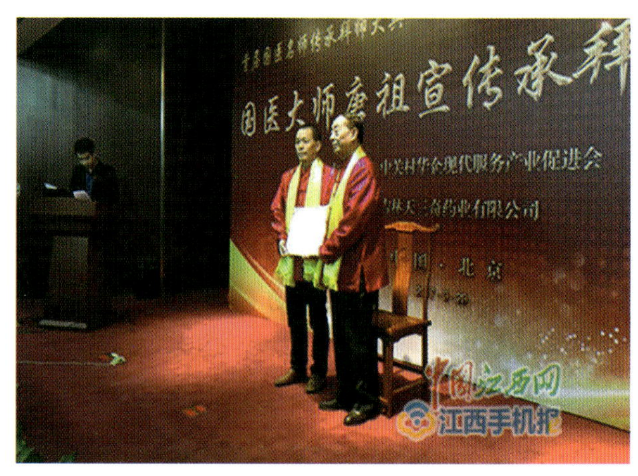

1996年，刘全生决定以家乡泰和为基地，去到北京、深圳创业，并毅然辞去了他从事了20年的工作，告别警界。刘全生先后在深圳、江西两地从事过多种职业，2015年北京大学EMBA深造毕业。

## 学术经验

多肽在机体内起着很重要的作用，是机体功能实现的主要承担者。近三十年来科学家对于多肽研究取得了突飞猛进的进展。研究证实，肽类物质，除具有一般蛋白质的营养作用外，对人体还具有非常重要的不可替代的调节作用，这种作用几乎涉及人体的所有生理活动，例如神经、消化、吸收、代谢、循环、生长、生殖、内分泌等。可以说蛋白质已经进入了肽时代。肽作为神经递质传递信息，让人体各系统、器官、组织发挥各自和整体作用。乌鸡多肽的吸收机制与其他各种物质的吸收机制大不相同。

2013年，刘全生的深圳乾宏生物科技有限公司成立，拥有东方乌宝商标。旗下有江西东方乌宝乌鸡肽食品有限公司、深圳前海肽尚煌大健康汇所有限公司、江西泰和县太棒乌鸡养殖有限公司、江西吉泰乌鸡肽销售有限公司等多家子公司。公司专注研发生产原种泰和乌鸡多肽系列品牌，已形成一家集乌鸡养殖、肽生物研究、多肽产品研发与多肽系列食品生产、营销、服务为一体的生物科技集团公司。

东方乌宝乌鸡多肽以泰和乌鸡为原材料，利用现代生物科技提萃乌鸡体内核心营养多肽经过重组其含量和乌鸡体内珍稀营养元素加工而成，无任何化学药物和有害物的成分添加，其功效主要是恢复细胞再生，对人体免疫细胞和神经及重要脏器细胞再生有特别好的功效。是人类健康长寿防病抗衰老和慢性疾病康复独特产品。

## 主要成果

2017年3月拜师国医大师唐祖宣先生。

刘全生已经获得多项多肽类的保健营养品发明专利：①一种乌鸡多肽口服液，专利号CN202011029243.X。②一种多肽花生营养奶生产用混合装置，专利号CN202021637796.9。③一种孕妇月子营养片的制备方法，CN202011029247.8。

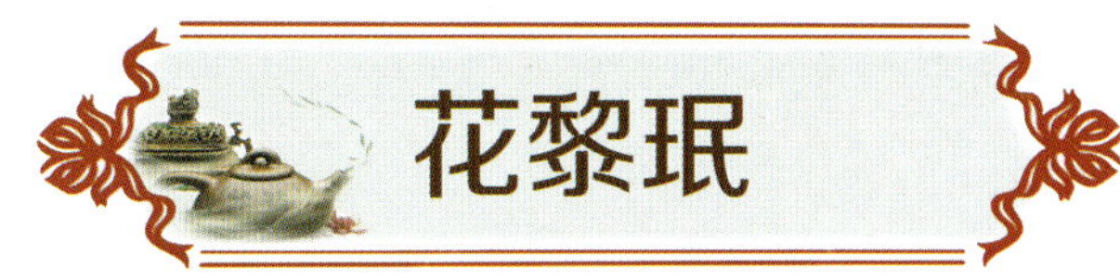

# 花黎珉

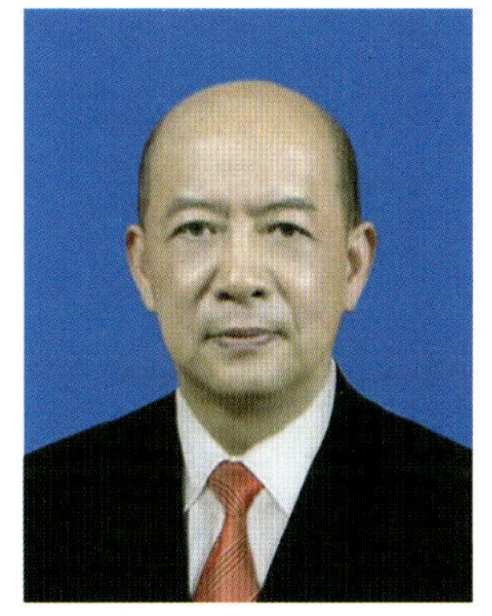

## 名人小传

花黎珉，男，1963年出生，河南省孟州市人，大专毕业，中共党员。特医理疗传承者，国家高级健康管理师，中医康复理疗师（师资）、中国大国医学网名誉副主席，现任孟州市道一养生保健中心总经理。

## 学术经验

特医理疗的三大特征：①能让患者花最少的钱或不花钱身体迅速康复起来的疗法。②以最快的速度让患者在没有痛苦或最低痛苦的情况下康复的疗法。③可以在不接触患者身体的情况下，甚至不见患者的面迅速康复的疗法。

特医理疗的技能：刮痧、拔罐、按摩、点穴、气功、艾灸，念力疗法，祝由十三科，场息疗法，情志发泄疗法，饮食疗法，传统健身运动疗法，音乐疗法，辟谷疗法，道家养生术，佛家养生术，堪舆术，阴阳平衡疗法，信息疗法，空掌叩击疗法，心理疗法，精神调摄疗法，冷热刺激疗法，点剁疗法，光疗法等。特医理疗不打针、不吃药、不做手术，即可达到手到病除、意到病除之目的，特医宗旨：健康人的身体，延长人的寿命。

# 苏奕操

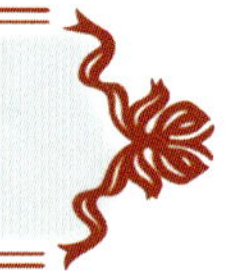

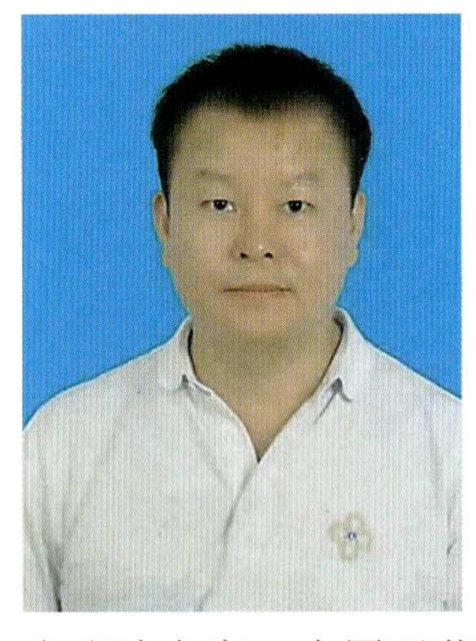

## 名人小传

苏奕操，高级健康管理师、全科医师、中医传承非遗技师、高营养能量活水专家、上品石活水整体通调疗法创始人、北京悟德堂中医院副院长、北京悟德中医医学研究有限公司活水疗法专家、中国医药教育协会会员、中国中医药信息学会理事、大国医学网礼聘顾问、大国医学网客座教授、中国民族卫生协会健康养生分会专家委员、中国生命关怀协会非药物疗法专业委员会会员、中国民族医药协会非药物疗法工作委员会智库专家、中国民族医药协会非药物疗法工作委员会副秘书长、中国医药教育协会健康饮用水专家组专家委员、中国医药教育协会健康饮用水科普教育应用课题组主任（组长）。

## 学术经验

师从著名权威水营养学家、北京公众健康饮用水研究所所长李复兴教授。多年来立足于基层，服务大众，从事研究《能量活水与健康》《能量活水与疾病防治》的课题，运用能量活水有效地调理好高血压、高血脂、高血糖、高尿酸、动脉硬化、慢性肠胃炎等慢性疾病，取得良好的效果，深受社会好评。对于活水与健康长寿、保健养生及调理慢性疾病的研究，有独特的见解和丰富的经验，领会活水调理慢性疾病的精髓及应用，活水疗法受到广大患者及医疗专家的一致好评和高度认可。

## 主要成果

经过多年非药物疗法的研究，自创上品石活水整体通调疗法，可以安全有效地调理高血压、高血脂、高血糖、高尿酸、动脉硬化、慢性肠胃炎等慢性疾病。响应国家提倡非药物疗法的理念和宗旨，让患者远离药物对身体的伤害，用活水改善人民群众的生活品质。

上品石活水通调疗法的核心产品是上品石，依据《神农本草经》的上经部分，精选本经记载的“上药”上等矿石作为配方，以韩国日月山脉一亿五千万年前形成的具有天然远红外的云母、白石英、紫石英、长石、五色石脂等优质上等矿石作为原材料，经过科学调配而成。

上品石用于提升饮用水的质量，增强饮用水的系列功能功效，将普通饮用水改变成可以保健养生及调理好高血压、高血脂、高血糖、高尿酸、动脉硬化、慢性肠胃炎等慢性疾病的上品石活水。上品石富含钙、镁、钾、钠、锶、锂、锌、硒、碘、钒、铁、锡、硼、磷、硫、偏硅酸等有益人体的矿物质及微量元素多达55种。上品石活水营养十分丰富，药用价值极高。通过饮用上品石活水，对人体整体通调，达到“上工治未病”，预防疾病、调理疾病、保健养生、美容美颜、健康长寿的效果。

2021年“上品石活水疗法”入选张仲景博物馆门户网站。2021年“上品石活水疗法”入编（2021）《国医年鉴》总第十三卷。

上品石：上善若水，品德高尚，健康基石；活水核心文化：天然、自然、健康，天然最好，自然最美，敬畏自然，顺应自然，道法自然。

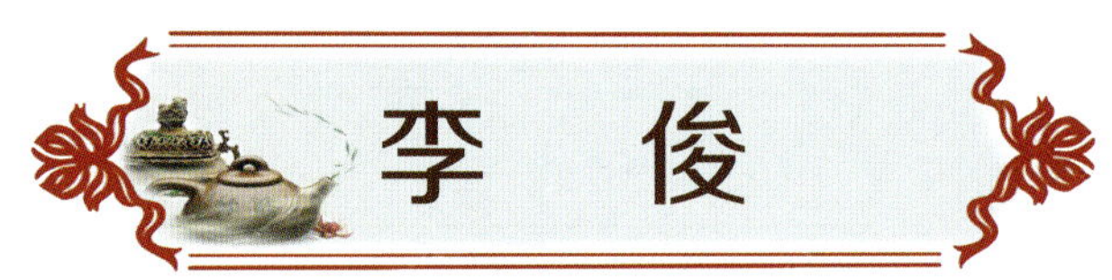

# 李　俊

## 名人小传

李俊，湖北省粮油学会理事，蕲春县蕲艾协会常务理事、副会长，被2021大国医学网聘为客座教授，2021年度被大美中医学习网评为杰出民间名医，并授予荣誉证书。

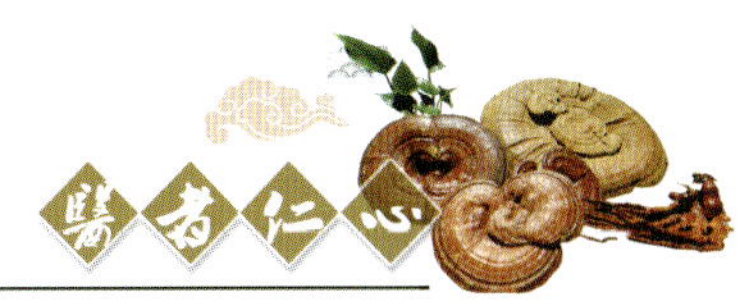


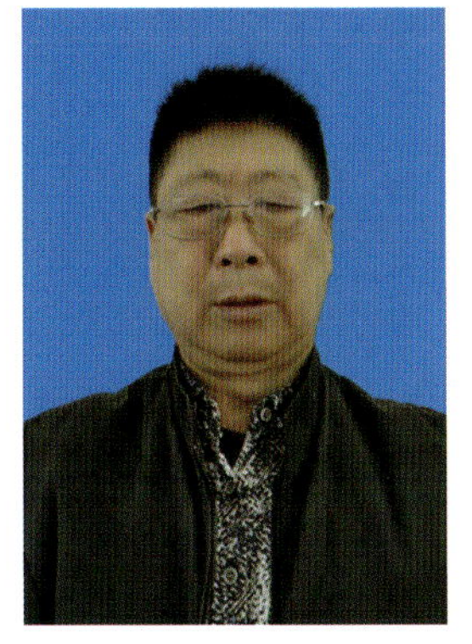

## 学术经验

李俊酷爱中医，利用业余时间阅读了大量的医药专著，积累了大量实践经验。他传承李时珍药食文化，把中医药与现代食疗文化相结合，推进了中医药食疗治未病的发展。在此方面有所突破和主见，特别是针对富贵病和各类痛症患者的食疗，熨灸有重大突破，例如痛风、高血脂、糖尿病、高血压及各类痛证患者等，通过食疗、灸疗恢复健康。

他用紫苏籽、叶开发食疗产品，先后获得国家发明专利八项，实用新型专利十项，研发食疗配方百余种，尤其擅长家传的时珍熨灸法。

时珍熨灸法是指根据患者症状辨证将蕲艾艾绒加适量的中草药配方掺和一起再加热后敷于特定穴区，通过热刺激而起到治疗作用的一种熨烫灸法。本法通过药性和温度作用，使腠理开阖、气血通调，散热（或散寒）止痛，祛风除湿，达到治疗效果。主要用于各种软组织损伤、疼痛及各种关节炎的治疗。

李俊先生自幼就见过母亲采用本法为自家兄弟姐妹诊治咳嗽、感冒，但其源则可追溯到古代。明代《本草纲目》中曾载："鹅掌风病：蕲艾真者四五两，水四五碗，煮五六滚，入大口瓶内盛之，用麻布二层缚之，将手心放瓶上熏之，如冷再加热。"《太平圣惠方》曰："白虎风痛，日夜走注，百节如啮。炭灰五升，蚯蚓屎一升，红花七捻，和熬。以醋拌之，用布包二包，更互熨痛处，取效。"此论与本法颇相似。此熨灸法通过李伟先生工作室上千次临床证实对多种病症的治疗有明显的灸到病除的效果。

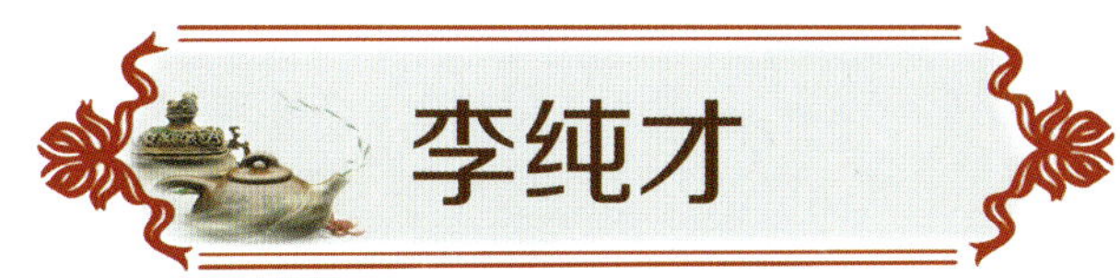

# 李纯才

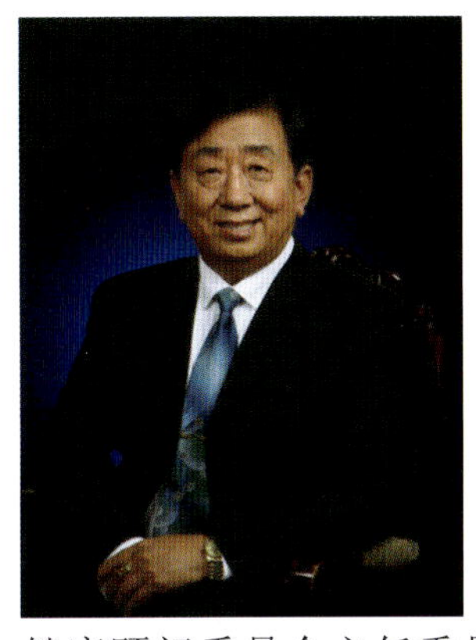

## 名人小传

李纯才，男，1953年生，心理健康咨询师。天易智慧（北京）国际医学科技研究院院长，中国医学气功学会理事、原培训部副主任，中国医药教育协会专家委员，华医头条网健康顾问委员会主任委员，中国生命关怀协会健康中国发展委员会专家委员，中国民族卫生协会难治病研究专家专家委员，中国民间中医医药研究开发协会民间疗法研究专业委员会委员，中国人口文化促进会中医药健康科普分会副会长，大国医学网客座教授、名誉副主席，大美中医学习网副团长，国粹传承华夏国医联盟名誉副主席。

## 学术经验

调整心理平衡，查找发病原因，通过调整心理想法的平衡，达到上、下、左、右、前、后、内、外的平衡，从而达到经络气血畅通，脏腑功能恢复正常，病理性改变得到康复，无意中起到了"特殊的治疗作用"，而且又不是"中西医等的治疗手段"，所能达到的"治疗效果"，从根本上解决了病因而消除病症，是一个从本质上祛病根的好方法，而且什么病都可以用，对于调理各种疑难杂症，效果显著。

"智慧医学疗法"七字方针：①教：理论图文要讲明白，动作示范要做准确。②学：学员要认真听明白，努力做到姿势准确。③带：要带学员体验气感，上下左右前后内外。④练：练功时要把握意识，有无运化意到气到。⑤删：要删掉失衡的想法，达到动态新的平衡。⑥改：改正为平衡的想法，面对宇宙大千世界。⑦平：运用立体时空方法，调阴阳五行的平衡。

“智慧医学疗法”把疾病分为八个层次：①天时病：天时病是天地时空运转，六十年一花甲或六十年的倍数，以及春、夏、秋、冬四季，年、月、日、时气机失衡，而产生的心理、经络、生理、病理不同的感觉反应，影响到生理失衡而得的疾病。②地利病：具有阴阳五行的不同区域，包括宇宙空间的生物电磁场和当地的生物电磁场，产生不适应人们健康生活的地理区域，影响到人体产生各种不适应而所得的疾病。③阴宅病：就是坟地的风水病、虚灵病、附体病。④阳宅病：就是阳宅的风水病、虚灵病、附体病、家族遗传病。⑤心理病：对于宇宙阴阳五行之气，天、人、地三界，人、事、物的心理想法不平衡，而产生经络气机失衡，使生理功能失调而发生病理性改变。⑥经络病：经络是气的运行通道，气的升、降、开、合、出、入、聚、散不可不通，不通则病。气聚则生，气散则死。⑦生理病：人的身体是否能意、气、行、力合一，能正常使用，如果不能正常使用，属于生理功能性疾病。⑧病理病：由于生理功能失调，久治不愈，而发展成病理性疾病，或占位性病变。

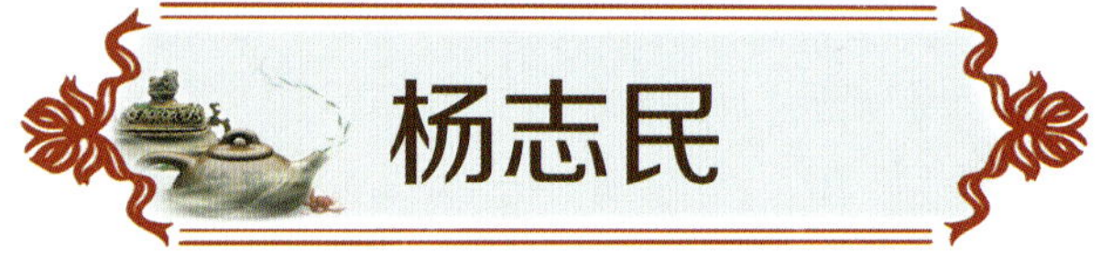

## 杨志民

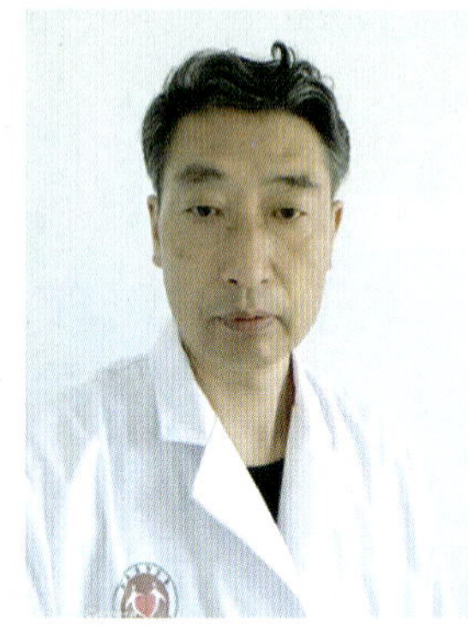

### 名人小传

杨志民，男，59岁，蒙古族。2020年担任民间疗法研究专业委员会委员。2021年，相继担任汉唐国医传承网传承导师，大美中医药学习网首席专家。先后在河南漯河市召陵区双新医院任康复科主任，贵州省安顺市镇宁县同济医院任疼痛科主任，海南省澄迈县永发镇百川综合医院疼痛科，河南濮阳市台前县和协医院疼痛科工作。

### 学术经验

1980年考入内蒙古民族大学运动医学专业，于1984年7月毕业。在学习运动解剖学、运动生理学、运动生物力学、运动生物化学和运动保健学等关于人体基础知识和保健方面，勤奋努力，并不断向老师请教。在四年的学习中掌握了人体解剖学、生理学等方面的基础理论知识，掌握了简单的针灸、推拿手法等方面的治疗方法，能处理简单的运动损伤，如关节错位、肌肉拉伤、关节扭伤等疾病的治疗。

2006年8月拜拨针专家陈超然先生为师，学习中医微创治疗疼痛的方法。陈老师经过多年研究发明医用拨针，获得国家知识产权局实用新型专利。陈老师治疗颈椎病、腰椎病、关节疾病等各种急慢性疼痛症有突破性的疗效，发明的拨针治疗软组织筋膜、肌筋膜损伤疾病，提出根性疗法，亚根性疗法，非根性三种疗法，并提出软组织筋膜病分层次治疗法，对治疗各种急慢性疼痛症的隐性点，病变范围深浅有独特的区分和见解。

在长期治疗疼痛疾病的过程中，陈超然老师在拨针的基础上研究出新型医用疏针，并有一套完整的治疗方法用于各种疼痛的治疗，利用个人发明的专利疏针治疗颈椎病引起的头疼、偏头疼、头晕、眩晕、血压异常、心动过缓、心动过速、胸闷气短、腰椎病引起的腰疼坐骨神经疼痛、臀部疼痛、腰椎间盘突出症、肩周炎，尤其对膝关节等疾病有独特的疗效。运用该疗法进行检查、阅片、诊断、治疗，具有很好的疗效，已形成了一套治疗方法。

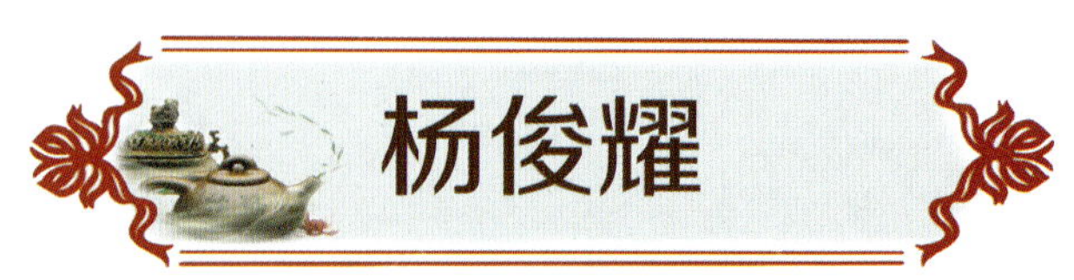

## 杨俊耀

### 名人小传

杨俊耀，男，生于1963年，山西人。幼承家训，成年业医。

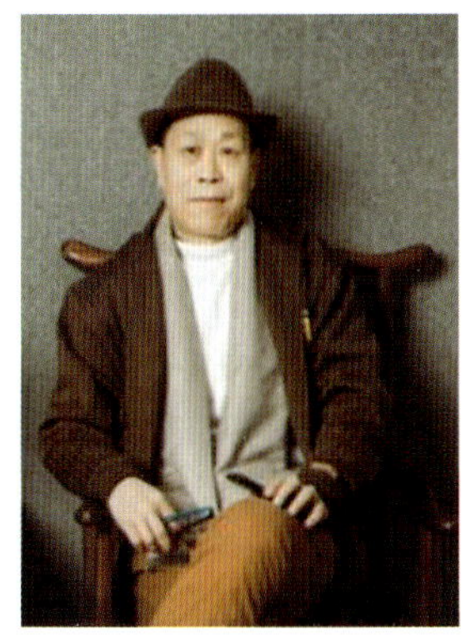

### 学术经验

擅长内、妇、皮肤科疑难怪病，屡起沉疴。在治疗许多疑难病方面之所以疗效满意，其根本原因是在一定的理论认识的指导下，抓住了“扶正”与“祛邪”之间辨证关系的结果，通过对病证的客观指标的宏观判断和微观分析，以中医理论为基点，以生理结构定病位，以生理功能障碍邪气性质定病性，剖析病理，揭示其发展趋势，并对患者的心态和社会背景进行系统评价，充分依据患者的生物、心理和社会特征进行诊断与治疗，将名医前贤提出的“气为百病之长”“血为百病之胎”视为纲，遵循病证相结合的原则，以多途径、多环节的调节方式使机体气足血流、气通瘀行、塞散经络畅顺，最终以调动人体巨大的自身调节与储备潜力，使人体重新获得新的动力为转归，达到让疑难病症邪祛病愈的目的。

### 主要成果

在山西运城市创立了乐善堂，他还撰写论文积极参加学术交流。论文《闭经证责不光肝肾脾胃,心与肺气血失调同样也为因》，在2014首届国医名师学术高峰论坛大会交流。文章认为“中医认为闭经以肝、脾、肾三脏功能失调为主，可分为肝郁气滞、肝热血滞、脾虚血亏、阴虚胃燥、血虚肾亏、阴虚血亏、痰凝、血瘀等8个类型。然而，笔者在临床实践中，分析出其实闭经与心肺功能的失调有很大程度的关联性，基于这样的认识，那么在临床中如果按八证辨证施治却不效时，要另辟蹊径从心肺上调治就能收到意想不到的效果。”论文《四型三期疗法治疗艾滋病的构思》，参加2005第2届中国中医药发展大会交流，文章在分析了艾滋病的发病机理的基础上，提出了采用四型三期疗法进行救治的方案。从临床角度看，艾滋病这一特殊的温热病传变迅速，早用大黄是遏制病情向纵深发展的有效措施，在临床上要做到急下护阴存阳，急下疏沦气机，急下热、毒、瘀并消。论文《从湿热论治男科病》2005年参加在人民大会堂举办的首届中华传统医药名家大会交流。该文研究指出：男科疾病的基本症状大多具有神志异常和性情乖戾，显然与心、肝两经关系尤著。故在治疗中，首先清湿热、舒肝胆，视病机的归属，适当加宣肺、健脾、理气、化浊或补肾之品，常能达到药简而效宏。擅自用药当心患上药物性肝炎。论文《医疗范围修正医源性、药源性的损害——防非典方药之我见》2005年参加在人民大会堂举办的首届中华传统医药名家大会交流。文章阐述：“非典”时期，笔者根据传染病与流行病学的发病机制、基本特征和临床特点，以及中医病因、病机学，大胆探索，自拟一帖防“非典”方剂，产生一定的积极作用。

杨俊耀认为，湿热致病具有发病地域的广泛性。当下全球流行的“新冠肺炎”，他认为可看作“免疫系统紊乱综合征”或“时疫”进行救治。

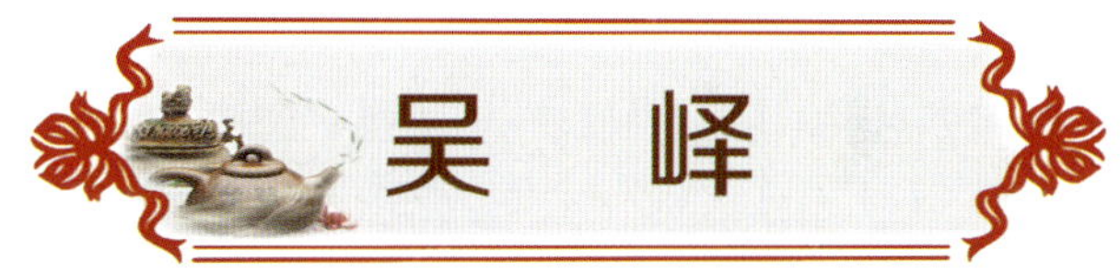

## 吴　峄

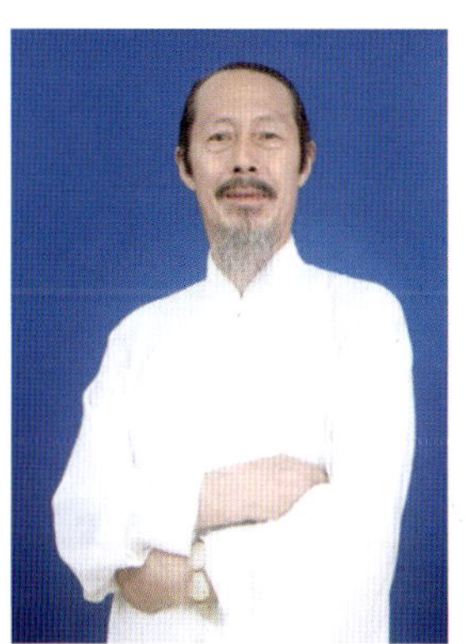

### 名人小传

吴峄，道号吴玄峰，字：吉利子，1954年生，少年时期拜地方易学风水名师、中医世家金承忠先生为师，学习易经风水文化及中医养生工作。

1979年在湖北省应山县从事中医门诊专业，现任湖北赛武当道教协会副会长、湖北省随州市吴峰国学文化中心法人、中华炎帝神农文化研究院副院长、中国易经协会理事、国际易学联盟协会副主席。

1992年皈依武当道教，在武当从事易经风

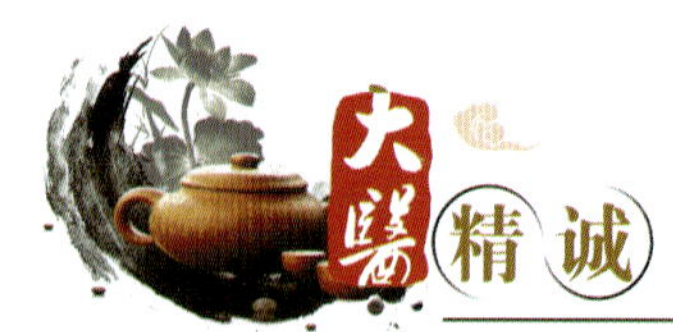


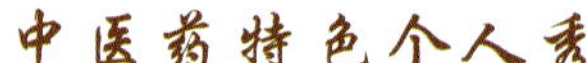


水、四柱命理专业，并研修道家玄学。他熟读《地理五诀》《寻龙歌》《阳宅三要》《三合》《三元》《杨公风水丛书》，以及《中医内科学》《药物学》《方剂学》《黄帝内经》等书籍。

### 学术经验

历经四十余年，积累了丰富的经验，于易、医、道同源、阴阳五行为一体融会贯通。曾发表了《论阳宅风水与健康》论文，于2014年荣获全球易学风水论文优秀奖。

1977年吴峄偶遇为全真七子马钰马丹阳七世嫡孙马绍山，并被收为弟子，学习全真道医。1992年拜武当山著名道医祝华英为师，深得真传。擅长易经风水，四柱命里勘测、三元、三合、杨公等风水学，道家玄学，造诣深厚。吴道医为太极养生功高级教练，具有独特的养生功法和心法，并辅以道家中药，达到养生康复之功效。精通四柱命理的重大玄机，阴阳二宅风水凶吉祸福与成败，通晓人体经络循环，擅长将道家符咒与道医玄学合为一体，调理久治不愈的疑难杂症。他现在名下有近千名信使弟子，分布在全国各地。玄峰道长在道医养身、易经风水、符咒、太极等方面技能超群，更有济世度人的大德之心。

他擅长道家养生、经络调理、风水寻龙点穴、祖坟墓地、阳宅开门定向、室内风水布局、四柱八字演算等。他认为：学医济世，研易扶民，易、医厚德是根本。近年来运用易、医、道学术，解救了很多企业和家庭，使他们从危机走向辉煌。

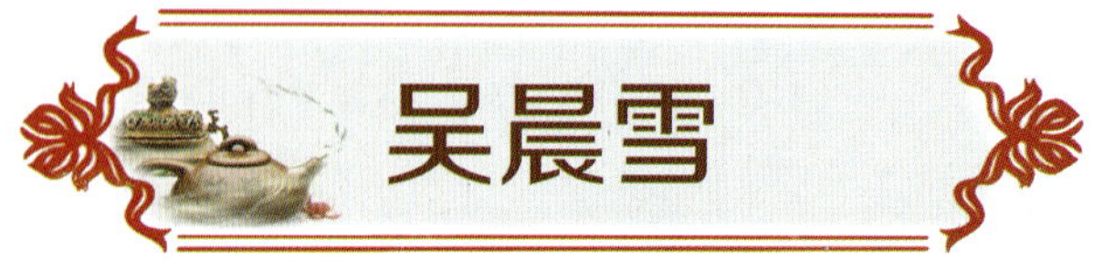

## 吴晨雪

### 名人小传

吴晨雪，女，剑桥大学医学博士后、访问学者。北京洛雪生物科技研究院院长，深圳洛雪生物股份有限公司，深圳牙泰生物技术有限公司董事长。“中草药口腔疫苗”“中草药液体手术刀”“中草药体内消毒防疫”技术开创者、中草药消毒技术传承人。

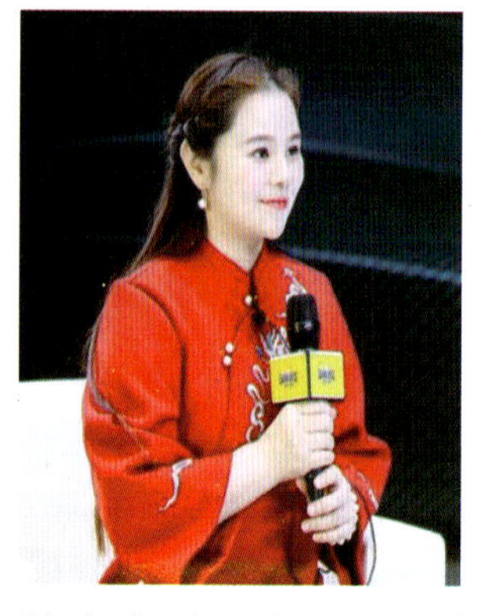

### 学术经验

中草药替代抗生素、中草药消毒防疫技术应用于人、动物病毒性疾病及传染病的预防和治疗。创立“中草药口腔疫苗”“中草药液体手术刀”及“中草药体内消毒防疫”技术体系，发表多篇相关领域SCI论文。多篇科研论文发表于中国核心期刊《中国医药》、美国权威期刊International Journal of Health and Economic Development（SCI）等杂志。其创立的中草药体内消毒防疫“预防阻断、解毒消毒、修复代谢”三位一体技术获得学界广泛认可。她所掌握的“中草药体内消毒防疫制剂”是可以在人/生物体内灭活SARS病毒、HIV病毒及其他多种病毒的纯中草药制剂，也是一种“中草药疫苗”，是世界抗击病毒性疾病的创新技术。

吴晨雪一直致力于儿童公益，累计救助重症手足口病、艾滋病、败血症、白血病、川崎病及其他疾病儿童4万余人。联合广东省发展中医药事业基金会成立“牙泰中草药消毒专项基金”，建设“中草药消毒防疫”学科体系及进行相关学术研究，推广“中草药消毒防疫”技术产品，横向和纵向转化科研成果，培养专业人才，并进一步优化“中草药疫苗”及“中草药消毒防疫”技术更广泛为人民群众服务。“牙泰中草药消毒专项基金”也公益救助中老年人预防和治疗艾滋病、老年痴呆症、新冠后遗症等疾病，对新冠疫苗不良反应提供修复和补救援助。

2020年初吴晨雪捐助“牙泰中草药体内消毒防疫制剂”产品五千三百余支，救助湖北疫区上千位新冠病毒感染者和医护人员，获得独特抗疫效果，收获患者赞扬和中医药界专家好评！

2019年3月“中草药体内消毒防疫制剂”技术通过河南省中医药防治艾滋病临床研究中心实

验，被证实是可以在体内灭活SARS病毒和HIV病毒的纯中草药制剂，是中草药在抗HIV病毒研究方面的领先技术。

2018年吴晨雪的“牙泰中草药消毒防疫制剂”产品受邀参加“一带一路”大使论坛，向“一带一路”沿线各国大使展现了国粹中医的技术力量，“牙泰中草药消毒防疫制剂”产品受到各国大使的广泛赞誉。

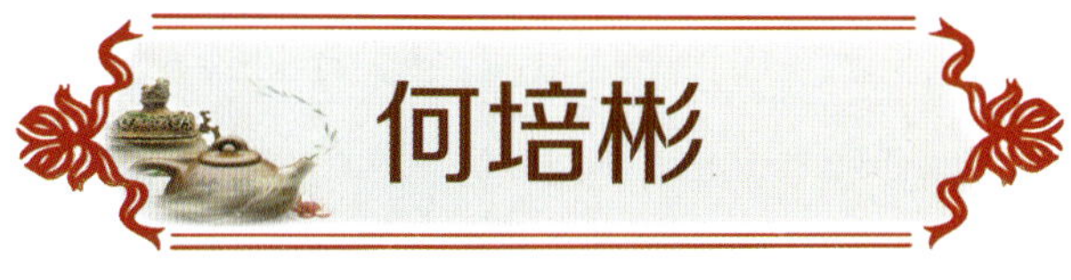

# 何培彬

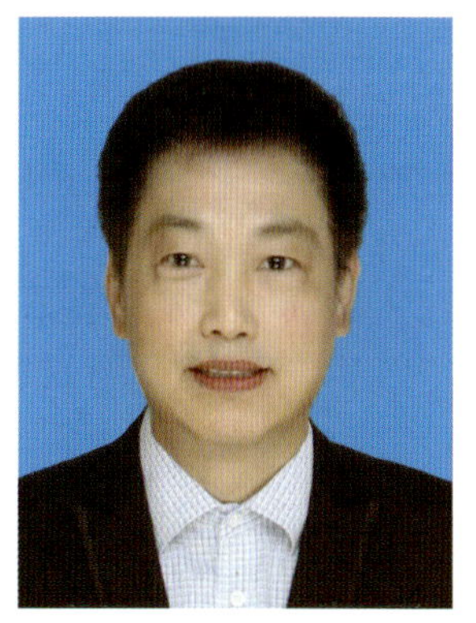

## 名人小传

何培彬，男，汉族，1962年6月出生于江苏省沭阳县，1997年11月参加江苏职工医科大学临床医学大专班学习，东海县非物质文化遗产何氏针灸传承人，东海县残疾人康复中心创建人，东海县残联康复医院创建人之一，中国康复医学会会员。

1979年高中毕业后在安峰医院随父何光仁学习中医妇科和针灸技术，1981年4月从事卫生工作，在继承何氏家传中医妇科和针灸技术基础上，1986年为安峰医院创建中医针灸科，1993年自行研制的“全方位牵引电动按摩床”获得国家专利，获得此项科研成果为安峰医院创建“一级甲等医院”赢得高分通过。该项科研成果被东海县政府评为1994年度县“科学技术进步三等奖”。1998年1月被国家卫生部中国医疗促进会授予“中国特技名医”荣誉称号。1998年、2004年被东海县委县政府授予“优秀乡村科技人才”荣誉称号，并享有县政府特殊津贴。2008年为东海县残联创建“东海县残疾人康复中心”服务于全县0～6岁脑瘫儿童康复，2010年为县残联创建“东海县残联康复医院”为全县各类残疾人康复服务，2011年6月东海县残疾人康复工作被国务院授予“全国残疾人工作先进单位”荣誉称号。1995年5月至2012年11月工作期间参加国际学术会议公开发表医学论文：①《全方位牵引电动按摩床配合经络导平仪治疗138例腰突症的临床观察》。②《浅谈191例痉挛型脑瘫儿童的康复流程》。③《中医治疗76例小儿脑瘫临床疗效观察》共3篇，其中一篇获得国际学术医学论文一等奖。2021年4月24日被全国基层名老中医王健工作室接收为年龄最大的学员，2022年2月22日因用小小银针挑战上海某三甲医院专家手术病例（2年多的三叉神经痛）获得成功被东海电视台新闻联播播出，深受广大人民群众的一致好评。

## 学术经验

纯中医药治疗：妇科常见疾病、产后病及慢性病防治、中医传统治疗（针灸、拔罐、中药熏蒸）颈、腰椎间盘突出、网球肘、膝关节炎及半月板损伤、面神经麻痹、三叉神经痛；快速针刺3～5秒急性腰扭伤、落枕、肋间神经痛。现代康复训练（PT、OT、ST）脑瘫、偏瘫、截瘫康复及交通事故术后专业康复。

何氏家传中医谱系：

何良方第三代传人，为淮阴市沭阳县地方名老中医。何增功为良方之长子，为东海县安峰公社医院创建人之一，安峰医院老中医。何光仁为良方之长孙，为安峰中心卫生院中医妇科门诊创建人，中医主治医师。何培彬为良方之曾孙，为安峰中心卫生院中医针灸科创建人，执业助理医师，东海县残疾人康复中心创建人，东海县残联康复医院创建人之一。何亮为良方之玄孙，为安峰何光仁中医综合门诊医生，兼县残联医院针灸科工作。何苏阳为良方之玄孙，为南京江北人民医院康复医学科主治医师。

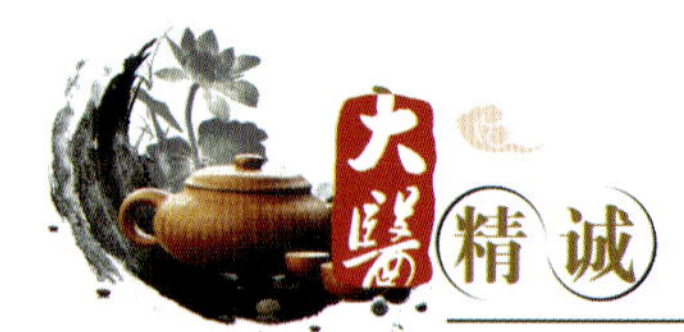




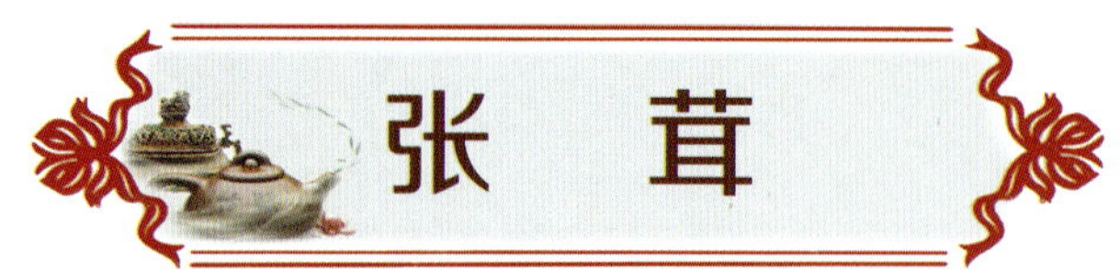

# 张　茸

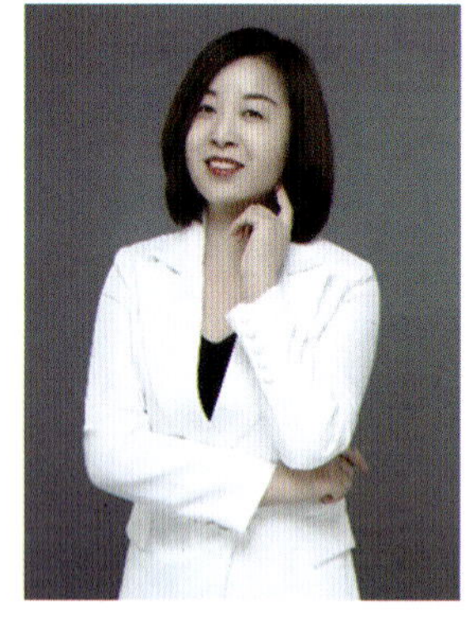

## 名人小传

张茸，陕西省渭南市临渭区下吉镇人，毕业于陕西中医药大学，师从孙曼之老先生，高级康复理疗师，职业测评师，金迪创世睛彩视界，创世睛彩品牌创始人，全民视觉康复中心爱眼护眼开创者，视保中心运营总监，北京莲心慈善基金会儿童视力防控负责人，渭南市青年志愿者协会发起人、协会会长，市女企业家协会执行秘书长，佰逸养生机构总经理，一直致力于中医健康事业，曾被评为陕西省文明志愿者、优秀创业青年、三八红旗手。

张茸女士曾患肾炎，辗转几个医院都没能治疗痊愈。后经人推荐，找到名医孙曼之老师，孙曼之老师运用中医治疗几个月，最后完全康复。因为自身的经历，张茸对中医药的治疗效果有了更深入的了解体会。从此经常陪伴于孙曼之老师身旁学习，帮忙记录医案，整理病历，由于对中医有很高的悟性，深受孙曼之老师的喜爱，将之收为亲传弟子。于2009年将关于眼科的所有医术心得及从《千金方》里研究创新出的眼部成方二十余方传承于张茸女士，特别是其中“清目方”“明目方”两个方药，用于眼科的治疗，效果显著。

张茸从初中就打工赚钱养家，曾做过杂工、保姆、销售等，是一位普普通通从农村走出来的创业新秀，正是有着这样的经历锻炼了她的意志。2011年9月，一次偶然的机会，张茸走进渭南市敬老院，接触到了敬老院的孤寡老人，老人们的现状和孤独的身影，给她留下了无法磨灭的印象，激起了她内心的那股怜爱之心。当看到那些因患病行动不便的老人，忆起因贫困上不起学的孩子们，她想起了自己、家人，以及当年所遭受的困苦与磨难，她突然萌生出一个念头，用自己所学知识和技能，甘当一名乐善好施的志愿者……然而，志愿服务之路并非坦途。从开始做志愿者时的饱受争议到现在的人人首肯，从单枪匹马到建立青年志愿者协会，她花费了5年的多时间，用行动让众人见证了她作为一名志愿者对社会责任的回馈，对慈善事业的追求和对父母的感恩。做公益十二年来，她和她的员工以及青年志愿者协会的成员们共参与志愿服务280余次，其中对养老院孤寡老人进行定期义务健康服务160余次，她和整个团队所做的善举正在逐渐成为文明渭南的正能量，感染着更多的人。

## 主要成绩

2015年9月，张茸成立第一家以养护调理为主的青少年视力养护门店“睛彩视界”。采用专业的技能和孙曼之老师眼部成方，从开店到现在，用口碑和服务效果积累了大量客流，2017年加盟加项门店达到200余家。研发出“便携式养护套组”可随时随地防护眼健康。

2018年成立陕西金迪健康管理有限公司，以护眼为主营业务。发展到现在是一家集医疗技术开发、眼科诊疗服务于一体的高新科技企业。他践行着大医精诚、传承创新的精神，牢记“以产业报国为己任，为推动全人类的健康而努力奋斗终身”的信念，保持着“天然、健康、有效”的产品理念；不忘推动社会发展和进步的初心，创造了一期又一期的视觉康复先例，至今仍保持着行业客户金口碑的佳话。

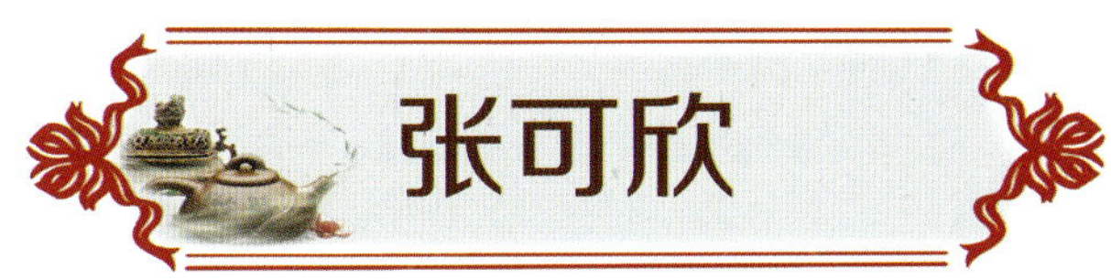

## 张可欣

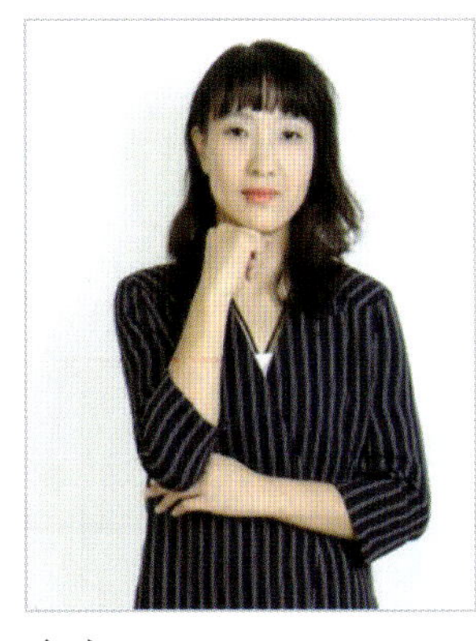

**名人小传**

张可欣，女，1982年生。毕业于山东中医药大学，从事中医药工作13年。

**学术经验**

人生格言：心之所向便是光，让光照亮更多人。

她擅长运用“天罡拍打自然疗法”，根据时间经验，整理出起效不同的病种，推荐患者选用。拍打的适应证可用于以下的疾病：如颈椎病、肩周炎、腰痛、腿痛、后背胀痛、全身无力(指体虚)、关节炎、各种骨质增生、高血压、胃炎、胃溃疡、肠炎、高血脂、便秘、失眠、肥胖等。拍打疗法是根据患者病症对其经络和穴位进行自由拍打、闭气拍打、吸气喷气拍打、功夫意识拍打等不同手法，促进气血流通，激活身体功能，以修复病态，回复健康。此法是一种消耗低、安全性好、易推广、效果好的实用方法，值得推广使用。

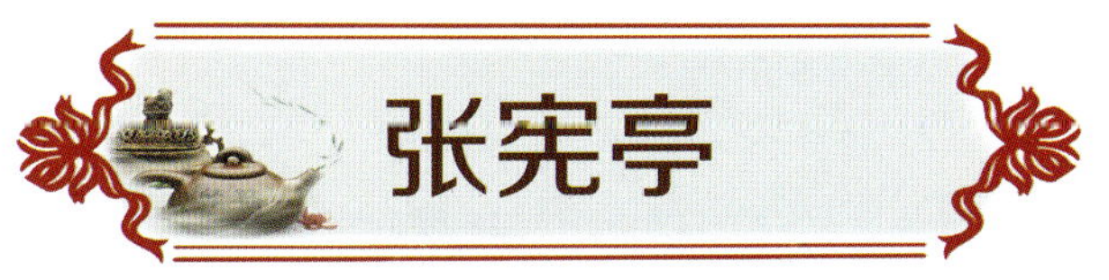

## 张宪亭

**名人小传**

张宪亭，男，生于1954年12月，自小酷爱医学，1969年自修医学，1979年在郑州郊区卫校学习一年毕业后到郑州骨科医院跟着舅舅王振民医师学习两年，刻苦钻研，两年期间治疗过许多

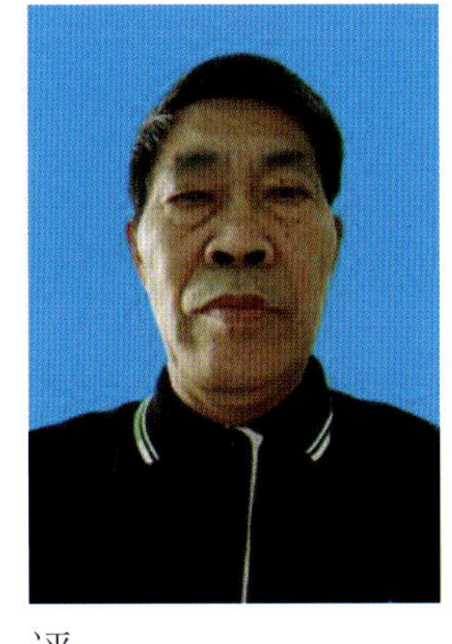

骨科患者。2005年又到郑州市卫生学校学习两年。至今已行医40余年，治疗骨折患者数千人。他擅长治疗风湿病、下肢溃疡、伤口长期不愈合等病症。他得到多名老中医传承，积累了丰富的经验，疗效显著，深受广大患者的好评。

他视医德为生命，视患者如亲人，恪尽职守，得到上级领导和广大患者的一致好评，几十年来从未出现过纰漏，现任郑州市经开区梁湖社区卫生所法人代表，卫生所所长，特色专科梁湖骨科负责人。

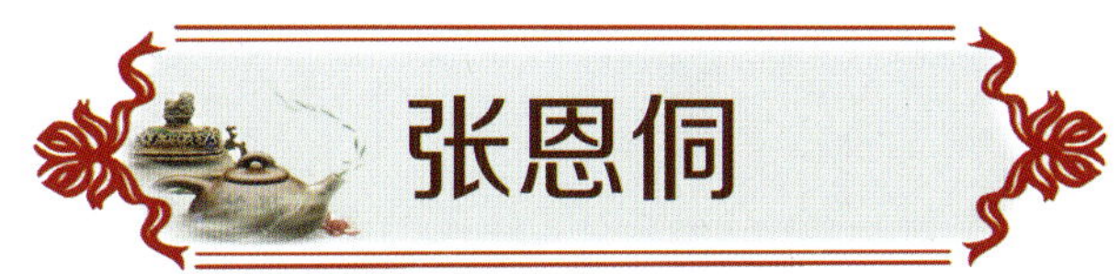

## 张恩侗

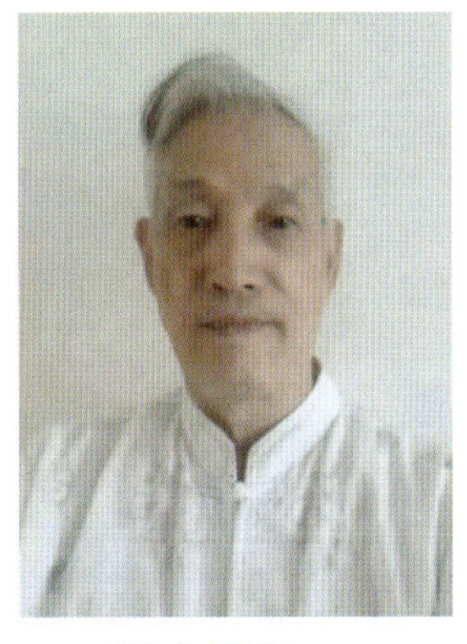

**名人小传**

张恩侗，网名张天宇，1937年11月生，辽宁省沈阳市人，现住在广东省深圳市。是深圳市龙岗区南湾脑瘫儿童康复中心技术开发和人体科学研究的负责人。

**学术经验**

张恩侗认为：身体的好坏是由精气决定的，死人与活人身体各脏器都基本一样，差的就是一口气，要研究医学就要研究这口“气”是什么？

这口“气”是什么呢？这个“气”就是人身上的精气！精气一断，人马上死掉。精气人人都有。但是，患者的精气就很少。精气对治病非常有用！有的人身上的精气很足，足到可以从手上以及身体各个部位发射出去。这个气就是身体的阳中之阳气；患者身体里的病气很多，病毒气多了就形成了阴气，阴气多了，人就要生病或死亡。因为精气少了，气脉堵塞了，气脉是通精气的道路，气脉堵塞就是衰老和致病的根源。

精气是什么？精气就是男人的睾丸和女人的卵巢产生的精液，精液气化的气就是精气。身体中有正气也有邪气，病重的人精气是很少的，病重的人身体里都是黑气。黑气越多精气越少患者的生命是越危险。

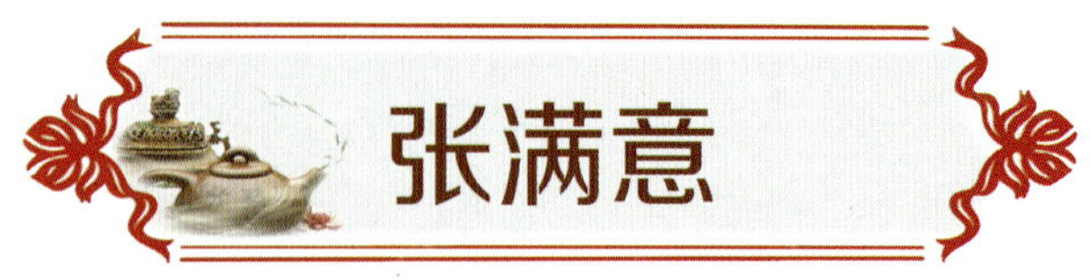

# 张满意

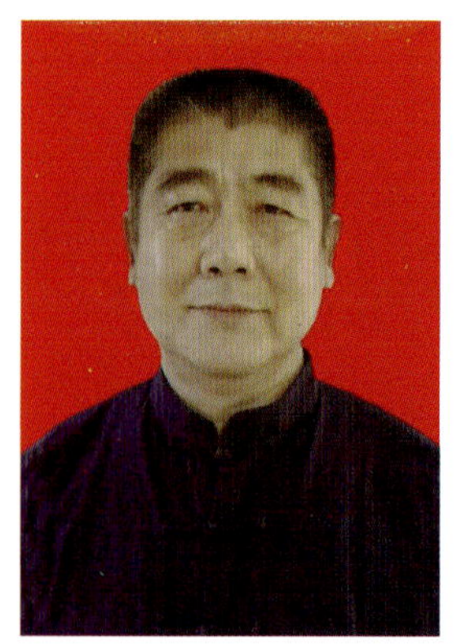

## 名人小传

张满意，男，河北省医药行业协会脏腑推拿专业委员会主任，河北省医药卫生文化学会生态康养文化分会特邀专家，“路加满溢脏腑推拿”中医传承非遗技师，中医特色调理技术师（师资），中国医药教育学会会员，河北省中医院脏腑推拿师、培训师，中国民族卫生协会培训班难治病研究专家委员会专家委员，入选张仲景博物院网名医栏，被中国民间中医医药研究开发协会培训部授予“基层中医药推广使者”，被中国民族卫生协会基层卫生人才工作委员会授予“专长人才”。主持的“路加满溢脏腑推拿”课题经国家卫生健康委“十四五”规划全国重点课题专家鉴定，荣获科研成果一等奖，2018年被东苑社区卫生服务中心中石化建医院授予“最佳服务奖”，2021年获中国当代名医栏目组中医药行业传承与复兴“亮剑人物”，2021年获第1健康报道“中国健康行动 健康宣传大使”称号。设计的“按摩板”申请为专利（专利号：ZL202030202815.4）。

脏腑推拿非药物疗法在《黄帝岐伯按摩经》有相关记载，此手法距今已有两千多年的历史。隋唐时期孙思邈说：“腹以常摩可治百病”。明代，太医院将按摩列为医政十三科之一。明末以“男女授受不亲”，取缔推拿按摩。清代，“崇儒尊道”的封建礼教占据统治地位，认为按摩“有伤大雅”，属劳力者的“贱技”，系非“奉君之道”，遂使按摩术遭到政府打压、封杀，朝廷中的按摩高手因此走死逃亡。 国民政府时期，1929年提出“废止旧医，以扫除医事卫生之障碍”的方针，又在1936年提出“国医在科学上无根据”，一律不许执业，从而排斥了中医的社会地位。从明末到“中华民国”后期，经过300多年的封杀和取缔，真正的中医按摩高手几乎被清除殆尽。1949年中华人民共和国成立后，各地办起了按摩推拿学校、专科医院。按摩教育和医疗机构也纷纷建立或恢复。上海、北京、河南等市相继恢复兴办了按摩学校，一些中医院校增设了针推系，培养了数以千计的按摩人才。1978年以后，党和政府十分重视中医事业，推拿事业同样也获得飞速发展，很多中医院校开设了推拿专业，推拿针灸系等，随着国家对外开放政策的施行，推拿与国际交流日益增多、到中国学习针灸推拿的外国留学生也日渐增多，同时向国外派出推拿医务工作者，进行医疗，学术交流，推拿这门古老而又年轻的学科，已受到国际医务界关注及认可。改革开放以后，1983年海外华裔（师父）将明清时期被迫逃亡海外，国内失传已久的“中华瑰宝脏腑推拿”绝技送回国内。该疗法以《黄帝内经》作为理论指导依据，教授脏腑经络按摩理论知识和实践手法——以肠道通、经络通、气血通为特色的治疗体系。

## 学术经验

脏腑推拿非药物疗法主要调理糖尿病、克罗恩病、溃疡性结肠炎、便秘、肠梗阻、失眠、湿疹、牛皮癣、脂溢性皮炎等皮肤病，抑郁症、气臌病等有显著疗效。

脏腑推拿为非药物疗法，擅长运用推、拿、按、点等非药物自然疗法，清除瘀堵，清理垃圾，刺激肠道蠕动，排除毒素，疏肝理气，达到气血皆

通，补气养血，固本培元，提高免疫力的效果。张满意积累30多年的临床实践经验将脏腑推拿进一步细化和扩展。历任传承人的继承和发扬，已经在全国各地调理好各种疑难杂症，得到了一致好评。

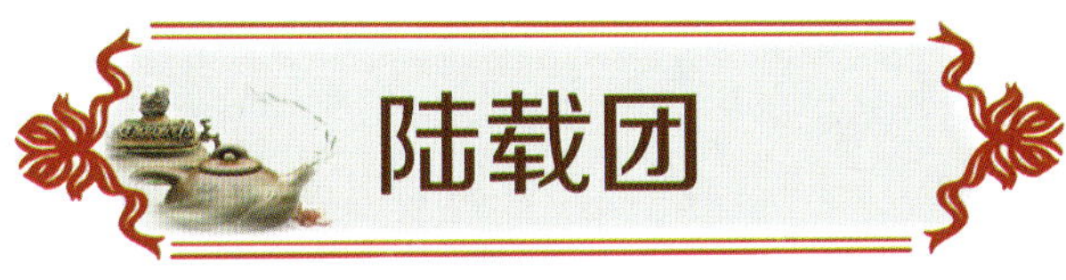

## 陆载团

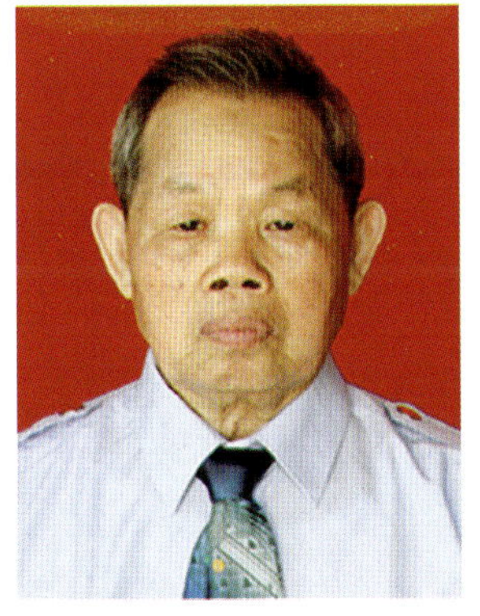

### 名人小传

陆载团，男，1940年10月出生，壮族，广西壮族自治区南宁市武鸣区人。2018年全国中医药杰出人物，华医头条网健康顾问委员会委员。中国医药教育协会医药产业创新发展促进工作委员会委员。

他从事国家公务员工作40年。他在服役期间参加了战役两次。第一次战役于1965年6月至1973年8月，援越抗美战役，第二次战役是退役后于1979年3月17日，国家宣布对越边境自卫还击战，带领民兵担架队跟随参战部队一同上战场。陆载团退休后，由于家人身体多病，深受病痛折磨，激发了他学医的念头，从此就经常光临新华书店购买有关医学保健类书籍，从保健科普读本逐渐到阅读专业医学书籍，学习《黄帝内经》养生智慧，通过“图解养生疗法”学会刮痧、拔罐、艾灸等。

### 学术经验

陆载团2012年创办武鸣区安稳经络保健部，进行了工商登记注册。安稳经络保健部主要针对中老年人群常见病开展了治疗，如疼、痛、酸、麻、肿胀、四肢冰凉等，采用中医外治方法为主调理，由于这些方法的保健功效经过上千年实际应用证实有效，不仅可以用于日常保健，还能对一些疑难杂症有辅助治疗作用。陆载团表示，将不断总结和实践，提升服务能力和水平，为广大中老年朋友的幸福晚年生活保驾护航。

陆载团学习从未间断，他还自费到专业院校参加培训。2013年10月11日在广西壮族自治区民族研究院培训部培训学习，培训科目共11项，医学知识技能学习期满，获得结业证书。2014年4月通过人力资源和社会劳动保障部中国就业中心培训技术指导中心举办的康复理疗师（高级）岗位培训考核，经审核，具备相应的专业和知识技能，获得资质证书。2017年11月，获得广西名中医牙廷艺教授疑难病特色诊疗和壮医特色疗法传承牌匾。最为可贵的是他将理论与实践相结合，他始终坚持以患者为师，治好患者的病，才是最好的答卷，做到医好一位患者，奉献一份爱心，结交一位朋友，收获一份快乐为理念，这是他服务患者的宗旨。

经历8年的磨炼，他擅于寻找患者经络的痛点，通过按摩、拔罐、针刺、放血等治疗手段，使患者不食药、不打针，只采用手法就能达到立竿见影的效果，得到了患者的好评。

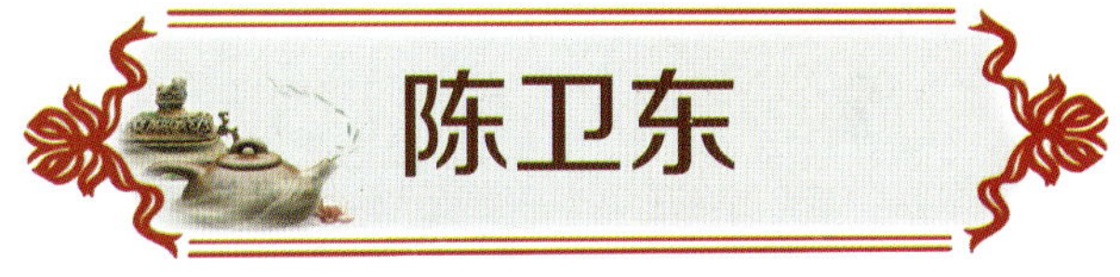

## 陈卫东

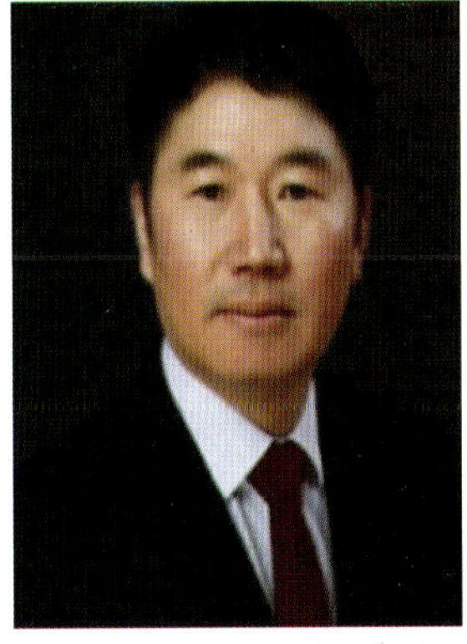

### 名人小传

陈卫东，男，江苏省宿迁市沭阳县人，中医高级康复理疗师，世界中医药协会国际基层中医专家委员会特邀专家，世界中医药协会传承导师，中国民间中医药研究开发协会中医适宜技术推广分会委员，中国生命关怀协会非药物疗法委员会糖尿病调理专家组副组长，中国医药教育协会军地医学人才教育中心会员，中医传承非遗技师（非药物疗法中医外治降血糖），众国国嘉（北京）抗衰老医学研究中心中医健康管理

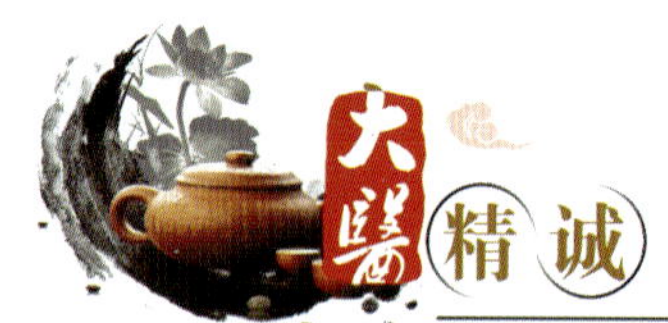


研究员，中关村炎黄中医药科技创新联盟中医治未病发展分会理事。

### 学术经验

陈卫东认为：临床中常见多虚、多瘀、多痰之人，而舌下静脉能反应身体气血阴阳虚实。其中血红蛋白减少，去氧血红蛋白增加就表现为静脉血栓，纤维蛋白原及D—二聚体增加就容易引起瘀血、血栓、血黏稠，而高脂血症即是脑梗死、心肌梗死高危人群，如不及时疏通一旦倒下后果严重，再也恢复不到病前状态。

他擅长诊治各种疼痛、心脑血管疾病、中风、肿瘤等。他用中医外治法、非药物疗法，配合饮食调养、心理疏导，内通微循环、外通经络、净化血液、激活细胞，达到康复疾病。

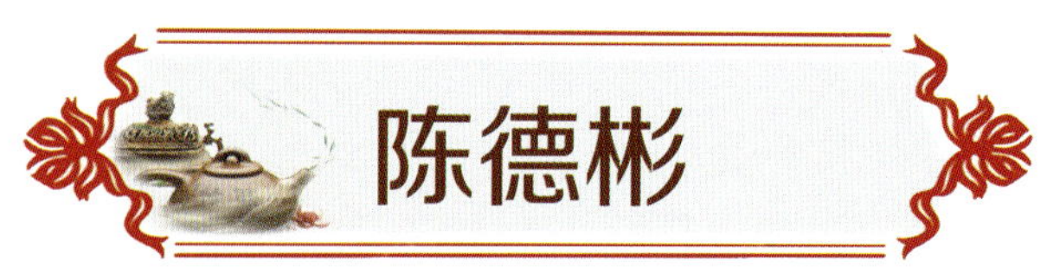

## 陈德彬

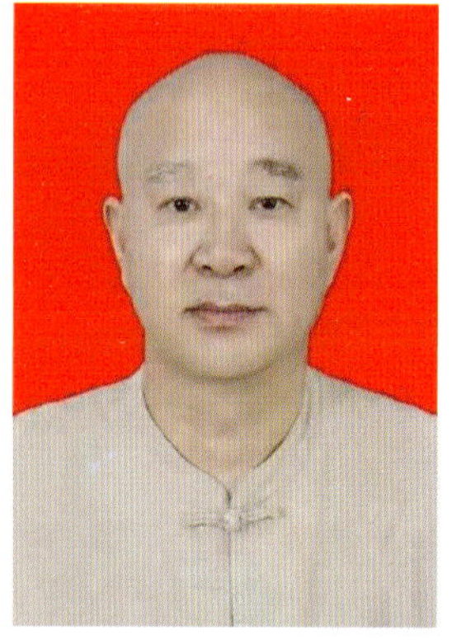

### 名人小传

陈德彬，深圳九融鹤数字生命科学有限公司创始人，广州嘉来生命管理学院院长，国家二级心理咨询师，北京源芝民中医研究院副院长，华医头条网健康顾委会副主任委员，中国管理科学研究院数字生命学课题专家组组长，中国医学教育协会医药产业创新发展促进工作委员会专家成员。2011年被国家人才网入库为高级特色诊疗人才。

一个人的健康状况，是决定其生命和事业高度的重要因素之一。健康乃是体内成分之间的相对平衡，若其中任何一项功能特别突出或不足，失去和谐，便会产生疾病。依据中华几千年来实践所归纳出“金木水火土”的五行理论，深刻描述出人体各脏器之间与天体规律的相关性，阐明了人与自然的密切联系。因此，世间万事万物也和上述理论一样，如果处在平稳和谐的状态，它就会稳定发展。

今天经济的快速发展，生活节奏及各种程序的紧张，心理和精神压力过大，加之空气的污染，自然环境的失衡，饮食及其他因素的组合，都给人类的健康带来一定影响，导致多数人都处于亚健康或初病状态。由于很多人对自身健康认识不足，错过了许多最佳的治疗期，原本只需通过简单调理就可恢复正常的人，却不得不借助医院做深度的检查与施治，多付出几倍甚至更多的经济和精神代价。

老子在《道德经》中阐述“道可道，非常道，明可明，非常明”。“道”者乃天地万物的运化规律，只有了解和掌握其规律，答案就有了。过去的神医、上医都是对人体、自然本我的觉悟者。所谓“世间本无法，法无定法顿悟为法；世间本有法，法有定法渐悟为法”“万物皆可疾，万物皆可医，一切以时空条件为转移”。也就是说，人的病情有千万种，各有相似与不同，但总是有规律的。只要掌握病情的原由并有对应方法，就无所谓名医不名医了。以眼睛为例：眼睛是人体获得外界信息最重要的视觉器官，也是人体最复杂、最精密，最神奇的器官之一。从练功和中医养生的角度来看，眼睛也是一个极其重要的部位，眼睛既是需要习练的组成部分，同时也是强化功力功效的重要环节。气功恢复视力，就有神眼功、眼保健操气功。怎样学气功呢？眼睛与五脏六腑及全身都有关系。中国传统医学从整体观念的角度认识到，眼睛虽然是一个高部器官，但它与全身，特别与脏腑、经络等都有着密切的关系。如《黄帝内经》上说，人体“五脏六腑之精气，皆上注于目而为之精”，又说“诸脉者，皆属于目”。眼睛之所以能够看见万物、辨别颜色，全赖五脏六腑精气的滋养。精气，是人体生命活动的物质基础，眼睛依靠精气的充养才能发挥作用，才能够视觉正常、神光充沛。所以，中国传统医学望诊中的“望目”，就是通过观察眼睛的各种情况，不但可以辨别疾病，而且还可以由此而推知人体内部五脏六腑功

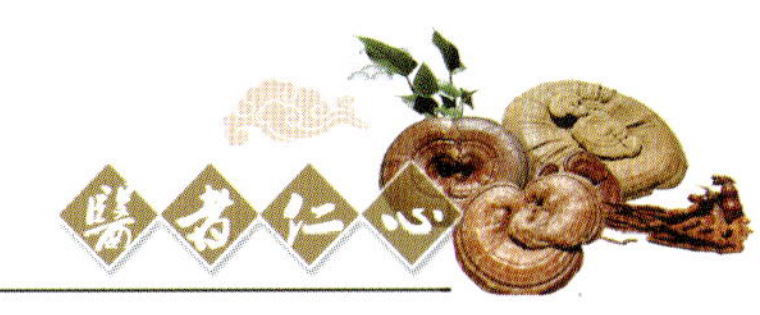

能的盛衰变化，具有由外推内，见微知著的重要意义。后世医家更在此基础上，根据眼睛各个部位与脏腑功能的相应关系发展成为著名的“五轮学说”，并认为眼睛的各个部位及功能分属于五脏，其中:两眼内眦、外眦的血络属心，称为“血轮”；两眼黑睛属肝，称为“风轮”；两眼白睛属肺，称为“气轮”；两眼瞳仁属肾，称为“水轮”；两眼泡属脾，称为“肉轮”。

自闭症、抑郁症调理前需熟知情况：

①咨询（亲友、监管人）介绍患者的个人状况、病发时间、已知患病原因、年龄、生活工作环境。②了解本人的生理情况、心理状态（是否有惊吓的历史）及饮食起居等情况。③查询其相关的多维度空间信息场和信息源的影响因素。④查询患者本人有无遗传史。⑤和了解患者生活、工作区域的正负能量效应。⑥咨询并了解患者本人及与家庭成员的性格和相处关系。⑦咨询并了解患者的忌讳情况。⑧咨询并了解患者曾采取的各种治疗过程和方式方法。⑨掌握到患者本人的确切个人资料（姓名、出生年月日、现住地址）等信息备案。⑩其他的有利于患者对调理病情能起到直接或间接作用的信息，均可收集备用。

调理方法要领：

分析导致抑郁症的原因。①人格因素悲观、自信心低。②躯体的疾病，如中风、心脏病、慢性疼痛等。③社会与环境因素研究提示，不良生活事件发生。④遗传因素与许多其他疾病一样，抑郁症往往在家族中、后代的族群出现。⑤生物、化学物品亦可导致。

做到调理前的咨询和排查，把患者外在的因素先考虑周全，并予以布置和设定配合助力（监护人、直接相关的亲友同事、同学）能对其有正面作用的助缘者，在调理期间共同助力和维护好所产生的效果。包括衣食住行、环境生活诸多相关方式，皆以患者本人为核心，多理解包容和改变亲友关系等（有许多患者的病情都与家庭因素而导致加重）。

上述分析全面后，如此类患者除了自身及周边的一些因素而导致了患病状况外，再分析其他不明原因因素造成。所以当从忏悔、立愿、积福报德、回馈社会、化解冤怨、正面因素、专注力培养、提高心性视野、建立慈悲心等，然后在配一些药物、心理疏导等综合调理。

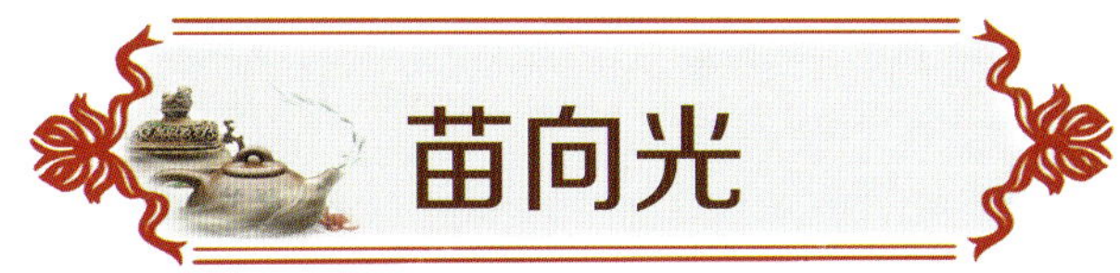

## 苗向光

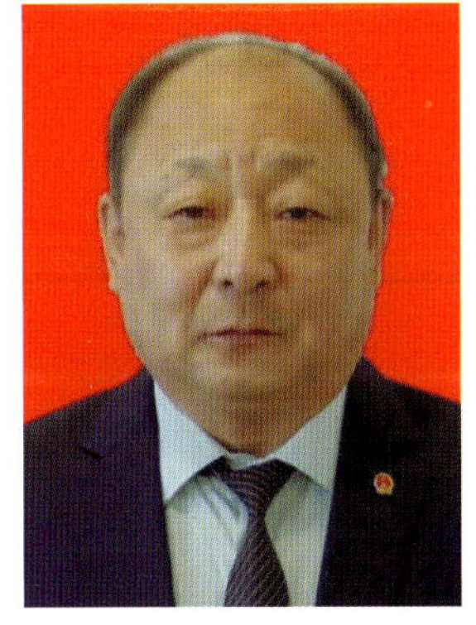

### 名人小传

苗向光，1954年生，中共党员。国家高级健康管理师、一级营养师、国际注册健康管理专家(IGME)、基因健康指导师，中国管理科学研究院学术委员会特约研究员。

### 学术经验

苗向光毕业于黑龙江矿业学院(现黑龙江科技大学)，曾任黑龙江矿业集团高级工程师，后迁居青岛，于青岛市黄岛区乡镇企业局任职，2013年从机关辞职，同年创建北京刚地源弓形虫病医学研究院，专职从事弓形虫防控及弓形虫病的研究工作。

他任北京刚地源弓形虫病医学研究院党委书记、院长；中国管理科学研究院学术委员会弓形虫防控研究中心主任；中国管理科学研究院学术委“弓形虫的防控研究”课题组组长；中国未来研究会产学研交流合作促进分会常务理事；百年风云文化艺术中心国际经济文化发展委员会副主任；百年风云文化艺术中心国际经济文化发展委员会弓形虫防控中心主任；《致敬建党100周年——中管智库名人录》编委会委员；中国将军文化协会江西分会高级顾问兼军民共建慈善服务中心副主任；东方华夏文化遗产保护中心弓形虫防控研究与健康文化专项基金办公室主任；中国生命关怀协会非药物疗法专业委员会委员；世界中医药学会中华特色专科联合会名誉会长；美国联邦文化教育基金会客座教授；北京艺海博文科学研究院专家委员。

### 主要成果

苗向光先生成为国内有所成就的弓形虫研究专家。多年来对推进弓形虫的科学研究、推广、宣传应用等工作孜孜不倦，组建了国内驱弓形虫系列产品的开发体系，已经获得3项有关发明专利，出版著作1部。

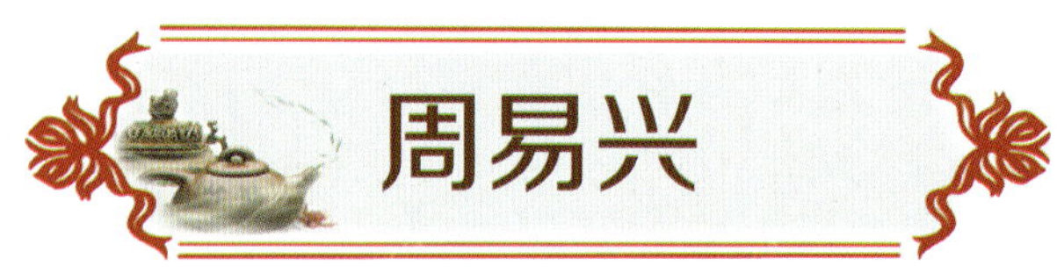

## 周易兴

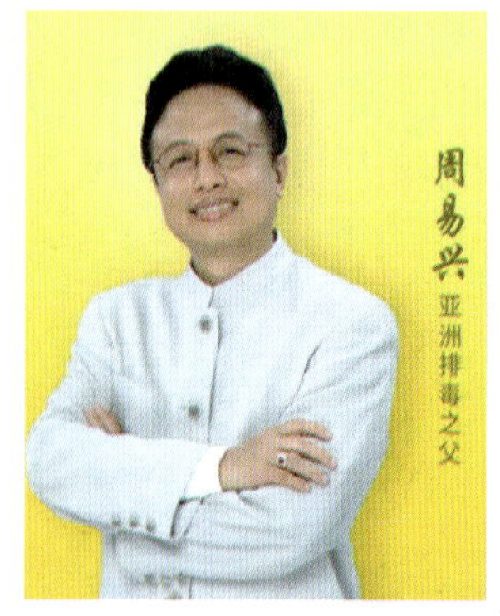


### 名人小传

周易兴在养生保健领域拥有近50年经验，是营养学本科毕业、美国自然疗法医学博士，南京中医药大学中医学博士。2018年获得深圳市健康产业发展促进会及深圳市保健协会颁发“深圳健康产业工匠精神”光荣称号。

### 学术经验

周易兴博士曾在新加坡开创“不问诊诊所”，曾为新加坡癌症协会创办人的专属营养师，也曾为新加坡癌症互助协会不少严重疾病患者和癌症病患调理治疗。其间始创虹膜舌头融合诊断法，强调“找到疾病的根源”。同时深入研究心理学，对于人类的思考惯性与疾病的关联深入探讨分析，并首创571透视自我心理学与571自我疗愈心理学。

周博士积极推广自然疗法防癌养生模式，以提高人体自身免疫系统功能达到疾病自愈的目的。经常受邀为排毒营、断食营、换食营等健康活动演讲嘉宾及指导顾问，累积丰富的临床经验。近年来，周易兴博士积极研究各种慢性疾病和癌症的防治方法，频频到各地区演讲、交流，对于各种疾病（包括癌症）的调理心得，从不吝于分享，常常受到医学界专业人士高度的正面评估。经常在国内外交流演说健康课题。累计超过3500场次演讲会临场考验，对答如流以快而准见称，深受听众欢迎，并已帮助数以万计的疾病与亚健康人群改善健康。曾受邀赴美参与中美省州贸易投资合作论坛，期间接受西雅图中文电台专访；曾受邀参与《大国中医》天海游轮海外大型系列公益活动。

周易兴博士也将多年临床经验融会贯通，并总结集成书——《睡好不会老》《找到癌症的根源》《肝胆肠排毒》《妈咪宝贝爱健康》《Baby爱健康100》，其中《肝胆肠排毒》被业界同行视为教科书。获众多国内外媒体报道——报章、杂志、电台、电视台采访，其中有CCTV、美国华盛顿中文电台、新加坡电视台、美国西雅图中文电台、马来西亚电视台、湖南卫视、天津卫视、湖北卫视、上海卫视、深圳卫视等。

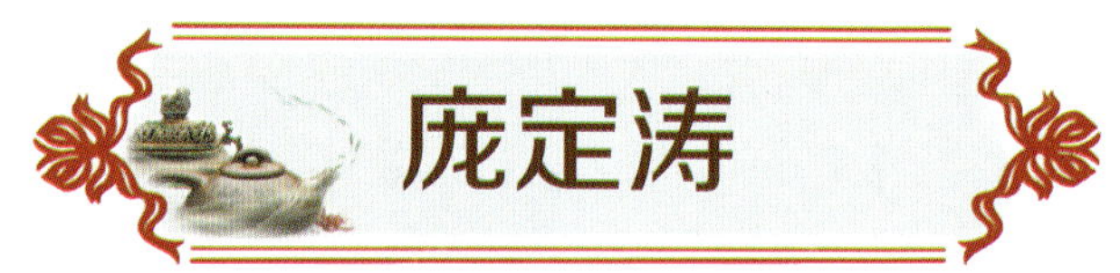

## 庞定涛

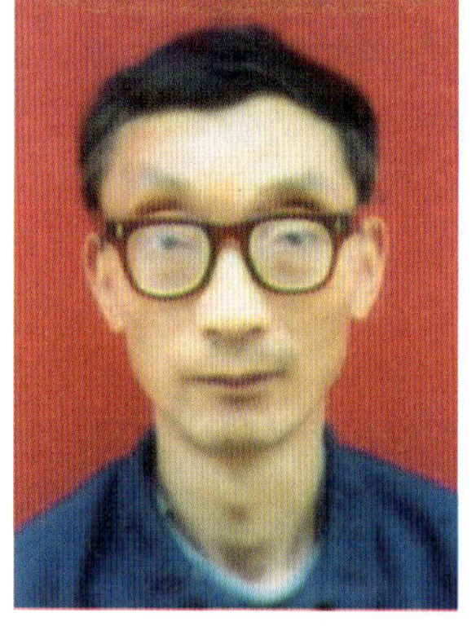

### 名人小传

庞定涛，男，陕西省汉中市佛坪县东岳殿村人。对野生草药情有独钟，因此而有志于运用中草药攻克疑难杂症。

秦岭主峰“太白山”，高耸入云，景观奇妙，变幻莫测，“太白积雪六月天”，堪称神山一绝。相传药王、神农曾在此山种药、采药。封神演义诛仙阵、万仙阵、黄河阵均设于此，留下了许多神奇美妙的传说。

### 学术经验

由于受特殊地理位置、气候环境的影响，此山生长有各种稀有珍贵野生药材数千余种，这里

药材不受任何环境污染，禀天地、日月之灵气而生成，不仅野生药材资源丰富，在临床治疗上疗效显著，更有它的独到之处，在我们多年治疗白血病的过程中才真正体验到奇山、奇药的治疗功效。

被人们称作不治之症“血癌”是骨髓恶性增生性疾病，是由于某种因素导致人体造血系统发生障碍，正常造血细胞受抑制产生各种症状，常以发热、出血、肝脾淋巴结肿大为特点。白血病毒可以浸润身体任何部位，症状不一。白血病归纳为中医“虚劳”“血证”“温病”范畴，急性白血病发病急来势凶猛，如果治疗不及时转归后果多为不良，急性白血病不能转为慢性，但慢性白血病可以急变，同样危及生命。该病目前在医学上都认为是不治之症，一大难关，难以攻克。西医采取化疗或做手术骨髓移植，化疗药物大都是大毒治病，以毒攻毒伤害其他脏器，不良反应太大加之价格昂贵，众多患者都难以承受。他通过多年钻研、探讨摸索出点滴心得和体会，发现太白草药不良反应小，以太白草药为主，当地中草药为辅对治疗该病有比较理想的效果，对病情有所控制并可延长患者生命，现将方药贡献给大家，渴望共同研讨、造福大众。例：生长在黄河阵内三种还阳丹有奇效“金钱百步还阳丹、柳叶百步还阳丹和桃叶百步还阳丹”由“茱苓草、金柴胡、大红粉、桦菌芝、朱砂七、鬼灯擎、血木通、黑洋参、手儿参、太阳针、捆仙绳、金丝黄、空筒参、野生菌灵芝、太阳精等，二十余味中草药组成一系统处方，视病情转归灵活运用，随症变通”。

病因来自肾虚，肾主骨、藏精生髓。“太白黑洋参”“太白手儿参”用于补肾补气扶正气，“太白金丝黄”祛邪气。白血病属于造血系统的一种恶性癌症，患者应该保持大便通畅。用“太白金丝黄”入药，可泄可收，不伤正气以达到扶正祛邪之目的。

以上是庞定涛先生在长期治疗白血病过程中探讨、摸索总结出的点滴体会。庞定涛先生表示：由于本人水平有限，陈述不够清楚、错误在所难免，不妥之处诚望医学界的各位师长，同仁们提出宝贵意见，批评指正，取长补短，共励共勉，共同钻研，发挥草药神威，攻克这一医学难关。

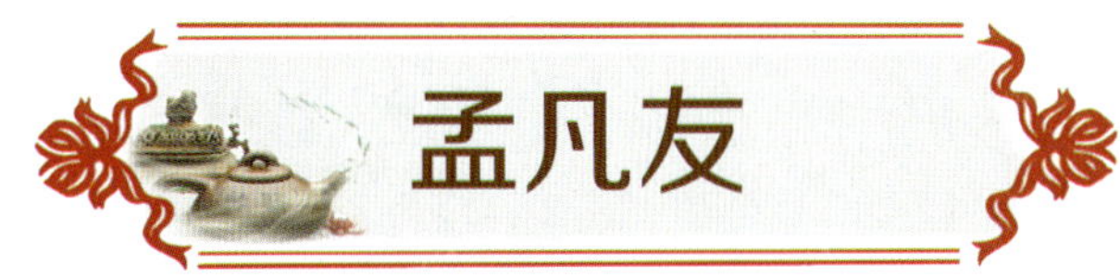

# 孟凡友

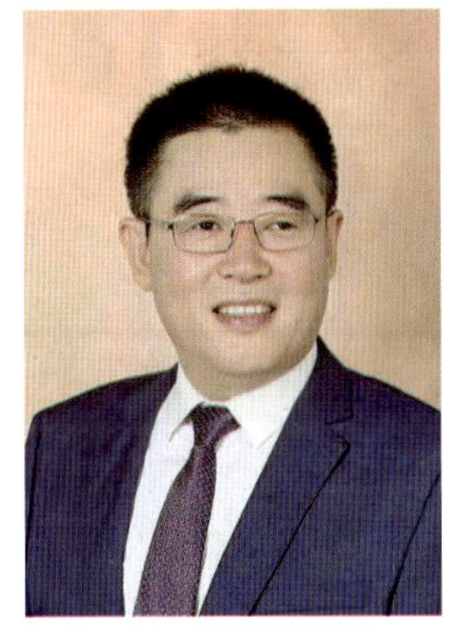

## 名人小传

孟凡友自幼受家族长辈好用中医偏方治病的影响，酷爱中医，长期钻研学习。

2001年7月毕业于郑州成人中等专业学校学中医专业，2011年考取国家高级营养师和管理师。2012年获得中医调配师证书。2021年考取针灸师证书。2008年成立了康俐健康导航体验中心，2012年成立了康有经贸有限公司。

## 学术经验

他通过中医理论指导下的掌纹诊病，运用排毒和营养相结合的方法，帮助了数万人走出亚健康。2012年他发明了“牛皮癣复原膏”获得了国家专利。他还为国家培养了数百名营养师和健康管理师。基于他的事业成就，2019年他被载入《庆祝建国70周年——中小企业行业突出贡献者大典》一书中，并作为本书的封面人物。

## 主要成果

发明的“治疗牛皮癣的外用药物及其制备方法”：专利号CN201210056602.X。本发明公开了一种治疗牛皮癣的外用药物及其制备方法，各药物组分别为：地霜43～53克、白矾43～53克、汞17～23克、珍珠粉11～21克、蜈蚣6～10克、芝麻油20～40克。加工步骤：按配方量分别称取上述原料，原料混合并密闭加热，收取容器内壁附着物，将附着物与芝麻油混合均匀即可。本发明的外用药物具有作用迅速、周期短，为二至四个月；效果好，显效率为100%，治愈率为98%；复发率低，仅占2%。患者无须住院治疗，治疗费用低等突出特点。

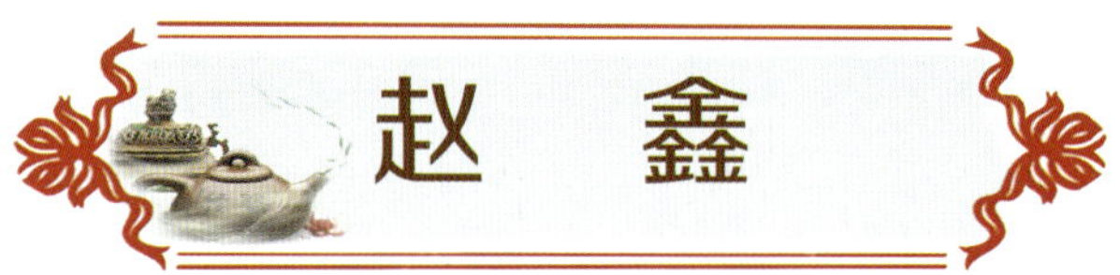

# 赵　鑫

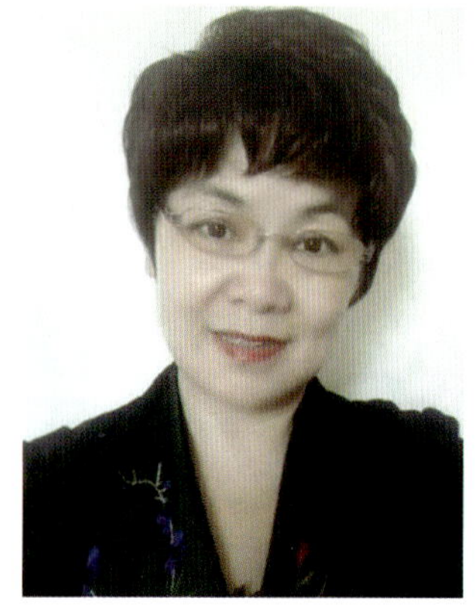

## 名人小传

赵鑫，女，生于1966年11月，江苏省淮安市人。心理学博士，面、手、足全息反射疗法专家，康复理疗师，中国医药教育协会军地医学人才教育中心特聘教授。

## 学术经验

她近30年潜心专研易经、儒学、佛学、道学、兵法、中医、哲学、心理学。她受教于易学名师邵伟华先生，国学名师南柏先生；乾隆御医徐椿二十代传人徐亚珍教授，接受徐亚珍教授传授宫廷《徐氏足道》。她融会中西方高级心理学与中医之精华，二十多年来走访民间，遍访世外高人，掌握了自然疗法及辟谷养生之道。探索出意念袪病的奥秘，结合现代生命科学与高维意识对话，通过形、色、声、意中医外诊法，多维观诊，总结出非药物疗法特色体系，创立出自己独树一帜的全息象养生学术与理论体系，疗愈疑难杂症，大大降低了药物给人体带来的不良反应。

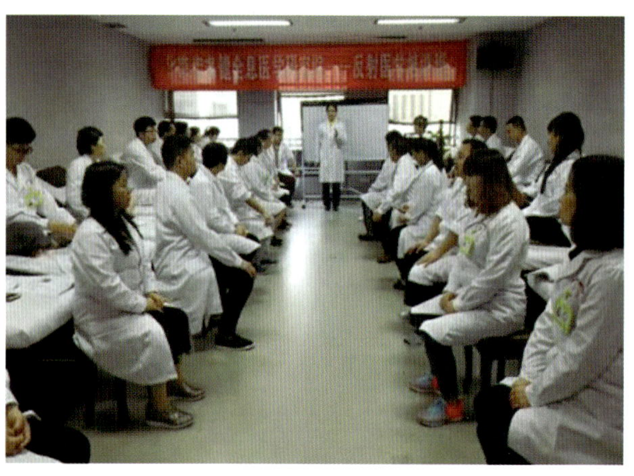

几十年来，赵鑫秉承大医精诚的中医精神，由她亲自调理的个人、家庭和企业已达数万人次。她运用全息象养生学术与理论体系，通过观象寻找病因病根，运用五维架构中时间、空间，多维度分析和相互对称、相互转化的方法设立解决方案，调理人与脏腑经络的对应关系，化解病灶和郁结使之康复。该法对调理高血压、糖尿病、中风、心脏病、前列腺、痛风、更年期综合征、妇科疾病、多动症、自闭症、抑郁症、妄想症、幻听、幻视、强迫症等系统病症都有较好的效果。

## 典型案例

一位局长家非常漂亮的千金正在读高三，她得了厌食症。症状很奇怪，她是看啥都想吃，但吃啥吐啥。为此，他们跑遍了北京、上海等各地的大医院，但还是治疗无果，最后人瘦得皮包骨头，不得不休学在家养病。

赵医生看到孩子的情况之后，觉得问题并不在孩子身上。于是，她开始询问家庭情况。局长倒是非常配合。当问到与母亲的关系时，局长面色难堪，闪烁其词。原来局长的妻子虽也是风光体面的女干部，但与婆婆之间矛盾重重，以至于将其赶出家门。尽管局长因此难以启齿，但还是在赵鑫的引导下道出了实情。聊到这里，赵鑫心里已基本有了底。她说命理中医学将万物之根的土归属于人体的脾胃，而在周

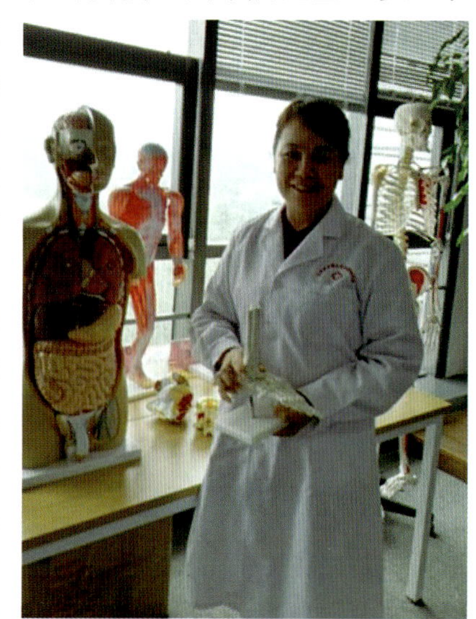

医者仁心

易里土主母，于是孩子的问题就很清晰地呈现出来，就是母亲造成的。母亲对婆婆的不当处置，严重影响了女儿情绪，导致脾胃运化失常。这个问题的解决，既有中医里的内容，又有周易中知识，甚至还涉及佛教里的因果，更多还有心理学的疗愈。赵鑫通过与孩子交谈，以及与孩子父母的沟通，全方位、多角度地去处理。最后，局长的爱人把婆婆接回家，诚恳地忏悔自己的错误，孩子也终于解开心结，身体渐渐地好起来了，全家变得和谐美满了。

赵鑫认为，她所做的一切意义在于告诉人们：收回对外在的情绪，回到内在力量的向阳生长，这不是便宜了他人，而是爱了自己。待在爱里，比待在恨里舒服。对于疾病，所有的疗愈与内在的平和，一定是走向关系的和解，这都需要内心拥有对自己和对他人的慈悲。

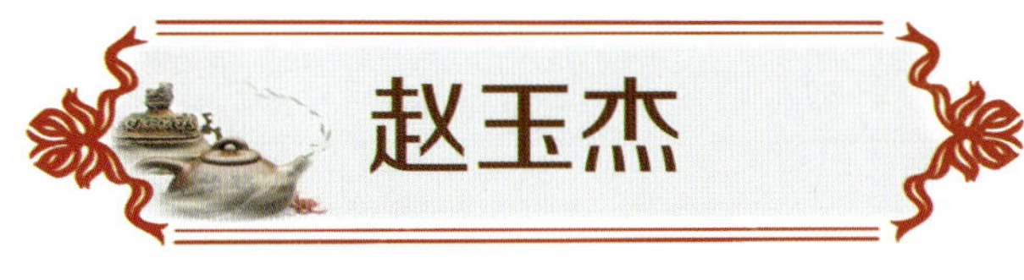

## 赵玉杰

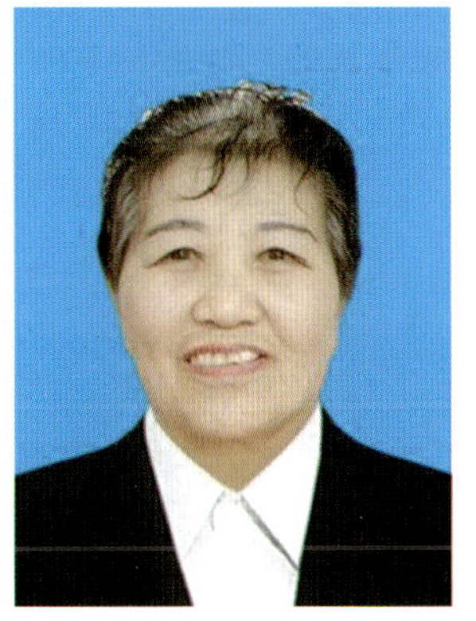

### 名人小传

赵玉杰，女，满族，1944年8月生，祖籍辽宁省黑山县和义村。小时候，母亲患了腰腿疼病，被本屯针灸大师用针灸方法治好。从此在她幼小的心里埋下了想学针灸、想学中医的想法。在黑山一中读书时就拜当地名中医王益民为师。

1966年黑山高中毕业后无论是从事社会工作还是教育工作，业余时间都不忘学医。她任北镇县（市）正安中学的校医后，就全身心投入到学医治病的工作中，学医入迷，只要听到当地哪里有名医就登门拜访请教，且研究了心理学、易经、面相、手相等知识。经过几十年的刻苦钻研，治病救人的水平迅速提高，逐渐形成了自己独特的中医治疗风格，不同的患者采取不同的方法。她不满足于自己小有名气，还积极开展中医药知识学习，培养中医药人才，先后收徒弟22人，他们中的大多数都能独立诊病治病。

她曾经在北京华佗医校任中医讲师，沈阳华溪中医研究院任中医师，北京圣医堂科学研究院沈阳分院任专家组组长，沈阳松蒲中医院任针灸科主任。曾诊治多位疑难病患者，其疗效显著。

### 主要成果

仙医专家赵玉杰师傅
我的一身多种病、经过仙医专家赵玉杰
医师灵针到、妙手回春，后投师学医一
个月时间出徒，从古至今、天下很难找
医、就可以亲临现场治病救人，弟子为
感恩赵医师，特送锦旗表达弟子雷立永
徒儿心愿、敬上！
于二〇一三年十二月十二日

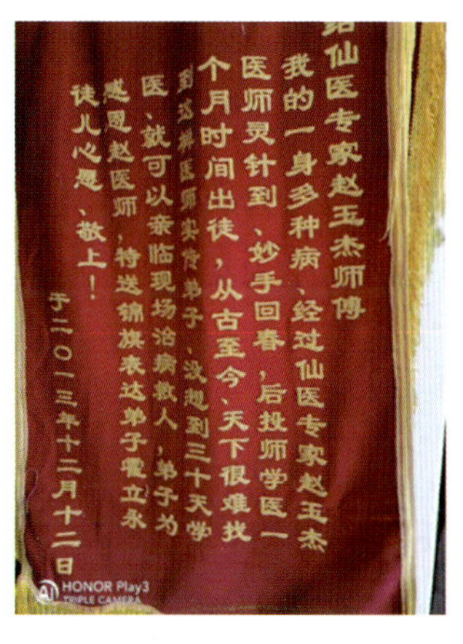

她数年来获得多项荣誉。2008年被中国民间中医药研究协会授为民间名医称号。2009年被评为第二届全国百名道德模范。2010年被中医养生康复医疗专家委员会，中国民间中医医药研究开发协会授予中医特色诊疗技术专家，证件号码 TSZ2010025。2021年成为中国民间中医医药研究开发协会民间疗法研究专业委员会委员。

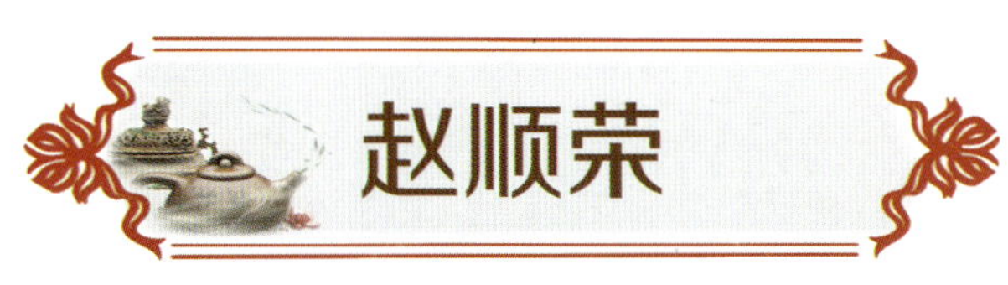

## 赵顺荣

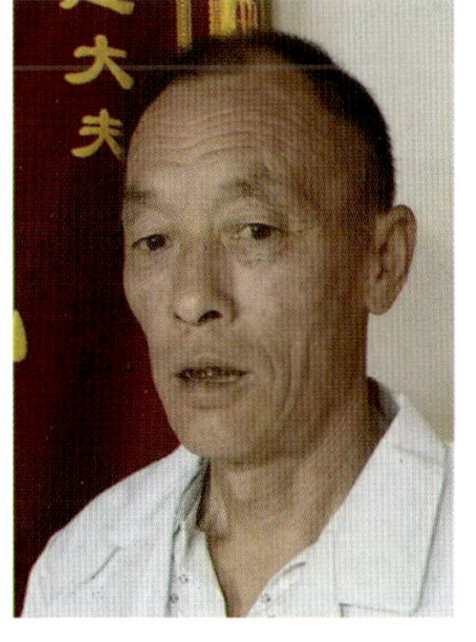

### 名人小传

赵顺荣，男，生于1959年11月，汉族，山西省运城市平陆县常乐镇人。现于陕西省延安市宜川县从事中医药治疗工作，跟师与自学相结合，从事临床工作多年。

1980年2月，他有幸

跟师王保忠教授，在王教授的指导下开始学习中医的基础理论知识和临床技术，而且还前往白马寺骨科医院进修。在白马寺学习期间，赵顺荣在高云峰老师的指导下熟练地掌握了骨折整复技术和夹板固定技术，为后期独立治疗患者奠定了坚实的基础。赵顺荣学成出师后来到延安市宜川县开始独立工作，临床效果显著，为广大骨折病患者解除病痛，在此期间，获得了患者们的一致好评，赠送锦旗几十面，最终形成了赵顺荣目前使用的中药湿敷技术治疗骨折病的专有医术。

多年学习和实践使他认识到：人身是一个整体，牵一发而动全身。外伤侵及人体一部分，必累及全身出现症状，医者对待局部损伤，必须从患者的整体考虑做出治疗方案。此外伤患须分清主次、轻重，在不同时期有所侧重地给予处理，才能修复损伤，早日康复。治疗中应筋骨并重，内外兼治。治伤不能只看靶点受伤部位，筋肉损伤，连及气血，累及脏腑，整体调理，见效更佳。骨折、脱位手法复位，对不利的活动给予必要的限制，故需要制动，达到骨折肢体制动与运动的辩证统一。

## 主要成果

赵顺荣擅长用骨折整复技术，夹板固定技术治疗骨折病。诊断是以中医四诊为基础，以望、问、触诊查为主，结合辅助检查（如腰部CT、核磁共振等），以确定疼痛的部位、程度、性质、病因等。

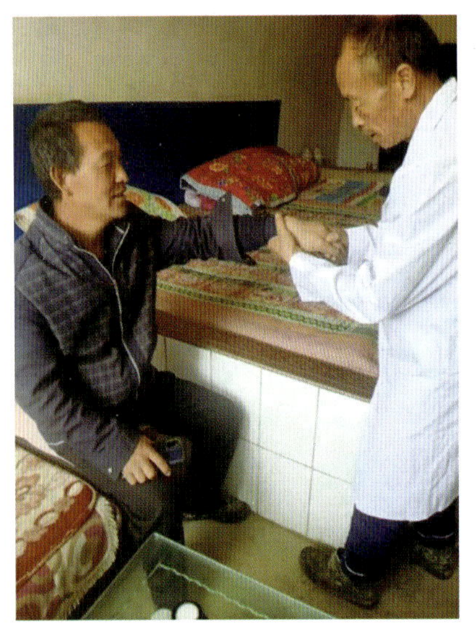

手法复位是利用徒手将骨折、脱位之关节复位。以“子求母”是复位原则，即复位时移动远断端（子骨）去凑合近断端（母骨）。骨折的手法复位有八种基本手法，分别为拔伸、旋转、折顶、回旋、端提、捺正、分骨、屈伸等。先顺畸形方向牵拉，再运用旋转、屈伸、端提、捺正等手法将脱位的骨端轻巧地送回原位。术时手法要轻柔，用力要稳缓，逐渐加大牵引力，避免因手法粗暴而引起关节囊或肌腱的撕裂及血管神经损伤，甚至骨折。

赵顺荣的医术专长主要适用于因外伤、挫闪引起关节、肌肉、筋膜部位骨折疼痛为主要症状的普通四肢骨折。治疗的 1500 多例患者，经手法复位大部分患者疼痛症状明显减轻，后期骨折愈合良好，关节功能恢复，有效率在 90%以上；少数患者不注意保暖，减少了康复运动的人群占10%，故而有10%疗效不够理想。

以右下肢腿关节外踝骨折为例，举例赵顺荣手法复位治疗过程。

右下肢腿关节外踝骨折后，周围肌肉呈现肿胀状态，皮肤呈青黑色，有明显瘀血，伴随强烈的疼痛感，行走困难。治疗过程：

（1）患者需平躺抬高右腿，用手抚摸患者疼痛处使之放松心情。

（2）复位牵引对位对线：用手在患者骨折两端开始手法复位对接，双手用力同等拔伸至骨折面左右平衡，然后用手掌平压捺正，使骨折面高低达到平衡状态为止。最后在患者骨折两端双手对推完成骨折复位对线最佳效果。复位后需检查复位情况，观察肢体外形，抚摸骨折处的轮廓，与健肢对比，并测量患肢的长度，即可了解大概情况。

提醒：注意骨折病表现的相关疾病鉴别，如出现下肢麻木无力、肌肉萎缩等表现的注意排除恶性肿瘤等疾病。治疗前严格消毒，注意施压的力度。既往有严重病史如心脑疾病等，慎重处理，建议去医院就诊。注意详细了解患者病情，掌握骨折的部位以及骨折的严重程度后进行复位；手法须轻巧、熟练。

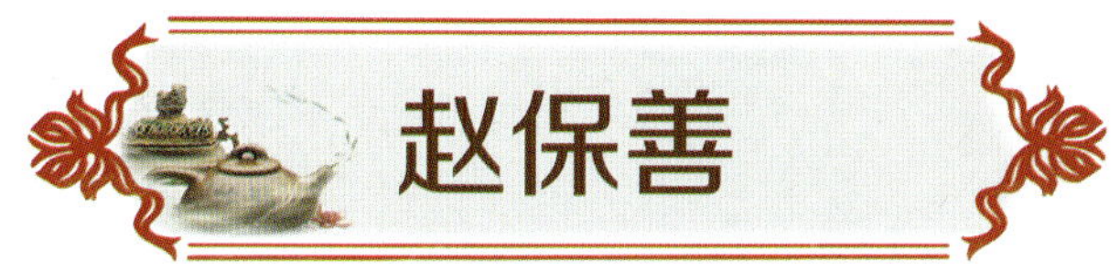

## 赵保善

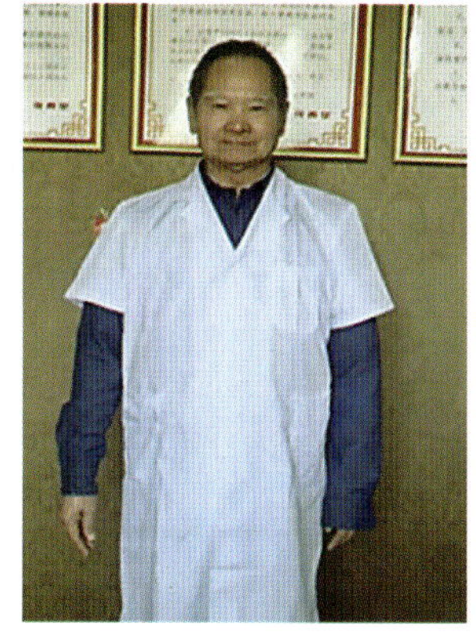

**名人小传**

赵保善，民间中医，湖北省荆州市人，原籍十堰人。1942年10月生，汉族。

他幼承家学，18岁即为人治病，从医62年。临床经验深厚，钻研癌症20余年，略有所得。

**学术经验**

他的研究独特新颖，为中医全科医生，擅长治疗疑难杂症，特别是治疗癌症是他的强项。研究出一批治疗顽固疾病自制药，如哮喘、免疫诸病、皮肤病、肝病、肾病、妇科病等，效果显著。计划编写一部名为印象中医的书。他以深厚的学识积累，严谨的态度和务实的精神，扎根临床一线服务社会大众。期待自己研制的药品得到知识产权的保护，为中医药事业作出自己的贡献。用自己的知识和能力为更多的患者提供满意的治疗，是激励他和鼓励他前进的目标和动力。

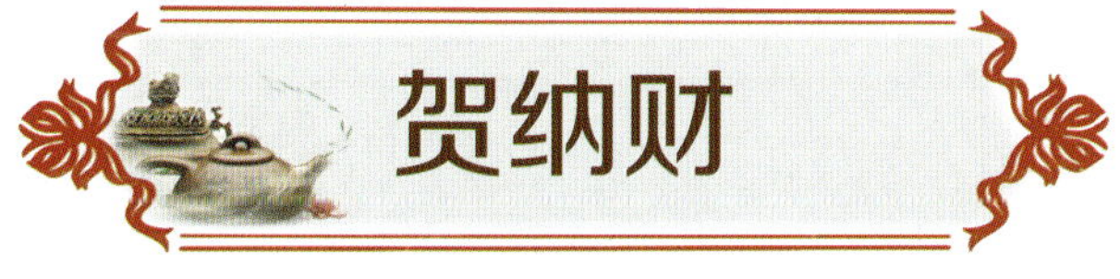

## 贺纳财

**名人小传**

贺纳财，曾经因为养家劳累导致亚健康，脸色是黑青的，嘴唇是苍白的，腰是站不直的。后来学习了中医气血理论，用植物为主的中草药调理气血，逐渐恢复健康。

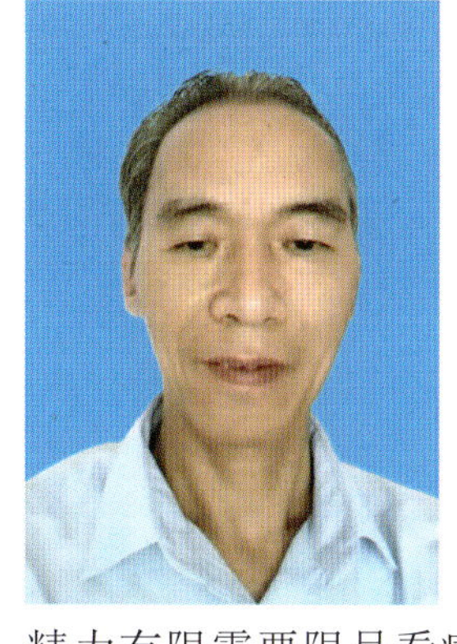

贺纳财认为：医学可以治病强身，但有时令人遗憾的是，近年来很多人反映去医院看病要排长队，有些危急病患还没拿到药就已经失去了生命。一是因为医院本就不够多，二是人们不论大病小病都想找最好的医生，好医生超负荷工作，自己也容易健康不保，体力精力有限需要限号看病。即使有幸能顺利找到好医生看病，医院本身就不可避免各种病菌聚集，再加上治疗过程的感染风险，化学药物的不良反应等，“医源性疾病”“药源性疾病”，已经成为不可忽视的疾病因素，即便是安全性很好的中药，也同样有不良反应。如此看来，保障人民健康需要新的理念和方法。

他个人认为“医学要改革，教育要革命”。养生要从小抓起，让中华大地上的草木散发出守护健康的芬芳。他从切身体会摸索出维护健康的思维和方法——气通血足百病无。他从八千多种中草药中筛选出不良反应小的，能够疏通经络、修复细胞的药物，治愈众多的疑顽病患，不但能把病治好，还能让患者更加年轻，疗效远远超过常规治疗措施。如带状疱疹，贺纳财用自制药喷上可快速解除痛苦，不会蔓延，治疗越早，效果越明显。

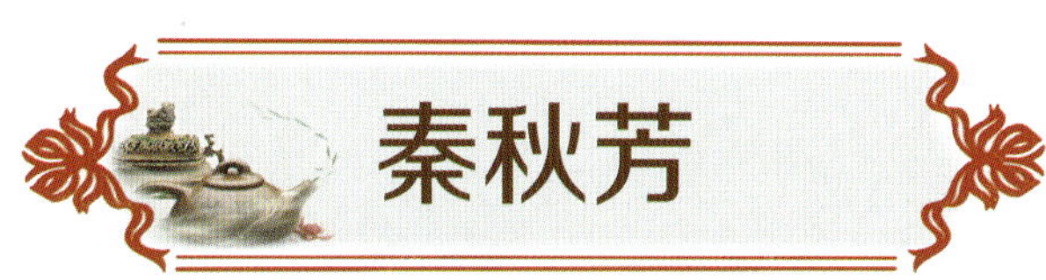

## 秦秋芳

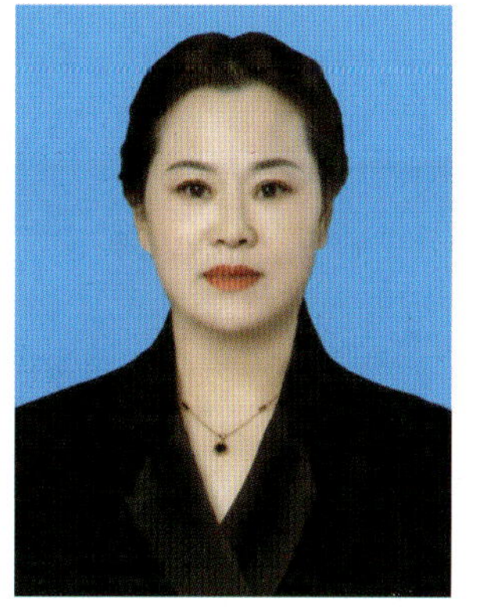

**名人小传**

秦秋芳出生于中医之家，毕业于河南中西医学院，进修于解放军总医院（北京301医院）、西安第四军医大学，主攻中医皮肤学。

秦秋芳自1996—1998年在临颍县中医

二院皮肤科工作，1998—2005年在河南省漯河市临颍县社会保险医院皮肤美容科工作，2005成立秋芳养颜美容中心，注册“秋御芳”产品品牌，2009年成立郑州秋芳养颜美容有限公司。2009年被评为漯河市青年标兵；2010年被评为漯河市全民创业培育点；2010年被评为漯河市三八红旗手；2011年任漯河市女企业家协会理事；漯河市慈善协会理事；2012年任漯河市女企业家协会理事；漯河市慈善协会理事。2014年随同中华中医药协会国际部应邀出访马来西亚、新加坡、泰国进行义诊并获得国际荣誉；2018至今任临颍县妇联执行委员。

### 学术经验

秦秋芳以中医理念为基础，遵循医道师教，潜心钻研传统中医技术，总结出一套独特的养生保健理念，精心研发出一系列养颜、美白、淡斑、祛痘、修瘢与养生保健的“气血通络养生技术”，针对皮肤疾患标本兼治，安全有效；使全国各地加盟商受益匪浅，使患者和同行赞不绝口，获得一致认同。

她专注于各种皮肤顽疾的治疗，精心研究出一系列养颜、美白、淡斑、修瘢、养生保健产品，并与独创的气血通络针灸调理技术相结合，为众多患者和爱美人士带来健康、美丽、自信，得到了广泛称赞。

“气血通络养生技术”疗法可以达到协调脏腑、平衡阴阳、调和气血、强身健体、延缓衰老和美容养颜之目的。操作时间不到五分钟即可达到祛皱紧肤、美白淡斑、祛痘除痕、减肥瘦身、面部提升、塑体和改善皮肤的效果。

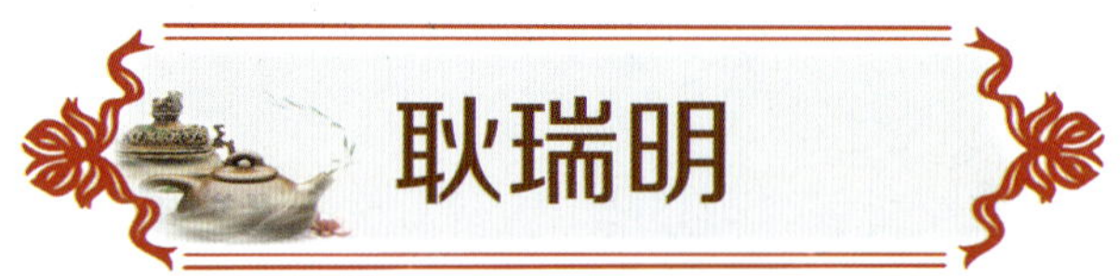

## 耿瑞明

### 名人小传

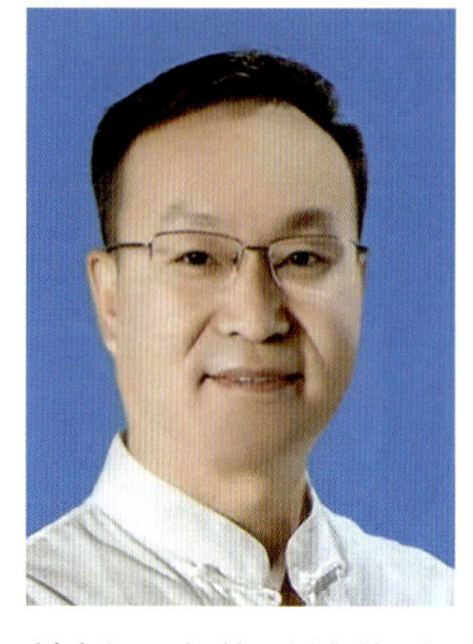

耿瑞明，继承家传中医三十多年，致力于传统中医的传承、应用和发展。先后受聘于：广东省发展中医药事业基金会专项基金执行委员会任秘书长，广东省发展中医药事业基金会任二十四节气中医养生专家顾问，北京谐和国际医学研究院广州分院副院长，亮眼公益健康行动广东组委会任副秘书长，大国医学网任客座教授，张仲景博物院公益讲师团任宣讲专家，并受聘于多家公司中医营养专家顾问。

一株小草改变世界，一缕药香穿越古今。中医药学包含着中华民族几千年的健康养生理念及其实践经验，为中华民族繁衍生息作出了巨大贡献，对世界文明进步产生了积极影响。

传承发展中医药文化，是弘扬中华优秀传统文化、推动中医药传承创新发展的实践需要。中医药文化魅力，有助于增强中医药文化吸引力，引导人们正确认识中医药的价值和贡献。对中医药文化内涵理念进行时代化、大众化、创新性的阐释，才能让中医药文化绽放时代光芒、在更多人心中生根发芽。传承是中医发展的根基，创新是中医发展的动力。弘扬发展中医文化，需要努力实现中医健康养生文化的创造性转化、创新性发展，使之与现代健康理念相融相通，服务于人民健康。中医不是抽象的理论和概念，而是源于丰富的临床和生活实践。在实践中创新、在保护中传承，才能切实把中医发掘好、发展好，推动中医事业高质量发展，为推进健康中国建设和增进人民健康福祉作出新的贡献。

### 主要成果

2005年开始探求中医“非药物”疗法的理论和实践。自创中医、佛医、营养、膳食结合调理法，创立耿氏德缘堂。遵循中医食药同源的原理，倡导以养代治、以食代药的中医康复调理理念，把中医康复调理与日常生活方式相融合，通过内调和外敷，对各种亚健康、慢性病，甚至是重大疾病进行有效的康复调理，效果明显，使许多人恢复了健康。现在已经基本形成了针对各类

不同健康问题的非药物疗法的配方，为有需求的民众提供了更加便捷的服务。同时，国家也在大力鼓励、提倡和推动中医“非药物”疗法，充分发挥“上医治未病之病、中医治欲病之病、下医治已病之病”的应用规则的中医药发展理念，让越来越多的人远离疾病，恢复健康。

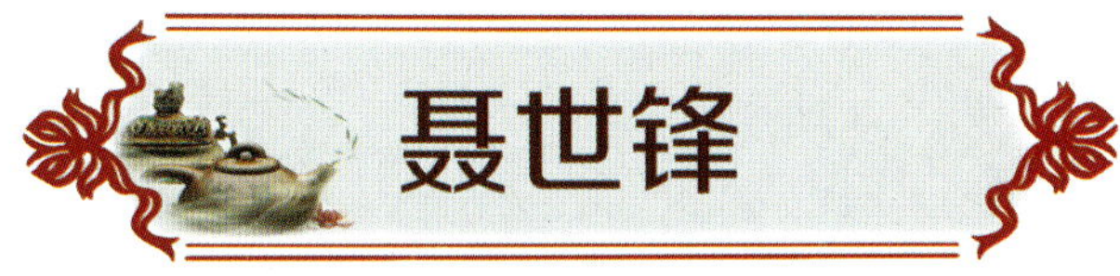

# 聂世锋

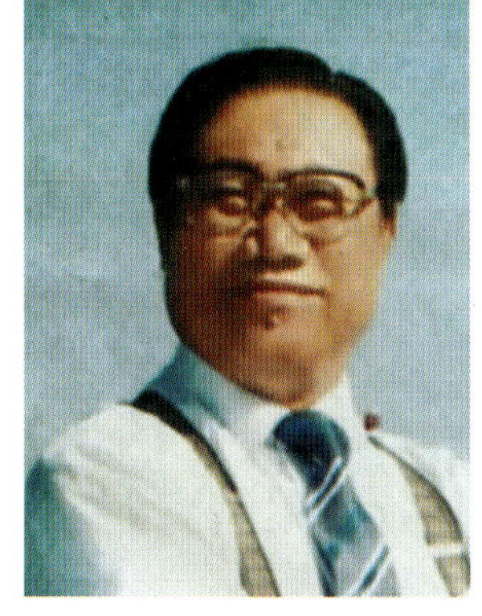

## 名人小传

聂世锋，男，华中科技大学博士、教授。曾在空军、总参、中科院从事地球物理、核试、医学等工作，获多种科研奖项和专利证书。曾调研五洲四洋，荣获“发明家”“科技之星”称号。

## 学术经验

世界万物统为三体，即固体、液体、气体。三体最小是：原子(分子)，再细分后是电子和原子核。原子核中有质子和中子。通常电子是不停围绕原子核旋转的。用微观看世界万物有两大特点：①物体都是电体。②物体都在运动。因此，世间万物都是运动的电体，认识了这个自然的本真，治解就极易成功。

## 主要成果

他将自己擅长的专业与中医经络学、神经学、动植物医学相结合，用“电体宇宙观阐述电体人”，揭示出中医经络原形，为全人类享用中国第五大发明经络，将其绘制成“健医电经图”，用电学理论及工作原理加以说明，进而得出八条结论，并预言因万物是电体，世界医学将由原来的粗层面细胞学进入崭新更细的电子学视角来分析研究诊断，治理宇宙万物，包括地球、人类及其他动、植物的疾患，如地震、火山、海啸等灾害的知识及癌症、艾滋病等认识与诊治，都将会有很大的突破。

解能源危机：观地球是电体。早期物理学家发现：两块不同金属板放入化学溶液时，金属的两端就会产生电压，这是早期电化电池。笔者考察发现：地球海洋底有各类巨金属矿体，被含盐、酸等海水溶液腐蚀，产生巨电离子电压。这就是“地球大电池”。笔者曾亲自调研过世界五洲四洋，各海洋均可直接测到电压。笔者在探索将“地球大电池”的清洁巨直流电能长久提供人类使用。既可解决能源危机，还能省人省力，获此电能将最廉价。

解火山地震等灾害：地球总体有太平洋（含印度洋）组成A极板块、大西洋等组成B极钣块，AB两极板块，实际早就被含盐酸海洋水腐蚀着，构成地球电化巨电池，产生了巨电能。人类未用此巨能，巨直流电流就走电阻率最小的地球心，到达B极板块，此巨电流将地心金属等矿体熔为岩浆。当热膨胀达到大于地壳承受力时，地壳破裂，发生地震，若岩浆喷出，即火山爆发。倘若人类取用好此巨电能，熔地心电流会减少，就可减少地震火山等灾害的发生。

解地磁极产生迷：地球巨直流电流，从东方A极板块电流，流向西B极板块等构其回路。根据电磁定律，就产了南北地磁场，即：指南针所指的南北磁极，给人类指引方向。

解宇宙黑洞迷：宇宙黑洞也是电体。黑洞像龙卷风一样，但它更巨大，是电磁互生的极强电磁旋转体。所以可吸进小于它的电磁力的其他星球。宇宙各星球自转与周转，以及互相距离，都与各自的电磁力相关。

解百幕三角出事迷：百幕魔鬼三角区海洋底沟很深。三角巨金属矿体，被含盐等腐蚀，腐蚀产生巨电压电流，形成极强三角巨磁场。若有金属船和飞机在此处经过，就会被强磁力吸引到很深海沟的底部，当然失事原处就难找到它!人若懂此理!避绕开此强磁场，就可免遭众灾祸的发生，可安全航行了。

解环境污染：取用地球电池巨电能，地球环境无污变洁净。万物生命少病好医诊，地球变得美丽福康宁。

解战争等祸根："世人电体观"观人是电体。电有异性相吸，同性相斥。异性相吸集喜兴奋。同性相斥失衡伤身。善恶"水知道答案"证。

用"世人电体观"意，齐心组织全世人学习。大爱全世人众善心齐，善利众利己处人事易。各类天灾人祸逐渐减轻，造福人类。

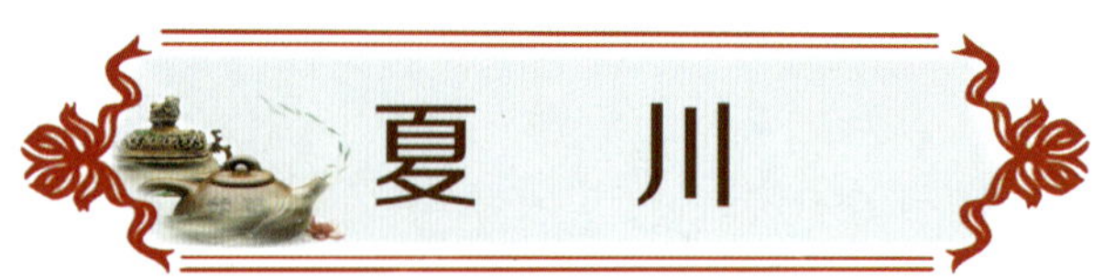

## 夏 川

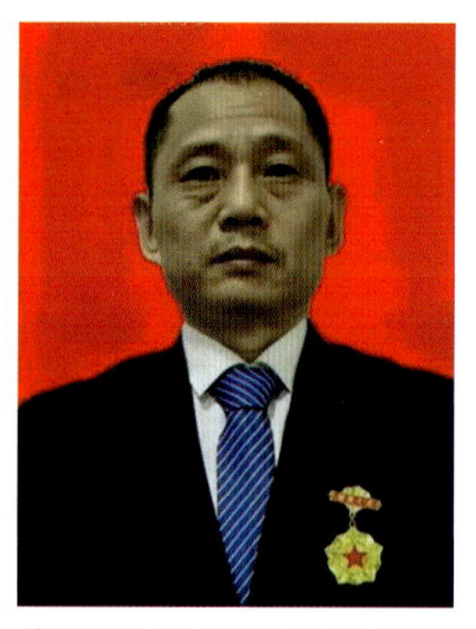

**名人小传**

夏川，男，生于1970年2月，大专学历，中共党员。重庆生生缘自然医学研究健康管理有限公司总经理。社会兼职：志愿者联盟重庆服务公司总干事长。

他传承家传筋络推拿正骨及妇科各种疾病的治疗。擅长中医正骨刺血、推筋活络诊疗，擅长诊疗男女不孕不育以及各种疼痛。被收入专利数据库的发明专利两项。

**主要成果**

1. 桑花香贝益生丸

[专利]发明专利CN202010839760.7夏川 2020—12—04

摘要：本发明公开了桑花香贝益生丸，包括如下原料：麻黄、苍术、贝母、玄参、白芍、鱼腥草、板蓝根、茯苓、蒲公英、白术、连翘、麦冬、地黄、甘草、薄荷、紫草和牛蒡子。本发明桑花香贝益生丸，通过采用麻黄、苍术、浙贝母、玄参、白芍、鱼腥草、板蓝根、茯苓、蒲公英、白术、连翘、麦冬、生地、生甘草、薄荷、紫草、牛蒡子……

2. 一种国粹内炙（市场部提供原稿为"灸"，专利数据库显示的为"炙"）

[专利]发明专利CN202011037368.7夏川 2020—12—15

摘要：一种国粹内炙包含以下重量份原料：防风12份、玄胡12份、生地12份、羌活12份、细辛12份、麻黄12份、苍耳子12份、薄荷12份、桑叶12份、葛根12份、蔓荆子12份、密蒙花12份、玄参12份、连翘6份、莱菔子6份、秦皮6份、大血藤12份、东蝴蝶4份、火麻仁12份、独活12份、海风藤12份、草乌12份、鹿衔草12份、草果12份……

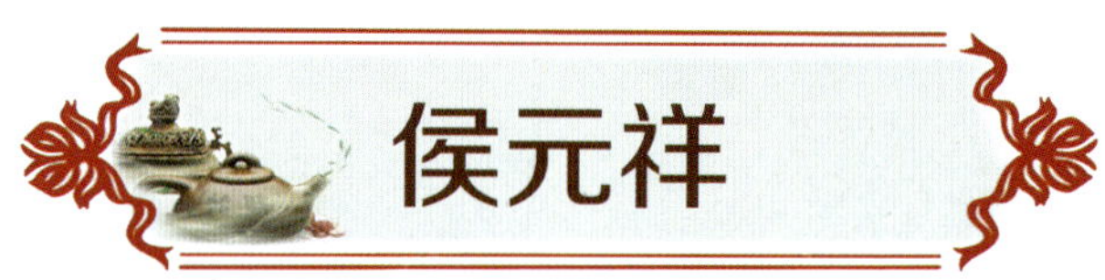

## 侯元祥

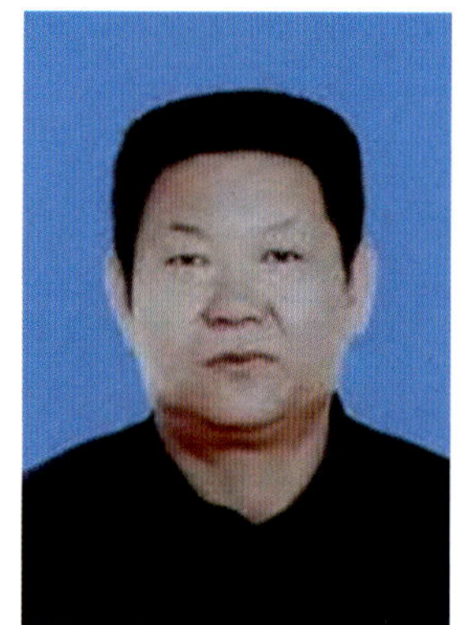

**名人小传**

侯元祥，男，汉族，1956年10月生，山东青岛人，国际医学博士，毕业于国际医科大学(斯里兰卡)，国际高级中医师，国际科学研究院医学部永久客座教授、研究员、博士生导师，中国名医理事会长，中国特效医术委员会副会长，国际肿瘤专业科学家，国际癌症权威专家，中国学术专家委员会副主任委员。2010年被评为中国影响力人物，获四项科技进步奖。发表医学论文31篇，享受国务院特殊津贴，科研成果两项：一是研究的"心脑汤"被世界组织定为心脑疾病重点开发产品。对心脏病有效率98%；二是"抗Ca1号、Ca2号"对于肿瘤的治疗有很好的效果。

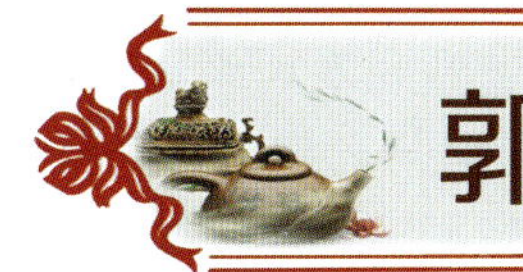

## 郭建平

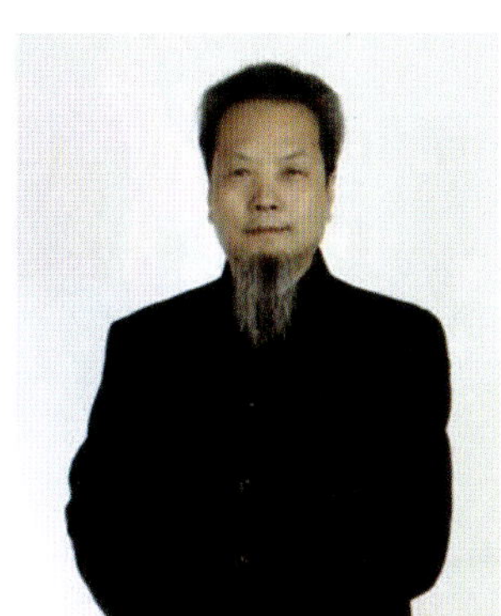

### 名人小传

郭建平出生于中医世家，郭氏家传秘方十三代唯一继承人。高级养生保健师，中医针灸师，中华中医药学会会员，中国管理科学研究院商学院客座教授，中医道家龙门派第三十一代世字辈弟子，岐黄五行康养体系创始人，景易堂养生科技有限公司董事长。

他从小聪明好学，从7岁开始随父见习为患者把脉诊病，深得其父言传身教。几十年来，他把所有随父为患者诊治病痛的奇妙之方，特别是针对一些疑难杂症的治愈之方，整理成册，结合他的临床经验，创造出一套属于他的治疗方案。为了使他的能力更进一步提升，他拜牛头山长寿山王道长为师，在道门修行期间，研读了《黄帝内经》《易经》《道德经》《难经》等医学古籍名著，修学道教“阴阳术”“太极”“八卦”以及道家养生术。

他不但勤奋好学，善于总结，不拘泥于理论，更着重实践应用，思维超前，乐于创新。他认为不论中医、西医，还是各种养生保健术，都各有其所长，也有其所短，有利则有弊。他在治疗中扬长避短，根据人的九种不同体质，病因不同，单人单方，辨证调理。他提出科技养生新理念，把现代高科技仪器与中医方法相结合，以道医五行八卦，阴阳平衡为基础，形成了他的调理养生体系。他在其父留下的上万种病例药方中，结合他的临床，总结出二百七十多种特殊秘方，针对慢性病、中老年疾病、妇科、疑难杂症等的治疗，在临床获得奇效，被患者高度赞誉。

随着人们生存环境的不断变化，空气、水等污染变得更复杂，生活节奏加快，职场压力较大，因而各种慢性病、心脑血管疾病、新病奇病等侵蚀着一个个年轻的生命，降低着人们的生活质量。这些，他看在眼里，急在心里，决定将30年潜心研究的一键式易学易推广成果以师承方式传承推广于民间，让大众解除病痛，健康百岁。创立“静心养生术”，他认为，养生不养心，养生一场空。

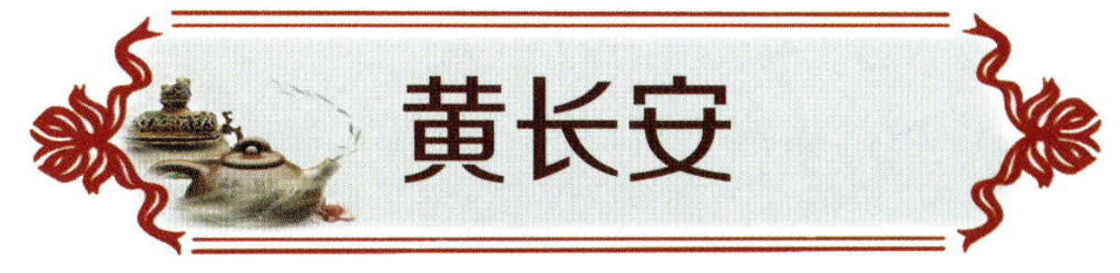

## 黄长安

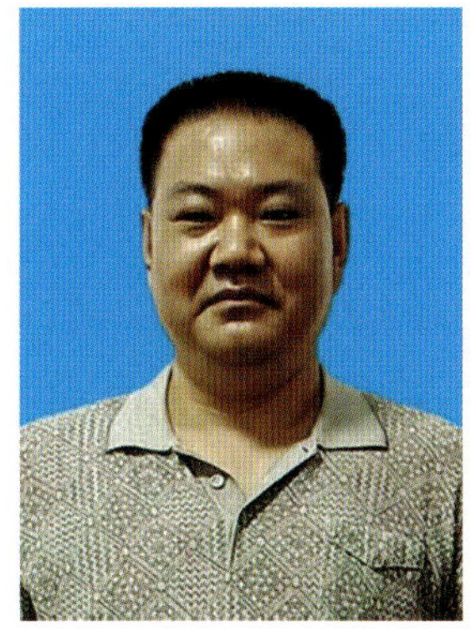

### 名人小传

黄长安，祖籍四川省广元市，执业中医师。感古人“为人子弟者，不可不知医，不知者不孝也”。遂立志学医，问道于名高之师，学技于隐逸之士，博采众长，勤修古籍，融会贯通，渐成医技。

2021年他应邀参加“新时代中医药健康服务发展峰会暨第四届中医药科技创新与服务发展大会”；2021年8月应邀入驻中国民间中医医药研究开发协会民间疗法研究专业委员会担任委员；2021年9月基于对中医药事业的热爱，以及在行业领域内取得的卓越成就和良好的社会声望，当选为大国医学网名誉副主席；2021年11月被特聘为大美中医药学习网讲师团，首席专家。

### 学术经验

中医的整体观不仅仅强调人身个体的和谐统一，更强调人与环境（自然环境、社会环境）的和谐统一，只有人体自身、人与自然相协调，才能达到身心健康。

因此，挖掘优秀诊疗方法和中医药人才，

对弘扬中医药文化、发挥中医药在健康事业中的作用，促进人类的健康和构建世界新医学具有重要的意义。对现代人而言，现代科技为我们带来便利的同时也为人类带来了更多的健康风险。近年来有持续递增态势的心脑血管疾病，各种医源性疾病及药源性疾病都给现代医学提出了新的课题。因此，开发出更多医学手段对疾病进行早预防、早治疗成为人们十分关注的问题。在这个大前提下，全面挖掘中医药优秀人才及秘方效方为人类健康服务尤为迫切。

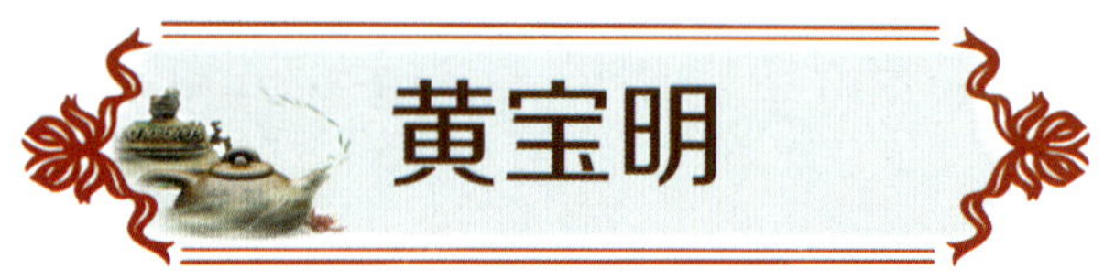

## 黄宝明

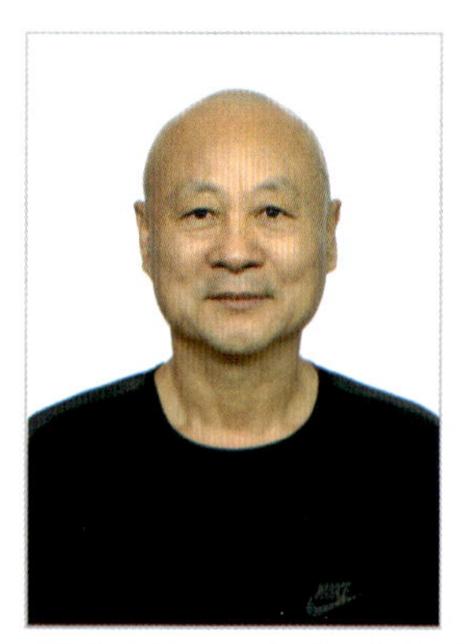

### 名人小传

黄宝明，男，1958年6月生于广西壮族自治区河池市宜州区，现是广西壮族自治区南宁市市民。

### 学术经验

他针对自身的健康问题反复总结经验，最终研发创新一套内循环速通强排技术，“黄宝明内循环速通强排技术”该强排技术采用内气带动脏器，脏器带动躯体，躯体带动肢体，由里往外运动达到调养的效果。

此方法是改变原有的肢体带动躯体，由外往里面运动的传统运动方式，采用内气带动脏气，脏气带动躯体，躯体带动肢体，由内往外运动。提高激活自愈能力的有效保障措施，是非药物治疗的新型技术，能快速让患者康复，减少药物对患者的第二次伤害，更能减少患者经济负担，学习此方法可以快速疏通经络，打通微循环，快速提高免疫力，消除亚健康。

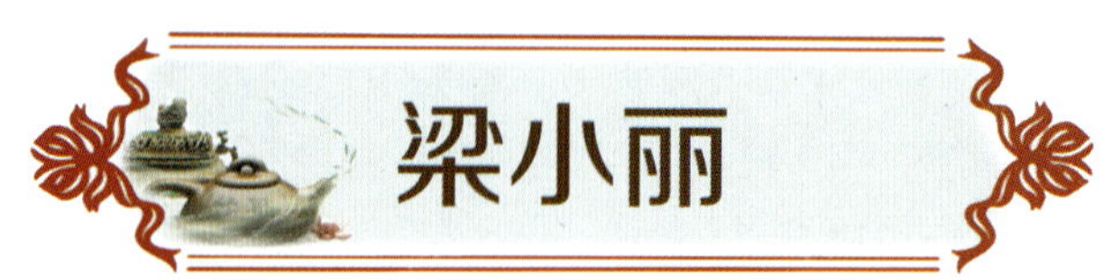

## 梁小丽

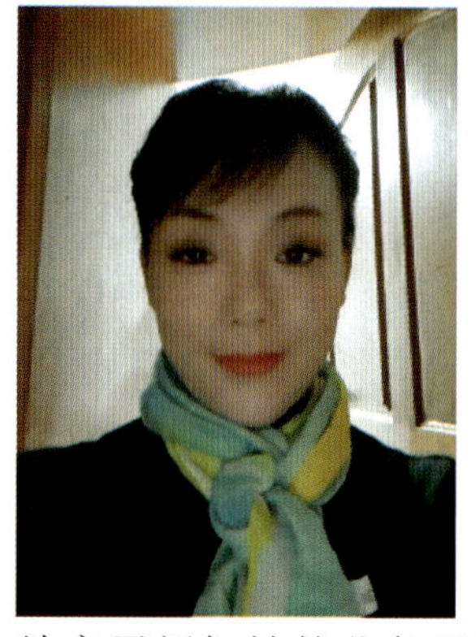

### 名人小传

梁小丽，女，1968年生于江西省宜春市人袁州区寨下乡长乐村人。梁小丽父亲是军医，母亲是赤脚医生，从小兄弟姐妹都受父母的言传身教。

2021年9月梁小丽放弃了新加坡的业务回到祖国，目的就是传承自己技术和继续深度研究医学理论。已获聘健康讲师、心理咨询讲师、中医传承专项技师（师资）、中医针灸理疗师（高级）、大国医学网客座教授、大国医学网名誉副主席。

### 学术经验

梁小丽主要接受了父亲传授的中医指针灸，并以指针灸为研究方向。她从2003到2021年在新加坡创业“自然中医诊所”，开展指针法专业理疗。针对各种肌肉损伤和神经性的炎症以及神经性的疼痛等疑难杂症进行理疗，效果显著。

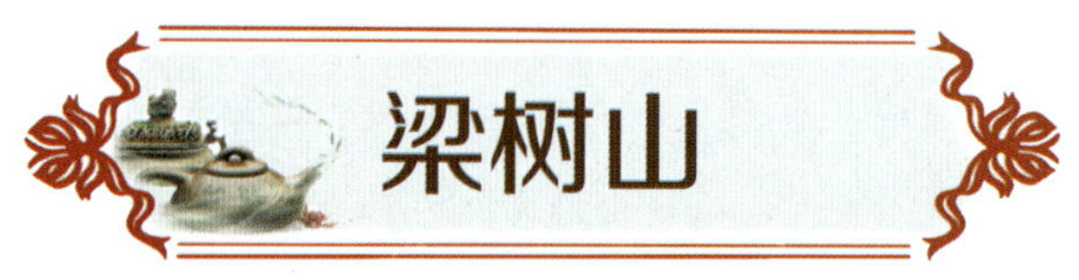

## 梁树山

### 名人小传

梁树山，男，汉族，1951年9月出生，长春市人。他无论走到哪里，都把中国的传统中医文化播撒到那片土地上，所惠及的人群从呱呱坠地的婴儿到白发苍苍的老人。他高尚的品德和精益求精态度为各种肤色的患者解除病痛、带来欢乐。

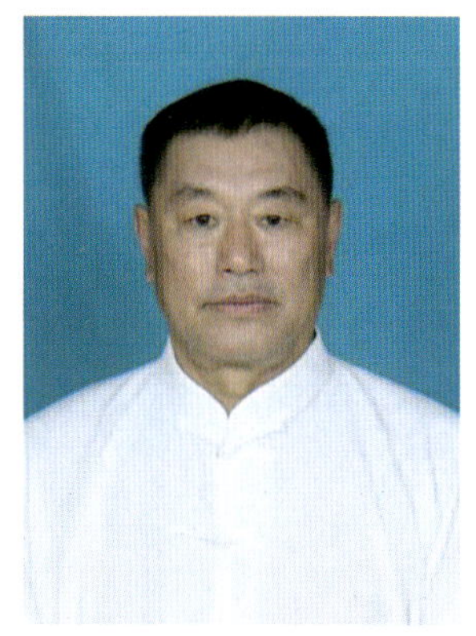

他用行动诠释着“救死扶伤”的人间大爱，彰显了传统中医文化的新鲜魅力。他用体育健身方法在国内外开展养生调理培训已35年以上。改善10多万人的亚健康。

## 赖森源

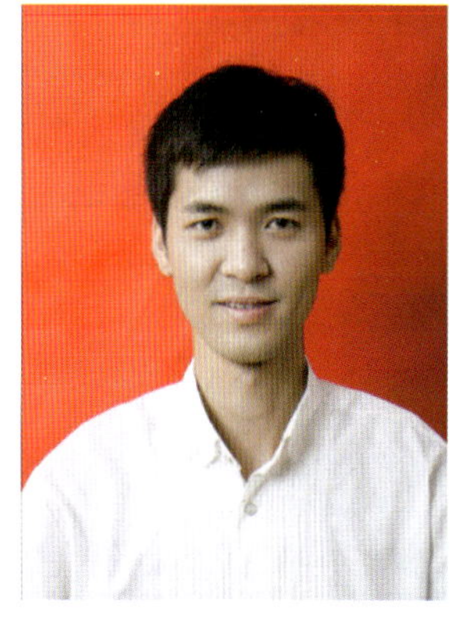

### 名人小传

赖森源，男，生于1990年，江西赣州人，大国医学网客座教授，中国传统文化中医养生高级讲师，九融鹤静慧妙宏传承讲师，国家高级心理学咨询师，中国特色疗法专项技师，国家品牌委周易风水师，全国品牌委生物电疗师。

### 学术经验

他在传统中医学上独具天资，自小熟读《黄帝内经》《伤寒论》，后在大学期间偶遇陈昱光教授，慧光开启，毕业后又追随在陈教授身边学习。赖森源对传统中医“祝由十三科”，释迦的三密相应法，以及道家的养生术独有研究，并经过长时间的耳濡目染后。

关于老年人的问题，首先就是身体的健康问题，老年人消化吸收能力下降，代谢降低，常见视力低下、失眠便秘、分泌失调、尿频尿急、周身疼痛等症状；其次是精神上的健康问题，害怕孤独、恐惧死亡、生活焦虑、怀旧遗憾、牵挂子女，而且老年抑郁症发病率达到了12%以上，阿尔茨海默病患者也越来越多；再次是疾病外的其他问题。总体上生活不能很好自理，身体多病产生的经济压力，老年的生活价值和意义缺失，认为自己是累赘没有用，给子女带来麻烦担心被嫌弃等。

赖森源运用了中医的经络推拿、生物电疗、道家的呼吸养生方法、心理学等一系列调理手段，在最短的时间里，因个体差异可分为半个月起至2个月，快速让上述状况得到显著改变，包括从感觉上、生理指标上、外观行动上、饮食睡眠、排便次数等，都有直观变化。老年人的问题都是身心相连的，在身体调理的同时，赖森源运用了心理学的方法为老年人做心理疏导、情绪宣泄，以达心地清静祥和，放下恐惧、压力、抑郁与焦虑等，使其时常处于一种安宁、快乐无忧的状态中。解决老年人身体功能训练的问题，赖森源运用陈昱光教授独创的生物电技术，结合按摩、艾灸、香熏等无损伤的方法，为老者进行经络疏通和被动式锻炼，解决了老年人的运动量问题，保持身体功能维持在合理的水平。

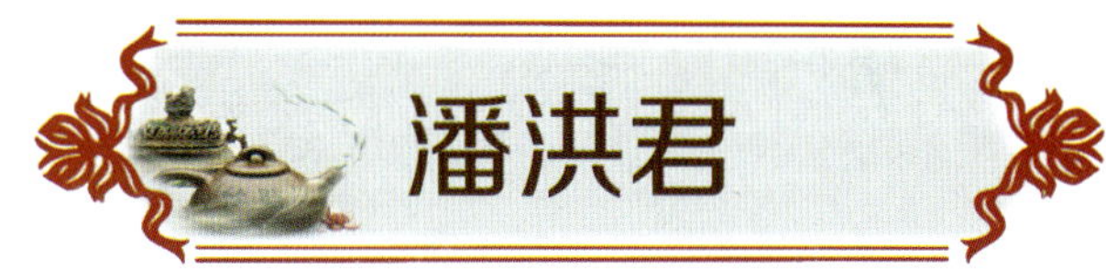


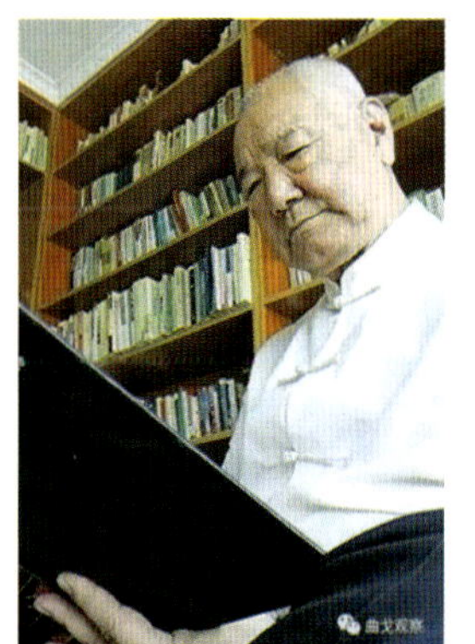

### 名人小传

潘洪君，男，汉族，1940年出身于中医世家，自幼跟随祖父学医，背汤头、采药、扎针，小小的年纪便掌握了郎中本领。

### 学术经验

1996年从黑龙江省来到山西太原定居。家传背景与自学，就是他全部的资历，可谓是一个真正的民间中医，他自称为“草根中医”。因为他的家传背景，总有人找上门来求医。不管下乡还是出差，他总是随身携带银

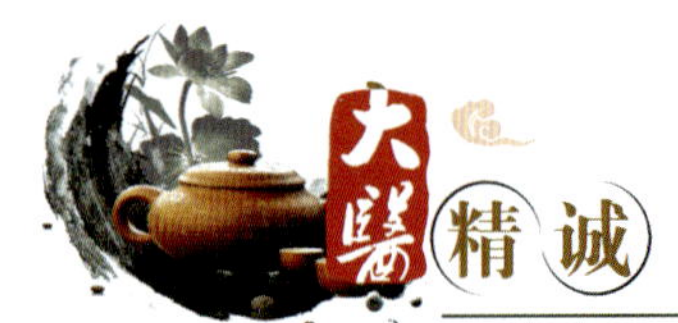



针，为需要的人消除病痛。他为老百姓开药时总是开那些当地生长的草药，让人们就地取材既不花钱又很方便就治了病。直到退居二线后，他才有更多精力投入到中医药研究中。凭借自己的悟性以及苦心钻研，潘老的医术日益提高，同时也取得了丰硕的研究成果。

早在1975年，他被哈医大著名胸外科专家确诊为肺癌，于阜外医院针麻下行肺叶切除，术后为缓疼痛，病床上创作医学科幻小说《起死回生》。为了回避西医放化疗的不良反应，他自己开中药调理，身体逐渐康复。十年后，由于仕途不如意，心情压抑，癌症复发，在医院大家都担心他时日不多，他再次选择出院用中药调理。从初次确诊至今46年了，甚至担心过他的朋友先他而去，他依靠中医药的支撑顽强地战胜癌症。

## 主要成果

他用针药结合治疗糖尿病，并撰文《糖尿病患者不必禁糖》总结治疗糖尿病的经验和心得。撰写论文《经外奇穴有奇效——试论“命根穴”在男科的应用》在2000年中国第四届中医男科学术大会获奖，并入编《中医男科学新进展》由天津科技出版社出版。根据中医经络穴与现代医学血液流变学原理研制的“充气式阳痿治疗器”获国家专利与医疗器械注册证。产品在2003年9月于人民大会堂召开第二国际中医男科学术大会上受到河北沧州委托加工。

他还能变通针刺技术，在没有器具的时候，直接用手指代针进行穴位治疗。山西省书法家徐先生的孙子眼外伤，在省眼科医院治疗遗留两眼球对视，徐老先生求治于潘洪君，冒险一试，针到病除。他以擅长傅山草书名世的徐老先生挥毫写下“潘氏医寓”相赠。

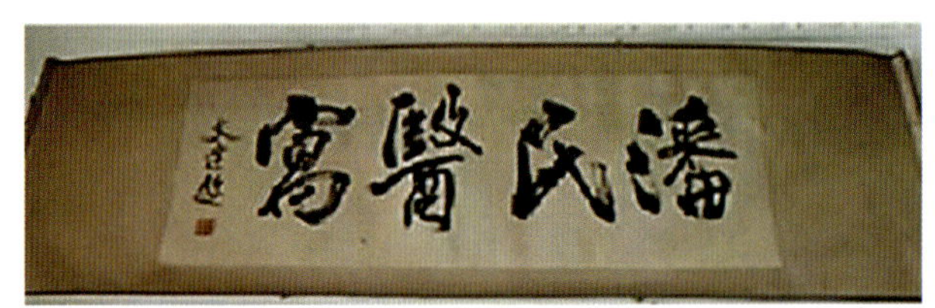

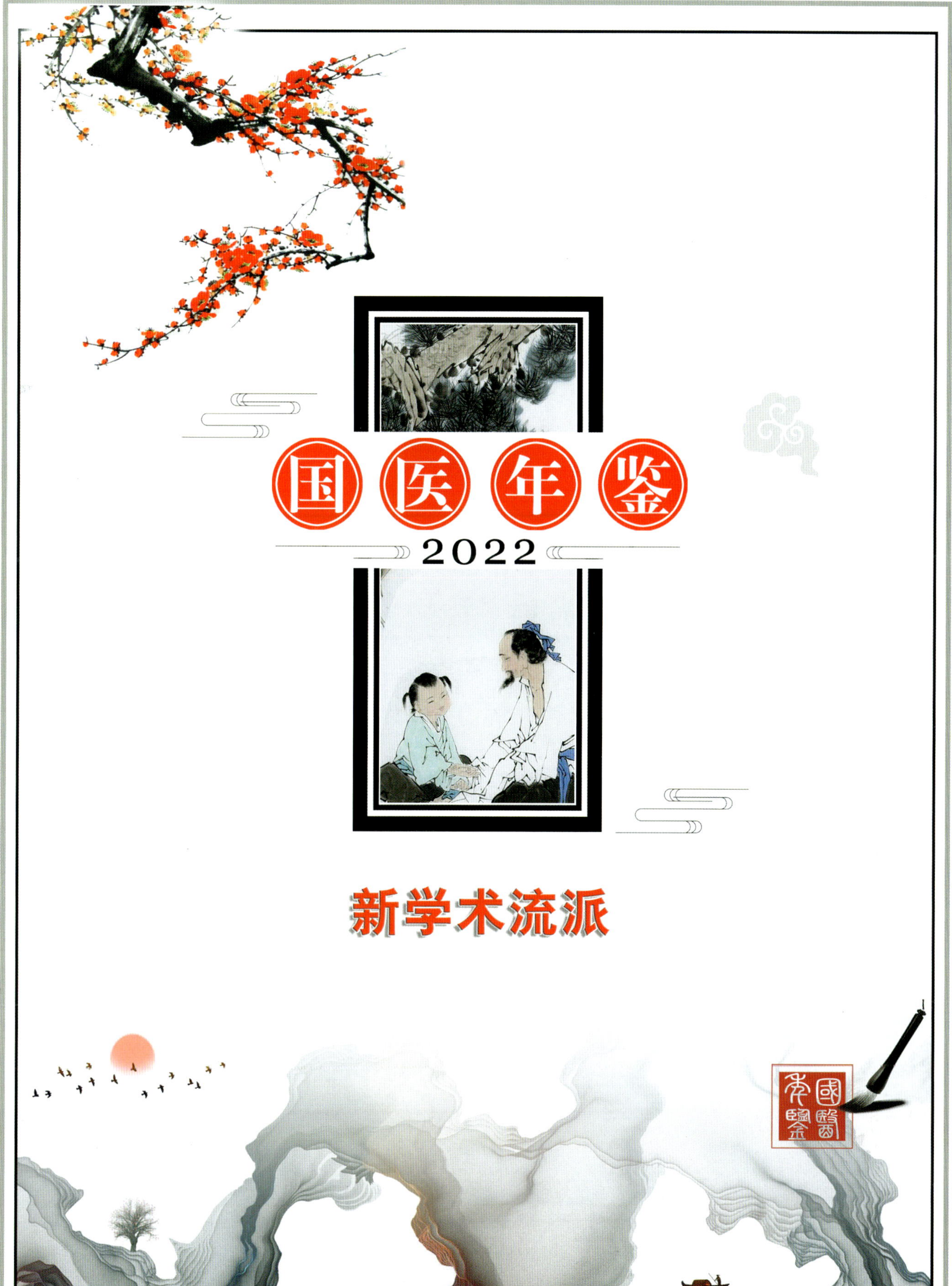
国医年鉴
2022
新学术流派

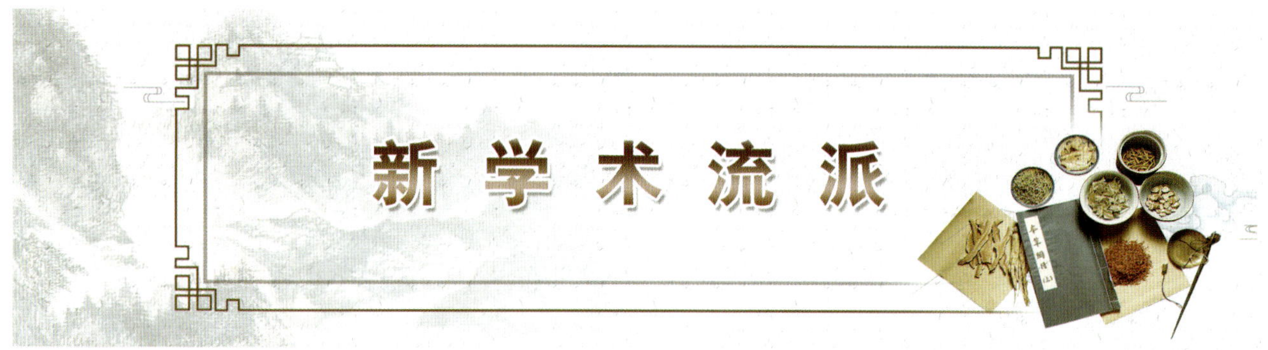

# 新学术流派

## 赤水河医派

### 一、赤水河医派概述

赤水河也是中国著名的美酒河，发源于云南省镇雄县场坝镇，东流至川、滇、黔三省交界进入仁怀市、习水县、赤水市至四川省合江县入长江，全长444.5公里。赤水河流域因其独特的地理环境和气候特征，酿酒业发达。公元前135年西汉年间，赤水河已酿造出令汉武帝“甘美之”的赤水河枸酱酒，至今蜚声中外的茅台酒、习酒、郎酒和遵生酒都诞生在赤水河岸。赤水河流域不仅善酿美酒，医学发展也独具特色，形成了自我特色的医学流派，其中的代表流派是赤水河医派。赤水河医派立足于以酒入药为学术思想，其学术思想凝聚了中医文化和中国酒文化的相互融合，形成了较完善的理论体系。1935年红军长征四渡赤水至茅台镇时用酒疗伤，千百年来，在一代又一代的传承创新中，逐渐形成了健康酒文化体系。在健康中国战略背景下，赤水河医派倡导适量饮酒、辨证饮酒、健康饮酒、饮健康酒，创建健康酒品牌，引领中医药文化新时代，推动以酒入药在健康中国建设中发挥重要作用，将对健康酒产品和文化产生深远影响。

### 二、源流及传承谱系

第一代：张正栋(家传)、张发荣(师承)、王阶(师承)、张炳厚(师承)、武振业(师承)

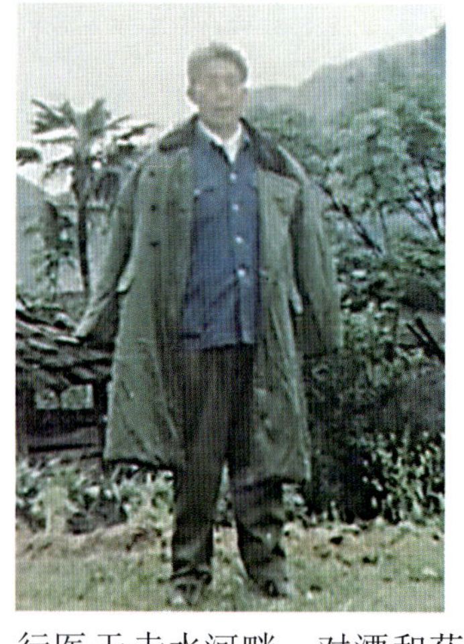

（1）张正栋。家父贵州省遵义市仁怀人，从医五十余年，誉满乡里，医术独具特色，疗效显著。在治学方面精研张仲景和孙思邈学术思想，善于应用经方治疗疑难杂症，终身行医于赤水河畔，对酒和药的结合有较深入的研究，其理论和临床实践为赤水河医派奠定了学术基础。

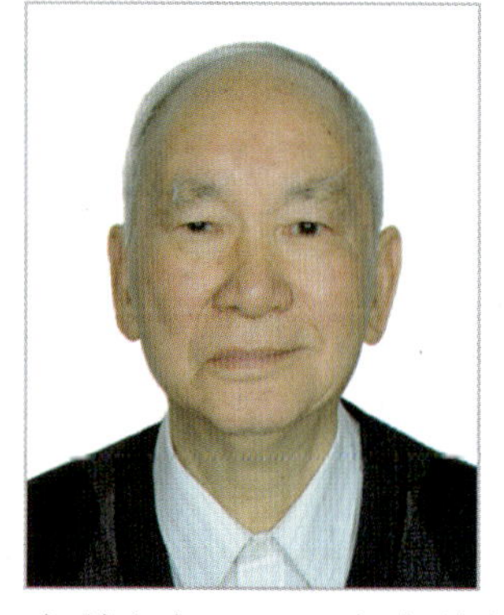

（2）张发荣，教授，全国名中医，四川省名中医，第五批全国老中医专家学术经验继承工作指导老师，成都中医药大学教授，博士生导师，成都中医药大学教务处原处长，成都中医药大学附属医院大内科主任。1993年起连续三届任中华中医药学会糖尿病专业委员会副主任委员，四川省中医学会糖尿病专委会主任委员，美国俄勒冈东方医学院客座教授。其学术思想以肾病为中心的脾肾及瘀血学说两个研究方向，对糖尿病、痴呆、中风等疾病进行了较深入的研究，在糖尿病治疗中仅以血糖高低论，而他则强调并发症的重要意义，且提出了“治消渴、补脾肾、益气阴、清虚热、通瘀络”的法则。

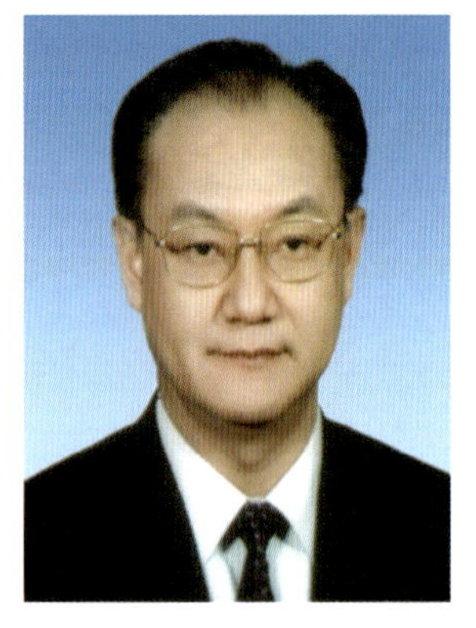

（3）王阶，教授、主任医师、博士研究生导师，中国中医科学院首席研究员，国际欧亚科学院院士，全国名中医，中国中医科学院广安门医院原院长。国家重点学科中医心血管病学科带头人，按照中医学“肯定现象—发现规律—规范标准—提高疗效”的研究思路，从中医学证候标准规范入手，在中医学证候及心血管病领域取得了突出成绩。是中华中医药学会心血管病专业委员会主任委员，国家中医药管理局心血管病病证结合重点实验室主任，国家药典委员会中医专业委员会主任委员，国家市场监督管理总局新药审评专家，国务院学位委员会中西医结合学科评议组召集人。王阶教授擅长治疗冠心病、高血压、心律失常、心肌炎、心肌病及急慢性心力衰竭等。在运用中医药治疗房颤、心肌病、心衰方面有独特经验。在学术成就上有以下几个方面：①中医、中西医结合治疗心血管系统疾病。②心病病症结合证治体系的建立及应用研究。③中医证候标准规范化及其分子机制研究。④方剂组分配伍研究。⑤传统文化与中医养生研究。

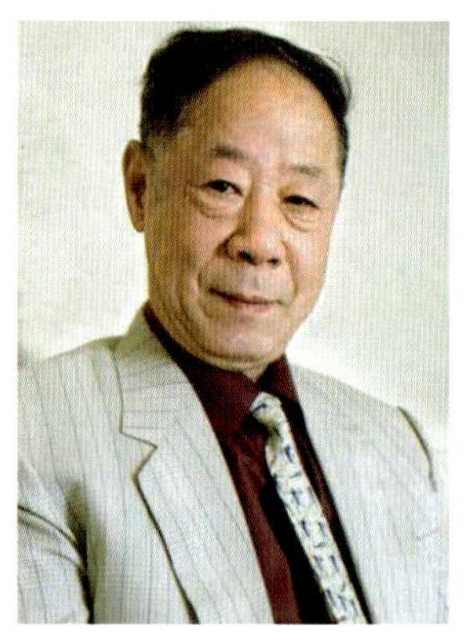

（4）张炳厚，主任医师、教授，北京中医药大学博士生导师，全国名中医，原北京市中医管理局副局长，北京同仁堂中医医院院长，全国名老中医药专家，学术经验继承工作指导老师。其学术思想是：重视脏腑辨证，重视个别症状在辨证中的关键作用。博采众长，选方新颖，特别强调运用前贤成方和创用新方，重视民间验方，用药独特，强调引经，主要用药量大，并且善用虫类药。

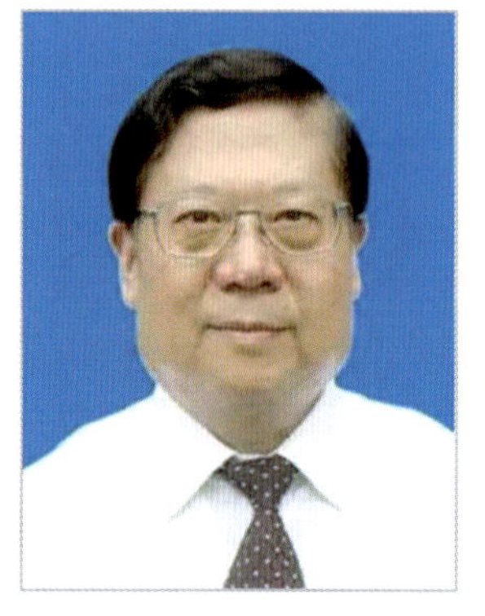

（5）武振业，教授，西南交通大学经济管理学院原院长。主要研究方向是管理工程和企业管理，跟师主要从事中国白酒发展战略研究。

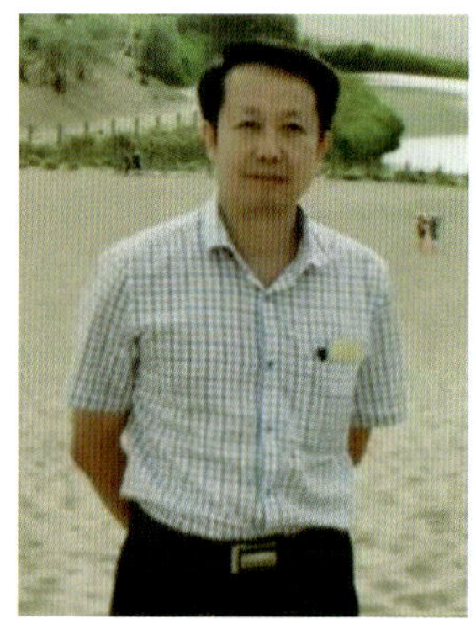

第二代：张国豪 掌门人

张国豪，主任医师、教授，成都中医药大学医学博士，中国中医科学院广安门医院中西医结合专业博士后，西南交通大学经济管理学院管理科学与工程博士后，遵义医科大学硕士研究生导师，遵义医药高等专科学校特聘教授，学科建设组专家。贵州省名中医，贵州省第二批名中医药学学术经验继承工作指导老师。贵州茅台集团医院原院长，遵义市中西医结合学会常务理事，遵义市医学会内分泌专业委员会副主任委员，遵义市医学会消化专业委员会副主任委员，遵义市医学会诊断专业委员会副主任委员，贵州省医学会常务理事，贵州省中西医结合学会诊断专业委员会副主任委员，中国中医药信息研究会中药调配与监测分会副会长，中国中药协会药酒专业委员会常务副主任委员，中国中医药研究促进会治未病与亚健康分会副会长，世界中医药联合会中药调配专业委员会副主任委员。

第三代：张汝飞、陈我静、敖晓利、邵灿灿、熊德梅、邓凤凤、晏冬梅、张启波、王贺、肖德欣、李莎、周婧、王莲地、向芳、吴红、刘必胜、曹辉菊、李文芬、张建勇

## 三、医派学术思想

从事中医、中西医结合临床工作中，在成都中医药大学师从中医内分泌学科奠基人，中西医结合糖尿病专家张发荣教授攻读硕士和博士学位研究生，其后师从中国中医科学院首席研究员，心血管病专家，中国中医科学院广安门医院原院长王阶教授，从事中西医结合博士后研究。其后又师从全国名中医全国老中医药专家学术传承工作指导老师，疑难怪病专家张炳厚教授，在消渴病方面传承和积累了张发荣教授中医、中西医结合治疗糖尿病，强调并发症，不以血糖高低为唯一标准以及“治消渴，补脾肾，益气阴，清虚热，通瘀络”的学术思想。在此基础上提出了痰瘀是2型糖尿病及并发症的病理因素，拓展了消渴病的治疗思想。

在心血管病方面，传承和积累了王阶教授中医、中西医结合治疗心血管系统疾病以及以“证候要素诊断”和“证候要素演变规律”，中医证候标准规范化的学术思想，特别是在传承王阶教授对中医养生学术思想的基础上，在药与酒的结合应用拓展到亚健康调理领域。

在疑难杂症方面传承和积累了张炳厚用药量大、善用虫类药学术思想。综合以上师承和积累的学术成就，结合三十多年从事中西医结合医疗教学、科研和预防保健工作。对以糖尿病为代表的内分泌疾病，以性功能障碍为代表的男科疾病，以月经不调和子宫肌瘤为代表的妇科疾病，以肿瘤康复治疗为代表的疑难杂症，以及皮肤病(面部蝴蝶斑)及慢性病的诊治与预防，均有体会和较深入的研究，总结出了一套系统的辨证理论体系。善于以“痰、瘀、湿”理论治疗临床各科疾病，“泄痰”“化瘀”“渗湿”三法合一，在防治慢性病方面研制出了一系列方剂，临床疗效显著，探索出了一套治未病的理论体系和临床诊治方案。

对中国传统酒和酒文化的传承创新，中药和酒都具有较深厚的中国传统文化和健康养生基础，中医学论述中均闪耀着自然养生，辨证用药，辨证施治，健康饮酒，饮健康酒的光辉。

在跟随张发荣教授攻读研究生期间，就承担了与沱牌集团公司益肾保健酒的研究。在跟随西南交通大学武振业教授博士后工作期间，承担了中国白酒发展战略研究。这是教育部春晖计划项目，是第一个研究中国白酒发展战略的项目，对中国白酒的发展提出较前沿的理论基础，跟随中国中医科学院王阶教授博士后工作期间，从事保健酒对人体健康调节的研究。承担了“广台王”药酒对老龄化大鼠衰老的影响及作用机制的研究，首次从动物实验基础上对中国传统保健酒进行了深入的探讨。为中国白酒文化向健康酒文化转型开了先河。其后又参与主持了“茅台酒对肠道菌群黏膜和免疫的影响及其对幽门螺旋杆菌的作用及机制研究”“寿星保酒抗衰老作用机制研究”“适量饮酒延缓糖尿病进展及其相关机制探索研究”“茅台酒中手性醇保健功效的研究”“茅韵遵生酒维持人体肠道菌群稳态性的研究”项目，并参与主持了茅台酒厂职工饮酒情况及茅台酒与肝病流行病学调查。并开发出深受广大消费者喜爱的遵生酒。

## 四、学术与科研

1.研究项目

(1)“中国白酒发展战略研究”教育部春晖计划项目课题，项目编号S2005—1—51001。

(2)“寿星宝酒抗衰老作用机制研究”贵州省中医药管理局课题，项目编号QZYY2010—78.

(3)“补肾活血口服液治疗糖尿病阳痿的临床研究”贵州省中医药管理局课题，项目编号黔中发2005—30.

(4)“茅韵遵生酒维持人体肠道菌群稳态性的研究”贵州省卫生健康委科学技术基金项目，项目编号GZWJKJ2020—1—009.

(5)“贵州茅台酒中手性醇保健功效研究”项目编号MTGF2016，茅台集团公司与遵义医学院合作项目。

(6)“茅台酒对肠道黏膜和免疫的影响及其对幽门螺旋杆菌作用机理的研究”项目合同编号MT4F—2017，茅台集团与深圳大学医学院合作项目。

(7)“适量饮酒延缓糖尿病进展及相关机制

探索研究”茅台集团与第三军医大学西南医院合作项目，项目编号2015—011.

2.获奖情况

（1）2020年获中国中医药研究促进会技术发明类二等奖。国家科学技术奖励工作办公室备案号0266，证书编号5S—2020—2—3.项目名称：中药配方的设计、筛选及其在保健酒中的开发应用。

（2）2019年11月获“建国70周年中医药传承贡献奖”。中国国际医疗健康产业高峰论坛组委会。

（3）2020年获“中国中医药研究促进会优秀会长”。

（4）2019年获“中国中医药信息学会2018年优秀工作者”。

（5）2008年《揭开艾滋病神秘面纱》一书获贵州省政府颁发的自然科学类三等奖。

（6）2004年获茅台集团“扎根茅台”奉献奖。

（7）1999年获茅台集团“十大学习标兵”奖。

3.出版书籍

（1）《揭开艾滋病神秘面纱》第二主编。

（2）《呼吸系统疾病理论与临床应用》第一主编。

（3）《古今解酒醒酒新验方》第二主编。

（4）《中医学概论》全国中医药专业高等教育十三五创新教材副主编。

（5）《药品管理与法规》国家卫生健康委“十三五”规划教材副主编。

4.发表论文

发表于北大核心期刊20余篇。如《2型糖尿病合并骨质疏松患者血清25羟维生素D、鸢尾素水平观察及其与骨密度的关系》《2型糖尿病合并骨质疏松患者血清25羟维生素》《D—鸢尾素水平观察及其与骨密度的关系不同骨代谢状态下T2DM患者血清25(OH)D及 Omentin—1水平的变化及其意义》《2型糖尿病患者下肢血管病变与血清25羟维生素D及骨密度的相关性》《饮酒对胰岛素抵抗的影响及其机制的研究进展》《中药联合红蓝光治疗寻常痤疮疗效观察》《“寿星宝”保健酒的抗皮肤衰老作用》《某保健酒对老龄小鼠抗氧化作用的实验研究》《麻皂平喘液联合布地奈德雾化吸入治疗小儿寒性哮喘疗效观察》《解毒化瘀汤治疗邪毒阻络型小儿紫癜性肾炎156例疗效观察》《中医药治疗寻常型银屑病概况》《皮肤衰老的研究进展》《补肾活血合剂对糖尿病阳痿大鼠阴茎平滑肌组织中 Bcl—2 Bax和Caspase—3表达的影响》《补肾活血合剂对糖尿病性阳痿大鼠阴茎平滑肌组织作用机理的实验研究》《补肾活血合剂对糖尿病阳痿大鼠阴茎平滑肌组织中 TGF—B1,a—SMA的影响》《糖复康对糖尿病并发“低$T_3$综合征”的实验研究》《补肾活血合剂对糖尿病阳痿大鼠阴茎平滑肌组织中inos、PDE5表达水平的影响》《中国药酒研究进展概述》《中国白酒文化的剖析》《对中国白酒市场的剖析》《我国白酒业务发展趋势》《中国白酒品牌管理误区与对策分析》《葛茂通窍汤治疗耳鸣42例临床观察》《“八稳浓缩粉”治疗高血压病得临床观察》《茅台酒与肝病关系的流行病学调查及病理组织学研究》《Sodium—Glucose Cotransporter 2 (SGLT2) Inhibitor Increases Circulating Zinc—A 2—Glycoprotein Levels in Patients with Type 2 Diabetes Zhen Gan Xi Feng Decoction,a Traditional Chinese Herbal Formula,for the Treatment of Essential Hypertension:A Systematic Review of Randomized Controlled Trials》《Epidemiological and histopathological study of relevance of Guizhou Maotai liquor and liver diseases》。

## 五、成果展示

中国酒业发展经历了作坊酒、工业酒、广告酒、品牌酒、文化酒阶段，最后发展到最高的阶段—健康酒文化时代。健康饮酒，饮健康酒成为新时代主题。通过在茅台酒厂集团公司三十多

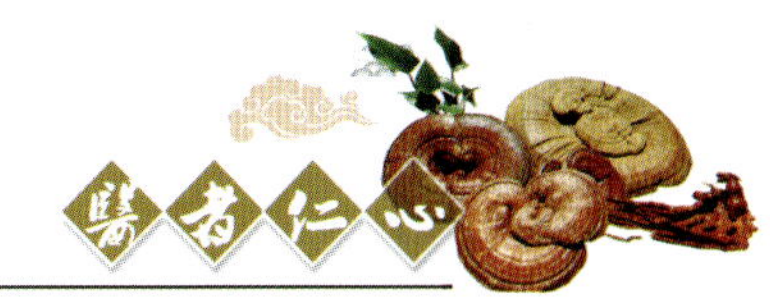

年对酒的探讨，以中医治未病理论为专业背景，通过不断的筛选和品鉴，结合《遵生八笺》中解读到酒的养生理论，最终以药食同源中药的枳椇果、白果、百合为原材料，最终形成了广大消费者喜爱的健康白酒—遵生酒，消费者饮用后不会出现口干烦渴、酒醉不醒及口苦困倦的亚健康状态，同时具有通畅血管，保护肝脏和大脑，清肺润燥止咳，宁心安神，美容养颜，延缓衰老程度的作用。

全国名老中医张发荣教授年余八十有五，对遵生酒赋诗相赠。

**咏遵生酒**

遵生酒名称源于中医养生名著《遵生八笺》。《遵生八笺》是明代高濂所著之养生经典巨著，内容丰富珍贵，很有参考研究价值。赤水河医派的掌门人既是医学专家，也是药食结合养生研究专家，齐力发扬古义，融汇新知，运用《遵生八笺》养生理论为指导，药酒科学组合，研制成遵生养生酒，以飨广大养生者，可喜可贺，特写七律诗点赞。

遵生之要大如天，
秘诀深藏在《八笺》。
美酒良方精配伍，
保肝解毒可清源。
自斟自品百忧解，
同饮同歌万户欢。
乐享琼浆君莫醉，
健康快活到茶年。

# 佩弦武医流派

## 一、传承历史

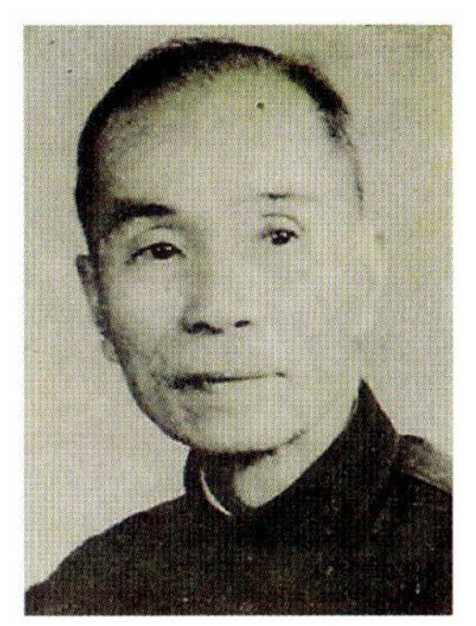

李佩弦（1892—1985年），又名宗文，祖籍广东新会，祖居佛山，中华人民共和国成立后定居广州市西关龙津西路。李佩弦其父是一个民间的中医师，幼时父亲去世，李佩弦便去上海中央精武会跟随霍元甲学武术，受其父亲影响对医学产生了浓厚兴趣，在上海开始了习武学医的人生道路。在上海初期跟随霍元甲及其弟子精武会总裁陈公哲习武，后跟随精武三大教师赵连和学少林拳、跟罗光玉学螳螂拳、跟鹰爪王陈子正习鹰爪拳，并跟吴鉴泉习太极拳。为了把武术发挥得淋漓尽致，李佩弦潜力于气功与佛学，并跟随四川气功大师黄楚湘学习玄门吐纳术。到南京拜西康密宗气功家偌那呼图克图上师学习密大法及五体投地功。后得到了少林气功大师熊长卿嫡传易筋经。其后到韶关华南寺与赫赫有名的虚云和尚学习佛家禅坐。正因为跟随多个名师学习，使后来独创了一套李氏推拿手法和气功保健疗法。

到广州定居后，李佩弦在沙面教授太极拳及气功，1958年定居西关龙津西路逢源西三巷，并开设医馆，同年进入广州中医学院任体育教研室主任，常年为有需要的群众治病，送医送药无数，得到了广大民众称颂。

李佩弦的医学理念是武术、气功相结合，他在正骨与推拿方面有着独特的手法，以鹰爪拳的手法分筋剉骨、点穴闭气方法去帮患者接骨复位，将太极、气功运用到推拿手法上，以刚柔相济，灵巧圆活，快慢有节，发劲平衡，使每个手法运用自如，而力达亦可到深处，从而达到治病的目

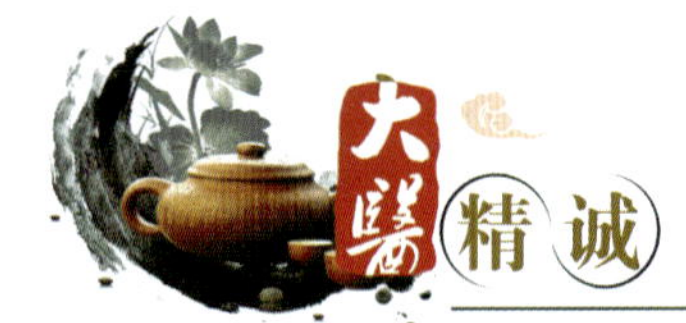


的。

李佩弦在武术界及医学界有着很高知名度，在社会上担任多个职务：1958年任广州市武术协会副主席。此后长期担任此职及全国武协委员和广东省武协副主席。1961年广东省高教局、卫生局联合举办大中学生气功训练班，李佩弦担任教授，参加学习的有3000多人次。他还担任广东省体育学会运动医学会常务委员、中华医学会广东分会顾问、中华全国医学会广东分会按摩学会顾问、广东省气功按摩学会顾问。

李佩弦擅于总结经验，勤奋写作，1960年编成《八式保健操》《气功大成》；1962年和1977年又编写《易筋经》《八段锦》两本书，均由人民体育出版社出版。1982年开始在《武林》杂志发表了少林五战拳（包括有大战上、下路，脱战、短战、十字战、合战1—4路），尚有遗稿《气功概论》。遗作《鹰抓十路行拳》在1986年由人民体育出版社出版。在医疗保健方面曾在《新中医》《羊城晚报》《广东体育文史》《上海医学杂志》《上海体育文史》等刊物上发表过数篇文章，并多次在广东电视台《家庭百事通》的节目中，多次为广大群众演示自我保健操，宣传健康的节目（自我按摩三法、八式保健操、八段锦等），为宣传武术和医学保健作出了贡献。

李佩弦因为在中国体育界及医学届作出了重大的贡献，被收入了《中国武术百科全书》名人录及《广州市志》中。其子李家驹子承父业，以李老先生的武学和医学的传承为核心，联合优秀学生崔玉成、邬素珍、林定坤、蔡振基、吴文锋、何健，2021年共同开创了“佩弦武医流派”。

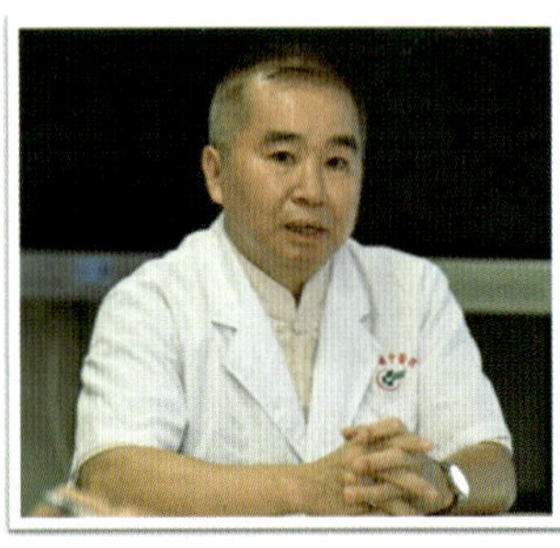

李家驹（1958年—），广东省佛山市人，现居广州市。佩弦武医流派创派人和掌派人，自幼师承其父精武老人李佩弦从事传统中医正骨、推拿、针灸、武术、熊氏少林大易筋经等，深得父亲真传，为广东省非遗项目《西关正骨》李佩弦学派嫡系传人，熊氏少林大易筋经嫡系传人，2007年被英国《正气》杂志选为封面人物，2020年被《国医年鉴》授予“中医药传承贡献奖”，曾受邀出席世界手法医学联盟主办“国际手法医学与传统疗法学术大会”、中华中医药学会等联合主办“杏林寻宝—中医药特色技术演示会”等学术会议，并受邀至多地授课，广受好评。目前担任：佛山市市级非物质文化遗产项目、广州市越秀区非物质文化遗产代表性传承人；广东省非遗项目《西关正骨》李佩弦学派嫡系传人；国家非遗鹰爪翻子拳传承与发展联谊会副会长与广东分会会长；广东省传统医学会自然医学专业委员会（分会）主委；禅武国际联盟总会（匈牙利）广东办事处武医顾问；广州市荔湾区骨伤科医院西关正骨研究室顾问；李佩弦熊氏少林大易筋经武医研究会会长；佛山市武术协会鹰爪拳会荣誉会长；佛山市南海区鹰爪拳体育协会荣誉会长兼监事长；广州中医药大学武术协会荣誉副主席、顾问、总教练；广东省气功学会常委；广东省按摩协会委员；世界中医药学会联合会亚健康专业委员会委员；中和亚健康服务中心亚健康专业调理机构服务水平星级评审专家委员会委员；原广州市武术协会常委；越秀区武术协会副会长；曾任广东省武术队医务监督；国家武术二级裁判；中国武术段位六段。

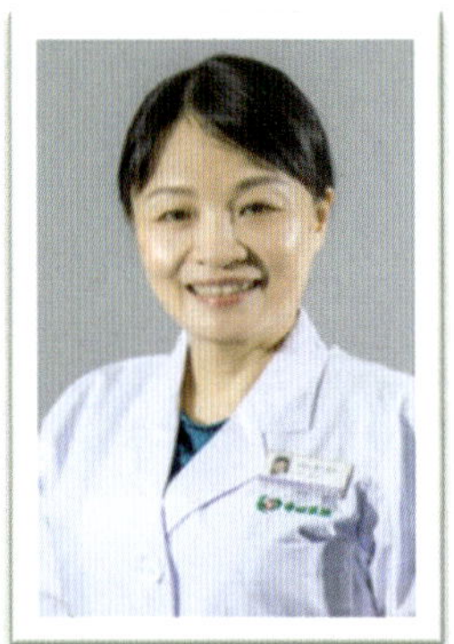

邬素珍，主任中医师，广州中医药大学教授、博士研究生导师，广东省首批优秀中医临床人才、广东省名中医师承项目指导老师、佛山市禅城区名中医师承项目指导老师、广东省中医药重点专科和佛山市“十三五”高水平重点专科学科带头人、佛山市第四届创新领军人才、国家工信部中小企业领军人才。

佩弦武医流派第一代学术传承人，于大学时期拜师李佩弦先生之子李家驹学习武术、易筋经等，成为李家驹先生正式弟子，曾代表学校连续

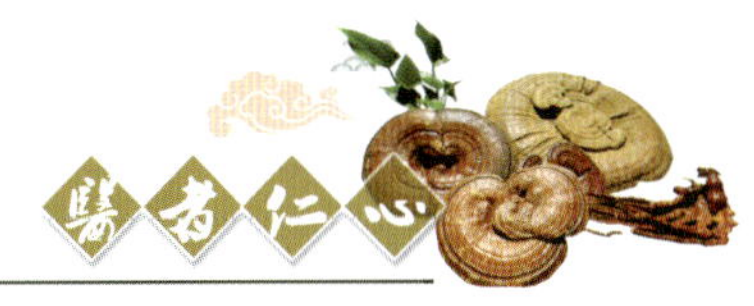


参加全国大学生传统体育运动会，获奖无数。

现任职务：禅城区中心医院副院长、中医妇科主任、中西医结合不孕不育中心主任、治未病调养中心主任、抗衰老医学科主任，佛山市抗衰老工程研究中心项目负责人。

现任社会兼职：广东省传统医学会抗衰老医学专业委员会主任委员，中国民族医药学会妇科专业委员会理事，中国民族医药协会健康科普分会副主任委员，广东省中西医结合学会妇科专业委员会副主任委员，广东省中医药学会妇科专业委员会副主任委员，广东省免疫学会生殖免疫分会专业委员会副主任委员，广东省优生优育协会第六届中医药专业委员会副主任委员，广东省针灸学会美容和抗衰老专业委员会副主任委员。

业务特长：擅长运用中西医结合方法治疗不孕不育、更年期综合征、月经不调、卵巢早衰、子宫内膜异位症等妇科疑难杂症，并在亚健康调养、内分泌调理、抗衰老等方面有深入的研究和丰富的经验。因疗效的显著，被群众美誉为“送子观音”，2015年获 全国十大“最美家乡人”称号。主持省市科研立项10多项，公开发表论文30多篇。

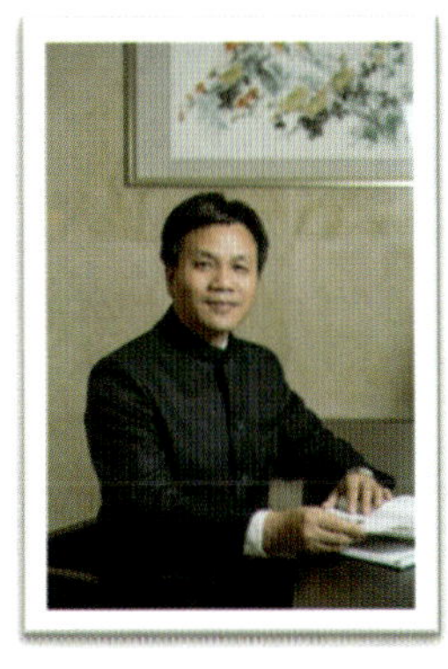

林定坤，广东省名中医，国家中医药管理局中医骨伤科重点专科学科带头人，广州中医药大学教授、博士生导师，广东省名老中医药专家学术经验继承工作指导老师，广东省中医院大骨科主任，首届“广东好医生”称号获得者。

佩弦武医流派学术传承人，于大学时期拜师李佩弦先生之子李家驹学习武术、易筋经、推拿、点穴等，成为李家驹先生正式弟子，坚持习练武术多年，为后来从事骨伤科事业打下了坚实的基础。

他主张中西医融会贯通，博采国内外各流派之长，在骨伤科专科领域有很高的造诣；创立顺势拔伸牵引法治疗中老年神经根型颈椎病，前屈滚腰法治疗腰椎管狭窄症，三针法和鱼摆手法治疗腰椎间盘突出症等。创立慢性筋骨病的三方治则为平衡筋骨、调和气血和并除兼邪，形成了中医保守治疗慢性筋骨病的理论体系。

他在临证采用以手法为主，针灸药物为辅的综合治疗方案，重视“治养一体化”的诊疗模式，突出体现中医的“整体观念”“筋骨并重”“治未病”等学术思想。创办广东省中医院颈椎病诊疗中心、青少年脊柱健康中心，发明四维枕头用于颈椎病的预防和辅助治疗，主张家居养生保健，创立并出版专著《林定坤健体八段功》用以强身健体。

他牵头成立“岭南骨科医疗联盟”，发展70余家协作医院。2017年6月“林定坤名医工作室”正式挂牌落户内蒙古自治区鄂温克族自治旗人民医院，架起了首个粤蒙医疗合作的桥梁，对提高当地的医疗水平、缓解老百姓看病难起到了一定的作用，受到当地政府的表彰及群众的欢迎。

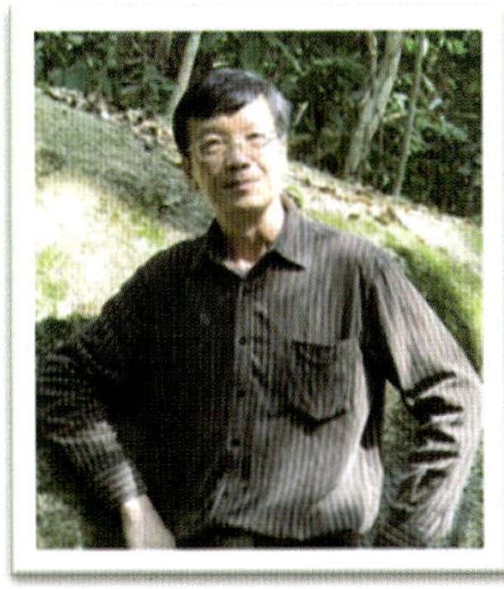

蔡振基，广州康源医院骨科主任，广州中医药大学客座教授，全国非公立医院骨科专业委员会广东主委，广东省股骨头坏死学会副主任委员，袁浩教授首席大弟子、学术继承人，现任袁浩骨病研究所所长。1985年7月大学毕业后留学院行医任教14年，主要从事骨伤科临床、教学和科研工作，尤其对人体髋部疾患研究较深，能独立完成人体髋、膝关节及脊柱等多种大型手术。曾参与治疗“好军嫂”韩素云女士股骨头坏死的疾患为主刀医师，一举成名。2000年3月为越南企业家佟先生治疗左侧股骨头修复术，并在术前鉴定疗效协议。其治疗佟先生左侧股骨头修复术成功（见2000年5月20日《南方日报》A2版）。

专业特长：三代行医，秉承传统，以中西

医结合为宗旨，专注骨科疾病的防治四十余年；醉心于微创精准功法技术，探索出一套简、便、验、廉，安全有效的解决方案，擅长治疗股骨头坏死、关节退行性病及椎间盘突出症等。

获得奖励：主持“健骨丸对股骨头缺血性坏死初期的疗效观察研究”获广东省科技进步二等奖。参与“多条血管束植入术”治疗中青年股骨头坏死研究，1989年鉴定达到接近国际先进水平，到1997年底治疗1500例，优良率占85%，有效率占97%。该项目于1989年获广东省高教卫生系统一等奖，1990年获广东省科教二等奖。参与“对股骨头坏死，股骨颈重建以及晚期骨性关节炎的中西结合治疗方法的研究”，经国家中医药管理局鉴定达到国内领先国际先进水平并获广州中医药大学科学技术进步一等奖。参与首创股骨颈重建术治疗“中青年股骨颈陈旧性骨折，颈吸收伴头坏死”研究工作，1989年鉴定达国际先进水平。发表论文有《股骨头坏死中医辨证探析》（与袁浩教授合作，发表在《新中医》1999年5月第31卷增刊等十篇）。

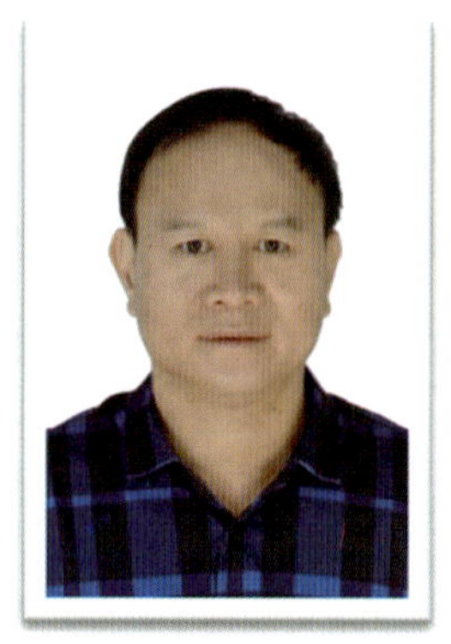

吴文峰，毕业于广州中医学院，从医30余年，现任广东省第二中医院白云院区代理副院长（主持全面工作），广东省第二中医院主任中医师、广州中医药大学第五临床学院教授，麓景东、五山两门诊主任，兼任广州市越秀区登峰街社区卫生服务中心主任及广州南国颐景老年公寓代理院长。擅长针灸、推拿等非药物疗法，对颈肩腰腿痛、中风后遗症及失眠、胃炎、咳嗽等中医杂症的治疗，并有独到见解。

主持省级、厅级科研项目多项，获国家专利三项。2016年获“首届岭南中医临床推拿名匠”称号；从2018年开始连续四年入选《岭南名医录》；2021年获“羊城好医”称号。

现任职务：广东省针灸学会第五届常务理事、副监事；广东省针灸学会慢病管理专业委员会主任委员；广东省基层卫生协会中医药专业委员会副主委；中国针灸学会临床专业委员会委员；中国民族医药学会疼痛分会常务理事。

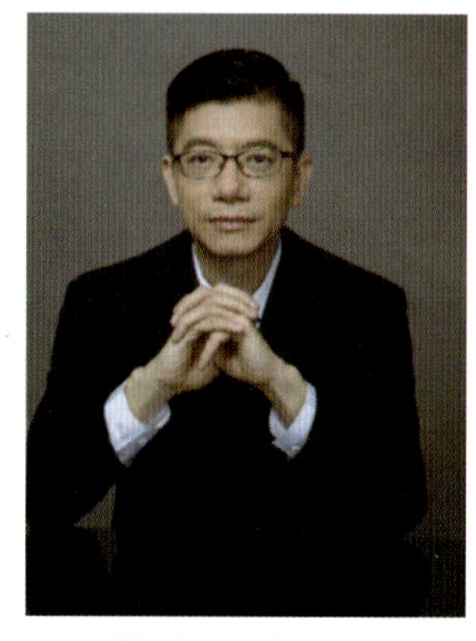

崔玉成，佩弦武医流派创派人，第一代传人。于大学时期拜师李佩弦先生之子李家驹学习武术、易筋经等，成为李家驹先生正式弟子，曾代表学校参加全国大学生传统体育运动会，获得冠军。

毕业于广州中医药大学中医专业，毕业后从事临床医疗工作近十年，后下海经商从事医药和大健康产业开发二十多年，擅长健康科普教育的推广，健康产业的策划和运营。

现任职务：明德文化教育投资发展（广东）有限公司总裁，世界中医药学会联合会亚健康专业委员会常务理事，中国中药协会亚健康药物研究专业委员会常务理事，亚健康专业调理机构服务水平星级评审专家委员会委员，禅武国际联盟总会(匈牙利)广东办事处武医顾问，广州市武术协会太极推手会会长。

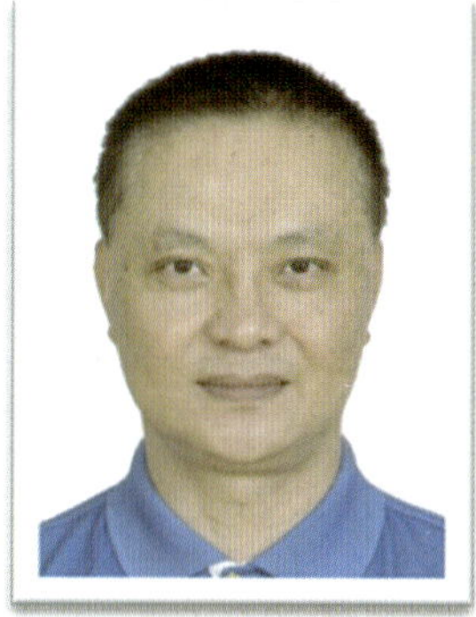

何健，佩弦武医流派创派人之一，广东省非物质文化遗产“佛山鹰爪拳”市级法定传承人，佛山市武术协会副会长，佛山优秀传统文化促进会功夫文化专业委员会主任，中国武术段位制武术套路一级考评员，擅长流派鹰爪强身功法、易筋经导引术，华岳心意六合八法等。

## 二、学派特征

### （一）学派门规

流派精神：爱国、修身、正义、助人。

（二）流派师训

流派之人物：三育训辣，获有全能；
流派之人格：公正廉明，尊人重己；
流派之风度：诚实坦白，博爱平等；
流派之言行：坐言起行，证以事实；
流派之信守：一言一诺，重于订约；
流派之守时：约会守时，不求原谅；
流派之正义：尊重正义，不讲私情；
流派之服务：非以役人，乃役于人；
流派之福利：乃予于人，非取诸人；
流派之友道：爱己及人，貌同兄弟。

（三）学派标志

（四）学派传承谱系

学术思想起源人：李佩弦
现任掌派人：李家驹

第一代弟子：（按姓氏笔画排序）

王远国、冯文锋、伍伟杰、邬素珍、刘文静、许凤金、许双虹、麦庆春、杜穗琼、李云松、李伟南、李雨亭、杨翔宇、吴文锋、吴树旭、利汉权、何健、谷伟、陈晓弟、陈健志、陈森智、陈懿昊、林宇、林定坤、林菁、罗世东、练文军、钟坤景、黄世锋、黄满钊、崔玉成、梁燕丽、彭忠、曾瑞、简俊德、蔡希敏、蔡振基、裴玲、谭诗韵、熊宙坚。

弟子（部分）简介

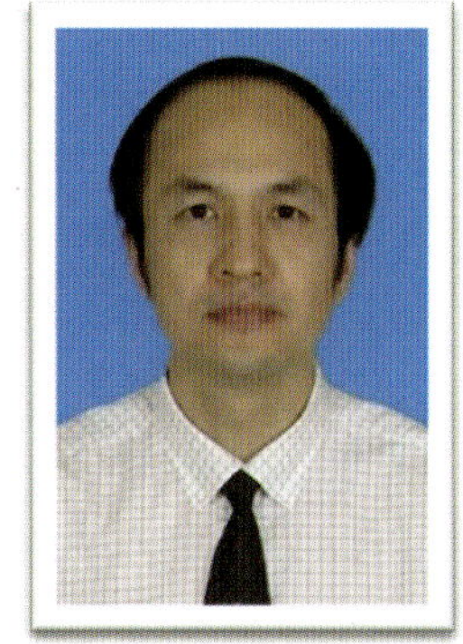

林宇，主任医师，广东省中医院心胸外科主任，广州中医药大学教授、硕士生导师。1980年师从李家驹老师学武，大学期间多次参加武术比赛，曾获广州市太极拳比赛第三名。1985年毕业于广州中医药大学医疗系，一直从事外科工作至今，2003年成为德国柏林心脏中心访问学者，2004年晋升主任医师，主要从事冠心病、瓣膜病、先心病及大血管病、胸部肿瘤外科手术治疗。

从1998年开始师从我国著名心脏外科专家阮新民教授，主攻冠心病冠状动脉外科血运重建，熟练掌握各种冠脉搭桥手术技术（停跳与不停跳搭桥）、急诊搭桥、激光心肌打孔及急性心肌梗死并发症的外科处理，师承国医大师邓铁涛教授。参与十一五国家科技支撑计划，开展冠状动脉血运重建围手术期中医干预临床研究。主持省部级课题及厅局级课题5项，获得省部级科技奖2项。在国内核心期刊发表15篇论文及SCI论文3篇。善于运用中医中药及中医外治法进行心胸外科围手术期处理。

医疗特长：冠心病、瓣膜病、先心病、大血管病和胸部肿瘤等外科手术及微创治疗，以及心胸外科疾病中西医结合围手术期处理等。

学术任职：广东省中西医结合学会心胸外科分会主任委员；中国中西医结合学会心胸外科分会常委；广东医学会胸心大血管外科分会常委；广东省医师协会胸心外科分会常委；广东省健康管理学会血管分会常委；广东省医疗行业管理学会胸外科分会常委。

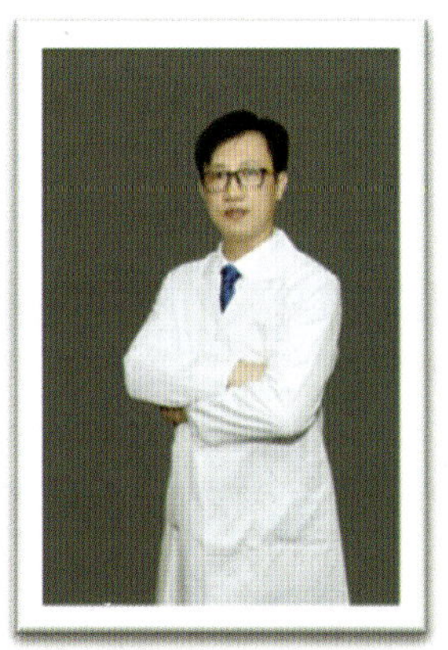

冯文锋，广东省中西医结合医院康复科，副主任中医师。

佩弦武医流派第一代传人，佛山市中西医结合学会康复专业委员会常务委员、秘书长，广东省中西结合学会康复专业委员会委员，佛山市康复医学会骨关节康复专业委员会委员，广东省基层医药学会中西医结合康复专业委员会委员，广东省医药行业协会中医中药管理分会骨科专业委员会委员，广东省中医药学会外治法专业委员会青年委员。

擅长应用中西医结合治疗脑血管疾病、脊髓损伤、颈肩腰腿痛、骨关节病、面瘫等疾病治疗，擅长疼痛疾病肌骨超声、DSA引导下介入治疗。

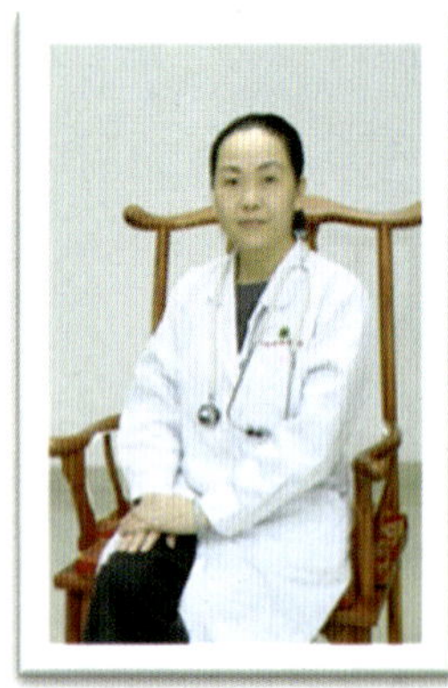

熊宙坚，副主任中医师。1987年毕业于广州中医药大学中医医疗系，2006年广州中医药大学（中医内科）硕士在职研究生班结业。世界中医药学会亚健康专业委员会常务理事，广东省中医药学会络病专业委员会委员，广东省自然医学研究会互联网+中医工作委员会常务委员。在三甲医院一线临床诊疗工作三十多年，主攻方向为糖尿病等内分泌代谢性疾病的预防和中西医结合诊疗，尤其对糖尿病、甲状腺疾病及其多种并发症的中西医结合诊疗方面积累了丰富的经验。

2016年在由腾讯大粤网主办、广东省中医药学会协办的“第一届岭南好中医推荐活动”中得到老百姓广泛推荐，荣获“妙手回春中医内科奖”。

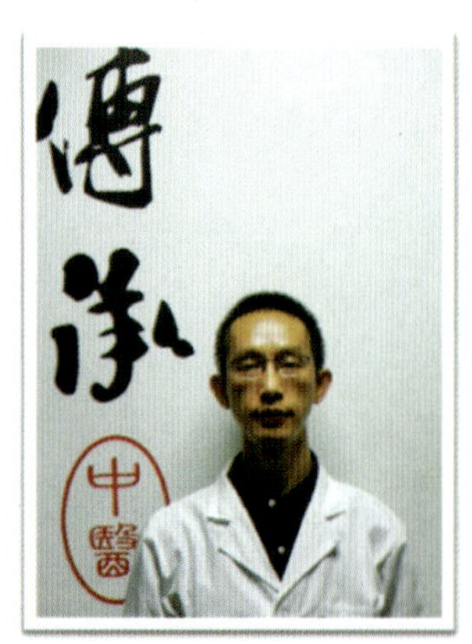


王远国，副主任中医师，毕业于广州中医药大学，双学士学位。习武业医近二十载。听心堂中医堂主。擅中医五术，临证察机，使药要和。运针御神调气，以平为期。五行针灸，清附体，祛邪气，悦神调身于久远；董氏奇穴，倒马动气，住诸疼痛于顷刻；无为灸法，温经通络，扶阳助元于未病；麦粒灸法，振奋阳气，救肿瘤癥瘕于未亡。医武同源，精武鹰爪，易筋洗髓，自度度他。但愿天下人无病，宁可架上药生尘。

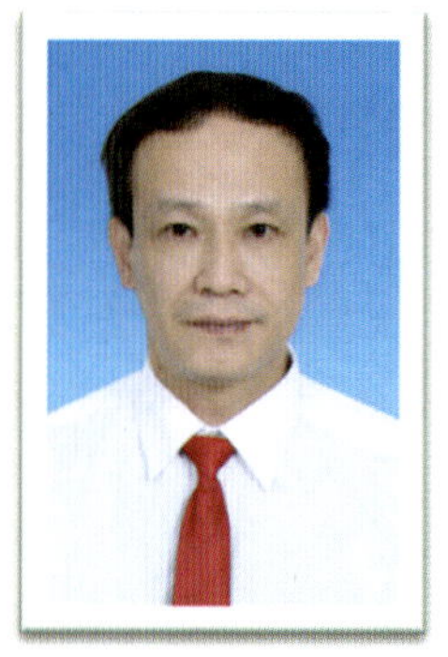

罗世东，佩弦武医流派第一代传人，中医骨伤科主任医师、硕士研究生导师、名中医，曾任梧州市中医医院（梧州市岭南中医药研究所）党委书记、院长，兼任中国中医药研究促进会骨伤科分会常务委员，广西中医骨伤学会副主任委员、广西中西医结合骨伤学会常务理事梧州市中医学会会长，是广西第一批中医药专家学术经验继承工作指导老师。

1985年7月毕业于广州中医学院，一直从事中医骨伤临床、教学工作，学术思想上秉承两广中医骨伤科各家学术专长，擅长中西结合治疗骨折，特别注重运用传统正骨手法的治疗作用，运用中草药辨证治疗软组织损伤以及骨科疑难病症，形成了“筋骨并重、气血论治、整体康复”传统特色鲜明的学术思想；并对颈肩腰腿痛、骨关节炎等疑难杂症的中医药诊疗有较高造诣。

主持和参与自治区级、市级科研课题6项，公开发表学术论文20余篇。获广西医药卫生适宜技术推广奖三等奖1项，梧州市科技进步三等奖1项。2017年11月被国家中医药管理局、国家民委授予“全国少数民族医药工作表现突出个人”称号。

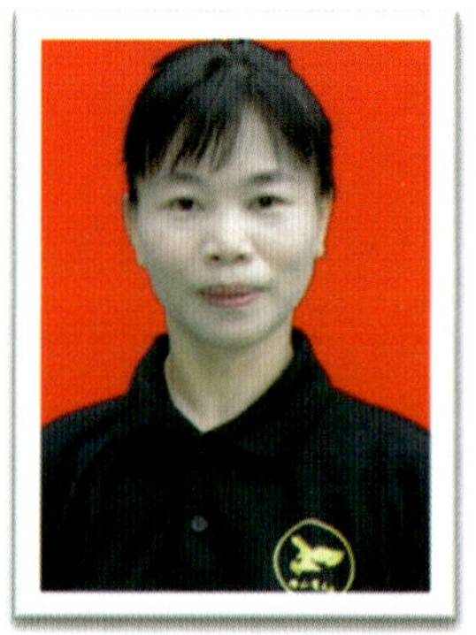

许凤金，佩弦武医流派第一代传人，广东省非物质文化遗产项目鹰爪拳（佛山）区级代表性传承人，佛山市南海区鹰爪拳体育协会会长，佛山市太极拳协会副会长，佛山市优秀传统文化促进会功夫文化专业委员会秘书长，佛山市优秀传统文化促进会讲师团讲师，中国武术六段一级社会体育指导员，一

级武术裁判员，中国武术段位制一级考评员。

擅长流派鹰爪拳强身功法、熊氏少林大易筋经导引术、王兰亭太极拳、华岳心意六合八法等。

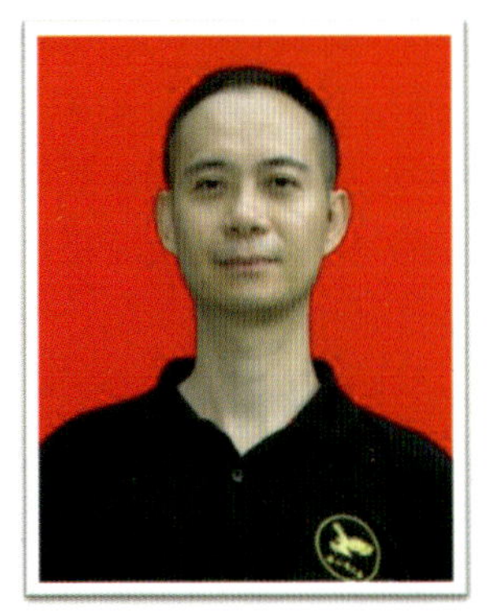

陈健志，佩弦武医流派第一代传人，广东省非物质文化遗产“佛山鹰爪拳”市级代表性传承人，佛山市武术协会会长助理，佛山市武术协会鹰爪拳会会长，佛山市太极拳协会常务副会长，佛山市健身气功协会秘书长，武术、健身气功国家级社会体育指导员，一级武术套路裁判员，中国武术段位制武术套路一级考评员，家族健康管理技能培训专家，擅长鹰爪拳、熊氏易筋经导引术等。

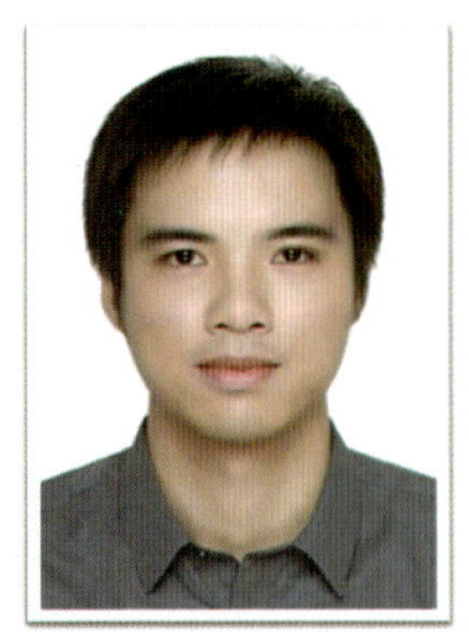

曾瑞，执业中医师，毕业于广州中医药大学，深圳大学心理学院研究生，曾氏吐纳导引术传承人，创办曾瑞中医诊所，臻言生物科技联合创始人。2009年起师从佩弦武医流派掌门人李家驹师傅，习练鹰爪拳法、熊氏大易筋经、八段锦和按摩导引医术等，并深得真传。

擅长：运用传统中医药结合心理治疗、细胞营养优化等方式治疗不孕不育、更年期综合征、卵巢早衰、子宫内膜异位症、儿童哮喘、过敏性咳嗽、儿童多动症和抽动症等妇儿科疑难杂症，并在亚健康调养、儿童脊柱矫正和各类情感障碍治疗方面有深入的研究和经验。

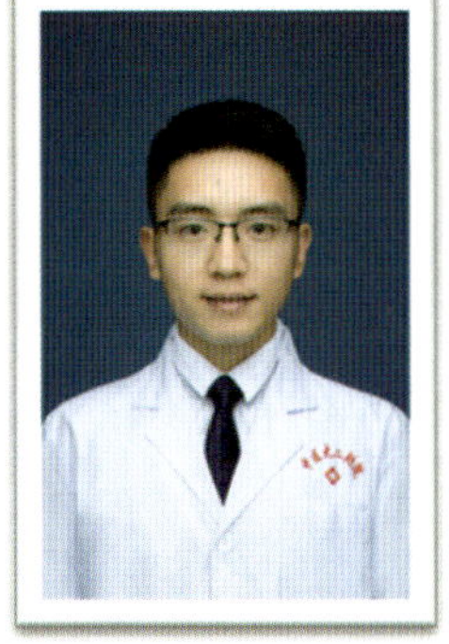

李云松，佩弦武医流派第一代传人，就职于贵州中医药大学第二附属医院。擅长流派易筋经导引术，擅长运用中医正骨、针灸、经方联合治疗突发性耳聋、耳鸣耳聋、急慢性咽喉疾病、变应性鼻炎及脊柱相关疾病等。

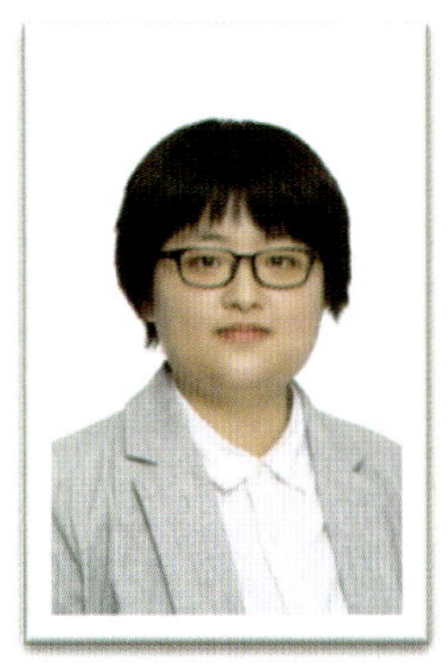

蔡希敏，佩弦武医流派第一代传人，广州中医药大学中医学专业本科生。

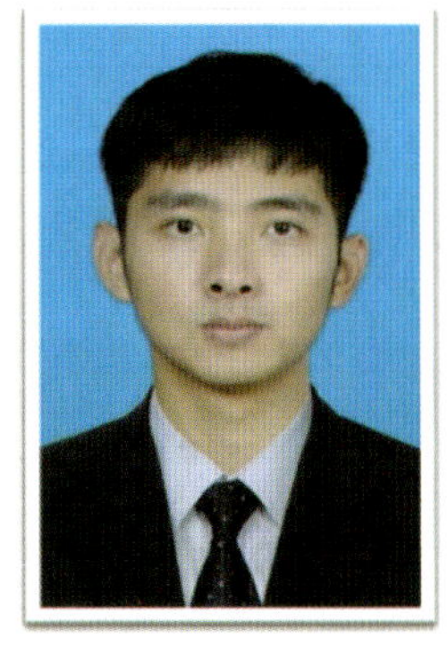

陈森智，中共党员，佩弦武医流派第一代传人，毕业于广州中医药大学中医学专业，世界中医药学会联合会亚健康专业委员会会员，社会体育指导员三级，中国武术段位三段，跟随佩弦武医流派掌门人李家驹师父学习武术、养生保健功法、推拿等。

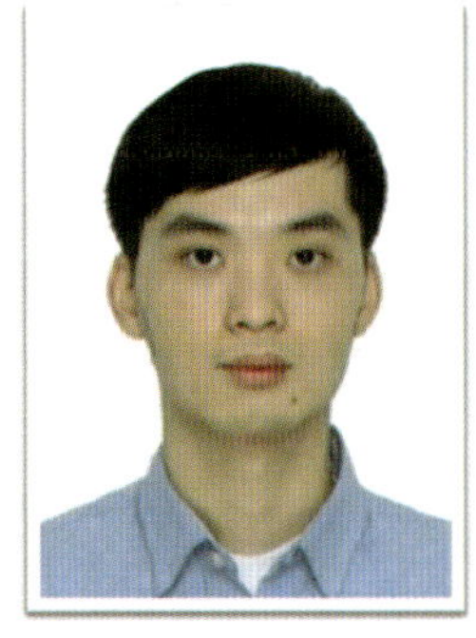

陈懿昊，佩弦武医流派第一代传人，本科毕业于广州中医药大学中医学专业，南方医科大学中医专业在读研究生，社会体育指导员五级。

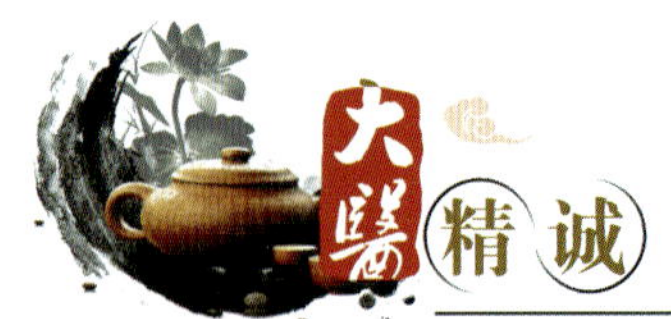


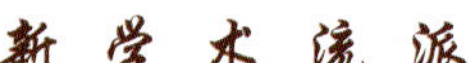


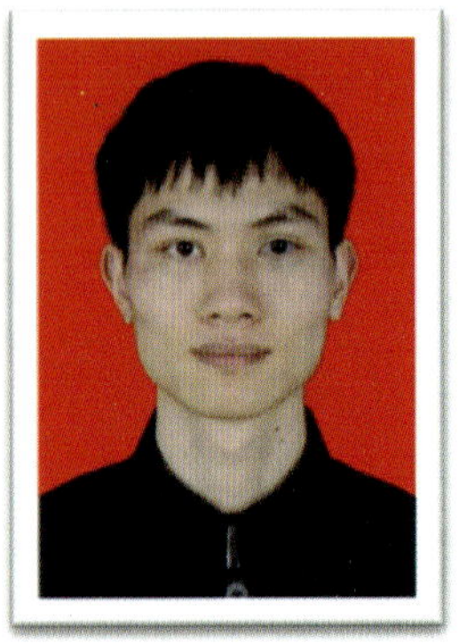

简俊德，佩弦武医流派第一代传人，医学学士，广州中医药大学在读研究生，特许家族健康管理师，钻石级。

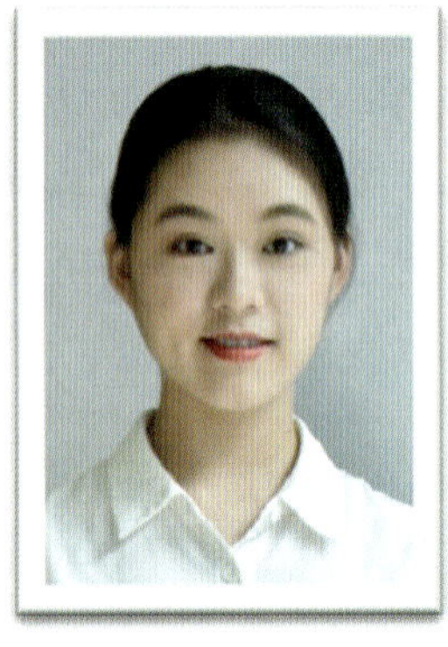

李雨葶，现任广州宝生中医诊所护士，佩弦武医流派第一代传人，原广州中医药大学武术协会会长，广州医科大学曦和社团《中医基础》主讲老师，东华技术学院传统运动疗法教师，中国武术段位三段。

擅长：功夫扇、功力拳、南枝拳、少林拳、侯氏太极拳、八段锦、内经导引疗法。

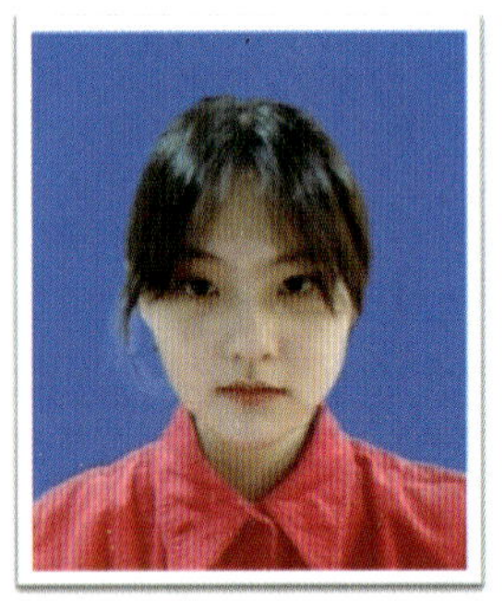

谭诗韵，佩弦武医流派第一代传人，本科毕业于广州中医药大学，广州中医药大学针灸推拿学在读研究生。

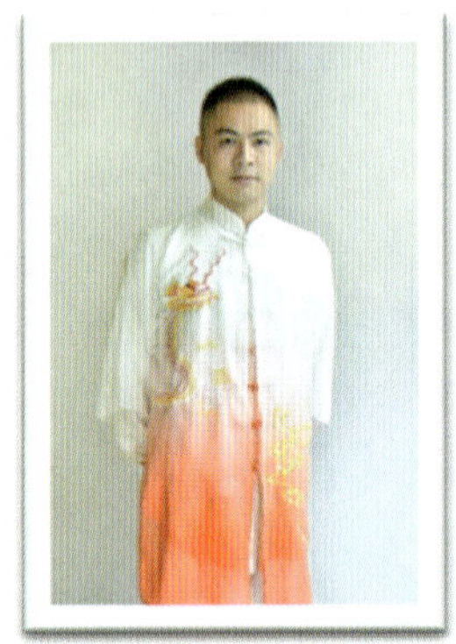

黄满钊，广州市荔湾区汇龙小学，体育教师。佩弦武医流派第一代传人，原广州中医药大学武术协会会长，武当赵堡侯氏太极拳会广州分会秘书长，广东药科大学针灸协培训班指导老师。

擅长：春秋大刀、熊氏易筋经、功力拳、脱战、少林拳、长拳、太极拳、八段锦、五禽戏、内经赋能导引术。

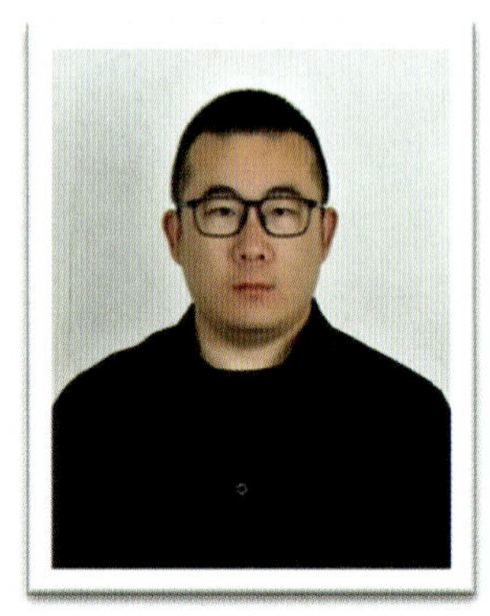

杨翔宇，北京市德尔康尼骨科医院，中医科医师。佩弦武医流派第一代传人。擅长应用针灸、推拿结合气功导引治疗脊柱相关疾病：颈椎病、腰椎病等，头痛、头晕及其他慢性痛症等。运用“医养结合，武医结合”的思想指导患者进行慢性病的家庭保健、自我治疗及相关健康知识宣教。

第二代弟子：（按姓氏笔画排序）

马海任、马家祥、马睿怡、王侃、王慧敏、韦利花、方斌、卢胤培、邝晋靖、冯国航、司西安、吕桥发、吕桥坚、朱巧玲、刘俊波、许冬惠、许俊榆、许焕英、苏国义、杜善淑、李升平、李永津、李永峰、李兴、李波、杨伟铭、杨伟毅、肖志锋、吴江林、吴钊钿、吴顺斌、何春来、邹国东、邹嘉兴、张恒、张方暖、张庆文、张荣友、张晋文、张浩、张斌山、张儒志、张懿杰、陈为、陈玉、陈平、陈记财、陈茂水、陈树东、陈雪芳、林广照、林方政、林涌鹏、欧添龙、欧添荣、罗清、罗嘉祺、周树强、单兴凯、屈锡亮、练成文、赵帅、赵兵德、赵青武、赵洪普、侯宇、洪津、晋大祥、徐阳、翁国政、崔乔喻、黄心洁、黄志伟、黄坚锋、黄伯湘、黄辉春、黄楚龙、梁以豪、彭中斌、曾文庆、曾意荣、谢子龙、谢绍盈、蒲志超、詹吉恒、廖震、谭庆瑞、谭敏华、谭琪琦、黎拓、潘伟欣、潘兆鉴、潘锰。

## 三、学术理念

### （一）推崇“武医结合”，以达内壮

中国武术与中医学都是中国国粹，两者同源同理。中国武术与中医学都是在中华大地上孕

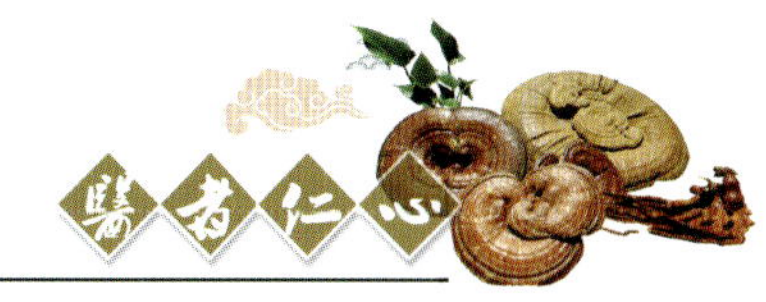

育出来的，追求大道归一。道是事物变化运动的情况，“一阴一阳谓之道”。习武者，浅层次是追求强身健体、搏击取胜；深层次则是能习武修心，领悟人与机体、人与环境的联系和统一。武术深层次理念与中医学的整体观念是一致的。武医结合有多方面的意义，首先是对武术和中医学的传承和发展有推动作用；其次是对学者而言，通过习武既能强身健体，修身养性，也能够借助习武锻炼过程的各种方法，使到在医学上及养生保健中运用，得到奇特功效，特别是在推拿手法的应用中更能如鱼得水；第三是不乏为在医学与养生保健应用中潜力巨大的新领域。

该流派秉持着习武以达内壮外强的观点。内壮与外强是对立统一的，内壮言坚，外强言勇。坚而能勇，是真勇也；勇而能坚，是真坚也。先师李佩弦认为，内壮意味着以一定姿势为条件，借呼吸法诱导，做出加强大脑皮层对机体各部的控制训练，按照这种微妙的运动方式，逐渐地调理提高内脏器官的生活能力。在中国的各种导引与吐纳法均能锻炼内壮，该流派推崇的熊氏少林大易筋经，特点是能通过大脑皮层集中训练去加强肌肉及其力量。易筋经强调以意念去指挥肌肉紧张的训练，虽从外表上似乎看不到明显运动变化，但在人体内，由于借呼吸的锻炼，内脏得到良好的按摩作用，从而改变了人体的机能，使人的身体健康，寿命得到了较大的提高。

（二）劳损诸症用药主张：益气健脾、养血荣筋

慢性劳损指机体因过度活动或长期负重，或因姿态不正等原因造成骨与软组织的慢性积累性损伤。临床常见肌肉筋膜受损、关节韧带或肌腱附着处劳损、疲劳性骨折等。多因年老体弱、肝肾亏损、气血不足，以致筋失濡养、关节失利，或再有风寒湿邪乘虚侵入，致使筋络阻滞、气血运行不畅，引起局部酸痛无力、活动障碍。劳损诸病包括如指和桡骨茎突腱鞘炎、肱骨内外上髁炎、肱二头肌腱鞘炎、腱鞘囊肿、腕部和手部骨关节炎、肩峰撞击征、腰肌劳损、腰椎间盘突出症、腰椎管狭窄症、腰椎滑脱症、膝踝髋骨关节炎等。这些病症共同症状常见为起初酸软疼痛、疲乏无力、运动不能，不治则关节僵硬或错位、头晕纳呆腰疼等。佩弦武医流派学术思想针对劳损诸证主张“益气健脾，养血荣筋”。

“劳则气耗”，劳力过度则耗伤精气，久致形体损伤，积劳成疾。《中藏经》曰：“劳者，劳于神气也；伤者，伤于形容也。”《临症指南医案》中叶天士提出：“劳伤久不复元为损。”《素问·宣明五气》和《灵枢·九针论》都提到了五劳所伤“久坐伤肉，久立伤骨，久行伤筋”。

《正体类要》曰：“肢体损于外，则气血伤于内”。

中医学认为，气是人体内活力很强运动不息的极细微物质，是构成人体和维持人体生命的基本物质之一。气由先天之气、水谷之气、清气组成，分别为肾、脾、胃、肺所主。血则是水谷精微和肾精化生的循行于脉中具有营养的红色液态物质。“血为四肢之用，为筋骨之和柔，为肌肉之丰盛。”

“血气者，人之神，不可不谨养。”气血充足，则精力充沛。气血关系密切，相辅相成，互相依附，循环周身。气为血之帅，血为气之母。血能养气，气行则血行。若气血循环因损伤而不得流畅，则体表的皮肉筋骨与体内的五脏六腑均失其濡养，以致人体组织脏器的功能活动发生异常。

《素问·调经论》曰：“百病之生，皆有虚实。”劳损则多为虚证，且劳损多致筋伤。

筋主要指筋络、筋肉、筋腱、筋膜等组织，即泛指关节运动组织（包含关节囊、软骨、韧带、脂肪垫等）、肌肉、肌腱、筋膜及神经、 血管等组织。《素问·痿论》曰：“宗筋主束骨而利机关。”筋具备联络、保护关节、骨骼，维持关节正常活动等功能。

《素问·六节藏象论》曰：“肝者，其华在爪，其充在筋。”“肝藏血”“足受血而能步，掌受血而能握，指受血而能摄。”肝血不足，调藏失司，则筋失所养，筋肉痿弱或拘挛麻木、关节屈伸不利等。筋，束骨而利机关，由肝血濡养。肢体劳损后气血运行不畅，筋失濡养，筋失所营，则关节僵硬，气虚则血行不利，脉络瘀

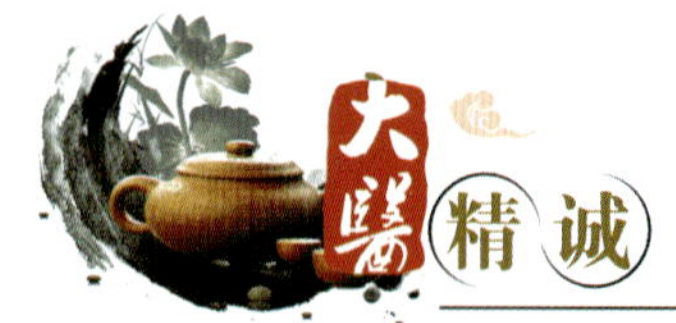



阻，肢体活动乏力。

《灵枢·经脉》曰："筋为刚，肉为墙。"

肌肉为脾所主，脾主四肢，为气血生化之源。《素问·太阴阳明论》曰："四肢皆禀气于胃，而不得至经，必因于脾乃得禀也。今脾病不能为胃行其津液，四肢不得禀水谷气，气日以衰，脉道不利，筋骨肌肉皆无气以生，故不用。"脾虚不运则后天失调，四肢疲惫，肌肉瘦削，无力举动，容易受伤。脾运健则气机升降得利，血运流畅，濡养筋骨脏腑，则四肢坚实有力，不易受伤，受伤也恢复较快。

故治疗劳损应着重补虚即补养气血，注重健脾以使气利血运、肌肉充满，重视养筋已达"骨正筋柔"的健康状态。补益气血法为补益亏损扶正祛邪之法，具有补气养血、健筋壮骨功效。用于气血亏损之证。常用方剂有以补气为主的四君子汤、补阳还五汤、人参紫金丹等，以补血为主的四物汤、当归补血汤等；以气血双补的八珍汤、圣愈汤、大力丸等。临床可随证加减，如川续断、骨碎补、鸡血藤、伸筋草、牛膝、防己等。补养脾胃法为调补脾胃、扶正祛邪之法，具有健脾养胃，濡养筋骨功效。脾胃为气血生化之源。方用补中益气汤、参苓白术散、健脾养胃汤，佐用五加皮、川续断、骨碎补等健筋壮骨药。

（三）以意运气，以气御力，手法开合有度，刚柔相济

该流派之功法功夫源于传统，心法、理念也与诸多优秀传统功夫、手法同出一根，讲求"以意运气，以气御力"，古人云："天地合气，命之曰人。"《素问·宝命全形论》《难经·八难》亦云："气者，人之根本也。"气之周流全身是人体不可或缺的，而我流派诸多功夫皆借气以达健康人体之功，既如李佩弦先师《易筋经》书中所述之内壮，凡练内壮，其则有三：一曰守此中道，专于积气，积气者，专于眼耳鼻舌身意也。二曰勿他想，人身之中，精神气（血）不能自主，悉听于意，意行则行，意止则止，守中之时，意随掌下。三曰持其充周。气积而力自积，气充而力自周。该流派之功法锻炼中，有用意不用力，有寄意于用力（即用意识去指挥肌肉紧张之训练），通过呼吸法来与气之升降出入相协调，达到锻炼人整体的效果，功法多不借助于器械，于静中求动，开合有度。

我流派之诸多功夫，如鹰爪拳，在技术要求上"发劲平衡，左右兼顾，前后照应，刚柔相济，灵巧圆活，快慢有节，有上必有下，有左必有右，有前必有后，有虚必有实，有阴必有阳。"既刚猛有力，亦敏如游龙，而鹰爪拳以抓打擒拿、分筋剉骨、点穴闭气为主，我流派将其特点融于治疗手法之中，力巧势沉，刚柔并行，多能一矢中的，效如桴鼓。

## 四、特色诊疗技术及优势病种

（一）熊氏易筋经

熊氏易筋经，全称熊氏真传少林大易筋经三级呼吸法，简称熊氏易筋经或易筋经呼吸法。熊氏易筋经的"易"是指变换，更有增强之意；"筋"是指筋骨、筋膜；"经"是指方法、指南、法典之意。熊氏易筋经共有三级十四式，主要特点是以形导气，呼吸自然；抻筋拨骨，刚柔相济；动静结合，虚实相兼；循序渐进，分级修炼；内壮增劲，强身护体；内静以收心调息，外动以强筋壮骨。熊氏易筋经武术特征明显，它是一种武术内功修练功法，同时也是一种优秀的保健养生功法。

熊氏少林大易筋经乃禅门正法，相传源自少林达摩大师，经两千余载，秘传于禅门之内。不知何时，此功法传入广东梅县熊家，世代传习于熊氏族内，直至"民国"年间熊长卿(1852—1937)尊崇"强国、强民、强身""乃文乃武"的精武精神，为使国人能有强健体魄，遂把族内秘传的熊氏少林大易筋经正式在精武会内公开传播，并首传外姓弟子。熊长卿弟子中最杰出者为李佩弦。中华人民共和国成立后，李佩弦及儿子李家驹率先在高校、医院、社区内推广。熊氏少林大易筋经2017年入选佛山市第六批市级非物质文化遗产项目名录，2020年入选广州市越秀区第七批区级非物质文化遗产代表性项目。经李氏两代不断传承推广，弟子遍布海内外。

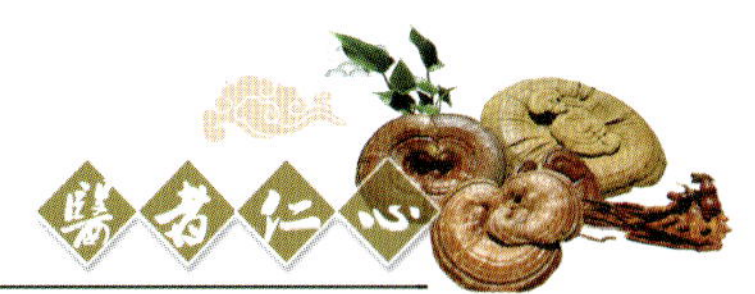

优势病种：该功法擅长治疗各类型颈、肩、腰腿等痹证，肺结核、哮喘、鼻炎、慢性胃肠炎、神经衰弱、高血压等。

（二）佩弦医武手法

佩弦医武手法是李佩弦先生在总结前人的基础上，逐步形成的“医武结合”“以武助医”，做到“有心有力”的一套特色鲜明手法。

佩弦医武手法，讲究医武结合，手法治病救人、医生必须练功法以增气力，强筋骨，御疾病。同时，自达达人，给患者施以推拿手法以疗疾病，以推拿理伤结合气功导引，以达到从治疗到康复的效果，也使其从防病到治病的整个过程，都贯穿着传统医学之治未病之思想，预防之疾病，不仅仅是慢性筋骨病，还有各种内科杂症，包括中风后遗症、代谢性疾病、痛经等妇科疾病。

佩弦医武手法源于李佩弦先生。李佩弦先生早年习武，又精通气功养生医学，他将武功的功法，与医学结合，成就他内功深厚，技法精湛，推拿手法治疗骨伤科疾病和内外科杂症，疗效独特，并且将功法传授于患者，让患者练功，从而扶助正气，防治多种慢性病。他的手法和功法，在广佛山地区有很多传授，现今仍有广泛的流传。“民国”时期，他求学于上海精武体育会，集中华武术之大成，学成后被委以重任，前后任中央精武体育总会教务部、舞蹈部、摄影部、编辑部主任，后任广州精武体育会会长，佛山精武体育会会长。中华人民共和国成立后任广州市武术协会副主席，广东省武术协会副主席。他的前半生以武为主，同时在从武生涯中，勤奋好学，除了自学中医之外，遍访医家，将武医结合；在他的后半生，主要精力贡献于健康养生事业。他首任广州中医学院体育教研组主任，在大学教授推拿气功等医术，之后又在附属医院从事临床和教学工作近27年，形成了以医武结合的推拿手法体系，特色鲜明，疗效突出。

佩弦医武手法由李佩弦之子李家驹、李家驹之徒林定坤总结完善。李家驹先生承其父李佩弦衣钵，自小学武练功，长期陪伴父亲李佩弦左右，医武临床，耳濡目染。1982年起在广州中医学附一院推拿科，从事临床、教学工作。林定坤教授在学期间，跟随佩弦武医流派掌派人李家驹老师修炼鹰爪拳法、易筋经、八段锦和按摩医术等。在近40年的临床实践中，李家驹先生和林定坤先生不断探索交流，总结完善佩弦医武手法，疗效突出，深受患者信任。

（三）头功

头功是李佩弦源于临床上的头痛、失眠症状而创出，并由其子李家驹总结完善的推拿、按摩疗法。头功分为坐姿、卧姿两组，每组十三式，手法为抹、转、点、弹、按、擦、拍、扫、推、拿，通过这些操作方法可刺激人体的经络穴位或特定部位，对机体产生影响。头功开合有度、刚柔相济，具有疏经通络，行气活血，解痉止痛，养心安神，调和阴阳，调整脏腑功能，增强抗病能力等作用。

对于头痛症、失眠症的患者，除了手法调理以及劝导患者解除烦恼，消除思想顾虑外，佩弦武医流派还主张患者适当进行体力劳动或体育健身锻炼，例如：“熊氏少林大易筋经”“八式保健操”“放松功”等功法，使其身体气血充裕，直达全身，起到心平气静、消降肝火、调理和胃、定惊安神作用，另亦起到防病治病，强身健体，保持朝气，焕发精神作用。

优势病种：该功法擅长治疗感冒头痛、高血压头痛、偏头痛、失眠、眩晕。

头痛通常是指局限于头颈上半部分，包括眉弓、耳轮上缘和枕外隆突连线以上部位的疼痛，为临床常见症状，可单独出现，也可兼见于多种急、慢性疾病引起。现代医学将头痛分为原发性和继发性两类，前者也可称为特发性头痛，常见的如偏头痛、紧张性头痛；后者包括各种颅内病变如脑血管疾病、颅内感染、颅脑外伤、全身性疾病和滥用精神活性药物等。头痛一年四季、任何年龄均可发生。本病属于中医“头风”“脑风”等范畴。

中医学认为，头为“诸阳之会”“清阳之府”，又为髓海之所在，居于人体之最高位，五脏之精血、六腑之清气皆上注于头，手足三阳经亦上会于头。若六淫之邪上犯清窍，阻遏清阳；或痰浊、瘀血痹阻经络，壅遏经气；或肝阴不

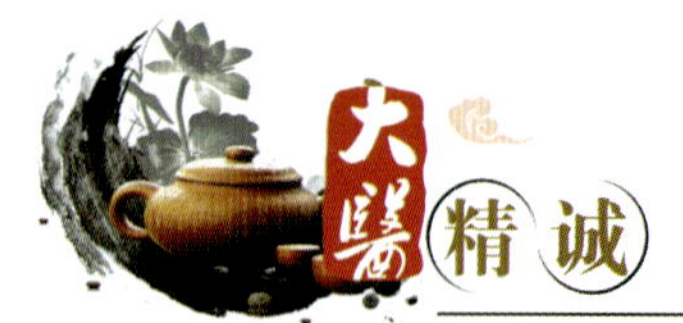


足，肝阳偏亢，上扰清窍；或气虚清阳不升；或血虚头窍失养；或肾精不足，髓海空虚，均可导致头痛的发生。

失眠是指以经常不能获得正常睡眠为特征的一种病症，轻者入眠困难，或睡中易醒，或时寐时醒，醒后不能再寐；严重者可彻夜不眠。古代称为“不寐”或“不得寐”，本症可单独出现，也可以与头痛、健忘、眩晕、心悸等症同时出现。多见于现代医学的神经官能症和围绝经期综合征等。

中医学认为，长期思绪劳损，伤及心脉，血液耗损，不能养心，以致心神不安而成失眠；素体虚弱，或久病体虚，或房劳过度，肾阴亏损，心肾不交，水不制火，则心火独亢而神志不宁，因而失眠；饮食不节，肠胃受伤，宿食停滞，酿成痰热，痰热上扰，胃气不和，以致卧不得安；恼怒伤肝，肝失调达，气郁不舒，郁而化火，火性炎上，扰动心神，神不得宁则失眠。

禁忌证包括：

（1）各种传染性疾病。

（2）结核性和感染性疾病。

（3）所操作的部位皮肤有烧伤、烫伤或有皮肤破损的皮肤病。

（4）脑部恶性肿瘤，特别是与施术面重合或交叉部位的肿瘤。

（5）颅骨骨折、外伤开放性创伤及较严重的骨质疏松症患者。

（6）急性期的脑血管患者；有出血倾向的血液病患者。

（7）患有某种精神类疾病，不能与医师合作的患者。

（8）大醉或过饱、过饥、过度劳累的患者。

（四）仰卧前屈拔伸牵引法

仰卧前屈拔伸牵引法由林定坤教授创立。

牵引角度：患者取仰卧位，操作者立于患者头侧，一手用虎口及手掌固定患者枕后，另一手小鱼际固定患者下巴，通过两手的配合发力，对颈椎进行手法牵引。先取中立位牵引，然后逐渐提拉增加前屈角度，边牵引边询问患者疼痛等症状的变化，症状减轻甚至消失时的角度即为有效牵引角度，角度范围一般为前屈20°—45°，测量牵引角度并记录。

牵引时间：应用简易颈椎牵引装置(实用新型专利号ZL201720316913.3)，按照上述确定的有效牵引角度行持续牵引，每次30min，每日2次。

牵引质量：牵引质量为5～8kg，以患者舒适为度。

该法擅长治疗中老年神经根型颈椎病。

由于近年来劳动方式的改变、屈颈频率的增加等，中老年颈椎病的发病率逐年增高。据调查，40～50岁左右的人有25%罹患颈椎病，而随着年龄增大，60～70岁的发病率达到50%以上。其中神经根型颈椎病的发病率占到了发病率的60%以上。

对于根型颈椎病，大部分仍以非手术治疗为主，手法、针灸、牵引等外治法以及药物治疗均有一定的效果。但是，对于中老年神经根型颈椎病，尤其是重症神经根型颈椎病，一直是临床治疗的难点。其临床表现为症状重、病理程度也重，许多外治疗法对疼痛的控制不佳，造成疗程过长，患者痛苦不堪，无法忍受者最后只能选择手术治疗。然而，手术治疗风险大、费用高，对于老年患者是一种巨大的挑战。

牵引疗法是治疗本病的有效方法之一，颈椎牵引能限制颈椎活动、解除肌肉痉挛，纠正椎间关节的错位，增大椎间隙及椎间孔，改变颈椎负荷力线，以缓解对神经根的压迫，消除肿胀，分解粘连，改善血液循环，增强局部的血液供应，促使颈部恢复其正常的功能。

林定坤教授认为对于中老年根型颈椎病，往往存在椎间盘、黄韧带、小关节等严重退变，甚至伴脊髓压迫，但其关键病理因素在于神经根管的狭窄。在临床上可发现很多中老年根型颈椎病急性发作时，往往存在“强迫性体位”，即保持低头屈颈的姿势以缓解疼痛，当被动抬头甚至后伸颈部时，就会导致根性症状加重。林定坤教授认为中老年根型颈椎病的关键致病因素或启动因素在于机械刺激，影像学上以神经根管狭窄为主要表现。前屈可通过增大椎间孔而减少神经根刺激，故提出了“以控制机械刺激为核心”的治疗

理念，同时创立“仰卧前屈拔伸牵引法”，大部分患者牵引时症状可即刻缓解。大量研究病例证实，该方法治疗神经根型颈椎病有显著疗效，因此已被临床广泛应用。

（五）前屈滚腰法

前屈滚腰法由林定坤教授创立。

1.侧卧位前屈滚腰法

患者侧卧，患侧在上，医者立于患者面侧，以轻柔的揉、按、搓等手法对患者椎旁肌肉、韧带等软组织进行梳理、放松，至腰部的肌肉发热为宜，改善患者脊柱的生物力学环境。在进行局部松解手法后，患者前屈体位通过上身屈曲或下肢的前屈实现，脊柱旋转的幅度则通过对患者进行轻柔的牵拉斜板而实现，过程中用力轻柔，不需要强调“咔哒”声，拔伸牵引的力度与时机通过医生的夹腿对患者的下肢实现，在手法过程当中，应保持与患者的交流，了解患者有无不适或加重，并寻找其缓解体位。

2.仰卧位前屈滚腰法

患者采取平卧位(可先俯卧或侧卧位进行松解手法)，并腿、直腿抬高，至大腿与腹部成90°后，屈髋屈膝，用手环抱大腿，双手分别扣于对侧手腕上，并使大腿尽量向腹壁处收紧；当完成屈髋屈膝动作后，医者站在患者侧方，左右手分别托于患者的颈背部及大腿后侧，将患者的上半身向上抬，同时患者大腿屈曲状态，辅助患者完成坐起、躺下的“滚腰”的动作。该动作亦是强化功能锻炼的主要练习方法。

该法擅长治疗腰椎管狭窄症。

随着医疗水平的进步，人均寿命不断延长，退变性腰椎管狭窄症已成为骨伤科临床工作中十分常见的病症，是引起腰腿痛的主要病因之一，极大地影响了患者的生活质量。在临床治疗上，由于该病以中老年人群多发，且发病率、临床症状的严重程度与年龄的增长成正比，临床上就诊时合并有其他重大内科疾病的患者亦十分常见，单纯地采用非甾体类抗炎药物治疗或手术治疗，对于合并有相关治疗禁忌证的患者常常无法达到理想的治疗效果，而单纯地卧床休息则又使得患者生活质量下降，老年人亦容易出现压疮、坠积性肺炎等并发症，增加患者的痛苦。

中医治疗退变性腰椎管狭窄症具有痛苦小、不良反应小、临床症状缓解明显等优势，常常成为该部分患者的首选，也是当前研究的热点。其中手法治疗在中医骨伤科的治疗当中占据了十分重要的位置，通过手法的整复，许多患者往往不需要过多的服用相关药物，便能达到比较理想的治疗效果。因此对于手法治疗的深入研究，将会填补该类患者治疗方面的空白。

林定坤教授经过多年临床经验总结及理论的研究，提出在退变性腰椎管狭窄的发病过程当中，狭窄是基础，失衡是关键，动态椎管狭窄是诱发腰椎管狭窄症发病的重要因素，在治疗上以“动静结合，筋骨并重，内外兼治，医患合作”十二字方针作为指导理念，“控制动态压迫为核心，消除炎症反应、促进血运恢复”思想为治疗原则，同时强调对于腰椎管狭窄者在日常生活中要重视加强腰背肌、腰大肌和腹肌的肌力和协调性，并在此基础上结合其多年的临床经验，提出“前屈滚腰法”这一治疗方法。

（六）鱼摆手法

鱼摆手法由林定坤教授创立。

“鱼摆手法”：以双手掌按住患者背部正中，有节奏并且轻柔地左右摇摆患者腰部，让患者腰部、臀部、下肢有规律地左右摆动，形成类似于鱼在水中前进时尾部的摆动活动，约5～8分钟。

该法擅长治疗腰椎间盘突出症、腰椎内固定术后腰痛。

腰椎内固定术后腰痛的原因复杂，包括内固定失败、术中软组织的广泛剥离引起的肌肉炎症水肿、手术后腰背部肌肉紧张粘连、神经粘连、术后复发等。以往对于手术后腰痛，主要考虑骨结构、棘上韧带、棘间韧带的原因，随着脊柱微创技术的发展，越来越重视肌肉的保护，特别是对多裂肌，为在保持脊柱动态稳定的重要性有了新的认识。由于解剖位置关系，腰背部肌肉特别是多裂肌，为传统腰正中入路手术中受损较严重的肌肉组织之一。手术后肌肉粘连、炎症反应，加上内固定术后需要佩戴腰围三个月，可引起腰背部肌肉萎缩。有研究表明，腰痛与多裂肌的萎缩密切相关。另外，腰椎内固定术后往往被认为是手法治疗的禁忌证，不管是患者还是医生都担心会影响其内固定的稳定性。林定坤教授曾经对腰椎术后患者使用治疗腰椎间盘突出症的手法治疗，效果欠佳，可能与一般手法只能松解背部浅层肌肉，而多裂肌位于深层，走向复杂，肌肉纤维交错，一般手法难以理顺有关；对于术后小关节紊乱，一般使用斜扳手法，虽然可以定点松解病变部位，但腰椎旋转剪力容易导致内固定松脱，不建议使用。考虑到腰椎内固定手术后腰背部复杂的因素，林定坤教授探索出“鱼摆手法”：①首先以放松手法松解肌肉粘连，让患者消除对手法的恐惧感。②鱼在前进时主要是利用尾部的左右摆动，通过力学的分解与结合，产生尾部方向的推动力，利用水的阻力，变成向前的反作用力实现前进。“鱼摆手法”就是利用这个原理，通过在脊柱轴线左右摆动，被动产生脊柱有规律的窄幅活动，产生向下肢远端柔和有力的牵引作用；另外，在摆动的过程中，脊柱还会以腹壁为球面，进行左右滚动运动，产生椎体的旋转力，两个力的合力对背部的多裂肌及背部其他肌肉有很好的理顺和放松的作用，并且使脊柱的小关节在自然状态下进行自我调整。该手法医生可以很好地掌控力量和幅度，比起通过腰部的前屈后伸放松肌肉，或者通过斜扳调节小关节更加安全可靠，患者的舒适度更高，大部分患者在接受该手法治疗后，腰背部的胀痛感可以得到明显的缓解。③调整骶髂，腰椎术后患者往往在骶髂关节有明显的痛点，局部松解，调整骶髂弓结构关系，恢复人体正常负重力线。④摩擦手法起到活血化瘀、疏通经络、调和气血、祛风散寒除湿的作用。使用“鱼摆手法”治疗腰椎内固定术后腰痛疗效明显，治疗组治疗后即时VAS评分与对照组比较，差异有非常显著性意义，患者在门诊治疗后即可缓解症状，不需要等待药物起效及长时间口服药物治疗，减少药物的并发症。

# 湖湘五经配伍针推学术流派

该院湖湘五经配伍针推学术流派传承工作室建设项目是国家中医药管理局首批十家针灸流派重点建设项目之一。湖湘五经配伍针推学术流派根植于湖湘中医沃土，融合湘西少数民族医技，依托湘楚针推学术思想，随着历史车轮的推进，在湖湘大地经历着不断迁徙、汇合、回归等演变，湖湘五经配伍针推学术流派悄然诞生。

2012年11月由国家中医药管理局发文，由湖南中医药大学第一附属医院针灸推拿康复科、吉首大学联合成立“湖湘五经配伍针推学术流派传承工作室”；并于2019年4月因该流派工作室建设评为优秀，第二轮滚动支持。

## 一、流派渊源

本流派溯源于清朝咸丰同治年间，创建于19世纪70年代，历经六代传承发展至今，从小儿推拿，推广至针法、灸法领域，形成了针、推、灸三个研究方向，构建了流派的主要学术框架。其主要代表性传承人可追溯至刘杰勋(清朝御医)；刘杰勋之子刘宝三(1830—1891年)，刘宝三之侄刘家成(1874—1943年)；刘家成之子刘开运(1919—2003年)。

国家级名老中医严洁教授，跟随刘开运老先生研习中医，将刘开运的学术理念应用在针灸、推拿临床及科研领域，倡导“针经治脏、灸经治脏、推经治脏、五经配伍、五行治化”，通过调五经、控五脏、和五行，达到调控人体功能的目的，形成了针、灸、推三个研究方向，构建了流派的主要学术框架。自此湖湘五经配伍针推学术流派进一步推广，学术传承人辐射全国各地。历

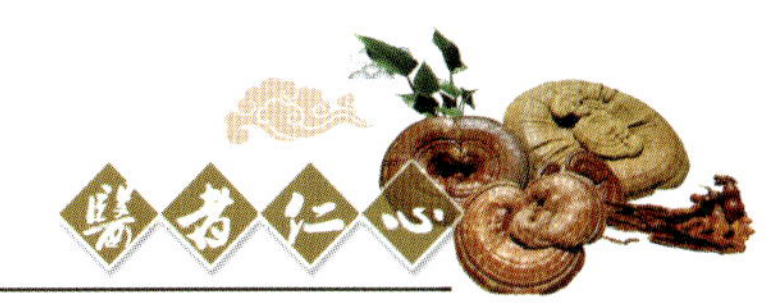

经四十余年的历练及几代人的努力，在严洁教授的带领下，形成了一支高素质、高水平的湖湘针灸推拿学术人才队伍；如“推经治脏”代表性传承人邵湘宁教授、“灸经治脏”代表性传承人常小荣教授、“推经治脏”代表性传承人章薇教授等一批当代湖湘针灸领域的杰出人才。该流派技术目前已成功进入湖南省中医药专长绝技名录，被广泛推广应用于针灸推拿临床工作中，并已在全国多个省市设立二级工作站，进行该流派理论和技术的推广培训。学术传承人辐射全国各地，在全国具有较大的学术影响。

流派传承工作室通过挖掘整理，依刘氏家谱整理了1～3代流派代表性传承人；通过多途径论证及文献整理，梳理流派传承脉络，制定了流派近现代“一源三流”的“推经治脏、针经治脏、灸经治脏”传承脉络谱系图。

## 二、流派学术思想

在全面系统研究历代传人学术观点和相关论著的基础上，探索流派核心学术思想“五经配伍”发展演化规律，提出对当代针灸推拿学科尤其是小儿推拿学科的学术发展具有开创性和指导意义的学术思想，主要有：“五经配伍—推经治脏”“五经配伍—针经治脏”“五经配伍—灸经治脏”。

### （一）经脏相关、归经施治

单经单穴对相关本脏具调控效应，五经经穴与脏腑效应的存在特异性。五经配伍治疗脏腑病规律更多地表现为五经经穴功能与脏腑效应的特异性，而经穴与非经穴之间对脏腑作用存在差异，五经不同经穴之间在功能作用上也存在差异。在此研究基础上，本学派形成了“一经司控多脏，多经司控一脏，多经对多脏可交叉调控”的学术观点。

### （二）五经配伍、五行助制

湖湘五经配伍针推学术流派立足“五经配伍”，初期是以与五脏应于5个小儿特定穴，即对应于手指螺纹面，从拇指至小指分别称脾经、肝经、心经、肺经、肾经，认为五行生克、小儿五脏生理特性、病理特点及五脏病候虚实密切相关，根据五脏病候进行五经腧穴组合，施以特色补泻手法、适度治疗次数与疗程。可对五脏系统进行调控，即推五经而愈疾病。经过不断创新发展，流派理念从小儿推拿推及针、灸、成人推拿。从立法特点上，本流派主要是五行生克制化之理，即“五行助制”，确定补母、泻子、抑强、扶弱治疗原则，作为临床施治时取穴、主补、主泻依据，从而以治标或治本。

### （三）针经治脏，灸经调脏

“针经治脏”是在本流派“五经配伍”思想指导下的一个分支，是指在五行生克理论指导下，针刺我经及与我经相关的其他四经（子母经、克侮经）的穴位来调节相应脏腑的阴阳偏衰，治疗脏腑相关疾病。灸经调脏是在本流派“五经配伍”思想指导下的另一个分支，流派第五代传承人严洁教授明确了“经脉与脏腑相关规律的主要体现为，一经调控多脏与多经司控一脏”。

### （四）推经治脏、标本兼顾

根据脏腑相关、五行生克制化理论，刘老在提出脏腑分证归经的基础上，详辨五脏病候寒热虚实，巧选五经穴配伍组合，施以特定补泻手法、适度治疗次数与疗程，可对五脏系统进行调控，即推五经而愈疾病，从而初步确立了该流派“推经治脏”的学术思想。归经施治是推经治脏之根本，从而确立临床推治原则，指导五脏病症的治疗，并以此为依据确定五经穴的补泻主次用于五脏病虚证和实证，在治疗上做到兼顾标本，主次分明。

### （五）重视心主、调理脾土

刘开运根据小儿体质及生理病理特点，提出“补心易动火”“心常有余”，推心经（中指）宜用清法直推为主，若须补心，常以旋推脾经代之。若非用旋推补心的，亦宜旋推之后再加直推以调之，单纯补心易动火，初学者谨识之。“脾为后天之本，气血生化之源”，小儿脾常不足，宜补用补法旋推脾经：脾的实证，仍需清后加补。充分体现了刘开运注重固护后天之本的学术思想。

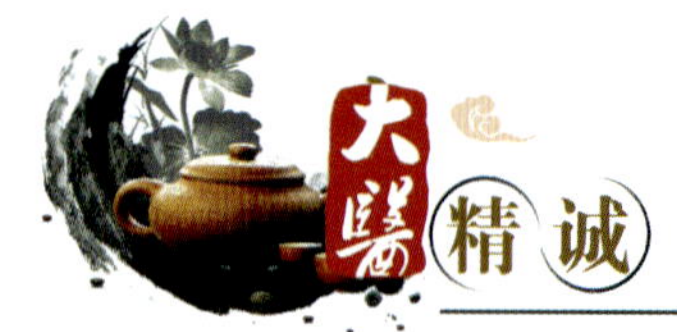



## 三、流派成果

### （一）理论创新

首先在全面系统研究历代传人学术观点和相关论著，探索流派核心学术思想“五经配伍”发展演化规律，提出对当代针灸推拿学科尤其是小儿推拿学科的学术发展具有开创性和指导意义的学术思想有：“五经配伍—推经治脏”“五经配伍—针经治脏”“五经配伍—灸经治脏”。

其次丰富了五经的内容，保留小儿推拿中的“五经穴”即小五经的配伍应用，提出“大五经”即五条经脉即经脉中五输穴的配伍应用，拓展了五经配伍的内涵，推广至“经脉—脏腑相关疾病”的临床研究。

针对“刘氏小儿推拿疗法”湖南省中医药专长绝技项目，系统整理了其独特的手法特色、取穴经验、小儿穴位望诊及触诊特色、慢病分经诊脉经验及部分苗药推经结合的运用经验。

### （二）挖掘整理流派文史资料情况

整理历代代表性传承人传记9篇，代表著作10本，流派文献43篇，收集流派历史实物73件，刘开运手稿4份，荣誉证书7份，历史照片11张等珍贵资料。其中包括原卫生部副部长兼国家中医药管理局局长胡熙明来我校看望刘开运老苗医并视察刘氏小儿推拿发展情况的照片、刘开运1979年在上海参加全国推拿年会照片、1983年全省推拿培训班刘开运与部分学员留影照片、1984年全省推拿培训班在吉首举办时刘开运老苗医同部分学员留影的照片等珍贵的历史照片、1985在杭州参加《中医百科全书·推拿学》编委会会议讨论照片、1992年刘开运及弟子符明进在岳阳参加全国推拿学术会议照片等。收集了刘开运及符明进主编主审的书籍及参编教材《小儿推拿疗法》《分经脉诊概要》《小儿推拿学》《小儿推拿疗法讲义》《简明小儿推拿》《推拿按摩试用教材》《针灸推拿学》中专教材等不同年份的宝贵图书10余部；授课录音磁带及亲自参与拍摄的《推拿奇葩》电教片4集录像带及生前使用过的推拿桑枝棒、小儿推拿挂图、教案、手稿、参阅并标注的中医学著作等珍贵的文史资料，合计95件。

### （三）制定优化21个优势病种的诊疗方案、技术操作规程情况

针对本流派优势病种，提炼并制定常见疾病的诊疗方案21项，其中包括中风病（偏瘫）中医诊疗方案、小儿复感诊疗方案、小儿泄泻（小儿腹泻病）、小儿慢性咳嗽诊疗方案等，临床使用率90%；并根据临床需要，不断优化肩周炎、中风后遗症、截瘫、膝痹等优势病种的临床路径。本流派特色技术10项，其中包括小儿“推经调脏”保健推拿疗法、张力平衡针法技术等，其两种特色技术临床联合使用率91%以上。

### （四）流派科研、流派学术专著、论文发表情况

建设期内，在代表性传承人的指导下，明确本流派的科研方向如下：刘氏小儿推拿的研究、针刺治疗“经脉—脏腑相关疾病”的临床研究、灸法的基础研究。先后申报并成功立项与流派学术思想及特色技法研究的相关课题共计48项，累计科研经费1225.7万元。其中，湖南中医药大学第一附属医院成功申报立项国家级科研项目15项，省级科研项目2项，厅局级科研项目19项，研究经费1159.2万元。吉首大学成功申报立项国家级科研项目1项，省级科研项目1项，厅局级科研项目10项，研究经费66.5万元。

流派建设期内，本工作室通过系统总结流派历史源流及临床经验等，出版了74万字《湖湘五经配伍流派》专著1部，出版流派创新教材《小儿推拿学实践指导》《小儿推拿学》和《实用推拿学》3部，流派代表性传承人临床医案《严洁医案精华》1部，其余技法专著、科普著作及其他中医书籍《手到病能除——二十四节气经络穴位养生》《中医敷贴疗法教程》等5部，合计著作10部。围绕流派研究，从学术思想探讨、流派溯源、临床验案等方向，在《中国针灸》《针刺研究》《中华中医药杂志》《时珍国医国药》《Journal of Acupuncture and Tuina Science》等期刊发表相关学术论文66篇，其中国内知名的中文核心期刊和科技核心期刊27篇；获得市州级自然科学优秀学术论文三等奖1项，二等奖2项。

### （五）流派内代表性传承人—主要传承人—

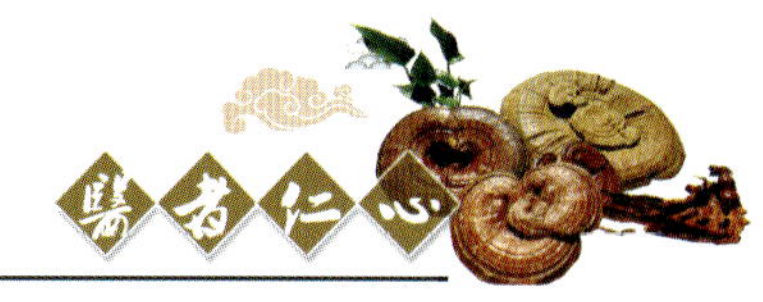

后备传承人人才梯队建设情况

根据流派自身情况及发展需要制定主要传承人、后备传承人的遴选标准、培养目标及考核目标；通过国家级名老中医继承人培养、师带徒传承、研究生导师学院制培养等多种途径融合，进一步明确代表性传承人与主要传承人、后备传承人的师承关系，积极加强学术流派各级传承人的培养。

培养全国具有影响力代表性传承人10人（邵湘宁、常小荣、章薇等）；2013年，常小荣获225领军人物培养对象、章薇获225学术带头人及第三批全国优秀中医临床人才培养对象；2016年常小荣获全国优秀科技工作者，章薇获湖南省优秀科技工作者，邵湘宁作为湘西小儿推拿杰出代表载入全国统编教材《小儿推拿学》。培养主要传承人22人，提升流派后继传承人的学术水平。培养新增传承人30人，涌现了一批熟练掌握流派技术的青年骨干人才。通过3年的人才建设，构建了本流派“代表性传承人—主要传承人—后备传承人”人才梯队，为流派的传承及可持续发展提供了人才保障。

以代表性传承人为主体，开展流派经典著作精读、历代文献研读、临证思辨探讨等学习活动每月1次；师承制博士注重临床跟师带教，加强流派代表性传承人的临证医案整理等工作。针对传承人及后备传承人临床专业型博士/硕士与学科型博士/硕士，区别培养，因材施教。并借助传承单位现有的规范化住院医师培训、专科医师培训、总住院医师培养、博士化工程项目、青年名医工程培养、青苗计划培养、青年骨干教师培训及新进教师“传帮带”培训等，流派内外的多方位监督及多项目的穿插培养，有利于充实本流派传承人的培训计划，为培养流派优秀的“临床—科研—教学”全方位人才奠定了基础。流派建设期内：2013年，常小荣获225领军人物培养对象，章薇、张泓、岳增辉获225学术带头人，刘密、王超获225骨干培养对象；2019年章薇教授获批湖南省名中医，章薇、邵湘宁教授国家第7批全国名老中医药专家指导老师，娄必丹、黄洁获第五批名老中医继承人，余兆安、艾坤获第六批名老中医继承人，汤伟、王小军、石文英、曹越获第七批名老中医继承人；2014年，叶勇获湖南中医药大学青苗计划培养对象；2015年，刘美荣获得湖南中医药大学第一附属医院首届青年名医；2014年选派贾元斌、汤伟担任国赛裁判（全国中医药院校针灸推拿临床技能大赛），2015年章薇获“全国第3批优秀中医临床人才”，2016年娄必丹、黄洁、李里、叶勇、易宣超、潘江、汤伟、罗容、李中正等16人获得博士学位，2016年传承人刘盈盈参加湘西土家族苗族自治州非物质文化遗产传承与保护培训。

（六）开展流派间学术交流活动情况

本流派参加并组建了中医学术流派针灸联盟，与江苏澄江针灸学派传承工作室、广东“靳三针”疗法流派传承工作室、辽宁彭氏眼针疗法流派传承工作室、广西黄氏壮医针灸流派传承工作室、河南邵氏针灸流派传承工作室等流派传承工作室建立了密切的联盟合作关系，在湖南长沙承办了2015年针灸流派联盟大型学术交流会；协助澄江针灸学流派、广东“靳三针”疗法流派、辽宁彭氏眼针疗法流派、广西黄氏壮医针灸流派、河南邵氏针灸流派举办学术交流会议6次，通过大型的国家级的学术交流会议及不同地域的流派交流，扩大了本流派的学术影响。各级传承人参加大型学术会议并做主题发言28次。

举办省级中医药继续教育项目及学术交流活动 16次，2013—2021年每年召开国家级、省级中医药继续教育项目2～3次，共培训技术人员2569人次，省外培训人员43%。

（七）流派示范门诊建设情况及传承工作站建设情况

流派单位内建设示范门诊8个，流派二级工作站30个。

湖南中医药大学第一附属医院：湖南中医药大学第一附属医院针灸推拿科开设“针法工作室”“灸法工作室”“小儿推拿特色治疗室”3个流派示范门诊。门诊量逐年增长，临床有效率89%，区域外患者就诊比率26%。

吉首大学：吉首大学医学院开设小儿推拿专科门诊及吉首大学附属中医院小儿推拿门诊2个示

范门诊。

灸法工作室：开展了“二十四节气灸”“隔药饼灸”“天灸”“麦粒灸”等特殊疗法。刘氏小儿推拿工作室：开展了“刘氏小儿推拿常见病推治”“刘氏小儿推拿中医辨体保健”“小儿敷脐疗法”等特色技术，并召开多次患儿家长学习班，进行刘氏小儿推拿的宣传推广，携手湖南妈妈网成功举办了长沙市小儿推拿沙龙、小儿推拿专家访谈等推广宣传活动。针法工作室：开展了“经脉—脏腑相关研究”的治疗脏腑疾病及张力平衡针法治疗痉挛瘫痪等针法技术的临床及科研工作。

省内：建立了2个流派二级工作站分别是湖南中医药大学第二附属医院、湖南中医药研究院附属医院。省外：建立了6个流派二级工作站，主要是国内主要针灸流派的相互建站和具备学科发展优势的培育建站，其中辽宁中医药大学附属医院（授牌辽宁彭氏眼针流派）、广西中医药大学附属医院（授牌广西黄氏壮医流派）和广州中医药大学第一附属医院（授牌“靳三针”）流派互建3个二级工作站；浙江省宁波市北仑区中医院和广东省佛山市顺德区中医院2个二级工作站，新疆医科大学附一院1个二级工作站.

（八）院内制剂或特色制剂研发情况

特色小儿散剂研发：隔药饼灸药配方和小儿穴位敷贴散剂配方。灸法工作室已研发10余种不同隔药饼灸药配方，小儿推拿治疗室研发了小儿止遗固泉散、小儿退热灵、小儿止嗽散、小儿消积散、小儿哮喘贴、小儿腹泻贴等近10种小儿脐疗药方，均已制成散剂用于临床，有效率80%以上。

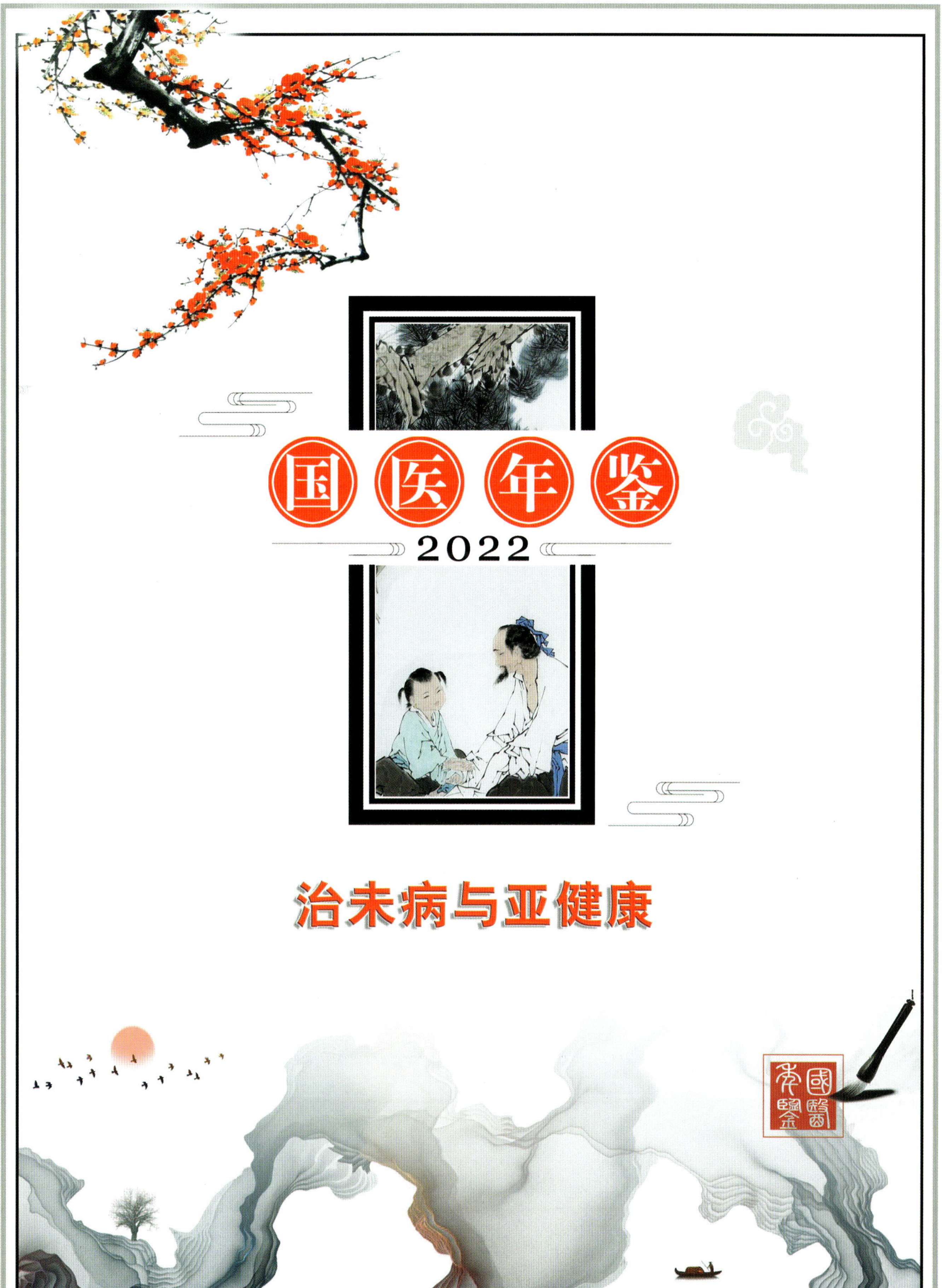
国医年鉴
2022
治未病与亚健康

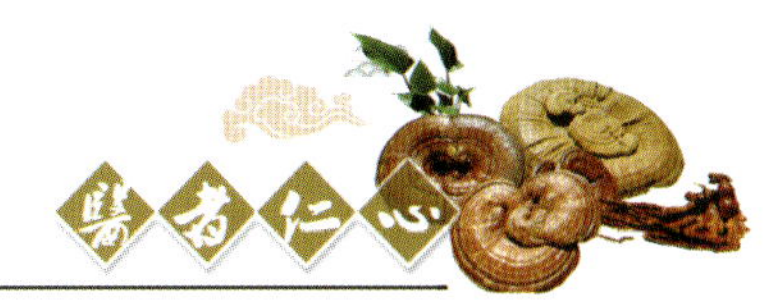


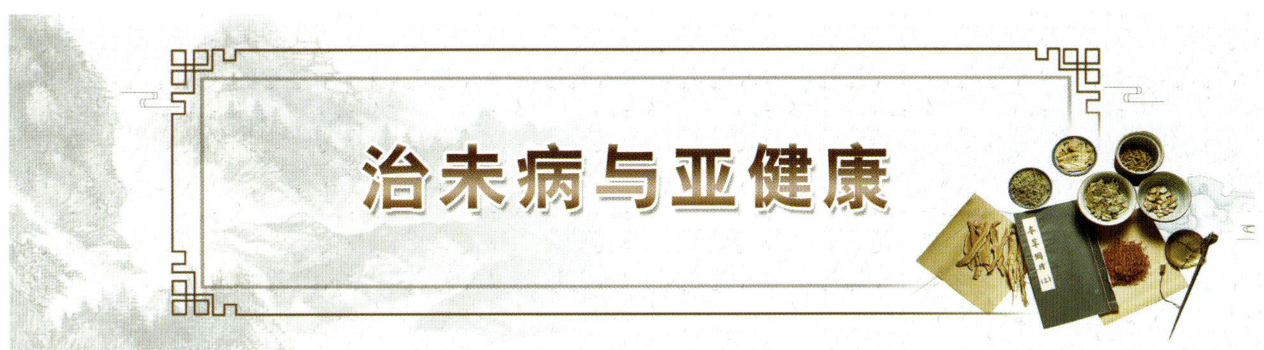


# 黄十字标识深入人心 亚健康防治有效践行

## ——全国第二届“亚健康防治日”大型公益活动报道

2022年5月25日，第二届亚健康防治日大型公益活动在全国以线上直播和线下活动的方式拉开了帷幕。线下亚健康防治日全国大型公益活动启动仪式主会场在长沙中国亚健康产业总部基地一楼大会议室举行，参加线上直播活动的全国100个分会场分布在不同的城市，按照活动实施方案的要求自行开展了以主题为：“亚健康防治，从关爱自我健康做起！”的不同体现形式的各类公益活动。初步统计全国各地机构开展了近千场公益活动，600余万人参加了活动。

活动同时将举办2022—2023年度“黄丝带”关爱女性亚健康公益筛查活动、“关注儿童亚健康，中医儿童体质科普知识进社区、进家庭、进校园公益活动”“助力乡村振兴，万名家族健康管理执业技能人才培训工程”“金丝带关爱女性生殖健康公益活动”等启动仪式。

各活动分会场都做了3分钟的线上直播分享，分会场的活动主要围绕以亚健康防治为中心，家庭为单位、社区为范围、需求为导向，以妇女、儿童、老年人为重点展开，让百姓们从亚健康状态转变到健康的状态。通过健康讲座、先进精准的功能状态测评设备评估、特色技术免费体验，多种表现形式实现为百姓送去健康的愿望。

本次公益活动由中和亚健康服务中心主办，世界中医药学会联合会亚健康专业委员会、中国中药协会亚健康药物研究专业委员会、中国中医药研究促进会治未病与亚健康分会支持，北京市中和亚健康科学研究院、亚健康专业调理机构服务水平星级评审委员会、全国亚健康干预效果测评中心、家族健康管理水平技能培训办公室协办，中国亚健康产业总部基地运营管理中心和富智中和集团作为主会场承办。

参与会议的领导、专家、嘉宾有：原国家卫生部副部长、国家中医药管理局原局长、世界中医药学会联合会创会主席佘靖教授；国家中医药管理局机关服务局原局长、中和亚健康服务中心创建主任、世界中医药学会联合会亚健康专业委员会创会会长、中华中医药学会亚健康分会创会主任委员孙涛教授；中华中医药学会副秘书长、世界中医药学会联合会扶阳专业委员会会长孙永章教授；中和亚健康服务中心理事长、中华中医药学会儿科分会副会长、首都国医名师徐荣谦教授；中和亚健康服务中心主任、北京市中和亚健康科学研究院院长魏育林研究员；湖南医药学院校长、中华中医药学会治未病分会主任委员何清湖教授；湖南中医药大学发展规划与医院管理处处长、中华中医药学会治未病分会秘书长刘富林教授；世界中医药学会联合会亚健康专业委员会副会长、上海中医药大学附属曙光医院治未病中心主任张晓天教授；中华中医药学会亚健康分会

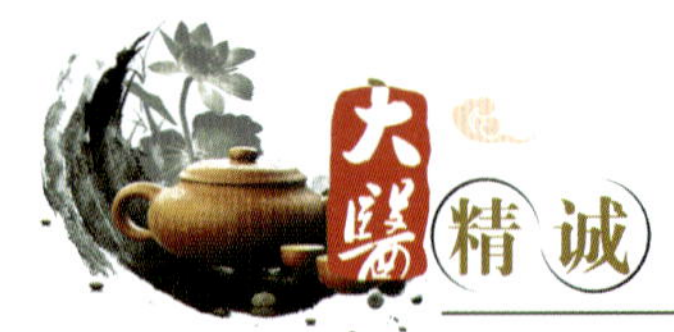



副主委孙贵香教授；德瑜推拿医派掌门人、中国中医药研究促进会治未病与亚健康分会副会长王德瑜教授；中和亚健康服务中心副主任、北京市中和亚健康科学研究院副院长李丽慧女士；中和亚健康服务中心主任助理兼培训部主任黄博明先生；中和亚健康服务中心咨询部主任、亚健康专业调理机构服务水平星级评审专家委员会项目办公室主任付中原先生；中国亚健康产业总部基地运营管理中心执行主任徐莉亚女士；《国医年鉴》编委会办公室主任、中国中医药研究促进会治未病与亚健康分会秘书长史亚文女士；汤氏医派掌门人、湖南医药学院基层医生远程教育学院副院长汤宏勇先生；湖南医学星空科技有限公司总经理、湖南医药学院基层医生远程教育学院副院长张强先生；全国亚健康干预效果测评中心副主任、湖南亚健康专业调理机构建设与运营指导中心副主任袁祚民先生；宁夏家安生物科技有限公司董事长、北京浩然居中医研究院院长、广州市越秀区政协委员刘红妹女士；河北多学多文化传播有限公司总经理刘媛女士；中国中药协会亚健康药物研究专业委员会副秘书长、5·25亚健康防治日·关爱女性生殖健康“金丝带”大型公益活动发起人王珍女士；世界中医药学会联合会亚健康专业委员会常务理事、亚健康专业调理机构服务水平星级评审专家委员会项目办公室副主任高海燕女士；亚健康专业调理机构服务水平星级评审专家委员会项目办公室副主任秦艳荣女士；亚健康专业调理机构服务水平星级评审专家委员会项目办公室副主任崔立颖女士；亚健康专业调理机构服务水平星级评审专家委员会项目办公室副主任马强先生；亚健康专业调理机构服务水平星级评审专家委员会项目办公室副主任庞勇先生；中国中药协会亚健康药物研究会副秘书长、家族健康管理技能培训基地（广州）主任郭敏华女士；全国亚健康专业调理机构建设与运营指导中心尚广轲主任；全国亚健康专业调理机构建设与运营指导中心王宪辉主任；全国亚健康专业调理机构建设与运营指导中心王思图主任；全国亚健康专业调理机构建设与运营指导中心李之旺主任；以及各省亚健康专业调理机构建设与运营指导中心主任（广东）黎建强主任、（安徽）朱虹主任、（山西）李立主任 、（山东）邵忠之主任、（河北）肖建立主任、（浙江）肖文主任 、（四川）王越主任 、（江西）秦清国主任、（黑龙江）王宪辉主任、（湖北）王洪峰主任、（辽宁）马晓月主任、（贵州）常胜军主任、（江苏）韩孝主任、（海南）李思沄主任、（内蒙古）马艳春主任、（新疆）马玉珍主任、湖南亚健康专业调理机构建设与运营指导中心副主任龙国平先生、侯易为先生、陈嘉仪女士、胡详义先生、陈中伟先生、王明亚先生、刘松鹤先生、王湘女士、吴洛平先生、胥永会先生；中国中药协会亚健康药物研究专业委员会主任委员、中国亚健康产业总部基地运营管理中心主任朱嵘等。

本次活动旨在宣传推广安全、有效的百项亚健康中医调理技术；宣传最新、最前沿的亚健康测评技术；宣传、推广亚健康专业调理机构“健康4S”的服务理念和专业度；宣传、推广亚健康产业创客体系。通过该活动达到强化疫情期间中医治未病与亚健康防治科普宣传取得的效果。活动期间多家三级甲等中医医院、亚健康专业调理机构、特许家族健康管理师培训基地、入选百项亚健康中医调理技术的知名企业，通过公益活动进社区参与该活动，将以精湛的调理技术、仁厚的情怀、专业的经验，为前来参与活动的民众提供了健康咨询、健康测评、健康调理、预防保健和科学养生的指导，让更多的人了解亚健康、知道亚健康、重视亚健康。本次活动收获了广泛的民众好评，也获得了各级领导、专家的一致赞誉和认可，为后续活动的持续进行，奠定了良好的基础。

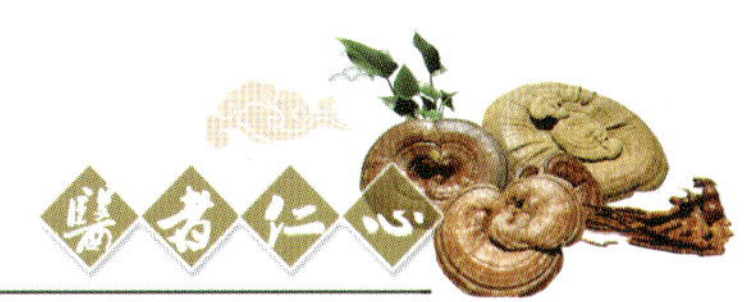


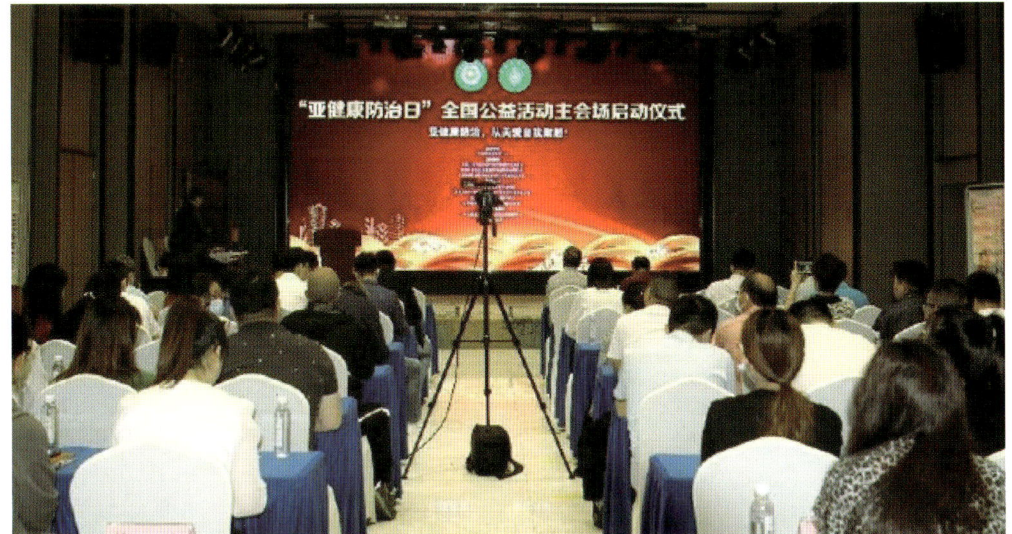


长沙主会场

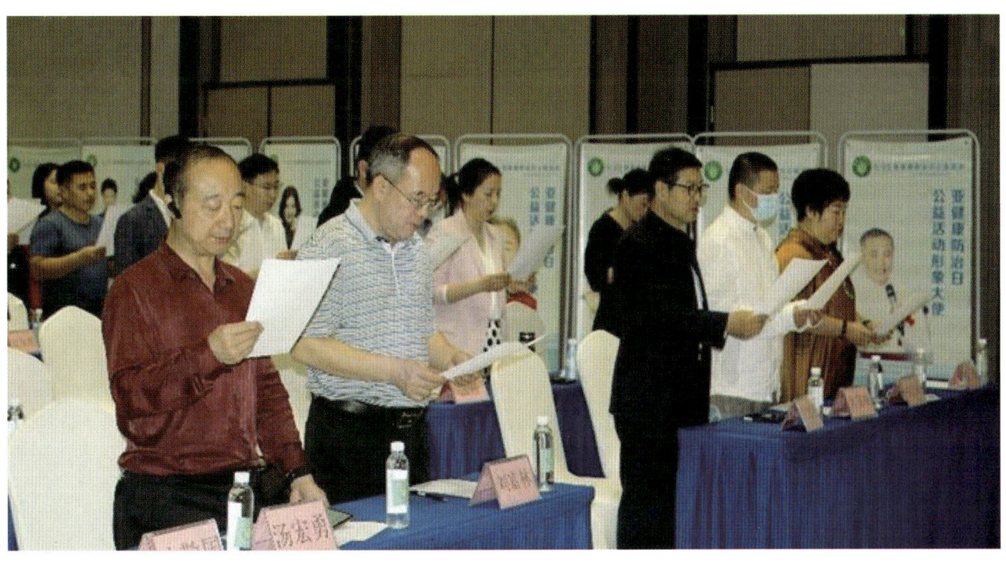


共同宣读
“亚健康宣言”

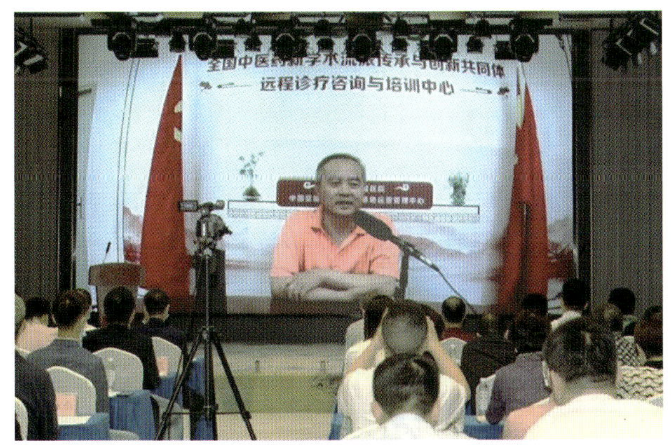


中和亚健康服务中心创建主任、亚健康之父
孙涛教授线上致辞

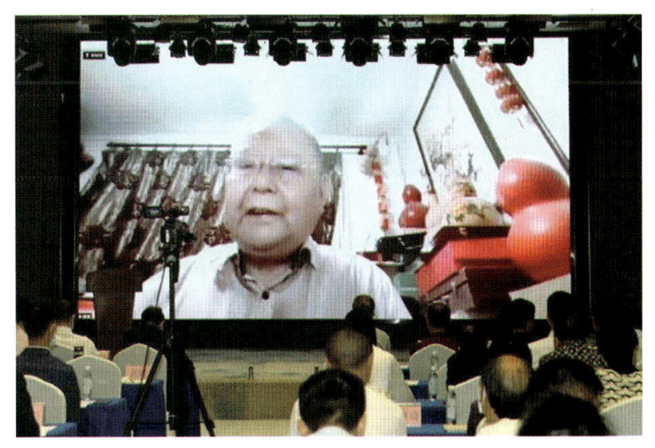

中和亚健康服务中心理事长徐荣谦教授
线上致辞

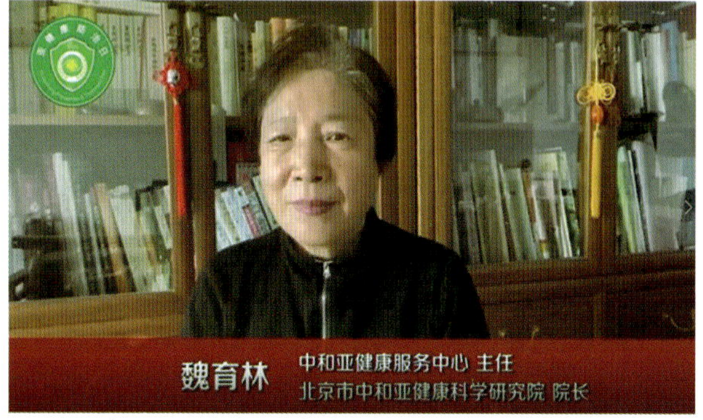


中和亚健康服务中心主任魏育林教授线上致辞

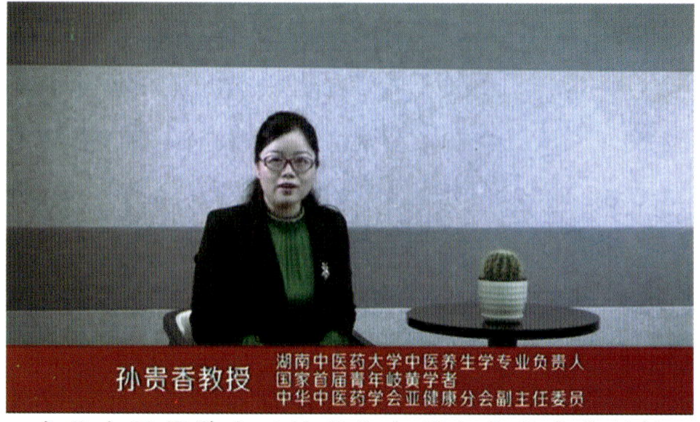


中华中医药学会亚健康分会副主委孙贵香教授线上致辞

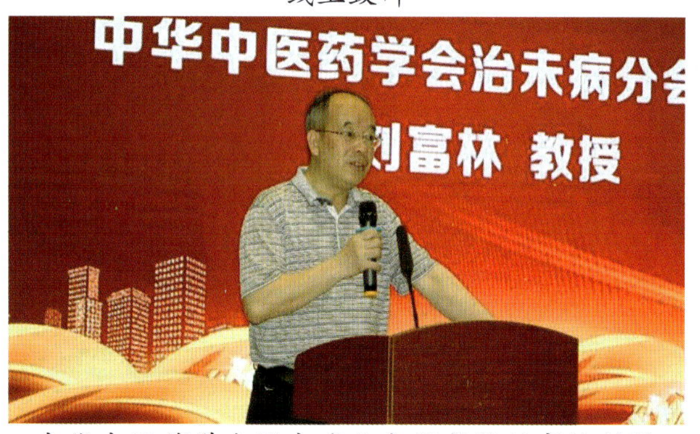


中华中医药学会治未病分会秘书长刘富林教授现场致辞

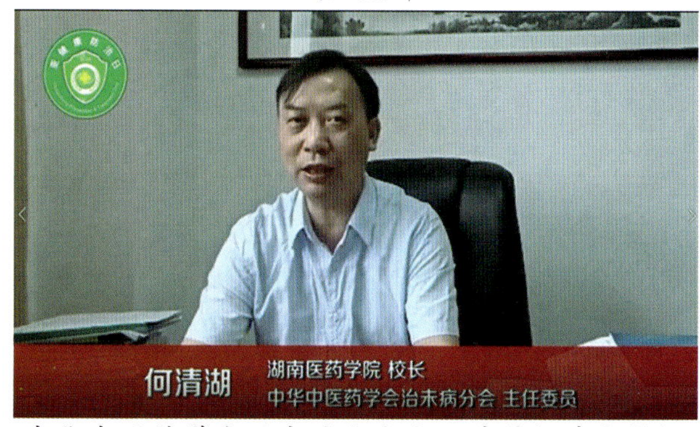


中华中医药学会治未病分会主任委员何清湖教授线上致辞

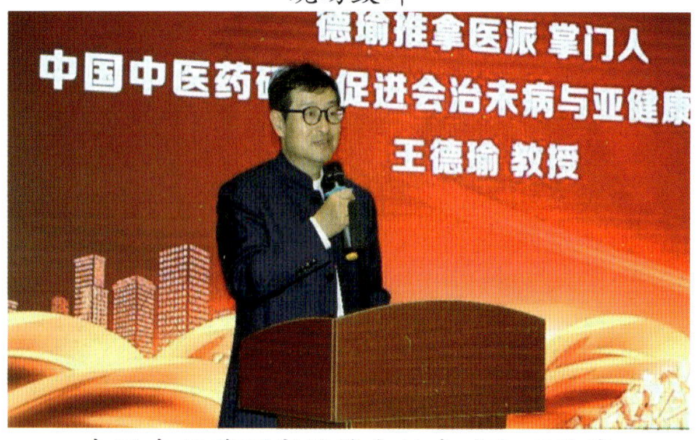


中国中医药研究促进会治未病与亚健康专业委员会副主任委员王德瑜教授现场致辞

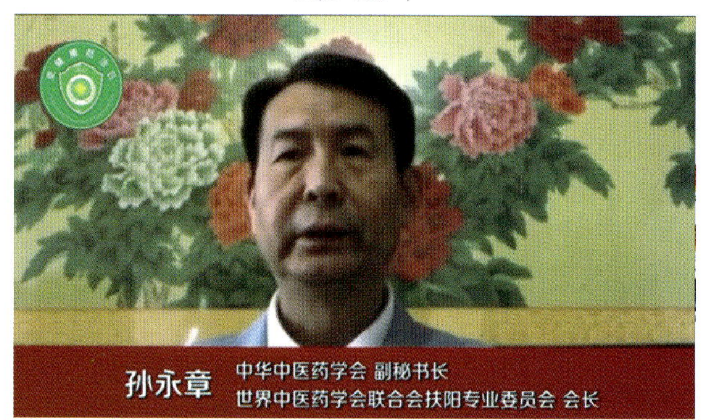


中华中医药学会副秘书长、世界中医药学会联合会扶阳专业委员会会长孙永章教授线上致辞

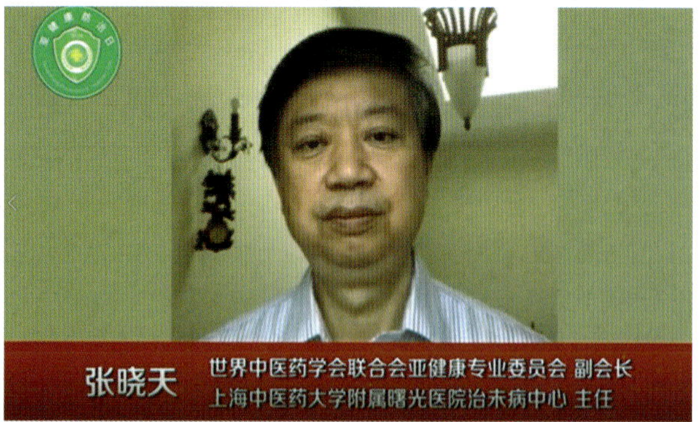


世界中医药学会联合会亚健康专业委员会副会长张晓天教授线上致辞

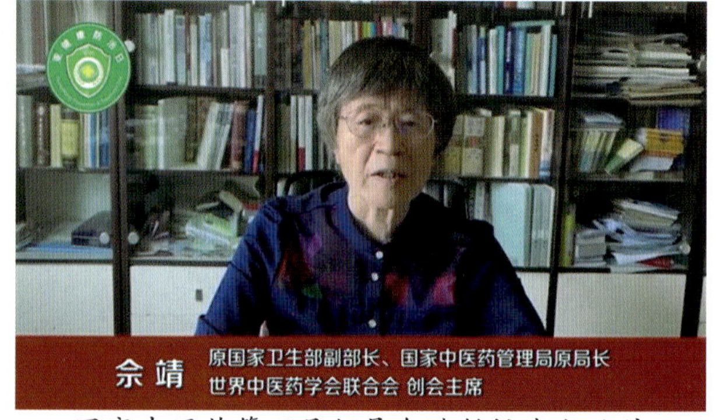


国家中医药管理局领导佘靖教授线上致辞

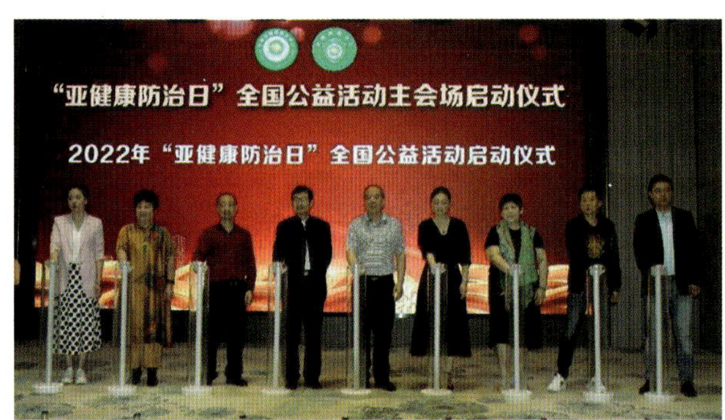


2022年“亚健康防治日”全国公益活动启动仪式

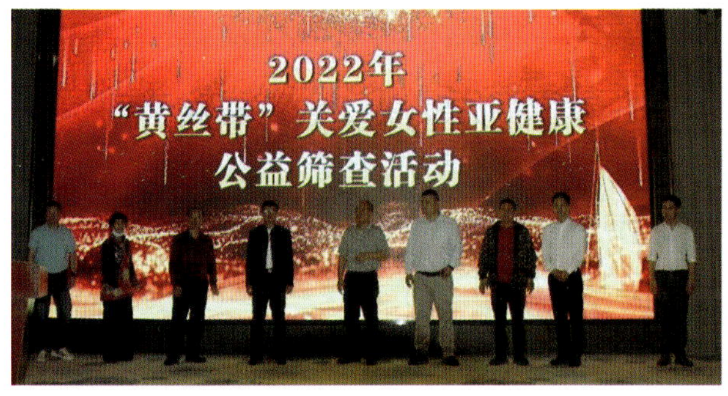


2022 年“黄丝带”关爱女性亚健康
公益筛查活动启动仪式

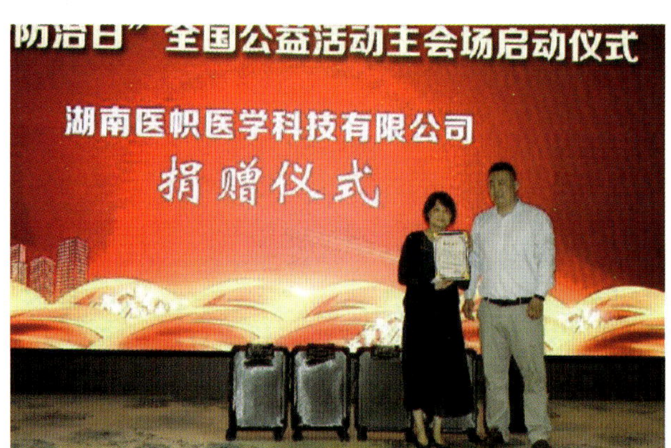


湖南医帜医学科技有限公司捐赠仪式

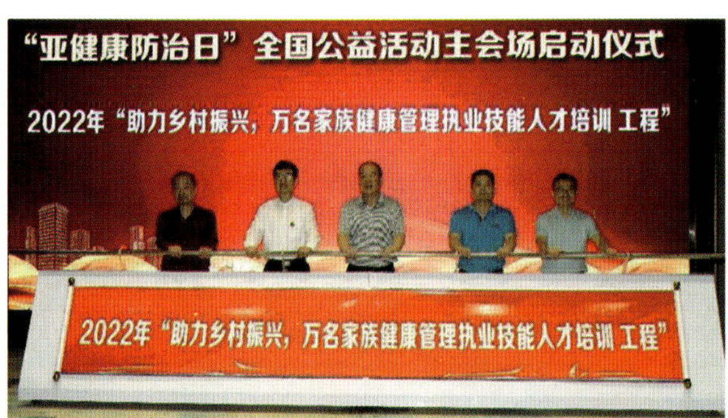


2022年“助力乡村振兴，万名家族健康管理
执业技能人才培训工程”启动仪式

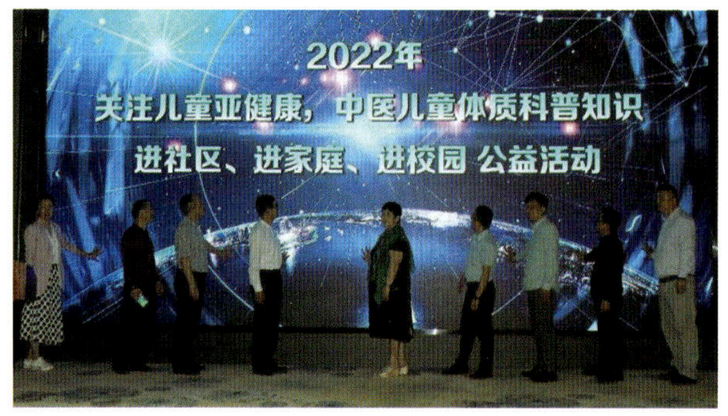


2022年“关注儿童亚健康，中医儿童体质科普知识
进社区、进家庭、进校园 公益活动”启动仪式

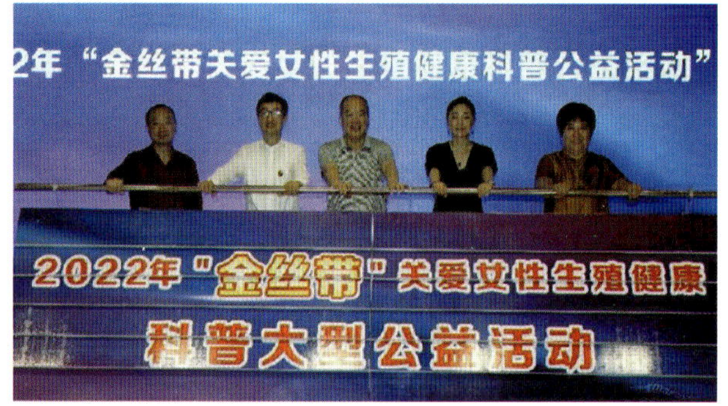


2022年“金丝带关爱女性生殖健康
科普公益活动”启动仪式

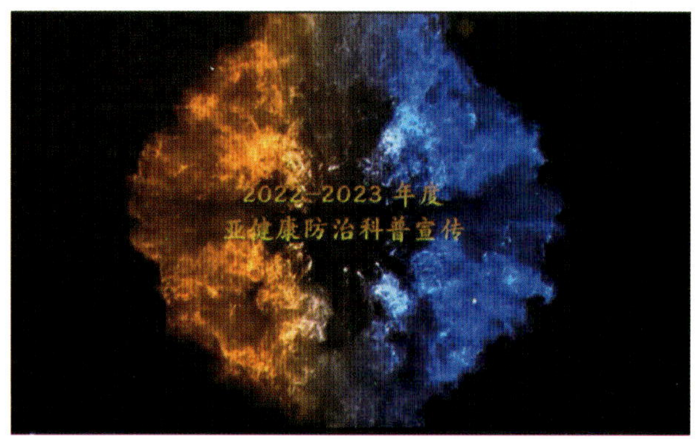


2022—2023 年度亚健康防治科普宣传活动计划

## 分会场参与单位活动报道（部分）

**活动单位：裕华刘贵雪中医综合诊所**

活动负责人：刘贵雪

活动内容：刘贵雪是气化经方医派弟子，秉承“一气流行，化生万物，经方济世，专药为民”的医派宗旨，2022年5月25日对附近居民免费进行天干五行法体质辨识，提供纠正体质偏颇方案。受到附近居民的欢迎。

活动现场：

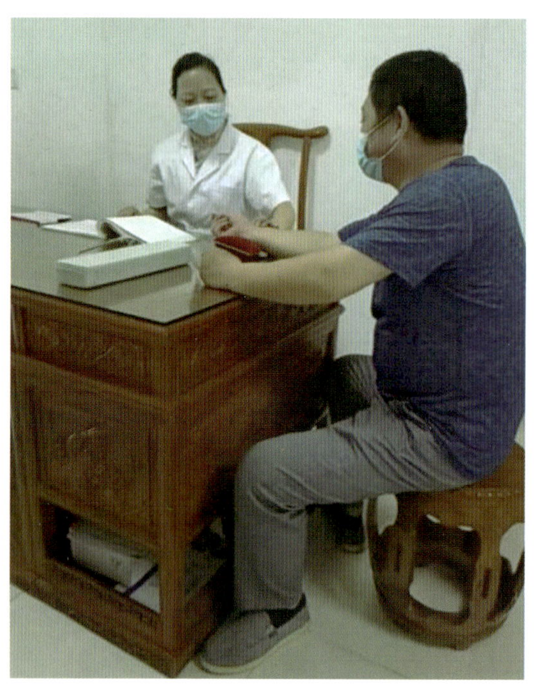

**单位单位：佛山市聂尔文化传播有限公司**

活动负责人：聂尔

活动内容：在此次活动中讲述了亚健康防治的重要性，主要以音乐疗愈古琴调养为亚健康状态的解决方案，深入浅出分析得病的诸多原因与调理的机理，再次强调安全高效的古琴疗愈调养技术在健康、亚健康、病初、病中四个阶段的介入应用的可行性。现场参与者体验了包括调养五脏六腑、失眠疗愈、提升睡眠质量、缓解忧愁、舒缓工作、生活压力共9个对应的古琴疗愈调养产品，亲身体验与反馈良好，并给出了极高的评价。

活动现场：

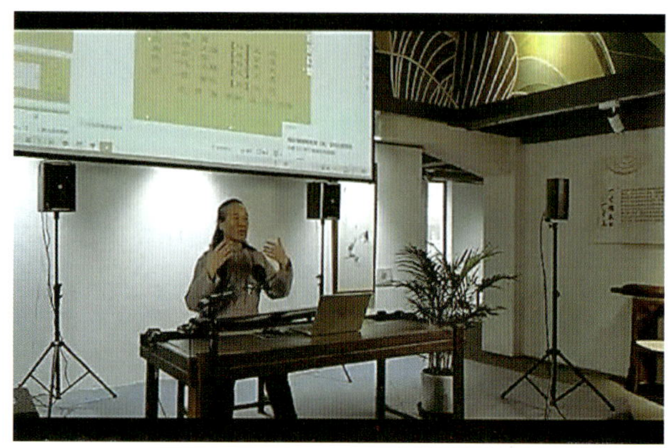

**单位名称：晋州御坤堂中医诊所**

活动负责人：吴江辉

活动内容：诊所于2022年5月21日至2022年5月27日期间在石家庄地区举办了“亚健康防治日”公益活动，本次公益活动中，采取免费中医把脉义诊、纯中药熏蒸、针灸、送香囊等多种形式开展了亚健康防治公益科普活动，受到当地群众及社会一致好评！

活动现场：

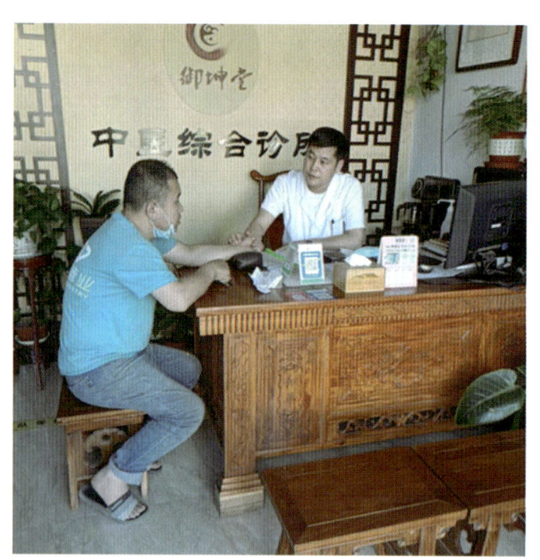


**活动单位：任丘市人民医院**

活动负责人：王永田

活动内容：亚健康防治日，任丘市人民医院开展亚健康防治日系列活动，活动主题是“亚健康防治，关爱从自我做起”。旨在宣传亚健康防

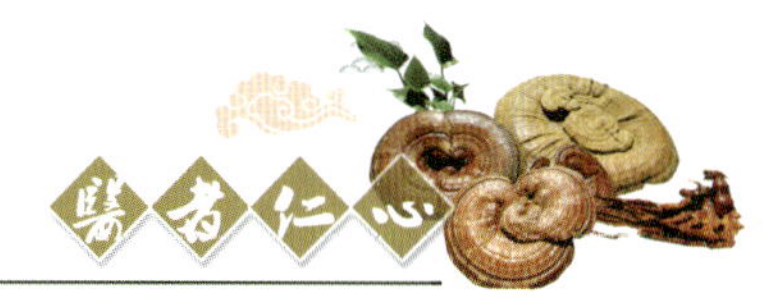

治知识，弘扬中医传统“治未病”文化。中医康复科医护人员在门诊大厅、住院部为患者进行健康宣教，让更多患者及家属了解亚健康，做好亚健康防治。

为进一步提升全民健康素养水平，2022年5月25日上午，任丘市人民医院中医康复科在活动大厅举行了“亚健康防治日”科普公益活动。

本次活动邀请了由五位中医康复专家组成的讲师团，开展“亚健康防治，关爱从自我做起”健康知识科普讲座。宣讲中系统阐述了亚健康现实严峻性及预防与治疗的相关内容，涉及中医治未病、中医养生、中医营养学、肾内科及康复医学科等专业内容，贴近生活，内容精彩。本次讲座充分展示了市医院中医康复科在中医、肾病、老年病、康复医学等多学科的综合技术优势，体现了科室以患者为中心，以人民健康为己任的服务理念。

活动现场：

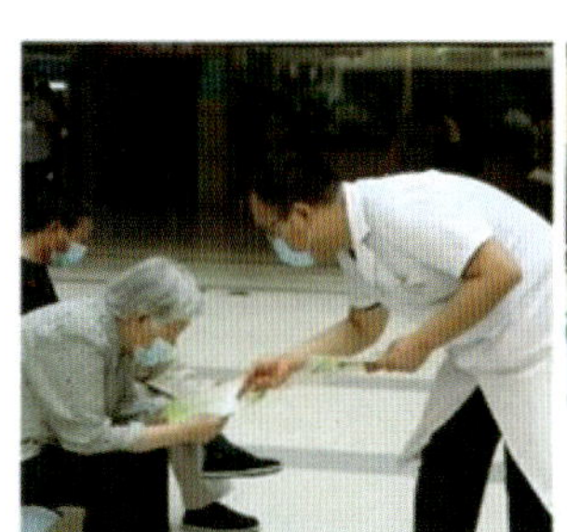

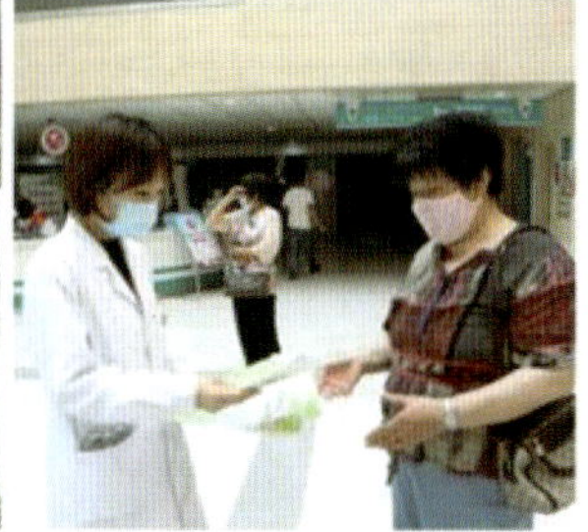

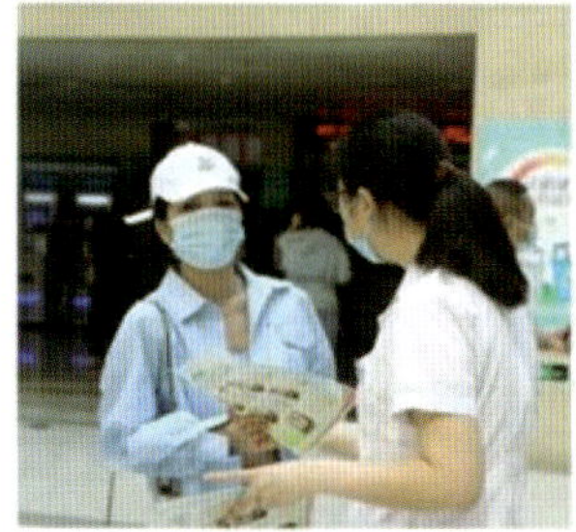

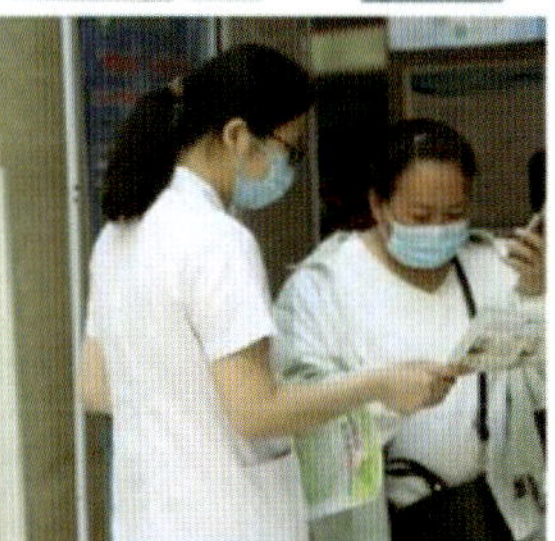

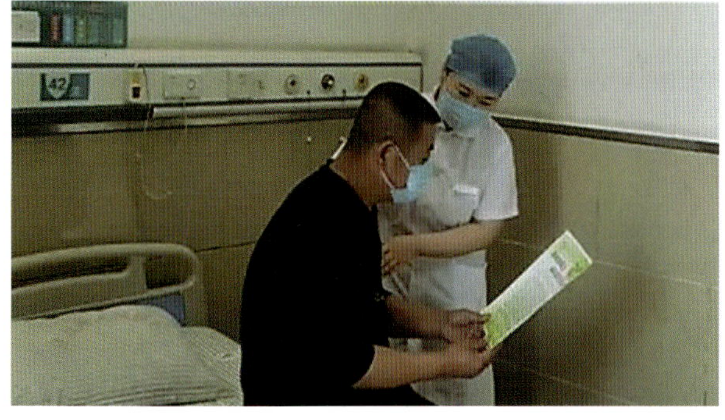

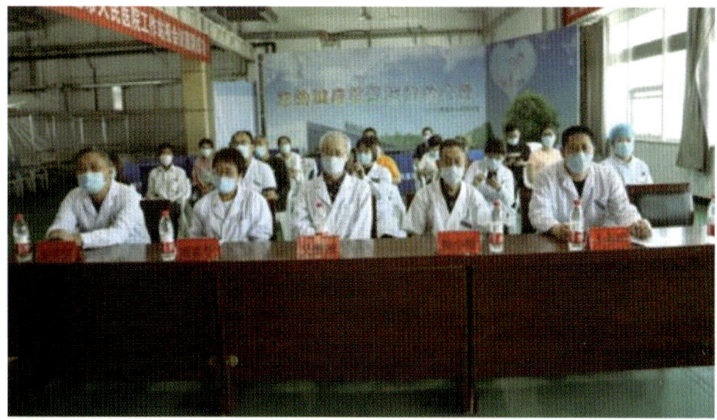

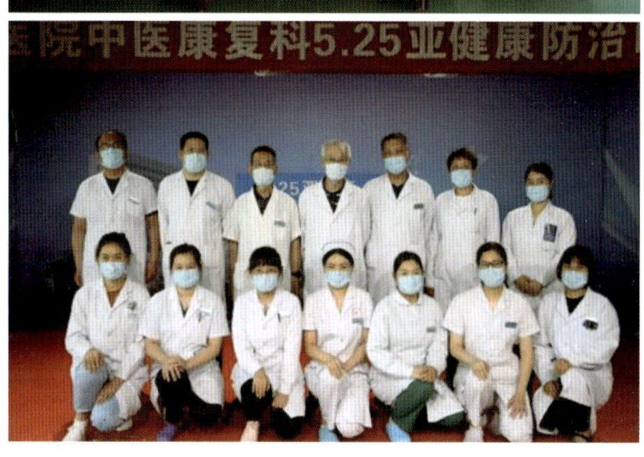



**单位名称：太和丰中医会馆**

活动负责人：邓乃哲

活动内容：在2022年5月25日全国亚健康防治日，会馆以“关爱妇女健康”为主题，为女同胞们准备了“脐灸”疗养项目，邀请大城县妇联主席李蔚蔚前来视察及指导工作，获得领导和群众好评。

活动现场：

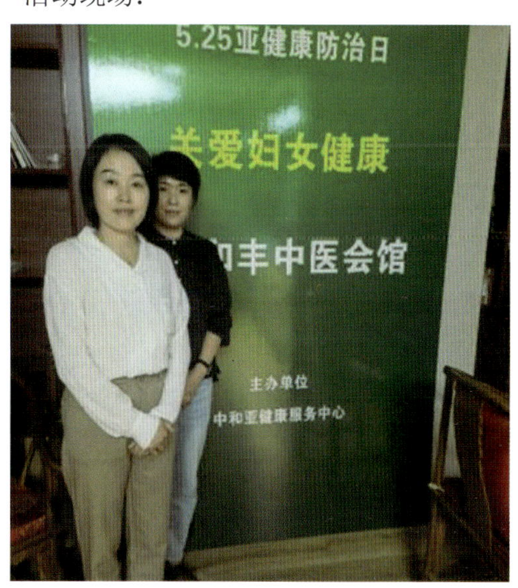

**单位名称：贵州省遵义市馨香阁连锁养生机构**

活动负责人：张颂娟

活动内容：贵州属于潮湿度最高的西南地区，因为外湿浸入造成人体寒、湿、凉等亚健康状态。2022年5月21—25日亚健康防治日期间，特邀“湿缠身学派”掌门人潘年松教授进行科普讲座及义诊，给亚健康顾客合理化调理方案，方案中含矿疗、艾灸、刮痧、精油经络推拿，中药眼部调理、药熏、食疗等特色调理项目。

活动现场：

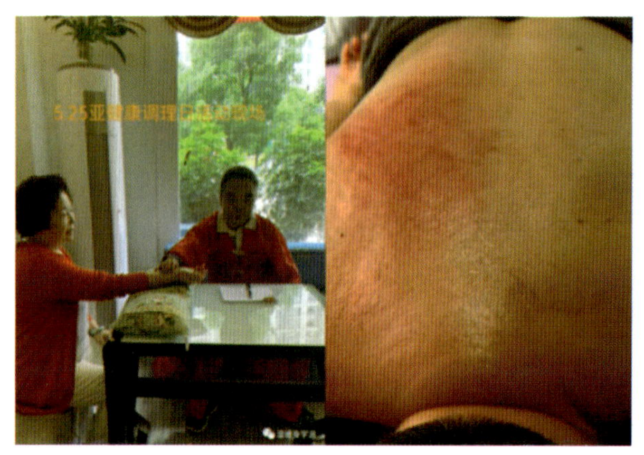

**单位名称：北京百奥森医药科技有限公司**

活动负责人：刘冬洋

活动内容：甄视康积极践行“亚健康防治日”公益活动，甄视康工作人员走进养老院与社区不仅为老年人与社区居民免费做视力体检，同时还科普了眼部亚健康防治的重要性以及中医护眼知识。

活动现场：

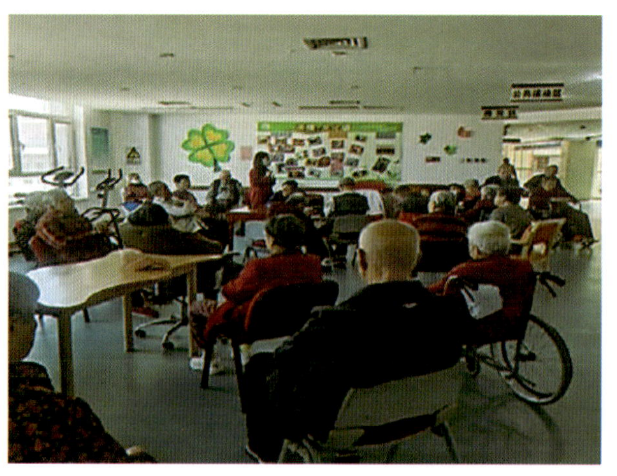

**单位名称：海基维一实业（深圳）有限公司**

活动负责人：钱振中

活动内容：海基维一实业（深圳）有限公司在大会组的指导下，以“亚健康防治日，守护国人健康，海基在行动”为主题，组织旗下机构开展了中医治未病与亚健康防治科普讲座及调理系列公益活动，为“健康中国”贡献一份力量。

活动现场：

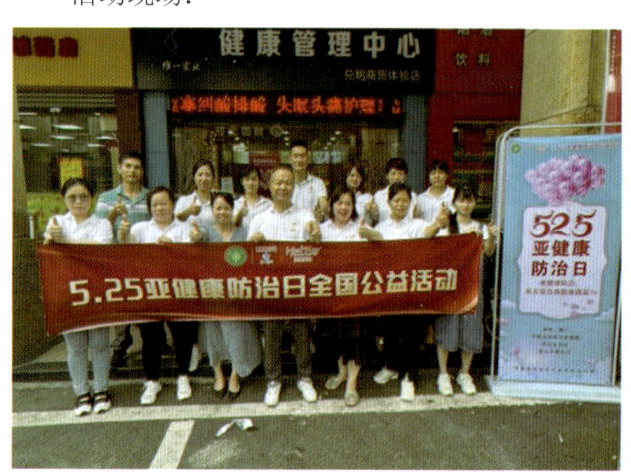


**单位名称：河南御莉海霞生物科技有限公司**

活动负责人：彭海霞

活动内容：河南御莉海霞一直秉承专业的品质，精准诊断、精准调理、精准服务的理念推向社区、推向家庭，造福千家万户。祈愿人人防治！人人健康！河南御莉海霞以中医非药物疗法芳香经络调理为广大面部有问题的人士提供专业的服务，将新型导引法快速传播给广大爱美人士。

活动现场：

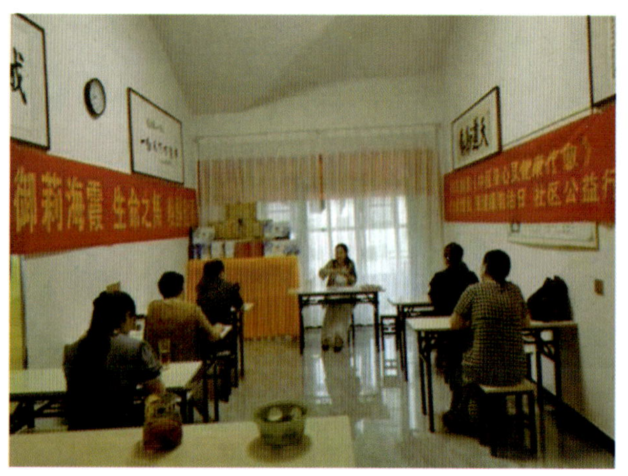

**单位名称：鹤壁市绿野仙踪健康管理咨询有限公司**

活动负责人：郑海燕

活动内容：为眼健康管理的推广和普及，让眼健康走进每个家庭，让人人都会，人人都懂；当人们自己出现眼部疲劳、眼干涩、眼酸痛、眼酸胀、近视等眼部问题时，都可以轻轻松松解决！

活动现场：

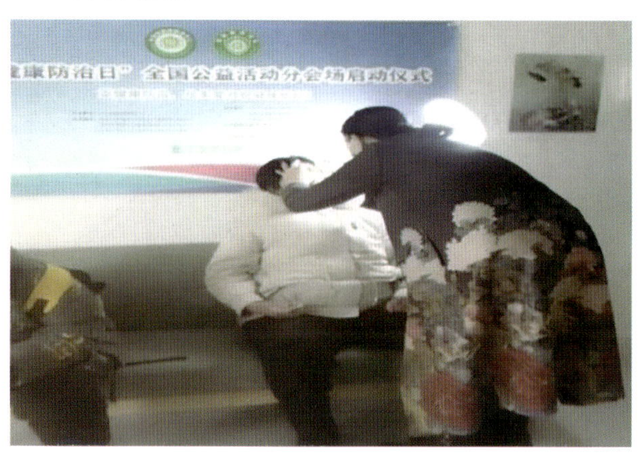


**单位名称：呼和浩特市蒙医中医医院治未病中心**

活动负责人：朱晓

活动内容：治未病倡导健康的生活方式：食物多样化，合理搭配。吃动平衡，健康体重。突出中医特色，创新干预技术，防疾病传变与复发，重视病前状态调养，防病于萌芽，从而达到让人不生病、少生病，健康中国的奋斗目标，体现出“上工治未病”的内涵。

活动现场：

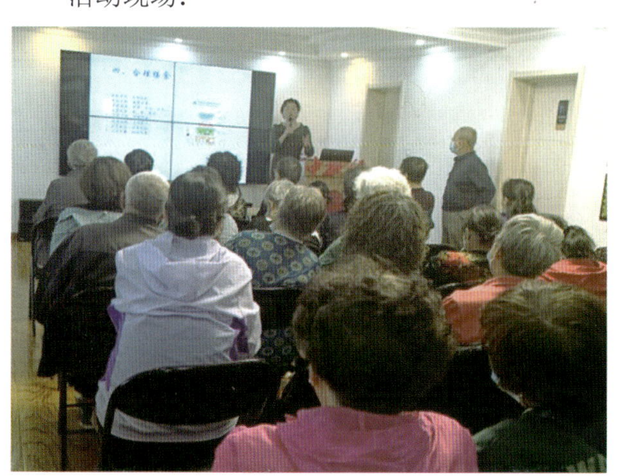

**单位名称：湖南双调健康产业有限公司**

活动负责人：林岳锋

活动内容：“林双调”健康馆的定位就是社区店，一个店覆盖一个或几个社区。“林双调”健康馆融合服务助力“亚健康防治日”公益行，走进大庆市绿园街道社区，为居民举办了“亚健康防治家族健康管理（双调技术）讲座”，主讲林岳锋老师在分享家庭健康管理（双调技术）内调、外调相结合理论，带领大家通过认知提升和掌握（双调技术）来帮助居民朋友提升亚健康防治知识和技能，并持续传播治未病，以及宣传亚健康防治理念。

活动现场：

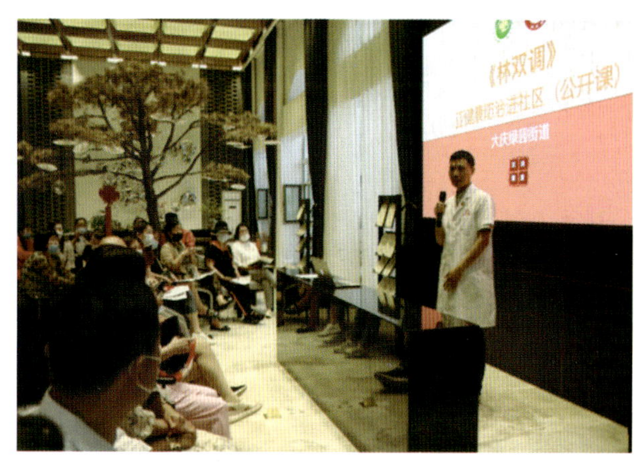


**单位名称：广东省御懿生物科技有限公司**

活动负责人：郭敏华

活动内容：此次举办两场公益活动。一是以“家族健康管理师”走进乡村暨“无痛正骨健脏腑居家康养调理技术公益行”为主题开展大型公益活动。通过专题讲座、普及推广居家康养调理技术的应用手法为民众提供安全、有效、简单易操作的调理技术。二是“心学书慧—《传习录》读书会”主题展开，让参与者体会在生活、工作中学习，在彼此交流中进步，亦正是思想交流的平台。读书会以“搭建读书平台，推进读书交流、营造读书氛围”为宗旨，通过开展读书活动，提高开拓视野，增加阅历，推进机构学习型组织建设，发挥团队作用，让读书为各读书者之间的交流不断注入新的活力。

活动现场：

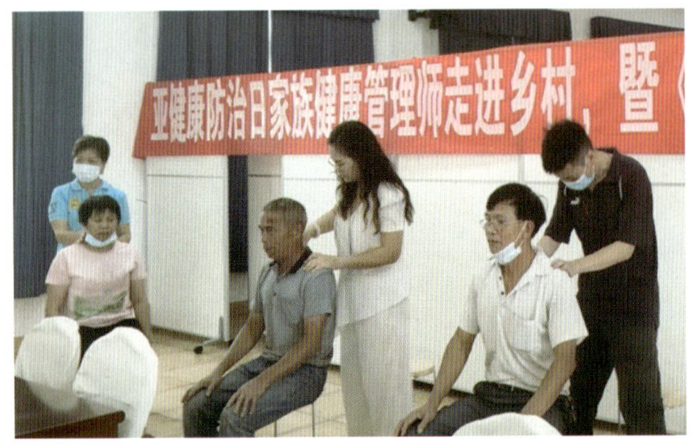


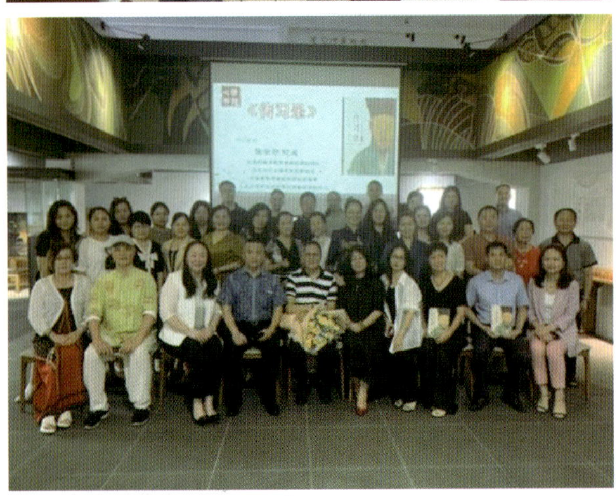

**单位名称：健武文化产业投资（广东）有限公司**

活动负责人：何健

活动内容："以武促医"佩弦武医流派推广熊氏少林大易筋经公益活动。易筋经是通过呼吸法促进体内血液循环，达到按摩内脏、强壮筋骨、增加肌肉运动功能的作用，最终达到祛病、强身、养生之效。其精髓之处是充分体现了中医药文化博大，从而增强了文化自信，努力推动传统中医药文化与现代健康理念相融相通，更好地服务了民众健康。这次活动让参加体验者们对易筋经都表现出了极大兴趣，积极跟着传承人学习。

活动现场：

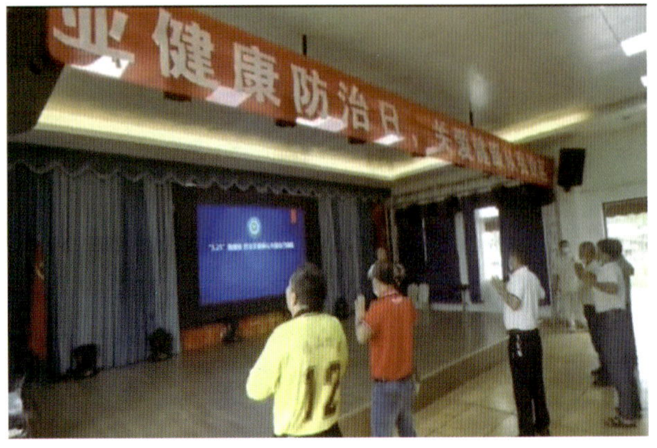

**单位名称：广东佩弦堂文化传播有限公司**

活动负责人：许凤金

活动内容：①在广东省佛山市禅城区怡东小学开展广东省非物质文化遗产项目佛山鹰爪拳大课间操展示。学生们通过中华优秀传统武术鹰爪拳的锻炼，从思想上培养尊师重道、讲礼守信、宽以待人、严于律己等良好的心理素质和高尚的道德情操；以调节学生的情绪，并改善心理状态，培养乐观的生活态度、健康的行为方式和克服困难、坚韧不拔的意志品质。②在广东省佛山市禅城区普君新城开展佛山市非物质文化遗产项目熊氏少林大易筋公益教学活动。

活动现场：

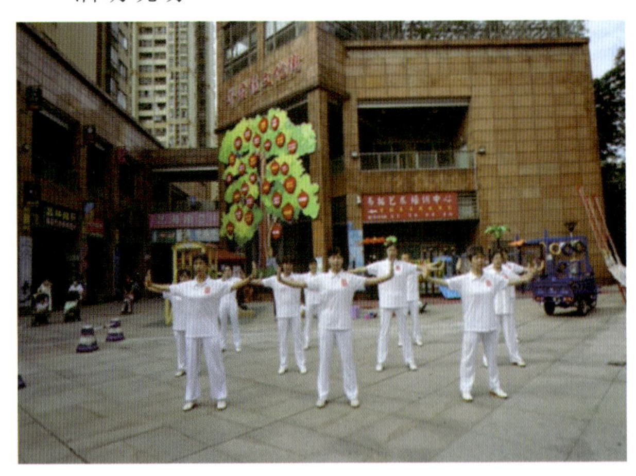

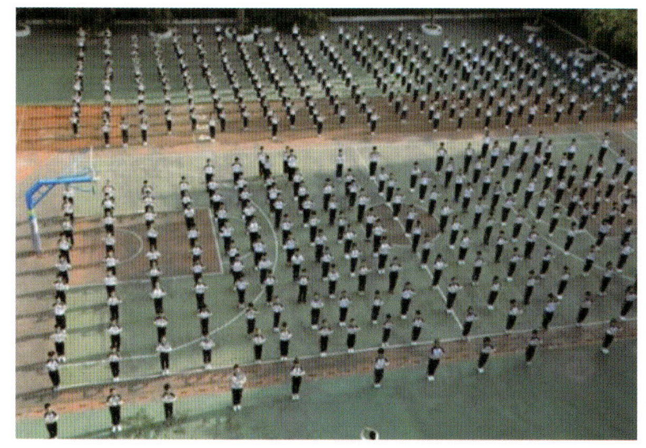

**单位名称：明明德文化教育投资发展（广东）有限责任公司**

活动负责人：崔玉成

活动内容："以武促医"佩弦武医流派熊氏少林大易筋经科普公益活动"亚健康防治日"得到当地村委村政府的大力支持，活动当天在村的文体广场共同举办一场全民亚健康居家康养调理技术公益活动，佩弦武医流派掌派人李家驹携弟子们带领村民一起练习"熊氏少林大易筋经"，推进居家运动养生走进千家万户。

活动现场：

亚健康防治日，关爱健康从我做起
nova 9 Pro
AI QUAD CAMERA

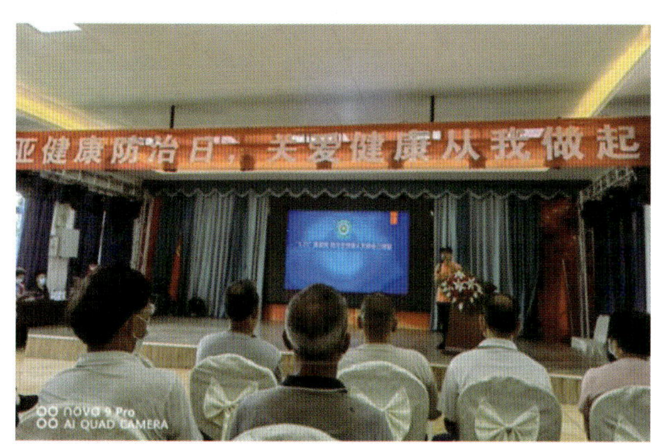

**单位名称：广东尚臻生物科技有限公司**

活动负责人：徐淑兰

活动内容：公益健康讲座，健康体检，义诊。依中医古法养生灌肠法，打造"众清如"品牌，以人体免疫力为核心，维持人体健康功能和预防疾病的发生，秉承预防大于治疗的专业态度，致力于改善国人体质。以用生命影响生命，让健康触手可及为企业使命，以人为本，信任为金，心系万家，慈慧无穷为哲学护航，用心产品，用心服务，用心拉近距离，用心将健康普及到千家万户。

活动现场：

"关爱自己，关注亚健康"
525亚健康防治日 公益行动
尚臻集团

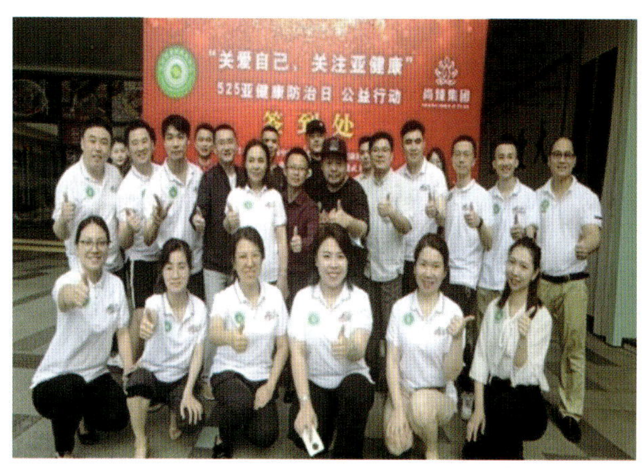

**单位名称：佛山市安身悦教育科技有限公司**

活动负责人：方智毅

活动内容：指导家长如何与孩子身连心一亲子摩法。活动以博大精深、纷繁复杂的中医以大道至简、万物归三的方法，就能简单有效地改善孩子身心健康的一套系统。调理青少年儿童的体质体态，改善其身心健康，并逐步回归中正平衡的生命状态。通过采用特有安全、有效的方法，助力孩子身心健康，茁壮成长！让家庭更美满幸福！

活动现场：

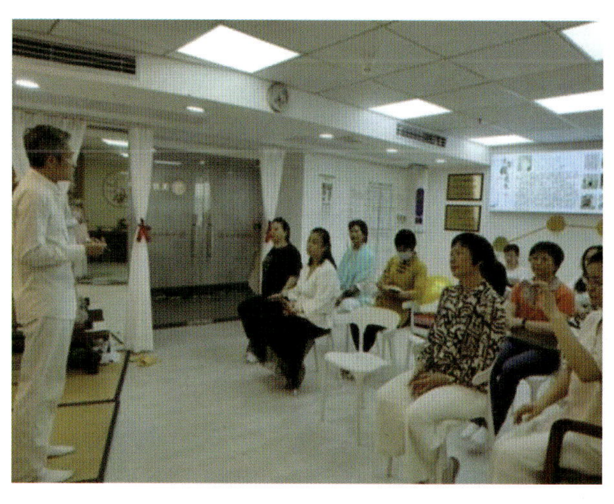

**单位名称：广东康养管理有限公司**

活动负责人：邵敏菁

活动内容：特邀请部分社区和机构负责人，组织旗下相关机构，针对中医治未病与亚健康防治科普公益活动，通过该活动达到强化疫情期间中医治未病与亚健康防治科普宣传的目的。

活动现场：

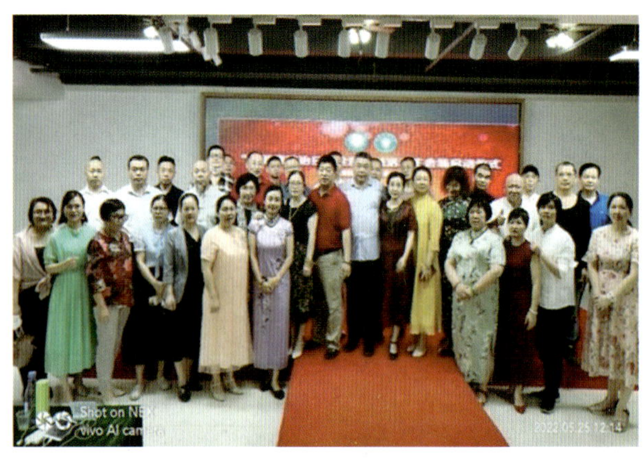

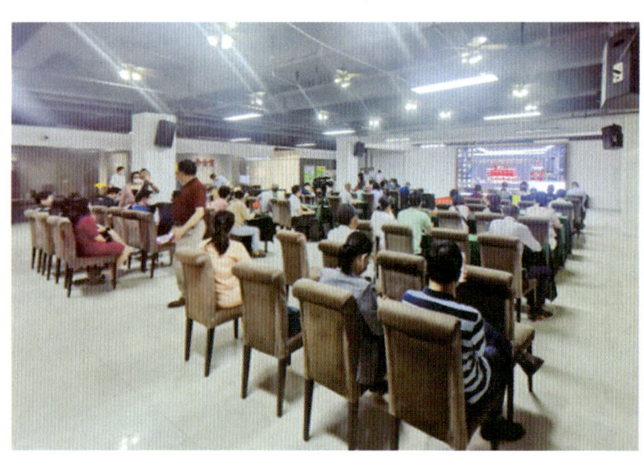

**单位名称：北京德蜂堂博康中医诊所有限公司**

活动负责人：姜德勇

活动内容：以“亚健康防治日，守护国人健康，德蜂堂博康在行动”为主题，组织旗下中医诊所等机构开展了中医治未病与亚健康防治科普讲座及调理系列公益活动，为“健康中国”贡献一份力量。在北京市房山区张坊镇瓦沟村德蜂堂中医蜂疗蜜蜂文化科普馆举行了蜜蜂文化参观展览：手工采收蜂蜜、蜂王浆、蜂胶、手工制作蜂胶香皂、蜂蜡雕塑、中医亚健康防治及蜂疗、蜡疗等体验活动，受到当地居民的热情参与及响应。

活动现场：

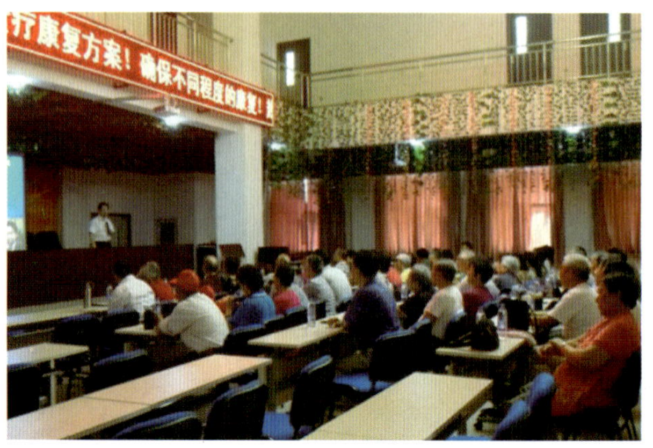


参与此次公益活动有北京万泽祥瑞健康管理服务中心，上海漶美医疗科技有限公司，中国健康集团股份有限公司，科曼德生物科技（北京）有限公司，广州元美企业管理咨询有限公司，山西省芮城县中医医院，广东康养经营管理有限公司，北京联和星评健康管理服务中心，御庭鑫母婴健康管理有限公司，君雅美容美体连锁机构，妈咪地带母婴护理中心，武汉德佑中医院，成都市本草幼幼健康科技有限公司，新疆哈潜意识项目策划有限公司，湖南双调健康产业有限公司，呼和浩特市蒙医中医医院，淮安妆典生物科技有限公司，家安集团（广东）新媒体科技有限公司，大衍一指健康管理科技（广州）有限公司，新疆哈潜意识项目策划有限公司，东莞明道堂营养保健信息咨询有限公司，江门市叁一一健康管理有限公司，佛山市大康境界生物科技有限公司，石家庄金赋康健康管理咨询有限公司，北京全民健康网络科技有限公司，假日美容养生禅修会馆，雅欣健康管理美丽定制会所，五维抗衰，湖北泰荷健康产业发展有限公司，安徽省亚健康专业调理机构运营指导中心，青原区生科家庭健康管理中心，泸州御善芳典德道健康管理有限公司，“林双调”健康馆春阳镇分店、东阳市银泰城分店、查哈阳农场分店、齐齐哈尔市分店、东阳市人民路分店、上海市分店、海伦市分店、小泥沟头村分店、亚布力分店、临沂市分店，蕲春县蕲州镇众焱蕲艾坊等单位。

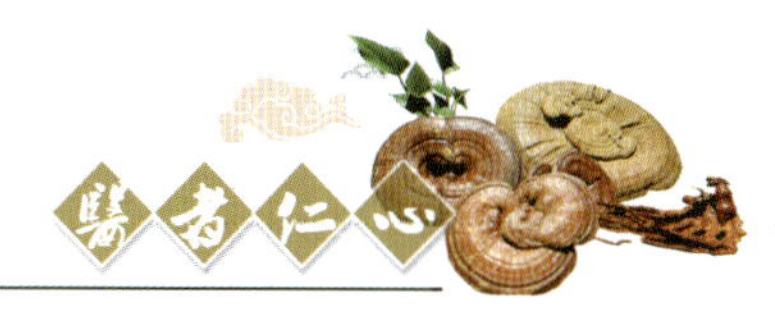

# “金丝带”关爱女性生殖健康公益活动报道

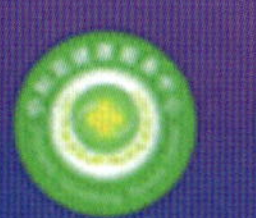

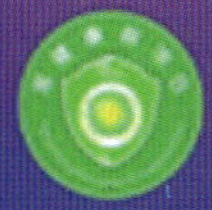

“亚健康防治日”全国公益活动主会场启动仪式

2022年“金丝带关爱女性生殖健康科普公益活动”

弘扬中医治未病思想和养生文化，推进健康中国建设，防治女性生殖亚健康，提高女性生殖健康水平，广州晨升生物科技有限公司联合中和亚健康服务中心、北京市中和亚健康科学研究院共同发起2022年度“金丝带”关爱女性生殖健康公益主题活动，活动由北京市中和亚健康科学研究院产后修复研究所具体承办。

本次主题公益活动启动仪式在湖南长沙中国亚健康产业总部基地主会场举行，活动采取“云发布”和现场直播、线下参与的形式进行。来自全国各地的分会场，以不同形式开展了以“亚健康防治，关爱女性生殖健康”的活动内容。

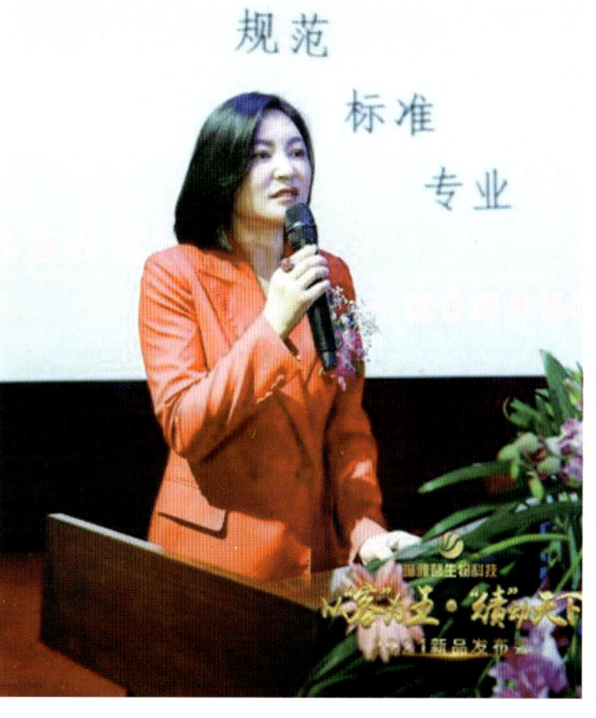


关爱女性生殖健康“金丝带” 大型公益活动发起人王珍女士

通过本次公益活动，为女性生殖健康工程的推广助力，凝聚更多女性生殖健康推动参与者，让女性生殖健康行业越来越规范、标准、专业。本次活动时间为期一年，具体时间从2022年5月25日开始，于2023 年5月24日结束，本次活动计划面向全国招募百名“关爱女性生殖健康金丝带公益活动”发起人及1000名“关爱女性生殖健康 金丝带公益活动”形象大使。

本次活动形象大使发起人、金丝带·形象公益大使发起人有：

Amy（公益活动编码：SZJKJSD0001），品牌—艾咪俪；

艾雪（公益活动编码：SZJKISD0002），品牌—艾咪俪；

冯诗臣（公益活动编码：SZIKISD0003），品牌—艾咪俪；

王司卿（公益活动编码：SZJKJSD0005），品牌—汝蜜尔；

门琬清（公益活动编码：SZTKISD0006），品牌—媚之爱；

范文生（公益活动编码：SZJKJSD0007），品牌—梦婷娇雪；

刘红妹（公益活动编码：SZJKJSD0008），品牌—峨嬉欢；

李欣然（公益活动编码：SZJKJSD0009），品牌—李欣然；

管静（公益活动编码：SZJKJSD0010），品牌—密语之恋；

施庭香（公益活动编码：SZJKJSD0011），品牌—艾咪俪；

赵嵘（公益活动编码：SZJKISD0012），品牌—悦美莳；

刘翠花（公益活动编码：SZJKJSD0013），品牌—蕾芙蒂妮；

杨术华（公益活动编码：SZIKISD0015），品牌—秘之蜜；

杨术华（公益活动编码：SZTKISD0016），品牌—尊享秘妍；

马秀（公益活动编码：SZJKJSD0017），品牌—慕云裳；

时莉（公益活动编码：SZIKISD0018），品牌—幽合坊；

赵世和（公益活动编码：SZJKJSD0019），品牌—艾咪俪；

刘文志（公益活动编码：SZJKJSD0039），品牌—雪墨妍。

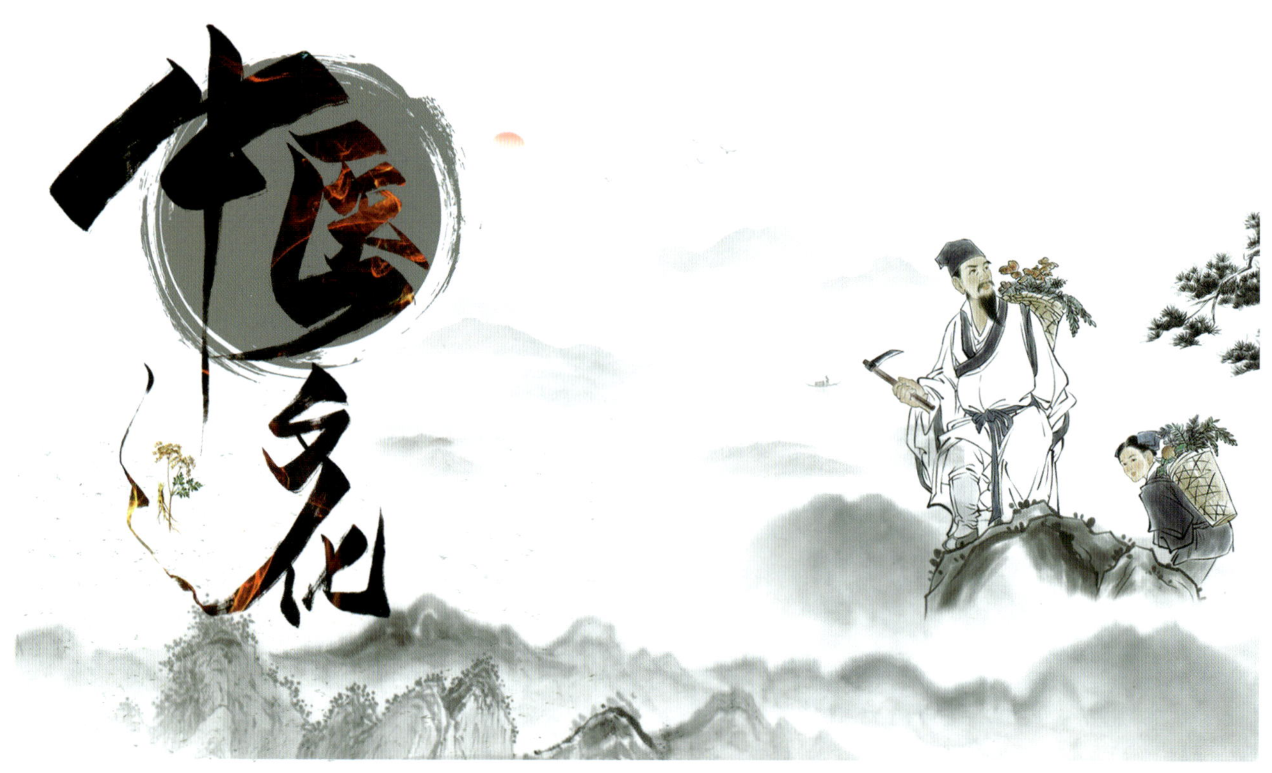

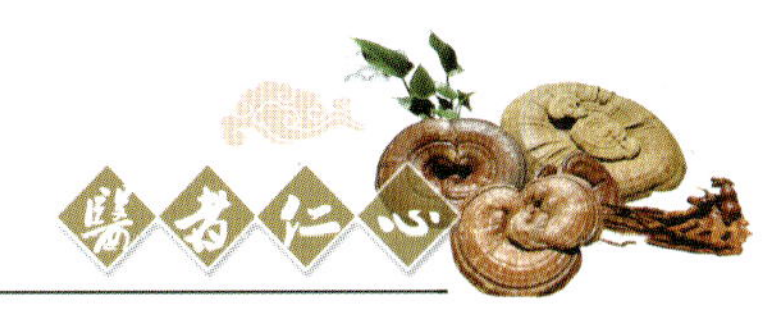


# 特色调理技术

## 甄视康明目眼部保健膏调理技术

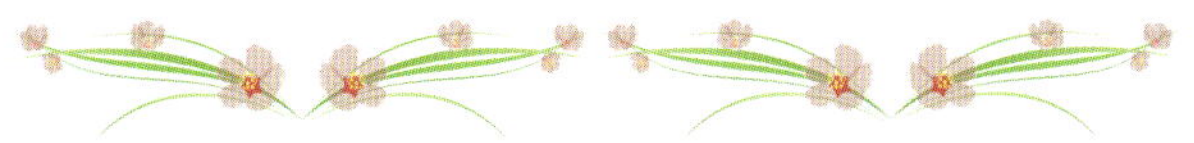

随着科技的发展及网络的普及，现代人接触电子产品较多，以及长时间近距离视物会造成睫状肌处于痉挛状态，久而久之易形成视力亚健康状态；《黄帝内经》中认为“久视伤血”，用眼过度会造成眼部供血不足，眼部缺乏营养物质，就会加剧视疲劳和近视的发生。

**原理**

人体的眼部周围有13个穴位，经络十分丰富，并且与眼球内部和颅内的血管、神经相连，使之能够快速吸收产品成分，甄视康眼部保健膏运用眼周经络的精华导入功能，通过透皮吸收，使产品直接作用于睫状肌，缓解睫状肌的紧张；同时产品还能加快眼部血液循环，提高眼周通氧量；产品还含有眼睛所需的营养物质，能直接给眼睛供给营养。通过缓解睫状肌紧张、提高眼周通氧量、从而能够很大程度的缓解视疲劳。

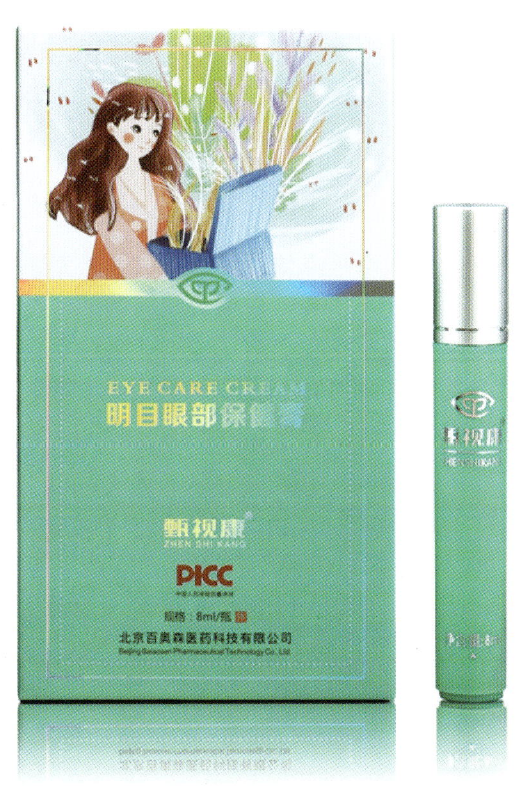


**成分**

密蒙花、藏红花、人参、谷精草、木贼、青葙子、蒺藜、石斛、决明子、丹参、薄荷脑、冰片等。

**保健作用**

本品有活血化瘀、疏风散热、明目退翳的保健作用。

**适宜人群**

本品适宜于用眼过度、视力疲劳引起的眼睛局部不适、眼干、眼涩、模糊、酸胀、流泪、畏光等亚健康人群。

**调理方法**

打开瓶盖轻轻摇两下，闭上眼睛，滚珠自一侧太阳穴处开始绕眼睛周围穴位均匀涂抹，闭目静养15～20分钟可深度缓解眼疲劳。一天使用2～3次，效果更佳。

**产品优势**

①见效快：快速渗透，靶向给养，有效缓解视疲劳；②易吸收：先进工艺及配方，使有效成分吸收更快；③不油腻：有效避免膏体状产品油腻的弊端；④易携带：人性化设计，方便随身携带；⑤易操作：设计简单，使用方便。

**注意事项**

①本品外用，不可口服，严禁入眼；②儿童在成人监护下使用，放于儿童不易触及处；③孕妇及皮肤有开放性伤口人群，眼部有并发症人群禁用；④使用本品后如有过敏不适，应停止使用。

**产品规格** 8mL

**贮存环境** 密封，置通风干燥处。

**有 效 期** 36个月

## 体质能量调养亚健康调理技术

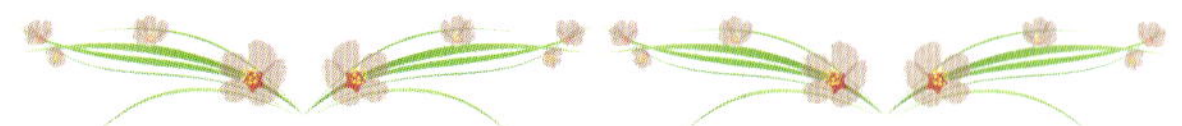

**技术原理**

体质偏颇是现在最常见的一种亚健康状态。因不同原因又分为九种体质。发生原因多为先天不足，后天失养或病后气血亏虚、体质虚弱、阳气不足、抵抗力降低等，引发寒、湿、瘀、堵、痰等症状。体质能量调养内含十三大科技：光子光波、光疗软罩、透气网丝、电气石矿、远红外线、氧负离子、碳纤温热、弹力蚕棉、电负离子、五行电气石、负电位、银离子导电布、硬质棉，具有促进血液循环，增加组织自愈力，调节细胞生物电活性，补充、平衡人体生物电，端正骨架，帮助骨骼发育及保护脏器，净化血液，强化免疫力，抵御真菌腐蚀，杀菌止痒，除湿除臭，镇痛，祛痘，调整自律神经等功效，达到细胞、筋骨、血管、血液等全方位的修复调理作用。

**适宜人群**

素体偏虚，易感，身体疲劳的人群。

**作用功效**

升阳固本，提高代谢能力，增强人体免疫力。

**调理方法**

平躺在能量毯上分高温和恒温两种调理方法。高温排堵代谢：白天55℃以上，每天1～3小时。恒温养血修复：夜晚35～40℃，每天8～12小时。

**注意事项**

①请不要频繁移动。②请不要频繁折叠。③请放在平的按摩床上使用。④光疗软罩请不要扣撬、划压，避免脱落。⑤请不要将精油洒落床上。⑥请远离火源、刀具。⑦电源线请不要随意拉扯，扭曲折叠，应保持干燥。⑧请不要随意拆装床。⑨请不要将控制器随意磕碰。⑩请不要在加热过程中用包装袋。⑪请不要用风筒吹干。⑫插线头未连接床时，电源插头禁止连接电源。⑬请不要在未关闭控制器的情况下拔掉电源。⑭存放在干燥的位置上，请不要长时间暴晒、踩压。

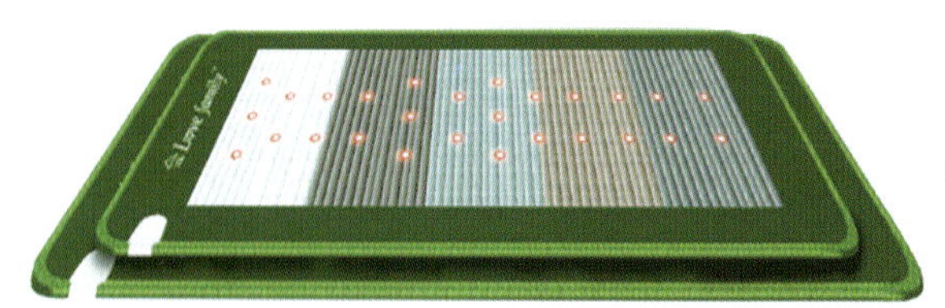

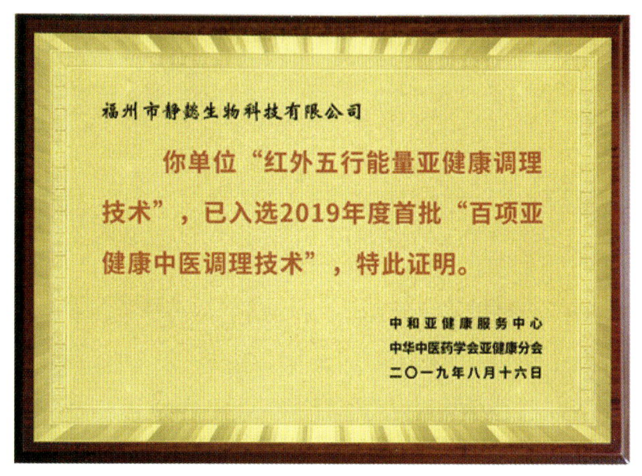

福州市静懿生物科技有限公司

你单位“红外五行能量亚健康调理技术”，已入选2019年度首批“百项亚健康中医调理技术”，特此证明。

中和亚健康服务中心
中华中医药学会亚健康分会
二〇一九年八月十六日

## 石墨烯胸部温热疗法亚健康中医调理技术

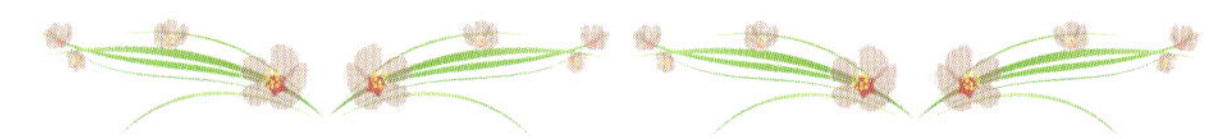

**技术原理**

石墨烯发射的远红外线对人体良好发热、透热、导热的作用，能够起到温散、温化、温通、温补的作用，与中医传统的艾灸、热敷等温热疗法效果相似，具有调和阴阳、扶正祛邪、疏通经络的作用。石墨烯胸部温热疗法亚健康中医调理技术正是运用石墨烯远红外线的特性，结合胸部重点保养穴位——乳根穴的刺激与疏通，能够疏通胸部如乳腺组织、肌肉组织、腋下淋巴等，从而达到养护胸部器官组织的功效。

**适宜人群**

生理周期当中乳房有胀、痛等症状女性。哺乳期及哺乳结束身体恢复的女性。

**作用功效**

行气活血、消瘀散结、疏经活络。

**调理方法**

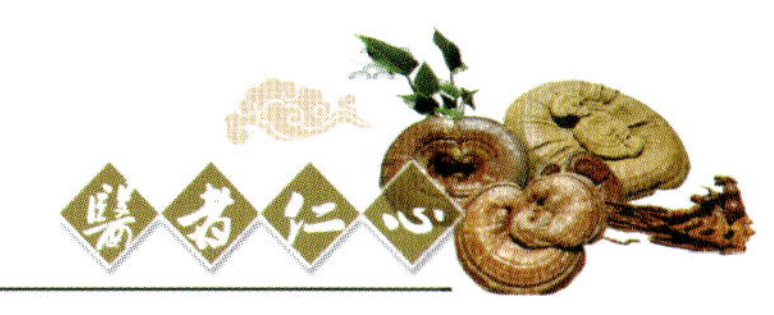


（1）日常护理使用方法：每天高温使用1小时，使用时配合喝300～500ml的温热水，促进身体新陈代谢。

（2）症状调理使用方法（乳房胀、痛，乳腺增生，乳腺纤维瘤等乳房问题）：每天使用3次，每次一小时，温度从低温开始，身体适应后温度调高。使用过程中会出现皮肤痒、起水疱的情况，是身体寒湿重，乳腺有堵塞的表现，坚持使用就能缓解。

**注意事项**

（1）运动文胸的温度设定分为3档：低温38℃（蓝灯），中温40℃（黄灯），高温45℃（红灯）。

（2）初期使用先从低温开始连续使用3～5天后，以自身能接受的程度再调节不同的温度使用。

（3）使用过程中配合喝水效果更佳（喝温热水可以更好地促进我们身体吸收远红外线，并且加速人体的新陈代谢）。

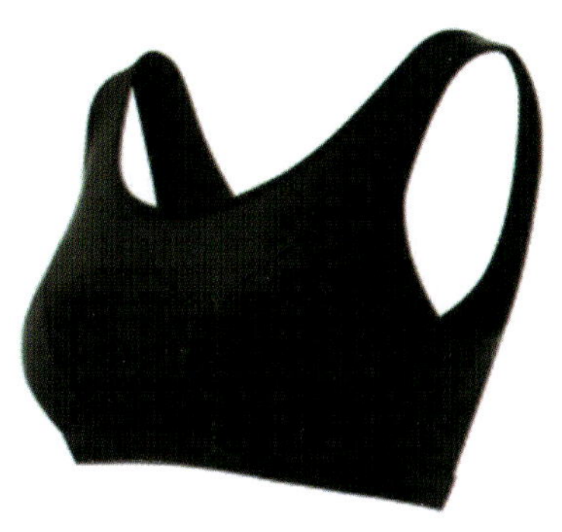

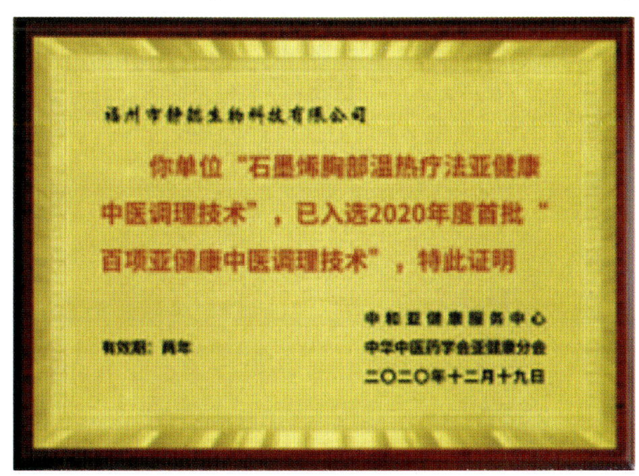

福州市静怡生物科技有限公司

你单位“石墨烯胸部温热疗法亚健康中医调理技术”，已入选2020年度首批“百项亚健康中医调理技术”，特此证明

有效期：两年

中和亚健康服务中心

中华中医药学会亚健康分会

二〇二〇年十二月十九日

## 广州晨升——艾咪俪·女性生殖亚健康管理系统

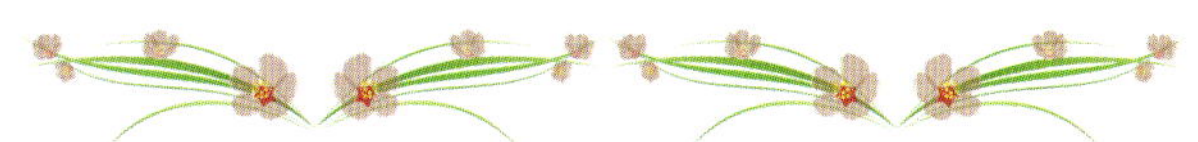

**前沿**

1994年国际人口与发展会议上通过的生殖健康定义为：生殖健康是指与生殖系统及其功能和过程所涉一切事宜，包括身体、精神和社会等方面的健康状态，而不仅仅指没有疾病或虚弱。由于女性生殖器官的特点，女性的生殖系统疾病更为常见，女性生殖健康是女性青春容颜的基石，影响着家庭的幸福度，影响着中国下一代的素质和健康。据世界卫生组织（WHO）资料公布显示，中国女性中40%存在不同程度的生殖道感染等生殖健康问题，已婚妇女的生殖系统患病率则高达70%。也就是说，中国大约有3亿妇女生殖健康存在问题，已超过了感冒的发病率。生殖健康问题已给广大妇女工作和生活造成了很大的困扰和痛苦。据相关数据报道，已婚女性妇科疾病发病率为96%以上，由此引发的面色晦暗、色斑、皱纹、腰膝酸软、月经失调、内分泌失调、白带增多、身体局部发胖等症状，由此可见生殖系统问题直接会影响到人的皮肤与身体。据悉，在中国有三分之二以上的婚姻破裂是由于性生活不和谐引起的，往往夫妻生活和谐可以度过感情上的危机。关注女性生殖健康刻不容缓。

广州晨升创新研发艾咪俪·女性生殖亚健康管理系统是根据中医“药食同源”原理，采用自然植物和采纳生物高科技的先进萃取方法，生产出的女性生殖外用调理产品。以EGA生物制剂为核心成分，辅以精选蛇床子、苦参、丹参、百部、乳香、藏红花、莪术、苍术、三黄、益母草等几十味中药与现代科技完美融合，革新的研发出“吸附式下阴排毒法”来化解、吸附私处内部的淤积毒素和腐烂物质，然后利用自身牵引式排出体外。独创的生殖健康管理系统，一站式女性生殖健康解决方案，以24个单品，组成12个品项，4大应用系列（经典系列、爆款系列、家居系列、沙龙系列）健康、保鲜、抗衰、逆龄四大生态系统；针对女性出现的生殖健康相关问题进行调理。

**作用机理**

①调节生殖系统动态平衡、延缓衰老保持和恢复年轻态。②恢复生殖系统功能、紧致、缩阴、提高性欲。③对于有炎症的女性进行修复，以达到抑制及缓解作用。

**适应证**

①内分泌失调。②面色暗淡，反复长斑、长痘者。③妇科疾病反复发作，异味难以祛除，分泌物增多。④生殖健康影响夫妻生活及不和谐等。

**技术特色**

艾咪俪·生态系统一：健康·宫腔净化技术。

主要功效：消炎、祛臭味、改善阴道内环境，平衡酸碱，修复黏膜组织。

调理效果：①恢复腔内功能，排出阴道陈年瘀毒，改善女性下体异味，预防阴道炎、宫颈炎、宫颈糜烂等常见妇科问题。②消除阴道内有害菌，防止细菌滋生，彻底排除有害毒素。

艾咪俪·生态系统二：保鲜·启动GC肌技术。

主要功效：防外阴粗糙、泑黑、萎缩；保持阴道内膜弹性、润滑等作用。

调理效果：①增加敏感度，增加阴道壁的丰满和弹性，提高阴道内敏感度，改善宫颈肥大、子宫脱垂、漏尿、遗尿、盆底肌韧带松弛等产后女性问题。②全方位持续滋润修复阴道，使阴道滋润水嫩。③淡化阴道黑色素沉积，使阴道恢复粉嫩迷人。

艾咪俪·生态系统三：抗衰·启动爱情肌技术。

主要功效：激发性欲望、调节类费洛蒙；赋活性腺体功能，改善性生活。

调理效果：①调节性腺、养护卵巢、平衡雌激素和孕激素的正常分泌，改善阴蒂、阴唇和会阴部的颜色，让亲爱的她恢复当年的光彩。②修复阴道弹性纤维组织，恢复阴道紧握力，消除干涩、性交痛，提高性生活质量。

艾咪俪·生态系统四：逆龄·龟息术技术。

主要功效：提高人体温度调节阴道内环境，上行修复子宫附件及保护卵巢；启动沉睡的性腺体，打开性腺轴。

调理效果：①收紧阴道，让性伴侣再次感受到紧致、润滑，增强性魅力，使阴道如处女般紧致，自如掌控阴道收紧放松的约束力。②调理阴道内环境，加速机体血液和淋巴循环，激活脑垂体，使卵巢、子宫恢复年轻态。③消除暗黄、色斑、粗糙等肌肤问题，令肌肤由内而外焕发女性迷人光彩。

## 艾咪俪·女性生殖亚健康管理系统——亚健康调理系列

专门针对调理女性妇科五大炎症、子宫颈八大问题、预防盆腔炎症和卵巢综合征，稳定女性生殖的内部机体环境以及生殖系统的功能。利用高原海拔3000米的原色原味药材和现代微波萃取、多层液晶乳化、生物发酵及微脂囊包裹的四大核心技术，让艾咪俪的产品成分更活性更加有效，在冲脉、任脉、督脉、带脉和肾经作用下，使其调节气血，升降平衡。尤其在内置阴道后黏膜组织迅速地吸收药力，在经过胞宫通五脉直达病灶，对女性妇科疾病亚健康状态进行有效的调理，以祛腐生肌、清热解毒、活血化瘀、升清降浊来调理气血、平衡阴阳做到循环调节内分泌，有效养护，达到女性青春容颜，延缓衰老；达到女性优雅的体态，彰显女性独特气质。

**艾咪俪 ·女性生殖亚健康调理——改善炎症**

适应证

（1）细菌性阴道炎表现：阴道内部白带增多，呈灰白色，状态为稀薄，泡沫；外阴瘙痒、有灼痛感，阴部会散发出恶臭味道等症状。

调理方法：浅层宫腔净化技术，步骤：第1天：外洗+内洗+1支苦参凝胶，第2～4天：拉线丸栓，第5～6天：每天1支苦参凝胶。

（2）滴虫性阴道炎表现：白带增多，呈乳白色、黄色脓性，子宫口有红点，有臭味；严重者带有血性白带，常常有尿痛、尿频、血尿等症状。

调理方法：净爽健康特效技术，步骤：第1天：1支苦参凝胶；第2天：1颗抑菌粉；第3～6天：重复2次以上步骤；第7～9天：1颗拉线丸栓。

（3）霉菌性阴道炎表现：白带增多，呈豆腐渣样，颜色为白色、黄色、绿色3种颜色；外阴：瘙痒、阴道灼痛，严重会伴有尿频、尿痛，性交痛等症状。

调理方法：净爽健康高效技术，第1天：1支苦参凝胶；第2天：1颗抑菌粉；第3～6天：重复2次以上步骤；第7～9天：1颗拉线丸栓。

（4）混合性阴道炎表现：阴道受多种病菌（霉菌、细菌、滴虫等）滴虫感染而引起的炎症性病变，阴道菌群失调的局部表现，临床实践上单纯某一种病原感染的很少，多数是混合感染，感染两种以上阴道炎。

调理方法：净爽健康精致技术，第1天：外洗+内洗；第2天：1支苦参凝胶；第3天：外洗+内洗+1颗抑菌粉；第4天：重复3次以上步骤；第8天：1颗拉线丸栓。

（5）老年萎缩性阴道炎表现：体征可见阴道呈老年性改变，皱襞消失，上皮菲薄严重时上皮剥脱形成表浅溃疡，阴道弹性消失、皱襞、干瘪、无光泽、无水分等症状。

调理方法：平衡微生态技术。第1天：外洗+内洗；第2天：1颗抑菌粉。第3天以后：重复2次以上步骤。

调理效果：调节酸碱平衡，提高生殖免疫能力，不易复发女性内生殖细菌性阴道炎、滴虫性阴道炎、霉菌性阴道炎、混合性阴道炎、老年萎缩性阴道炎5大妇科疾病。

**艾咪俪・女性生殖亚健康调理——调理宫颈**

调理效果：恢复子宫颈的饱满、红润、弹性正常状态，具有超强的允吸力。不易复发宫颈糜烂、宫颈管烂、囊肿、息肉、肥大、虚白、寒紫、HPV病毒的子宫颈8大问题。

（1）宫颈糜烂，症状表现：腐烂创面宫颈面积分为：轻度1，中度11，重度III；白带增多，白带可呈乳白色黏液状，也可呈淡黄色脓性。

调理方法：第1天：1颗拉线丸栓+1支苦参凝胶；第4天：轻度Ⅰ，中度Ⅱ，重度III，1～2颗抑菌粉；第6～8天：清洁或者院护理；第7～9天：重复2次以上步骤。

（2）宫颈管烂，症状表现：宫颈管烂愈合慢，因生孩子撕裂、宫毒排不出来。

调理方法：第1天：1颗拉线丸栓+1支苦参凝胶；第4天：轻度Ⅰ，中度Ⅱ，重度III，1～2颗抑菌粉；第6～8天：清洁或者院护理，第7～9天：重复2次以上步骤。

（3）纳氏囊肿，症状表现：宫颈表现为青白色囊泡，长期炎症的刺激等原因导致。

调理方法：连续2颗拉线栓，再院护技术处理后，使用抑菌粉修复，至使用完毕，禁同房。

（4）宫颈息肉，症状表现：根粗和根细，内在息肉潜伏期3～5年，医院称之为增生；宫颈管局部粘连造成的息肉，慢性宫颈炎刺激引起等。

调理方法：连续3颗拉线栓，每颗三天，然后上1支苦参凝胶和抑菌粉交替使用，至使用完毕。

（5）宫颈肥大，症状表现：长时间的炎症刺激造成肥大，危害易引起腰疼腰酸。

调理方法：每天晚上2次外洗＋1次内洗，院护技术处理；然后抑菌粉修复，至使用完毕，禁同房。

（6）宫颈虚白，症状表现：发白分为两种一种是气虚，一种是做过电烤发白、发硬。

调理方法：第1天苦参凝胶，3天拉线丸栓、第2天苦参凝胶，2天1次抑菌粉；以上循环使用。

（7）宫颈寒紫，症状表现：瘀堵，宫颈发紫。

调理方法：1支苦参凝胶＋1颗拉线丸栓；3天1次，然后2天1次抑菌粉＋1支苦参凝胶，以上循环使用。

（8）HPV病毒，症状表现：HPV，中文名称"人乳头瘤病毒"，是一种属于乳多空病毒科的乳头瘤空泡病毒A属。是球形DNA病毒，能引起人体皮肤黏膜的鳞状上皮增殖。它在自然界普遍存在，凡是有性生活的妇女，均有机会感染HPV。

调理方法：每天晚上2次外洗＋1次内洗；然后上1支HPV凝胶，连续5天，停2天，例假期不使用。

作用机制：

直接灭活易感染HPV病毒：表面活化剂十二烷基二甲苄基氯化铵盐阳离子可与HPV病毒表面的阴离子结合，增大HPV病毒表面的通透性，使其病毒内容物泄漏；在阳离子"打开门后"，复合季铵盐和增效剂对病毒核酸和病毒蛋白质结构进行破坏作用，使病毒灭活，从而达到灭活hpv病毒的作用。

阻断HPV病毒的运输和复制途径：由于HPV感染时，人体内被称为逆运复合体（retromer）的细胞蛋白复合物会与HPV衣壳蛋白L2结合，进入的病毒粒子被分类后又跑进逆行运输通路，最后被转运至细胞核，导致细胞核感染和HPV病毒大量复制。胶原蛋白肽作为一种特异性的功能蛋白肽，它的作用主要是进入细胞质后与逆转录酶（retromer）结合，从而阻断HPV进去细胞核的运输途径来达到阻断hpv病毒复制。

增强免疫细胞的活性：壳聚糖可以提高淋巴细胞（NK细胞和LAK细胞）的活性，提高人体免疫细胞活性，来达到监测、吞噬HPV病毒和癌变细胞的作用，预防HPV的在再次感染和癌变，降低宫颈癌的风险。

新型生物制剂抗病毒，传统中医调体质：中医在临床辨证中发现，HPV病毒感染的人群，体质属于湿热型体质，脏腑以肝胆湿热，循经下行，湿热下注，导致盆腔湿热所致。运用蒲公英、龙胆草的清利湿热，清热解毒功效，调理和改善湿热体质，从根本上改变HPV病毒的生长环境和条件，运用益母草暖宫养巢，改善生殖生态环境，以达到标本兼治疗的目的。

综上所述，艾咪俪HPV病毒亚健康调理凝胶，是一款由新型生物制剂和传统中药萃取物融合为一体的新型病毒凝胶，从灭活病毒，阻断病毒复活机制，增强免疫细胞活性和调理体质四个方面调理HPV感染者，标本兼顾。具有转阴快、转阴率高、复发率低的特点。

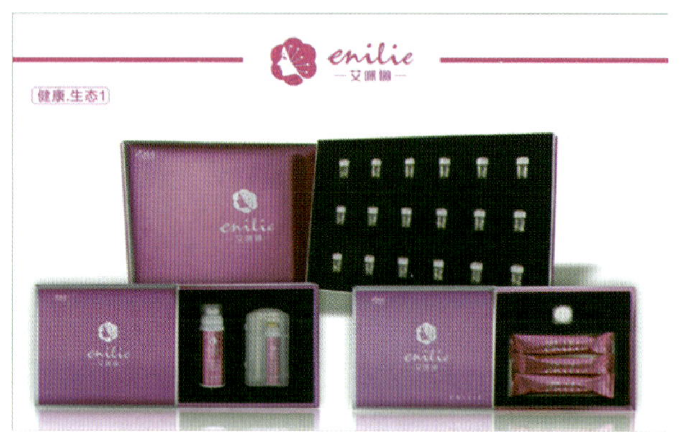


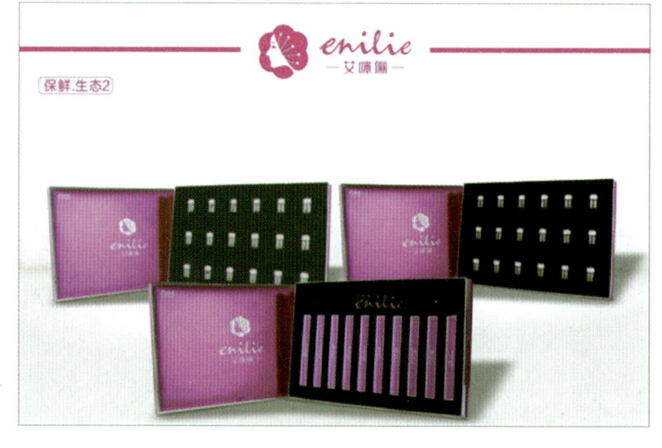


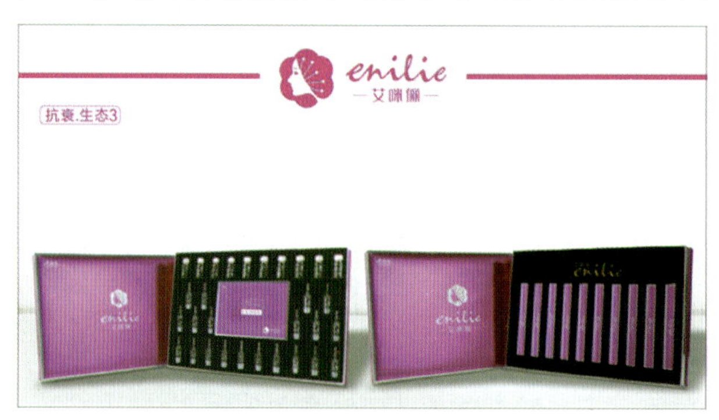


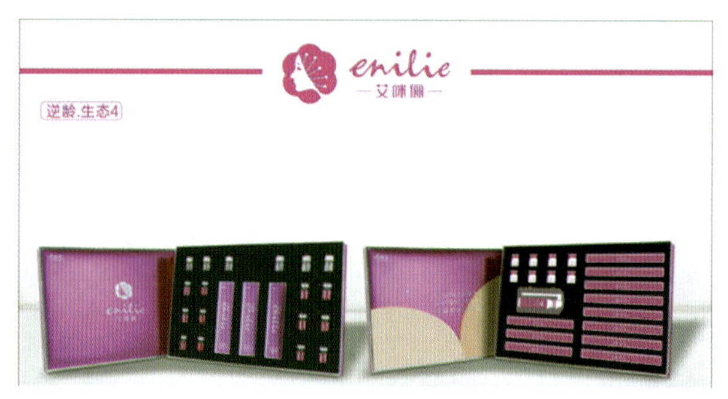


## 掌乾坤透骨液中医亚健康调理技术

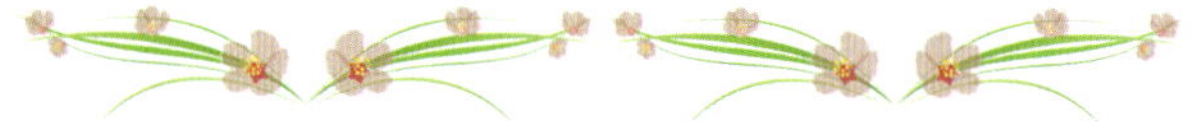

掌乾坤透骨液是由广东惠州梁氏掌纹中医传统医学研究有限公司自主研发的一项具有独特创新的专利性高技术产品。

**原 理**

掌乾坤透骨液是以家传中医古方技术、治标固本为核心，温和不刺激、以温通经络、扶阳、助阳的理疗产品，用掌乾坤透骨液进行理疗，补而不过，扶正祛邪，具有通经活络、祛风、散

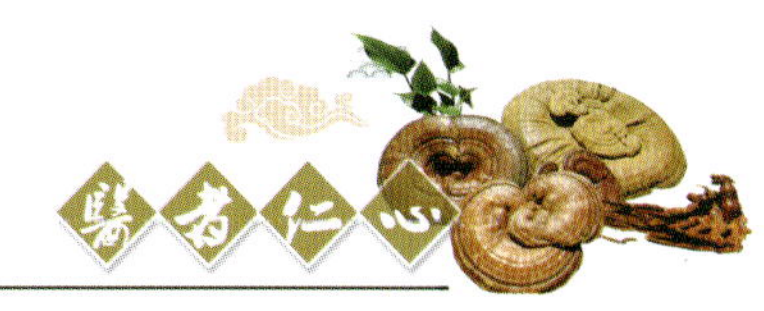

寒、散瘀、祛湿邪、舒缓肌肉酸痛、舒筋活络健骨、消炎、消肿、止痛，软坚化结，扶阳固脱，升阳举陷，调和气血，调节身体功能，促进健康，平衡阴阳作用。疼痛不在，轻松自由。从现代医学角度来看，药物可以通过皮肤毛孔渗透而直达病灶，活血化瘀、软化占位组织逐步恢复纤维组织的弹性和功能，修复受压神经根和硬膜囊，从而有效消除身体上各种症状。它具有透皮吸收、快速渗透、直达组织、修复肌肉组织的活力，活化细胞，抗菌消炎镇痛、舒缓疼痛、舒张血管、软化血管、缓解压迫、根除劳损，改善血液微循环，抑制血小板及消除淤积组织液，促进循环改善组织营养状态，促进新陈代谢、平衡内分泌、快速将阻滞在人体内的病理代谢产物通过皮肤和血液循环排出体外，达到消除疲劳，改善体质，从而最终增强和改善机体免疫系统功能。

**适宜人群**

对风寒湿邪、经络瘀阻引起各种痛症、富贵包、痛风、颈椎不适劳损或增生、肩周劳损、不适或炎症、腰椎间盘突出、腰椎劳损或增生、腰痛、风湿性关节炎、足跟痛、腱鞘炎、滑膜炎、手脚麻木、各种身体上的劳损、虚损、结节性（乳腺、甲状腺、颈动脉斑块、淋巴性结节等），身体上各种情况及不明原因引发的疼痛引起的不适、挫伤、拉伤及跌打损伤引起局部疼痛的亚健康人群。

**功 效**

消炎消肿止痛、祛风、散寒、散瘀、祛湿邪、通经活络、软坚化结、舒筋健骨、调节身体功能，促进健康。

**使用方法**

①用滚珠面直接涂抹在疼痛位置处或相应穴位，盖上护膜，两小时后撕掉即可。也可以直接用滚珠面直接涂抹在不适的患处，按摩1—3分钟，让其自行吸收，产生功效即可。②药油可以根据身体上不同病症需要调理选择如下几个穴位（百会、风池、大椎、肩井、命门、肾俞、关元、三阴交、涌泉、胃俞、三焦俞、风府、大椎、肩井穴、颈百劳、肩井、肩髃，天宗，长强、腰俞、命门、至阳、大椎、肾俞、志室、腰眼、委中、承山、环跳、外关、曲池），进行按摩1～3分钟让其自行吸收，产生功效即可。

**注意事项**

①外用产品，严禁内服。②使用过程中出现皮疹等过敏反应，应立即停用。③皮肤破损、孕妇、哺乳期妇女及3岁以下婴幼儿禁用。④请勿置于儿童易触及的地方，以免误食。⑤避光保存。⑥本品为保健调理品。⑦对本品过敏、妊娠妇女、哺乳期妇女、3岁以下婴幼儿忌用。

**产品说明**

本品以田七、人参、丹参、天麻、防风、黄芪、枸杞子、红花、白芍、杜仲、桂枝等中药材组成，乙醇为原料，经加工而成。规格：50ml。保质期：两年（请于标注日期前使用）。

**贮存方式**

室温下存放或置阴凉干燥处，避免孩童接触。

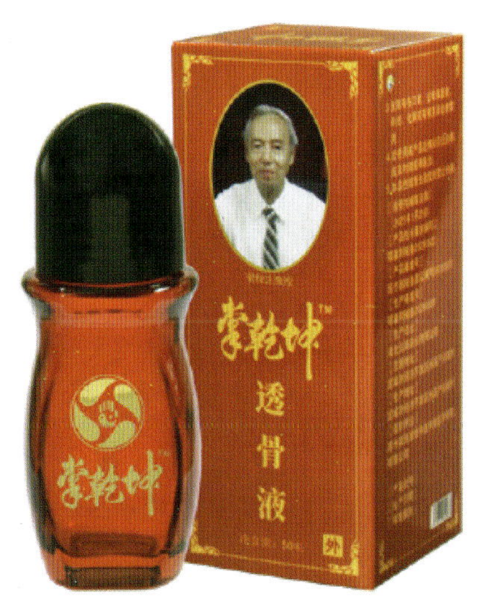

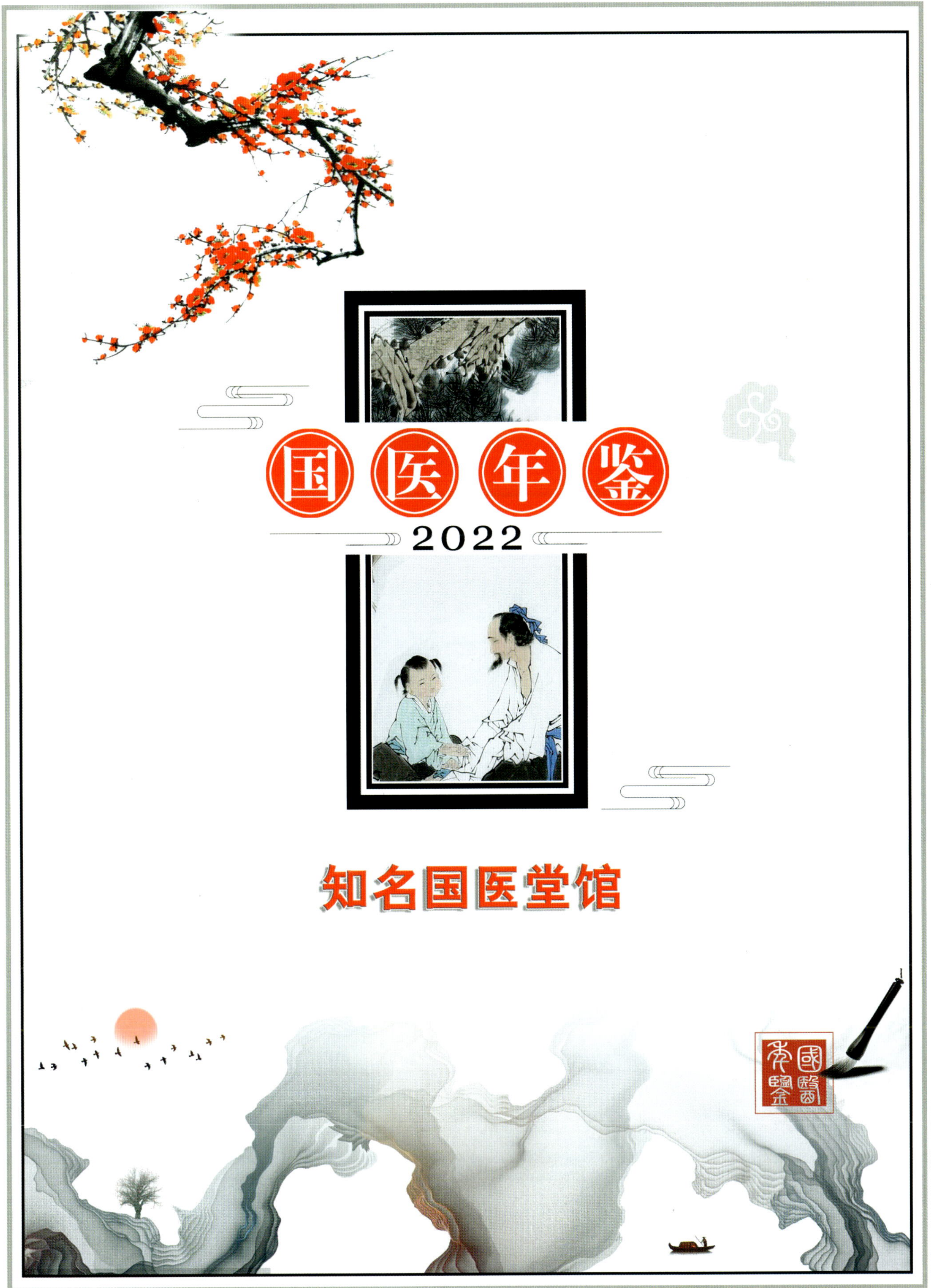
国医年鉴
2022
知名国医堂馆

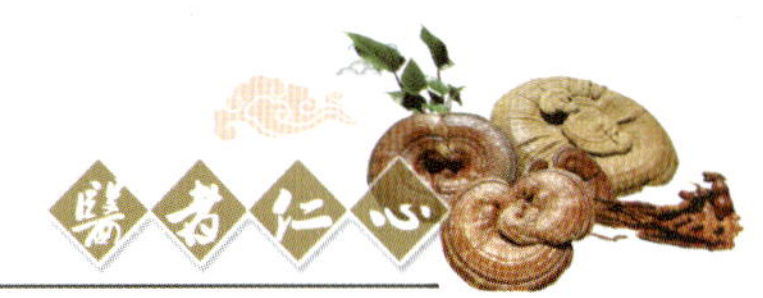

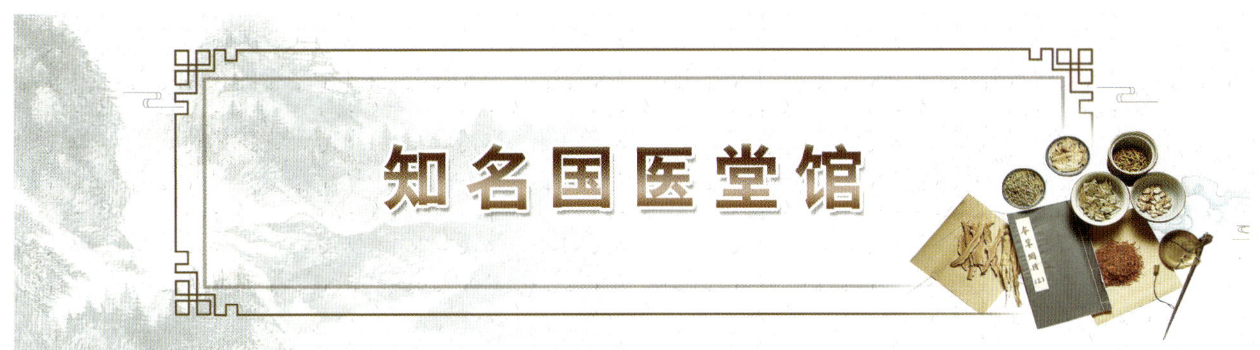


## 南明永新堂尺肤诊疗中医院

区域：贵州省

永新堂始创于1993年，由王永新老中医一手创立，现由其子王培禧继承发展。永新堂尺肤诊疗中医院建立于2012年，是贵阳市一家纯中医医院，一直致力于传统中医的发展，以传统望、闻、问、切四诊与尺肤医派独创的“尺肤诊断法”进行诊断，结合家传五代的中医治疗经验，疗效颇佳，患者遍布全国各地及海外，深受人民群众的信赖。永新堂尺肤诊疗中医院坐落于贵阳市南明区花果园亚太中心，是五代中医人的智慧结晶，拥有一套行之有效的独特诊疗方法，遵循治养结合、辨证治养、内外合治的观念，经临床反复验证，研究无数效方。以大医精诚、至臻至善为宗旨，逐渐完善并传承中医文化，是一家集医疗、体疗、食疗为一体的综合治疗且疗效神奇的传统中医药机构。

创建历史：永新堂始创于1993年，家族在贵州五代业医，在一代一代的中医人传承发展下，让永新堂在中医方面十分专业。永新堂尺肤诊疗中医院是王培禧院长于2012年建立，是五代中医人的智慧结晶。永新堂中医院是拥有省、市、异地医保的医疗保险定点的医联体机构。本院王永新名誉院长更是荣获全国大小无数中医业界奖项，创建尺肤医派，所著《尺肤诊断学》是尺肤医派的核心技术，集中药内服、针灸、推拿、药物敷贴为一体来治疗，疑难杂症运用此综合治疗法，可起到提高疗效，缩短病程，减少病患痛苦的治疗效果。同时尺肤诊断对于未病先防、治未病也具有积极意义。永新堂中医院聘请当地丰富经验的退休老中医坐诊，还有家传的继承者以及师承的众弟子，拥有全国中医新流派传承与创新共同体远程诊疗咨询与培训工作站，医师资源雄厚，誉满全国。

特色和优势：永新堂积累五代人的中医经验，承家学而研百草，疗万病以验奇方，造福一方百姓。首先，尺肤医派创始人王永新老中医拥有丰富的行医经验，对肿瘤、心脑血管疾病、糖尿病、不孕不育、子宫肌瘤、输卵管粘连阻塞、卵

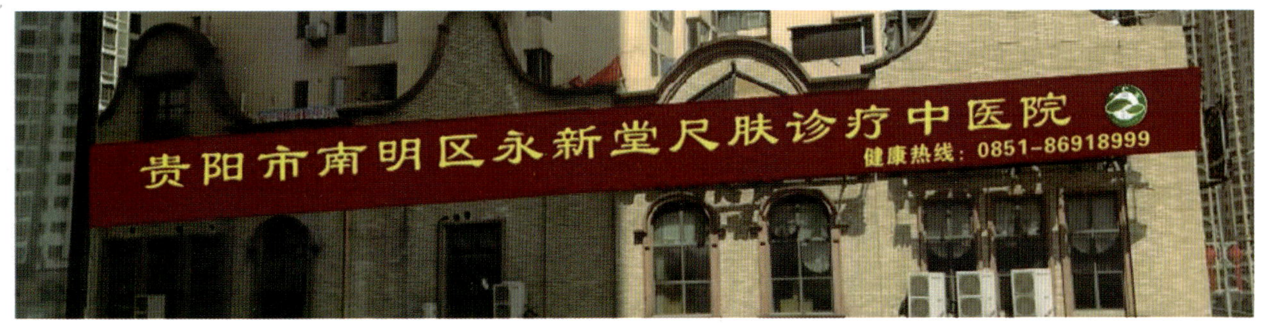

巢囊肿、子宫内膜炎、乳腺增生、颈腰椎增生、风寒湿痹、哮喘、各型肝炎、肾炎以及各种疑难杂症有丰富的治疗经验，其著作《尺肤诊断学》是经过千锤百炼的提炼，且早已用于临床实践，能全方位获取五脏六腑反映于外的生理病理信息，从而充分辨证、合理地运用各种诊察过程中的生理病理信息，洞察疾病的病因病机，做出最佳诊断，其诊断结果深受广大患者的信赖，口碑载道。

再者是永新堂专门聘请的退休老中医，在各自的专业拥有几十年的临床治疗经验，疗效显著。

最后是传承人王培禧，法古创新，既发扬传统，又推陈出新，在理疗方面有自己的独特见解，研究出各种中药制剂的产品，高效且便利，深受患者喜爱。构建永新堂的中医文化，提出“生命因中医更美好”的观念，聚集一群志同道合的中医人，一起成为中医药事业的有力推动者。

永新堂还拥有一众师承徒弟，走一条中医传统师承之路。传道授业解惑，为热爱中医的年轻人提供一片土壤，一个平台。大家不仅学有所成，而且还拥有施展才能的地方。永新堂举几代人之力，立志培养中医药人才，传承民族之国粹，为祖国医疗事业培养出后继之才。

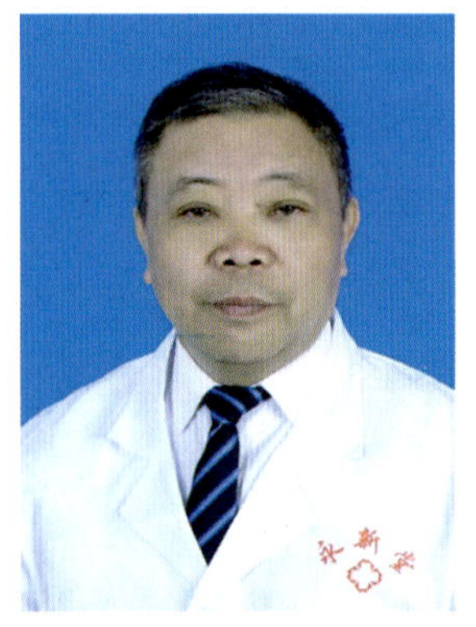

## 王永新

尺肤医派创始人王永新，男，汉族，1954年2月23日出生于贵州省贵阳市，曾任职于贵州省王武监狱医院。现任贵阳永新堂尺肤诊疗中医院名誉院长，遵义医药高等专科学校医学专业群（中医学、针灸推拿、康复治疗技术、中医康复技术、医学美容技术）专业建设指导委员会委员（2021年起聘期三年），贵州省中西结合学会会员，贵州省中西医结合诊断专业委员会委员，贵州省青少年犯罪研究会会员。高等教育自学考试贵阳中医学院大专（夜校）毕业。《中医尺肤诊断学》作者。

幼习岐黄，五代业医，从小耳濡目染，在曾祖王希仲（贵州四大名医，贵州省中医科主任，省政协委员，贵阳市人大代表）及祖父王庆铿的教导下，研习中医四大经典，诊疗治病。求学若渴，自知五千年浩瀚中医路，学无止境。他于1982年进入《黄帝内经》《伤寒论》及温病学习班；1983年于中医专科学校（贵阳中医学院夜校培训班）毕业。遂后拜师贵州省名老中医陈祖庚（贵阳中医一附院主任医师）、贵州民间中医大师丁景琼以及中草医泰斗陈芳国。踏山川，识本草，学炮制，练针推。集先圣之所长，感恩师之所授，从理论到临床，一步一个脚印，终取得长足进步。

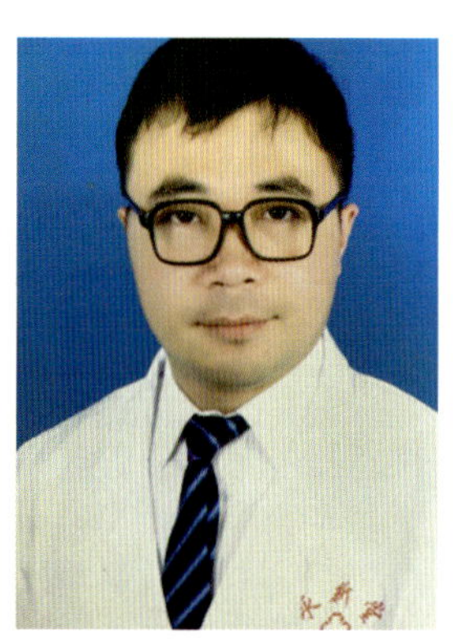

## 王培禧

尺肤医派联合创始人王培禧，男，汉，1979年生人，王永新之子，王永新学术传承人，《中医尺肤诊断学》作者，毕业于贵阳中医学院。贵阳永新堂尺肤诊疗中医院创始人，现任执行院长，贵州省中西结合学会会员，全国中医药促进会治未病分会常务理事，国际中医药联合会治未病专业委员，国家级名老中医工作室核心成员。曾为健康之友健康栏目自由撰稿人，2020年度全国中医药促进会优秀会员，获2020年度全国中医药促进会学术成果三等奖。因他在亚健康领域取得的成绩和在中医药国际传播中做出的贡献，经专业委员会民主选举、世界中联秘书处批准，当选世界中联亚健康专业委员会第四届理事会理事。任期2021年10月—2026年10月。

# 南明森脊柱病专科研究所

**区域：浙江省**

南明森脊柱病专科研究所始创于2002年，由南明森担任所长。距今已有100余年历史的伤科疗法“世生堂伤科正骨中医药疗法”2015年列入第九批温州市级非物质文化遗产名录。南明森为第四代传承人。2021年世生堂荣获中华老字号称号。

师传的传统中医药疗法与现代医学科学相结合，不断地创新与实践，针对脊柱病相关疾病引起的椎间盘有“独特的疗法”， 独特的伤科脊柱整骨手法配以传统中医药的组方提高了伤科治疗效果。世生堂伤科治疗脊柱病，不采用牵引、针刀、打针、吃药、推拿、膏药，只用传统中医正骨疗法和方药，针对脊柱相关疾病，(腰椎间盘引起下肢严重瘫痪症、椎间盘突出后遗症、颈椎病、胸椎病、腰椎病、颈肩腰腿痛寸步难行、跌打损伤、骨损伤分裂等）具有独特的疗效。传承人南明森将该方药——脊柱整骨液申请了国家发明专利。

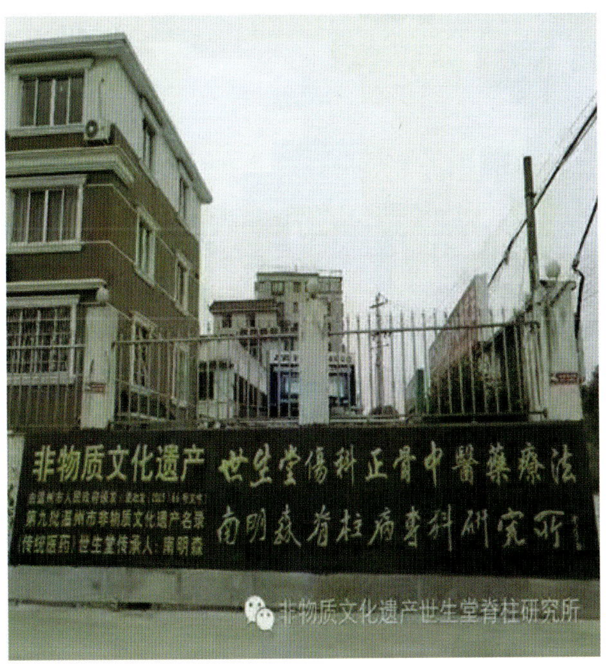


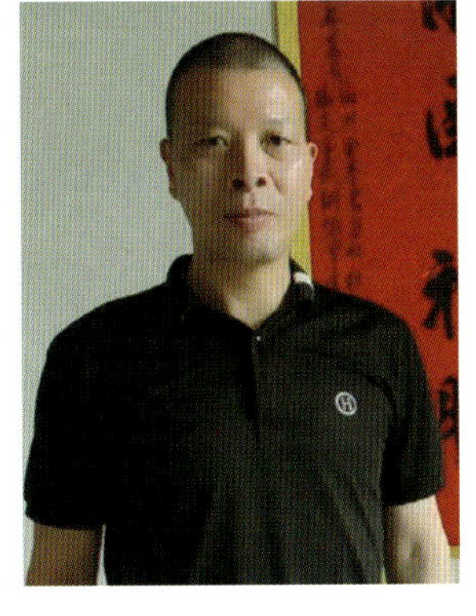

**南明森**

南明森1970年1月出生于浙江省乐清市柳市镇南盐村，毕业于国家开放大学，现从事中医伤科正骨。1985年跟从温州金德和老师学习武术，1986年学习中医伤科正骨。1995年创办世生堂，以伤科正骨中医药疗法为主。2000年创办乐清市黄华武术院，担任院长。2002年创办南明森脊柱病专科研究所，担任所长。2017年担任浙江武协武术伤科研究会副会长；2018年担任瑞安市中草药研究会理事；2019年担任浙江省非物质文化遗产保护协会会员；2019年担任瑞安市中草药研究会副会长；2019年荣获国家三级武术裁判证书；2019年荣获浙江省拳击教练员、裁判员证书。

**南世豪**

南世豪，男，汉族，1991年12月出生于浙江省乐清市柳市镇南盐村，自小随父学习传统伤科正骨。2005年毕业于浙江中医大学，2006年在山东医学高等专科学校进修学习针灸、推拿、理疗、拔罐、刮痧等，2008年跟从父亲钻研伤科、正骨、推拿、理筋、理疗。2017年出席浙江省非物质文化遗产保护协会传统医药专业委员会成立大会。2018年由市科技局任命：为南明森脊柱病专科研所、科研团队成员。2019年成为浙江省非物质文化遗产保护协会会员。

## 巴彦淖尔市临河区戈立生中医诊所

区域：内蒙古

巴彦淖尔市临河区戈立生中医诊所成立于1985年。巴彦淖尔市临河区戈立生中医诊所对心脑血管病治疗有独到之处，对患者施行中医古老的刮痧和拔罐疗法既经济又简便，农民大大减少了医疗费用。坚持以防为主，注意预防医学的推广，早在20世纪70年代就大力推广预防医学，用古老的刮痧、拔罐为人民治病疗疾，凸显了中医之神奇，解决边疆百姓看病难的问题。

百里挑医
只为追求疗效
誠精醫大
戈氏中医
振兴中医大业
传承岐黄精神

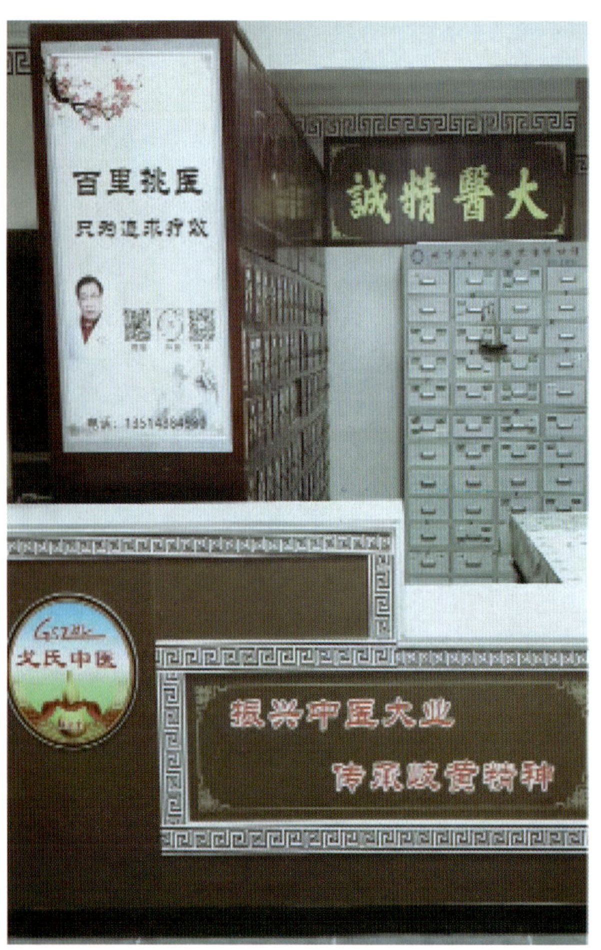

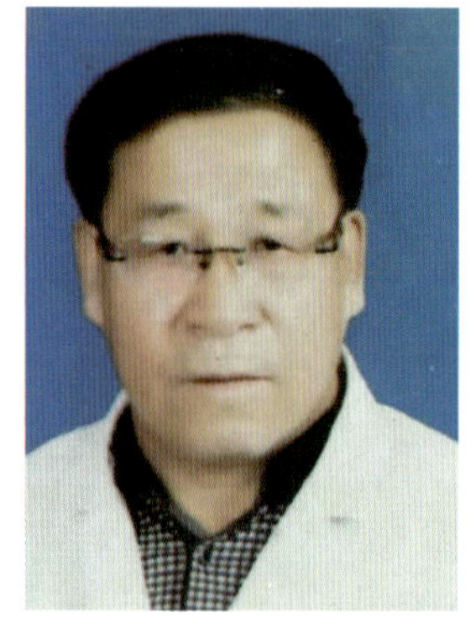

戈立生

戈立生，男，中医师，天津市人，1957年6月出生于中医世家，自幼受家族名医熏陶立志学医，青年时代在煤油灯下攻读了中医四大经典。20世纪60年代，父亲响应毛主席“6.26指示”把卫生工作的重点放到农村去。童年随父支边，别津门、辞海河赴大西北扎根边疆。1976年投身医务工作迄今。他学习兢兢业业，工作勤勤恳恳，在内蒙古成立三十周年庆典上曾受到乌兰夫委员长的亲切接见并授予“新长征突击手”荣誉称号，1985年参加北京光明中医函大学习，1995年结业于中国中医研究院华佗学校并与国家中医药管理局信息检索中心微机联网实现了远程会诊，解决边疆百姓看病难的问题。1998年5月被国家卫生部医政司等五部门联合评选为全国模范医生，同年通过了巴盟行署卫生、人劳部门考试考核转为国家正式编制人员，选拔为基层医院技术骨干力量，充实基层医院卫生队伍。2017年从卫生系统退休后仍坚持中医传统治未病的研究工作，并将戈氏中医祖辈几百年传承下来的验方、秘方应用到临床当中，对心脑血管病治疗有独到之处，对患者施行中医古老的刮痧和拔罐疗法既经济又简便，为农民大大减少了医疗费用。先后被评为优秀卫生员、优秀劳动模范。

## 北京窜山地龙中医医学研究院

区域：北京市

北京窜山地龙中医医学研究院成立于2017年，研究院的宗旨是挖掘中医精髓、发展中医经典、分析中医现状、探索中医前景、与知名医院合作，辨证治疗难以治愈的各种疾病。研究院医

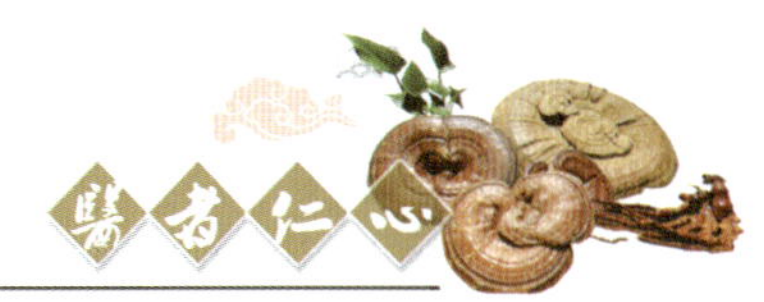


疗科研人员和医师团队，坚定科研发展信心，巧用精调传世古方，秘制精选优质中药，发挥传世高超医术，精心治疗心脑血管疾病和各种癌症及危重疑难病症。并恪守世代医德医风，对症进行良心医治，同时研制各种中医保健制品，努力还患者和亚健康人群一个健康的身体，为中医的发展做出不懈的努力和应有的贡献。

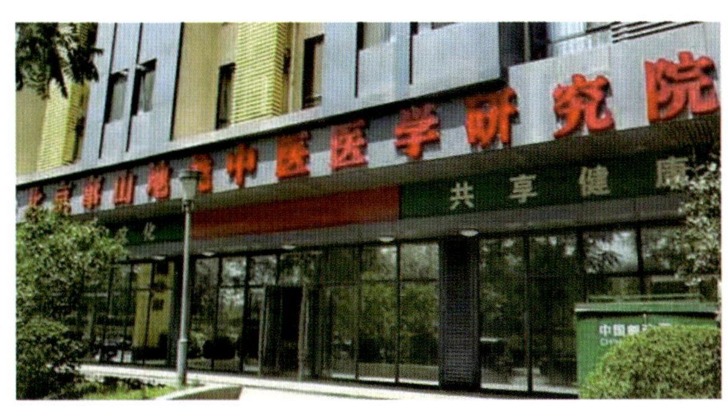


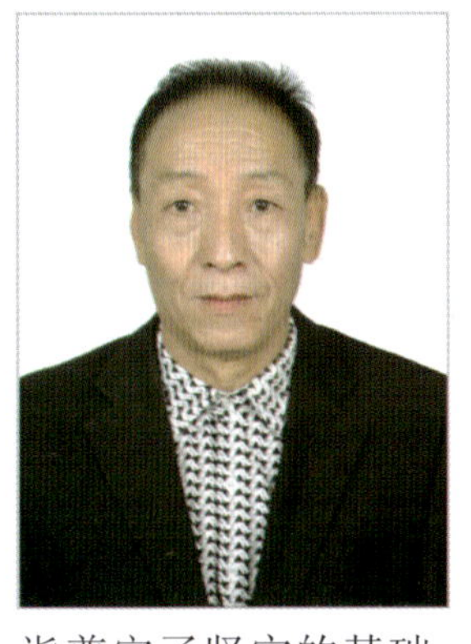

**徐家有**

徐家有，北京窜山地龙中医医学研究院院长。1956年出生于中医之家，自幼从医，5岁即在父亲指导下系统学习中医典籍，长期的耳濡目染，刻苦钻研，积累的理论储备和中医功底为他的中医造诣奠定了坚实的基础。从事中医临床几十年来，他以精湛医术和高尚医德，深得广大患者的高度信赖和好评。

徐家有院长祖辈历代行医，其祖父、祖母是行医习武之人，祖母享有凤阳婆美誉。其父徐耀兴受祖父母身传言教，也以医武双全、品行高尚著称。徐家有曾在北京、深圳、河北省、香港及美国、伊拉克等国家和地区行医多年，并曾在北京建立百寿堂科技发展中心。其传承世家医术，擅长用中医辨证诊断、治疗各种疑难杂症和危重症，并总结出独家的疑难绝症诊治方法，对心脑血管疾病、各种癌症、肝病、肾病、糖尿病、尿毒症、帕金森综合征、妇科病、痴呆症、强直性脊柱炎以及各种病情造成的双目失明等重症疾病，医术独特，疗效显著。

本着传承世家医德、世代遵循祖训的原则，他做事先做人，“治病救人、积德行善，悬壶济世、精心诊治”，为患者解除了诸多疑难杂症的痛苦，救人无数，声名远扬。 徐家有对中药材的选择极其严格，历来注重进货渠道，亲自挑选配制，以保证治病效果。多年来，他勤奋学习和认真临证，把毕生的精力都贡献给了中医事业。

## 绿园安桂梅中医诊所

**区域：吉林省**

绿园区安桂梅中医诊所，创建于2018年1月，位于吉林省长春市绿园区春城大街513号华瀚四季花园E1楼106号门市，创始人为安桂梅，是一家纯中医诊所，一直致力于传统中医的发展。本诊所的治疗理念就是认真传承中医学平和调理的思想，针对现代人多半不能做到“食饮有节、起居

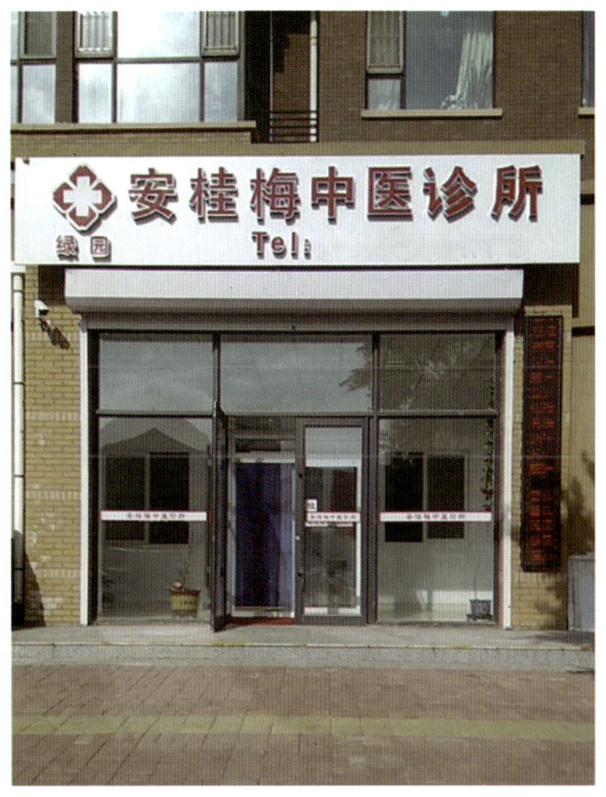

有常”的共性问题，以平和调理疗法为特色。注重对亚健康人群的调理，达到未病先防，已病防变。在诊断方法望、闻、问、切四诊中，尤以详细问诊为特点，从而全面了解病情的起因、病机的变化、病程阶段、病变部位、生活、工作、情志等对疾病的影响，以及正邪之间的关系，从而确立相应的治疗方法和选择相应的治疗手段，以取得最佳疗效。

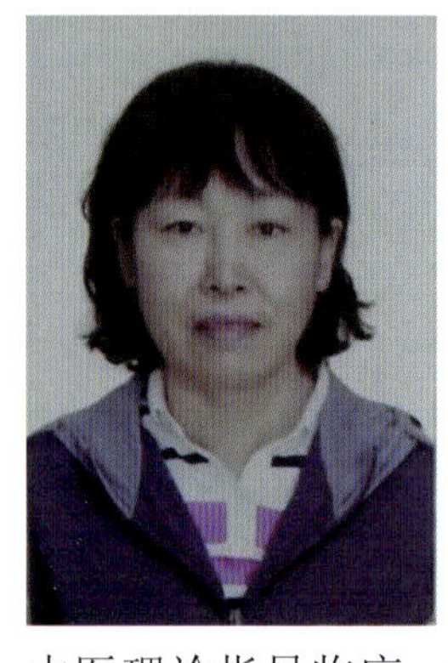

### 安桂梅

绿园区安桂梅诊所创始人安桂梅，女，出生于1959年1月，吉林省长春市人，主治医师。1978年应届毕业考上了长春中医学院（长春中医药大学）。1983年大学毕业后一直从事中医临床工作，坚持用中医理论指导临床，用纯中药进行治疗。她并非对西医有排斥，只是想做好一名中医临床医生的本职工作。在近40年行医中，仰仗着中医中药学理论与知识，积累了丰富的临床工作经验，对治疗冠心病、心肌炎、脑血栓、肾小球肾炎、肾病综合征、湿疮、湿疹、更年期综合征、颈椎病、腰椎间盘突出、骨关节疾病、股骨头坏死、脉管炎以及中医临床各种疑难杂症的治疗，都取得了很好的疗效。在实践中进一步验证了中医理论的科学性和实用性。

## 深圳常仁堂中医(综合)诊所

区域：广州市

深圳常仁堂中医(综合)诊所成立于2017年8月18日，位于深圳市龙岗区平湖街道良安田社区茗萃园二期8号楼商铺。深圳常仁堂中医(综合)诊所秉承“寿世保元”，以扶正祛邪、解毒，佐以软坚散结的治疗方针抗癌，而且取得令人瞩目的成效。并不断探索中医对于肿瘤、癌症的综合治疗体系，在中医药学科自身发展规律的基础上融合多学科成果，不断提高肿瘤、癌症的综合治疗效率，开创了中医治疗肿瘤、癌症的新局面。为广大患者解除痛苦是深圳常仁堂中医(综合)诊所的使命。

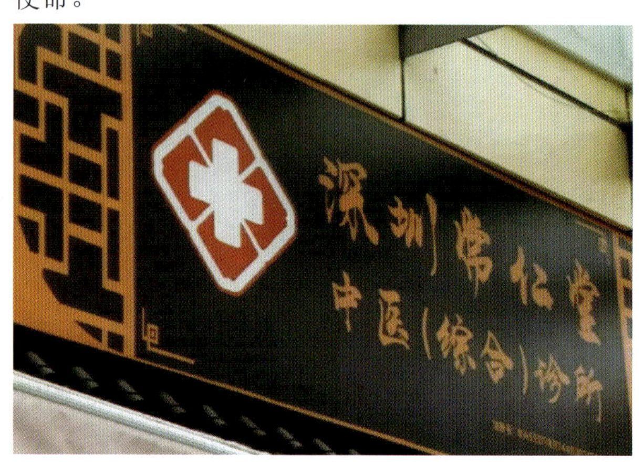


### 毕仁立

毕仁立早年毕业于武汉理工大学，太医后裔，从事临床医疗30多年，曾在多家三甲医院从事显微外科骨科临床工作，具有丰富的临床经验，也曾有过丰富的基层医疗工作经验，对于内科常见病，有着独到的治疗手段，治疗风格具有花钱少，见效快的特点，在业内有一定的影响力，曾多次被指定为运动会现场保健医生。2021年担任中国医药教育协会药促工委专家委员。

在实际临床中，以“还原论”为基础的现代医学对肿瘤、癌症等复杂疾病的防治也会遇到一定的瓶颈。毕仁立面对社会中越来越高的癌症发病率，运用中医所蕴含着的独特的有关生命、健康、疾病的观点，认为肿瘤是“天、地、人”平衡失调引起环境、精神心理、生活方式等异常所致的疾病，中医在解决这些复杂疾病时具有独特的优势。毕仁立潜心研究中医历代与肿瘤相关文献，各个时期的名医从临床实践中总结出的宝贵经验不断拓展了他的思路，他将《黄帝内经》

《伤寒论》《金匮要略》《医宗必读》《脾胃论》《景岳全书》等历代医籍中的精华应用于中医治疗肿瘤、癌症的临床实践中，获得较好的疗效。

## 乌兰浩特冯殿慧中医内科诊所

区域：内蒙古自治区

乌兰浩特市冯殿慧中医内科诊所成立于2009年12月，诊所主治:高血压、冠心病、腰椎间盘突出、颈椎病、不孕不育症、卵巢囊肿、崩漏症、胃炎、胃溃疡、肺气肿、气管炎、类风湿、紫癜、乳腺增生、胆息肉、胆结石、胆囊炎、肝炎、肝硬化、肾炎、甲亢、淋巴结核、牛皮癣、过敏性鼻炎、荨麻疹等各种病症，先后治疗了来自全国各地的近40万名患者。通过精湛的医术和高尚的医德，赢得了患者们的一致称赞。近年来正在钻研中草药抗癌，并在临床实践中取得一定成效，通过中药治疗能延长癌症患者生命，提高生存质量。

诊所积极应邀前往电视台、企业工厂、街道乡镇、学校和社区进行医学公益讲座，为群众普及医学知识、保持身体健康提供帮助。疫情期间，日夜加班熬制清热解毒的汤药，并亲自前往各个防疫执勤点，将汤药和食品分发给抗疫一线的工作人员和志愿者，帮助他们驱散严寒、强健身体，并为防疫工作捐赠了价值一万多元的药物和资金。他在脱贫攻坚事业中，积极帮助因病致贫的夫妇，除了免费给老两口治病外，还先后为老两口捐赠了8万多元的生活和医疗物资，并且帮老两口置办了生产资料，让他们能够通过牲畜养殖实现脱贫致富。

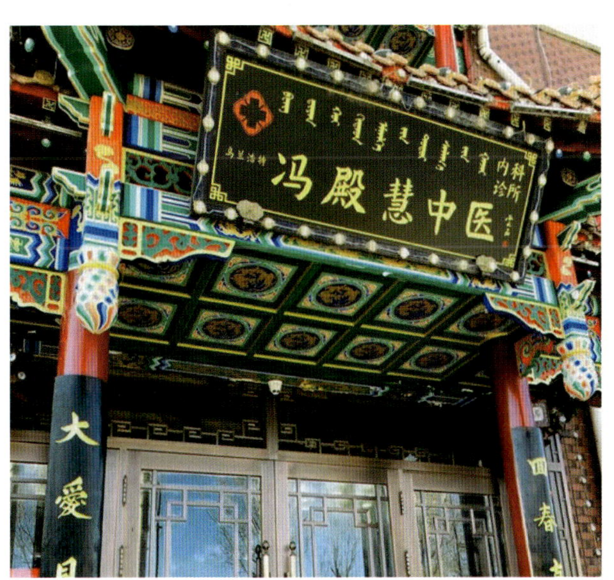


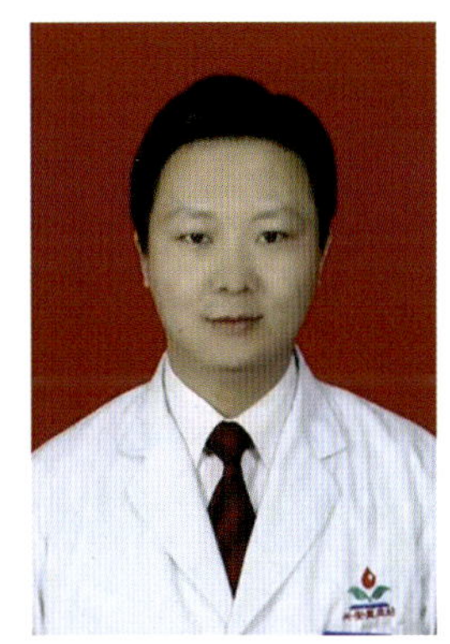

冯殿慧

冯殿慧，男，汉族，1978年10月出生，执业中医师。兴安盟知名中医、中国民主建国会兴安盟总支部服务社会部部长。原籍内蒙古自治区兴安盟科右前旗，现任乌兰浩特市冯殿慧中医内科诊所法人。乌兰浩特市政协第十三届委员，现为第十五届市政协委员、乌市新阶层协会会员、乌兰浩特市铸牢中华民族共同体意识促进会第四组副组长、兴安盟山东商会副会长、兴安盟烛拉爱心慈善协会副会长、兴安盟美术家协会会员、乌兰浩特市美术家协会会员、兴安盟书法家协会会员、乌兰浩特市书画院副院长，兴安盟工商联总商会副会长、兴安盟新阶层协会会员、乌兰浩特环卫工人协会理事等职务。

冯殿慧出生于中医世家，17岁开始就跟随母亲东奔西跑治病救人。他从小立志从医，内心树立“治病救人、积德行善、不为良相、宁为良医”的人生目标。通过刻苦学习，后来他考入了长春中医学院，正式开始了悬壶济世的中医之路。从1998年3月开始，他曾先后工作于乌兰浩特卫东镇医院、科右前旗归流河镇医院、大石寨镇医院、巴拉格夙中心卫生院、乌兰浩特市医院分院、乌兰浩特康复联合门诊部等多家医院。医院工作的经历使他的学问和经验熔为一炉，不但丰富了他的经历，也为他钻研医术打下了最坚实的基础。2009年12月，乌兰浩特冯殿慧中医内科诊所成立，医术有成的冯殿慧终于拥有了自己的诊所。自开馆坐诊以来，二十多年里，他先后治疗了来自全国各地的近40万名患者。通过精湛的医术和高尚的医德，赢得了患者们的一致称赞。

践行“医者仁心”，资助过几十名学生完成学业，资助聋哑儿童，慰问敬老院老人、抗战老兵，免费治愈了很多贫困僧人，还经常给孤老贫困人员免费义诊，为三无老人免费治疗，获得了中国雷锋办公室雷锋奖章、内蒙古自治区慈善奖、兴安盟好人、民建服务社会先进个人、政协优秀提案奖、乌市道德模范提名奖、红十字抗击疫情奖等。

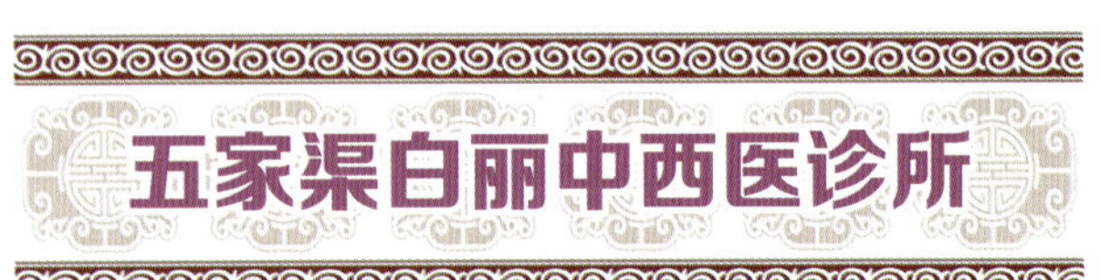


**区域：新疆维吾尔自治区**

五家渠白丽中西医诊所成立于2019年7月12日，注册地位于新疆维吾尔自治区五家渠市青经开南区上海路君豪御园1层1171～73幢商铺，法定代表人为白丽。诊所运用非药物绿色疗法治疗各类肿瘤、类风湿、皮肤病、胆囊息肉、肝血管瘤等疑难杂症。运用埋线治疗的非药物绿色疗法，以保守治疗的原则，在中医药学科自身发展规律的基础上融合多学科成果，不用药，避免不必要的器官切除手术，保证人体系统的完整，提高各类病症的综合治疗效果和患者愈后生活质量，开创了中医治疗肿瘤、癌症、类风湿、胆囊息肉等疾病的新局面，对“健康中国”建设具有特殊意义和积极作用。

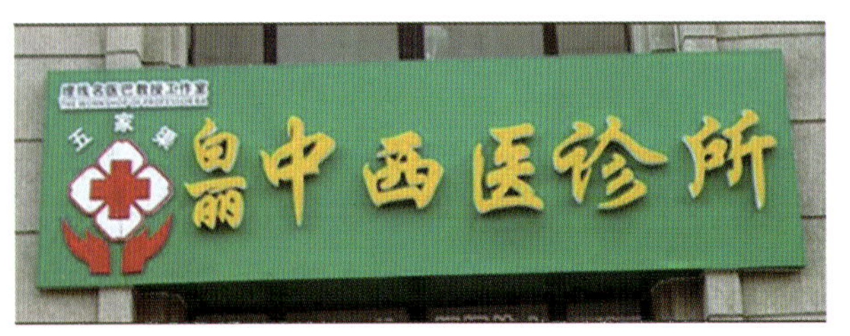


**白丽**

白丽，女，锡伯族，1961年5月生于喀什市。硕士生导师，新疆医科大学治未病中心经络埋线科主任，新疆医科大学药理学副教授，北京世针联康复医学研究院埋线专家委员会副主任委员。白丽医师从现代生理、药理角度结合中医理论确定埋线治疗原则，临床擅长各类肿瘤、类风湿、皮肤病等疑难杂症治疗。

2006年3月取得执业医师资格证书。

2007年在石家庄白求恩职业专修学校参加中国埋线针疗培训班。2007年7月参加了卫生部（卫生健康委）人才中心培训中心举办的针灸学习班并以优秀成绩获取“中医针灸师”资格。

2009年相继又参加了经络激通疗法、三位四通埋线疗法、经络挑治、中医特色疗法、体液调控、薄智云的腹针疗法学习。

2010年7月参加了由北京国际针灸培训中心举办的针灸学习班并以合格成绩获取“中医针灸师”资格证书。

2010年10月成为中华传统医学会埋线医学专业委员会会员，专业特长：微创埋线。

2010年10月经中国民间中医医学研究开发协会经络诊疗研究专业委员会埋线学术委员会专家组评审，特授予“埋线资格证书”“埋线医学专家”。并在会议上报道了自己采用单纯性经络埋线的临床观察。

2010年10月参加了由北京国际针灸培训中心举办的经络调理学习班并以合格成绩获取“经络调理师”资格证书。

2013年4月正式担任北京世针联康复医学研究院埋线专家委员会副主任委员，同时在会议上报道了近五年她采用单纯性经络埋线疗法治疗100例高血压患者的临床观察。

病案：晏某，男，55岁。高血压15年，口服降压药也有15年，其他还有高血脂、脂肪肝、冠心病、前列腺增生。从2011年11月18日开始了经

络穴位埋线调理，15天调治1次，调治了2次后血压就恢复正常，之后就改为一个月调治1次，患者就这样坚持了五年的调治，再没有服用抗高血压药。慢慢地患者感觉全身都很舒服，心脏也没有感到心慌，特别是前列腺的症状改善很明显。调治之前，每天为小便头疼，因为每次小便都要费很大力气才能出来，感觉没有小便了，可穿好裤子就又有一点尿会尿到内裤里，每天都要换内裤，有时会一天换几次内裤。调治后减少了麻烦，已成为患者最开心的事了。调理五年后主动脉血管正常了。

## 红塔区抱云归养生堂

区域：云南省

玉溪市红塔区抱云归养生堂成立于2019年，位于云南省玉溪市。以传统中医针灸结合家传医学，自创快针手法，结合古法密灸，拨经疏通术、推油术，道医经络穴位按摩推拿术，借助现代提纯技术开发保健品，让患者得到创新性中医药疗法和藏医学的呵护。堂馆研发和应用的“药食同源”产品达239种：蜂王浆冻干粉片、蜂胎素、虫草宽缨酮片、雄蜂蛹、王浆酸眼药水、东革阿里、雪梨枇杷膏、花粉肽、鲜蜂王浆、秘制枇杷膏、极品蜂王浆、秘制川贝枇杷膏、秘制藏药、祛湿补阳固肾酒、通瘀活血补气酒、滋阴润燥补阳酒、补气活血化瘀酒、益气抗炎活血养阴酒、牡丹油、虫草片、益肺片、补虚通瘀片、蛹虫草酸枣仁片、虫草稳糖片、王浆酸面膜、通瘀强筋酒、铁皮石斛片、天然蜂产品·原蜜、王浆酸·健康因子、皮肤外用细胞因子、皮肤外用蜂胶、蜂花粉系列产品、蜂胶酒等。

该堂坚持以患者为中心，为广大人民群众的身体健康提供优良的贴心服务。其牢固树立良好的社会形象，造福百姓，为健康中国做出积极贡献。临床上坚持“针灸、中药、食疗协同应用”的原则。通过针灸排除身体瘀血疏通经络；通过中药、藏药，药酒、药油扶正祛邪；再结合百姓日常食用的食品平衡营养，可以调节身体生理状况，达到治疗多种疑难杂症的目的。

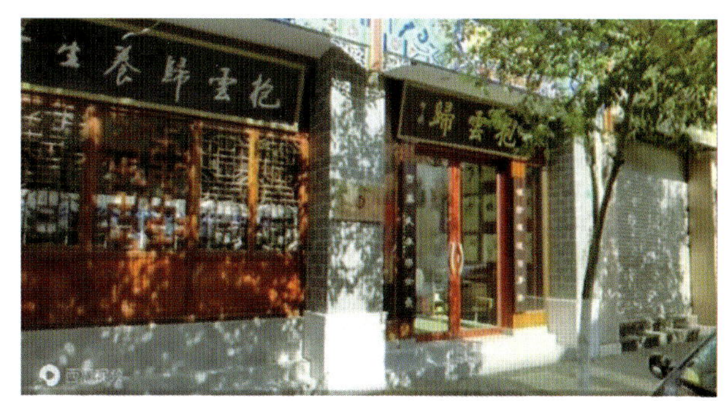


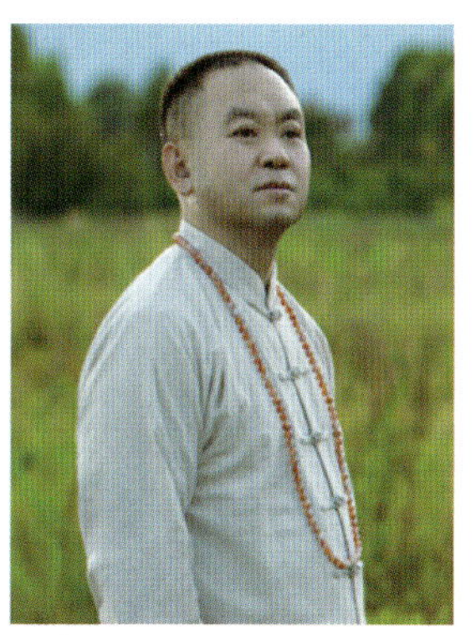

刘宏彬

刘宏彬，男，1967年出生于中医之家，刘氏玄义针古法密灸传承人，云南玉溪红塔区人，毕业于北京光明中医学院中药学本科，学士学位。云南抱云归生物科技发展有限公司抱云归品牌创始人，抱云归养生堂创办人，刘氏针灸传承人，中国针药并行快针手法创新人，高级中医针灸营养学研究员，全真派全科高级道医师，武当派道医师，北京中西医慢病防治促进会基层医疗健康工作委员会慢性病防治专家，中国中医药研究促进会委员，中国民族医药协会非药物疗法工作委员会会员，中国医药教育协会会员、理事，中国抗癌协

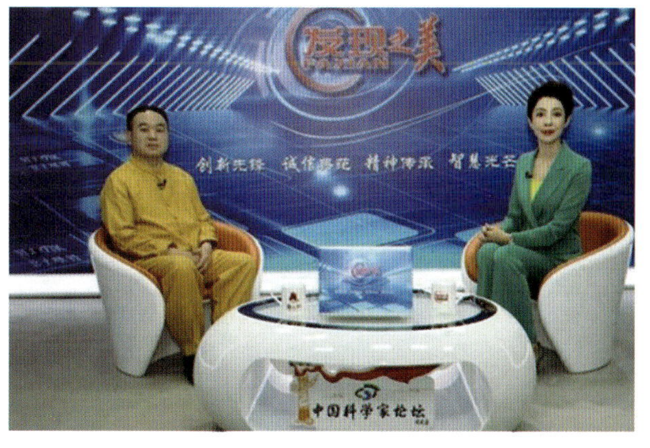

会会员，中国道医协会会员。

刘医师把传统中医、针灸、按摩、营养学、非药物疗法结合传承创新及解决慢病调理、肌体失衡人群康复作为关注和研究的方向，长期从事养生实践，不断汲取中国古老的医学精华，继承和发扬古灸、密灸理念，悟出了快针手法的精髓，结合拔罐和营养医疗，精选野生药食两用资源，研制了藏药酒、藏药油、茶药、茶医、茶疗、玄义针法、针灸经络拨筋疏通术等，指导养生，其特色是以提高人体的整体免疫力作为调治的核心，即“扶正”，只要人体的免疫功能提高了，就能开启、调动人体固有的自我修复、自我调理、自我医治能力，让人体的各种系统功能形成平衡与和谐的良性循环，极大地发挥体内的自愈机制，同时配合快针、心理疏导、营养素的内服外用等手段。这既是中医整体观、辨证施治的医学理念，也是道家“清静无为、无为而无不为”的理念在自然医学中的具体体现。通过清化润补结合的自然绿色疗法，解决了无数人慢病、肌体失衡的健康问题，得到了患者的认可。

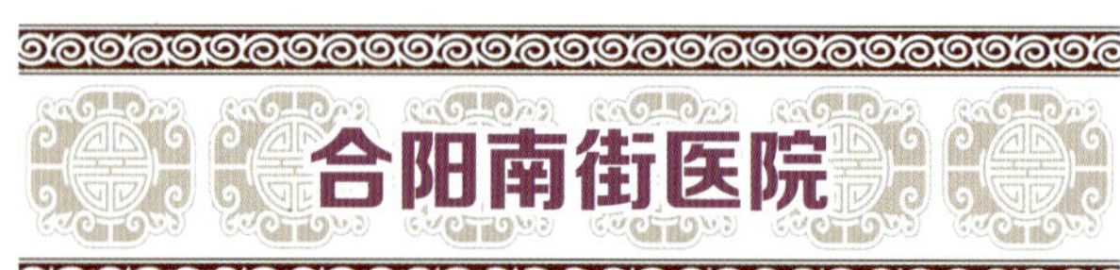

## 合阳南街医院

区域：陕西省

合阳南街医院（景德堂）前身为始创于20世纪中期的南街医疗站，1996年，李景堂老中医扩建为“景德堂”中医馆，2000年，由李晓溪继承发展，建成以中医为特点的全科医院——南街医院（景德堂）（以下简称南街医院）。南街医院坐落于渭水之北、黄河之畔的古莘大地合阳，是四代中医人的智慧结晶，拥有一套行之有效的独特诊疗方法，遵循辨证施治、治养结合、内外合治及治未病的理念，经临床反复验证，研究无数效方。以传承国粹、润施仁德为宗旨，是一家集医疗、食疗为一体的综合性医疗机构。

南街医院一直致力于传统中医的传承和发展，以传统望、闻、问、切四诊进行诊断（以脉诊见长），结合家传四代的中医治疗经验，疗效颇佳，患者遍布秦川乃至全国各地，深受人民群众的信赖。传承国粹，润施仁德是医院的宗旨，也是传承人李晓溪的真实写照。其在肿瘤、心脑血管疾病、糖尿病、不孕不育及中医骨伤科见解独特，治疗高效，深受患者尊敬。同时，构建景德堂中医文化，提出“余生以中医而美好”，聚集一批志同道合的中医人和中医爱好者，成为中医药事业继承和发展的有力推动者。

南街医院拥有一众师承徒弟，走上一条中医传统师承之路。传道授业解惑，为热爱中医的年轻人提供一片土壤，一个平台。大家不仅学有所成，而且还拥有施展才能的平台。立志培养中医药人才，传承民族之国粹，为祖国中医事业培养后继之才。

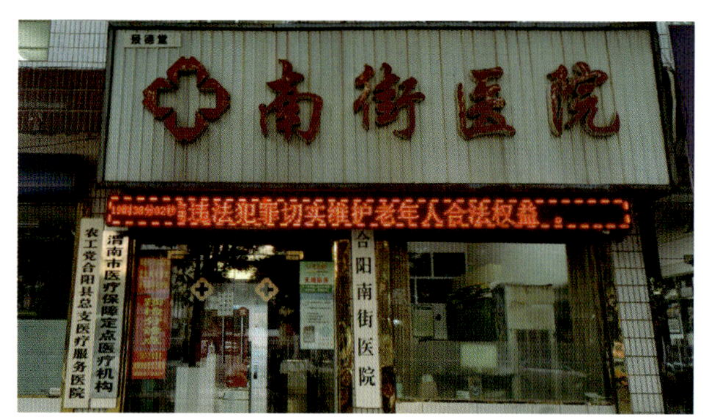


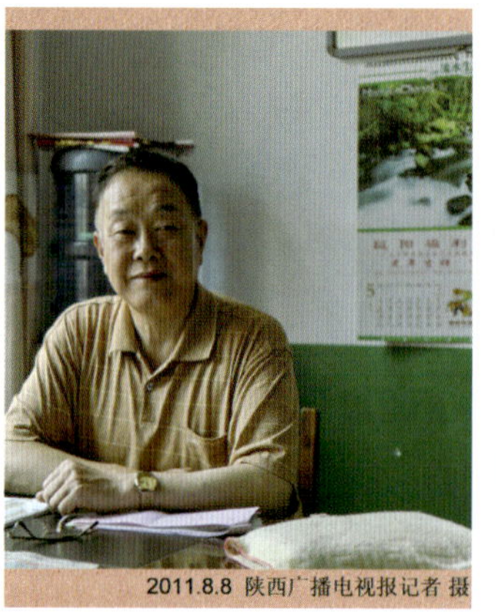
2011.8.8 陕西广播电视报记者 摄

### 李景堂

南街医院前身景德堂的创始人李景堂，男，汉族，1945年3月出生于陕西省渭南市合阳县，时逢合阳县中医医院建院，以老中医名衔进入中医医院工作，时年38岁，现任职南街医院。幼习岐黄，祖父、父亲三代业医，从小耳濡目染，在省级两位名医教导下，研习中医四大经典和西医诊疗治病。

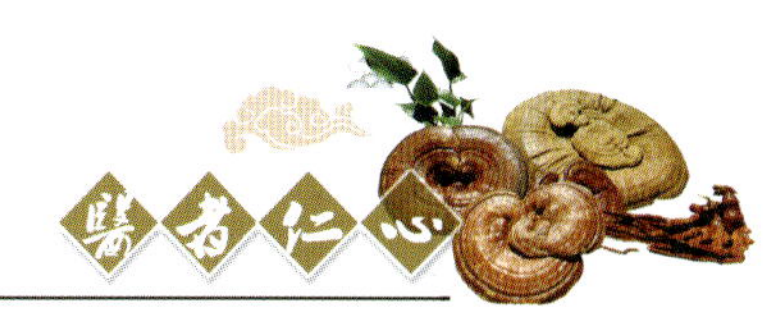

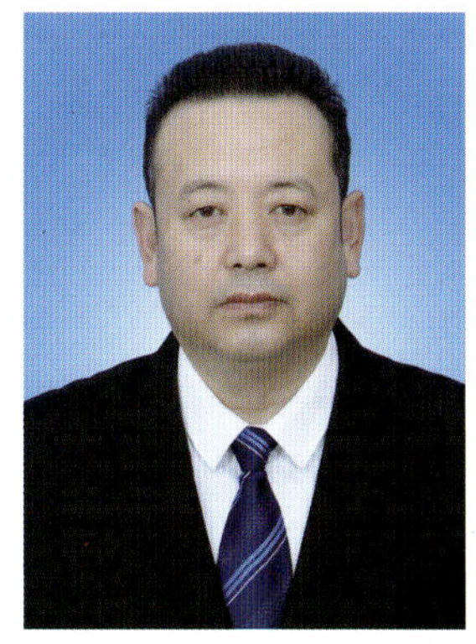

## 李晓溪

现南街医院传承人李晓溪，毕业于陕西中医药大学医疗系，自曾祖始传承百年，五代，儿女均毕业于医学院校并供职于省三甲医院。中国农工党党员，合阳县第十七、十八届人民代表大会代表和第十届政协委员。中国抗癌协会会员。

他受家庭环境熏陶及在父亲的教导下，认真研习《黄帝内经》《伤寒论》《温病学》等经典医著，法古创新，对肿瘤、心脑血管疾病、糖尿病、不孕不育等各种疑难杂症，总结出了一套行之有效的综合治疗方案，诊治多应验。

# 阳新易杏堂中医研究所

区域：湖北省

阳新易杏堂中医研究所于2016年由中医世家传人成名创建，现有其长子成家泰继承发展。家族先辈在“民国时期”便常以挖草药救人，带着孩童识本草辨药性，言传身教，一代一代传承。阳新易杏堂中医研究所始终坚持“未病先防”理念，时常劝导患者多注意身体状况，应饮食有节、起居有常，对中医“治未病”观念积极倡导。一直致力于传统中医的发展，以传统望、闻、问、切四诊结合家传四代的中医治疗经验和口碑，深受当地群众信赖。

特色和优势：阳新易杏堂积累四代人的中草药知识及中医临床经验，承家学而研百草，疗万病以验奇方，造福一方百姓。阳新易杏堂创始人成名拥有丰富的行医经验，擅长用中医药治疗胃肠道病、肝病、肾病、呼吸道病、心脑血管病、风湿骨病、妇科病、不孕不育等多种疑难病，有着丰富的临床经验。从多年临床实践中全面了解病因病机，诊断疗效佳。其挖掘民间秘方、验方，结合个人经验组合方剂“咳喘灵方”“胃痛灵方”“腰腿痛灵方”“腹泻灵方”“癌症良方”“心脑血管病良方”“不孕不育良方”等10个经验方临床效果显著，目前已通过专家论证。

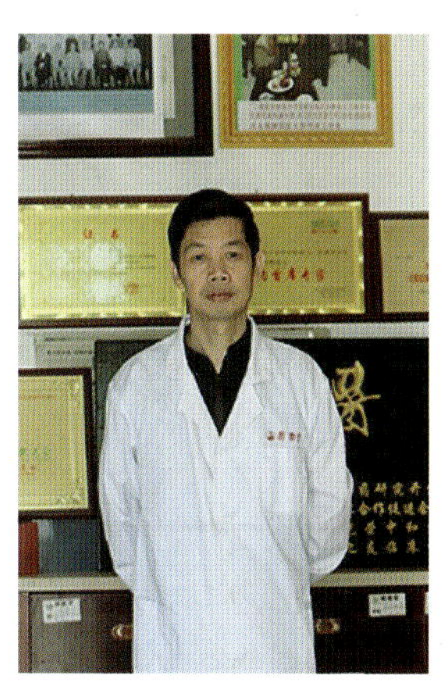

## 成名

成名，湖北省黄石市人。从事中医临床30余年。获得业内好评，曾先后入选新华网“中国好医生”；中央电视台“最美乡村医生”，中华中医药学会岐黄论坛50名“民间国医”代表之一。

成名从小学中医，参加过很多中医药学术培训班与交流会。曾听课于张大宁、朱良春、郝万山、孙光荣等国医名师。擅长用中医药治疗胃肠道病、肝病、肾病、呼吸道病、心脑血管病、风湿骨病、妇科病、不孕不育等多种疑难病，数年来以临床经验整理出许多经验方。成名先生认识到：“中医强，则国强。中医不仅仅是医学，更是一种文化，一种极有生命力的文化，包罗万物，是古文明的延续”。他一直在传承创新。

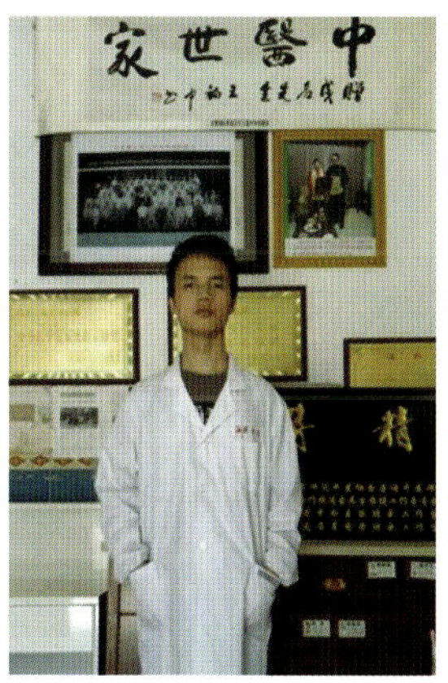


## 成家泰

成家泰，1994年生，中医世家第四代传承人。健康管理师，中医传承非遗技师，心理咨询师。阳新易杏堂中医研究所所长。从小跟随父亲成名学习中医，现临床十一年。上海沈氏女科(明朝御医)第十九代传人沈绍功教授传承弟子，国医大师唐祖宣传承弟子，兼职中国民族医药学会科普分会理事，中国中医药研究促进会唐祖宣医学工作委员会理事，国学文化传承工作委员会委员，中关村炎黄中医药科技创新联

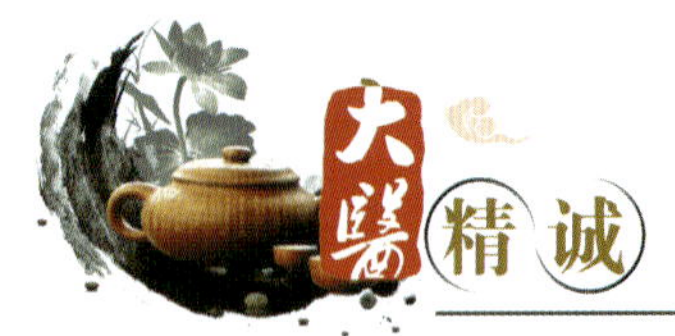

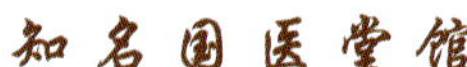


盟中医治未病发展分会理事，中关村炎黄中医药科技创新联盟中医祖庭仲景智库顾问团顾问，北京中西医慢病防治促进会基层医疗健康工作委员会理事。

## 调兵山市文启勇中医诊所

### 区域：辽宁省

万寿堂始创于1992年12月，坐落于东北新兴煤城铁岭市，辽金古战场调兵山市，由文启勇老中医一手创立。从始创至今由文启勇老先生坐堂应诊，是铁岭市唯一用膏汤丸散纯中医中药治疗疾病的堂馆。文启勇先生致力于挖掘古训，继承发展中医的理念，经30余年的医疗实践，总结出了很多治疗疑难杂症经验和验方，疗效颇佳，深受各阶层患者的信赖和尊重。

从医宏愿：但愿九天不吝赐洪福，祈求五洲生灵皆安康。

文启勇医师经多年的临床实践，总结、形成了独特的辨证论治和药材处置加工方法，对生殖科：男女不育不孕、习惯性流产和妇科肿瘤有独到见解，治愈率70%以上；心脑血管疾病恢复率65%以上；糖尿病、重症肝病治疗效果得到了患者高度认同，肾病治愈率70%以上；风湿病和颈、腰椎间盘突出治疗时间短、见效捷；对消化道肿瘤、肺肿瘤、脑肿瘤、血液病研究有独到见解和治疗方法。运用中医的辨证施治理论，减少西药不良反应，确保疗效。

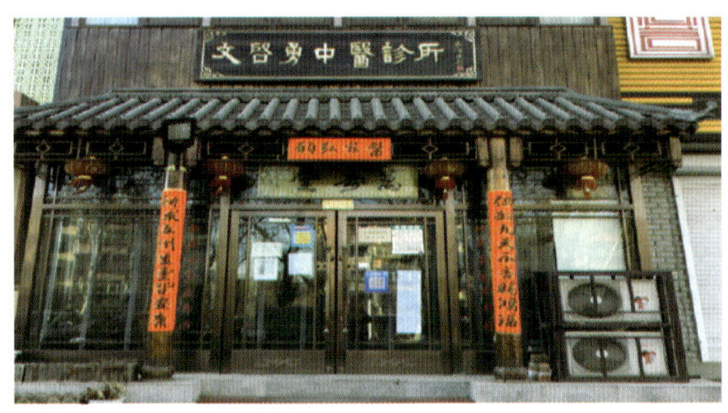


### 文启勇

文启勇，男，1956年4月出生于四川省射洪县潼射镇茶园村铁像嘴，10岁开始学中医，16岁开始为家乡老幼治疗一般简单常见疾病。1978年10月应征入伍，在部队服役，1983年5月转业到铁岭市铁法矿务局工作。1985年7月参加由新中国中医事业奠基人之一、中医泰斗吕炳奎教授参与成立的光明中医函授大学学习，通过系统学习中医理论知识，师从众多中医名家、教授。由于学习成绩突出，临床实践疗效显著，得到了校长吕炳奎老先生的青睐，并赐医寓名“万寿堂”。

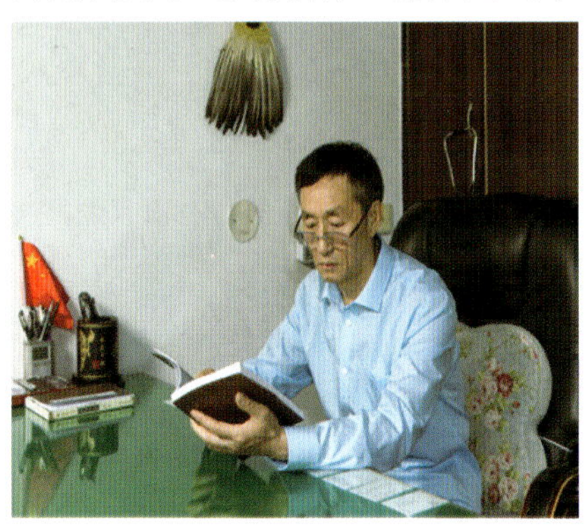

1997年12月受邀参加在北京华馨宾馆举办全国第五届疑难杂症学术研讨会,并发表《脑出血—真头痛—中风证治》论文，得到专家，教授好评。1998年6月受邀参加在秦皇岛国务院第二招待所举办全国第六届疑难杂症学术研讨会，并发表《鬼胎—恶葡—子宫绒膜癌论治》论文。2022年参与赞助米伯让老先生捐献宋版《伤寒卒病论》的重译重注出版工作。

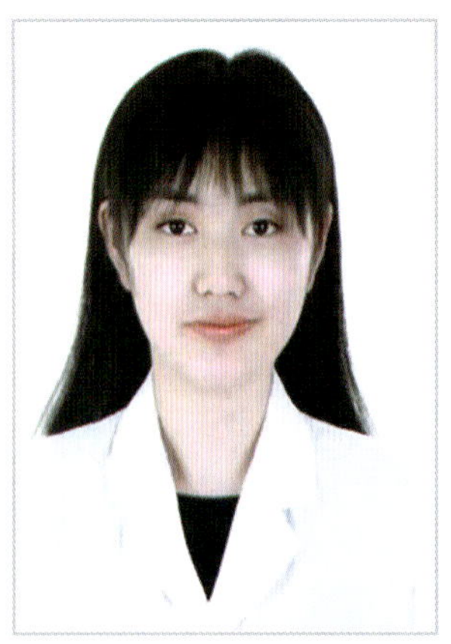

### 文中华

文启勇大弟子文中华，女，1987年10月出生，2007年9月就读沈阳医学院临床专业，2012年7月毕业，获西医本科学历，2020年获辽宁中医药大学成人本科学历，同年取得心血管科主治医师职称。

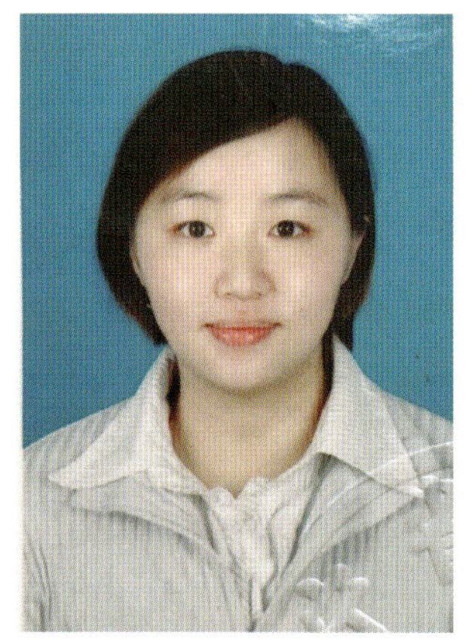

**邓梅林**

文启勇二弟子邓梅林，女，出生于1988年1月10日，毕业于铁岭市卫生职业学院中医专业。2013年7月毕业后从师万寿堂文启勇老师，2016年12月取得执业助理医师证书。

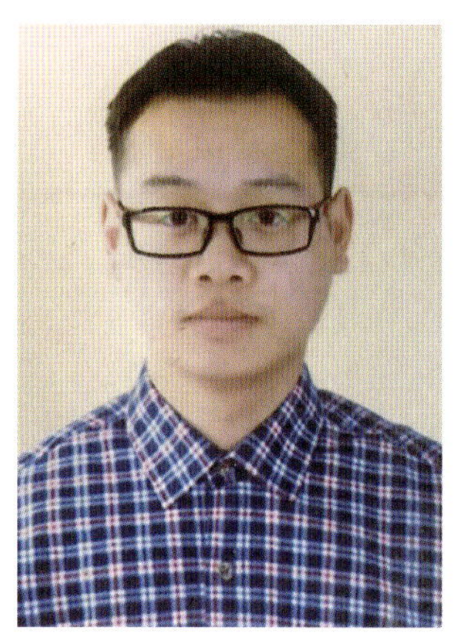

**宣泽涛**

文启勇三弟子宣泽涛，男，出生于1998年5月，江西中医药高等专科学校中医专业。2019年7月毕业后从师于万寿堂文启勇老师，2020年12取得执业助理医师证书。

弟子们通过学校的理论学习，经老师严苛的传道，学习临床技艺，初步掌握了中医辨证施治、处方用药的技能，大弟子已成为本堂馆治疗心血管病骨干。

# 沈阳同康医疗服务有限公司铁西中医诊所

**区域：辽宁省**

同康中医诊所始创于2018年，由周政斌老中医一手创立，坐落于沈阳市铁西区保工街十二路，是沈阳市一家纯中医诊所。一直致力于传统中医的发展，以传统望、闻、问、切四诊与周氏针灸独创的“周氏诊断法”进行诊断，集针灸、推拿、康复、药物敷贴为一体的传统中医诊疗机构。以大医精诚、至臻至善为宗旨，提高疗效，缩短病程，减少病患痛苦为诊疗目的。聘请当地经验丰富的退休老中医坐诊，还有家传的继承者以及师承的弟子，拥有全国中医新流派传承与创新共同体远程诊疗咨询，声名远播。

特色和优势：同康中医积累两代人的中医经验，承家学而研究针灸，造福一方百姓。同康中医创始人周政斌老中医对脑血栓、脑出血后遗症、脑供血、面瘫、糖尿病、不孕不育、子宫肌瘤、乳腺增生、颈腰椎增生、腰椎间盘突出、肩周炎、甲亢以及各种疑难杂症有丰富的治疗经验，30多年临床实践，使其能全方位获取五脏六腑反映于外的生理病理信息，从而充分辨证合理地运用各种诊察过程中的生理、病理信息，洞察疾病的病因、病机，做出最佳诊断，其诊断结果深受广大患者的认同，口碑载道。再者是同康中医专门聘请的退休老中医，在各自的专业拥有几十年的临床治疗经验，疗效显著。

同康中医还拥有一众师承徒弟，走一条中医传统师承之路，学以致用，学用结合，为热爱中医的年轻人提供一片土壤，一个平台。大家不仅学有所成，而且还拥有施展才能的地方。

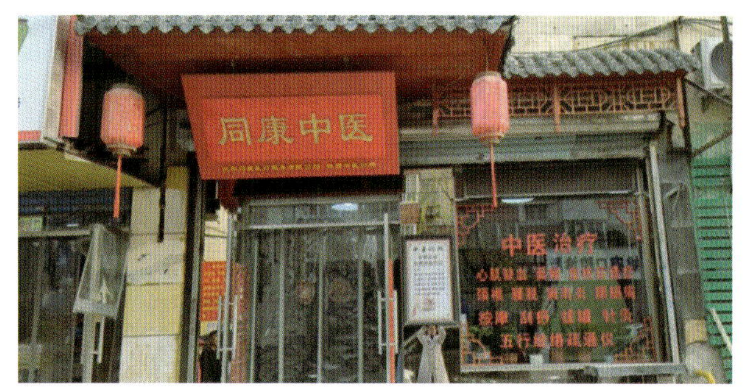


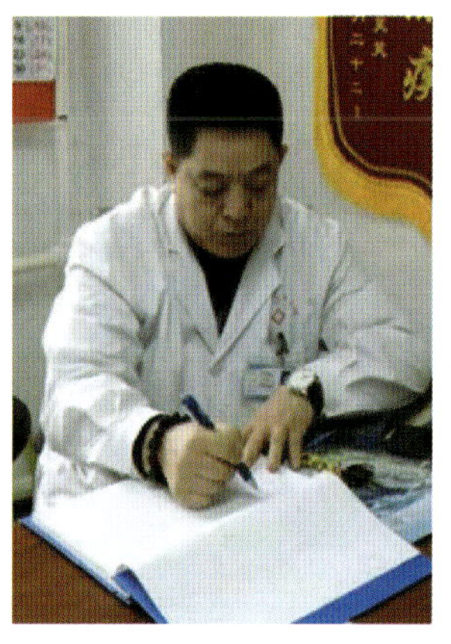

**周政斌**

同康中医创始人周政斌，男，汉族，1963年3月9日出生于辽宁省沈阳市，曾任职于沈阳康逸中医院。现任同康中医医疗服务有限公司负责人，世界中医药学会联会委员会委员，孟宪君手针传承人，省中西医结合诊断专业委员会委员。周氏腹针继承人。

幼习岐黄，两代业医，从小耳濡目染，在父亲的教导下，从小就开始接触中医，认草药，学习针灸，研习中医四大经典，随父见习诊疗。于1996年进入辽宁中医学习班，遂后拜师名师，集先圣之所长，感恩师之所授，从理论到临床，一步一脚印，终取得长足进步。

擅长运用针灸特色治疗：心肌缺血、脑供血不足、面瘫、血栓、甲亢、风湿、腰腿疼、颈椎病、腰椎间盘突出症等各种疑难杂症。

患者，男，42岁，沈阳人。面瘫多年求医无数，跑遍各大医院，疗效不理想，经人介绍找到周医生，开始话都说不清楚，嘴也是歪的。经6次针灸的精心治疗，现在说话也利索了，嘴也不斜了。

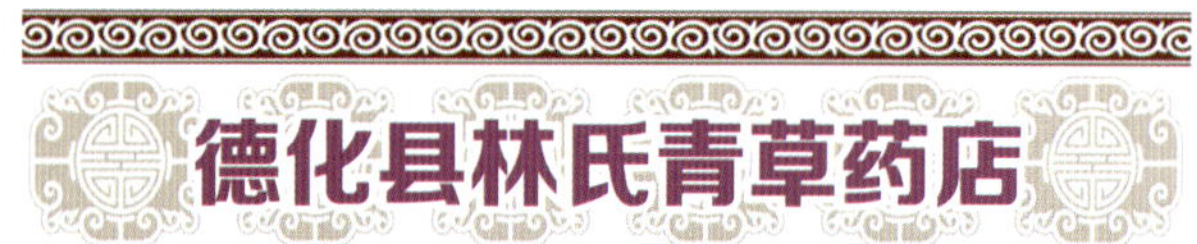

## 德化县林氏青草药店

**区域：福建省**

林氏青草药店始建于2019年，由传统中医传承人林礼聪一手创立。林礼聪是中医世家传人，宋末明初年间，他的祖上从章公六全祖师获得传承至今，是闽南一家古中医堂馆，一直致力于传统中医的发展，运用传统的诊疗方法，全部采用天然野生的药材对患者进行针对性、有效的调理。

常年奔走于高山密林、寻找采挖野生的中药材、一家共有8人常年不间断地采挖野生中药。为确保药效，把采药细分到药材的雌性雄性，红土黑土，阳光照射的时长等，这样才能真正保存药效，使得一些疑难杂症患者慕名到林氏青草堂调理而得到病痛消除。对胃癌中晚期患者（不复发）、红斑狼疮、类风湿、中风瘫痪、不孕不育、心脑血管瘀堵及“三高”重症者，老人大腿摔裂等患者，疗效显著，其中有许多特色病例记录在案。

林氏青草堂秉承：传播中医结善缘，大爱无疆累福报。文明自信中医药，幸福健康每一人。

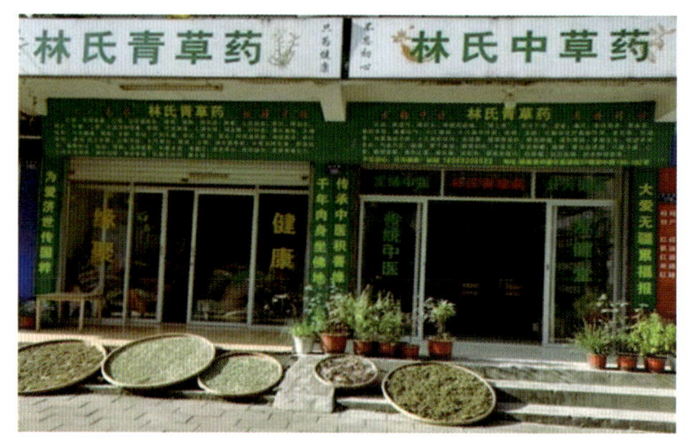


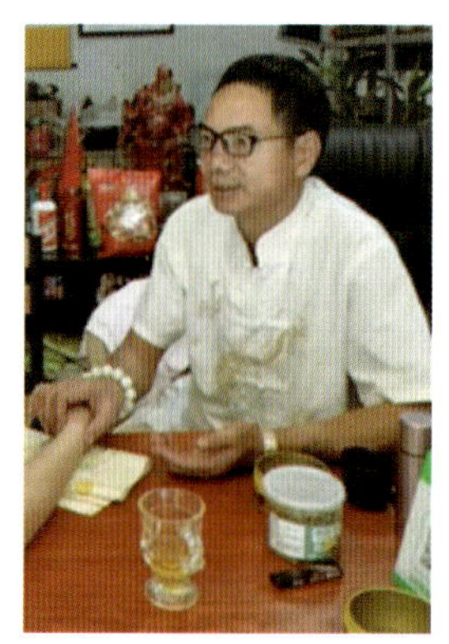

**林礼聪**

林礼聪，传统中医传承人，出生于宋末传承至今的中医世家。大国医学网礼聘顾问，张仲景医圣祠博物院公益讲师团宣讲专家，中国民间卫生协会健康养生分会首席专家，中国民间名医网授予其“中国当代名医”荣誉称号，为慢性病调理专家、百位民间杰出名医、中国当代名医的称号，并被评为中华老字号、中国驰名品牌、中国抗癌协会会员单位。现在福建省泉州市德化县创建了林氏青草堂。

林礼聪医生是一名中医全科医师，他医者仁心，秉承以人为本，以症为师，全部用自采的野生药材调理好无数患者，已在全国各地线上线下赢得患者的好口碑。对每一位患者始终做到耐心、细致，通过四诊八纲将症状分解清楚，然后对症配药，进行有效的调理。他传承中医积善缘，悬壶济世累福报。他通过线上为很多外地患者看病，通过看相片进行颜诊、面诊、舌诊，结合患者讲述症状诊断病因，进而对症下药，不管是三高、肢体酸痛、胃肠失调，还是失眠、眩晕、妇科疾病等，80%以上能准确诊断并得到调理。他经常到省内及广东、江西、浙江出诊，线上覆盖到全国各地。

他曾经接诊过一位来自浙江省苍南县年近七旬的患者，他患有糖尿病综合征，在温州中医院

治疗几年无效，已是一天打三次胰岛素，服用三次西药，无法行走，疼痛无法入睡。患者慕名到店调理，服用42剂青草药，两个多月后即康复。从此，他告别了服用西药，开始了正常生活，还能干体力活儿，可挑重物100多斤。

来自德化县水口镇的周女士，婚后九年未生育，因输卵管一边全堵、另一边堵了80%，在中国最先进的深圳、广州妇科医院通输卵管治疗多年无效，到本店服用野生青草药调理三个多月后怀孕并生育，目前又怀上第二胎。前不久，这对夫妇特送来“婚后九年未生育，传统中医显奇迹”的锦旗，以表达对林聪医生的感激之情。

作为古中医传承与实践者，他长期坚持不懈上山采药。回来后，他便制药、配药，并坚持每日门诊，将天然优质的中草药资源，有效运用到中医配方实践之中。

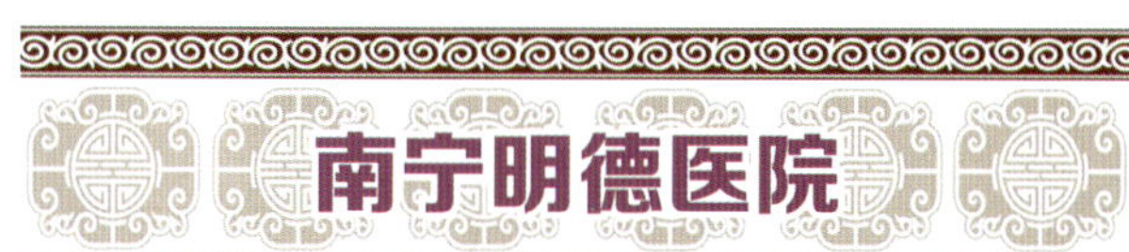

## 南宁明德医院

**区域：广西壮族自治区**

南宁明德医院是一级中西医结合医院，为南宁第二人民医院医联体单位，位于南宁市良庆区五象大道432号，院内设置养老院，以“医疗、康复、养老”为一体的医养结合医院，也是南宁市医保定点的医疗机构。

医院开设外科、口腔科、麻醉科、医学影像科、中医科、中西医结合科、医学检验科等科室。执业医师、护士24小时提供专业的医疗服务：常见病、多发病的诊疗及针灸、推拿、理疗、康复等，医护到床前，医疗现有DR（超高清数字X光）、全新高清彩色B超、全自动生化分析仪、监护仪、治疗仪等设备。

诊疗范围：①中风后遗症、颈肩腰腿疼痛、腰椎间盘突出、风湿及类风湿、痛风、骨质增生、骨质疏松、强直性脊柱炎。②急慢性肠胃炎、支气管炎、哮喘病、过敏性鼻炎鼻窦炎、糖尿病。③成年男性性功能障碍、阳痿、早泄、精子活动力低，女性阴道炎、月经不调、子宫肌瘤、乳腺增生、不孕不育。④内痔、外痔、混合痔、肛裂、肛瘘、肛周脓肿。⑤肝硬化腹水、肝癌、鼻咽癌、食道癌、肺癌、胃癌、结肠癌、膀胱癌、淋巴瘤等，对于肿瘤病症采用中西医结合辨证治疗，疗效确切。

特色优势：由丰富的临床经验的中医师及专业的康复师等中医骨干力量组成的特色科室，以中医特色疗法与现代化康复技术相结合的康复治疗中心。

中西医结合科是本院的重点学科，科室目前开展内服、外敷、针灸、小针刀、推拿、正骨、理疗、牵引、火罐、刮痧、中药熏药等中医传统治疗。强调中西医结合为特色，主要治疗颈椎病、腰椎间盘突出症、肩关节周围炎、偏头痛、类风湿关节炎等相关疾病，主要开展以下治疗项目：①骨科康复：各类骨折、类风湿关节炎、手外伤等。②神经康复：脑卒中后遗症、面瘫、偏头痛等。③肩颈腰腿痛康复：颈椎病、腰椎间盘突出症、肩关节周围炎。

中西医结合专科专病特色优势明显，能发挥多样、安全、低廉的中医优势，注重的是疼痛的治疗以及瘫痪功能的恢复，能够提高患者生活质量，帮助患者尽快重返家庭和社会。

医养结合是目前政府重点支持的养老模式，整合了养老院与医院两部分的资源，不仅为老人提供传统的生活、心理及文化方面的服务，还能及时发现老人的身体健康问题，为老人提供医疗诊治、护理保健、康复等服务项目。南宁明德医院于2021年成立养老院，主动响应医养结合相关政策，大力发展医养结合、健康养老、中医养老工作。

养老院充分利用我院的医疗、护理、康复等优势资源，实现“养老”与“医疗、护理、康复”的无缝连接。

依托本部优秀的管理团队、精湛的医疗护理技术、完善的工作流程和制度，逐步构建一支由医生、护士、营养师、康复师、护理员等组成的长期照护专业团队，对协作医院进行技术支持及管理工作。

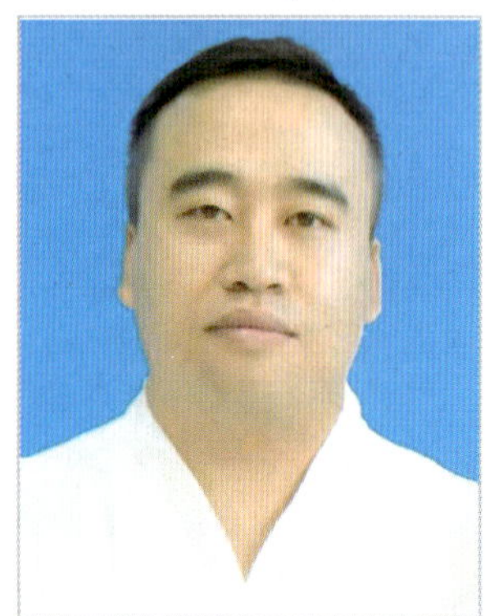

**杨超**

杨超，字博恩，广西长寿密码心脑血管中医院院长，中医专科医生，中医执业医师，国家高级社工师，国家应急救援（五级）人员，中国医学救援协会师资，中医传承非遗技师，中医健康管理师，中国五术之相学摸骨术传承人，中国道医协会医师，中国抗癌协会成员，中国《第一健康报道》媒体健康宣传大使。

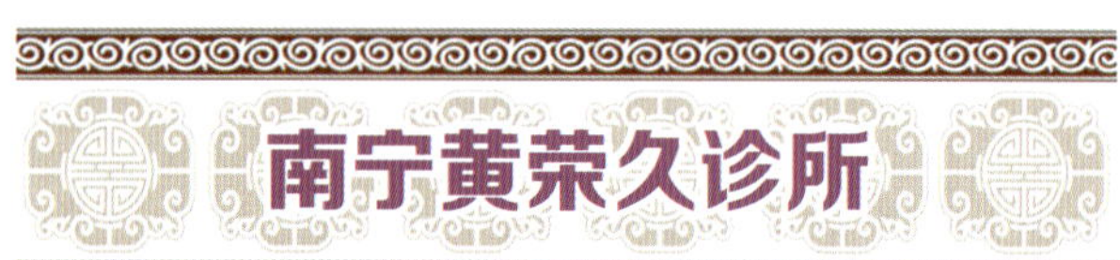

## 南宁黄荣久诊所

**区域：广西壮族自治区**

诊所创建于1995年12月，由卫元堂中医药文化第四代黄荣久传承并创立的中西医相结合的诊所，前身是卫元堂中医馆，由曾祖父黄济南创办于1919年。诊所位于广西壮族自治区南宁市邕宁区百济镇红星村。

诊所有临床执业主治医师1人，中医专业的执业医师1人，执业护师1人，执业护士1人，药剂士1人。主要业务是：扎根基层，服务基层，为最基层的南宁市最偏远山区的农村村民健康服务，做到小病不出村，预防为主，减少大病重病的发生。如有大病和慢性病去到大医院治疗不好回到本村，本诊所也会想尽一切办法为患者救治，挽救垂危的生命，减少、减轻当地因病致贫、因病返贫的民生疾苦，为乡村振兴战略作出贡献。年诊治量达8000多人次。

该诊所不仅治疗常见病、多发病、慢性病，还对疑难杂症、心脑血管疾病，特别是治疗中风偏瘫和中风后遗症，总结了一套治疗经验，使不少患者恢复了生活和工作能力，找回家庭的安好。

“卫元堂”第四代中医药文化传承人黄荣久，生于1962年，广西壮族自治区南宁市邕宁区百济镇红星村人，曾祖父于1919年在红星村创办中草药药材铺，宝号称“卫元堂”，从此为当地村民诊病给药，作出了一定贡献。1938年将技术传给黄荣久祖父继承，至1953年由黄荣久父亲接任，继续经营诊所业务。黄荣久1979年高中毕业后，回到家乡跟父亲当学徒学习中医。到1983年黄荣久父亲去世后由其接班继续经营至今。为了弘扬祖业和更好地服务村民，黄荣久自费从1983年9月—1984年8月在广西中医学院成人教育继续学习中医。

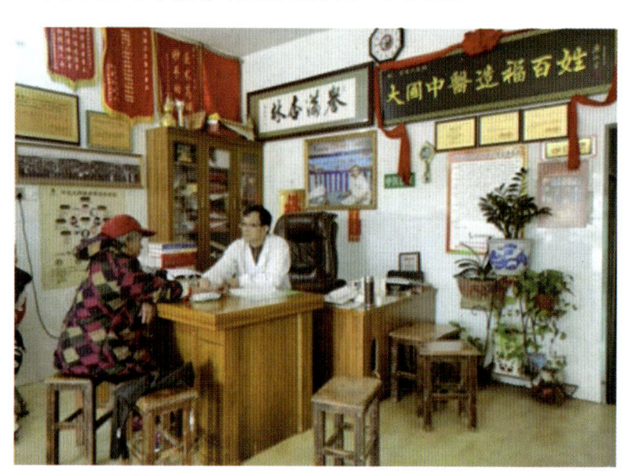

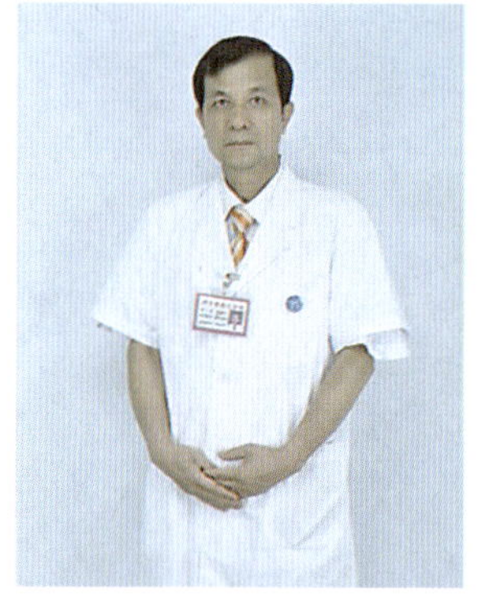

**黄荣久**

黄荣久，生于1962年10月，四代传承曾祖父于1919年创办的中草药材铺“卫元堂”，为当地村民诊病给药。执业经历：2000年12月经邕宁区人事局职称改革领导小组授予中西结合医士职称，2003年参加全国执业医师资格考试，取得执业助理医师资格证，到2009年参加全国执业医师资格考试，取得执业医师资格证，2009年被中国医疗卫生工作者协会授予“中国优秀医疗卫生工作者”称号。几十年如一日，一年365天除了正月初一那天，基本上都是上班接诊和出诊，没有节假日，每天上班时间超过10小时，一切为患者利益着想，全心全意为村民健康服务。他除了应用家传秘方治疗外，在临床上还结合现代医

学的知识和技术，治疗常见病、多发病、慢性病以及疑难杂症，并总结了很多的治疗经验，为患者节省了医疗费用，方便群众就医，为当地村民的健康保驾护航。目前对心脑血管疾病，特别是脑梗死引起的后遗症的治疗，效果显著，脑梗死治疗及时没有后遗症，近年来已经治愈100多例脑血管意外的患者，得到广大患者的好评。

# 团风胡千军中医诊所门诊部

区域：湖北省

团风胡千军中医诊所门诊部，由胡千军所创立，从始至今由胡千军对中医内科疑难病应诊。他以中草药及中药方剂为主，用家传秘方、经方验方等治疗慢性疑难杂症。膏、丹、丸剂中药效果显著。同时，还挖掘各种民间草药，采用针灸、火罐、推拿、点穴等综合疗法且得心应手。他不断学习创新，吸纳蝎毒疗法、拔毒疗法、火针疗法等特色技术，用于治疗中风、中风后遗症、半身不遂、偏瘫、腰椎间盘突出、颈椎间盘突出、骨质增生、腰肌劳损、坐骨神经痛、膝关节痛、风湿性关节炎等。胡千军中医师对不孕不育、妇科疑难杂症，如月经不调、宫寒、输卵管阻塞、子宫肌瘤、囊肿、盆腔炎、阴道炎等有独特见解与治疗方法。

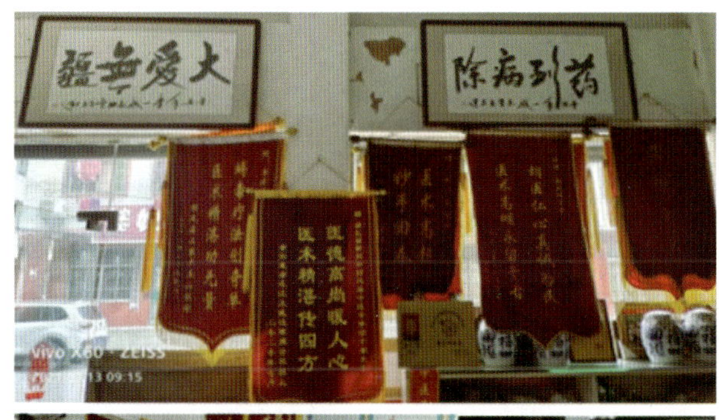


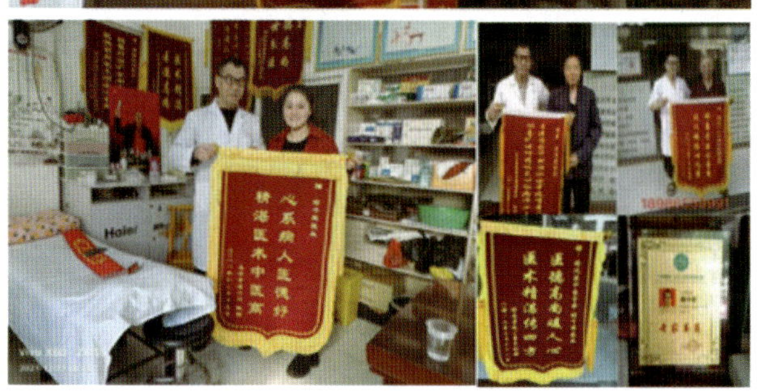

胡千军

胡千军，男，1962 年生，湖北省武汉市人，执业中医师。胡医生出生于中医之家，从小受家祖父影响和恩师倾囊相授，自小无论寒暑假，一直跟随祖父上山采药，学习治病救人。从17岁开始临床至今，四十余年的临床经验，善用经方、验方、单方及秘籍，加上点穴、推拿、针灸、气功的综合疗法，标本兼治，疗效独特，治愈率高。擅长采用中医特色疗法——蝎毒疗法，专治颈肩腰腿痛、心脑血管、不孕不育、肿瘤的疑难杂症。对于风湿、腰痛、坐骨神经、颈椎病、妇科有独特见解，每每出奇制胜，疗效卓越。擅长治疗各种肿瘤、癌症（肺癌、食道癌、乳腺癌、卵巢癌、淋巴癌、胆管癌、胃癌、子宫癌、鼻咽癌、膀胱癌、大肠癌、胰腺癌）、肝病、胃病、脑瘤、肿瘤疼痛严重、肿瘤发热不退等。他对于一些怪病、难病（癫痫、白癜风）及各种毒蛇咬伤等均有独特疗效。对妇女月经不调、输卵管堵塞、冷宫、各种囊肿等不孕有独特见解。行医至今在临床实践中取得了不俗的成绩，有效率达 98%以上，为人间送子众多。北京、安徽、武汉的患者称之药到病除，观音送子，解决了长达二十年短达两年以上的患者不生育患者的痛苦。

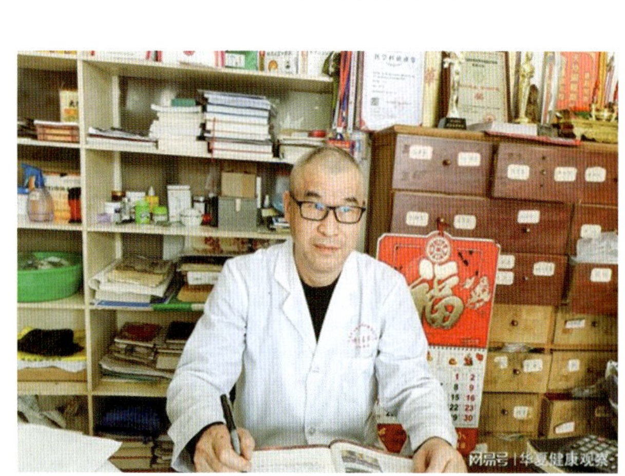

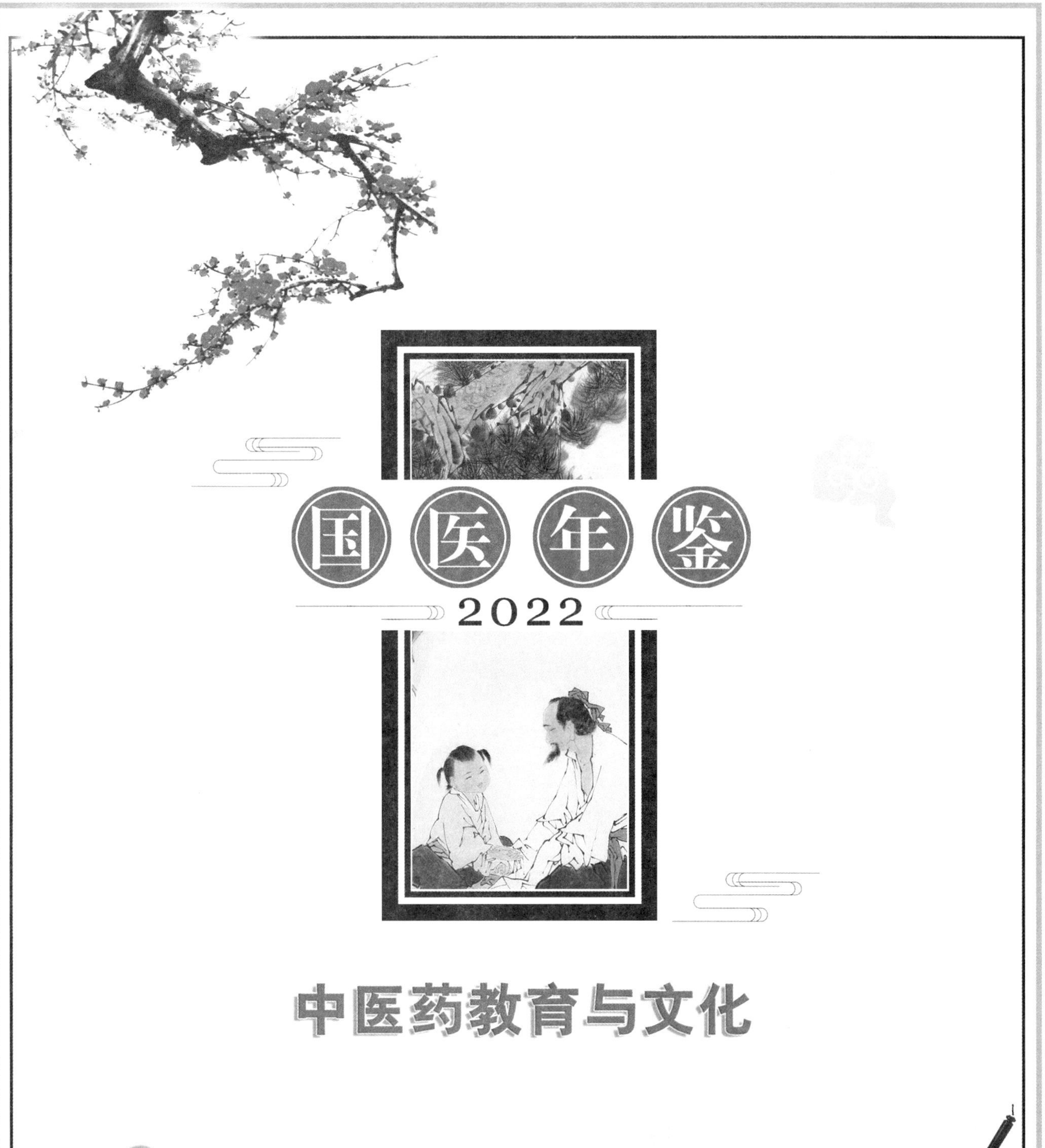


# 中医药教育与文化

# 教　育

## 中医思政元素进课堂

刘富林　湖南中医药大学中西医结合学院

湖南中医药大学中西医结合学院将习总书记讲话中的“中医观”融进课程教育，发挥了课程育人的主体作用，实现了思政教育与专业知识体系教育的有机统一。

为深入学习贯彻全国高校思想政治工作会议和新时代全国高等学校本科教育工作会议精神，全面落实学校“三全育人”工作要求，充分发挥课堂教学主渠道在高校思想政治工作和立德树人中的作用，湖南中医药大学中西医结合学院坚持以习近平总书记系列讲话中的“中医观”讲话精神为指导，以国医大师孙光荣教授辑释的《习近平方略 扶正祛邪 标本兼治——读懂习总书记讲话中的“中医观”》为蓝本，将习总书记讲话中的“中医观”等内容融入专业课教学中，实现思想政治教育与专业知识体系教育的有机统一，开展了一场中医思政元素进课堂的生动实践。

**人手一册 认真研读**

2020 年 7 月，学院印发了国医大师孙光荣教授辑释的《习近平方略 扶正祛邪 标本兼治——读懂习总书记讲话中的“中医观”》一书，全院教师人手一册，在假期间认真研读。并制定了《关于开展习近平总书记讲话中的“中医观”进课堂的实施办法》，明确提出了指导思想、建设目标、主要任务等，要求老师们深入调查研究，准确把握学生思想动态，结合学生所思所想、社会热点、国际国内形势、专业问题等内容，将习总书记讲话中的“中医观”等内容融入专业课教学中，引导学生树立正确的世界观、人生观和价值观。

全书辑录了总书记 21 篇重要讲话，阐释了总书记治国理政思想中熔铸的中医理念、引用的中医术语、运用的中医妙语，彰显了总书记对中华传统文化的深刻领悟和对中医药文化内涵哲学理念的深度掌握。老师们通过认真研读和深刻领会，在课堂教学中活学活用，深度挖掘各课程蕴含的“中医观”精神，使思想政治教育融入人才培养全过程，把价值引领、能力培养和知识传授有机融合，各类课程与思想政治理论课同向同行，形成协同效应，充分发挥了广大教师课程育人的主体作用。

**结合专业 活学活用**

中西医结合内科教研室老师在教学内容上强调中医、西医发挥各自优势和互相补充的特点，课程上强调中医药科学论、中医药优势论和中西医并重论。要遵循中医药发展规律，传承精华，守正创新。中医学之所以能历尽千年而不衰，能够世代传承并不断发展，就是因为守住了中医学调和致中的思维方式和价值理念。只有守正，中医学才能实现文化自信、创新发展，为人类健康做出新的贡献。中医学的创新主张充分利用现代医学和科学的理论、方法、手段等，强调中西医并重、共同发展。中医学的守正创新强调以中医为主导和本体，以西医及现代科学为支持，推动中医药实现真正的创新发展。授课过程中注重培养学生中医观念和意识，包括中医整体观，天人合一的理念，病证结合的辨证论治方法等；同时指出目前中医药发展已上升为国家战略，中医药事业进入新的历史发展时期，中医药既是中华文明的重要载体，又在人民健康事业中发挥独特作用，杏林学子们要增强民族自信，勇攀医学高峰。

中西医结合外科教研室老师们通过精心的教学设计，根据不同教学阶段的知识内容，将习近平

“中医观”应用到中西医结合外科学课程思政教育中，树立学生对中医文化的自信。从绪论开始，在讲解中医外科发展历史时适当加入名医事迹，通过历史上的医家故事，引发学生对这些伟大医家的敬佩之情，从而激发学习兴趣。如东汉末年的名医华佗运用麻沸散给患者剔骨疗伤，比西医发明麻醉药早 3000 多年。在讲授中医外科诊疗技术时，加入中医外科古籍、医案的学习，增强学生对中医学的认同感和自信心。在临床各论系统疾病的教学中，比较中医和西医在病因病机认识上的异同，补充中医基础实验研究方面的成果，证明中医西医理论不是互斥的，中医西医可以协调发展。在疾病治疗方面，着重介绍在外科领域中，中西医结合治疗的优势病种，突出中西医结合发展的成就，让学生了解中医在外科疾病治疗中的积极作用。在临床实践与医院见习阶段，通过临床病例分析，让学生了解到中医药在外科各个科室的使用情况、中医在外科疾病治疗上确切的疗效及独特的优势。

中西医结合五官科学教研室老师们遵循中医药发展规律，立足根基，挖掘精华，保持特色。在中西医结合眼科学、中西医结合耳鼻喉科学的授课中，重点培养学生的专业自信与学科自信，指出中医独特的健康观，正在为人们提供全方位全周期的健康保障，例如面对新冠肺炎疫情肆虐全球的大考，中医药交出了一份出色答卷。根据国家中医药管理局发布的《95 个中医优势病种的中医临床路径和中医诊疗方案》，针对其中五官科的优势病种如血灌瞳神、视瞻昏渺、小儿急乳蛾等，适当增加授课时长、丰富授课内容与形式、拓展课外学习资料，从理法方药讲透中医认识这些疾病具体优势所在。让学生体会到专业自信与学科自信不是简单的喊口号，而是建立在经过了数以万计的患者的临床疗效检验之上。其次，教师们从多年临床实践出发，强调中医药在眼科角膜病、眼底病的治疗作用，在眼科手术前后的辅助治疗作用，在解除以激素为主治疗疾病产生的药物不良反应的效果；同时根据中医“不治已病治未病，不治已乱治未乱”的理念，在眼科部分常见病、多发病如反复发作的睑腺炎等引入中医健康养生理念，强调脾胃的调理，饮食的均衡；在眼科常见的退行性疾病中，强调科学锻炼，食药结合，有效预防。在耳鼻喉科学课程教学中，为了能充分和学生交流和互动，教师引导学生提前预习和思考，启迪学生塑造正确的价值观和世界观，在理论讲授时主要采用病例导入式教学方法；在设计病例时同时考虑思政融合，注意指导学生了解诊疗的具体模式和形成诊疗思维，同时强调“把人民群众生命安全和身体健康放在第一位”，启迪学生树立正确的职业观和道德观。

中西医结合妇产科教研室老师们在中西医结合妇产科学的临床教学中，时刻引导学生们树立坚持中西医并重，发挥中医优势的认识。在妇科许多常见病如月经不调、妇科盆腔炎性疾病后遗症、子宫肌瘤、先兆流产、异位妊娠保守治疗等，中医或中西医结合有着独特的优势。特别是随着国家二胎政策的放开，不孕及试管助孕的患者日益增多，在这一领域中医介入的力度和深度也是有目共睹的。在教与学中，教研室老师们注重将习总书记讲话中的“中医观”内容融入课堂教学中，从学生关心的热点问题入手，以师生讨论互动的方式，培养和树立学生正确的世界观、人生观和价值观。例如第一堂课从手术机器人视频开篇，通过学生对人工智能热点话题的讨论，进一步提出医生与机器人的区别——医生给予患者的人文关怀，更进一步引发学生的自我思考“怎样才能成为受患者尊重信任的医生”，以此树立学生正确的医德医风。在全程教学尤其是疾病各论教学中，讲到对妇科疑难病症的防治时，往往会补充介绍名老中医的治疗经验，突出中医妇科在调经、不孕等方面的优势，并结合当前国内外中医形势政策等分析，以此树立学生对中医、中西医结合的专业自信。

科研方法与循证医学教研室将习总书记“中医观”全程、全方面地融入教学，立足中医教育本位，通过挖掘循证医学、科研思路与方法等课程各章节中的思政元素，在进行教学设计时融入总书记“中医观”，最终实现课程教学与思想政治教育整合。如在循证医学的第一章总论中引入神农案例，通过

讲解神农尝百草，使学生领会家国情怀、不断探索、勇于实践的精神；讲解循证医学之父David Sackett事迹，使学生领会坚韧、乐观、追求真理、终身学习的态度；讲解循证医学概念演变发展，使学生理解精益求精、不断完善的学术追求。在讲授、课堂讨论、案例教学中，实施立德教育，帮助医学生树立正确的价值取向。

流行病学与卫生统计学教研室在教授卫生统计学课程时，将数据分析与中医内容相结合。治疗疾病要辨证施治，每种疾病都有可能存在多种有效治疗手段，有时候需要联合用药来提高疗效，如目前大多数疾病的治疗，均有中医、西医、中西医结合等疗法，如何客观评价各种疗法的疗效？在统计学上可采用 2×2 析因设计方法，设计 4 组：中医组、西医组、中西医结合组、对症支持疗法组（或者动物实验的模型组），所得资料采用 2×2 析因设计方差分析，论证处理因素的效应以及因素之间的交互作用，如果交互作用是增强效应，则为协同作用，相当于中医学的“相生”；如果交互作用是削弱效应，则为拮抗作用，相当于中医学的“相克”。在防控新冠肺炎过程中，我国利用中国特色社会主义制度集中力量办大事的优势，全社会动员、全民参与、多部门协作、联防联控，在一周内完成病原确定、全基因组测序，与世界卫生组织和全球共享研究成果，疾病预防控制机构一线开展流行病学调查研判疫情，国家卫生健康委员会先后发布了 8 版《新型冠状病毒肺炎诊疗方案》。有效遏制了疫情在国内的传播和对外输出，为全球疫情防控积累了丰富的经验，精准防控、科学规范、中西医并重的“中国处方”也赢得了全球的高度赞誉。教师们引用习近平总书记的讲话，同时结合早年毛泽东同志有关中西医的精辟论述，向学生传递古代中医观：“上医治国，治未病之病。中医治人，治欲病之病。下医治病，治已病之病。”课程思政事迹被湖南教育网、红网、华声在线等新闻媒体进行了宣传报道。

# 构建中医院校整体教育体系

袁和静 北京中医药大学

2021 年，国务院办公厅印发《关于加快中医药特色发展的若干政策措施》（以下简称《政策措施》），把“夯实中医药人才基础”作为首要任务，强调“提高中医药教育整体水平”。提高中医药教育整体水平关键在院校，笔者建议院校教育应构建基于医学专业教育、思想政治教育与职业伦理教育三者融合并协同发展的整体教育体系，以夯实中医药人才培养基础。

在“整体教育体系”中，中医专业教育是基础和根本，但是仅有专业教育，还不能成为“中医人才”，还需要“诚”与“仁心”，需要思想政治教育与职业伦理教育。

思想政治教育主要是课程教育与实践教育相统一，而在课程教育中主要是 “课程思政”与“思政课程”同向同行。“课程思政”是当前医学院校开展思想政治教育的重要阵地，需要更好地挖掘所有课程的“思政”元素。同时思想政治理论课对广大中医学生的思想教育、政治教育、道德教育、法制教育、国情教育等都有显著培养作用。我们要通过“思政课程”与“课程思政”来提高中医学生的思想政治素质，厚植爱国情怀，贯穿价值观教育、传统文化教育、理想信念教育、医德医风教育和职业道德教育等，塑造中医人的高尚医德，真正发挥好思想政治教育在中医院校“整体教育”中的育人价值和功能。

中医院校职业伦理教育要以孙思邈所讲“大医精诚”为核心。孙思邈在其《千金要方》中说：“人命至重，有贵千金，一方济之，德逾于此。”他曾

率 600 余麻风患者同住山中，观察、治疗，“莫不一一亲自抚养”。孙思邈的职业精神值得挖掘和学习。正如中国南北朝梁代阳泉在《物理论·论医》中指出的：“夫医者，非仁爱之士、不可托也，非聪明理达，不可任也，非廉洁淳良，不可信也。是以古之用医，必选名姓之后，其德能仁恕博爱。”因为医学的目的、国家健康事业的发展和“救死扶伤”的特殊使命都决定了医生职业的“伟大”与“高尚”，决定了医务工作者需要具有更高的利他意识和无私情怀，而且要拥有更高的职业价值追求，才能更好地理解医学的意义、生命的价值、健康的重要和医生职业的使命。

《关于加快医学教育创新发展的指导意见》提出要“以新内涵强化医学生培养。加强救死扶伤的道术、心中有爱的仁术、知识扎实的学术、本领过硬的技术、方法科学的艺术的教育，培养医德高尚、医术精湛的人民健康守护者”。道术、仁术、学术、技术和艺术的培育，正是需要中医专业教育、思想政治教育与职业伦理教育相统一。

推动整体教育的统一，需要建立起整体教育发展的全域支持系统。

首先是资源整合，将国家健康战略、医院卫生政策、医疗管理系统和院校发展历史共同整合到授课资源与教育体系当中，真正做到高校思想政治工作的“因事而化、因时而进、因势而新”，让学生真正了解国情、民情与社情；第二是队伍打通，将国医大师、名医名家和专业教师融合到思政队伍与职业伦理教育师资中，实现教师的互通互助，借力发力，促进整体教育效果的提升；第三是课程融合，将中医专业必修课选修课、思想政治理论课和职业伦理相关课程融合，挖掘思政元素和职业伦理教育要素；第四是显性教育与隐性教育结合，在潜移默化与润物细无声中塑造“精”与“诚”相统一的中医药人才。在此全域支持系统之下，实现中医院校的整体教育体系建造，更加符合医学人才培养规律与“中医药人才评价和激励”要求。

## 构建“四梁八柱”治理体系 促进中医药人才高质量发展

胡鸿毅 上海市卫生健康委副主任、上海市中医药管理局副局长

党的十八大以来，习近平总书记在不同场合以多种形式就推进国家治理体系和治理能力现代化建设发表重要论述，要求全面深化改革，更好地发挥中国特色社会主义制度的优越性，从各个领域推进国家治理体系和治理能力现代化。中医药领域积极响应，2015 年的全国中医药工作会议明确后续一段时期工作的着力点是“深化改革，完善制度，促进中医药治理体系和治理能力现代化。”在 2018 年全国“两会”上，习近平总书记再次强调“要从制度层面去解决中医药传承发展中存在的问题”。2019 年，在全国中医药局长专题学习研讨班上，国家中医药管理局党组书记余艳红指出，未来 3 年是落实《中共中央国务院关于促进中医药传承创新发展的意见》和全国中医药大会精神、推动中医药高质量发展的关键期、转型期、赶超期，强调促进中医药治理体系和治理能力现代化，推动中医药医疗、保健、科研、教育、文化、产业以及对外交流全面发展。

针对这一系列对中医药工作的要求，我们应围绕中医药事业发展与产业能级提升的新挑战，加快构建中医药“四梁八柱”治理体系，深入推进中医药人才供给侧和需求侧改革，进一步促进中医药事业和产业的高质量发展。

### 强化中医药学科建设，明确中医药教育高质量发展方向

如何传承精华、守正创新是中医药学科发展首先需要深入研究的问题。中医药是中国人对生命现象的一种独到的智慧，由于现代人对这种智慧解构

不全面、理解认知的不深入，甚至表面化、符号化或者庸俗化，使得中医药理论难以被广泛和准确的认知。目前对于中医药经典理论的学习和课程设置也只强调经典理论各自的系统性、完整性，教学上还停留于经典理论本身知识的迁移和记忆，与现实临床与科研结合也不够精密，经典理法和方药治疗现代病的研究远未形成体系。

因此，要加大中医药传统理论学科专业建设水平，改革中医药传承的现有模式，探讨中医药的普及模式和科学研究模式的创新，探索现代师承教育模式。需要大力突破惯性思维，把基础和临床研究两支队伍很好衔接，在保持各自独立性的同时，通过中医基础医学院与临床医学院“院院合作”平台，创新教师队伍的互聘任机制，建立基础学科与临床学科“点对点”的跨学科教学与科研一体化联合团队，将“六经之旨”与“当时之务”紧密结合，围绕可达成的阶段性目标，达到合理交际和有效磨合，引领中医学术逐步走向新的深度。

**完善中医药服务体系，建立服务全过程人才成长的中医药教育链**

中医药高等教育是中医药人才培养的主阵地，仍不能完全满足中医药行业需求，继续教育、职业教育是中医药人才成长强有力的支撑，三者构成了服务全过程人才成长的中医药教育链。

继续教育包括毕业后医学教育阶段和专科医师的终身教育阶段，作为医学人才培养的关键一环直接影响了各类人才的成长轨迹，决定了高层次人才的数量和质量。目前中医药继续教育阶段最主要的是住院医师规范化培训、专科医师培训，高端和基层人才以及师资的系统化培训尚缺系统化实施。应建立贯穿中医药“全教育链”的国家培训制度，突破以学历教育为主的固有模式，通过建设高层次人才的“优才学院”和基层人才的“农村中医学院”等机制，将“教育链”与“人才成长链”有效耦合起来，助力一流师资和卓越基层人才队伍建设。

中医药高层次人才的培养需要高层次的师资力量来保驾护航，高水平、高层次的中医临床和基础教育领域专家更是保障中医药特色教育的重中之重。要坚持统筹兼顾，落实重点环节，合理配置资源，完善人才培养机制和传承制度，建立稳定而长效的领军人才和高水平师资发展机制，不断挖掘中医药事业传承发展合格接班人和建设者的核心要素，从而持续完善院校教育课程思政的实施策略，推进育人工作的不断深入。

**提升中医药服务能力，探索中医药职业全体系发展的应用型人才培养**

现阶段中医药人才优势主要体现在特色病的诊疗中，面对新发突发传染病防治和公共卫生事件，中医药公共卫生人才缺乏，中医药应急处置地位弱化。在疾病的康复期，中医药相关的产品市场呈现低端化，具有特色的有效康复手段还未显现。因此应面对健康中国战略，面对不同的医疗卫生需求，强化中医药职业队伍的多元化建设，探索服务职业体系发展的应用型人才培养，尤其要扩大中医药非医师系列技术人员培养，设置好岗位标准，同时建立中西医结合卫生应急动员预备人员规范化培训制度，依靠中医药院校和有关行业学术组织，强化教育准入机制建设。健康产业人才的培养上，应对接“健康中国”战略需求，探索复合应用型中医药特色健康服务产业人才培养新模式。

**促进中医药产业融合发展，加快中医药跨学科交叉专业建设**

当前，中医药市场存在的中药材质量参差不齐、缺乏统一规范，产业发展低端化等问题。从现实的角度看，单纯依靠强化行业自律和监管难以满足中医药高质量发展的要求，有必要加大中医药交易平台和服务贸易规则的研究探索，通过经济、金融等综合调节手段，实现“行政”+“经济”双监控，建立以“产地”“年份”为标准的，“区块链”技术为支撑，可追溯、规范化、国际化的中医药产品市场是必然选择。而相应配套的中医药“服务贸易”“区块链”“标准化”人才匮乏是不争的事实。为此，应加快探索中医药新兴学科专业建设，尤其是与区块链、标准化高度耦合的人工智能。

人工智能与中医药解决复杂、非线性思维与高度个性化的特质有着天然的耦合度。面对中医学术

史争论最多的标准化和规范化问题，人工智能可以发挥优势，从数据挖掘的角度对中医药名词术语的概念溯源，规定内涵与外延，重新建构完善中医药语言体系和知识体系。此外，围绕培养新型产业人才和中医智能诊疗产品开发，探索产教研融合多主体协同育人模式，不断创新教学组织形式，构建“任务驱动”“项目导向”“双师队伍”等企业深度参与的教学体系，凸显医工结合、中西融通的特色，切实提高复合型中医工程特色人才培养质量。

**对标双一流建设，打造中医药院校教育“同心圆”**

学科发展是教育发展的基础和方向，高质量的学科发展需要高质量的中医药院校教育。当前中医药人才培养，在学术传承中，缺乏中医药理论的文化底蕴；在培养过程中，与时代相匹配的创新思维不足；在培养方案中，与信息化以及其他学科的结合不够，缺乏实现“中医药走出去”的战略支撑。这些都是现阶段中医药教学改革发展需要破解的瓶颈难题，需要各大中医药院校对接区域健康事业需求并据学校办学定位，实施人才培养模式的变革。

上海中医药大学秉承海派中医的文化底蕴，围绕精英人才培养特质，深入推进医教协同、科教融通、产教结合的教学改革和机制创新，在“一体两翼”核心理念指导下，打造互相联动的“同心五行”工程。

一是施行“沛然计划”现代中医拔尖人才培养工程。根据中医学教育规律以及现代化发展趋势，围绕中医人才“重继承、重实践、重人文、重创新”的特点，开展融合师承优势的培养模式改革。通过实施同向同行的课程思政和人文课程群建设、医教协同核心课程和实践体系优化、职业胜任力为目标的学业评价模式改革，结合招生改革的基础教育“杏林青苗”培育，实现“理论与实践相贯通、人文与专业相融合”的拔尖人才培养目标。

二是施行科技创新与教育现代化工程。把握创新驱动发展要求，完善中医创新教育环境，依托一流学科的优势反哺教学，根据中医药现代化要求和科学探究能力培养目标，制定项目驱动成果导向的创新创业训练、中医药学科交叉创新课程群建设、高层次科技人才本科生授课、重点实验室面对本科生全方位开放等，实现创新思维融入人才培养过程。

三是施行教育国际化工程，对接“中医药走出去”战略要求，实现国际化视野有机融入人才培养过程。实施“海外名师”进课堂和全英语课程建设，本科生国际视野提升计划，海外中医中心健康服务体验和培训，海外名校联合培养与深造计划等。

四是施行教育信息化工程。顺应“互联网+”发展趋势，实现“自主学习、个性化发展”的信息化教学贯穿人才培养全过程，打造慕课研发中心和智慧学习平台，中医药虚拟仿真教学中心。并且依托学校面向基础前沿的交叉科学研究院、继续打破学院界限，建设中医特色技能培训中心以及人工智能学院。

五是施行跨学科专业教学融合融通工程，围绕未来中医健康产业发展对中医人才的多样性、多层次、个性化需求，整体推进跨学科教学模式的优化，通过实施对接学科交叉的“课程桥”建设、多学科整合式教学中心建设，实现“整合资源、加强指导、综合配套、系统提升”的改革目标。

五大工程依托 3 个 A+学科及教育部一流学科，整合 3 个国家中医药临床研究基地和国内一流附属医院资源及地方高水平大学建设优势，将产学研教一体化管理，共建更为开放、高度融合的新时代一流本科教育的同心圆。

**促进中医药国际交流，做精做强中医药教育国际品牌**

《中共中央国务院关于促进中医药传承创新发展的意见》中明确了推动中医药开放发展：将中医药纳入构建人类命运共同体和“一带一路”国际合作重要内容。我们要深度理解和准确把握中医药所蕴含的科技、文化特征和独有的规律，提升运用中医药这一独特资源，服务全面决胜小康社会和“一带一路”倡议的主动意识。

近年来，上海中医药大学的国际化教育品牌已

形成一定的国际影响力。其中包括与泰国华侨崇圣大学的中医学本科及硕士学位项目、马耳他大学的中医(针灸)硕士学位项目、德国汉堡大学医学院的中医硕士学位(西学中)项目、法国勒内笛卡尔—巴黎第五大学的药学/中药学博硕士专业学位互授及课程互认项目，还有与主流机构开展的中医中心项目（顺应一带一路倡议）等。不仅如此，上海中医药大学还与国际标准化组织/中医药技术委员会（ISO/TC249）秘书处合作，开展了针灸教育国际标准的研究工作，显示引领和占据制高点。

中医药教育的高质量发展，最终要做的还是要以转变观念为先导，努力打破原有的教学管理模式，结合各类高校的特色优势和发展定位，创立新的教学组织模式，为人才的未来发展提供更为包容和宽松的生态环境。《黄帝内经·素问·六微旨大论》中阐明了万物生长规律，即“天枢之上，天气主之；天枢之下，地气主之；气交之分，人气从之，万物由之。”中医药教育也应遵循这种原则，通过教育规律的“天气”和中医、西医、现代科学、人工智能等其他学科共建的“地气”交汇融合，共同培养立于中间的中医“人”，促进中医药治理体系现代化。

# 发展师承教育应遵循其自身特点

苏庆民 中国中医科学院

•教育制度是一个社会赖以传授知识和文化遗产以及影响个人社会活动和智力增长的机构、场所和组织的总格局。

•中医药师承教育是以中医中药知识、经验、技能技艺传承为目的的教育。个体教育、个性教育是师承教育的基本特征。

•师承教育应与院校教育形成差异化，而不是同质化、一体化，院校教育不能因为中医人才成长重传承而盲目将师承引入院校教育，师承教育与院校教育是中医药人才培养的两个序列，而不是补充。

•师承教育培养的人员在知识结构、实践技能上具有特殊性，并不适用西方引进来的现代职称制度、学历学位制度。师承教育与院校教育培养的人才评价应该错位发展。

《中共中央国务院关于促进中医药传承创新发展的意见》明确提出“制定中医师承教育管理办法”，国务院办公厅印发《关于加快中医药特色发展的若干政策措施》提出“坚持发展中医药师承教育”。经过中医药行业，特别是老一辈中医药专家多年的共同努力，师承教育作为中医药人才培养的教育模式已经纳入国家教育政策体系。如何建立健全中医药师承教育制度，促进师承教育健康发展，认识上需要进一步理清。

**关于师承教育定位**

传承创新发展中医药是中华民族伟大复兴的大事，中医药学是打开中华文明宝库的钥匙、是中国古代科学的瑰宝、是中华优秀传统文化的重要载体及中医药五大资源的属性，既确定了中医药传承创新发展的历史使命和现实意义，也确定了师承教育的使命与意义。如何看待师承教育的定位已经不再困难，师承教育的模式与教育理念、性质，决定了师承人员既是中医药学的传承者、实践者，同时也是中华优秀传统文化的传承者、传播者，中医药应当成为打造中华文化软实力的组成力量。因此，从教育目的看，师承教育不仅仅是专业人才、职业人才的培养模式，也是传承发展中华传统文化的教育模式、人才培养模式；从受教育人员看，师承教育的对象也不仅仅是现有中医药专业人员即接受中医药院校教育的人员，而应该包括一切中医药爱好者、参与者在内的广大民众，个人认为这一点，对健康中国建设至关重要；从中医药自身人才队伍建设与发展看，《关于深化中医药师承教育的指导意见》指出："中医药师承教育是独具特色、符合中医药人才成长和学术传承规律的教育模式，是中医药人才培养的重要途径。"因此，中医药师承教育是以中医中药知识、经验、技能技艺传承为目的的教育。

另外，师承教育应与院校教育形成差异化，而不是同质化、一体化，院校教育不能因为中医人才成长重传承而盲目将师承引入院校教育，师承教育与院校教育是中医药人才培养的两个序列，而不是补充，二者的教育目的、内容、模式是不同的。院校教育在教育的一定阶段，可以结合师承教育的部分内容与方式，但依然是院校教育，也不能代替师承教育，师承教育不是院校教育的实践阶段，不能异化了院校教育的实践内容与方式，特别是院校教育的毕业实习阶段有其特定的要求与内容，师承教育方式是难以完成的。

**师承教育制度建立**

"教育制度是一个社会赖以传授知识和文化遗产以及影响个人社会活动和智力增长的机构、场所和组织的总格局"，师承教育制度应是国家教育制度的专业制度之一。从施教机构看，作为具有中国特色的教育模式，师承教育是我国传统学科的人才培养模式，与现代教育制度相比，传统师承教育并没有统一的施教机构，历史上的各类书院可以说是具有一定意义上的师承教育施教机构，但并没有统一组织、没有形成体系，实际上也不需要统一组织，这是中国传统文化的传承特征之一。中医药师承教育经过三十多年的探索发展，国家与地方的组织系统、管理体系基本形成，师承教育制度基本完善，中央提出"制定中医药师承教育管理办法"的时机已经成熟，需要明确的是师承教育施教机构的确定。个人认为，师承教育是围绕"个体"开展的教育，个体教育、个性教育是师承教育的基本特征。目前来看，各级各类中医药服务机构，包括公立医疗机构、私立医疗机构，各类中药材加工企业等及具有一定传承历史的"堂、馆"和当代老专家个人设立的技术工作室、传承工作室、研究室，均可以成为师承教育的施教机构。因此，师承教育从制度上来说，施教机构并非现代意义上的教育机构，更应该尊重传统知识、传统技术和技艺的发展模式、传授模式与途径，合理界定施教机构。

师承教育模式的建立也应当是全专业、全方位、多模式。师承教育涉及高、中、低各个层次，专业上有医、药、针、灸、推、正骨等，技术上有摸、嗅、看、触、听等技艺的区别。目前，传统中药膏丹丸散技术、医技、药技、技法的传承不够，制丹工艺、制膏工艺、传统剂型的配方技术、配方用药炮制、剂型加工手艺均面临传承危机，许多疾病治疗用药不是现代制药技术、工艺能够完全解决的。需要加强对老药工、制药老师傅及传统中医诊疗手法、诊疗技术、炮制加工技术的保护和传承。

**师承教育开展方式**

中医药师承教育的开展方式是拜师收徒，遵循的是"活态传承"，这也决定了师承指导老师是师承教育的第一责任人。从建立师承教育制度的角度看，既然是国家制度，既要传承历史上的中医药师承教育特点、优点，也要结合中医药发展新特点，特别是近三十年师承教育发展的经验与不足，在传统师承教育的基础上有所创新发展。就师承教育自身的特点看，其传授方式最大的特点是按照师承老师的要求，以自学、自悟、自觉、自习为主，接受老师的定期指导，并通过跟师实践，学习掌握老师的学术思想、实践经验、操作技能，领悟老师的学术特点、技艺特征，成为师承老师的学术、技艺传承人。因此，一方面师承教育既需要尊重中医药知识特征，即中医药知识体系、学科结构、传播方式、传承发展特征，做到"守正"，奠定好传承人的经典理论基础，保证指导老师学术经验、实践技能得到有效传承，真正做到"师承到位"，保障师承教育的健康发展。另一方面，师承教育的传授方式与内容，既要尊重师承双方的个性特点、施教特点，合理确定师承教育的共性条件与个性要求，达到"导师名节与传承人名分"之间的统一，也要保护授受者的知识价值，也要尊重传承者的权益，合理

确定师承教育的内容要求、时间要求、实践要求及传承形式，有效调动师承双方的积极性、主动性，达到“师承导师的使命感与传承人的责任感”的统一，确保师承教育的质量和成果。

从师承教育的学习看，“真才实学”的指导老师固然重要，传承人的才智、能力更是重要条件，而具备一定水平的专业原典知识是传承好的基础，无论是传承临床各科经验、实践技能，还是家传技能、非遗技能的传承，较好的知识宽度、深度和勤奋的实践是传承好的前提，也是师承教育学习的基本要求，达到“授受有术、传承有根”。师承教育的理想目标是造就一批批“高徒”，既要避免“各承家技，始终顺旧”，更要鼓励“思求经旨，演其所知”。希望通过师承教育的全面开展、制度的不断完善，在中医药博大精深的知识海洋中，形成百舸争流、异彩齐放的师承学术、师承技术、师承流派的发展格局。

**师承教育人员管理**

明确了师承教育的目的、定位，师承教育人员即指导老师与传承人需要在管理上进一步规范、制度上需要进一步调整完善。要实现“扩大师带徒范围与数量”，不仅需要扩大师承导师的范围与数量，也要扩大传承人的范围与数量。在师承导师方面，从事师承教育的指导老师需要在以往遴选的名老中医药专家基础上，进一步扩大范围，应该将中医药非物质文化传承人达到一定年限者、一技之长从业达到一定年限者、传承人出徒从业达到一定年限后的这三类人员纳入师承导师遴选范围，这既是政策连续性的要求，也是中医药传承发展的需要。

在师承教育管理上，重点还是传承人的使用与管理，传承人的出口应考虑两个方面，一是执业，二是成长。传承人出师后的执业制度已经完善，但传承人的成长、使用还需要明确。中央文件中给予传承人在职称晋升上的倾斜政策，只是在公立医疗机构中能够实施，对非公医疗机构的传承人就难以享受，这就导致了政策的失公允性。个人认为，以往实施的给予师带徒人员所谓外语免考、职称晋升优先等政策措施，既影响了相关政策的严肃性，也影响了师承教育制度的建立与完善。随着师承教育的的逐步开展、制度的建立，师承导师队伍建设与发展、传承人的成长与激励需要探索建立符合中国传统教育、传统学科特点的政策措施。师承教育培养的人员在知识结构、实践技能上具有特殊性，并不适用西方引进来的现代职称制度、学历学位制度。师承教育与院校教育培养的人才评价应该错位发展，师承教育的目的不是打造一批批师承教授、师承博士，需要探索的是如何建立对师承导师与传承人的水平、资历、能力的分级评定、分级评价方法，建立分级管理制度，这体现了师承教育特点、规范师承教育人员管理的重要内容。个人认为，对传承人资质、能力、水平的评定，可以设定高级、中级、初级师承人员资格证书，当然，这也适用于师承导师。

还需要探讨的是，各省市的传承人出徒后执业地点的限制性规定（包括一技之长人员的执业限制），即要求只能在本地执业。个人认为，传承人执业达到一定年限后，不应该再对执业地点范围加以限制，这无形中制约了执业者的权力，也制约了求医者的权利。管理是为了有序高效、促进发展，而不是设置条条框框管死。

**师承教育激励措施**

中央《意见》中关于“研究建立中医药人才表彰奖励制度，加强国家中医药传承创新表彰，建立中医药行业表彰长效机制，注重发现和推介中青年骨干人才和传承人”。今年国务院办公厅印发的《关于加快中医药特色发展的若干政策措施》单设了“加强中医药人才评价和激励”并在“绩效工资”等方面做出了一系列激励、奖励措施，为师承教育制度的健康发展提供了保障。需要探索的是如何根据师承导师与传承人的水平、资历、能力设置相应的激励措施，这是师承教育健康发展的必要措施。

# 以中医自信教育推进中医药人才培养

段志光 张秀峰 山西中医药大学

高等中医药院校肩负着为党育人、为国育才的使命与责任。深化中医药教育教学改革，加强大学生中医药自信教育，是高校落实立德树人的内在要求、坚定文化自信的重要组成、加快人才成长的关键所在和提高教育质量的基本保障，对推进新时代高等中医药教育发展具有重要意义。

党和国家历来重视中医药发展，特别是党的十八大以来，以习近平同志为核心的党中央高度重视中医药事业，把保护、传承和发展中医药作为党和国家事业的重要内容，坚持不懈推动中医药守正创新，中医药事业发展取得了长足的进步，中医药振兴发展迎来大好时机。但从高等中医药教育发展看，一方面，现行的教育教学体系、课程体系、人才评价体系等符合中医药人才成长规律的培养模式还需进一步改革完善；另一方面，中医药自信教育没有贯穿人才培养全过程，业界内外对中医药的质疑仍有消极影响。因此，深化中医药教育教学改革，以中医药自信教育为抓手推进中医药教育发展，具有重要的现实意义。

## 立德树人的内在要求

立德树人就是坚持德育为先，育人为本。它揭示了教育的本质，实质上是对“为谁培养人，培养什么人，怎样培养人”的新认识。中医药学是一门以经验为基础的医学，它具有科学与人文的双重属性。中医药教育不仅是中医理论的传授、中医思维的培养，更重要的是对学生的价值塑造。因此，强化大学生中医药自信，是高校落实立德树人根本任务的重要抓手，提升中医药教育成效的内在要求和现实选择，也是适应中医药教育内涵发展的必然要求。一是强化人文关怀：医学本质上是一门人学。作为一门有温度的科学，医学不仅追求有知、有理、有效的医术，还要发挥育人、育心、育德的功能，是具有人文精神传统的学科，富含人情味的学科。由于当代医学面临的医德挑战日趋严峻，人们期望从传统医学中寻找智慧。在中医药传统文化中，医生职业是神圣的，人们称医学界为“杏林”，将医学称为“仁术”，医生为“仁爱之士”，“杏林”“橘井”等物化形象常用来歌颂医家的高尚医德。医生在竭力为患者寻求治疗和缓解病痛措施的同时，更注意对待患者的态度和行为方式，给予患者更多的同情、关爱和安慰。中医药文化蕴含独特的人文关怀，强化中医药人文教育是推进教育发展的一个重要举措。二是传承中医美德：中国传统的医德思想植根于中华文明的沃土。它强调生命至重的人本思想，仁心仁术的医学宗旨，知医为孝的伦理意识，重义轻利的行医动机，普同一等的医患伦理，事亲爱众的道德情怀，赤诚救世的价值取向等主体内容，这些思想潜移默化影响着人们的思想方式和行为方式，是涵养新时代中医药核心价值观的重要源泉。医学不仅是对疾病的治疗，更需要对患者的关怀和照料；不是简单地追问人的生存，而是要寻求何种生存。面对当今医德失衡，价值观畸变，功利主义膨胀等现象的挑战，高校要自觉以习近平新时代中国特色社会主义思想铸魂育人，培育和践行社会主义核心价值观，推进中医德性的完善与发展。三是回归本真教育：卡斯蒂廖尼在《医学史》中指出：“我们不要忘记医学的最初观念是来自原始人的痛苦和恐惧。”人类患有疾病的真实世界，不止于医学世界，还有人的生活世界与情感世界。中医药学是一种生命哲学、生生之学。中医坚守“以济世为良，以愈疾为善，以活人为心”的价值观念，治病更在治心。当代医学教育聚焦于“何以为生”的生存目的，却遗失了“为何而生”的生命意义，医学不再是人文滋养的科学。本真的教育应是直面

人的生命，为了人的生命质量的提高而进行的社会活动。强调德性成长是高校培养高素质中医药人才的根本保障，也是中医药自信教育的首要任务，中医药自信寻求本真教育的回归，体现了高校对中医药人才成长规律认识的深化。

**文化自信的重要组成**

文化是一个民族的灵魂，文化的传承是一个民族自信自强的精神源泉。中华优秀传统文化积淀着中华民族最深沉的精神追求，代表着中华民族独特的精神标识。坚定文化自信，建设社会主义文化强国，是实现中华民族伟大复兴的历史使命。医学自古就承担着人类生存的重要使命，研究一个民族的文化，不能不考虑医学的发展。中医药滥觞于中华优秀传统文化，深受儒释道传统文化的影响，以儒为魂，以道为体，以释为用，传承着中华民族血脉的文化基因，体现着中华民族文化的特征，始终与中华文化一脉相承。中医药的理论体系离不开中华文化的浸润滋养，中医药的存亡影响到中华文化根本精神的存亡，中医药自信是中华优秀传统文化自信的重要组成部分。中医药需要自信，需要通过守正创新减少质疑。高等中医药院校作为中医药人才培养与文化传承发展的主阵地，肩负着为党育人、为国育才的教育使命，承担着传承发展中医药文化、坚定中医药自信的重任。培养传承发展中医药事业的时代新人，是高等中医药教育的人才培养目标。大学生只有中医药文化的自觉自信，才有对中医药事业的职业认同。

**人才成长的关键所在**

作为维护和恢复健康的重要手段，中医药为中华民族的繁衍生息做出巨大贡献。但西学东渐以来，中医药又逐渐演变为“西医在朝，中医在野”的医学二元格局。中医界的西化思潮是近代中国医学发展的必然现象，它反映出业界接受中医药文化信心的缺失。当今社会疾病谱的变化、健康观念的转变对中医药守正创新提出新要求。中医药自身也面临中医西化、技术退化和人文虚化等弱化现象的挑战。中医药需要自信，其厚重的文化积淀需要在医学现代化语境中获得时代性的诠释，在传承精华的基础上求得创新性发展。推进健康中国建设，充分发挥中医药在疾病预防、治疗、康复中的独特优势，自然离不开一支具有深厚文化底蕴、独特思维方式、坚定价值取向、良好职业素养、传承创新能力的高素质中医药人才队伍。从心理学的角度看，自信是一种主体意识，真挚的情怀和坚定的价值认同是主体自信的体现。中医药自信可以通过系统教育，将诸如价值认同、中医思维等中医药自信理念持久地内化于主体的认知结构中，实现由外向内转化，同时通过其内部心理活动的转变，指导主体进行旨在增强中医药自信的实践性活动，最终形成主体的中医药自觉意识。一是价值认同：中医药的发展是一个文化过程，其面临的危机实质是中国传统文化的危机，其存废之争实质是中医药自信与中医药质疑的体现。中医药对于中华民族繁衍生息数千年的贡献，已经通过它的有效性充分证明。回溯百年中国共产党中医药政策发展史，从我们党制定的一系列保护和发展中医药政策措施到党中央坚持中西医并重的卫生方针，中医药社会地位的提升与中医药教育事业的发展彰显了中医药道路自信、理论自信和制度自信。当下对于中医药的质疑，并非局限于公众社会，也存在于业界，甚至在中医药院校之中。高校应积极探索符合中医药人才成长规律和学科发展规律的培养模式，有机融入中医药自信，强化人文教育，真正起到以文化人、以德育人的功效。二是中医思维：中医药的精髓在于中医思维，中医的生命力在于其临床疗效，这种效应又取决于中医思维的优势。中医思维对大学生中医药自信教育的意义在于，它能使学生客观地认识中医药自身的特色和不足，特别是在中西医比较中，形成一种理性的文化自觉。新时代大学生要遵循中医药发展规律，传承中医思维模式并结合现代科技手段研究和解决中医药问题，在医学实践中进一步坚定职业认同。三是互学互鉴：中西医属于两种不同的医学范式，彼此各有所长。但不是非此即彼，而是融合共生。中西医需要克服文化上的差异与理论上的分歧，和而不同，交流互鉴。特别是面对世界共同性的医学难题以及重大公共卫生危机，中医需要从历史中走出来，西医需要从现实中走出来，中西医最大限度发挥各自优势，加强临床协作，体现病证结合特色，增进内生动力，发挥叠加效应。现代卫生健康事业的发展需要培养坚守中医、融合西医的新型中医药人才，但坚守不等于封闭，融合也不是重合。当前和今后中医药自信的途径应该是建立一个扎根中国、文化自信、互学互鉴、融合共生、共享共用的现代中医药人才培养体系。

**教育质量的基本保障**

新时代推进中医药创新发展离不开一支具有中医药自信的高素质人才队伍。高等中医药院校作为人才培养、科学研究、文化传承、社会服务和国际交流与合作的主阵地，肩负着重要的育人使命。应当看到，业界自身存在的不够自信是影响高等中医药教育发展的一个重要因素。因此，高等中医药教育质量的提高，需要强化中医药自信教育。

一是提升教育自信，深化教学改革。从学校层面看，人的思想是一个具有理论范式、思维方式和思想观念等多维层次的系统结构。高校以中医药自信教育为抓手，以中医药价值取向为目标，以中医思维培养为关键，注重院校教育与师承教育、中医药经典理论和中医药临床实践、现代教育方式和传统教育方式相结合，积极有效地探讨大学生中医药自信教育的多样化路径和方法，强化中医药自信的内在定力。

从教师层面看，教育的目的不仅是记忆一些知识，更是学会一种思维，树立一种信心。能否超越学生已有的认知并给予他们更多的启发与思维，能否解惑学生的质疑并引导他们的需求与期待，能否带给学生更多的实践体验并坚定他们对中医药的信心，是高等中医药教育的主要任务，也是其成败的重要标准。教师素质直接关系着教学质量，教师应以一种创新精神与执着信念，深入推进中医药教育教学改革，切实发挥好应有的主导和主力军作用，这是提升中医药自信教育质量的关键。

从学生层面看，如何正确对待中医药历史发展、认识中西医两种不用的医学范式；如何自觉地传承创新中医药文化并与现代同构，是中医药大学生必须面向的时代挑战与现实课题。创新是中医药发展的关键，创新的核心是批判性思维，批判性思维的核心是质疑，如此才能发现问题、提出问题、解决问题。高校培养学生的学术意识与创新精神，提高学生的临床实践能力及参与知识的生产过程，是坚定其中医药自信的保障，也是传承中医药优秀传统文化、创新发展中医药事业、推动中华文明复兴的关键环节。新时代大学生应该是中医药自信的传承者、创新者和行动者。

二是提升学术自信，熟读经典理论。美国著名学者艾尔•巴比说：“一种说法必须同时具有逻辑的和经验的可信性才可接受。”中医药典籍蕴含医学的时代精华，是历代医家经验与智慧的结晶，在中医药发展史上具有重要作用，对现代中医药创新发展也有借鉴、指导与研究价值。引导学生熟读中医药经典，领略语句奥妙，明确中医思路，可以夯实中医学基础理论，培养中医思维，更好地指导临床实践。而如何学好经典、用好经典，则是深化高校教育改革需要探索的问题。如建立以中医药课程为主线、先中后西的中医药类专业课程体系。近年来，我校在实践中趟出了一条“读经典、拜名师、早临床、勤实践”的教育新路子，极大地坚定了学生的自信。

三是提升技术自信，加强实践教学。中医药学是一门实践性很强的生命科学，中医的生命力在于临床疗效。中医药辨证施治的过程可以认为是中医通过综合分析临床采集的动态信息反馈予以诊断和治疗疾病，并提炼成为理论的过程。它需要中医思维，也需要临床经验的积累，即在学习中实践，在实践中提高。离开临床实践，中医药就失去了发展的源泉和动力。因此，加强大学生临床知识和实践能力的培养，是提高高等中医药教学质量、坚定学生中医药自信的重要教育环节。

靡不有初，鲜克有终。推进高等中医药教育高质量发展是一项长期系统的工程。高等中医药院校应以学生发展为根本，聚焦中医药自信主题，加强理论研究，探索实践路径，完善教育体系，不断扩大中医药自信教育社会影响，推进高等中医药教育科学发展。

# 在推动党史学习教育中彰显中医药特色

武继彪 山东中医药大学

党史学习教育开展以来，山东中医药大学党委坚持以习近平新时代中国特色社会主义思想为指导，认真学习习近平总书记在党史学习教育动员大会和庆祝中国共产党成立100周年大会上的重要讲话精神，不断增强“四个意识”、坚定“四个自信”，做到“两个维护”。注重发挥中医药特色优势，将党史学习教育融入立德树人、教书育人全过程，推动党史学习教育不断走深走实。

**聚焦基层一线，让党史学习教育“实起来”**

坚持推动党史学习教育深入基层一线，深入教学、临床、实习现场，打通党史学习教育“最后一公里”，让党史宣讲真正“飞入寻常百姓家”。一是坚持深入实习一线。集中解决实习学生流动党支部开展党史学习教育难的问题，把学习资源、教材先后送到学校23家临床实习基地，比如校长高树中同志到泰安市中医医院临床教学基地送党课。二是坚持深入教学一线。推动师生党支部结对共建，共同上党史课、共同开展主题党日活动、共同重温入党誓词，目前全校师生结对共建党支部共开展党史学习教育78次。三是坚持深入疫情防控一线。校领导在省疫情防控督导工作期间，坚持疫情防控和党史学习教育“两不误”，坚持在干部群众一线开展党史学习教育宣讲，用疫情防控“生动教材”讲好中国故事。四是坚持深入临床一线。附属医院第一党总支深入开展“三暖（暖党员、暖群众、暖患者）、三活（支部生活活起来、科室品牌宣传活起来、医疗服务活起来）”型总支建设，坚持“每个支部每月为患者做一件实事”，党总支书记彭伟被评为“山东省优秀党务工作者”“山东省教育系统优秀党务工作者”，并在全省“两优一先”表彰大会上作为代表发言。

**聚焦载体创新，让党史学习教育“活起来”**

坚持做好党史学习教育各项规定动作，不断拓宽工作思路，丰富活动载体，开展形式多样、内容丰富、特色鲜明的自选动作。一是打造“四个课堂”。不断提高党史学习教育针对性实效性，通过打造“理论课堂”“初心课堂”“实境课堂”“实践课堂”引导师生在学深悟透中夯实理论根基，在传承红色基因中赓续精神血脉，在重温党史历程中锤炼党性修养，在实践锻炼中践行初心使命。二是设计“十个一”活动。通过开展一次主题征文活动，开展一次主题党日活动，举办一场合唱比赛，观看一部党史电影，开展一次大调研活动，举办一系列志愿服务活动等实现学习教育规定动作做到位，自选动作出亮点。三是开展“四史”学习月活动。通过评选优秀笔记，举办党史知识竞赛、朗诵比赛、书法作品展、廉洁文化作品展等形式，不断提高学习教育的吸引力感染力。

**聚焦立德树人，让党史学习教育“强起来”**

坚持把党史学习教育融入教育教学全过程，把党史学习教育成效转化为培养社会主义合格建设者和可靠接班人的强大动力。一是发挥思政课主阵地作用。强化“课程思政”建设，《马克思主义基本原理概论》被认定为首批国家级一流本科课程，并入选省思政课“金课”，真正讲好“中国共产党为什么能，马克思主义为什么行，中国特色社会主义为什么好”。二是发挥实践育人作用。把党史学习教育成效体现在社会实践上。持续推进暑期“三下乡”社会实践活动的项目化、品牌化，让师生奔向农村基层宣传党的光辉历程和伟大精神。大力开展“调研山东”“回乡看齐鲁”等社会调查活动，充分展示在党的坚强领导下齐鲁大地发生的翻天覆地的变化。截至目前，有200余支社会实践队伍报名参与、2000余名学生将在家乡组队并开展志愿服务。

**聚焦优势特色，让党史学习教育“亮起来”**

充分发挥中医药特色优势，将学习成果转化为服务群众办实事的实际行动，以党史强基赋能，用特色擦亮底色。一是服务群众办实事。组织医疗服务团赴革命老区莒县开展义诊服务，为 99 岁老党员做白内障手术，上门为老党员体检。目前共组织专家义诊 330 次，服务群众 2.1 万人。二是打造中医药文化名片。在山东老年大学开设中医养生保健等课程，为山东省省直老干部提供养生保健教育。成立济南市首家“中医药传统文化社区服务基地”，定期为社区居民开展中医药知识科普和义诊服务活动，将中医药专业知识和体验服务送到群众身边。深入开展“中医药进中小学”活动，与青岛市教育局开展中医药文化进校园合作，让中小学生了解中医、感受中医、学习中医、认同中医。三是深化校地合作、校校合作，推动中医药科教优势转化为乡村振兴的生动实践。落实鲁渝协作对口帮扶战略协议，先后派 8 名专家到重庆三峡医药高等专科学校附属中医院开展技术指导，接收 17 名医务人员到山东省中医院进修学习，开办 3 期中医临床骨干培训班。

下一步，山东中医药大学将认真按照中央部署和省委要求，进一步提高政治站位，狠抓关键环节，突出优势特色，扎实推进党史学习教育开展。一是在“悟思想”上再深化，深入学习贯彻习近平总书记“七一”重要讲话精神，在感悟思想伟力中践行“两个维护”。二是在“办实事”上再细化，继续细化办实事清单，形成长效机制。三是在“开新局”上再实化，对标中医药强省建设、健康山东战略，推进学习教育成果转化，努力为全省中医药事业发展作出新的更大贡献。

# 文　化

## 跟随习近平总书记考察的足迹，探寻医圣张仲景的精诚医道与医圣祠的历史沿革——医圣仲景缘何名垂千古

李　芮

“阴阳有三，辨病还须辨证；医相无二，治国在于治人。”

在河南省南阳市城东温凉河畔的医圣祠内，这副楹联道出长眠于此的东汉著名医学家张仲景一生的不懈追求。

如今，先师风骨已化作中医人砥砺前行的不竭动力。

5 月 12 日，在河南南阳考察的习近平总书记来到医圣祠，了解“医圣”张仲景生平及其对中医药发展作出的贡献。让我们跟随总书记的足迹，一同回顾张仲景的行医之路，了解医圣祠的历史沿革，向先贤致敬。

**“医圣”的由来**

张机，字仲景，南阳人。

唐代甘伯宗所编撰的《名医录》中提到，张仲景曾出任长沙太守，他拜同郡名医张伯祖为师，尽得其传，勤奋钻研医术决心为民除疾疗病。他曾说：“进则救世，退则救民，不能为良相，亦当为良医。”

古来从医者众多，张仲景缘何能够成为“医圣”？又为何要博采众方写就《伤寒杂病论》？

在张仲景生活的东汉末年，战乱频繁，而且蝗灾、洪灾、旱灾等自然灾害频发，百姓流离失所，造成疫病广泛流行。张仲景的家族也未能幸免，不到十年，“其死亡者，三分有二，伤寒十居其七”。亲人被疫魔夺去生命的噩耗，让张仲景十分悲痛。他决心认真总结前人的医学理论，根据自己丰富的临床

实践和一生收集的大量民间方药，埋头刻苦著作。

经过十几年的努力，终于“撰用《素问九卷》《八十一难》《阴阳大论》《胎胪药录》，并《平脉辨证》，为《伤寒杂病论》合十六卷”。原书包括“伤寒”和“杂病”两个部分，其中伤寒部分专论多种热病证治，杂病部分主要论述内科杂病，创新性地确立了“辨证论治”的理论和方法体系。

虽经战乱，一些篇目已经遗失，但后世整理的《伤寒论》和《金匮要略》在宋代以后广泛流传，至今仍是业医者必修的经典著作。其中，麻黄汤等经典名方疗效显著，在临床上得到广泛运用。

因为张仲景医术高超，后人称他为“开创之圣，医道之宗”。到清顺治十三年，南阳府丞张三异重修医圣祠时立碑：“先生讳机字仲景……谥医圣，南阳人。”至此，“医圣”大彰于世。后人多用“医圣”对张仲景表示敬意。

**医圣祠内祭先贤**

医圣祠坐落在南阳市城东温凉河畔，仿汉时建筑规制的高大门墙，将周边市声隔绝，独守一院幽静，一对子母阙耸立门前，阙上的彩绘朱雀翩翩欲飞。

据记载，医圣祠系是张仲景的祠墓所在地，其修建年代无确考，于明、清两代多次扩建，后大部分建筑毁于战乱，中华人民共和国成立后几度加以修缮扩建，被视为“中医祖庭”。

据清代末年曹德宇编绘的医圣祠图志记载，整个祠宇包括正偏两院，正院建筑有山门、中殿、正殿、两庑等，在殿塑有仲景坐像，及历代名医像，为供人膜拜之地……每年上巳、重九两节，为香火大会，仕女云集，极一时之盛。

现在，医圣祠是全国中医药文化教育基地，馆藏器具文物100余件（套），古籍书刊文献1万余册。这里不仅是纪念圣贤、人文旅游的胜地，也被当地老百姓看作防病疗疾、祈求健康的圣地。每逢农历初一、十五，远近群众都要来焚香祈祷。

游廊墙壁上嵌有石刻图画和铭文，画的是张仲景生平组画，描绘了他志医求学、同道切磋、坐堂行医、为民疗疾、灯下著述等人生片段。穿过院内步道，张仲景铜像坐落在医圣祠中央，令人心生景仰之情，感怀先贤大医之泽。

# 推动中医药参与全球抗疫的文化意义

王淑军　中国中医药报评论员

一次论坛的召开，再次传递出中国愿与各国分享中医药抗疫经验、助力全球抗疫的善意，也蕴含了推动中医药走出去的文化意义。

2021年3月30日，中医药与抗击新冠肺炎疫情国际合作论坛举行。国务院副总理孙春兰发表视频致辞时说：“在这次抗击新冠肺炎疫情中，中医药全程深度参与，与西医药一起形成了中国特色的八版诊疗方案，成功推出‘三药三方’等一批有效中药，疗效得到实践检验。中国毫无保留同各方分享中医药防控救治经验，愿与各国一道，继续在中医药基础理论、临床疗效、国际标准等方面深化合作，促进传统医学和现代医学优势互补、交流互鉴，更好服务人类健康福祉。”

眼下，全球疫情未见明显好转，形势依然严峻。抗击疫情，一切以保卫生命为最紧要，中国本着构建人类卫生健康共同体的美好愿望，举办了此次论坛，主动向世界推介中医药、分享其抗疫经验，展示了愿为全球抗疫作贡献的积极姿态。

事实上，此时推动中医药参与全球抗疫，不仅仅是中国作为负责任大国的道义担当，也是推动中华文化走出去的一次历史契机。

近代以来，在西方现代化的全球浪潮下，西方文化和价值观在全世界大行其道，他们掌控着国际话语权，以普世价值为旗号输出西方价值，以影视

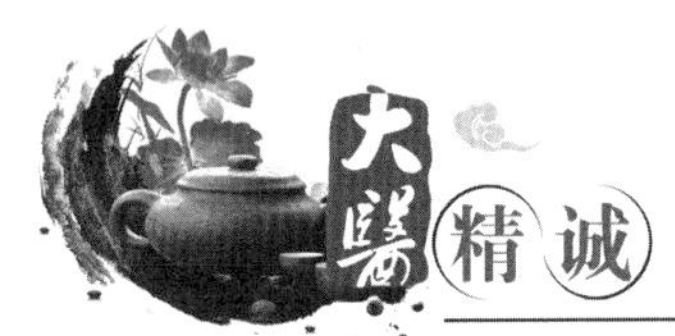




作品和信息网络等为载体推广西方生活方式，形成“一家独尊、排斥多元”的西方文化霸权。

这种情形影响所及，使得与西方文化迥异的中华文化长期被贴上落后、愚昧等标签，而当中国在经济上强势崛起时，又屡屡被妖魔化、污名化，使得我们的文化和价值观在国际上长期弱势，影响力式微，被认为是经济的巨人、文化的矮子。

虽然近些年来，越来越多的国外人士在探究中国经济崛起成因时，开始注意到其背后中华文化的价值和作用，但我国孔子学院在走出去过程中遇到的诸多困境等情形表明，让世人认同中华文化尚有较长的路要走。

当初西方文化进入中国，抗生素等西医药是其“开路先锋”。当前，我们也可把中医药作为中华文化走出去的“先行使者”。而眼下，全球对中国抗疫方案和经验的普遍关注和需求，正是大力推动中医药走向世界的一次历史性机遇。

中医药作为中华民族的伟大创造，其宝贵价值和重要作用在此次抗击疫情中充分展现，恰是诠释中华文化之所以伟大的最好例证。当中医药凭借西医药所不能有的防控效果和救治疗效，赢得世界人民认可，世人就会有进一步了解的愿望。

了解中医药，中华传统文化是必经的门槛。于是中华文化及其价值理念就可在这样的润物细无声中，走进国外民众的内心中和生活里，给予他们另一个迥异于西方的文化世界。假以时日，必将重塑世界人民对中国的价值判断，树立起积极正面的文化中国形象。

正如习近平总书记指出：“中医药学是中国古代科学的瑰宝，也是打开中华文明宝库的钥匙。”“传统医药是优秀传统文化的重要载体，在促进文明互鉴、维护人民健康等方面发挥着重要作用”。因此推动中华文化走出去，我们一定要用好中医药这把最易于为国外民众认同的“钥匙”，发挥好中医药这一促进文明互鉴的“重要作用”。

而当各国民众认同了中医，世界人民会发现：不但文化并非一家独尊而是多元的，东西方应当互学互鉴，共同促进构建人类命运共同体；而且不同文化背景下的医学也并非只有一种，中西医应当互补交融，而最好的医学或许是中西医互补的医学，最完善的健康保障或许是中西医融合的保障体系。

据报道，此次国际合作论坛以“深化中医药交流合作，构建人类卫生健康共同体”为主题，津巴布韦总统、乌克兰副总理等 28 个国家和地区的政要、政府官员和世界卫生组织代表、专家通过视频连线深入交流。这意味着中医药正得到国际社会越来越多的认同，也是中医药走向世界的良好预示。

半个多世纪前，毛泽东同志曾说“我们中国如果说有东西贡献全世界，我看中医是一项”。中医药是中华文化大树上开出的一朵奇葩，是中华文化基因在生命科学领域结出的瑰丽成果，推动中医药走向世界必将对保障人类健康福祉和世界文明未来发展产生巨大的影响和作用。

## 坚定中医文化自信 开拓中医创新之路

何清湖 湖南医药学院 张冀东 陈小平 湖南中医药大学

中医药文化是中华优秀传统文化的重要组成部分，是中国人对生命、健康和疾病所持有的智慧成果和实践的概括。破万里浪，需首立中医药文化自信。习近平总书记多次寄语“希望广大中医药工作者增强民族自信”，这是传承好、发展好、利用好中医药的首要前提和精神保障，也是开拓中医创新之路的坚实基础。

中医药的创新之路是站在新时代背景下提出的新命题。中医药创新不仅仅局限于临床疗效，还包含了理论的创新、技术的创新，以及管理的创新。

**勇攀医学高峰，提高中医临床疗效**

2015年12月22日，习近平总书记在给中国中医科学院成立60周年的贺信中提到“中医药振兴发展迎来天时、地利、人和的大好时机”。希望广大中医药工作者增强民族自信，勇攀医学高峰。习近平总书记站在民族自信的高角度上为我们中医药工作者指明了继续前行的方向，明确了中医药发展的目标。在人类勇攀医学高峰的路上，中医药是非常重要的部分。

中医药在疾病治疗中有自身的特色和优势，随着现代科技、分子生物学等积极引入，相信中医药在防治疾病方面，尤其是疑难杂病方面将起到更大的作用。发挥中医药独特的疗法优势，使得中医药健康服务能力大幅提升，技术手段越发创新，在攻克人类共同健康难题时供给力更加强大，成为我国乃至世界健康服务业的一支不可忽视的力量，是中医药发挥其独特的疗法优势，具有国际竞争力的重要显现。特别是中医药对“新冠肺炎”的防疫具有独特功效，在抗击疫情的正面战场上，发挥着重要作用。可以看出，在攻克人类健康难题上，中医药发挥着独特的疗法优势，为全世界医学科学的创新做出新的贡献。

生命健康是医学发展的根本动力和最终目标。中医药并不把对疾病的治疗作为医学的最高境界，而是围绕生命全周期全过程，注重未病先防，采取各种方法来固护和保证生命健康。以“治未病”理念为指导，发挥中医药调治亚健康优势，积极探索构建中医特色预防保健服务体系十分重要。发挥中医药独特的治未病优势，保证卫生服务与人民群众不断增长的健康需求相适应，提升公共卫生服务能力。

作为中华优秀传统文化的重要组成部分之一，中医药以其独特的文化优势发挥着重要作用。它是中医药事业发展过程中的精神财富和物质形态，是宣传和发扬中华优秀传统文化的重要任务，是中华民族几千年来认识生命、维护健康、防止疾病的思想和方法体系，是中医药服务的内在精神和思想基础。找准中医药独特文化优势与时代的对接点、与受众的共鸣点，赋予其新的时代内涵和现代表达形式，激活其生命力，转化为人民群众的健康行为和生活方式，在保持其精髓的基础上，融合现代健康理念，能达到适应现代健康生活，满足现代健康需求，增强人民身心健康，促进人的全面发展，提高生活幸福感的最终目的。

**传承中医精髓，深化中医药理论创新**

中医药厚重的文化底蕴和历史积淀需要在传承精华的基础上，才能有所创新、有所突破。

纵观中医发展史，在不同历史时期的时代背景下造就了中医学理论百花齐放、百家争鸣的局面。中医学理论在历史的长河中不断创新，逐渐丰富和完善了整个理论体系。从《黄帝内经》到东汉末年的张仲景，从金元四大家到明代的温补学派，从明末清初的温病学说到民国初期的中西汇通学派，中医学的发展是随着时代背景的变化而有所突破，以适应当代社会的需求；同时也是中医学理论伴随时代的脚步而不断完善、历久弥新的过程。

创新是民族振兴的灵魂，是国家发展的不竭动力。当今社会疾病谱的变化、健康观念的改变、医学模式的变化都对中医药的创新发展提出了新的要求。慢性非传染性疾病成为医疗卫生服务的主要内容，如何发挥中医药在重大疾病防治中的重要作用，需要中医药大胆突破既有的框架，在理论、文化、临床、方药、思维方法、管理模式、教学方法等方面有所突破。

中华人民共和国成立以后，在党和国家的高度重视下，中医学发展迎来了天时地利人和的大好时机。中医药基础理论的研究也需要适应现代社会的需求和时代发展的步伐。习近平总书记在中国中医科学院成立60周年的贺信中指出：“中医药振兴发展迎来天时、地利、人和的大好时机。”希望广大中医药工作者增强民族自信，勇攀医学高峰，深入发掘中医药宝库中的精华，充分发挥中医药的独特优势，推进中医药现代化，推动中医药走向世界，切实把中医药这一祖先留给我们的宝贵财富继承好、发展好、利用好。

**聚焦“3W”，促进中医药技术创新**

要实现中医药技术创新，可以以“3W”法则为

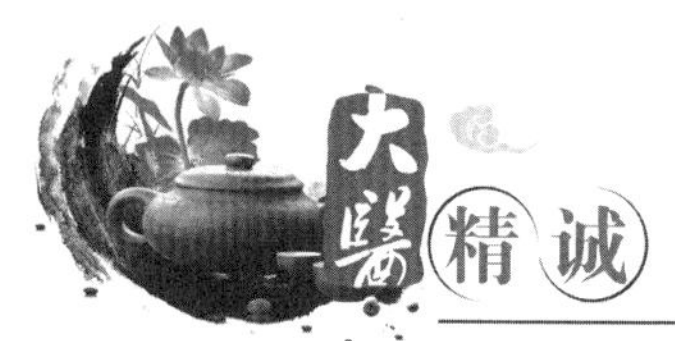



切入点，即“WHY”为什么要对中医药进行技术创新；“WHAT”中医药技术创新的内容是什么；“HOW”如何实现中医药技术创新。

为何要对中医药进行技术创新呢？首先，对中医药进行技术创新是在新时代“健康中国”“传承精华、守正创新”的社会主旋律下满足人民日益增长的健康需求为导向、积极响应时代的号召之举，同时是改善中医药业发展格局增强核心竞争力的有效手段。第二，中医药文化底蕴深厚稳固、学科形成千锤百炼、继承方式保真务实，在掌握和传承中医药文化的精髓的基础上“守正”，有针对性地结合实际情况不断“创新”，有助于更好地振奋中医药文化自信，提升国家文化“软实力”。此外，目前中医药产业尚未构建集成式发展格局、缺乏充足的技术创新空间、产业结构矛盾较为明显等因素致使我国中医药业技术创新发展受阻。因此，要想中医药业在经济社会发展大局中有所作为，中医药自身实现永续发展，有针对性地推进中医药技术创新是必行之举。

中医药技术创新的内容是什么呢？中医药自身的技术创新即为中医药自身知识积累的一部分，包括但不限于以下三个方面：疾病诊疗方面的技术创新、文献整理和积累方面的技术创新、中药制剂和加工方面的技术创新。除以上中医药自身的技术创新外，还有学者认为利用中医药知识进行的技术再创新也属于中医药技术创新的范畴，即在充分解读中医药知识的指引和导向作用之后，通过现代科学知识对其实质性内容进行重新表达后，形成更加符合市场需求的产品。例如屠呦呦提取的青蒿素、与中医体质学说结合密切的红外热成像仪、与中医五轮学说息息相关的眼象仪等。

如何实现中医药技术创新呢？要实现中医药技术创新，一方面要立足产业，推动中医药产业技术创新；另一方面，要重视和加强话语体系建设，创新中医药文化话语表达和传播路径。对中医药产业技术的创新要做到以下几点：第一，构建中医药产业技术创新集群式发展格局；第二，持续推进中药产业技术创新；第三，优化资源配置，推进中医药产业管理和技术创新；第四，着力推动中医药养生保健服务产品技术创新。而对中医药文化的传播，则从以下三个方面着手：一要做好中医药文化传播的顶层设计，二要寻找行之有效的中医药文化传播途径，三要以中医药文化传播精品佳作塑造特色品牌。

**提升服务能力，实现中医药管理创新**

习近平总书记“传承精华，守正创新”的重要论述回答了中医药发展的方向和道路问题。中医药事业的发展需要通过科学有效的创新管理，实现中医药的传承和创新发展。中医药创新管理是对中医药创新活动的管理，即管理者坚持以人为本、为人类健康服务的根本宗旨，按照“自主创新，重点跨越，支撑发展，引领未来”的新时期科技工作方针，依据中医药知识、技术的特征，遵循中医药事业发展的规律，对中医药创新活动进行筹划、激励、实施和控制，以更好地促进中医药继承和创新过程的一系列系统的动态管理活动。

如何将这一理念融入中医药管理工作呢？首先要推进中医药融入公共卫生服务体系。具体策略为：建强基层中医药人才队伍；深化医保体制改革，强化政府财政责任；改进中医药成本测算方法；提升基层中医药服务能力；建立城乡联动机制。另一方面，要探索现代中医医院管理制度。具体措施如下：制定中医医院章程；健全中医医院决策机制、民主管理制度、医疗质量安全管理制度、人力资源管理制度、财务资产管理制度、绩效考核制度、人才培养培训管理制度、科研管理制度、后勤管理制度、信息管理制度等；加强中医医院文化建设；全面开展便民惠民服务。

# 发挥中医药古籍在校园文化建设中的作用

刘波 贵州中医药大学

《中共中央国务院关于促进中医药传承创新发展的意见》指出要“挖掘和传承中医药宝库中的精华精髓”，并对中医药典籍保护、中医药文化传播提出了明确要求。中医药院校图书馆大多成立了古籍部或特藏部，藏有数量不菲的中医药古籍善本或影印本，但由于这些珍贵的古籍资源价值昂贵，有的古籍善本甚至属于国家级文物，往往被锁在“深闺”、束之高阁，常人难得一见。如何发挥这些中医药古籍在特色校园文化建设中的作用，需遵循以下三个原则。

一是坚持特色馆藏、文化强馆原则。在中医药漫长的发展历史中，先人们留下了卷帙浩繁的中医古籍，在最新版本的《中国中医古籍总目》中，收录的中医古文献多达13455种。除中国中医科学院收藏了大量中医药古籍外，各中医药院校图书馆均馆藏了一定数量的中医药古籍，而这些古籍是中医药院校图书馆区别于公共图书馆、其他综合性或行业性院校图书馆的重要特征，有的中医药院校图书馆还馆藏有孤本、善本、珍本等，有的古籍历经波折、堪称传奇，是讲好中医药故事、传播中医药文化的重要载体。比如，20世纪60年代，黔中名医王聘贤先生将自己收藏的明代宫廷御医手抄本药图《补遗雷公炮制便览》（现藏于中国中医科学院）等八千余部藏书捐赠国家，部分典籍现存于贵州中医药大学图书馆，这些古籍蕴含着极为丰富的中医药文化特色，是中医药院校历史积淀的文化基因，有的甚至是人无我有、独一无二的特色馆藏，这些中医药古籍在高校人才培养过程中具有重要作用。因此，要建好特色馆藏，帮助青年大学生进一步坚定文化自信。

二是坚持保护濒危、数字开发原则。现存中医药典籍主要以纸质形式保存，由于自然风化、年久失修等原因，一些典籍保存不善，出现酸化、发霉等问题，因此要加快培养古籍修复人员，及时抢修濒危中医药典籍，积极争取古籍修复专项经费，对一些濒危典籍采取抢救性修复。同时，要适应互联网时代数字科技发展形势，推动中医药古籍的数字化建设，购置数字扫描、识别、编码设备等，对中医药古籍进行数字化加工。推动建立规范统一的中医药古籍保护数字化指导意见，建立行业标准，提高数字开发效率，精选中医药古籍版本和篇目，避免重复劳动或无效劳动。要加强产学研合作，鼓励医史文献专业教师和学生积极参与古籍数字化保护，推动中医药院校与高新企业的合作，形成校企联合开发的良好局面。

三是坚持定期推广、师生共享原则。推动中医药古籍数字化保护，推广宣传中医药古籍，既可以避免中医药古籍在自然条件下被侵蚀，也为中医药古籍“飞入寻常百姓家”创造了契机，使中医药古籍成为校园的一道靓丽风景线。要结合高校阅读推广服务建立中医药古籍“推广周”，定期展示中医药古籍，充分利用学校官网、微信公众号等新媒体广泛宣传中医药古籍。要有秩序地向校内外专家开放中医药古籍，发掘中医药古籍的学术价值，联合攻克古籍保护的科研课题。要开展以古籍保护为主题的校园文化活动，如古籍绘本竞赛、古籍文化创意产品等，吸引青年大学生关注中医药古籍资源，并参与到保护、开发与利用中来。

中医药古籍蕴含着丰富的历史价值和人文价值，对中医药院校青年学子的思想成长具有重要作用，在校园文化建设中作用独特，是中医药院校重要的育人资源。在“双一流”背景下，结合学校办学特色及学科发展，发挥好中医药古籍在校园文化中的作用，打造具有中医药文化特色的校园文化，为推动中医药院校高质量发展提供文化资源保障。

# 中医学与儒道文化的渊源

赵军 内蒙古自治区中医医院

儒、道文化是中国传统文化的重要组成部分，共同构筑了灿烂的华夏文明，深刻地影响了中国人与中国社会。中医药作为中华传统文化的特殊成分，历经几千年不衰。

比如，儒家谈天命，倡“生死有命”。史载宋英宗年间，邵雍与客散步天津桥上，闻杜鹃啼，邵惨然不乐。客问其故，答曰：“洛阳旧无杜鹃，今始有之，是皇上将用南人为相之征兆，更多起用南人，专务变法，天下自此多事也。”客不解，邵曰：“天下将治，地气自北而南。将乱，自南而北。今南方地气至矣，禽鸟飞类，得气之先者也。《春秋》书‘六鹢退飞’‘鸲鹆来巢’，气使之也。”他们认为自然规律决定社会人事，“违天之命者，天得而刑之；顺天之命者，天得而赏之”。

道家讲天道，“有物混成，先天地生。寂兮寥兮，独立而不改，周行而不殆，可以为天地母。吾不知其名，字之曰道”。认为天道是宇宙万物的本原和主宰者。修道的目的在得“至真之道”，即达到顺应自然、与天合一的境界，以至无生无死，亘古长存。传说轩辕时的广成子，居住在崆峒山的石室之中，黄帝曾向他请教“至道之要”，广成子先是不予回答，过了三个月，黄帝再来问“治身之道”，广成子告诉他说：“至道之精，杳杳冥冥。无视无听，抱神以静。形将自正，心净心清。无劳尔形，无摇尔精，乃可长生。与日月齐光，与天地为常，人其尽死，而我独存焉。”提出“守一”“处和”的修道原则。其用此法修身，至一千二百岁，容颜未尝衰老。后授黄帝《自然经》一卷。“仙道贵生，无量度人”，道教终极目标是身与自然化合为一。

中医学融合了儒、道文化，不仅认为人体本身是个有机整体，而且认为人与自然和社会也是个有机整体（“生物—心理—社会”医学模式）。

首先，中医认为人的生理与自然是贯通的。《黄帝内经》里认为心是君主，统率一切心身现象。心以下由肺、肝、胆、膻中、脾胃、大肠、小肠、肾、三焦、膀胱组成，他们分别为相傅、将军、中正、臣使、仓廪、传导、受盛、作强、决渎、州都等官员。

其次，疾病与人的社会角色相关联。中医认为由于个人所处环境不同，政治经济地位不同，身心功能和体质特点就会出现差异，进而导致病因病性上的差异。《医宗必读》云：“大抵富贵之人多劳心，贫贱之人多劳力；富贵者膏粱自奉，贫贱者藜藿苟充；富贵者曲房广厦，贫贱者陋巷茅茨；劳心则中虚而筋柔骨脆，劳力则中实而骨劲筋强；膏粱自奉者脏腑恒娇，藜藿苟充者脏腑恒固；曲房广厦者玄府疏而六淫易客，茅茨陋巷者腠理密而外邪难干。”

第三，在养生防病中顺应自然规律，在治法上遵循因人、因时、因地制宜的原则。《素问》告诫曰：“治不法天之纪，不用地之理，则灾害至矣。”

中医学在生命健康、疾病的问题上不仅着眼于人体自身，还重视自然环境和社会环境对人体的各种影响，故而对医家提出了极高要求：“上知天文，下知地理，中通人事。”

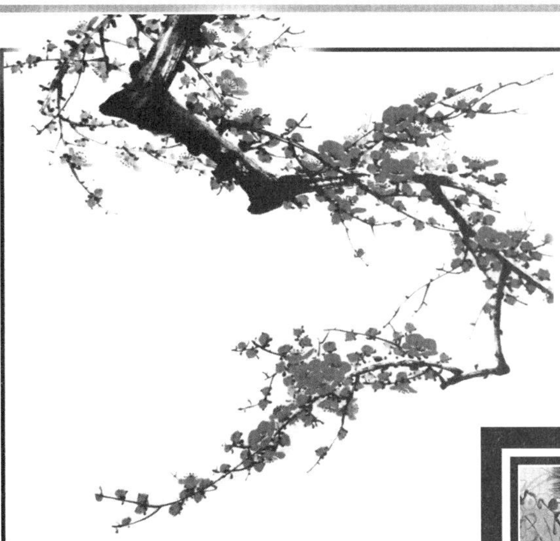

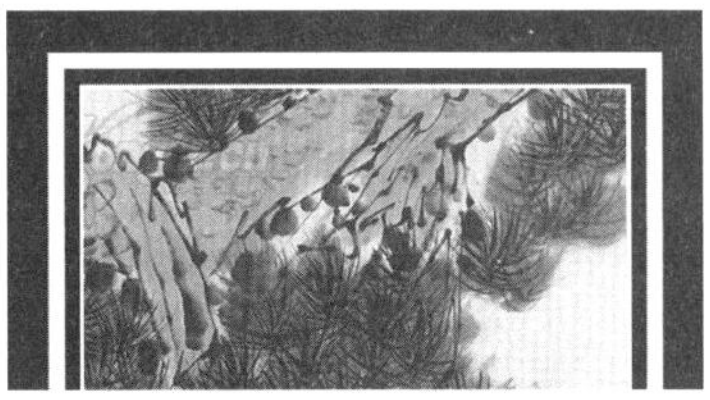

# 国医年鉴

2022

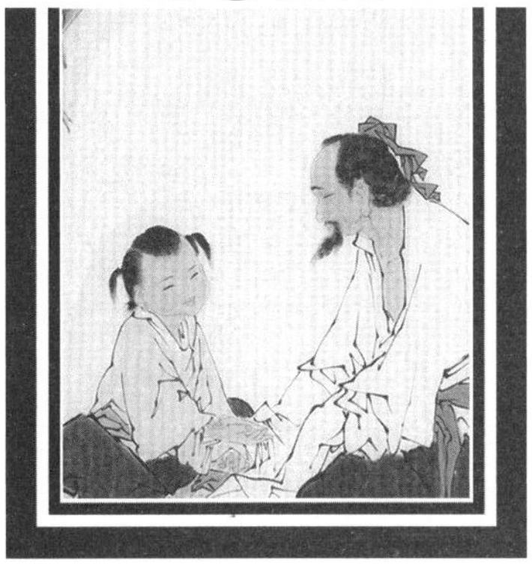

## 年度成果

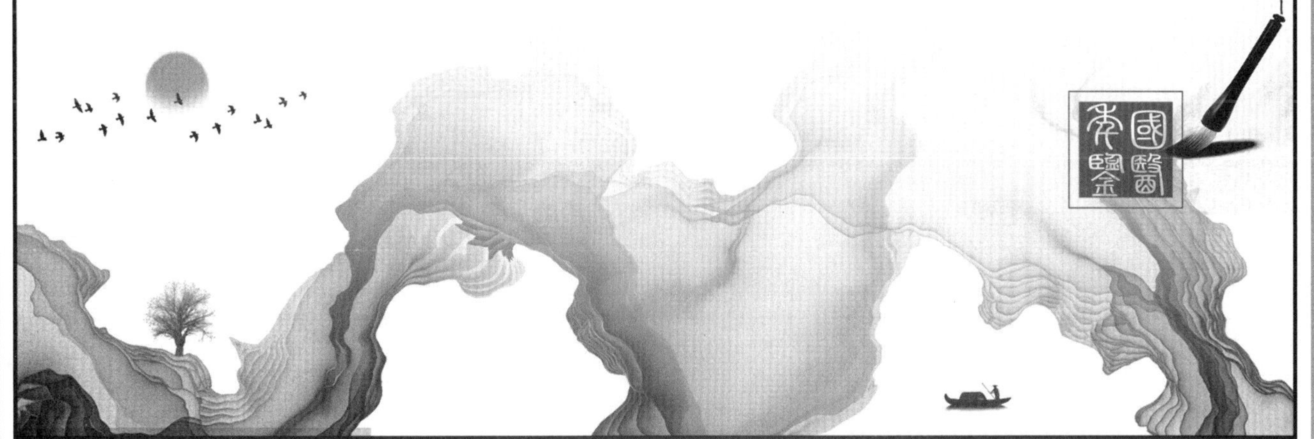

# 规 范

## 三年内修订100个省级中药相关标准

《云南省药品监督管理局促进中药传承创新发展三年行动方案》近日印发。《方案》提出，力争3年内修订省级药材标准、中药饮片炮制规范、中药配方颗粒质量标准100个，标准物质60个等。力争3年内实现5个中药（民族药）院内制剂申报注册、30个中药（民族药）申报传统工艺备案、1个中药院内制剂品种向新药转化的阶段性目标。

《方案》明确，加大中药创新研发平台建设力度，促进中药创新发展。配合产业主管部门，在现有平台的基础上，与省外成熟的CRO公司搭建中药新药研发平台。坚持以临床价值为导向，鼓励药品上市许可持有人应用符合产品特点的新技术、新工艺以及体现临床应用优势和特点的新剂型改进已上市中药品种。引导药品上市许可持有人主动开展中药上市后评价，加大对来源于古代经典名方、名老中医验方、医疗机构制剂等具有人用经验的中药新药安全性评价技术标准的研究。

《方案》要求，建立健全省级层面药品审评审批及备案体系。完善云南省中药材、中药饮片、中药配方颗粒法规标准体系。加快制定省级层面标准管理的规范性文件，健全完善全生命周期监管制度体系。完善医疗机构制剂技术审评审批和备案机制。建立突发公共卫生事件应急所需防治的应急审评审批机制。

《方案》提出，强化中药质量安全监管。加强中药质量源头管理。引导、鼓励企业按照中药材生产质量管理规范（GAP）的相关要求进行规范化、规模化种植养殖。加强中药生产全过程的质量监管。建立和完善中药生产企业GMP符合性检查相关的审核查验技术指导文件，加强检查的针对性；加大日常监督和飞行检查力度，开展药品质量安全专项行动。此外，还将提高医疗机构制剂配制水平，加强上市后监管，持续加大对中药饮片和中成药的抽检力度，加强中药不良反应监测。

《方案》明确，完善中药标准体系。进一步制修订省级药材标准、中药饮片炮制规范、省级中药配方颗粒标准。开展中药新药资源评估，保障中药材来源稳定和资源可持续利用。加强和规范中药材、中药饮片的质量管理，研究制定云南省三七、天麻、石斛等道地大宗中药饮片质量控制相关技术要求。保护野生药材资源，严格限定使用濒危野生动、植物药材。（秦宇龙）

## 山东启动中医临床优势技术推广工作

2021年，山东省卫生健康委举办中医临床优势技术推广应用启动会，部署中医临床优势技术组织实施和推广应用工作，把一批标准规范、疗效显著、安全可靠的优势技术引入中医临床工作。

会议要求，将遴选入库的70项中医优势技术的操作规范、诊疗规范编制并汇编成册，作为标志性成果，在全省各级医疗机构推广应用，引导医务人员主动用中医技术。深入研究中医临床优势技术推广基本规律，用系统性思维、整体性方法、创新性方式做好中医临床优势技术推广的顶层设计，让中医临床优势技术更有效、更精准、更广泛地实施，实现“院院推技术、基层强技术、人人有技术”。

会议采取线上、线下相结合的形式，山东省各地市、县（区）卫生健康委相关负责人，县级及县级以上中医医疗机构中医临床优势技术推广工作负责人等6000余人次参加会议。（张梦雪）

## 陕西发布197个中药配方颗粒标准

2021年，陕西省药品监督管理局发布《陕西省中药配方颗粒标准》（第一批修订增补），明确197个省级中药配方颗粒标准，该批标准自2021年11月1日起正式实施。

陕西省药监局按照省标增补工作程序和申报资料要求，全力推动试点企业的中药配方颗粒企业标准向省级标准的转化。此次发布的197个品种标准基原明确，投料量、主要工序清晰，统一为1000克制成量。其中，194个品种建立了以特征图谱方法为主的专属性、整体性控制方法。新标准的实施标志着陕西省中药配方颗粒产业向科学化、标准化、产业化迈进。（陕药）

## 南派双养太极拳操作规范在北京召开专家评审会

2021年5月24日，《中医养生保健技术操作规范·南派双养（养心养体）太极拳》（以下简称《规范》）第一次专家评审会于国家中医药管理局机关服务局办公楼409会议室顺利召开，此次会议旨在对《规范》修订方向为靶点进行研讨及审定。

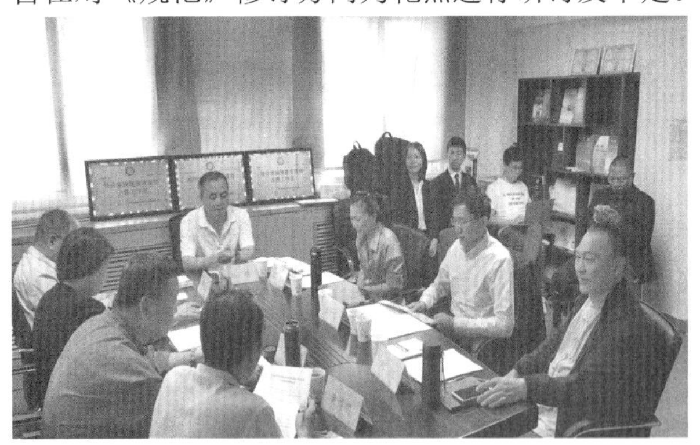

评审会现场

本次会议由中和亚健康服务中心教育培训部主任黄博明主持，世界中医药学会联合会亚健康专业委员会会长孙涛、北京中医药大学东直门医院徐荣谦、北京市中和亚健康科学研究院院长魏育林、北京南派武术院副院长赵保东、北京龙密文化院副院长刘旭、国际武道联盟太极拳协会副秘书长李观保、太极名家李秉慈弟子王茹、太极名家张子辰弟子王子龙及规范起草组代表成员参加了本次会议。

会议首先由黄博明主任介绍与会专家并致欢迎词，表示了对本次工作的重视以及在场专家的欢迎。赵保东副院长代表规范起草组向会议评审专家介绍了《规范》编制的背景、进展情况和文稿的主要内容。

南派双养太极以吴式太极拳为基础，杨式太极拳为主体，得南派太极拳古谱启发而成的一套太极拳体系。它以无极桩伸筋拉骨、摆正全身骨骼使内在气血周流的方法平衡阴阳；以五行捶内壮五脏；以老八掌疏通经络调理身心状态。其中寄蕴深厚传统文化，于习练者强健体魄、养心养性、健全精神大有裨益。

2020年1月北京南派武术院成立了南派双养太极拳规范起草组。起草组按照《标准化工作导则 第1部分：标准的结构和编写》执行，开展了文献研究、专家问卷调查、专家论证会、同行征求意见等工作，经过近2年时间完成了制定南派双养太极拳操作规范的起草阶段工作，形成了《规范》草案。

与会专家在听取起草组的汇报后，对起草组完成的工作给予了高度肯定，同时根据各自研究领域知识与临床经验，积极、认真、负责地对“中医养生保健技术操作规范·南派双养（养心养体）太极

拳”的工作提出了宝贵的意见。

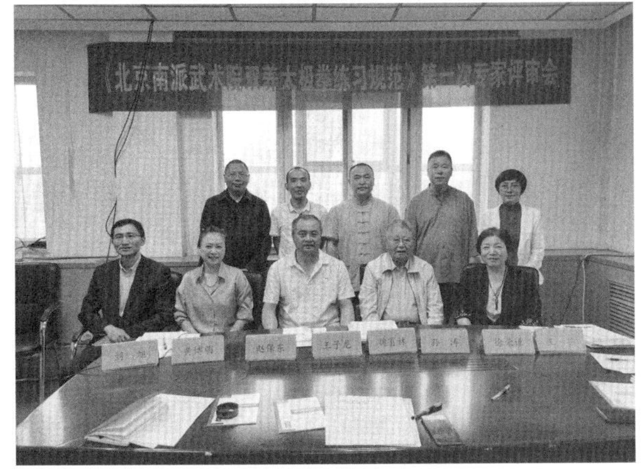


评审会合影

整个会议圆满完成了预定论证工作，论证专家一致认为本《规范》的编写和发布，对于规范南派双养太极的概念、动作和练习方法有重要的指导意义，有利于有效开展中医预防保健服务，改善和提高民众健康水平。希望起草组后期在反复推敲、广泛征求意见基础上，认真修改完善，提升本技术操作规范的质量，保证本技术操作规范的科学性和实用性。

针对本次评审会的建议，赵保东副院表示起草组尽快按照专家要求意见进行修改和完善，形成高质量的报批稿，按照规范制定工作计划进度要求，有条不紊地推动规范工作，保障《规范》尽快发布。

# 科　研

## 首家中医药出版业国家重点实验室申报成功

2021 年，由中国中医药出版社有限公司牵头，联合中国中医科学院中医药信息研究所、安徽中医药大学、北京大生道科技有限公司共同申报的中医药知识挖掘与出版创新服务重点实验室入选国家新闻出版署出版业科技与标准重点实验室。这是中医药领域首家出版业国家重点实验室。

国家新闻出版署于 2020 年开展了出版业科技与标准重点实验室申报工作，旨在更好地发挥科技与标准的支撑、引领作用，建设一批高水平的行业重点实验室，助推出版业创新体系建设，服务出版业高质量发展。

中国中医药出版社有限公司作为中医药出版的“国家队”，近年来在成功建设悦读中医知识服务平台、医开讲、袋鼠医学、中医数字图书馆、书香中医的基础上，联合中医药信息领域领先的研究机构、中医药院校、科技公司共同申报中医药知识挖掘与出版创新服务重点实验室。在接下来的建设过程中，该重点实验室将聚焦中医药数字内容资源和服务平台建设，深耕中医药知识挖掘与创新领域，为中医药事业的传承创新发展作出更多贡献。

## 8 项中医药项目获四川省科技进步奖

2021 年 3 月 17 日，四川省科学技术奖励大会在成都举行。会上公布了 2020 年度四川省科技进步奖获奖名单，8 项中医药项目获四川省科技进步奖。

其中，“糖尿病慢性并发症中医药防治创新技术体系与示范性实践”和“川产道地药材品质保障关键技术与产业化应用”获科技进步类一等奖；“苦荞功能因子高值化利用关键技术及产业化示范”和

“治疗糖尿病肾病中药新药渴络欣胶囊的创制及应用”获科技进步类二等奖；“肾脏疾病炎症和纤维化的中西医结合防治研究”“华重楼资源综合评价及其新资源的挖掘与应用”“中医康复干预卒中后痉挛的中枢机制及临床诊疗规范研究 ”“四川文氏皮科流派学术研发及推广应用的示范引领作用”获科技进步类三等奖。（川中文）

# 中国医学科学院阜外医院李静团队研究成果表明：清肺排毒汤可使新冠肺炎死亡率下降一半

2021年3月31日，植物科学和药学一区（2020年中科院SCI期刊分区）杂志——《Phytomedicine》发表了一项国家心血管病中心中国医学科学院阜外医院教授李静团队的研究成果，此项研究成果曾于2020年12月27日在国际知名medRxiv平台发布。该研究成果显示，通过对湖北省近万例病历的整理分析，我国“新冠肺炎”诊疗方案持续推荐和临床广泛使用的清肺排毒汤可使得新冠肺炎住院患者的死亡率下降一半。

李静团队在中国医学科学院医学与健康科技创新工程新型冠状病毒肺炎科研攻关先导专项的支持下，向国家卫生健康委申请开展新冠肺炎的研究工作。研究团队基于2020年1月至5月湖北省15家定点医院的全部新冠肺炎住院电子病历，提取了患者的临床特征、治疗过程和结局等相关数据。研究共纳入8939例住院新冠肺炎患者，其中29%接受“清肺排毒汤”治疗。未接受“清肺排毒汤”治疗的患者院内死亡率为4.8%，而与之相比，接受“清肺排毒汤”治疗的患者死亡率仅为1.2%。在排除了两组患者临床特征、其他治疗等差异的影响后，接受“清肺排毒汤”治疗的患者的死亡风险也只有未接受“清肺排毒汤”治疗的患者的一半。并且，不论是在不同年龄段和性别的患者中，还是在各种的统计分析方法下，两组之间都存在同样的死亡风险差异。此外，在两组患者之间，急性肝、肾损伤等常见药物不良反应的发生率并无明显不同。

自新冠疫情暴发以来，我国注重发挥中医西医两种医学体系的优势，紧急启动了有效方药筛选和临床观察工作。其中，国家中医药管理局科研攻关组组织开展了基于古代经典名方、精心化裁的“清肺排毒汤”临床救治观察，研究结果显示，“清肺排毒汤”可以显著改善患者临床症状、影像学表现，缩短病程、核酸转阴及住院时长。在新冠肺炎第六版、第七版、第八版国家诊疗方案中，“清肺排毒汤”是唯一一个治疗轻型、普通型、重型和危重型患者的通用方剂。海军军医大学和中国科学院大连化学物理研究所研究团队联合开展药效物质基础及作用机制研究，证明“清肺排毒汤”可通过多成分、多靶标对机体起到整体调控作用，减少多器官损伤，在改善治疗临床症状、避免和缓解炎症风暴的同时，调整改善身体内环境，增强清除病毒能力，降低复感复发风险。2020年1月27日至3月16日，国家中医药管理局应急科研专项对10省市服用“清肺排毒汤”的1261例病例观察显示，无一例轻型和普通型转为重型或危重型。然而，“清肺排毒汤”能否降低新冠肺炎死亡风险，一直缺乏明确的证据。

该研究是迄今为止关于“清肺排毒汤”的最大规模多中心临床研究，为该药物在救治新冠肺炎患者中的显著疗效提供了有力证据，为中医药在此次新冠肺炎疫情防治中发挥的重要作用提供了科学依据。研究团队探索了多种数据提取技术，并采用双人独立操作自动提取加第三人人工复核的机制，高效地将格式不统一的电子病历转化为可供分析的科学数据，确保了数据质量和研究结果可靠。

截至2021年3月1日，全球累计有超过2700余项针对新冠肺炎的临床试验，评价了抗病毒、免疫抑制剂、激素等各类药物的疗效。但其中仅有牛

津大学的研究证实使用激素可降低吸氧患者的死亡率。除此以外，至今尚未找到能够改善预后的治疗方法。李静认为，若能针对“清肺排毒汤”开展随机对照临床试验，将有望进一步确证其临床疗效，并推动其广泛应用，可以挽救全球数以万计的新冠肺炎患者的生命。（徐婧）

## 中药白术有效成分可抗癌

国际知名医学期刊 Journal of Clinical Investigation（《临床研究杂志》）在线发表论文《白术内酯Ⅰ通过激活肿瘤细胞的抗原呈递增强对免疫检查点抑制剂治疗的应答效率》，为中医药抗癌效用提供了实验依据。该研究由上海中医药大学附属龙华医院脾胃病研究所教授季光科研团队、上海中医药大学中药学院教授黄诚、美国印第安纳大学教授 Xiongbin Lu 合作完成。

论文第一作者、龙华医院脾胃病研究所副所长徐汉辰介绍，免疫检查点抑制剂为癌症治疗提供了新手段，但对于结直肠癌患者，该疗法仅对 5%左右的患者有效，且单独使用的有效率仅为 40%左右。课题组在国医大师刘嘉湘 “扶正治癌”理论指导下，研究发现包括四君子汤在内的多个“扶正”的代表方剂可以调节肿瘤免疫微环境，增强肿瘤组织中浸润的 CD8+T 细胞水平。进一步研究证实白术的活性成分白术内酯Ⅰ能够显著提升细胞毒性 T 淋巴细胞对肿瘤细胞的杀伤作用，并可促进肿瘤细胞抗原呈递作用，与免疫检查点抑制剂 PD-1 单抗联合应用协同增效，共同发挥抗癌作用。

该研究得到科技部重大科技专项、国家自然科学基金和上海市地方高水平大学顶尖优势创新团队支持。（中医药报记者 张梦雪）

## 两项中医药成果获科技进步二等奖

2021 年 11 月 3 日，国务院发布《关于 2020 年度国家科学技术奖励的决定》，“中医药循证研究‘四证’方法学体系创建及应用”和“基于‘物质——药代——功效’的中药创新研发理论与关键技术及其应用”两项中医药研究成果获 2020 年度国家科学技术进步奖二等奖。

“中医药循证研究‘四证’方法学体系创建及应用”项目由北京中医药大学、广东省中医院、中国中医科学院中医临床基础医学研究所、兰州大学、香港浸会大学的商洪才等人完成。该项目聚焦临床疗效优势难以客观评价、精准呈现这一问题，创建了群体个体证据相融合的中医药循证研究“四证”方法学体系。该项目在建立产证规范技术体系的基础上，结合中医个体精准诊疗特色内核，融合人工智能机器学习等关键算法，创建了循证目标成就评量、中医药单病例随机对照试验设计、中医核心证候集、医患共建平行病历等适合评价中医临床疗效的系列方法与关键技术，形成系统并开展实践，有效促进了循证规范与中医特色之间的融合。该项目覆盖了中医药高质量证据从产生到应用的全链条，包括规范产证、精准辨证、高效用证——验证等环节，有助于优质证据高效转化为“临床生产力”。

“基于‘物质——药代——功效’的中药创新研发理论与关键技术及其应用”项目由天津药物研究院有限公司、中国中医科学院中药研究所、天津中医药大学第一附属医院、天津中新药业集团股份有限公司、济川药业集团有限公司、江苏康缘药业股份有限公司、成都泰合健康科技集团股份有限公司的刘昌孝等人完成。该项目致力于解决中药研发

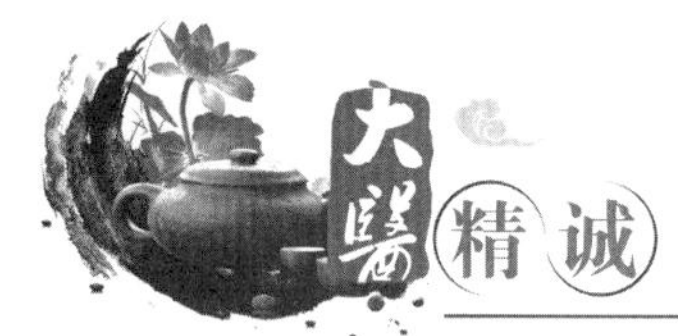




和产业化过程中的瓶颈问题，构建出中药创新研发的理论、科学模式和关键技术。该项目以药代为切入点和核心环节，关联中药复杂体系化学物质组及其生物效应表达之间的复杂关系，提出并建立“物质——药代——功效”为核心的中药创新研发系统创新模式，建立了涵盖“新药的成药性研究——临床前研究——临床评价——产业化转化——上市后临床价值的深入挖掘以及先进制造”全过程的中药创新研发系列共性关键技术，并应用于指导中药新药研发和上市后中成药的二次开发研究。该项目利用建立的评价体系和技术平台，为全国近百家单位完成了中药新药的临床前研究和评价、国际化注册，其自主研发和产业化的中药新药辐射全国 24 个省市，新药近 3 年累计销售额超 300 亿元。

2020 年度国家科学技术奖共评选出 264 个项目、10 名科技专家和 1 个国际组织。其中，国家最高科学技术奖 2 人；国家自然科学奖 46 项，其中一等奖 2 项、二等奖 44 项；国家技术发明奖 61 项，其中一等奖 3 项、二等奖 58 项；国家科学技术进步奖 157 项，其中特等奖 2 项、一等奖 18 项、二等奖 137 项；授予 8 名外籍专家和 1 个国际组织中华人民共和国国际科学技术合作奖。（张梦雪）

## 第四届中国中医药研究促进会科技进步奖在成都举行

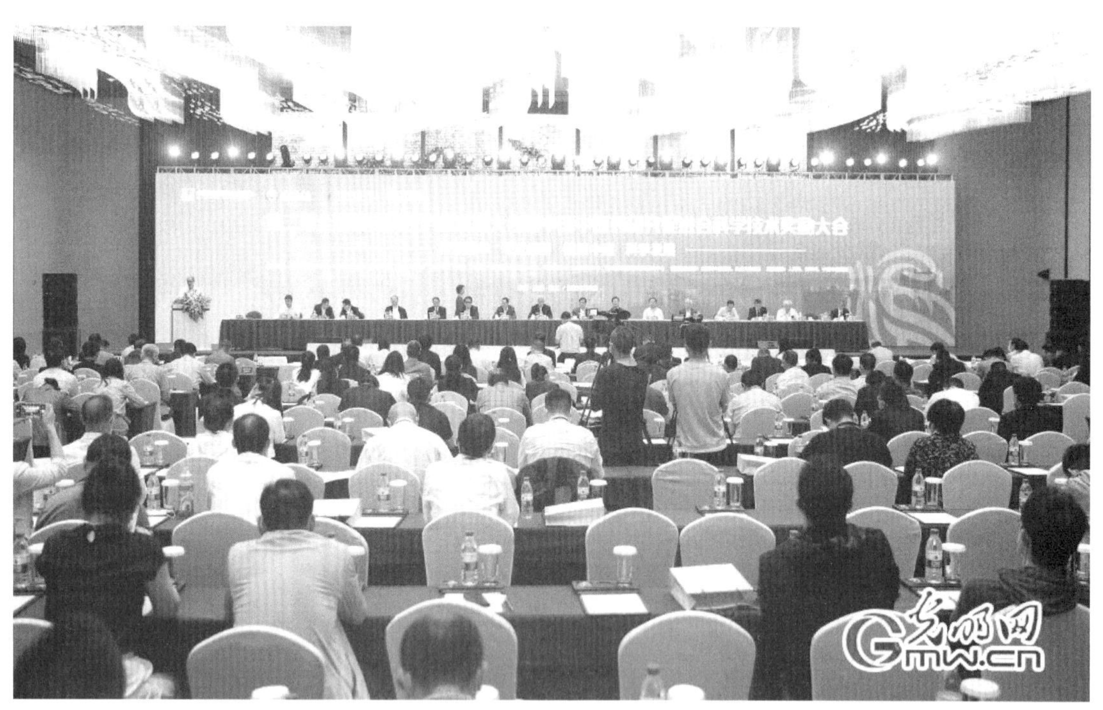


2021 年 5 月 15 日，由中国中医药研究促进会、成都中医药大学、成都医学院、温江区人民政府主办，光明网、全国促进中医服务大众工委会办公室、中域药物经济学发展应用中心、四川优谷科技创新成果转化中心协办的“第二届全国医药科技产业发展大会暨中国中医药研究促进会科学技术奖励大会”在成都市温江区举行。大会以“传承精华，守正创新，健康中国，科学发展”为主题。

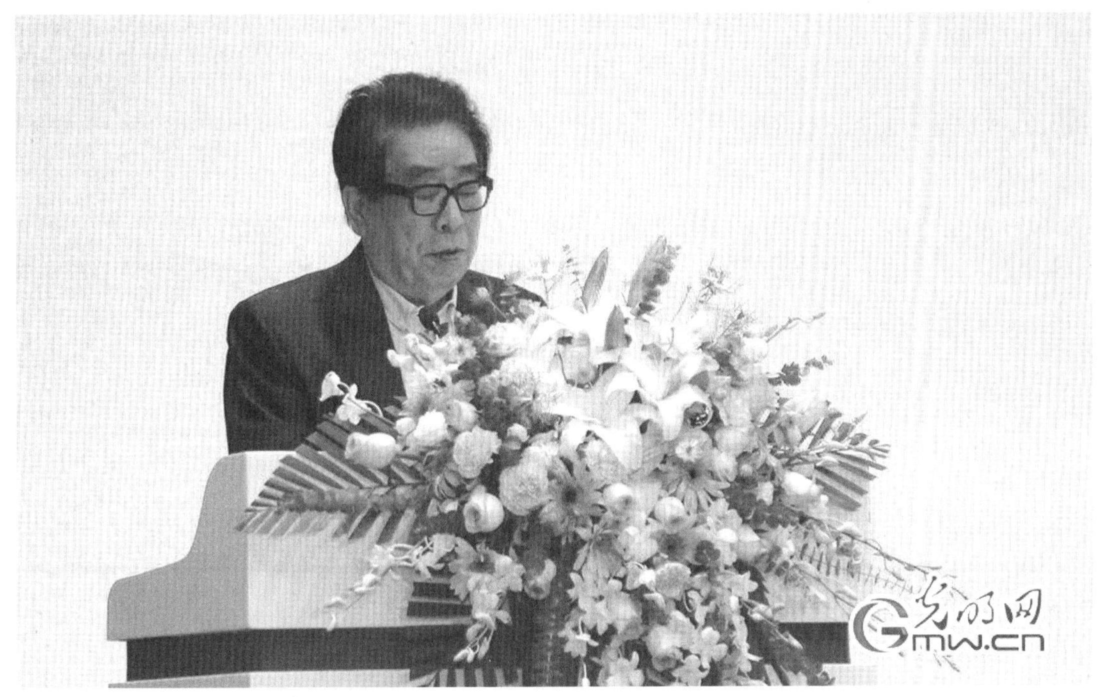


国医大师、中国中医药研究促进会会长张大宁宣读表彰决定

大会进行了第四届中国中医药研究促进会科技进步奖表彰仪式。该奖项是为发动广大中医药科技工作者在国家中医药管理局和民政部社管局、国家科学技术奖励工作办公室的指导下，切实落实并做好中医药守正创新、传承发展，建立符合中医药特点的服务体系、服务模式、管理模式、人才培养模式，使传统中医药产业发扬光大的精神而设立。

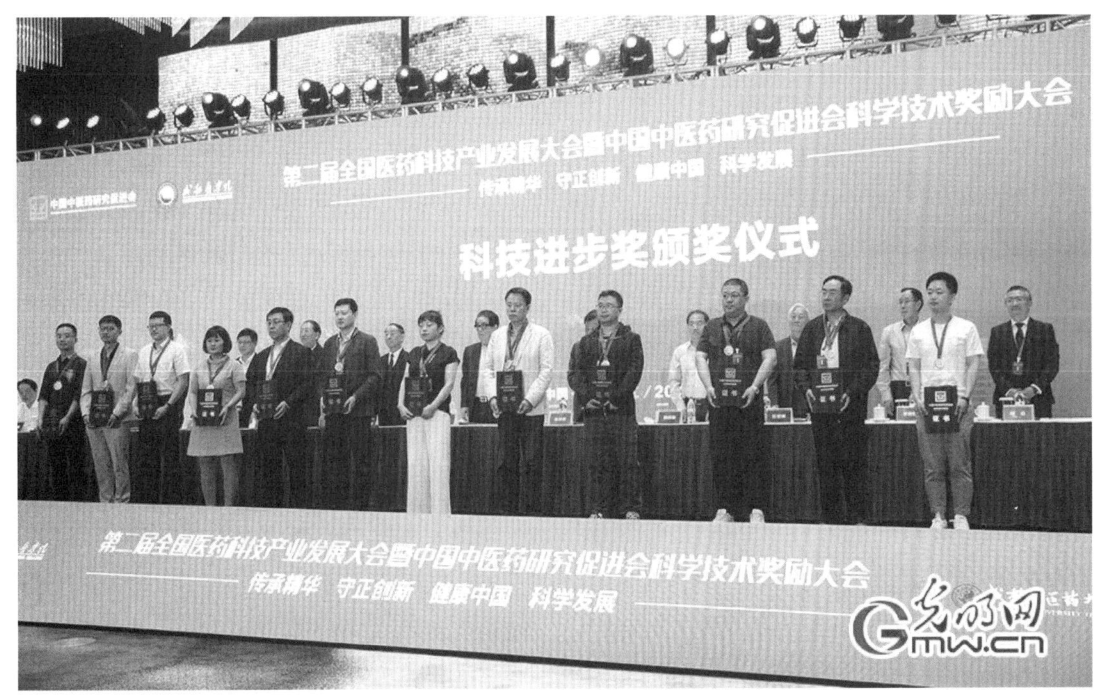

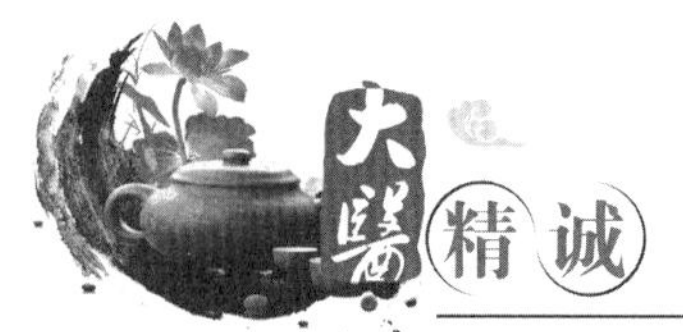



此次获得科技进步奖一等奖 9 项、二等奖 31 项、三等奖 58 项；技术发明奖一等奖 4 项、二等奖 7 项、三等奖 10 项；学术成果奖一等奖 5 项、二等奖 14 项、三等奖 18 项；国际合作奖 5 项。

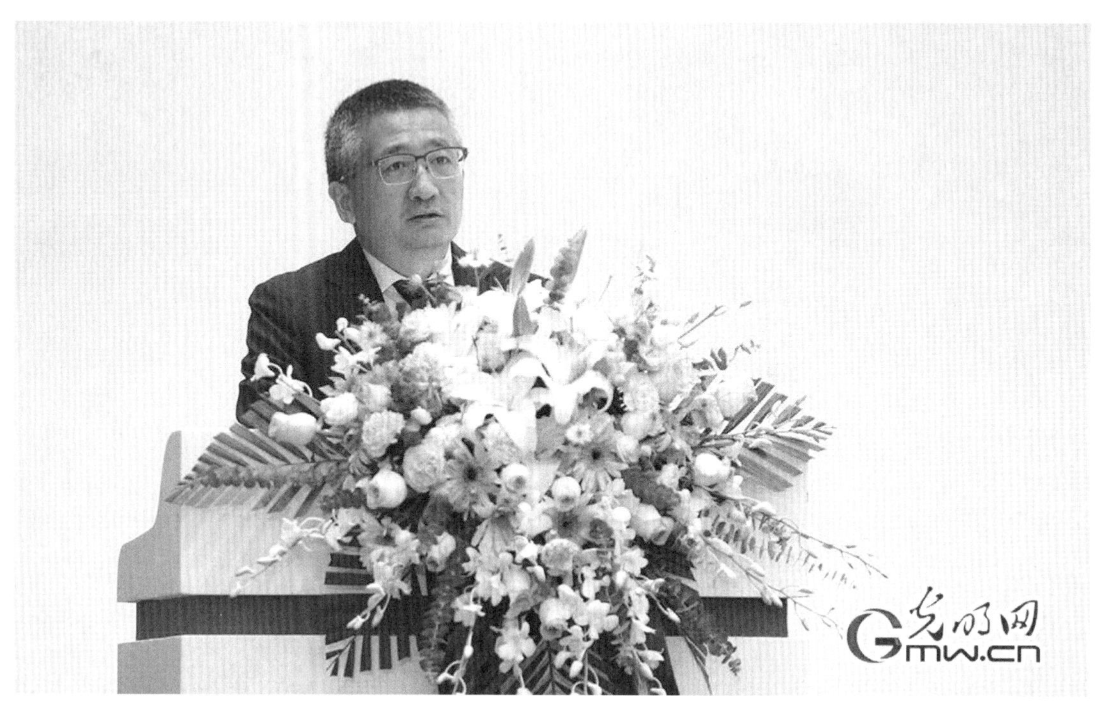


光明网总裁、总编辑杨谷在大会上致辞

光明网对大会进行全程直播。（光明网记者 武玥彤 肖春芳）

## 2021 年度中医药十大学术进展

中华中医药学会发布 2021 年度中医药十大学术进展。

**1．电针驱动迷走——肾上腺轴抗炎的神经解剖学机制被发现**

美国哈佛大学、上海复旦大学、中国中医科学院针灸研究所和福建中医药大学联合研究发现，在脓毒血症的小鼠模型上电针刺激其后肢“足三里”穴位（ST36），可激活 PROKR2-Cre 标记的背根神经节感觉神经元，这组神经元可以调节迷走神经——肾上腺反射，抑制炎症反应，从而为电针灸刺激“足三里”穴位发挥全身抗炎效果找到了现代神经解剖学的基础。这些发现不仅实现了针灸研究的历史性突破，而且充实了针灸等体表刺激疗法的现代科学内涵，为临床优化针刺刺激参数，诱发不同自主神经反射，从而治疗特定的疾病（如炎症风暴等）提供了重要的科学依据。相关学术论文于 2021 年 10 月在 Nature 发表。

**2．清肺排毒颗粒、化湿败毒颗粒、宣肺败毒颗粒等中药新药创制取得新进展**

在抗击“新冠肺炎”疫情过程中，涌现出以清肺排毒方、化湿败毒方、宣肺败毒方为代表的“三方”，临床疗效确切，有效降低了发病率、转重率、病亡率，促进了核酸转阴，提高了治愈率，加快了恢复期康复。2021 年 3 月 2 日，基于“三方”研发

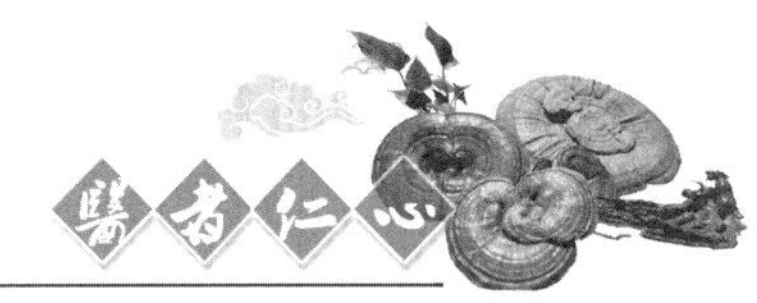

而成的中药新药清肺排毒颗粒、化湿败毒颗粒、宣肺败毒颗粒，获得国家药品监督管理局上市批准。“三方”均是在古代经典名方基础上创新而成，其上市也开辟了中药新药创制的新机制，是中医药原创优势成果转化的典型。2021 年国家药品监督管理局批准了共 12 个中药新药上市，超过此前 5 年审批总和，中药新药创制迎来可喜势头。

**3. “情志致病”理论的生物医学基础研究取得新进展**

情志致病是中医病因病机学的重要组成部分，指因七情内伤导致的脏腑、阴阳、气血失调而引发疾病的过程。在多项国家自然科学基金的持续资助下，暨南大学中医学院/药学院何蓉蓉教授团队联合陈家旭教授团队从“情志应激”增加疾病“易感性”的创新视角对情志致病理论的生物医学基础进行了研究，建立了多种符合中医药作用特点的疾病易感研究模型，揭示情志应激的主要效应分子是应激激素和氧化分子，引起效应靶标不饱和磷脂的过氧化，从而增加应激细胞脂质过氧化性死亡方式的敏感性，解析了情志应激增加帕金森病、乳腺癌等疾病易感性的生物医学基础。相关学术论文于 2021 年在 Nat Chem Biol、Cell Death Differ 和 Acta Pharma Sin B 发表。

**4. 针刺治疗慢性前列腺炎/慢性盆底疼痛综合征获得高质量临床研究证据**

中国中医科学院广安门医院刘志顺教授研究团队通过 440 例随机对照试验，证实了针刺能显著改善中重度慢性前列腺炎/慢性盆底疼痛综合征患者的症状，临床效果可在治疗结束后持续至少半年。此项研究用高质量的临床研究证据证实了针刺治疗慢性前列腺炎/慢性盆底疼痛综合征近远期疗效确切，安全性好。填补了国际针刺治疗慢性前列腺炎/慢性盆底疼痛综合征远期疗效缺乏的空白。相关学术论文于 2021 年 8 月在《内科学年鉴》发表。

**5. 基于多国药典的本草基因组数据库上线**

中国中医科学院中药研究所陈士林教授研究团队依据多国药典收录草药物种，完成本草基因组数据库建设并上线。该数据库依据中华人民共和国药典、美国草药典、日本药局方、韩国药典、印度药典、埃及药典、欧洲药典以及巴西药典等收录 903 个草药物种的 34346 条数据，包括 867 个物种的 21872 条 DNA 条形码数据，674 个物种的 2203 个细胞器基因组以及 49 个物种的 55 个全基因组数据等。该数据库是全球首个针对药典收载草药物种的大型基因组学数据库，将为草药物种鉴定、用药安全、药效成分生物合成途径解析、优良品种分子育种等方面提供信息支撑。相关论文于 2021 年 6 月在《中国科学·生命科学卷》发表。

**6. 生物传感 AI 算法融合的中医过敏/平和体质差异靶点科学解码**

王琦院士提出的体质辨识是实现慢病防治关口前移和“疾病共同预防”的重要抓手。北京中医药大学吴志生教授研究团队以临床真实世界样本为研究载体，创建了半导体材料芯片、人工智能新算法、分子对接以及斑马鱼生物模式的关键技术集成，首次实现了基于中医(过敏)体质的生物传感与人工智能算法技术融合；进一步提供了过敏体质和平和体质的差异化证据，以及过敏康干预前后过敏体质的差异化证据，首次实现了基于中医（过敏）体质的中药复方关键质量属性智慧辨识，为体质可分、体质可调提供新的科学证据。代表性成果于 2021 年 9 月在《生物传感器和生物电子》上发表，获得授权发明专利 3 项。

**7. 中药配方颗粒国家标准体系初步建立**

中药配方颗粒标准体系建设由国家药品监督管理局指导国家药典委员会完成了顶层设计，制定了技术要求和实施方案，并经十多家中药配方颗粒生产企业应用实践，初步形成了一套“国家引领、企业为主”的中药配方颗粒国家标准体系。2021 年 2 月，国家药品监督管理局正式发布了由国家药典委员会起草的《中药配方颗粒质量控制与标准研究技术要求》，首次建立了以标准汤剂为参照的中药配方颗粒质量控制体系及其工艺优化策略，充分体现了中药配方颗粒的水煎煮传统工艺特性，运用指纹图谱技术进行整体质量控制，为建立守正创新符合中药特点的全过程质量控制提供了科学依据。2021 年 4 月和 10 月颁布了 196 个临床常用中药配方颗粒国家标准。该标准体系建设解决了中药配方颗粒二十多年没有国家标准的问题，确保了临床用药安全有效。

**8. 中医药国际标准化建设取得新进展**

中医药标准化工作是中医药学术发展的重要组成部分，健康有序推动中医药领域的关键问题的标准化工作意义重大。2021 年中医药标准化领域取得了一些重要进展：ISO 正式发布了《中医药——诊断词汇——第一部分：舌象》和《中医药——诊断词汇——第二部分：脉象》两项中医诊断名词术语的国际标准；世界中医药学会联合会发布了《网络药理学评价方法指南》（SCM0061-2021），中医药网络药理学研究工作有了参考规范。

**9. 基于微血管屏障的气虚不固摄和补气固摄的科学内涵被初步揭示**

微血管屏障损伤是微血管渗漏引发水肿的基础。调控渗透压不能改善损伤的微血管屏障。补气固摄方药治疗水肿疗效明显，但其机理不清。北京大学医学部韩晶岩教授研究团队发现血管内皮细胞利用后天之气（氧气和水谷精微）产生 ATP 的能力降低，导致的血管屏障损伤（含内皮缝隙开放、质膜微囊增多、基底膜损伤）是微血管渗漏的病机；补气活血方药（芪参益气、益气复脉）可改善血管内皮细胞线粒体的 ATP 合酶，增加 ATP 含量，改善血管屏障，抑制微血管渗漏和水肿。阐明了气虚不固摄和补气固摄理论的科学内涵，创新了水肿治疗的新策略。相关论文于 2021 年在《生理学前沿》和《微循环》发表。

**10. 电针改善术后肠麻痹的神经——免疫抗炎机制被初步揭示**

北京中医药大学刘存志教授研究团队首次较系统地揭示了电针刺激足三里穴改善术后肠麻痹的神经——免疫反应通路，证实电针抗炎作用具有穴位特异性和频率特异性，阐释了针灸理论“合治内府”的现代科学内涵。该研究还为针灸疗法融入围手术期的临床常规治疗提供了科学依据，促进传统针灸疗法与现代医学的优势互补、共同发展，初步形成具有中国特色的围手术期管理方案。相关学术论文于 2021 年 2 月在《治疗诊断科技》发表。

# 著作 · 论著

## 我国首部中药材种业发展报告面世

《中国中药材种业发展报告（2019）》上市发行会 2021 年 3 月 12 日在北京举行。该报告是聚焦我国中药材种业发展的第一部研究报告，由中国中药协会中药材种子种苗专业委员会组织编写，由中国健康传媒集团中国医药科技出版社出版发行。

该报告由中国工程院院士黄璐琦担任主编、中国中药协会中药材种子种苗专业委员会理事长赵润怀担任执行主编，从事中药材种子研究开发和生产经营的专家学者参与编写。报告从中药材种质资源的收集、保存、评价，到中药材优良品种的选育、繁育、推广，再到中药材种子生产经营和新品种知识产权保护，进行全产业链基础信息的系统收集整理，对中药材种业的发展历程、现状问题和发展趋势进行总结分析，从技术、经济、政策、管理等宏观方面研究发展策略和建议，以期促进中药材种业的培育和发展。（任远）

# 《张其成全解黄帝内经》出版发行

2021 年 3 月 30 日，北京中医药大学张其成教授携其新作《张其成全解黄帝内经》在京与读者见面并举办公益讲座。

该书共 5 册，由华夏出版社出版发行，是《张其成全解国学经典丛书》之一。张其成教授基于国学与国医的传承与发展，集四十多年国学与中医文化研究之大成，结合家族传承数百年的长寿养生法，立足中华传统文化的大背景、大视野，选用权威版本为底本，从《易经》及诸子百家的视角，以元典一语译一解读的体例逐篇讲解，全面展示了《黄帝内经》的文化魅力，揭示了其学术思想精华，开解了现代人在养生保健方面的困惑。

著名文化学者楼宇烈教授、中国哲学史学会名誉会长方克立教授、中医训诂学家和中医文献学专家钱超尘教授等对该套丛书给予高度评价。本次活动由华夏出版社、北京张其成中医发展基金会主办。（高新军）

# 《新安医家学术思想与临床经验研究》出版

《新安医家学术思想与临床经验研究》一书由人民卫生出版社出版。

该书由安徽中医药大学教授储全根担任主编，黄辉、陆翔、王鹏担任副主编，校内外 20 多位研究新安医派的学者共同编著完成，是首次较为全面系统地研究新安医家学术思想与临床经验的学术专著，也是安徽省高校自然科学重大研究项目、新安医学教育部重点实验室和教育部人文社科重点研究基地徽学研究中心安徽中医药大学分中心的研究成果。

该书编写专家组成的学术团队自 2017 年起，历时 3 年，通过对历代新安医家及其著作的系统梳理，遴选了元代至晚清时期在中医学术发展史上影响较大、学术成就突出、临床经验独到的 33 位代表性新安医家，对其学术思想与临床经验进行系统深入的挖掘与提炼，并选取部分医论医话、典型医案、代表方剂加以展示与印证。书中绪论部分对新安医派的形成背景、主要贡献、学派特色也进行了概括性介绍。该书是一部对新安医派进行全景式展示和对新安医家学术思想与临床经验进行深度挖掘的代表性、综合性学术专著，共 66 万字。

上海中医药大学终身教授严世芸、山东中医药大学副校长王振国分别为该书作序。严世芸认为，此研究“选题有意义”“医家遴选得当”“学术精华的整理挖掘充分深入”。王振国认为此研究“为新安医派树丰碑，为流派研究立典范，填补了新安医派研究的空白”。（尤志成 董妍妍）

# 《中医药文化 思政教育》出版

2021 年 7 月，山东中医药大学教授王诗源团队编著的《中医药文化 思政教育》一书由山东大学出版社出版。

该书充分挖掘中医药文化的深刻内涵，坚持与时俱进方针，遵照新形势下思政工作内涵发展的要求，对中医药文化与思政教育有机融合，赋予中医药文化新的时代价值。本书包括古代医家学术诊疗故事、古代医家医德医风故事、中医药传承的历史使命和本草中蕴含的传统文化四部分内容，从社会、历史、民俗等多个角度，彰显民族文化自信和制度自信。（王青云）

# 合作交流

## 中医药与抗击新冠肺炎疫情国际合作论坛举行 孙春兰：愿与各国深化中医药合作

新华社北京 2021 年 3 月 30 日电 中医药与抗击新冠肺炎疫情国际合作论坛 30 日举行，国务院副总理孙春兰发表视频致辞。

孙春兰指出，中医药是中华民族的瑰宝。在这次抗击新冠肺炎疫情中，中医药全程深度参与，与西医药一起形成了中国特色的八版诊疗方案，成功推出“三药三方”等一批有效中药，疗效得到实践检验。中国毫无保留同各方分享中医药防控救治经验，愿与各国一道，继续在中医药基础理论、临床疗效、国际标准等方面深化合作，促进传统医学和现代医学优势互补、交流互鉴，更好服务人类健康福祉。

论坛以“深化中医药交流合作，构建人类卫生健康共同体”为主题，津巴布韦总统姆南加古瓦、乌克兰副总理斯特凡妮希娜等 28 个国家和地区的政要、政府官员和世界卫生组织代表、专家通过视频连线深入交流。

## 浙江中医药科技成果转化中心成立

2021 年 3 月 25 日，浙江中医药科技成果转化中心揭牌仪式暨中医药科技成果产业化学术研讨会在浙江中医药大学举行。

浙江中医药科技成果转化中心由浙江中医药大学联合浙江省药学会、中医药学会、中医药大健康联合体等社会团体及企业共同组建成立，将整合高校与学术团体的人才、科技、成果等资源，发挥企业的资金、市场、运营等优势，打通中医药科技成果转化的“最后一公里”。

在之后召开的中医药科技成果产业化学术研讨会上，与会专家为浙江中医药科技成果转化中心的建设和发展建言献策。（浙中文）

## 秦怀金赴海南省调研中医药工作

2021 年 7 月 14 日至 16 日，国家中医药管理局党组成员、副局长秦怀金到海南省调研中医药工作，强调要深入学习贯彻习近平总书记关于中医药工作的重要论述，更加主动融入海南省自由贸易港建设，从实际出发，找准定位，走出一条具有海南特色的中医药振兴发展道路。

调研期间，秦怀金深入三亚市、万宁市、琼海市、海口市等地中医医院、科研机构并召开座谈会，

详细了解中医药人才队伍建设、中医药特色优势发挥和南药发展情况，就中医药服务海南自由贸易港建设听取意见建议。

秦怀金指出，海南省委、省政府高度重视中医药事业发展，在加强中医药服务体系建设方面下了大功夫、取得了好成效，发展中医药服务贸易和南药具有显著优势和坚实基础。

秦怀金强调，要深入学习贯彻习近平总书记关于中医药工作的重要论述，对标对表海南省自由贸易港建设，抢抓难得机遇，立足自身特色，放大比较优势，创新体制机制，进一步找准中医药工作的定位，完善中医药服务体系、科研体系、产业体系建设，推动中医药走向世界，展示中华文明瑰宝之魅力。

国家中医药管理局有关部门负责同志、海南省卫生健康委主要负责同志陪同调研。

## 河南中医药大学与鹿邑县开展校地合作

2021 年 12 月 6 日，河南中医药大学与河南省鹿邑县人民政府校地合作框架协议签约仪式在鹿邑县举行。

仪式上，河南中医药大学副校长张加民表示，鹿邑县拥有极为丰富的中医药资源以及深厚的中医药历史文化积淀，双方的合作基础扎实，前景广阔。河南中医药大学将全力支持各项工作开展，为助推健康中原建设、助力中原更加出彩作出新的贡献。

鹿邑县委书记李刚介绍了鹿邑县人口优势、地理优势和深厚的中医药文化底蕴。他表示，鹿邑县委高度重视与大学的合作，希望通过校地合作，发挥统筹协调作用，调动各方资源，全力支持和服务好项目建设，积极推动鹿邑中医药人才培养和中医药产业创新发展。

签约仪式后，鹿邑县职业技术学校成为河南中医药大学基层医务人员培训基地，为鹿邑县职业教育提供了更为广阔的发展空间。（常征辉）

## 藏、蒙、傣、壮四省区民族医加强互鉴共享

2021 年 12 月 17 日，广西壮族自治区、内蒙古自治区、青海省、云南省西双版纳傣族自治州四省区特色民族医诊疗技法互鉴共享线上会议召开，藏、蒙、傣、壮医在民族医学特色诊疗技法、人才培养、学术交流、科研合作等方面，互鉴共享、融合发展，为人民健康福祉贡献民族医药力量。

此次线上会议由广西国际壮医医院发起，内蒙古国际蒙医医院、青海省藏医院、西双版纳傣族自治州傣医医院参会。各院院长围绕医院管理、民族医药交流与合作、特色医疗机构制剂省际调剂的可能性、民族医药医保工作经验等进行座谈交流，并线上签订四方合作框架协议。

根据协议，参会四方将根据自身地域位置、医疗资源配置现状，在现场调研的基础上，因地制宜制定个性化的协作内容和模式，逐步形成更加紧密的运作模式。（王煜霞）

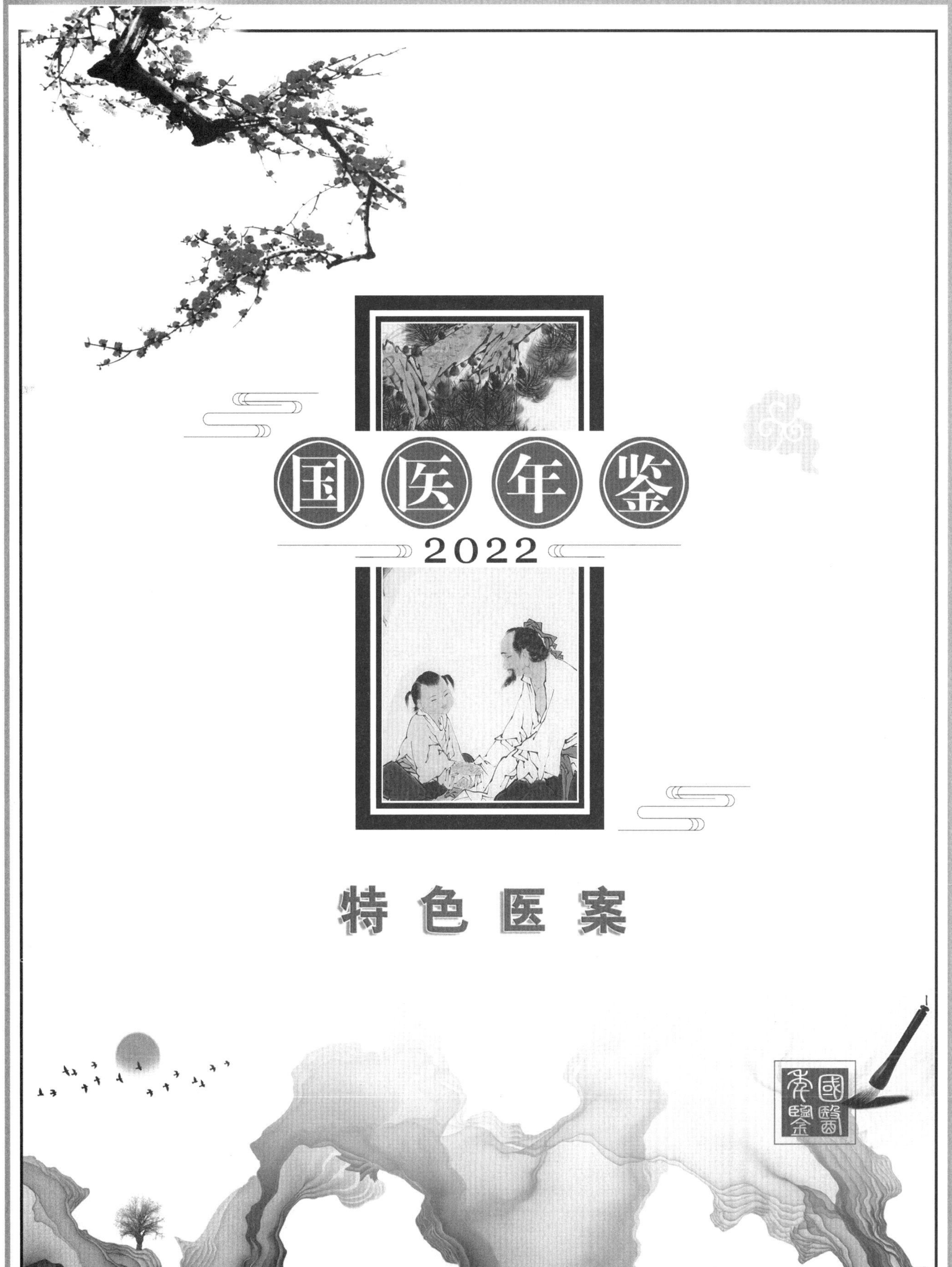


# 特色医案

# 侯聪中医妇科特色医案三则

侯聪 重庆市中医院　李源 河北省宁晋县草医堂

## 益气生血法治疗全子宫切除术后发热

张某，女，46 岁，2021 年 12 月 14 日初诊。

主诉：子宫肌瘤全宫（全子宫切除）术后持续发热 3 天。

现症：2021 年 12 月 17 日行子宫全切术，术前中度贫血，术中出血 500ml，予输注相同血型红细胞悬液 2u（400ml），术后予第二代抗生素抗感染治疗。术后出现体温升高，术后第 1 天体温最高 38.9℃，更换第三代抗生素后术后第 2 天体温仍高，最高 39℃。患者精神状态可，发热，无畏寒，无头晕头痛，无恶心呕吐，无咳嗽咳痰，无腹痛腹胀，肛门未排气，尿管通畅，已更换哌拉西林钠他唑巴坦钠（他唑仙）+奥硝唑抗感染。舌淡红、苔薄，脉细。

既往史：痛经 4 年，患者平素喜吃素食，贫血状态。

查体：心肺听诊未见明显异常，腹软，下腹轻压痛，无反跳痛，腹部切口敷料外观干燥，局部无渗血、渗液。

辅助检查：2021 年 12 月 14 日血常规：白细胞及中性粒细胞正常，HGB 75g/L。2021 年 12 月 18 日血常规：WBC 16.47×$10^9$/L、NEUT 89.3%、HGB 80 克/L、CRP 141.5g/L，PCT 0.77μg/L。2021 年 12 月 19 日血常规：WBC 18.30×$10^9$/L，NEUT 91.9%，HGB 82g/L，CRP 160g/L，PCT 0.59ng/L。2021 年 12 月 21 日血常规：白细胞及中性粒细胞正常，HGB 71g/L、CRP 95.56g/L，PCT 正常。

妇科彩超：子宫增大，形态饱满，肌层回声不均质，呈栅栏样改变，左前壁肌层内探及一等回声，大小约 64×60×61mm，边界清，边缘规则，内部回声不均质，稍向包膜外突起。提示子宫增大，肌层回声不均质，腺肌症？子宫左前壁肌层内等回声，考虑肌瘤可能。

盆腔 MRI：子宫底、体部壁增厚，间多发结节，团块状异常密度影，病灶较大位于子宫左前壁，最大截面范围约 10.1×8.5cm，病灶血供丰富，内见多条小血管走形。提示子宫多发血管占位，肌瘤可能。

中医诊断：虚劳（血虚发热证）

西医诊断：子宫肌瘤全子宫切除术后、中度贫血。

治宜：益气生血、甘温退热。

处方：黄芪 30 克，白术 20 克，党参 20 克，当归 10 克，柴胡 6 克，升麻 6 克，陈皮 6 克，大枣 6 克，白薇 15 克，天花粉 30 克，神曲 15 克，炙甘草 6 克，3 剂，水煎服，日 1 剂，早晚分服。

服用 1 剂后，体温最高 37.5℃，后逐渐恢复正常。3 剂后，体温再无升高。

讨论：

该患者术前处于长期贫血状态，正气相对不足，再加上手术对机体造成创伤，再次损伤正气，从而更致中气不足，气机升降发生异常而发热。术前贫血，术中失血，阴液损伤，阴血不足不制阳，阳浮于外表发热。正气、阴血损伤致术后气血两虚，引发发热。手术造成经脉损伤，血不循经溢于脉外即成瘀血，瘀血阻滞气机造成气机不顺畅，郁积致其发热。术后禁食卧床，脾胃运化能力弱，常规术后补液及抗生素使用造成水湿内停，瘀滞化热亦致机体发热。

当归补血汤源于李东垣《内外伤辨惑论》，具有益气生血的功效。方中重用黄芪，大补脾肺之气，甘温益脾，使有形之血生于无形之气。当归养血和营，使浮阳秘敛，阳生阴长，虚热自退。党参、白术补气健脾，陈皮理气和胃，柴胡升阳疏散以退热，

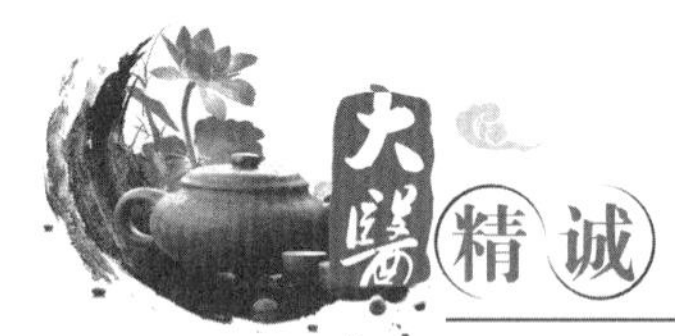



同升麻合用升举阳气，白薇、天花粉清热凉血以退郁热，最终达到益气生血、甘温退热的目的。

## 阴疮验案

林某，女，75 岁，2021 年 12 月 15 日初诊。

因发现外阴肿物伴疼痛 6 天入院。此次发病以来扪及外阴肿物，约黄豆大小，质软，轻微疼痛，呈阵发性刺痛，肤温不高，无破烂，无异常排液及出血。自行口服抗生素治疗后无效。

现症：自觉外阴肿物逐渐增大，疼痛明显，查体阴户下方扪及一囊性肿物，直径约 3cm，边界清，触痛明显，皮肤黏膜无异常，皮温不高；阴道分泌物少，宫颈萎缩。舌红、苔薄黄，脉弦。

既往史：既往有 2 次外阴肿物发作史，平素性格急躁，偶有口苦及痰。

查：血常规、C 反应蛋白、降钙素原，均在正常范围。皮肤包块彩超（浅表器官彩超）：会阴部所指包块处探及距体表约 0.6cm 处皮下组织层内探及一低回声，范围约 2.0cm×0.8cm，边界清，边缘欠规则，内部回声不均质，可见细密点状弱回声充填，挤压探头有波动感。会阴部皮下软组织层内低回声，考虑脓肿形成。

中医诊断 阴疮（痰结积热）

西医诊断：外阴囊肿伴感染。

治宜：清热解毒，消痰散疔。

处方：金银花 30 克，野菊花 10 克，蒲公英 60 克，紫花地丁 10 克，连翘 10 克 陈皮 6 克，法半夏 10 克，苍术 15 克，瓜蒌 30 克，天花粉 15 克，神曲 30 克。3 剂，水煎服，日 1 剂，早晚分服。

服用 1 剂后，疼痛明显缓解，触诊肿物较前缩小一半，伴有轻微疼痛，嘱继续服用上方，3 剂尽，扪及外阴处肿物已消失，无疼痛不适，予出院。

讨论：

本病属中医学“阴疮”范畴，患者平素性格急躁易怒，郁怒伤肝，肝气不舒，最易化火；木横乘土，若肝气郁结，不能疏泄脾土，导致脾气呆滞，津液水谷运化失常，湿阻于内；“肝足厥阴之脉，起于大趾丛毛之际……，上腘内廉，循股阴，入毛中，环阴器，抵小腹，挟胃，络胆”，故湿热之邪循经下注于会阴，湿毒浸淫，腐蚀血肉致阴部出现红肿热痛，甚至溃烂。相当于西医学中外阴炎、前庭大腺炎等。

本例患者使用抗生素治疗后无效，转而求治于中医。根据中医外科学疮疡疔毒的论述，“肿痛不红，触之有囊性柔软感者，为痰结积热”，《景岳全书·妇人规》“妇人阴中生疮，多由湿热下注”，故处方以五味消毒饮清热解毒、消散疔疮，二陈汤燥湿以化痰结。方中重用蒲公英，妙在能消疮毒，又善于消火毒，故可两用也；金银花与蒲公英同为消痈化疡之物，蒲公英入阳明、太阴二经，金银花无经不入，两药同用则其功更大。苍术气辛味厚，燥湿健脾逐痰。丹溪曰：“实脾土，燥脾湿，是治其本。”考虑患者年龄偏大，脾土本虚，现用清热解毒寒凉之药恐伤中焦，故加神曲以助土气，且能破症结、逐积痰。在临证中病机把握准确，诸药相合则可达到效如桴鼓的临床疗效。

## 经期延长、发热医案

彭某某，女，15 岁，2022 年 1 月 14 日入院。

因阴道出血 15 天入院。患者此次月经于 2022 年 1 月 1 日来潮，当日滑雪后出现月经持续至就诊当日未止，量时多时少。1 月 1～13 日体温最高达 39℃，入院当日体温最高 38.6℃。

现症：阴道出血，色鲜红，夹血块，每日约 1 片卫生巾量，无腹痛，发热，头晕头痛，颈项紧，微恶寒，无咳嗽。面色皖白，舌淡胖、苔薄，脉细。

查：血常规：白细胞 $2.86\times10^9$/L、红细胞 $2.41\times10^{12}$/L、血红蛋白 49g/L。C 反应蛋白正常。妇科彩超：子宫大小形态正常，浆膜层光滑完整，肌层回声均质，宫内膜居中，厚 6mm。右侧附件区探及一无回声（31mm×27mm）。①右侧附件区囊性回声；②子宫及左侧卵巢未见明显异常。

中医诊断：经期延长（外感寒邪、寒凝血瘀证）

西医诊断：①异常子宫出血；②重度贫血。

治宜：和解少阳，调和营卫。

处方：桂枝 15 克，黄芩 10 克，白芍 15 克，

党参 15 克，炙甘草 6 克，法半夏 10 克，柴胡 20 克，生姜 10 克，大枣 10 克，葛根 30 克，2 剂，水煎服。

嘱患者睡前服用，每隔 4 小时服药一次，至微微发汗后可停药，第二日体温最高 37.4℃，阴道出血明显减少，嘱继续服用上方。

二剂尽，考虑外邪基本已除，目前贫血较重，给予八珍汤加减善后。

党参 15 克，白术 10 克，熟地 10 克，当归 6 克，白芍 10 克，川芎 6 克，陈皮 5 克，黄芪 30 克，葛根 15 克，甘草 6 克。5 剂，水煎服，随访其母诉阴道出血量极少，已无头晕头痛不适。2022 年 1 月 20 日复查：白细胞正常、红细胞 $2.87\times10^{12}$/L、血红蛋白 60g/L，该患者面色已有光泽。

讨论：

本病属中医学“经期延长”范畴，中医学认为该病的主要病机为冲任不固，经血失于制约，治疗以固冲止血调经。然，该患者月经血室正开之际，滑雪所致寒邪乘虚而入，血海蓄溢失常，则经行不止。患者证见发热，微恶寒，头痛，考虑太阳外证未去，邪入少阳，“伤寒六七日，发热微恶寒，支节烦痛……外证未去，柴胡桂枝汤主之”，方中小柴胡汤和解表里，桂枝汤调和营卫，以达到和解少阳、解肌发表、外和营卫、内调气血。考虑患者颈项紧，故加葛根施解肌生津、驱邪通络之功。

服药遵照桂枝汤方“若一服汗出病瘥，停后服，不必尽剂……若汗不出，乃服至二三剂”。患者阴道出血时间长，目前从舌脉已有见精血耗伤之象，故疏散外邪后则需固护正气，遂用八珍汤补气养血。

疾病是一个动态变化的过程，病机复杂多变，在临床上处方用药时，需医者“有是证则投是药”，抓住当下的病机，随证而治。

# 郑萍在美国用中医治疗新冠

郑萍 美国加州针灸医师

作者简介：郑萍，女，美国加州针灸执照医师，Portia Clinic 负责人，教授，硕、博士生导师。毕业于上海第二医科大学西医学，上海中医药大学中医学。曾任上海第二医科大学附属上海瑞金医院中西医结合组负责人；中医科副主任，中国中西医结合周围血管病专叶委员会委员；上海市活血化瘀专业委员会委员；美国健康医药大学校长等职。现任：世界华佗医学研究会专家组成员，美国加州疑难病症医学会副会长，中国中西医结合周围血管病专业委员会资深委员；世界中医研究院副院长、资深教授；1989 年受邀访问日本名古屋大学附属医院，1992 年访问美国斯坦福大学附属医院。发表论文 50 余篇，独著与合著 8 部，科普 100 余篇。荣获中国卫生部（卫生健康委）重大科技成果奖，上海市科技成果奖和上海市科技进步奖。现为全科中医师，尤擅长于中医外科及精神脑源性疾病，创立郑氏戒瘾毒 1 法。在“新冠”防治中最早提出该病为“血瘀证”，强调活血化瘀的重要性。

“新冠”有免疫风暴，必会引起血管内膜损伤，免疫炎性因子激活凝血系统，进而引起血液高凝，血栓形成。2020 年 2 月，我首先提出“新冠”属于“血瘀证”范畴，其后有见到“新冠”肺血栓的尸解报道和各种血栓（心、脑、肢体）形成的临床报道及有微循环障碍的研究发现等， 均证实“新冠”属于血瘀证的观点。血栓形成是血液黏、浓、聚、凝之渐，所以不仅在重症，即使在轻、中型患者，都应强调治疗中需活血化瘀。只是遵循病重瘀重，病轻瘀轻的原则，采用数量不同的活血化瘀药。从而达到了疗程短，疗效显，防转重，防后遗。

**轻、中型案例举隅**

（1）患者 Fong，女，60 岁，2021 年 1 月 21 日初诊。

主诉：住院治疗 12 天后仍极度乏力，嗅觉和味觉丧失。

现病史：2021 年 1 月 4 日始浑身乏力，嗜睡，并逐渐丧失嗅觉、味觉，纳差，时有腹泻，深呼吸时稍有咳嗽，6 日去医院检查发现血糖 27.8mmol/L，肌酸较正常高出一倍(2019 年前与 1.5 年前先后作左右肾移植），更发现“新冠”Cov-19(+)， 随即住院。住院 12 天西医治疗后血糖下降，但其他情况好转不明显。现要求出院两天料理因新冠已故老母。本人不愿再回医院治疗，代之请中医治疗。自感很乏力，纳差，便秘三天，口干，喜热饮，嗅觉和味觉仍丧失，胸闷，经常流清鼻涕。

过去史：糖尿病，双肾移植。

查：舌质淡胖瘀有齿印、苔厚白腻略燥，舌下少瘀。

诊断：疫气入侵，寒湿瘀阻化燥，气血两亏。

治疗：扶正、宣肺祛寒、化湿润燥、活血。

黄芪 12 克，当归 9 克，仙鹤草 12 克，麻黄 7 克，桂枝 9 克，白芍 6 克，大黄 6 克(后下)，藿香 6 克，远志 6 克，天花粉 9 克，赤芍 9 克，莱菔子 12 克，红枣 3 枚，生姜 3 片，炙甘草 3 克。5 剂，水煎服，日 1 剂。

疗效：

服半剂中药后，已有排便一次；一剂后，极度乏力、胸闷、流涕有好转，舌苔由厚转薄。二剂后，仅少许乏力，嗅觉和味觉恢复正常。

中药服完，全身情况及乏力等消失，血糖也由 16.7mmol/L 降至 8.9mmol/L。下阶段希望治疗糖尿病。

3 个多月后随访，患者非常感谢，并已正常上班。

（2）患者 Amily 之子，8 岁，2020 年 3 月 26 日初诊。

主诉：近 2 日来干咳，嗅觉改变，低热，昨夜呕吐 8 次。

现病史：发病前数日去过超市，或许不慎染病。近 2 天来嗅味觉改变，总嗅到房内有臭气，牛奶有臭味，随之干咳，体温 37.5℃，昨夜突然呕吐 8 次，无饮食不洁史。今晨仍有胃不适，恶心，无食欲。

过去史：一般尚健。

查：其舌照片见舌质淡红、苔白稍厚腻。

辨证：疫气犯肺胃之气，寒湿束之，肺气不宣，肺窍气郁，胃气不降。

治疗：宣温肺气，理气化湿止呕，辅以活血。

麻黄汤合藿香正气汤加减。

生麻黄 5 克，桂枝 5 克，藿香 9 克，陈皮 6 克，半夏 6 克，茯苓 9 克，莱菔子 9 克，山楂 6 克，生姜 2 片，红枣 3 枚，炙甘草 3 克。3 剂，水煎服，日 1 剂。

疗效：服用中药一剂后未再呕吐，全天已无干咳，胃口已开，体温恢复正常，嗅觉恢复正常，味觉尚未完全正常。

二剂后，味觉也已完全正常，胃口正常，无呕吐，无干咳。正如其母反复说：“他好了，真的好了。”

半年后随访，一切良好。

（3）患者 Amily，女，42 岁，为前例之母，2020 年 3 月 26 日初诊 。

主诉：干咳，咽痛，畏寒，时冷时热 1 天。

现病史：发病前数日去过超市，无明显接触史。近一天来干咳胸闷，咽痛，畏寒，时冷时热，但测体温正常，伴头痛、背紧痛不适，并有大便溏。

过去史：有甲状腺癌手术史。

查：其舌照片见舌质偏红略瘀、有齿印，苔淡黄腻。

辨证：疫气侵犯肺卫，肺气不宣、脾气不升、湿寒始转湿热，营卫不和，气滞血瘀。

治疗：宣清肺气、调和营卫、理气活血。

桂枝汤、射干麻黄汤加减，配以清肺、理气、活血等温清合参。

生麻黄 6 克 桂枝 6 克，白芍 6 克，赤芍 6 克，苏梗 9 克，射干 6 克，黄芩 9 克，银花 6 克，莱菔子 9 克，生姜 3 片，红枣 3 枚，炙甘草 3 克。4 剂，水煎服，日 1 剂。

疗效：服一剂中药后，大便已从便溏转成形，干咳也已消失，背紧痛不适好转，但胃部略有不适，前额仍痛，仍有畏寒怕冷，体温正常。服二剂后，头痛、背紧痛消失，咽痛畏寒改善。服四剂中药后

全部不适症状消失，自愿停药观察。

半年后随访均好，并参与接受世界日报记者访谈，说明中药治疗“新冠”效果真好！

**重症案例举隅**

下面这位患者，中药处方每剂达 21 味，活血药占到了 7 味（占 1/3）。这位核酸检测阳性、体温高达 40℃、血氧低至 83%～85%的患者，经过 2 天中药治疗体温下降至正常，2 周的治疗终于转危为安：核酸转阴，血氧升至 97%。原很恐慌自己能不能过这道坎的患者终于获得新生。这条命终于在不住院、不用氧气、不插管的情况下捡回来了。亲朋好友认为这是一个奇迹。

郭某，男，55 岁，2022 年 1 月 10 日求诊。

主诉：（家属代诉）患者 10 天来畏寒发热，现发热 40℃，头痛，咳嗽，腹泻，嗅觉丧失，血氧 83%～85%。 核酸检测阳性。

现病史：患者发病前有明显受寒史，故发病初时，仅认为是普通感冒，曾大椎穴拔罐、服生姜红糖水，当热度升高 38～39℃时服西药，少许出汗后热度略降，如此反复不愈，咳嗽伴清稀痰，胃口极差，腹泻，一日 3～4 次。3 天前夜间发热达 39℃，心率 100 次/分，呼吸略有不畅，故急诊，X 片示肺门处有“非典型性炎症”表现，给予退热药和咳嗽药回家，并咽试 2 天后结果为核酸阳性。2022 年 1 月 10 日下午测得体温 40℃，患者极度乏力，嗅觉丧失，咳嗽咳清稀痰，咳时胸肺部有撕裂感，血氧含量低至 83%～85%。鉴于前急诊亲历和害怕插管，故改请中医治疗。

查：患者面色苍白，乏力无神、半卧位，四肢末端温，唇与耳郭色较瘀，舌质淡胖齿印、且瘀紫明显、苔灰白厚腻。

诊断：疫气入侵肺卫脾胃，寒湿痰瘀、凝滞内闭。

治疗原则：解表、祛寒、宣肺、理气、化湿、化痰，强化活血化瘀。 密切注意呼吸及血氧变化。

治疗经过与疗效：

（1）中药即服：荆芥 12 克，防风 9 克，藿香 9 克，苏梗 12 克，厚朴 9 克，茯苓 12 克，姜半夏 9 克，陈皮 6 克，莱菔子 6 克，白芥子 9 克，柴胡 6 克，当归 6 克，红花 6 克，赤芍 12 克，川芎 6 克，丹参 12 克，三七粉 1 克（吞），桔梗 9 克，枳壳 9 克，牛膝 9 克，炙甘草 6 克。

（2）郑氏活血中药烟：每 3 小时深抽吸 1 支，每日至少 5 支。

（3）上背部拍打每日 2 次；沿手太阴肺经、膻中和足部肺区每日点按揉 1～2 次。

服中药后出汗较多，两天后体温下降至正常，腹泻次数减少；但仍有咳嗽伴清稀痰，剧咳时胸肺撕裂痛，血氧仍处于原水平，胃纳差，舌苔仍较厚灰腻。示体内寒湿瘀仍较重，故服上方二剂后，原方去荆芥加用附子 6 克，干姜 6 克，一剂后，大便初软见成形，每日一次。咳嗽与痰减少，测血氧含量略有上升趋势，时达 88%。

治疗第 4～7 天：中药处方在原方基础上去荆芥、柴胡，加黄芪 12 克、党参 10 克，其余治疗仍按 1 月 10 日进行。治疗第七天复查核酸转阴，血含氧量达 90%～93%。

治疗第 8～11 天：汤药改丸药，服用血府逐瘀汤加五苓散，各 8 粒/次，每日 3 次；药烟继续抽吸；每日做一次上背部拍打与沿双侧肺经痛点按揉；此期间血氧含量稳定在 93%～95%。

治疗 12 天后：胃口渐恢复，咳嗽与痰极少，血氧含量可稳定在 97%。患者自测体重比十多天瘦了 10 多磅（每天瘦 1 磅）。活动后心率较快，夜间多汗，查舌质瘀大减、苔化。嘱患者改服生脉饮丸（8 粒/次，日 3 次）和丹参丸（4 粒/次，日 2 次），平时饮花旗参茶。并嘱逐渐增加活动量，注意饮食均衡。

治疗第 16 天：嗅觉完全恢复。患者夜汗明显减少，已能开车外出买菜，也能协助家务。

治疗第 27 天：体检新冠方面未见有后遗症。

两个月后随访一切正常。

本案紧扣辨证施治，寒湿痰瘀为其邪，先以祛邪为主，后祛邪扶正并用，最后以扶正为主。而活血化瘀则贯穿始终，且危急时重用。本案例制订出“强化活血化瘀”的治疗原则，使用了大量活血化瘀药应为本重症抢救成功的关键。

结语：我们中医人不仅对治疗轻中型“新冠”有信心，对重症“新冠”也必须勇于面对并战胜！我们不仅有医圣张仲景的《伤寒论》和吴又可的《瘟疫论》，更有王清任及后世医家的活血化瘀的理论和方剂，对战胜“新冠”何惧之有？当然在具体治疗时还得有如履薄冰之心，仔细审视，考虑周详，点点滴滴，来不得半点疏忽。不断学习，不断提高。

# 樊迎朝临床验案四则

樊迎朝

樊迎朝，男，河北省宁晋县人。河北省中医学会会员，宁晋县中医学会会员。其幼时见村子里老中医治病非常灵验，便心生欢喜，随与中医结缘，立志习医。后就读于白求恩医学院系统学习，同时参加了中医自学考试。毕业后又先后跟随张济春、李占京等数位民间中医学习其临床经验。于 2008 年在宁晋县城创办德生堂中医门诊，经营至今，其勤于学习、屡克疑难，获得了广大患者的好评。

## 大补肺汤加减治疗干燥综合征验案

患者郭某，女，56 岁，2018 年 11 月 8 日来诊。

自诉：口舌鼻眼干燥一年多。某医院诊断为干燥综合征。现口舌鼻眼干燥，以口干为主，大便干，偶觉乏力，面黯，舌淡苔薄，脉细数。证属气阴两虚的燥证，治宜补气养阴润燥。以大补肺汤加减。

处方：麦冬 20 克，五味子 3 克，细辛 3 克，防风 6 克，生地 20 克，丹皮 10 克，炙甘草 5 克，生麦芽 30 克，桃仁 6 克，当归 20 克，黄芪 20 克，知母 10 克。7 剂，水煎服，日 1 剂。

二诊，药后诸症略有好转。续服月余，诸症缓解。嘱其隔日一剂巩固治疗，后又服药两月余诸症消失。

按：患者此证属燥证范畴，故按“肺主燥”之旨，以《辅行诀》中大补肺汤为主，结合患者情况略做加减，收到了良好的效果。

## 痛泻要方合吴茱萸汤加减治疗泻必腹痛验案

患者刘某，女，72 岁，2021 年 10 月 23 日来诊。

自诉：近一年来，泻必腹痛，时轻时重，甚则腹痛难忍，便后乏力汗出。肠镜检查无异常。苔略白，脉平双关稍弱。诊断为肝脾不调，肠腑升降失和。治宜调和肝脾。方以痛泻要方合吴茱萸汤加减：

白术 15 克，白芍 20 克，陈皮 5 克，防风 10 克，吴茱萸 4 克，生姜 10 克，人参 5 克，大枣 4 枚，黄连 3 克，山萸肉 6 克。水煎服，日 1 剂，7 剂。

二诊，药后诸症俱减，服药期间仅有一次轻微腹痛。嘱其继续服药。

服药 20 余剂后，排便正常已不再腹痛，嘱其停药观察，并注意饮食养生，随访至今没有复发。

按：“痛泻要方”原名白术芍药散，见于《景岳全书》。主治肠鸣、腹痛、泄泻之证，每因郁怒即发生腹痛、泄泻，平时常有胸胁痞闷嗳气食少，或大便伴有黏液等。为泻肝补脾之剂。方中白术健脾燥湿，益脾胃之阳气，祛脾胃之寒湿；白芍养血柔肝，能泻肝之急以缓急止痛，善治腹痛下利；防风味苦辛温，归肝入脾，具祛风除湿、疏达肝气、升发清阳之功。《素问》曰：“肝欲散，急食辛以散之”，防风辛散，可协助白术、白芍疏肝健脾。还能鼓舞胃气上腾，以倍增止泻之效；佐以陈皮理气和中，以散气滞。

吴茱萸汤，为《伤寒论》中的名方，具有温中补虚，降逆止呕的功效。方中吴茱萸味辛苦而性热，既能温胃暖肝祛寒，又能和胃降逆止呕；生姜温胃散寒，降逆止呕；人参益气健脾；大枣甘平，合人参益脾气。

两方合用，“痛泻要方”柔肝暖脾，以助肝气之通降；“吴茱萸汤”温肝暖脾，以助肝脾之荣升；

伍以黄连以同吴茱萸共调寒热，以厚肠止泻；佐以山萸肉以助参、术扶助正气。如此则正气得复，升降调达，诸症自愈。

### 血府逐瘀汤治疗高血压验案

“血府逐瘀汤”是清代医家王清任的传世名方，原方由桃仁、红花、当归、生地黄、牛膝、川芎、桔梗、赤芍、枳壳、甘草、柴胡等 11 味药组成，功能活血化瘀，理气止痛，调畅气机。

高血压一病，多由脏腑功能失调引起的血行不畅、气机紊乱而致。而血府逐瘀汤既能沟通上下，又能调和气血，与此颇为对机，故此在临证当中余常以此方加减治疗高血压病。其中，视其具体情况有热者加黄芩、黄连、黄柏、夏枯草等；气虚者加党参、黄芪、山药等；大便不畅加大芸、决明子、大黄等；下肢浮肿加茯苓皮、黄芪等；苔白者加葛根、防风等。另外，舌红血热或低压高者重用生地（15～30 克）；顽固性高血压患者，除了对证加减外常重用当归（30～50 克），如谓其滑肠则酌加葛根、防风、山药之类佐之，则无滑肠之患。

患者王某，男，65 岁，2021 年 4 月 3 日来诊。

高血压 10 余年，一直服用西药控制，近期在服用降压药的情况下，血压仍高。时下舌淡苔薄，脉右关弱，偶有乏力、头蒙、气短，下肢微肿，余无不适。症由中气不足，血运无力，气机升降失调而至，处方以血府逐瘀汤加减：

当归 30 克 黄芪 20 克，桃仁 6 克，红花 6 克，生地黄 15 克，怀牛膝 10 克，川芎 4 克，桔梗 5 克，白芍 10 克，枳壳 5 克，甘草 3 克，柴胡 5 克，党参 15 克，山药 30 克，生麦芽 20 克。5 剂，水煎服，日 1 剂。

二诊：药后血压已稳定，患者感觉良好，嘱其继续服药。服药 10 余剂后，嘱其找西医调整西药降压药用量。随访至今患者血压稳定。

按：引起高血压的原因很多，但究其根本，高血压实为机体自主调节的产物。或因血路不畅、气机紊乱，或因阴血亏虚导致机体重要脏腑组织“供应”不足，其本质为机体重要组织“缺血”。中医治疗高血压便是针对这些引起高血压的“主因”而为。在临证时，每遇顽固性高血压，必在血府逐瘀汤中重用当归为君，每获佳效。关于当归，清代医家陈士铎在《本草秘录》中说：“当归，味甘辛气温，可升可降，阳中之阴……入补气药中则补气，入补血药中则补血，入升提药中则提气，入降逐药中则逐血也……心中有热，少则难以润泽，脾中血干，少则难以滋养，是当归必宜多用，而后可成功也。”治疗顽固性高血压当归必重用方见良效。

### 固气汤加减少妇血崩验案

“固气汤”源于《傅青主女科》，为明末清初医家傅青主先生治疗因元气不足、气虚血弱，而致崩漏的验方。余以此加减运用治疗女子月事之疾，每获良效。

固气汤方：人参 30 克，白术 15 克，熟地 15 克，当归 9 克，茯苓 6 克，甘草 3 克，杜仲 9 克，山萸肉 6 克，远志 3 克，五味子 3 克。水煎服。

1. 患者李某，女，27 岁，已婚，2014 年 11 月 4 日来诊。

月经点滴不净 20 余日，腰酸、乏力、小腹微冷，舌淡、苔薄，脉细滑。症因元气不足，气不摄血而至，治宜调补气血以养元气，兼以温经止血。

处方：当归 15 克，黄芪 30 克，党参 10 克，熟地 15 克，白术 10 克，茯苓 10 克，菟丝子 10 克，炙远志 3 克，五味子 3 克，艾叶 5 克，杜仲 10 克，甘草 3 克，仙鹤草 30 克。5 剂，水煎服，日 1 剂。

二诊：经血已净，诸症好转。续服 10 余剂痊愈。

2. 患者翟某，女，23 岁，未婚，2013 年 9 月 23 日来诊。

患者自 14 岁初潮起即点滴不净，无月经规律，服药只可暂止，停药即复。现月经点滴不净，气短乏力，腰酸痛。舌淡、白苔薄，脉细弱。证属元气虚弱，法当补肾调经益气养元。

处方：巴戟天 10 克，杜仲 10 克，菟丝子 10 克，补骨脂 6 克，熟地 15 克，山萸肉 6 克，黄芪 15 克，党参 15 克，白术 10 克，茯苓 10 克，五味子2克，炮姜5克。5剂，水煎服，日一剂。

二诊，服药2剂后经血即止，诸症好转。续调理两月余，已有正常经期，随访至今未复。

按：崩漏一症，有因冲任不能摄血者，有因肝不藏血者，有因脾不统血者，有因热在下焦迫血妄行者，有因元气大虚不能收敛其血者，又有瘀血内阻，新血不能归经而下者。临证亦多有兼杂而为病者，治亦当主次兼备方可奏效。傅青主先生谓此方："固气而兼补血，已去之血可以速生；将脱之血可以尽摄。凡气虚而崩漏者，此方最可通治。"兼肾虚者可加入菟丝子、补骨脂、巴戟天等；虚寒者可少入艾叶或炮姜；仙鹤草能疏能敛，亦可酌情而用。

## 杨光福教授临床验案四则

安洪泽 容城县中医医院

河北省首届名中医杨光福教授，主任医师。从医30多年来，一直从事临床、教学、科研工作，秉承全国名老中医专家任琢珊教授学术思想之精华，"师古不泥古，尊师重发挥，立论基临证，探究寻真谛"。对临床疑难杂症有独特的诊疗经验，笔者谨遵师训，研习经典，跟师抄方，多有收获。谨摘录验案四则，就正于高明。

### 仙方活命饮治痤疮案

曹某，女，32岁，2019年4月26日初诊。

主诉：口周痤疮硬结1年，顶部有白脓，根盘紧束，便秘2～4天一次。月经量正常。不喜冷饮。诊断为痤疮；热毒壅盛。治宜清热解毒，消肿散结。方用：仙方活命饮加减：连翘12克，防风6克，白芷20克，当归10克，甘草10克，赤芍10克，天花粉10克，浙贝母10克，芦根30克，薏苡仁20克，桃仁10克，熟大黄10克。颗粒剂7剂，开水冲服，日1剂。嘱忌食辛辣刺激性食物。一周后复诊：诉服药期间月经量少，便可。痤疮明显好转。方用同前，继服14剂。2019年11月8日，陪同家人看病，询问情况诉已痊愈。

按：痤疮属"肺风粉刺"范畴。每发于面鼻，起碎疙瘩，形如黍屑，色赤肿痛，破出白粉汁，日久成白屑。此病多由肺经积热上冲颜面，熏蒸皮肤，致使局部血热蕴阻，气血瘀滞而生[1]，或兼夹肝郁、痰凝或血瘀。治疗当以清热利湿，解毒散结为法。仙方活命饮出自《校注妇人良方》治疗一切疮疡，未成者即散，已成者即溃，又止痛消毒之良剂。颜面部系阳明经循行，白芷乃阳明经引经药。另外，肿毒即生，邪壅于表，用防风解之于后，白芷疏之于前，透达营卫，疏风解表，散结消肿。连翘被誉为"疮家之圣药"，清热解毒，消肿散结；天花粉、浙贝母同用，可以清热排脓。当归、赤芍同用，可以活血散瘀。合苇茎汤之意，清热利湿、化痰祛瘀。另外，大黄、桃仁同用，为典型破血祛瘀之配伍。

### 镇肝熄风汤治颤动案

贾某，男，74岁，2019年7月8日初诊。

主诉：周身乏力，间断性哆嗦半年。症见发作时浑身颤动，手部、头部明显，不能自主，甚则不能持物。每次持续时间2～3分钟，无汗出、心慌等症状，口苦，舌绛红、裂纹舌苔薄，脉细弦。纳可，寐可，二便调。自述近20年一直口服心宝丸，近一月改服麝香保心丸。高血压病史2年，最高血压160/90mmHg。辨证为：肝风内动证。治法：滋阴潜阳，镇肝息风。方用：镇肝熄风汤加味。地黄15克，钩藤10克，桑叶15克，菊花10克，煅赭石30克，天冬20克，玄参10克，白芍20克，炙甘草10克，牡蛎20克。二诊：颤动已明显止住，自述不哆嗦，乏力也有好转。效不更方，7剂。三诊：患者自述已无不适感，要求巩固疗效，继续服药一周。四诊：患者痊愈，裂纹舌消失。停药。

按：《黄帝内经》病机十九条云："诸风掉眩，皆属于肝"。言头晕目眩，震颤动摇，甚至抽搐多由肝风内动引起。"肝主藏血，开窍于目，主筋。"风通于肝，肝失条达或肝阴不足，则肝阳上亢或肝风内动[2]。治法上选用镇肝熄风汤加味，患者出现舌绛红、裂纹舌，肝经热盛，肝郁化火的表现，火性炎上，灼伤阴液，热极生风。加之患者长期服药，久病易耗气伤津，至阴血亏虚，血虚不能养肝，肝失其养，肝风内动。方药用钩藤清热平肝，息风止痉；生地黄入肝、肾二经，凉肝息风又养阴生津；白芍、牡蛎、煅赭石滋阴潜阳，镇肝息风；玄参、麦冬滋阴清热，壮水涵木；去掉疏肝理气的生麦芽、川楝子，加之桑叶、菊花清热平肝，以增凉肝息风之效。

**痛泻要方治泄泻案**

赵某，男，47 岁，2020 年 2 月 27 日初诊。

自述：近 1 月来，稀水样便每日 3～4 次，肠鸣腹痛，泻后痛减，喝水不多，眠差，入睡难。时有头晕、心慌。平素性情急躁易怒，贪凉。高血压病史 3 年。查其苔白微腻，舌脉迂曲。诊断：泄泻；脾虚肝旺，土虚木乘。治宜补脾柔肝，祛湿止泻。方用：痛泻要方加减：党参 10 克，麸炒白术 15 克，干姜 10 克，炙甘草 10 克，防风 10 克，陈皮 10 克，炒白芍 10 克，炒白扁豆 30 克，麸炒薏苡仁 30 克，山药 20 克，芡实 15 克，马齿苋 30 克，茯苓 20 克。颗粒剂 7 剂。二诊：诉愈。无腹痛，便可 1 次，眠可。

按：《医方考》云："泻责之脾，痛责之肝；肝责之实，脾责之虚，脾虚肝实，故令痛泻。"平素贪凉损伤脾胃，中阳不足，脾虚湿蕴。性情急躁易怒，肝之火实，证属肝气乘脾[3]。药以白术苦燥湿，甘补脾，温和中，补脾燥湿以治土虚。白芍寒泻肝火，酸敛逆气，缓中止痛，与白术同用于土中泻木。《药鉴》记载："二药配伍，则补脾而清脾家湿热"，二药相配，治疗泄泻，相得益彰。配伍少量防风，具升散之性，与术、芍相伍辛能散肝郁，香能舒脾气，具有燥湿以助止泻之功，由为脾经引经之药，故兼具佐使之用。陈皮辛苦而温，理气燥湿。四药合用，可以补脾胜湿而止泻，柔肝理气而止痛，使脾健肝柔，痛泻自止。加党参、白扁豆、薏苡仁、山药补脾益气，马齿苋、芡实具有祛湿健脾之功，可以疗养脾胃。《黄帝内经》有云："胃不和则卧不安。"腹痛腹泻愈，故眠自安。

**柴胡疏肝散治胸痹案**

李某，男，60 岁，2019 年 12 月 14 日初诊。

主诉；间断胸闷、憋气伴乏力 20 年，加重 1 个月。

患者平素急躁易怒，每次发作均与生气后有关，发作持续时间 2 小时以上，含服速效救心丸约 10 分钟后可缓解，背沉，无夜间阵发性呼吸困难，偶有咳嗽，双下肢浮肿。2 月前行冠状动脉造影检查未见异常。有烟酒不良嗜好。高血压病史 20 年，控制不理想。测血压：170/100mmHg。查其舌质暗红、苔薄白，脉沉弦。

诊断：胸痹心痛病，肝郁气滞。法宜疏肝理气。

方用柴胡疏肝散加减，药用：柴胡 10 克，炙甘草 10 克，麸炒枳壳 10 克，白芍 10 克，陈皮 10 克，川芎 10 克，醋香附 10 克，玫瑰花 10 克，麦芽 30 克，瓜蒌 20 克，丹参 15 克，薏苡仁 30 克，茯苓 20 克。颗粒剂 7 剂。嘱勿气恼，低盐饮食，戒烟酒、肥甘、辛辣等物。

二诊：诉胸闷憋气好转，浮肿减轻，便可，舌脉同前。测血压 160/100mmHg。原方去炙甘草，加益母草 30 克，夏枯草 20 克，龙胆草 10 克。颗粒剂 7 剂。

三诊：诉天冷时憋气感加重，一周来胸闷憋气症状仅发作一次，持续 1 分钟未口服药物自行缓解。近两周已停用全部西药，测血压 135/85mmHg。方用同前调理 4 周，随访未复发。

按：肝主疏泄，性喜条达，其经脉布胁肋，循少腹。若情志不遂，木失条达，则致肝气郁结，经气不利，故见胁肋疼痛，胸闷，脘腹胀满；肝失疏泄，则情志抑郁易怒，善太息。患者平素脾气急躁，胸闷憋气发作常于生气后，故考虑由于肝气不舒所致。遵《黄帝内经》"木郁达之"之旨，治宜疏肝理气之法。方中柴胡功善疏肝解郁；香附理气疏肝而止痛；川芎活血行气以止痛，二药助柴胡以解肝经之瘀滞，并增行气活血止痛之效。陈皮、枳壳理气行滞，芍药、甘草养血柔肝，缓急止痛，瓜蒌、丹参解郁宽胸，以薏苡仁、茯苓健脾利水消肿，玫瑰花、麦芽疏肝疗效显著。患者血压控制差，故给予降压圣药三草降压汤[4]，即龙胆草、夏枯草、益母草，并嘱其健康生活习惯，终获痊愈。

**参考文献：**

[1] 王凤岐，董桂霞，王葆华．国医经验录［M］．北京：中国医药科技出版社，2010：273.

[2] 王庆其．内经临证发微［M］．上海：上海科学技术出版社，2007：215～220.

[3] 罗美．古今名医方论［M］．北京：人民军医出版社，2007：56.

[4] 朱步先，朱胜华，蒋熙，等．朱良春用药经验集［M］．长沙：湖南科学技术出版社，2007：29.

# 民间中医王永杰医案

张培红审定　河北省中医药科学院

王永杰，男，1952 年生人，宁晋县，北鱼乡，北鱼二村乡村医生。

河北省中西医结合风湿病学会会员，河北省中医药学会第三届张仲景学术思想研究会委员。世界中医药学会联合会一技之长专业委员会理事。自少年爱好中医，自学中医大学课程和经典名著，又上宁晋卫校学习，1984 年毕业。毕业后考取第一批乡村医生证书。后又进山跟随叔父学习 3 年中医。得到了叔父的真传。全国很多地方都有来找的患者，1995 年《河北经济报》《宁晋报》都采访报道过其行医事迹。2018 年 4 月应邀参加了在河南禹州举办的世界中医药学会联合会，一技之长专业委员会，第一届学术会议我的一技之长“治骨结核”的论文入选了世界一技之长论文集。

**病案一**

宁某，果村人，宋某，男，12 岁，于 1989 年 8 月 9 日初诊。

由其爷爷陪同前来治疗，观其全身如糖葫芦大疙瘩满身，最明显的是患者左眼，上眼睑上长一个如枣大的肉疙瘩，好像系着一个铃铛，看东西受影响，听患者的爷爷讲，在医院透视肺上有一个如枣大的疙瘩，患者在学校不能跑步，做激烈运动时就喘不上气来，经多家医院检查，确诊为全身脂肪瘤，肺上的病灶没有好办法治疗，从小就治，一直治到 12 岁，跑了多少家医院，找了多少医生，都数不清了。患者爷爷是国棉六厂老技术退休工人，这么多年工资都给孙子看了病，计划生育相关部门已将患者确定为残障人，发了二胎证。家里都放弃了治疗，在他爷爷再三坚持下，前来治疗。

患者身体虚胖，舌质紫暗、苔薄白，脉弱无力，略缓解，三五不调。证属气虚血瘀，瘀久成团，影响全身，心肺受阻，肺喘心乱，长期不愈。

治疗以补气活血化瘀，方用：黄芪 20 克，白术 10 克（炒），升麻 6 克，柴胡 6 克，当归 10 克，党参 15 克，陈皮 20 克，海藻 50 克，三棱 30 克，莪术 20 克，甲珠粉 10 克，生乳香 3 克，生没药 3 克。先取 6 剂，每日 1 剂，水煎服。

以后每次取 15 剂，服一个月。肺不再喘，心不乱，服 50 天全身疙瘩萎缩。效不更方，将黄芪加至 50 克，海藻渐加至 100 克外，原方基本上不动。连吃 3 个月。全身肉疙瘩，肺与眼皮上的病灶彻底治愈。

方解：用补中益气汤升清降浊健脾，补气血，用乳香、没药活血通络，散血中无形瘀；用三棱、莪术散有形肉团；用穿山甲粉（未被收入《中国药典》，用其他药物替代）、海藻软坚化结，诸药合用，多年宿疾治愈。使三代人的痛苦得以解脱。

**病案二**

王某之母，女，55岁，柏乡县东文安村人。

患者由其两个儿子陪同前来就诊，患者当时两眼直视，好似精神问题，患者的眼睛，四肢僵硬，说话前言不搭后语，说过就忘。据患者家属说，得病一年多，经省城大医院确诊是脑萎缩。久治不愈。

望诊患者面色不华，精神不振，舌质淡红、苔薄白，脉细弱无力、尺部重按至骨才得见脉象，证属气血不足，肾虚。气血不足不能上荣于面，故面色不华。肾主骨生髓，肾虚髓海空虚，故患者眼直，四肢不灵，健忘注意力不集中，治应补气养血、填精益髓。

方用加味补中益气汤：黄芪50克，当归20克，白术20克，陈皮10克，升麻10克，柴胡10克，高丽参15克，炙甘草10克，丹参10克，鹿角胶7克(烊化)，阿胶10克(烊化)，紫河车5克，研装胶囊吞服。每日1剂，水煎2次，分2次温服。

患者身体如此虚弱，髓海空虚，非单用草木之药能补，所以用补中益气汤补气血，升清降浊，用紫河车、阿胶、鹿角胶，填精益髓。因为大量滋补药进入身体，怕补中有滞，佐丹参活血化瘀，药进10剂患者感觉良好。继进10剂患者精神，和体力都有改善。效不更方，连服60剂而告愈。最后，患者来时好像脱胎换骨一样，眼也不直，神不呆滞，红光满面，精神焕发。村里的乡亲四邻见了都奇怪，以前什么都不能干，整天在街上站着跟傻子一样，现在和好人一样，能给二儿子带孩子了。邻里都问在哪治愈的？人们都说连西医大医院都没治好，让农村土医生用中药治好了。她赠送了一面锦旗。好多疑难病患者，闻讯都来治疗。

**病案(三)**

李某，女19岁，1990年6月初诊，宁晋县大陆村人。

患者突然右脚踝骨肿起一鸡蛋大小的肿块，疼痛难忍，昼夜呻吟。一般止痛药无效，以哌替啶止痛，但不能确诊。王医生认为是骨关节结核，可患者家属认为医院都不能确诊，一个农村医生如何能够治疗。看患者不太相信，便留下联系方式说：如果你们在医院治到非截肢不可的时候，可来找我。而且费用比手术少得多，最重要的是能保全患者的肢体。后来患者，又到某省级大医院确诊为骨关节结核，治疗数月脓已形成，并有碎骨流出，院方认为非手术截肢不可。

患者因哭闹不同意手术，突然想起王医生说过的话，于1990年6月找到门诊求治。看过患者的X光片。确诊为骨结核后期，因病情危重，王医生决定不让患者出院，以防万一。因治疗时，没见患者面，无法提供舌苔、脉象，只依据X光片确诊。

处方：黄芪100克，开水冲泡当茶饮；金银花、蒲公英、当归、花粉、甲珠各10克，皂角刺、甘草各6克，西洋参、五味子、茯苓、壁虎(炒)各10克。将中药配成丸剂，每丸5克，每次两丸，日三次，和医院用药错开时间，服药一个月后病情明显好转，患者信心大增。

服药3个月后，从X线片看已无脓，调方；去银花、花粉、公英、甲珠、皂角刺。加紫河车、白术、熟地、乳香、没药肿痛亦消。医院也感到很奇怪，为什么以前用药无效，治疗方案没有改变，现在却病情将愈？在医院的追问下，家属说明真相。后来医院和王医生联系要求化验此药，经王医生同意给他们提供了样品。此患者共治疗6个月痊愈，随访至发稿没有复发。

方解：本方重用黄芪，补气；金银花、蒲公英清热解毒；当归生血；花粉排脓；甲珠消散结；皂角刺消肿排脓；甘草调和解毒；西洋参滋阴养血清虚热；五味子佐黄芪之过，二药合用收汗固表；茯苓淡化痰涎；壁虎以毒攻毒；紫河车气血双补；白术健脾燥湿；熟地养血；乳没活血止痛生肌。诸药合用清热解毒，消肿排脓，补气养血，生肌长肉，托毒外出是症皆除，而病告痊愈。

**病案（四）**

黄某，女78岁，宁晋县北鱼二村人。

患者大腿有一化脓性窦道(上口10cm，下口5cm)上下透气，将烂之骨髓，流出痰样带碎骨臭味白脓。曾住院治疗确诊为骨结核。因年龄太大，患者不同意截肢。出院时院长、主任会诊，一致认为此患者如此高龄，病体极度虚弱，怕疮口长不住。

告知患者家属准备后事。并给 3 天液体补充能量。

患者家属找人帮忙输液时提起此病，询问可有办法治疗此病。诊得患者脉象细数无力，舌苔薄白微黄、舌质微红，面色无华，言语无力，不思饮食。诊为：骨结核后期。用人参养荣汤去党参加西洋参 10 克，紫河车粉 5 克吞服，炒壁虎粉一条吞服。外用如意金黄散。治疗半月后已无脓，换象皮粉拌凡士林每日换药一次，共治疗 45 天患者痊愈。

病案（五）

阴某，女 24 岁，宁晋县北楼下村人，1995 年 10 月初诊。

患者一侧髋关节周围多处有孔，往外冒脓。患者曾先后多年求治于多家大医院医治无效，都建议截肢。经诊断患者瘦弱体质，髋关节处脓伤依旧，脉细弱无力，舌质淡红、苔薄白微黄，局部肌肉萎缩。诊断为骨结核后期。开始用加味托里汤重加黄芪、花粉、甲珠用量。后期加紫河车 5 克，松香（研细末吞服）3 克。注：此药有排脓生肌长肉的作用。治疗 11 个月病获痊愈.

总之，从以上几例患者的治疗过程来看托里汤、人参养荣汤加减再结合配制外用药，对骨结核的治疗是可以肯定的。在临床上运用此方法治疗骨结核患者很多例都取得了良好的疗效，很多患者还免受了截肢、残疾之苦。由于身处基层，条件所限，深层次的治疗机理无法深入研究，谨将粗浅文稿供同道交流、参考，以便共同提高。

## 陈晓燕综合治疗医案整理

张培红、曹晓芸审定

陈晓燕，女，毕业于中西医结合专业，曾在医院门诊工作，后开设个人门诊部从事临床诊疗。2007 年开始研究学习子午流注及五运六气，并进行辨证艾灸与按时取穴。后从事内病外治的深入研究及运用。内治方面从 2008 年开始汤茶调理各种急慢性疾病及亚健康调理。师承曹东义教授，通过恩师的悉心引导、言传身教，结合多年的学习和临床经验，与家人开创了“汤茶一脉”之内调外养系列，包含：辨证内治、辨证外治、内外兼治、内病外治等。现分享部分案例，希望能谨遵恩师道术并重之教诲，将中医这一国家重器发扬光大，践行大道至简，传承并惠泽大众。

由于本脉是三天望舌，三天一调方，以药代茶饮为主，所以内调案例只出部分药方，不能逐一列举。由于时间关系，列举了眩晕症、小儿多动症、抑郁症、闭经 3 个案例。

### 眩晕（梅尼埃病）

初诊：刘某，男，2014 年深秋熬夜后喝凉茶引发眩晕，天旋地转不能四顾伴恶心呕吐。见诊时在卫生间坐在马桶上不能起身，脚下放脸盆呕吐。面色萎黄，舌质淡白、苔白腻，脉弦滑。

既往：平素脾气急躁，经常熬夜，有严重颈椎病，脾胃虚弱，消瘦。

辨证：肝风内动，脾胃不和，清阳不升，清窍失养。

治则：舒肝和胃，固肾温阳。

方案：

（1）方药：小柴胡颗粒口服。

（2）推拿：背部肝胆、脾胃俞推拿刮痧，颈椎风池、天柱、颈百劳、肩颈提拿揉按梳理。

（3）艾灸：脾胃俞、命门、八髎 30 分钟，委中、足三里、丰隆 10 分钟，中脘 10 分钟，神阙 10 到 20 分钟，风池、百会各 10 分钟。

灸到 10 分钟，患者能睁眼坐起来，不再呕吐。灸完可步行上卫生间。次日巩固一次告痊愈。至今未犯。

总结：眩晕症，有气血不足、脾胃不和、痰湿上扰、肝风内动等多种原因，现在人很多有颈椎病，

颈椎压迫供血不畅也会诱发，还有受风受寒诱发。主要症状是天旋地转不能睁眼，恶心呕吐水食不入。中医讲：急治标缓治本，也有“诸风掉眩皆属于肝”，所以用外治还是内治都不能离开调肝，肝胆不妄动，中焦自安宁，清阳得升，眩晕自停。

**少女抑郁伴焦虑症**

申某，女，14岁，情绪低落，孤僻，在学校不与师生交流，厌学。看诊时休学一年，挑食、厌食、便秘、解不净。情绪暴躁易怒，有暴力现象。睡眠不稳，多梦易惊，有梦游史，醒后哇哇大叫，自述梦见鬼神。其痛经、月经不调。

初诊：2020年10月26日。面色㿠白，舌质淡白、舌根窄、舌尖隆起偏宽、舌中隆起、舌像蘑菇状、舌苔白水滑。

辨证：先天不足，后天失养，肝气郁结，脾胃失和，心肾不交。

治则：疏肝解郁，养心安神，健胃消食，交通心肾。

处方：桂枝1克，九节菖蒲2克，桔梗3克，厚朴3克，当归3克，独活5克。3剂，泡茶饮。

2020年10月30日复诊：药后仍食欲不振，大便两天一次，量不多、黏，睡眠及惊梦无明显好转，舌质稍淡红、舌中稍平、舌根隆起、舌苔薄黄。

处方：桂枝1克，九节菖蒲2克，桔梗2克，焦槟榔3克，白头翁2克，独活3克7剂泡茶饮。

2020年11月7日复诊：入睡慢，不解乏，有食欲，吃得不多，舌质淡红、舌中略平、苔薄白。

处方：桂枝1克，九节菖蒲2克，桔梗2克，厚朴3克，生麦芽3克，浙贝母3克，益母草3克。7剂，泡茶饮。

2020年11月13日复诊：食欲一般，大便每天一次，量可。睡眠梦多偶有惊醒。舌质淡红、根窄苔薄白。

处方：桂枝1克，九节菖蒲2克，桔梗2克，厚朴3克，生麦芽3克，浙贝3克，益母草3克。3剂，泡茶饮。

2020年11月17日复诊：诸症减轻，脱发严重，舌质淡红、苔薄白、舌体无力、舌根窄。

处方：桂枝1克，九节菖蒲2克，桔梗2克，厚朴2克，生麦芽3克，夜交藤3克，制肉苁蓉5克。3剂，泡茶饮。

2020年11月21日复诊：情绪好点，梦多，偶有半夜乱叫，大便有点干，其余基本正常。舌质淡红、舌根隆起、苔薄白。

处方：桂枝1克，桔梗2克，厚朴2克，生麦芽3克，夜交藤3克，珍珠母3克（水煎半小时），瓜蒌仁1克，独活5克。10剂，泡茶饮。

2020年12月2日复诊：饿的快，食欲一般，大便日一行，时间不固定，成型，不黏马桶，便后无便意。晚上11点入睡，梦多，醒后还想睡，月经推后，量少，原来有痛经，现在好些。近日半夜大叫减少，白天心情好些，舌质淡红、苔薄白。

处方：桂枝1克，九节菖蒲2克，赤芍2克，酸枣仁3克，合欢皮3克，生麦芽3克，浙贝7克。10剂，泡茶饮。

2020年12月12日复诊：饭点饿，食欲好，大小便正常，深睡眠，醒后有点头晕，梦中情况好转，嘴易生溃疡。舌质淡红、舌尖红、苔薄白。

处方：桂枝1克，桔梗2克，生麦芽3克，夜交藤3克，瓜蒌仁2克，浙贝7克。10剂，泡茶饮。

2020年12月24日复诊：昨日出去攀岩16米，心情不错，大小便正常，睡眠做梦，食欲一般，舌质淡红、苔薄白。

处方：桂枝1克，九节菖蒲2克，茯神3克，厚朴3克，生山药5克，瓜蒌仁2克，生黄芪5克。6剂，泡茶饮。

2020年12月30日复诊：处方：桂枝1克，九节菖蒲2克，桔梗3克，酸枣仁3克，珍珠母5克（另煎半小时），生黄芪5克，杜仲5克。7剂，泡茶饮。

2021年1月8日复诊：食欲大便正常，月经推迟，舌质淡红、苔薄白。

处方：桂枝1克，桔梗2克，当归2克，厚朴3克，竹茹3克，制肉苁蓉5克。3剂，泡茶饮。

2021年1月11日复诊：大便正常，食欲旺盛，自己知道点菜吃。

处方：桂枝1克，桔梗2克，生麦芽3克，茯神5克，厚朴2克，当归身5克，肉桂5克。7剂，泡茶饮。

2021年1月18日复诊：饮食正常，食欲好。二便正常，晚上偶尔做梦，不大叫，情绪很好。

处方：桂枝1克，酸枣仁3克，佛手3克，厚朴3克，合欢皮5克，当归身5克，杜仲5克。7剂，泡茶饮。

总结：此证断断续续历时半年，至今恢复正常，2021年已恢复学业。偶有身体不适时汤茶调理即好。孩子原来对什么都不感兴趣，现在想要学医。人体是个整体，五脏功能各守其职，患者和家属只见到外在症状，并不明白根源，医者不但要辨证处方，还需要与患者家属常沟通，通过家长辅助，从心理和脏腑上双向调理，循序渐进。

### 小儿多动症（中医肝风内动）

小男孩就诊时四岁半（妈妈发舌图，远程望诊、问诊）

初诊：2021年10月22日。

患儿挤眼睛，伴有夜啼惊醒，晚上抱着睡，尿频尿急，厌食，便秘两三天一行。舌质红、舌中上无苔、舌根苔腻。

既往：从小体弱反复易感，不能受一点风、寒，稍有不慎即引起咳嗽发热半月以上不见好，几年来吃中西药无数，经常输液打针。

辨证：先天不足，后天失养，肺胃阴伤，肝血不足生风内动，小儿娇嫩，易受惊恐致肾精受损。

方案：滋养肝肾，调和营卫，安神养精，循序调养。

处方：炒栀子3克，生麦芽3克，夜交藤4克，菊花3克，百合5克，知母4克，葛根2克。3剂，泡茶饮。

二诊：2021年10月25日。

述一剂汤茶当晚睡眠好转，第二晚不用再整夜抱着睡。半夜出虚汗，偶有翻腾。望舌观舌质稍红、薄白苔。

处方：淡竹叶3克，生麦芽3克，夜交藤4克，菊花3克，百合5克，地骨皮4克，生黄芩7克，葛根2克。3剂，泡茶饮。

三诊：2021年10月30日。

处方：炒栀子2克，生麦芽3克，夜交藤4克，菊花3克，地骨皮5克，百合5克，生黄芩5克，浙贝母5克。3剂，泡茶饮。

此后，三天一望舌，一调方，处方根据情况加减，一个月后挤眼睛好了，尿频好了。

十一月初感冒了，鼻塞流涕，舌淡、尖红、薄白苔。

辨证：营卫不和，易受风邪，内热外感，开合失司。

处方：桂枝1克，生麦芽3克，桑叶3克，荆芥4克，防风5克，橘红3克，枇杷叶3克，浙贝母7克。3剂，泡茶饮。

艾灸方案：大椎 10分钟，风门5分钟，肺俞5分钟。

药后三天：表证基本好了，早晚有点干咳。

艾灸方案：天突10分钟，肺俞5分钟，列缺3分钟，照海5分钟。

三天后复诊，咳嗽好很多了。

继续艾灸：鱼际3分钟，风门5分钟，肺俞5分钟，天突10分钟，丰隆5分钟，照海5分钟。

此后断续汤茶至 12 月，孩子体质渐渐好转。春节期间，孩子终于能像正常小孩一样围着小围脖在院子里铲雪玩。手脚热乎，食欲很好，不挑食，很喜欢吃小火锅涮菜。偶有伤风、积食，给予外治方案推拿、点穴、刮痧、艾灸，经过妈妈简单处理就好了，用药很少。

总结：小儿七岁前，脏腑娇嫩，极易受损，除了先天禀赋强弱因素，后天饮食、穿衣、用药医疗方面需谨慎，尽量用外治或者食疗，严重者用药剂量宜轻，药的味数宜少，过度用药杀敌一千自损八百，而且儿时损伤极难修复。为医者当以生命健康为重，不以一时效果为功，不能动辄重剂。

### 闭 经

吴某，女，42岁，闭经1年。某医院检测卵巢

萎缩。正在减肥，控制饮食，饥饿时胃痛，经期提前3天，量少。原来有乳腺增生，外阴瘙痒，经期右侧腹部疼痛，舌体薄、舌质硬淡嫩、舌尖凹陷、有裂纹、舌苔薄白、中厚腻。

辨证：肝脾不调，气阴不足。

初诊：2021年11月7日。

处方：桂枝1克，生麦芽3克，远志3克，当归5克，炒白芍4克，生黄芪5克，肉桂5克，葛根2克。5剂，泡茶饮。

复诊：2021年11月13日。

手脚凉，无明显改善，舌质淡、苔白腻。

处方：桂枝1克，生麦芽3克，远志3克，当归5克，厚朴3克，生黄芪5克，杜仲5克。3剂，泡茶饮。

三诊：2021年11月17日。

夜间做梦，手不凉，脚凉好转，舌质淡红、舌苔薄白、舌尖不再凹陷。

处方：桂枝1克，生麦芽3克，夜交藤4克，远志3克，厚朴3克，太子参7克，益母草4克，制肉苁蓉5克。5剂，泡茶饮。

四诊：2021年11月23日。

手脚不凉，近期乳房胀，脱去内衣微痛。舌质淡红、苔薄白、舌体饱满。

处方：桂枝1克，生麦芽3克，酸枣仁2克，薄荷5克，佛手4克，橘叶4克，郁金5克，制肉苁蓉5克。5剂，泡茶饮。

五诊：2021年11月28日。

大便偶尔黏，偶尔做梦，饭点有食欲，乳房胀，不痛。舌体圆润、舌质稍淡、苔白略腻。

处方：桂枝1克，石菖蒲3克，生麦芽3克，丹参5克，佛手4克，橘叶4克，郁金5克，独活7克。3剂，泡茶饮。

六诊：2021年12月2日。

睡眠好，一觉到天亮，手足温，舌质淡红、薄白苔、舌中微隆。

处方：桂枝1克，生麦芽3克，佛手4克，橘叶4克，川芎5克，郁金5克，生地5克，益母草5克。7剂，泡茶饮。

七诊：2021年12月11日。

12月6日例假第一天，自述，闭经一年多了，很开心，量不多，手脚不凉。月经第五天基本干净了，此次例假，量少，没有血块，舌质淡紫、苔白腻、尖略红。

总结：此案例疗程1个月月经来潮，但是，西医的卵巢萎缩就是中医的天癸将绝，肝脏藏血不足，肾脏精血不足，所以患者，初诊舌体薄、凹陷。经过中医的调补逐渐舌体圆润、舌色逐渐正常，但是只是暂时，因为亏损日久不是一朝一夕能补起来的，所以勉强经行一次，经血不畅，经后舌体淡紫，还是需要继续调理，否则例假就是偶然一次。

### 老年体弱伴骨骼疼痛

张某，68岁，10岁左右得过脑炎，高血压2年，平素脾胃虚弱，关节炎30年（右肩膀），腿抽筋，别字手（吃饭中途手突然背后），怕冷，腰酸疲惫，夜尿10多次，右股骨颈骨折后在医院做了股骨头置换手术，术后右腿一直发木。舌质淡红、苔少、舌体向左歪。

初诊：2020年11月10日。

处方：桂枝1克，九节菖蒲2克，厚朴2克，炒枣仁3克，肉桂5克，独活7克。3剂，泡茶饮。

复诊：2020年11月15日。

服药后右肩膀关节炎疼痛减轻，腰酸疲惫减轻，其他无明显好转。近日吃坏东西有腹泻。舌诊淡红、舌体歪、苔薄白。

处方：桂枝1克，九节菖蒲2克，厚朴3克，炒枣仁3克，生麦芽3克，杜仲5克，独活5克。5剂，泡茶饮。

三诊：2020年11月20日。

服药后诸症减轻，夜尿由10多次改为4次，食欲比原来好些，右肩膀关节炎别字手症状减轻。

处方：桂枝1克，九节菖蒲2克，厚朴2克，生麦芽3克，夜交藤3克，肉桂5克。5剂，泡茶饮。

四诊：2020年11月25日。

服药后各症状明显减轻，有些口苦。舌体不歪、舌质淡红、薄白苔。

处方：桂枝 1 克，厚朴 3 克，桔梗 2 克，生麦芽 3 克，伸筋草 5 克，杜仲 5 克。5 剂，泡茶饮。

五诊：2020 年 12 月 10 日。

服药后食欲好多了，大便香蕉便，夜尿 4～5 次，右肩膀胀痛基本缓解，别字手情况由经常变为偶尔。（无处方）

六诊：2020 年 12 月 20 日。

服药后腿木腿抽筋几乎没有出现，右关节炎有冒凉风感觉，身体不再怕冷。

处方：桂枝 1 克，生麦芽 3 克，夜交藤 3 克，佩兰 3 克，威灵仙 7 克，肉桂 5 克，独活 5 克。5 剂，泡茶饮。配合肩关节拍打。

至 2021 年 1 月 4 日怕冷，抽筋，别字手消失，血压保持在高压 120mmHg，低压 70mmHg。已停用降压药。

总结：患者年龄较大，身体较弱，身体各脏腑功能处于减退状态，很多疾病属于陈年旧疾，不可能根治。只能根据老人现状以温补脾肾，祛风通络等多种方法让老人身体恢复到最好的状态，老人吃得好睡得香，身体不疼痛，这就达到了治疗的目的。

# 河北中医闫文杰特色医案选

张培红审定 河北省中医药科学院

闫文杰，男，1967 年 6 月 4 日生，河北省宁晋县徐家河乡鱼滩头村人。

1984 年到 1986 年在邢台市私立邢东中医学院学习，宁晋县医院实习完成后，1989 年 6 月在本村行医到今。2013 年通过“中医确有专长考试”取得中医执业助理医师；2019 年又考取中医执业医师。行医期间先后拜本村民间老中医贾秀华先生和宁晋县草医堂李源先生为师。长期服务在基层，能熟练运用传统中医诊疗技术为乡亲们祛病减痛。

## 不寐案

某女，49 岁，2019 年 3 月 16 日初诊。

主诉：不寐 10 天。患者自述，因近日杂事纷纷，从 3 月 6 日至今，大睁双眼，一刻未眠。同时伴有心中烦热、胃脘胀满、纳差、口干苦、二便正常，舌质淡红、苔白厚，脉弦滑。

病机：痰热扰心。

治法：清心除烦，理气化痰，利胆和胃。

处方：黄连温胆汤合栀子豉汤加减。

黄连 10 克，竹茹 10 克，枳实 10 克，清半夏 15 克，陈皮 15 克，茯神 30 克，生甘草 10 克，生栀子 6 克，淡豆豉 6 克，瓜蒌 30 克，枳壳 10 克。

取药五剂，每日一剂，水煎服。

二诊：2019 年 3 月 22 日，服上方 3 剂后能入睡，胃脘胀满、口苦、烦热均有改善，舌苔染色未诊到，脉弦，其势已减。效不更方，取一诊原方 5 剂，每日 1 剂，水煎服。

三诊：2019 年 3 月 26 日，经前治疗，现每天能睡约 3 个小时，胃脘胀满、烦热持续改善，舌淡红、有齿痕、舌苔白厚，脉弦。改处方如下：

陈皮 10 克，清半夏 15 克，茯神 30 克，生甘草 10 克，生栀子 6 克，淡豆豉 6 克，黄连 6 克，竹茹 9 克，枳实 9 克，瓜蒌 30 克，仙鹤草 30 克，厚朴 6 克，苍术 6 克。

取药 5 剂，每日 1 剂，水煎服。

四诊：2019 年 4 月 2 日，每天晚上能睡 4 小时以上，其他症状都在持续改善，舌苔变薄，脉弦。三诊服药期间有个小插曲，患者打电话说：“这次的药苦得很啊，难以下咽。”我说：“前两次的呢？”她说：“前两次的药喝着可以。”第三诊的时候，黄连的量已经下调到了 6 克。之所以难喝，是因为身体的脏腑、气血功能趋于正常，出现了“拒药现象”。也说明了“对证的药不难喝”，这是不少同仁们的共识，正所谓“有病病当之”。于是，我说：

“恭喜，你快要痊愈了。”

处方：

陈皮10克，清半夏10克，茯神30克，生甘草10克，生栀子6克，淡豆豉6克，黄连6克，竹茹9克，枳实9克，瓜蒌30克，仙鹤草30克，厚朴6克，苍术6克，肉桂6克（后下）。

取药5剂，每日1剂，水煎服。

五诊：2019年4月8日，患者每天能睡4小时以上，精神佳，余症若失。

善后方：

清半夏10克，茯神30克，陈皮10克，生甘草10克，枳实10克，竹茹10克，黄连3克，肉桂3克（后下），仙鹤草30克，瓜蒌30克，厚朴6克，苍术6克，栀子6克，淡豆豉6克。

取药5剂，水煎后，1剂药吃2天。

病例分析：

这是一例典型的实证不寐，由于患者情志原因影响肝气不疏，胆气也随之瘀滞，从而导致脾胃运化水湿、腐熟水谷功能失常，水湿聚而成痰，痰气郁滞化热，扰动心神，从而变生诸症。主方选用温胆汤正合时宜，加黄连、栀子、淡豆豉有清心除烦作用；全瓜蒌清热理气化痰；随着病情的稳定，逐渐减少了黄连的用量，后期加肉桂，取交泰之意，沟通水火而助眠；加厚朴、苍术合陈皮，成平胃散之方，健脾运化水湿而绝生痰之源；大量仙鹤草有清补中焦的作用，补而不腻，虽为草类，实堪大用；整个治疗过程没见到一味所谓的“安神药”。这恰恰体现出了中医整体观和辨证论治的精髓。另外，这个患者是邻村的一位表姑，她是经人介绍才过来的，并不是因为亲戚关系，口口相传，只因为疗效。虽然中医药倍受打压、歧视，甚至到了“废医验药”、到了国家立法保护的地步……但是，其完整的理论体系、可靠可重复的临床效果，就是其不屈的生命力所在。

### 胃脘胀满案

某女，55岁， 2020年10月23日初诊。

主诉：胃脘部胀满，夜晚加重2个月。有慢性胃炎病史，2个月前复发，曾多方治疗，疗效平平；多家医院检查：胃镜、肠镜、腹部B超等均未见异常。现症：主诉同前，精神不振，同时伴有入睡困难且醒后再难入眠，纳差，大便日一行、质黏、粘马桶，小便正常，舌淡红、有齿痕、苔白腻，脉沉。

病机：寒热错杂，升降失常。

治法：辛开苦降，消痞除胀。

处方：苏木6克，枳壳6克，大腹皮15克，清半夏15克，薏苡仁30克（炒），酸枣仁15克，黄连6克，黄芩6克，干姜6克，生麦芽9克，党参9克，仙鹤草30克，合欢皮15克，川牛膝9克，生谷芽9克。

取药3剂，代煎（煎煮完成后去药渣，过滤后，再加热到沸腾）。

药液约1200毫升，分为6袋，一次1袋，每日2次温服。

二诊：2020年10月26日，经用上方，眠安、胀减，舌质淡红、苔薄白，脉沉。处方如下：

清半夏15克，薏苡仁30克（炒），苏木6克，枳壳6克，枳实6克，白术15克（炒），茯神15克，大腹皮15克，黄连3克，黄芩3克，干姜12克，仙鹤草30克，生麦芽9克，生谷芽9克，合欢皮15克。

取药3剂，代煎（煎煮完成后去药渣，过滤后，再加热到沸腾）。

药液约1200毫升，分为6袋，一次1袋，每日2次温服。

三诊：2020年10月29日，胃脘胀满继续好转，近几天入眠易醒，但能很快又入睡，呃逆多，舌质淡红、苔薄白，脉沉。处方如下：

清半夏9克，薏苡仁30克（炒），苏木6克，枳壳6克，枳实6克，白术15克（炒），大腹皮15克，茯神15克，黄连6克，黄芩6克，干姜6克，夜交藤30克，红刀豆10克，生麦芽15克，生谷芽15克，合欢皮15克。

取药3剂，代煎（煎煮完成后去药渣，过滤后，再加热到沸腾）。

药液约1200毫升，分为6袋，一次1袋，每日2次温服。

四诊：2020 年 11 月 1 日，症状持续好转，呃逆去，舌质淡红、苔薄白，脉沉。处方如下：

清半夏 6 克，黄连 6 克，黄芩 6 克，干姜 6 克，仙鹤草 30 克，苏木 6 克，枳壳 6 克，枳实 6 克，白术 15 克（炒），桔梗 6 克，陈皮 6 克，厚朴 6 克，苍术 9 克，生麦芽 30 克，合欢皮 15 克。

取药 3 剂，代煎（煎煮完成后去药渣，过滤后，再加热到沸腾。）

药液约 1200 毫升，分为 6 袋，一次 1 袋，每日 2 次温服。

五诊：2020 年 11 月 4 日，胀满若失，眠安，纳增，精神状态甚佳。处方如下：

清半夏 6 克，黄连 3 克，黄芩 3 克，干姜 6 克，仙鹤草 30 克，苏木 6 克，枳壳 6 克，枳实 6 克，白术 15 克（炒），桔梗 6 克，陈皮 6 克，厚朴 6 克，甘松 9 克，生麦芽 30 克，合欢皮 15 克，当归 6 克。

取药 5 剂，代煎（煎煮完成后去药渣，过滤后，再加热到沸腾。）

药液约 1200 毫升，分为 6 袋，一次 1 袋，每日 2 次温服。

六诊：2020 年 11 月 7 日，基本痊愈，效不更方。取药 5 剂，代煎（煎煮完成后去药渣，过滤后再加热到沸腾）。

病例分析：

患者自述，父亲曾是当地知名的老赤脚医生，中西兼通。其受家庭熏陶，粗通医理，自发病以来辗转求医，每每都说是“肝气不疏”，用方必“疏肝理气”，到最后，只要一听到说这几个名词，马上就走，药也不再取了。于是，我说：“这样吧，你在医院也检查了这么多，没有发现什么病，最起码目前不会是什么大病。有一病就有一治，这次咱们用一个‘打圆场’的办法。”

《伤寒论》149 条“但满不痛者，此为痞，柴胡不中与之，宜半夏泻心汤。”病机既定，主方随出。

苏木、枳壳配伍，是俞尚德先生经验，出自《百家配伍用药经验采菁》一书，二药一气一血，合用则气血调畅，脾胃自能健运和降而胀消。而且其对吗丁啉等无效者也有很好疗效，验之临床，确实如此，我有时加用大腹皮，或者枳壳、枳实同用，效果非凡。

“胃不和则卧不安，半夏秫米汤主之”。秫米到底是什么？历代有争议。临床上半夏、薏苡仁相配伍，和胃安神，效果不错，此所谓“医者意也”。

患者病情已久，其脉沉，说明正气不足，所以加了仙鹤草、党参、炒白术、茯神等健脾益气。

病久之后，情志抑郁，故合欢皮始终加用；生麦芽、生谷芽内蕴生发之气，健脾之中又寓疏解气机之妙。

“去滓再煎”法，不只是用于半夏泻心汤，可以扩大到柴胡剂、温胆类、八珍类等，合和之妙，自己去体会。

### 双手麻痛案

某男，48 岁，本村人， 2021 年 5 月 2 日初诊。

主诉：双手麻痛一个月。曾多处诊治，效果不显。现症：双手皮色正常，用力活动之后麻痛加重，甚至到无知觉，查空腹血糖 5.3mmol/L，近期又出现入睡难、夜半醒后再难入睡，舌质淡红、苔薄白，脉左沉、右弦紧。

病机：血虚不荣，神失所藏。

治法：通调荣卫，养血通脉安神。

处方：鸡血藤 30 克，黄芪 15 克，当归 15 克，生地黄 15 克，枸杞 15 克，川芎 6 克，桂枝 12 克，白芍 15 克，赤芍 9 克，夜交藤 30 克，预知子 15 克，丹参 20 克，合欢皮 15 克，连翘 6 克，栀子 6 克，取药 7 剂，水煎服。

二诊：2021 年 5 月 14 日，服用前方，双手麻痛改善不大，睡眠稍好。停药后这几天麻痛症状逐渐有好转，且睡眠质量持续改善，故又来复诊。上方去赤芍，加香附 9 克、姜黄 9 克，取药 7 剂，水煎服。

病例分析：

首先是抓脉症——双手麻痛。无非虚实两端，虚，不荣则麻痛。实，由于外邪，或者病理产物瘀阻，则是不通则麻痛。但是患者用力活动后麻痛加剧，特别是左脉沉，左脉主血，所以是血虚不荣导致麻痛。虽然右脉弦紧，可以理解为血脉运行不畅的问题。至此，定病机：血虚不荣，血脉运行不畅，

变生诸症。选主方：赵振兴师爷的经验方——加味四物汤：当归、川芎、生地黄、熟地黄、白芍、赤芍、鸡血藤。方中的熟地黄，我在临床应用时，多用枸杞代替，熟地黄一是黏腻，再就是流通品的炮制不精，难以堪用。枸杞色红似血，阴阳双补，正和病机。再就是用黄芪、桂枝合白芍，取《金匮要略》治疗血痹的黄芪桂枝五物汤之意，调和营卫。由于患者病情迁延难愈，焦虑伤神，阳不入阴，所以导致入睡难。夜交藤预知子汤是赵振兴师爷治疗失眠的原创方，方用夜交藤、预知子、合欢皮、丹参、连翘、栀子。此方能协调脏腑功能，协调气血，调理情志，能使五脏和谐，让人忘掉忧愁，还能改变做梦的内容，临床上屡用屡验。在二诊时去掉赤芍，加姜黄作为部位引经药，引经手臂；加香附疏理气机。

吃饭、睡觉是人最基本的两项权利，有位师兄曾半开玩笑地说："不管什么病，能美美地睡上一觉，就好大半了。"确实如此。二诊之后，患者就没了消息。

时近春节，患者来还药费（先吃药后付费这种情况，是基层门诊常见现象）。询之：原来患者服完第二诊 7 剂药后，双手麻痛消失，能正常劳动，睡眠良好，故未再来复诊。多日顽症祛除，喜悦之情溢于言表。同时，带来锦旗一面。对于医者而言，这算是很小的一个毛病，每个同仁都能给出很好的治疗方案，但对于患者来说，微恙似天大。作为医者，时时关心，常常帮助，偶尔治愈。吾当努力。

# 曹东义治疗肺癌经验

曹晓芸整理 河北医大第三医院

曹东义主任中医师临证治病 46 年，治疗了大量慢性病患者，尤其在呼吸科应诊，经常见到支气管扩张、肺结节、肺纤维化、肺癌等难治性疾病，他处理这些病证并不急于对症治疗，而是经常从患者的长远利益入手，润肺固本，培土生金，兼以化痰散结，很少使用香燥之品。下面介绍他对肺癌这个疾病的认识。

国内很多著名医家对于肺癌都有过论述，简而言之，有的从以毒攻毒的角度强调抗癌，也有强调扶正祛邪，逐渐软坚化瘀"带癌生存"者。比如石家庄华光肿瘤医院张士舜先生探索癌症几十年，突出辨病位、病性、病证的"三辨治癌"。石家庄傅山中医肿瘤医院易南勋先生主张"癌胚同源"，三十年前在中央电台宣讲治癌理论。温州潘德孚先生出版几部专著，主张"天下无癌"也很有特色。

曹东义拜师国医大师朱良春先生，朱老对于癌瘤有独特认识，早年推出的"抗癌单刃剑方"，吸收了别人的经验，又有自己的临床验证结果，认为值得重视。该方药组成：仙鹤草 50～90 克，白毛藤 30 克，龙葵 25 克，槟榔片 15 克，制半夏 10 克，甘草 5 克。主治：各种癌症。如胃癌、食管癌、肺癌、肝癌、乳腺癌均可使用。制备方法：仙鹤草要单独煎煮，煎取汁备用；其他药物一同煎取汁，和仙鹤草煎汁混合，一次顿服，每日一次即可。若饮药有困难，可分次服，一日饮完。据说该方抗癌药理有明显的镇静、镇痛和抗癌的作用，动物实验证明，给药组其癌细胞核分裂减少，退变坏死严重，无任何不良反应。

朱老说："这是友人常敏毅研究员创订的一则治癌效方，我应用后，证实效果不错，有应用价值。"不用加味，使用本方也有效果。需连服 15 剂，若 15 剂后无任何改善，则药不对证，可改用其他方药。若 15 剂后自我感觉有效果，可长期服用，不必更方。服至一年后可每 2 日一剂，二年后可每周一剂。一般服 15 天后有一定的自我感觉，30～90 天可明显出现疗效，所以预计存活一个月的极晚期患者就不必服用本方。对预计可存活半年左右的患者，可使病情好转、抑制癌细胞的增殖，延长生命；早期患者常常有灭除肿瘤的效果，使患者完全康复。此

外服药一定时间，疼痛几乎完全消失。朱老总结的加减原则为：胃癌加党参 15 克，白术 10 克，茯苓 15 克；食管癌加急性子 30 克，六神丸每次 10 粒含化，一日 2～3 次；肺癌加白茅根 30 克，黄芪 25 克，瓜蒌 20 克；肝癌加莪术 15 克，三棱 15 克；乳腺癌加蒲公英 30 克，紫花地丁 30 克；鼻咽癌加金银花 30 克，细辛 3 克，大枣 5 枚；肠癌加皂角刺 25 克，地榆 30 克，酒大黄 10 克；胰腺癌加郁金 15 克，锁阳 10 克。

曹东义认为，癌症没有特效药，扶正祛邪很重要。治疗肺癌必须从中医关于肺的生理特点认识出发，辨证论治，才能取得较为理想的效果。肺癌的证候虽然可以有很多，但是突出的是慢性咳嗽，对于咳嗽的辨证治疗效果，直接关系到肺癌的预后。

《黄帝内经》有“五脏六腑皆能令人咳，非独肺也”的论述，有五脏咳、六腑咳；有外感咳嗽，有内伤咳嗽，历代记载很多，让人难衷一是。曹东义在读研究生的时候，导师余瀛鳌先生主张辨证从简，反对分型过细。这种大道从简的思想，给曹东义深刻启发。曹东义认为，肺气不利，就会发生咳嗽；肺伤之后，才会出现久咳不止。因此，慢性咳嗽应该从虚损论治。《难经•十四难》说：“损其肺者，益其气；损其心者，调其荣卫；损其脾者，调其饮食，适其寒温；损其肝者，缓其中；损其肾者，益其精，此治损之法也。”曹东义认为，肺虽主气，然其属于“藏而不泄”的脏，因此肺也“体阴而用阳”，其“朝百脉”，“通调水道”，皆需阴津充沛，才能根本牢固，下生肾水；“金叩则鸣”，“不平则鸣”，咳嗽久作，既伤肺气，也损肺津，而且肺配金秋之气，易被燥伤。所以，肺以肃降为主，宣发皮毛为辅。

曹东义认为，祛邪宣肺皆为权宜之计，而润肺固金是为治本之策。“顺其性为补”，对久咳伤肺、干咳无痰者，他善用清补结合之法治咳嗽，并自拟基本处方“桑杷二百五润肺止咳汤”。此方在临床上加减运用治疗各种咳嗽效如桴鼓。药物组成：百合、百部、五味子、桑叶、枇杷叶、玄参、牛蒡子等为基本方，临床随证加减。发热咽痛者，加夏枯草、鱼腥草；食少腹胀，加香附、鸡内金、焦三仙；大便溏薄，加炒山药、白术；鼻塞流涕，加辛夷、川牛膝；自汗较多，加乌梅、白芍。使本方为基础，让有效专方与辨证论治紧密契合，坚持日久，可获良效。有一些肺纤维化、耐药性肺结核、肺癌患者，也可以由此治疗而获效。

在强调内服药物治疗的同时，不可忽略外治疗法。

根据肺癌患者的不同体质、证候，可以选用不同的外治方法，比如艾灸、刮痧、拔罐，贴膏药，针刺治疗都有效果。还有一种中草药外涂的“圈疗”，对于很多肺癌患者有效，值得重视。

心理疏导、饮食调节、气功健身都是很好的方法，它们共同的作用机理，就是有利于调动“内在的卫生资源”。其实，每个人自身都有一个制药厂，百药都能制造，很多病都是内源性的制药机制运行不足，或者停止生产引起了。只要把内在的抗病机制调动起来，就可以战胜疾病，维护健康。

**医案一**

郭某某，男，64 岁，2017 年 1 月 14 日初诊。

患者自述右肺癌放疗半年后，咳嗽，气短，咯血，放射性肺炎，久治未愈，纳可，便调，舌红、苔白，脉沉。

肺为娇脏，形寒饮冷伤肺，悲伤适度也伤肺，但是，患者没有相关叙述，初来就诊已经属于西医治疗之后的病证。放疗之后，邪热伤肺，损伤脉络，因此常有咯血，多认为放射性损伤难以修复，所以缠绵难愈。肺主气，属金，咳嗽是金叩则鸣；气短则为肺气受损，肺体受伤所致。所幸患者饮食尚可，脾土生肺金之生理功能尚存，肺与大肠相表里，便调则预示肺与大肠的升降功能仍在。

治疗以养阴润肺为主，健脾和胃，化痰止咳为辅。

处方：百合 15 克，生地 15 克，元参 15 克，白芍 20 克，桑叶 12 克，枇杷叶 12 克，沙参 15 克，麦冬 15 克，百部 15 克，香附 30 克，五味子 15 克，乌梅 10 克，鸡内金 15 克，焦三仙各 15 克。

该处方“见血不止血”，唯利肺固本。顺其性为补，本固邦宁，希望其自身抗病能力得以加强，

逐渐修复因火热燥邪损伤的肺络。

二诊，服上药一周，患者自述咳嗽减轻，口干、气短有所缓解，体力增加，入寐容易，多梦已少。上方再加牡蛎30克，夏枯草15克，以加强化痰散结之力。

三诊，经上方治疗，咯血已止，咳嗽偶有，气力增加，精神转旺。上方加党参15克，黄精15克，白术15克，以增强培土生金之力来善后。

**医案二**

陈某某，男，63岁，2017年1月15日初诊。

患者自述：肺癌咳嗽2年，一直服用肺癌靶向药治疗，近来因肺占位压迫而音哑，鼻涕多而求诊。诊见患者精神稍差，面容不华，纳可，便调。手足温，舌淡、苔白，脉滑。

虽然我国卫生政策是中西医并重，但是，患者就诊第一选择多是找西医，尤其是肺癌的诊断，基本依靠肺CT，或者核磁诊断。一旦确诊之后，患者第一选择是手术切除，不能手术的肺癌，多用放疗，或者选择靶向药的化疗。虽然，靶向药不良反应相对较小，但是，往往因为超过两年之后，容易产生耐药而失去抑制肿瘤的效果，这个时候既不能手术、放疗，化疗也失去了效用，出现肿瘤迅速增大，压迫纵隔神经、气道，而出现声音嘶哑，体质迅速滑坡，再不及时求治于中医，往往短时之内体质就每况愈下。本患者虽然饮食尚可，能够服药，但是神气已衰，肺窍不利，气血虚衰的见证。

治疗以固本为主，肺配金秋之气，属金通调水道，肺气以下行为顺；其司呼吸而开窍于鼻，具宣发之性。因此，养阴固本，宣肺通窍，兼以化痰散结。

处方：百合15克，生地15克，玄参15克，夏枯草15克，乌梅10克，川牛膝15克，沙参15克，麦冬15克，桑叶12克，枇杷叶12克，鸡内金15克，牛蒡子15克，百部15克，五味子12克，辛夷12克，焦三仙各15克。

方中百合、沙参、麦冬养阴润肺，以固肺金之本；桑叶、枇杷叶、辛夷宣肺利窍，以利肺气之用。夏枯草与五味子、乌梅、玄参合用，希望散结与收敛肺气相得益彰。百部治疗久咳，川牛膝引血下行，焦三仙、鸡内金健脾和胃，有利于培土生金。

二诊，一周后患者自诉鼻塞减轻，咳嗽吐痰减少，上方加三棱、莪术各15克，加强活血化瘀，软坚散结之力。

三诊、四诊，经上述治疗，患者痛苦逐渐缓解，生活日渐平复，嘱其巩固治疗，半年之后再做调整。

# 《黄帝内经》渍汗法调理身体案例

姜俊峰 曹东义

汗法源自《黄帝内经》：“其有邪者，渍形以为汗；其在皮者，汗而发之。”华佗、张仲景都善于运用汗法治病，主要是治疗传染病的初期，邪气在表。金元四大家之一的张从正《儒门事亲》更是把汗法提高到一个极致的境界，认为汗吐下三法可以尽治百病。因此说，汗法乃中医八法之首，具有广泛的养生治病效果，在悠久历史的传承和广泛的应用中，积累了丰富的经验。

我们在传承经典，依靠科技创新，把古老的“渍汗法”，做成系列服务于大众的中医外治技术，升级成创造奇迹的当代传奇，很多疑难病痛，都在“开汗门，涤五脏，去陈莝，保安康”的体验之中，走上了健康道路。为了把“渍汗法”推广出去，造福天下大众，特作如下介绍：

**医案一**

张某，59岁，现任某电视台资源中心主任。2002年5月13日下午2点左右，张先生来了解药渍汗法推广的相关事宜。经过领导介绍后，张先生对此产生了浓厚兴趣，当即决定自己也一定要亲身体验体验。名为体验，实则是出于媒体人的职业素养而进行的调查。

在实施泡浴前，工作人员对张先生进行了身体基本情况的了解。首先，在个人自觉证候上，张先生说自己并无不适。随即测量了张先生的血压，高压在 180mmHg 左右，低压在 90mmHg 左右，脉率约 100 次/分，我们着实吃惊，反复询问张先生是否有高血压常见的不适症状，张先生说真的没有，自己十多年前就开始吃降压药，因为无感觉，所以并不经常吃。我们此后又检测了张先生的血尿酸，数值竟然高达 680μmmol/L（男性正常尿酸值 202～416μmmol/L），但其言并无高尿酸相关的症状，所以之前从来就没有测过尿酸。看到血压和尿酸数值这么高，张先生本人也是很吃惊。

于是又继续了解张先生的生活习惯和饮食习惯。其经常吃涮羊肉，这种高嘌呤的食品可能是其高尿酸的根本原因。此外，张先生作为媒体人经常熬夜赶稿，而且平常张先生日均吸烟量在一盒多，若是赶稿熬夜就会多达 2～3 盒，这也许是其高血压的重要原因。

综合上述情况，经过曹东义教授的诊断与协商，最终出了一套渍汗方案：降低泡浴的药量（比正常量降低 20%），泡浴水温由 40℃（正常是 43℃）起始，专设一个人旁边密切观察，若出现任何不适，立即停止泡浴。

渍汗情况：与担心不同，泡浴过程中张先生没有出现任何不适，而且在泡浴十五分钟后，逐渐将水温提升到了 43℃，由此计时又继续泡了 60 分钟。虽然只是用 6 升水浸足膝，但张先生却周身出了大量的汗，而且都是冷汗。出汗后，面色红润舒展有光泽，自觉周身舒畅淋漓。

浴后十五分钟，张先生仍微汗频频。再次对张先生进行了血尿酸数值检测，测得数值为 598μmmol/L，降了 82μmmol/L。张先生对此甚为吃惊，就这么简单，舒舒服服地泡了一个多小时，竟有如此奇效？原本只是想体验一次以获得真实资料，看到这个效果，当下即约定 5 月 14 日上午继续来泡。

5 月 14 日上午 9：30 分左右，张先生再次泡浴，药量、水温、时长皆按常规安排。泡后测尿酸值为 632μmmol/L，这个数值有些出乎工作人员的意料，虽然比首次泡前的 680μmmol/L 低，但比首次泡后 598μmmol/L 的数值要高，于是详细问了张先生早餐情况，张先生说吃的是老豆腐和油条，由于豆制品属于高嘌呤食品，况且餐后到泡浴的时间间隔不长，所以这个数值可能与此相关，于是我们向张先生强调了泡浴期间要禁止饮酒、生冷、甜食、乳制品等，建议以清淡、素食为主。张先生表示会积极配合，并约定 16 日再来（15 日为公司休息日）。

5 月 16 日上午 9：30 分左右，张先生再次泡浴，药量、水温、时长皆按常规安排。泡后测尿酸值为 379μmmol/L，此时张先生的尿酸值已经属于正常。

5 月 17 日上午 10 时左右，张先生再次泡浴，药量、水温、时长皆按常规安排。泡后测尿酸值为 351μmmol/L，较 13 日泡前降了 329μmmol/L。

张先生本人对此结果甚为惊讶，不吃药不打针，舒舒服服地发发汗，降尿酸竟如此神速，简直不可思议。当下他表示，自己作为媒体人，亲身经历了过程，见证了效果。工作人员也对张先生亲身体验的职业操守深表敬意。

附现场测量血尿酸照片：

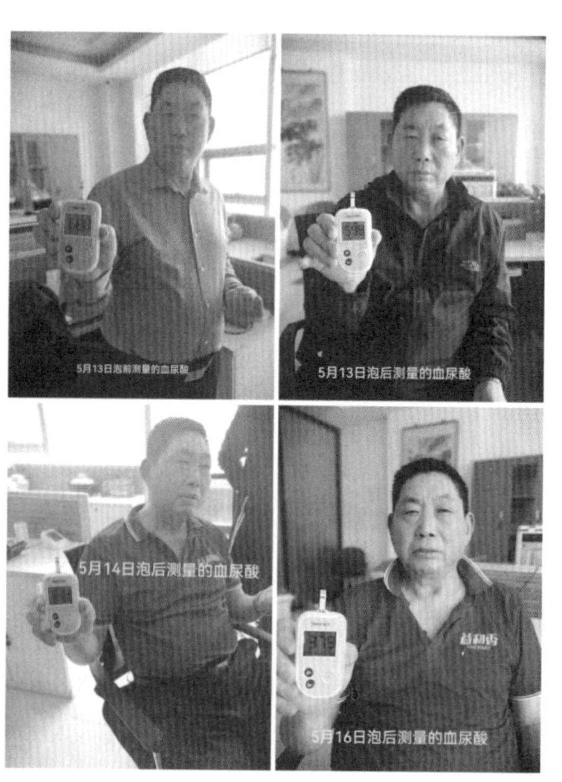

### 医案二

毕某某，女，66 岁，退休干部，石家庄市鹿泉市人。

病情描述：腰部、肩肘、背部感觉有风和冷（与穿衣和环境无关），此时会伴有欲呕吐和欲大便的现象、腰椎间盘突出、大腿小腿后面有掣痛、久立后左脚面酸痛、左腿半月板损伤、睡眠不佳（有时需要服用安定药才能入睡）、食后有胃部撑胀的感觉（所以不敢多吃）、脚凉等。

发病原因：自述原来身体状况还可以，2022 年春节前，90 多岁的母亲摔伤，回老家照顾老人，住在了长久空置的房子里，之后诸不适逐渐显现。

前期治疗情况：喷剂、外敷、吃中药都未取得明显的改善效果。

渍汗情况：2022 年 4 月 28 日首次膝足泡浴，常规药量的 80%，水温 43℃，时长 60 分钟，汗出较多。泡后，腰椎疼痛已大部分消除、腿部后面的掣痛减轻但还有胀感、上下楼梯的关节痛消除、睡眠改善，较以前睡意强烈。

2022 年 4 月 29 日第 2 次膝足泡浴，常规药量，水温 43℃，时长 60 分钟，汗出很多。泡后感觉周身非常轻松，腰椎痛已完全消除，左膝关节做台阶蹬踏动作疼痛消除但有胀感，睡眠进一步改善，自言整体上较之前改善 70%～80%。

自 2022 年 4 月 30 至 2022 年 5 月 4 日公司放假，未继续泡浴。

2022 年 5 月 5 日第 3 次膝足泡浴，常规药量，水温 43℃，时长 60 分钟，汗出非常多。泡前自言停泡的这段时间整体情况如 4 月 29 日泡后的感觉。泡后，腰痛无、左膝关节不痛但有胀感，睡眠持续改善中。

2022 年 5 月 6 日第 4 次膝足泡浴，常规药量，水温 43℃，时长 60 分钟，汗出很多。泡后，腰痛无、左膝不痛但仍稍有胀感。腿部后面的掣痛减轻很多。胃口方面改善不明显。

2022 年 5 月 7 日第 5 次膝足泡浴，常规药量，水温 43℃，时长 60 分钟，汗出很多。睡眠明显改善，原来需服用安定，23：00～23：30 分左右才能睡，现在 9 时左右即可上床睡觉。精力与耐力确有提升，原来行走几百米即有疲倦和不适，现在走 3000 米而无碍。

2022 年 5 月 9 日第 6 次膝足泡浴，加强药量，水温 43℃，时长 60 分钟，汗出很多。泡后，腰部、肩肘、背部感觉的风冷现象以及伴随的欲呕吐和欲大便的情况消除了。自言最近几天，原来的西药已经全部停服。

自 2022 年 5 月 9 日至 2022 年 5 月 16 日，由于需要照顾老人，此间暂停了泡浴。

2022 年 5 月 17 日第 7 次膝足泡浴，加强药量，水温 43℃，时长 60 分钟。自述停泡这段时间，之前的各种症状有反复，但较之前症状要轻 50%左右。经过此次泡浴后，除了睡眠未恢复到最佳外，其他诸症皆除。

2022 年 5 月 18 日第 8 次膝足泡浴，加强药量，水温 43℃，时长 60 分钟。肩肘背腰部等区域的风冷感觉全部消失，左膝部的静态疼痛消失，而且早晨公园里慢走了约 2000 米，膝部也毫无痛感，睡眠尚无变化。

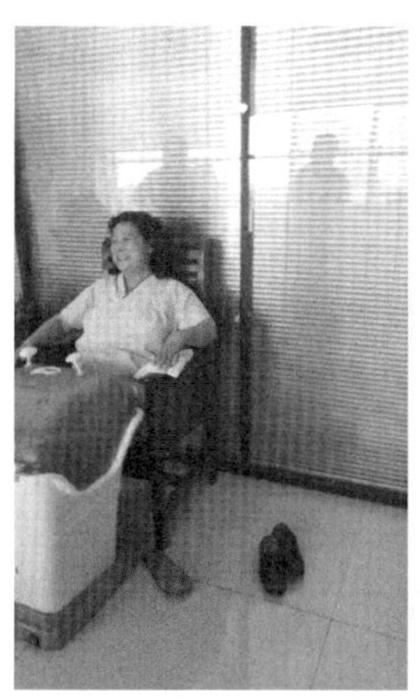

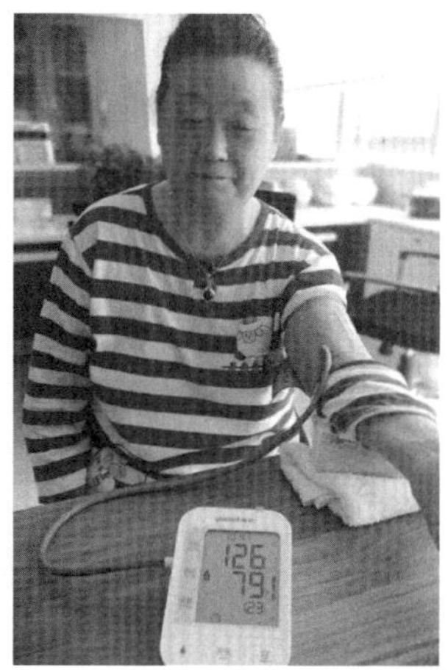


### 医案三

陈某某，男，62 岁，厨师，石家庄市长安区谈固村人。

病情描述：平常走路没有问题，无疼痛，但下楼梯时双膝部有微痛。当蹲下后，需双手撑地或借助拉拽他物方能站起来。双膝关节屈伸有异响。天气变化时症状无变化。夜尿 3～4 次左右。血压 142/92mmHg，血尿酸值为 289μmmol/L。

发病时间：2017 年左右。

前期治疗情况：无药物或手术治疗史。

生活习惯：熬夜，一般都在凌晨 12：00～1：00 左右才睡觉，主要就是看手机。无其他不良嗜好。

渍汗情况：2022 年 5 月 23 日下午 2 时首次膝足泡浴，常规药量及配比的 80%，水温 43℃，时长 40 分钟，出汗较多。泡后蹲起较之前有力，直立屈膝关节异响消失，蹲起关节异响减轻。同时，向陈先生解释分析了熬夜晚睡对健康的不良影响，叮嘱陈先生一定要逐渐改掉熬夜的不良习惯，陈先生表示认同。

2022 年 5 月 24 日下午 2：30 第 2 次膝足泡浴，常规药量及配比，水温 43℃，时长 50 分钟，出汗很多。泡后蹲起较之前更有力，且疼痛减轻，蹲起关节异响进一步减轻。

2022 年 5 月 25 日下午 2：30 第 3 次膝足泡浴，常规药量及配比，水温 43℃，时长 60 分钟，出汗很多。原来诸症进一步改善。

2022 年 5 月 26 日下午 2：30 第 4 次膝足泡浴，常规药量及配比，水温 43℃，时长 60 分钟，出汗很多。膝关节活动时的异响大幅好转，下楼时的双膝疼痛大幅减轻。蹲起比原来有力了，蹲的也较之前深了，可不借助任何外力辅助可自行起来，但仍稍感有些费力。

2022 年 5 月 27 日下午 2：30 分第 5 次膝足泡浴，常规药量及配比，水温 44℃，时长 60 分钟，出汗特别多。较 26 日无显著变化。

2022 年 5 月 28 日下午 2：30 分第 6 次膝足泡浴，常规药量及配比，水温 43℃，时长 60 分钟，出汗很多。自言整体先前的症状改善了 70%～80%，而且原来起夜 3～4 次，现在只有 1～2 次，从而提高了睡眠质量。

2022 年 5 月 30 日上午 9 时第 7 次膝足泡浴，常规药量及配比，水温 43℃，时长 60 分钟，出汗很多。自述虽停泡了一天，但所改善的情况继续保持稳定。

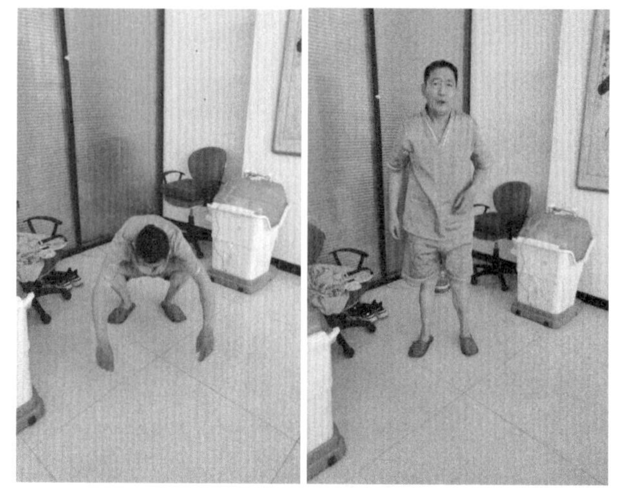

**医案四**

贾某某，女，71 岁，移动退休职工，石家庄市人。

病情描述：左手中指肿胀严重，皮肤几呈水晶透明，关节不能屈伸。

发病时间：2022 年 3 月 10 日左右。

前期治疗情况：无药物或手术治疗史。

生活习惯：其人习惯晚睡，大约凌晨才睡，经常 2：00～3：00 间醒来。

渍汗情况：2022 年 4 月 13 日下午 2 时左右，参与了公司免费体验活动。常规 80%药量及配比，水温 43℃，时长 40 分钟，汗出较多。泡后双腿持续发热，左手中指的肿胀减轻，可以屈伸。

**医案五**

潘某，男，74 岁，工厂退休干部，江苏武进人。

病情描述：平地走路正常，上下楼双膝疼痛，但无红肿。

发病时间：2017 年左右。

前期治疗情况：之前自我服用相关保健品有所缓解，但不彻底，而且会反复。

生活习惯：生活规律，无不良嗜好。

渍汗情况：2022 年 4 月 26 日下午 3 时左右首次膝足泡浴，常规 80%药量及配比，水温 43℃，时长 50 分钟，出汗较多。泡后上下楼时，左腿疼痛完全消失，右腿也大幅减轻。

2022 年 4 月 27 日下午 2 时左右第 2 次膝足泡

浴，常规药量及配比，水温 43℃，时长 60 分钟，出汗特别多。自述昨日泡浴后直至 27 日早晨都很好，但之后有反复，但疼痛较原来轻。此次泡浴后，感觉整体好转 70%，而且睡眠质量大幅改善，原来起夜至少两次，现在只有一次。

2022 年 4 月 28 日上午 10：30 左右第 3 次膝足泡浴，常规药量及配比，水温 43℃，时长 60 分钟，出汗特别多。自言上下楼膝关节疼痛好转 90% 左右。

2022 年 4 月 29 日上午 10 时左右第 4 次膝足泡浴，常规药量及配比，水温 44℃，时长 60 分钟，出汗特别多。双膝做蹬台阶及蹲起动作时皆无痛感，基本痊愈。

2022 年 5 月 6 日上午 9：30 左右第 5 次膝足泡浴，常规药量及配比，水温 44℃，时长 60 分钟，出汗特别多。自言自 4 月 29 日至 5 月 4 日之间，一直都很好，5 月 4 日以来，有轻微反复。期间起夜 1～2 次，有时一觉到天明。此次泡后，双膝蹬踏及蹲起动作的痛感全部消失。

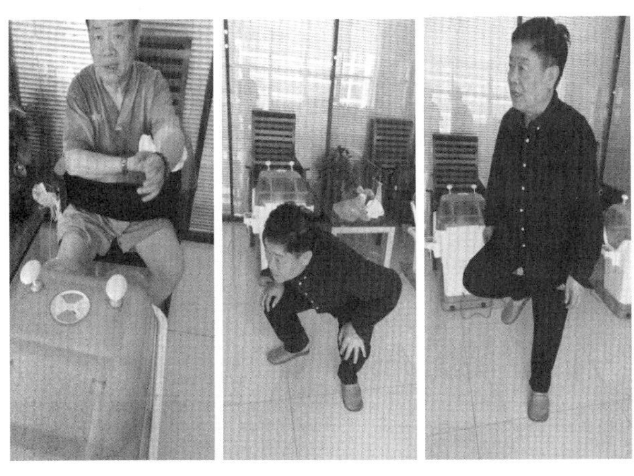

**医案六**

韩某，男，45 岁，干部，衡水市人。

病情描述：正常走路、上下楼梯双膝有剧烈疼痛，右膝较重。大便稀，爱出汗，怕冷。

发病时间：约在 2012 年开始至今，偶有不适，最近疼痛加剧乃至活动受限。

发病原因：年轻时经常骑摩托出行，未做适当的防护。

前期治疗情况：前期发作时服用一些关节消炎止痛的西药。

生活习惯：熬夜，大多在 23 时以后睡。经常饮酒。

渍汗情况：2022 年 4 月 21 日下午 3：30 左右首次膝足泡浴，泡前所测血尿酸值为 411μmmol/L（男性尿酸区间为 202～416μmmol/L）。常规药量及配比，水温 43℃，时长 60 分钟，出汗较多。泡后正常走路疼痛大幅缓解，上下楼梯的疼痛也减轻。泡后血尿酸值为 387μmmol/L。

2022 年 4 月 22 日下午 2 时左右第 2 次膝足泡浴，常规药量及配比，水温 43℃，时长 60 分钟，出汗特别多。自述昨日泡浴后直至 22 日中午，膝盖关节疼痛基本消失，但下午开始疼痛，较之前差不多，自述 21 日晚上饮白酒两杯（没问杯的大小），可能疼痛的反复与此有关系（我们在泡前声明事项条文里明确标示：泡浴其间禁止饮酒）。

泡后膝关节疼痛大幅缓解，可正常活动行走。此时所测血尿酸值为 370μmmol/L。

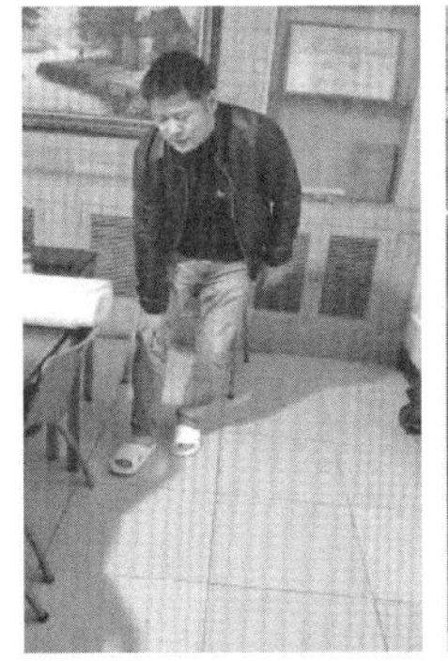

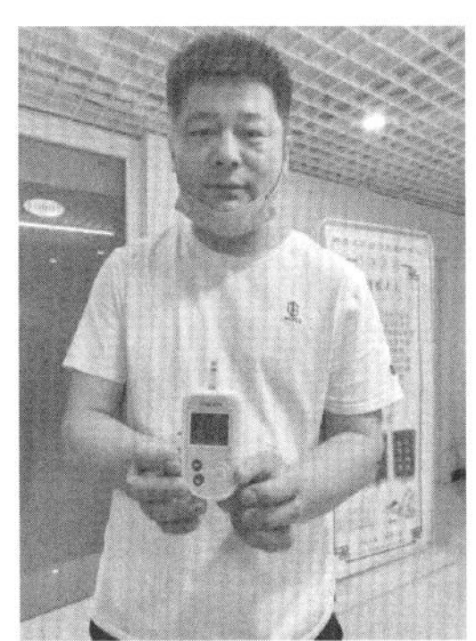

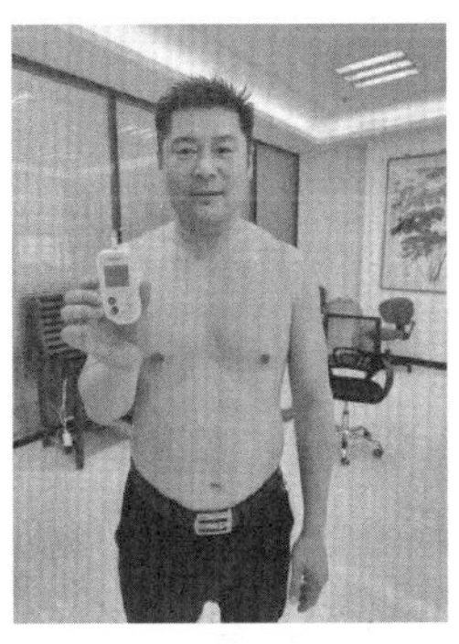

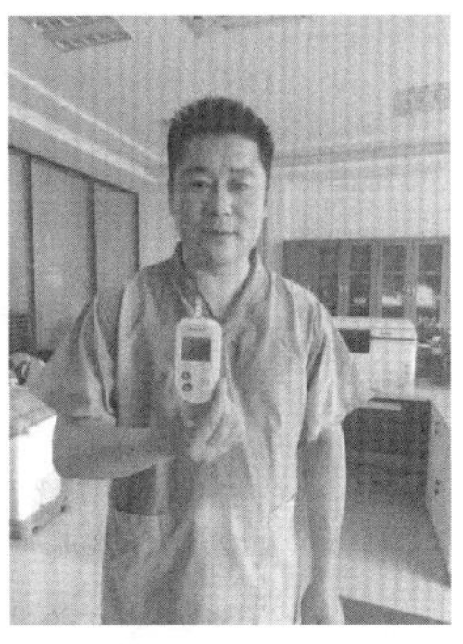

**医案七**

李某某，男，64 岁，退休干部，石家庄市鹿泉区人。

病情描述：膝关节及小腿肚子有酸胀感。大便黏腻、夜尿 3～4 次，不爱出汗。

生活习惯：平日饮酒较多。

渍汗情况：2022 年 5 月 7 日上午 9：30 左右首次膝足泡浴，泡前所测血尿酸值为 421μmmol/L（男性尿酸区间为 202～416μmmol/L）。常规药量及配比，水温 43℃，时长 60 分钟，出汗较多。泡后颈椎感觉非常舒服、膝关节及小腿肚子酸胀感减轻，睡眠质量大大提高，较之前要深沉。泡后所测血尿酸值为 406μmmol/L。

2022 年 5 月 9 日上午 10 时左右第 2 次膝足泡浴，常规药量及配比，水温 43℃，时长 60 分钟，出汗多。泡后所测血尿酸值为 363μmmol/L，大便不黏腻了，睡眠深沉，膝关节较之前灵活，小腿肚子的酸胀有减轻。

2022 年 5 月 11 日上午 10 时左右第 3 次膝足泡浴，常规药量及配比，水温 43℃，时长 60 分钟，出汗很多。泡后所测血尿酸值为 327μmmol/L。其他情况保持稳定。

2022 年 5 月 12 日上午 10：30 左右第 4 次膝足泡浴，常规药量及配比，水温 43℃，时长 60 分钟，出汗很多。腰椎颈椎较原来要舒适很多，泡后所测血尿酸值为 409μmmol/L，自述昨晚饮一斤多白酒，尿酸值的变化可能与此有关系。

2022 年 5 月 17 日上午 10 时左右第 5 次膝足泡浴，常规药量及配比，水温 43℃，时长 60 分钟，出汗很多。未泡的这段时间，身体整体情况保持良好。泡后所测血尿酸值为 406μmmol/L。夜尿改为 1～2 次。

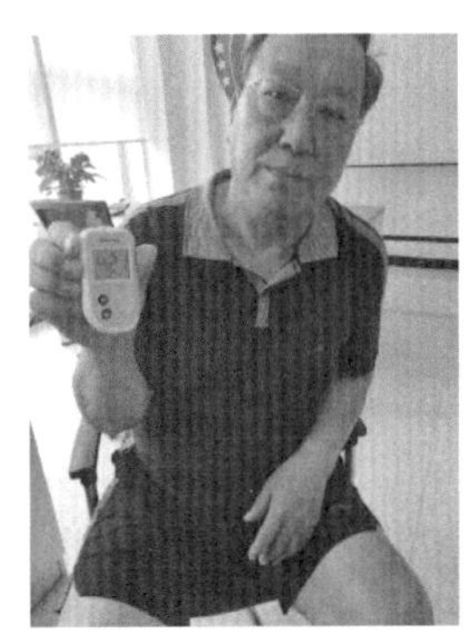
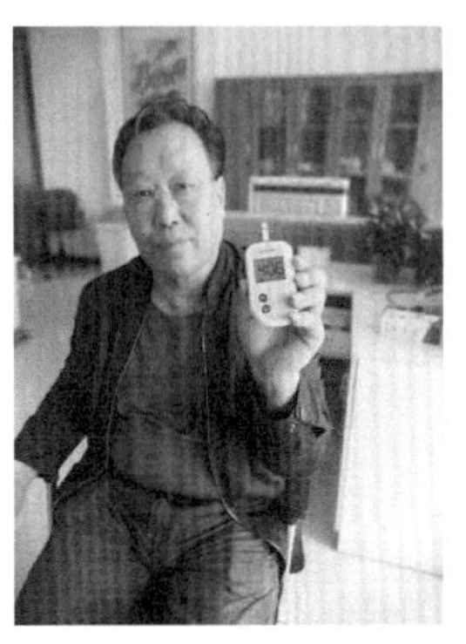
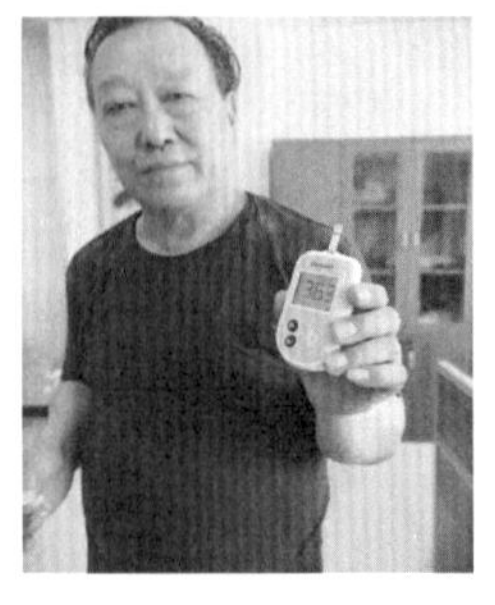
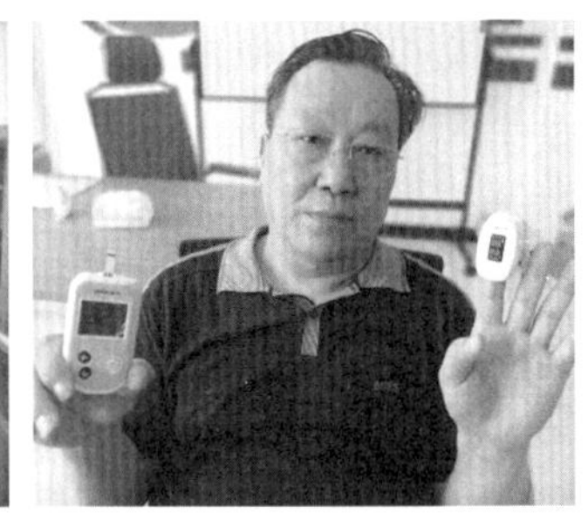

**医案八**

李某某，男，46 岁，社团负责人，石家庄市人。

病情描述：尿酸值高，血压为 125/100mmHg，其他无任何不适。

生活习惯：早睡早起，早起喝茶，盘腿打坐，偏素食，平日爱吃生花生，饮酒较多。

渍汗情况：2022 年 5 月 16 日上午 9：30 左右首次膝足泡浴，泡前所测血尿酸值为 625μmmol/L（男性尿酸区间为 202～416μmmol/L）。常规药量及配比，水温 43℃，时长 60 分钟，出汗较多。泡后所测血尿酸值为 673μmmol/L。

2022 年 5 月 17 日上午 10 时左右第 2 次膝足泡浴，常规药量及配比，水温 43℃，时长 60 分钟，出汗很多。泡后所测血尿酸值为 423μmmol/L。

2022 年 5 月 18 日上午 10 时左右第 3 次膝足泡浴，常规药量及配比，水温 43℃，时长 60 分钟，出汗很多。泡后所测血尿酸值为 354μmmol/L。

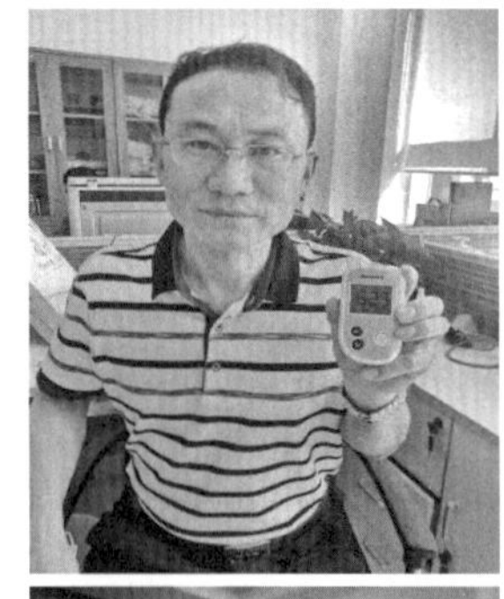
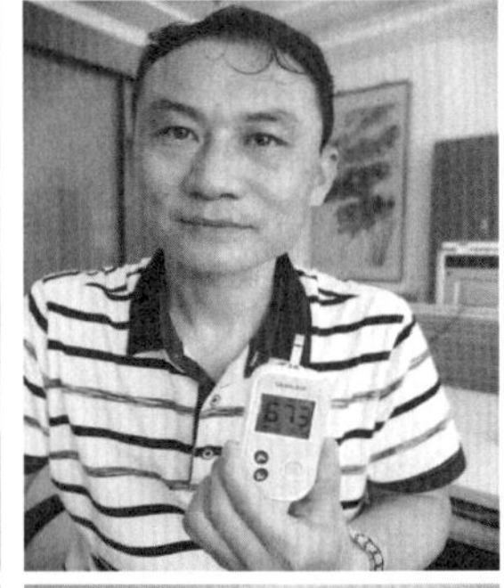
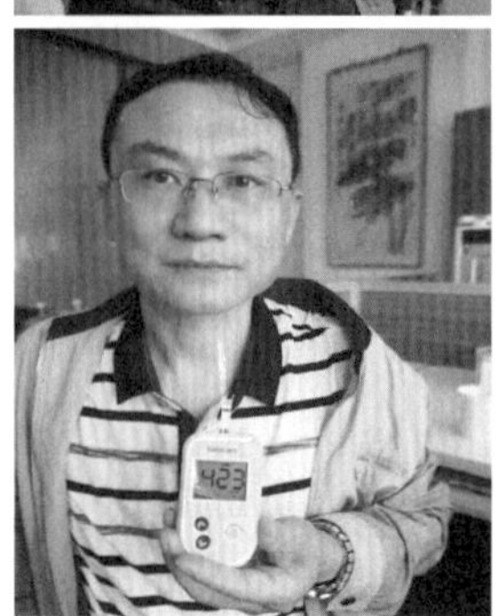

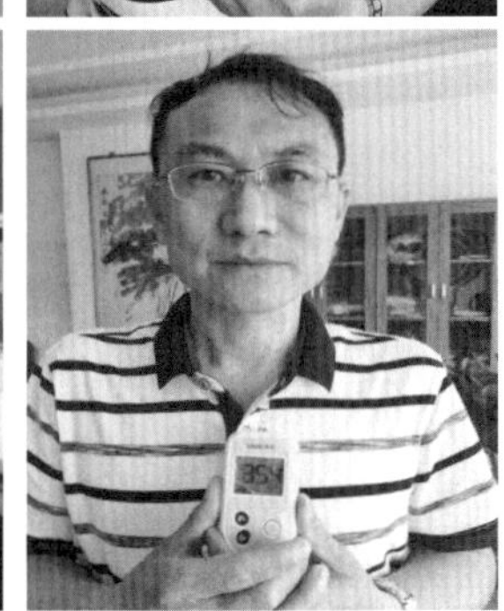

# 王泽民教授治疗乳腺癌经验

连越[1] 王泽民[2] 熊睿[3] 周文丽[3] 王国玉[3] 李美佳[3]
1 河北中医学院 2 中国中医科学院望京医院 3 北京四惠中医医院

吾师王泽民为中国中医科学院望京医院肿瘤科主任医师、北京中医药大学教授、硕士生导师，中国民族医药学会疑难病分会副会长。中医世家，毕业于河北医科大学中医系，师从中医大师岳美中（博学、精研、宗三家仲景、李东垣、叶天士是岳美中的治学之道）在其家中听课学习，受岳老亲自指导。师从中医大家孙一民教授学习鲜中药治疗白血病，鲜中药治疗白血病76例总缓解率达67.1%。擅长中西医结合治疗肿瘤、乳腺增生等疑难杂症。

**摘要**：据2018年国际癌症研究机构（IARC）调查数据显示，乳腺癌在全球女性癌症中的发病率为24.2%，位居女性癌症的首位，近些年来，乳腺癌发病率逐步升高，每年以3%～4%的速度递增，位于东部沿海的一线城市中发病尤为明显。从发病年龄来看，也逐步趋于年轻化，大部分从20岁后逐步上升，在40～50岁时达到高值。目前对乳腺癌的治疗以手术、放化疗及靶向治疗为主，但手术后的放疗、化疗的不良反应巨大及美观问题困扰患者，且治疗费用高昂故至一部分患者拒绝放疗、化疗等西医治疗手段。中医药治疗乳腺癌有着悠久历史和丰富的经验，且价格低廉容易为普通百姓接受。

**关键词**：乳腺癌；纯中医药治疗；乳岩；仙方活命饮；

中医将乳腺癌称之为乳岩。宋代陈自明《妇人大全良方》就有记载：“若初起，内结小核，或如鳖、棋子，不赤不痛。积之岁月渐大，巉岩崩破如熟石榴，或内溃深洞，此属肝脾郁怒，气血亏损，名曰乳岩。”治法以疏肝解郁、化痰散结为主。目前乳腺癌的治疗主要以手术、放疗、化疗及靶向等西医治疗为主，中医辅助治疗为辅。由于价格昂贵，部分患者选择了中医中药的治疗。王泽民教授认为，乳腺癌的治疗首先应预防为主，改变不健康的生活和饮食习惯，坚持体育锻炼，保持心情舒畅。如果出现乳腺增生等疾病应该积极治疗，若发现乳腺癌应将中医中药治疗贯穿始终。由于现代人工作压力大、应酬多，容易产生气滞血瘀痰凝，而导致乳腺疾病的发生。清代吴谦在其所著《医宗金鉴》中曰：“脾肾亏虚之人，易患癥积之症”，肾为先天之本，脾为后天之本，脾肾亏虚则正气亏虚，正气亏虚就易患肿瘤，所以对于乳腺癌的治疗主要是采用疏肝理气、软坚散结、健脾益肾等治法，辨证施治，对于一部分单纯选择中医中药治疗的乳腺癌患者，通过中医的辨证治疗取得了显著的疗效。对于纯中医药治疗的患者，王泽民教授还要求患者进行适当的运动，在服中药过程中，配合如八段锦、太极、六字诀等传统功法的锻炼，“三分治，七分养”的治疗理念在临床中预后效果良好。

中医药治疗乳腺癌可以避免放化疗的不良反应，提高生活质量降低治疗费用、延长生存期。

## 1. 治疗原则

（1）疏肝理气，健脾益肾。

“百病皆生于气”，气滞血瘀痰凝是乳腺癌致病的主要病机。《黄帝内经》中云，“怒气则上，悲则气消，惊则气乱，思则气结”“喜怒不节则伤脏”，可见气机逆乱影响脏腑气机升降，故可致乳房胀满或胀痛。通过疏肝理气，活血化瘀。可使肝的疏泄功能恢复，达到扶正以祛邪的功效。

（2）宽胸涤痰，消肿散结。

“百病多因痰作祟”，痰是中医中重要的致病因素，疾病多与痰相关，乳腺癌也不例外。痰为阴邪，故应温中祛痰，宽胸散结，使痰排出体外，或在机体内消化使其消失才可治愈疾病。可用二陈汤合软坚汤临证加减，软坚汤由柴胡、白芍、香附、枳实、茯苓、半夏、煅瓦楞子、海浮石、桔梗、陈皮、炙甘草组成。软坚汤为孙一民教授临床多年所创时方，对于结节类疾病有很好软坚散结效果。二陈汤则为痰饮专方，对于一切痰饮疾病都有疗效。软坚汤可有效消除癥积之症，以达病灶，获取疗效，配合二陈汤宽胸涤痰。

（3）乳岩出现溃破溢液时，治法则应以清热解毒，消肿散结为主。

中医认为溃破溢液多为瘀久化火所致疮痈，可用仙方活命饮清热解毒，消肿散结，配合顾步汤使破溃处结痂收口。仙方活命饮出自《校注妇人良方》，本方为“疮疡之圣药，外科之首方”，适用于阳证而体实的各种疮疡肿毒。仙方活命饮以清热解毒，活血化瘀，通经溃坚诸法为主，佐以透表、行气、化痰散结，其药物配伍较全面地体现了外科阳证疮疡内治消法。顾步汤出自《辨证录》卷十三。具有大补气血，泄毒之功效。主治脚疽。因气血大亏，不能遍行经络，火毒恶邪而致脚疽；及无名肿毒。顾步汤治疗脚疽一剂而黑色解，二剂而疼痛止，三剂痊愈。

2. 验案举例

患者朱某，女，48 岁，湖南人，干部，2021 年 1 月 7 日。

患者于 2020 年 8 月发现右侧乳腺结节，服用乳消和散结片后结节消失。后自觉右乳内有牵引、下坠感，且开始变硬，溢血，至 2021 年 1 月发生溃烂、出血、出脓等症状。

后于 2021 年 1 月 4 日前往湖南省湘雅医院进行就诊检查，胸部 CT 平扫及全腹部 CT 平扫+增强检查显示：①考虑右乳癌并双侧腋窝、纵隔、门区、肝胃间隙及腹膜后淋巴结转移，双肺、肝内转移，左侧耻骨、多个胸腰椎骨转移。②右侧胸腔少量积液。超声检查报告：①右乳可见多处不规则非均质性肿块，较大者位于右乳 3、4、5 点钟位居乳头 0.6 厘米处，边缘不清，分叶状，大小约为 42.4mm×29.9mm×38.1mm。②双侧腋下区可见多个低回声结节，右侧最大一个大小约为 17.2mm×12.6mm，左侧最大一个大小约为 15.3mm×13.4mm。③右侧锁骨上区可见多个低回声结节，右侧最大一个大小 22.5mm×14.3mm，左侧最大一个大小 6.4mm×3.8mm。

肝胆道 MR 平扫+增强+功能成像（DWI）：①肝内多发转移瘤，肝门区及腹膜后多发淋巴结肿大。②扫描所及双乳多发肿块，双肺及脊柱多发结节灶，符合乳腺癌并广泛转移。

病理检查报告：①特检结果：E～Cad+P120 膜+CK5/6～E 克 FR～CK+克 ATA～3+SOX～10～克 CDFP～15 区域+P53 错义突变 ER～CerbB(3)AR(约 90%强)Ki～67 约 30%PR（经重复 约 50%弱.中）。②病理诊断：（右乳肿块穿刺物）倾向浸润性癌，需免疫组化协诊；补充免疫组化报告：（右乳肿块穿刺物）浸润性导管癌Ⅱ级。

故最终诊断为右乳巨大肿块符合乳腺癌并累及皮肤、胸壁肌层，且伴随多发转移。因患者个人意愿为不采取手术及无意愿化疗（主治医生劝说无效且患者签字），故寻北京四惠中医医院王泽民教授进行中医中药保守治疗。

2021 年 1 月 7 日，一诊，刻下：右下侧乳房质硬、刺痛伴溢血，右侧腋窝淋巴结节牵扯痛，右背胀痛，二便调，纳可，眠差，月经正常，舌边尖红、苔薄白、舌底络瘀明显，脉弦数，面色淡黄，平素急躁易怒，操劳过度。根据舌苔脉象及患者日常生活习惯故中医辨证为：痰凝气滞血瘀所致乳岩。治法：清热解毒，消肿散结，止血止痛。拟方仙方活命饮合顾步汤加减。

处方：陈皮 10 克，金银花 90 克，醋乳香 10 克，醋没药 10 克，浙贝母 30 克，天花粉 30 克，太子参 10 克，麸炒白术 10 克，茯苓 30 克，夏枯草 15 克，柴胡 12 克，焦神曲 10 克，焦山楂 10 克，焦麦芽 10 克，白花蛇舌草 30 克，半枝莲 15 克，灵芝 6 克，红豆杉（皮）6 克，蒲公英 30 克，瓜蒌 30 克。水煎服，每日 1 剂，分早晚 2 次温服。

3 月 4 日，二诊：上述症状明显减轻，溃破处收口，疼痛减轻。刻下：舌淡红、少津、苔白、舌底络瘀，脉象如前，面色略暗，纳可眠差，二便调。沿用原方加减，金银花加量至 90 克。

4月29日，三诊：患者于4月13日（服药30余剂后）前往湖南湘雅医院复查，全胸CT平扫+增强：①对比2021年1月19日片，双乳内见多发软组织肿块影较前明显缩小，缩小 21mm 之多；乳头内陷，右锁骨上结节缩小11mm；双侧腋窝，右侧最大者缩小近11mm，左侧最大者缩小8mm；双侧锁骨中结节均缩小约15mm；纵隔及双肺门、所示腹膜后多发肿大淋巴结影较前不同程度缩小、减少，减少约10mm；右侧腹膜增厚较前缩小，现未见明显肿大淋巴结。双肺内高密度结节较前明显缩小、减少。②右侧胸腔积液明显减少。③所示肝内见多发低密度结节影较前明显缩小。

肝胆道MR平扫+增强+功能成像（DWI）：①肝内多发转移瘤较前明显缩小、减少；肝门区及腹部后多发淋巴结转移瘤较前明显缩小、基本消失。②扫描所及双乳多发肿块较前明显缩小；双肺多发转移瘤较前明显缩小；多个胸腰椎多发骨转移瘤较前明显缩小；右侧胸壁水肿较前缓解。

胸部彩超：①右侧乳腺多发实性肿块，较前明显缩小。②双侧腋下区、双侧锁骨上区多发稍大淋巴结，较前明显缩小。

8月12日，复诊：患者自述于7月28日前往医院复查，右乳肿块再次明显缩小至10mm，肺部及其他结节无明显变化，刻下：右乳溃破已痊愈，夜间腰后疼痛，二便可，纳眠可，舌白、边尖红、舌底络瘀。继续沿用前方，方中加牡蛎30克。

**按：**

本案为痰凝气滞血瘀，瘀久化火，瘀阻营血，热腐肌肉所致溃烂，且舌象边尖红、苔薄白，脉弦数，故辨证为热毒内蕴。治法以清热解毒，散结消肿，活血止痛为主。故运用仙方活命饮合顾步汤进行清热解毒，消肿散结；金银花性甘、寒入心，取清热解毒，消肿散结之功效；黄芪托疮生肌；乳香、没药，消肿止痛。本案患者自治疗至今仅8个月，目前症状基本消失，无明显不适，仍在巩固治疗中。运用中医药治疗乳腺癌的前景广阔，应努力挖掘中医学的伟大宝库，古为今用，造福更多患者。

**参考文献**

[1] 加味逍遥散联合化疗治疗乳腺癌术后疗效观察[J] 杜艳林,王泽民,王芳,卢殿英.现代中西医结合杂志 .2015 (03).

[2] 陈红风.《中医外科学》：中国中医药出版社，2018年9月.

[3] 汪昂.《汤头歌诀》：中国中医药出版社，2007年9月.

[4] 邓中甲.《方剂学》：中国中医药出版社，2011年9月.

[5]清·陈士铎.《辨证录》.

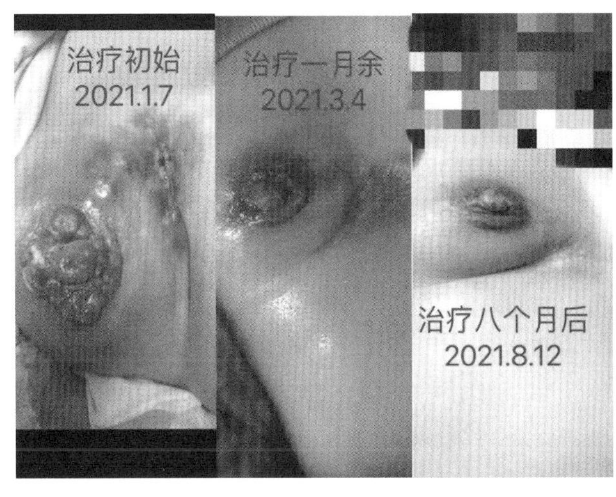

# 为什么说艾灸宜用于调治小儿疾病

吴中朝 中国中医科学院针灸医院

艾灸千百年来，一直为中华民族的健康与防病保健作贡献。“保命之法，灼艾第一”，已渐为人们所熟知与应用。现今越来越多的人，在应用艾灸养生保健，防病治病。不少人在问，那么小儿可用艾灸保健和治疗吗？

从一位小患者求治谈起：女童，3岁10个月。鼻塞，流浓鼻涕，晚上睡觉打呼噜，张嘴呼吸。曾在外地某市级医院耳鼻喉科治疗。父母问中医师能否用中医艾灸治疗？此病例，属于小儿疾病，而且不是一般的鼻炎，是鼻窦炎。鼻窦炎与鼻炎不同，鼻窦炎是位于相对密闭的鼻窦中的炎症。估计其父母求治，主要是基于目前几种状况：第一，本病一般抗生素治疗效果较差；第二，小儿多不宜久用抗生素，其不良反应伤害身体发育；第三，目前西医治疗效果未能尽如人意；第四，父母不想应用西医常用的鼻窦冲洗治疗术。在这里，家长产生为小儿施灸的意识无疑是正确的。

**艾灸适合调治小儿疾病的七个原因**

小儿疾病较多，且变且杂。但碍于小儿体弱，神经系统等发育未能健全，多不适合过用抗生素等药物，且小孩多不愿意接受中药汤药（味苦）及丸散等成药（色、形、味等非小儿喜爱者），更畏惧针刺治疗，故此，应用有效的艾灸进行治疗，是非常值得提倡的。对于小儿应用艾灸调治，目前很多人还不具备此方面的意识，对小儿艾灸的认识也不到位。

艾灸较适合小儿疾病调治的原因：其一，艾灸能扶持正气，提高抗病能力，适合小儿抵抗力差的机体情况；其二，艾灸温阳，适合小儿稚阴稚阳的体质；其三，艾灸温通，适合小儿体内有痰湿等瘀阻不通的情况；其四，艾灸舒适，适合小儿惧怕疼痛的心理；其五，艾灸具有广效与普效，治标兼治本，适应小儿多病与易病情况；其六，艾灸健脾补肾，适合小儿生长发育需求；其七，艾灸操作方便，适合小儿在家施治的要求。以上诸方面说明，小儿非常适合应用艾灸治疗与保健。

如上述资料中的小孩鼻窦炎，可以灸迎香、尺泽、合谷、大椎、丰隆等穴。坚持治疗一段时间会收到明显的效果。

**为小儿施灸的注意事项**

为小儿施灸，火力要缓；每次施灸，时间不宜过长；小儿对艾灸的温度高低情况不会说或表达不清，家长可以用自己的手指来测知艾灸温度是否合适，具体操作是：将操作者的左手拇食二指呈“八”字形撑开，将艾条点燃后置于其上方，通过调节艾条与手指之间的垂直距离来调控灸温。当自己手指感觉到温度合适时即可；小儿施灸，始终以防止烫伤为第一要务；小儿艾灸疗程长短因病、因人而异。对于本文病例中的鼻窦炎，其治疗难度要比普通鼻炎难度大，因此，对其艾灸治疗，要比其他急性发作的疾病疗程长。

# 平调中州 软坚散结治疗肿瘤

由凤鸣 成都中医药大学附属医院 张晓丹 成都中医药大学

邓中甲是成都中医药大学二级教授、博士生导师，国家中医药管理局重点学科——方剂学学科带头人，四川省教学名师，享受国务院政府特殊津贴专家。邓中甲认为肿瘤发病机理为“本虚标实”，脏腑亏虚、功能失调是本，痰瘀毒胶结互阻是标。治疗上以扶正祛邪、治病留人、与癌共存为指导思想。强调辨证论治，善用经方、时方加减治疗，重视调畅气机，顾护脾胃后天之本，在预防肿瘤复发转移及改善放化疗不良反应等方面独具心得。

## 平调中州 软坚散结是肿瘤治疗原则

邓中甲强调肿瘤发生的关键病机一为机体不和，二为痰浊、瘀血阻滞。机体平衡失调，经络气机运行受阻，津液不能正常输布，郁而化热，热灼津液，煎熬为痰，痰随气升，无处不到，流窜到各处结成无名肿物；日久有形之血不得畅行，凝结于内，瘀而不化，则为结块。

就肿瘤治则治法而言，邓中甲强调应在“平调中州，软坚散结”的原则下，首重祛痰散结、活血化瘀，具体治疗方案的制定应着眼于正邪双方力量对比及不同阶段患者生命活动的总体水平，同时综合考虑精神、生活、环境等多因素对患者的影响。以控制肿瘤生长扩散为目的，以调理脏腑功能，排除痰、瘀等病理产物为手段。因此，治疗肿瘤要避免两种固化思维：辨癌不辨证，盲目运用抗癌中药；长期大剂量应用峻烈攻逐药物，消除肿瘤细胞。

这种根治性的治疗思路容易导致过度治疗，因为正虚是肿瘤发生的根本原因，即使在肿瘤早期，剧破峻攻也会加剧正气的耗损，甚至“助邪为虐”；长期峻猛攻伐，会给本就正虚的机体增加更大负担，结果徒伤正气，影响人体抗病功能，甚至引起机体免疫系统的崩溃与生存质量的低下。在此前提下，邓中甲提出应从自然观的角度反思肿瘤研究思路与治疗手段，“带瘤生存”并不意味着肿瘤治疗的让步或无能，“平调中州，软坚散结”可能是未来治疗肿瘤的新思路。

## 补益脾肾抗肿瘤复发转移

邓中甲强调，对导致肿瘤复发转移“伏邪”的认识有两个关键要点：一是脾胃正气之虚；二是痰瘀阻滞之实。肾属火，脾属土，肾阳的温煦能助脾之健运，令人正气充沛、生命动力不竭。而肿瘤患者早期治疗常以手术为主，手术损伤人体气血，术后多见气血两虚证；或以放化疗抗肿瘤损伤脾肾功能，表现为脾胃失调、脾肾并损、气血两亏证。痰瘀既是肿瘤形成的原因，又是复发转移的关键。脾胃通降转运失司，可导致气机的郁滞，饮食不化；肾纳气主水失司，可导致水液代谢的障碍，水液停聚。气不推动血行，则阻滞化瘀；水液停聚不前，则阻滞成痰。

据此，邓中甲临证治疗肿瘤复发转移，以补益脾肾为大法，以祛痰化瘀为关键，以扶助正气为目的，达到扶正祛邪，和其不和。通过调补脾肾可益气生血，滋养津液，保存真阴真阳。

如术前予以益气健脾、温补肾阳法，以增加手术的切除率及改善患者的营养状况，更有利于手术的进行。术后，患者因手术耗气伤血，使机体脏腑功能失调，或脾胃功能紊乱，或营卫失和等，以益气健脾温肾中药进行配合治疗，有利于提高机体免疫系统的防卫能力，控制残余癌细胞的活动，预防肿瘤的复发和转移，促使机体尽早康复。放疗和化疗期间，以调理脾肾来鼓动气机，恢复脾胃化生气血、运化水谷、升清降浊；肾藏精主水，纳气封藏，保护机体的免疫功能和抗病能力，有减毒增效之功。放疗耗伤气与津液，注意益脾气配合滋养肾阴；化疗损伤脾肾而且消烁气血，易导致津凝成痰，血阻化瘀，因此更应调理脾肾。

邓中甲强调，肿瘤治疗在各个阶段均应顾护脾肾功能，在保证脾肾健运协调的基础上辨证论治，切不可盲目照搬西医杀伤肿瘤的观念，一味以清热解毒、杀伐攻逐治疗。

**扶正固本让放化疗减毒增效**

邓中甲指出，中医药对化疗药物减毒增效具有重要意义。在肿瘤患者放化疗期间加用中药，不仅可减轻不良反应，而且使疗效进一步提高，又可增加肿瘤对药物的敏感性。放化疗药物属于“毒药”范畴，可因其毒性而使机体受损，表现出脾胃虚弱，气血不足，阴阳失衡等。放化疗的不良反应可因药物不同、患者体质差异而表现症状不一，故临床应多根据患者所出现的症状进行辨证施治。

从整体角度上讲，癌症是本虚标实的表现，化疗药作为一种“邪毒”，在治疗恶性肿瘤的同时，不仅加重了瘀毒互结的病理过程，又加重了热毒内蕴的症状，并成为加重脾肾亏损的重要原因。据此，邓中甲提出，针对肿瘤化疗的增效减毒应用补气血、调整和改善脏器生理功能、提高机体免疫力的方式。治疗总的原则为在扶正培本法的基础上配合清热解毒、活血化瘀类中药等。针对化疗所产生的消化道不良反应，常以健脾理气、化湿和胃、降逆止呕等治法，选用莲子、莱菔子、建曲、谷芽等药物配伍提高化疗完成率和减少化疗不良反应发生率。使用化疗药的同时可酌加具有抗肿瘤作用而毒性反应小的中药以抑制体内残留癌细胞的生长，既能协同化疗的抗癌作用，同时减少了化疗的不良反应，如白花蛇舌草、夏枯草、半枝莲等。

放疗是治疗肿瘤的另一主要手段，但其对机体的不良反应较化疗药物有过之而无不及，尤其是骨髓抑制，常使患者难以忍受，由于放射线的辐射电离破坏对肿瘤细胞与正常组织细胞无选择性，可引起一系列全身和局部不良反应。除一些病例因不良反应大而中止放疗外，部分病例常被迫延长放疗时间。而放疗全程时间长短对疗效有明显影响，疗程延长是肿瘤复发转移的重要原因。如何减毒增效、提高疗效是目前恶性肿瘤综合治疗研究的一个重要问题，临证中，邓中甲对此颇有心得。

放疗后机体诸症乃射线为热毒之邪所致，即实火过盛，毒邪内蕴，气血不和，瘀热壅盛，伤阴耗气，致使气血损伤，脾胃失调，肝肾亏损等，因此要在辨证准确的基础上运用补气养血、养阴生津、清热化痰、活血化瘀，酌以清热解毒、活血化痰、理气通络疗法为主的综合治疗。

总结邓中甲治疗肿瘤经验的基础，可进一步丰富中医药治疗肿瘤的优势和特色，丰富肿瘤的临证手段。

**肺癌咳嗽案**

患者，男，68 岁，2012 年 11 月 13 日初诊。自诉咳嗽气喘两个月，加重 7 天。1 个月前诊断为右上肺低分化腺癌，行化疗两次后效果不明显，病情逐渐加重。刻诊：面色晦暗，倦怠消瘦，每日晨起剧烈咳嗽，咳大量黄色黏痰，时见血丝，伴胸部隐痛，口干口苦，怕风，舌红、苔微黄，脉左寸滑略数微弦、右大而滑。平素喜肉食，易怒。辨证属痰热壅肺，治当清热化痰、润降肺气、软坚散结。以定喘汤加减。

处方：紫苏子 15 克，苦杏仁 15 克，桑白皮 15 克，葶苈子 15 克，款冬花 15 克，黄芩 15 克，炙枇杷叶 15 克，北沙参 15 克，白芥子 15 克，浙贝母 15 克，海蛤壳 15 克，瓦楞子 15 克，莪术 15 克，炙麻黄 12 克，法半夏 12 克，白果 12 克，川贝母 10 克（打粉冲服），大枣 6 克，生甘草 3 克。8 剂，水煎服。

11 月 20 日二诊：咳嗽气喘减轻，偶有血丝，纳可。原方减川贝母为 6 克，24 剂，服法同前。

12 月 2 日三诊：因受风寒，咳嗽气喘，脉浮滑微紧，上方去定喘汤改为杏苏散加减。

处方：苦杏仁 15 克，苏叶 15 克，法半夏 12 克，陈皮 12 克，枳壳 15 克，桔梗 15 克，茯苓 20 克，紫菀 15 克，百部 15 克，香附 15 克，白芥子 15 克，浙贝母 15 克，海蛤壳 15 克，瓦楞子 15 克，莪术 15 克，葶苈子 15 克，大枣 6 克。7 剂，水煎服。

服后言咳嗽较前明显好转。其后随症加减，近

3年来病情稳定，并嘱其定期复查。

邓中甲通过观察患者平素喜肉食，断其体质偏痰湿；易怒，表明患者痰湿阻滞，气机不畅，郁而化火。通过其咳嗽剧烈并结合舌红、苔微黄，脉左寸滑略数微弦、右大而滑，判断其正气虚损不明显，而邪气较盛。故治以祛除邪实、软坚散结为法，佐以疏通气机、扶助正气。陈修园云："邪去正自复，正复邪自去，攻也，补也，一而二，二而一也。"处理好邪正关系是治疗疾病的关键。肺癌虽然复杂，也不离乎此。

邓中甲强调，肺癌治疗应遵循流通气机、双向调节的治疗大法。如本案中定喘汤的应用，组方配伍层次，既体现了一散一收，强平喘之功，防药物耗散肺气；又兼顾清泄肺热，止咳平喘。使肺气宣降，痰热得清。体现了寓收敛于宣散之中，相反相成；寄宣清于降肺之内，相辅相成。

用药方面，白芥子与浙贝母寒热并用；葶苈子、大枣补泻兼用；法半夏、北沙参润燥并施；黄芩、法半夏辛开苦降，升降相伍；炙麻黄、白果散敛相配。全方制方严谨，双向调节，病证结合，共奏化痰祛瘀，扶正祛邪，软坚散结之效。

二诊时患者症状明显好转，咳嗽咳痰减少，故去偏于收敛的川贝母，因虑其病机仍在，故效不更方。

三诊时由于患者外感，先解其表，辅以扶正抗癌，方选杏苏散，既可解其表，又兼顾在里之痰湿，佐以软坚散结之品，表里兼顾，双向调节。待患者表已解，继续以双向调节、软坚散结之法进行治疗。

治疗时，邓中甲尤为重视以下两点：一是根据肺癌咳嗽之特点，调理肝肺升降；二是治疗便秘以通腑降肺气。这是缘于肺与肝在人体气机的升降调节方面的重要作用。肝气以升发为宜，肺气以肃降为顺。肝升肺降，升降协调，对全身气机的调畅、气血的调和具有重要的调节作用。因此，肺癌久咳亦需考虑肝的问题，如肝火犯肺或肝气过亢导致肺气不降，通过清肝以肃肺，或肃肺以平肝。

本案中选用栀子、黄芩、白芍等清肝之品，酌加海蛤壳、桑白皮、瓜蒌等肃降肺气。而肺癌便秘以痰热灼津、肠燥失润为多见，每用瓜蒌仁、苦杏仁、火麻仁、桃仁等润肠通便，腑通脏清而咳嗽自缓。

反观今日大多数肺癌治疗常陷入辨癌不辨证、盲目运用抗癌中药，长期大剂量应用峻烈攻逐药物、消除癌细胞这两种思维定式。然而长期峻猛攻伐，会给本就正虚的机体增加更大负担，徒伤正气，影响人体抗病功能，甚至引起机体免疫系统的崩溃与生存质量的低下。因此邓中甲强调，肺癌的治疗须流通气机，力求气、血、津液运行得当，才能促使机体有效地"排污除废"，达到"和其不和"。

## 名医名方：消痤方

时乐、高军整理 江苏省仪征市中医院

孙浩，男，1928年生，江苏省仪征市中医院主任中医师，南京中医药大学特聘博士生导师，江苏省国医名师，第四、第五批全国老中医药专家学术经验继承工作指导老师，江苏省非物质文化遗产——仪征市臣字门中医儿科术第五代继承人。早年跟随其父孙谨臣学医，后又跟随当代中医儿科泰斗江育仁教授学习，临证擅治儿科内科杂症，尤专中医外治法。从事中医临床、科研、教学、管理60余年，出版著作《孙谨臣儿科集验录》《医学存心录》，发表论文150余篇。

组成：苦参15克，芦荟10克，紫草10克，白鲜皮15克，地肤子15克，赤芍15克，连翘10克，生薏苡仁15克，生山楂15克。

用法：每日1剂，每剂煎2次，用纱布清洗疮面2次，洗后用纱布敷贴患处，每次10～15分钟。

功能：清热去湿，凉血活血，解毒消疮。

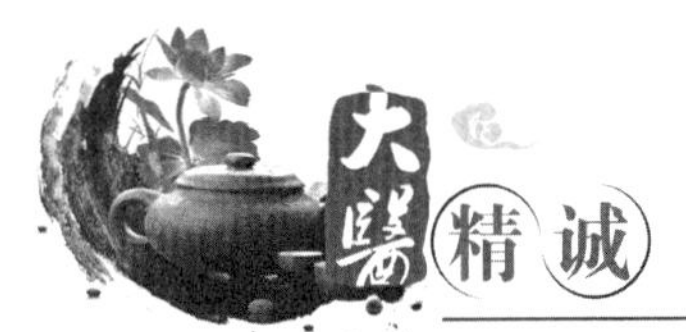



主治：痤疮。

方解：青春期痤疮俗称青春痘，又名粉刺，是一种毛囊皮脂腺的慢性炎症，多见于青年人。病因为青春期阳气当旺，血热偏胜，加之常食辛辣、烧烤、肥甘之品，助热生湿，热邪与湿毒抟结于面部肌肤、毛窍，发为疮疹。病位在于肌表之间。孙浩认为外治法直接作用于疮面，可收捷效。《外科正宗》治痤疿疮用苦参汤“淋洗患上”；《小儿卫生总微论方》治小儿头疮用蛇床子、白矾为末，“干掺疮上”。本方中苦参、芦荟、连翘清热解毒，生薏苡仁祛湿，紫草、赤芍、山楂凉血活血，白鲜皮、地肤子消疮止痒，共煎水外用，对皮肤无刺激。此外，在治疗期间，饮食宜清淡，忌辛辣、油炸之品，避免熬夜。

典型病案：张某，女，19 岁。因面、颈及胸前痤疮甚密，红色丘疹、脓性丘疹、小脓疱等随处可见，处以消痤方 5 剂，每日 1 剂，煎煮 2 次，用纱布蘸药汁清洗疮面 2 次，洗后用纱布敷贴患处，每次 10～15 分钟。连用 5 天，疮疹消去大半，继用 5 天，疮疹全部退清。随访 1 年，未复发。

## 颜正华治疗胃痛案五则

**医案一**

马某，女，25 岁。2009 年 8 月 9 日初诊：诉胃脘胀痛 5 年。现胃脘胀痛 5 年，近 3 个月加重。现呃逆，食多则吐，口干、口苦，眠差，睡后易醒，易上火，牙痛、牙龈出血，便溏，每日 3 次，小便正常。末次月经：7 月 28 日。舌微红、苔黄腻，脉弦滑。

辨证：痰湿中阻，肝胃失和。

治法：理气化痰，和胃降逆。

方药：苏梗 10 克，香附 10 克，藿香 10 克，法半夏 10 克，茯苓 30 克，陈皮 10 克，旋覆花（包）10 克，煅瓦楞子（先煎）30 克，黄连 3 克，吴茱萸 1 克，炒神曲 12 克，炒枣仁 20 克，首乌藤 30 克，佛手 6 克，赤白芍各 15 克。7 剂，水煎服，日 1 剂。

2009 年 8 月 15 日二诊：患者诉，药后胃脘胀痛感明显减轻，打呃症状亦减轻，口干有异味，睡眠可，大便量少难解，隔日 1 次。舌暗、苔薄微黄，脉弦滑。

方药：清半夏 10 克，黄芩 10 克，陈皮 10 克，枳壳 10 克，决明子 30 克，全瓜蒌 30 克，旋覆花（包）10 克，煅瓦楞子（先煎）30 克，黄连 3 克，吴茱萸 1 克，赤白芍各 15 克，绿萼梅 6 克。7 剂，水煎服，日 1 剂。服药后胃痛症状消失，随访半年未复发。

按：脾为阴土，喜燥而恶湿，宜升宜健；胃为阳土，喜湿恶燥，宜降宜和。痰湿中阻，土虚木郁，皆可影响脾胃气机升降。本案患者胃脘胀痛、呃逆、食多则吐、便溏，显然为中焦气机壅滞，升降失常所致。苔黄腻，脉弦滑，说明兼有湿阻。患者虽易上火，牙痛、牙龈出血，口干苦为内有积热之象。但颜老在一诊当中重点针对痰阻气滞，用药以理气化痰、和胃降逆为主。藿香、法半夏、茯苓、陈皮、旋覆花、煅瓦楞子健脾化痰；陈皮、炒神曲、苏梗、香附、佛手疏肝理气，和胃降逆；炒枣仁、首乌藤养心安神；黄连、吴茱萸、赤白芍为肝胃郁热而设。待二诊时胃脘胀痛止，打呃减轻，睡眠可，颜老综合病情，全盘考虑，去掉藿香、茯苓、香附、苏梗、炒神曲、炒枣仁、首乌藤、佛手。针对大便量少难解，加用枳壳、决明子、全瓜蒌以清热润肠下气；针对上焦有热，加用黄芩以清上焦之热。患者服 14 剂后，诸症遂愈。

**医案二**

张某，女，27 岁。2003 年 12 月 22 日初诊：诉胃脘隐痛半年余。现病史：半年前，因工作紧张，始感胃部不适，以隐痛感为主，饥饱时均有痛感。刻下口干，便秘，食欲差，腹胀，呃逆，无泛酸症状。舌红、少苔，脉弦细。西医诊断“慢性萎缩性

胃炎”。曾服用复方氢氧化铝等治疗，无明显效果。

辨证：胃阴不足，中焦失和。

治法：养阴和胃，行气止痛。

方药：沙参 15 克，麦冬 10 克，生地 12 克，玉竹 12 克，白芍 15 克，当归 10 克，枸杞子 12 克，生麦芽、谷芽各 15 克，绿萼梅 6 克，佛手 6 克，生甘草 6 克，川楝子 10 克。7 剂，水煎服，日 1 剂。

2003 年 12 月 29 日二诊：药后诸症减轻，但仍觉口干，且伴失眠。前方加石斛、芦根、首乌藤。

方药：沙参 15 克，麦冬 10 克，生地 12 克，玉竹 12 克，白芍 15 克，当归 10 克，枸杞子 12 克，生麦芽、谷芽各 15 克，绿萼梅 6 克，佛手 6 克，生甘草 6 克，川楝子 10 克，石斛 10 克，芦根 15 克，首乌藤 30 克。14 剂，水煎服，日 1 剂。服后诸症尽释。继嘱注意饮食调养，随访半年，未见复发。

按：胃脘隐隐作痛、舌红、少苔、口干属胃阴亏虚证候。颜正华教授认为，此类病证治当养阴和胃，方以益胃汤、一贯煎加减化裁。津伤重者加芦根；泛酸者加煅瓦楞子；痛甚者用芍药甘草汤；纳差甚者加陈皮、谷芽、麦芽等。

本案处方以一贯煎加减，其中，沙参、麦冬、玉竹、生地、枸杞子养胃阴，滋肾水，使机体阴液生化有源，以期从根本上保护胃之和降功能；佛手、绿萼梅疏肝和胃，调节升降，消痞除胀，针对胃失和降之气滞腹胀；生甘草、白芍、当归养血柔肝，缓急止痛，辅助养阴之品；川楝子疏肝泄热，理气止痛，针对气滞疼痛主症；谷芽、麦芽消食和中，助脾胃运化，解纳呆之症。纵观全方，阴柔轻灵而又显苍劲之力，颇具四两拨千斤之妙，虽效古方而来，却有临证巧变之玄机。

**医案三**

崔某，女，13 岁。2009 年 8 月 8 日初诊：诉胃胀痛 3 年。现病史：患者食后胃胀、时痛、呃逆 3 年，偶反酸，纳可，眠可，二便调。末次月经：7 月 17 日。舌红、苔薄黄，脉弦细。

辨证：肝郁气滞，胃失和降。

治法：疏肝理气，和胃降逆。

方药：苏梗 10 克，香附 10 克，陈皮 10 克，旋覆花（包）10 克，赤白芍各 12 克，炒神曲 12 克，佛手 6 克，煅瓦楞子（先煎）30 克，砂仁 5 克，当归 6 克，乌药 6 克。7 剂，水煎服，日 1 剂。

2009 年 8 月 22 日二诊：患者诉服上药后症状减轻，仍有时食后有胀痛，打呃，二便调，纳可，眠可。末次月经：8 月 11 日。舌尖红、苔薄微黄，脉弦细。

处方：苏梗 10 克，香附 10 克，陈皮 10 克，旋覆花（包）10 克，赤白芍各 12 克，炒神曲 12 克，佛手 6 克，煅瓦楞子（先煎）30 克，砂仁 5 克，当归 6 克，乌药 6 克，绿萼梅 6 克，炒枳壳 6 克。10 剂，水煎服，日 1 剂，药后诸症尽释。随访半年未再复发。

按：本案患者食后常感胃胀，呃逆明显，脉弦，辨证为肝郁气滞，胃失和降。治以疏肝理气，和胃降逆。方中既用香附、佛手、绿萼梅疏肝解郁，又用枳壳、陈皮、苏梗宽胸理气，并配白芍、赤芍平肝柔肝、养血敛阴。上药合用散中有收，泄中有补，平和不偏。再合温中行气、化湿和胃的乌药、砂仁、炒神曲及性温补血活血的当归，既能散寒化湿，又能增强疏肝和胃之功。方中还加用旋覆花、煅瓦楞子温降胃气，制酸止痛，收效甚佳。二诊患者主要症状减轻，效不更方，只在原方的基础上加绿萼梅 6 克，炒枳壳 6 克，以增强理气宽胸之力。如此证症结合，药到病除。颜老治疗肝胃不和之胃痛喜用苏梗、香附、佛手、绿萼梅、炒枳壳等理气之品，温而不燥，行而不伤，每收佳效。

**医案四**

徐某，男，76 岁。2006 年 8 月 28 日初诊：诉胃脘胀痛 3 个月余。现病史：3 个月前，始感胃脘胀痛。刻下痛感加重，口干、口苦，纳差，困倦乏力，恶心，呕吐吞酸，胃有灼热感，大便干，3 日 1 行，小便正常，舌质暗、苔厚微黄腻、舌下青紫，脉弦滑。西医诊断“胆汁反流性胃炎”，既往有高血压病史。

辨证：肝胃郁热，中焦失和。

治法：疏肝泄热，理气和胃。

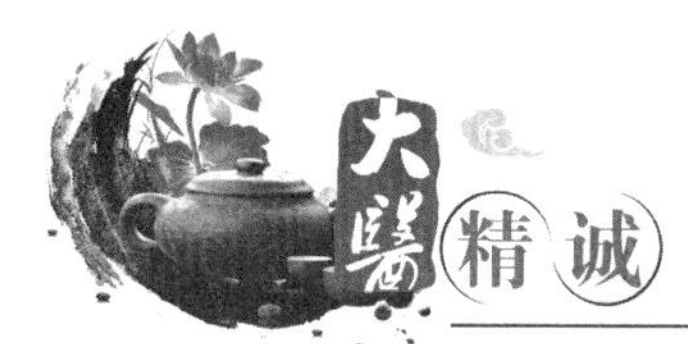




方药：黄连4克，吴茱萸15克，白芍18克，当归6克，丹参20克，香附10克，陈皮10克，炒神曲12克，炒谷麦芽各15克，砂仁（后下）5克，全瓜蒌30克，决明子30克，绿萼梅6克，佛手6克，生甘草5克。7剂，水煎服，日1剂。

二诊：2006年9月4日。服药后胃痛、恶心、呕吐、吞酸等症明显改善，二便调，但仍感纳呆，眠差，舌质暗、苔厚微黄腻、舌下青紫，脉弦滑。

治法：补气健脾，宁心安神。

方药：党参10克，生白术12克，茯苓30克，陈皮10克，砂仁（后下）5克，神曲12克，生谷麦芽各15克，赤白芍各12克，丹参20克，生龙牡各（打碎，先煎）30克，炒枣仁20克，泽泻12克，乌药6克，黄连15克，绿萼梅6克。14剂，水煎服，日1剂。

药后胃痛症状消失，随访3个月未见复发。

按：本案胃脘热痛，兼见呕吐吞酸、有灼热感，辨证属肝热郁结犯胃，治以疏肝清热和胃。针对气滞兼有血瘀的特点，颜正华教授在选用香附、陈皮、砂仁、绿萼梅、佛手等疏肝理气、健脾化浊之品的同时，辅以丹参、白芍、当归活血养血，以使气行血畅，通则不痛，对于胃痛兼有呕吐吞酸者，颜正华教授善用左金丸加减治疗。其中，证属肝郁化火犯胃者，每重用黄连，少用吴茱萸，但不拘原方6:1的用量比例，而多为2:1，或3:1，或灵活配比。其中，吴茱萸用量多为1～15克，黄连用量多为3～6克，如本案用量为黄连4克，吴茱萸15克。若胃痛兼有呕吐吞酸属寒热错杂者，每随寒热变化灵活增减黄连、吴茱萸的用量，热较甚者，多用黄连，少用吴茱萸；寒多热少者，多用吴茱萸，少用黄连；寒热相当者则二者等量，如此每奏奇效。

颜正华教授临证颇为重视兼症的治疗。本案针对便秘之症，用全瓜蒌、决明子润肠通便；针对纳差之症，选炒神曲、麦芽、谷芽消食增纳；针对舌下青紫，选用丹参活血祛瘀，通络止痛；使患者全身得以综合调理，而助疾病痊愈。二诊时，考虑患者年逾古稀，恐久病正气已虚，故在原方的基础上加党参、白术、茯苓补中益气健脾，并针对失眠之兼症，加用炒枣仁、生龙牡宁心安神。同时，加泽泻以助利湿之功，加乌药以增行气之力。如此继服14剂后效甚显著。

**医案五**

张某，女，33岁。2006年7月11日初诊：诉胃隐痛2年。现病史：胃隐痛2年，喜温喜按，胸口憋闷，打嗝，畏寒，肠鸣，大便不成形，2～3次/日。末次月经：6月9日，带经3日，腰痛，有血块，舌暗、苔薄黄、有瘀点，脉弦细无力。

辨证：脾胃虚寒。

治法：温中健脾，和胃止痛。

方药：生黄芪15克，党参12克，炒白术12克，茯苓30克，升麻3克，炒白芍18克，炙甘草6克，砂仁（后下）5克，炒薏苡仁30克，炒枳壳10克，大枣6克，生姜3片，木香3克。7剂，水煎服，日1剂。

2006年8月1日二诊：患者诉，胃痛有所改善，按之痛减，大便溏薄，3次/日，脚凉。末次月经：7月21日。舌暗红、苔黄，脉弦细无力。上方生黄芪加至18克，党参加至15克，木香加至5克，白芍减至15克。服7剂后，诸症均消。

按：脾气主升，胃气主降，脾以升为健，胃以降为和，脾胃虚寒，致使胃失温养作痛、喜温喜按；脾胃虚寒，升降失常，脾气不升则大便不成形，次数增多，胃失和降则打嗝。治脾常用健脾、益气、升提之品；治胃多用和中、养胃、降逆之药。阳虚必兼气虚，故颜老方用黄芪建中汤合四君子汤加减化裁。用党参、炒白术、茯苓补气健脾；加甘温补气升阳之黄芪，以增强益气建中之力，使阳生阴长，诸虚不足者得益；再添少量升麻助阳气升提；兼配白芍、甘草缓急止痛；炒薏苡仁健脾止泻；大枣与生姜补气和中降逆；并佐砂仁、炒枳壳、木香温中、行气、止痛，使补而不滞。诸药合用，收效甚好。二诊根据证情变化，稍做变动，共服14剂后，病瘥。（来源：《颜正华中药学思想与临床用药研究全集》）

# 徐经世论治肺癌经验

徐升　安徽中医药大学第一附属医院

肺癌是严重威胁人类生命健康的恶性肿瘤之一，中医药对肺癌的治疗有独特优势。国医大师徐经世悬壶 60 余载，擅长治疗疑难杂症，对肺癌的诊治也有独到见解和丰富的临床经验。

近年来，在我国许多城市和地区肺癌占恶性肿瘤死亡率的第一位，引起医学界重视。目前早期肺癌的治疗以手术切除为最佳选择，部分辅以放化疗，中晚期治疗则以放化疗为主。临床上多数患者在确诊时已属中晚期，失去了手术机会，这其中又有相当一部分患者不能耐受放化疗的不良反应，所以求于中医药调治已成为越来越多患者的要求。国医大师徐经世强调，肺癌属临床疑难杂症之一，要发挥中医药的作用就需要先从中医角度去认识肺癌的病因病机，然后提出诊疗方案，方可有效地缓解病患的痛苦，使病情趋于稳定从而延长生命。

**肺癌形成，本虚标实**

肺癌的形成多因正气内虚，且尤以气阴两虚为多见。这是由肺的生理特性所决定的，因肺为华盖之脏，主司呼吸，其性娇嫩，易受邪侵。烟毒为公认的首要致病因素，且“烟为辛热之魁”，烟毒袭人随气入肺，邪毒蕴积，耗气伤阴，易生癌变。肺失清肃，则出现咳喘及咯血等症状。此外，肺结核、慢性支气管炎等病都会耗伤肺之气阴，也是使肺恶变的因素。女性少有烟毒却也患肺癌，则多是由气郁伤肺所致。“郁”虽有多种，气郁为首，且先犯于肺同时女性的生理特征易生气伤情，情志抑郁，由木刑金，肺失其清肃则致气血瘀结，胶结日久转化恶变，可认为是女性肺癌之因。正如《素问·通评虚实论》有“气虚者肺虚也”之言，提示肺气一旦虚弱则无力通降，进而影响整体气机循环，因虚而得病。此乃因虚致实，邪实在肺，全身属虚，凡积聚性疾病多因痰浊和血脉瘀阻而形成。如从阴阳角度来看，是由阳不化气阴不成形所致。

可见肺癌的形成，从临床分析多呈现出气阴两虚、本虚标实之势，且与肝脾有着紧密关系。

**治求母子，三法论治**

徐经世强调，治疗肺癌不得以肺治肺，而需谨慎地从肝脾和肾着手，以求达到协调和制化的目标，使肺之功能得到改善和修复。中医治疗方法有“子病求母”或“母病求子”的说法，用五行学说来解析即可明知。徐经世强调，肺为金，其母为土（脾），而生化之源则赖于脾，一旦产生病理变化即需求母。临床的“培土生金”和“滋养化源”就是子病求母的一种常法。正如《石室秘录》所言“治肺之法，正治甚难，当转治以脾，脾气有养，则土自生金，咳嗽自已”。《医宗必读》也提到“脾有生肺之能……土旺而金生”的论述，这都是以补脾而达到疗肺之目的。况且脾为后天之本，乃为气血生化之源，其位居中焦，又为五脏气机升降之枢纽，肺居其上所主之气来源于脾，又归于肺，有“通调水道，下输膀胱，水精四布，五经并行”的水液代谢作用。可见脾土所化的精气首先充养于肺，金受土养方能化水下降，泽及百脉。这里同时也涵盖着肺与肾的母子关系，滋肾水以养肝木也可防止木火刑金，正是母病求子。肝为五脏之动力，主条达，起有制化作用，一旦失其条达上刑于肺，中克于脾，下制肾水，可出现诸多不同病理表现，故治肺也要着力于肝。由此可见肺之为病，求之于脾肝肾，以达到平衡为上策，就此徐经世提出以下论治三法：

*治脾之法——益气健脾，培土生金*

该法意在治肺且健脾，培土以生金，这是治肺系疾病的总原则。首先，因为肺病多见咳嗽症

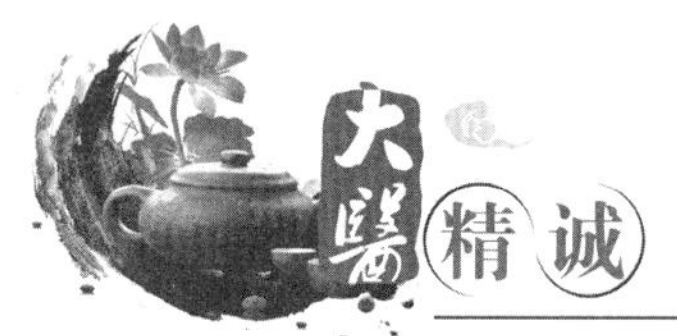



状，而痰是由脾所产生，有“脾为生痰之源，肺为贮痰之器”之说。因此治痰当需理脾，且肺癌成因多与痰浊瘀结有关，故需着眼于脾。其次，脾为后天之本，可助运水谷，上济于肺，肺脾二脏对水液调控有协同作用，所以治脾亦可达到治肺的目的。徐经世常常拟用黄芪建中汤合六神散投之，六神散方源于《三因极一病证方论》，药以人参、茯苓、白术、山药、扁豆、甘草等味，以达益气健脾、培土生金之效。

治肝之法——滋阴养肝，防木刑金

治肝的法则是从经络循行的角度提出的。《灵枢》记载：“肝足厥阴之脉……其支者，复从肝别，贯膈，上注肺。”由此可见肝肺二脏在经络上有密切联系。今在肺癌的发生发展过程中，两脏病变亦相互影响，特别是肝具有调控情志的作用，肺癌患者在心理上常有焦虑不能自解，欲求条畅，当需有求于肝。因肝体阴而用阳，是五脏生理活动的动力，其性常盛，肺为娇脏，易受其侵，即谓之“木火刑金”。而肺癌又属虚多实少，一旦肝阴亏虚，虚火内生，上侵于肺，即可出现干咳、咯血、口干咽燥等肝阴不足症状。对此宜当从肝论治，法以滋阴养肝、调畅气机，方选一贯煎，药取北沙参、麦冬、生地、丹皮、夏枯草、炒桑叶、白茅根、藕节、三七、芦根、丝瓜络、金蝉花、甘草等选用，紧扣病机，以达到从肝治肺的目的。

治肾之法——补肾滋阴，金水相生

肾中精气为先天禀赋，《素问》曰：“女子……七七任脉虚，太冲脉衰少，天癸竭……丈夫……七八肝气衰，筋不能动，天癸竭，精少，肾藏衰，形体皆极。”说的正是人到中老年，肾气逐渐衰退的过程。此年龄段正是肺癌高发期，提示肾气衰退与肺癌的发生关系密切。肺癌患者如见气短喘促，动则加剧，腰膝酸软等症状，都是肾不纳气的表现，临床上也多见患者出现潮热盗汗、五心烦热等肾阴亏虚之症。“肺为气之主，肾为气之根”和“金水相生，肺肾互用”等理论均说明了两者病变的相互影响。徐经世认为，在治疗上应求于肾，立以补虚肾气，滋养肾阴之法，方取六味地黄丸合二至丸，或加以血肉有情之品更有助补益。徐经世强调，要深知方药之效还在于临证应变，亦无须拘泥一方一药。

**用药轻灵，注意阖辟**

因肺居于上，其形如羽，非轻不举，徐经世一直主张治肺病用药以轻灵为贵，不主张药量过大，妄投辛散、酸敛或重浊之剂。且驱邪宜彻底，若邪气未清，即投以大剂养阴或止咳之品，则邪气必然恋肺，滋生他变。治肺疾在治法和用药上要注意阖辟，过于散则有碍于阖，过于敛又有碍于辟，因此要注意非轻不举，药重则易过病所而不中的。故临证要注意以下两点：

注意透邪 不可留寇 肺主卫气，担负人体抗邪护卫之职，故外界各种病邪毒气侵袭人体，肺常首当其冲。外感之病，邪犯肺卫在所难免，特别是肺气不足，胃气虚弱之时，最易受邪。故而治疗肺病新邪要注意宣透外邪，切不可过早运用收敛固涩药物，造成闭门留寇之弊。即使是久病宿疾、慢性咳喘、虚劳久咳也要注意是否有外感新邪的可能，一旦发现外感新邪必须先治新感。或宣散外邪，或采用扶正祛邪之法，千万不可忽视，如一味地强调补虚扶弱，则会致外邪留恋，酿成后患。

性宜和缓 不可伤正 肺为娇脏，不耐寒热。肺脏对药物反应较为灵敏，耐受力较差。肺经之用药，其药性不宜过偏过峻，应选用和缓之法。如治热用寒，不可过寒，治寒用热，不宜过热。若是微热、微寒之证更需辨准，采用微凉微温之药，一旦纠正，即当停药。否则，过寒则伤肺气，致使津液凝聚，形成肺寒痰饮；过热则易伤肺阴，阴伤则津液耗损，肺气则少力助润，进而伤阴，阴虚则火旺，火灼金体，肺叶枯槁，变化莫测。可见肺之为病在取方用药上要紧紧扣住“阖辟”两字，做到有阖有辟，阖辟相用，方可避免偏颇，以平为期。

肺之癌疾乃临床之难症，症情复杂，病位在肺，可累及肝脾肾多脏，故临证多见寒热错杂，虚实并见之证，稍有偏颇则收效甚微，有时甚至适得其反。本文总结了徐经世对肺癌病机的独到见解及其遣方用药之精妙，望在临床实践中给同道指明方向。

**验案**

患者，男，74 岁。2011 年 12 月 18 日初诊。患者年逾七旬，月前罹患肺癌，行介入术及局部放疗多程，现求治中医。刻诊：时见咽痒而咳，咯吐白黏痰，咽干夜甚，胸闷偶感，食纳如常，近日腹中嘈杂，大便稀溏，夜眠尚安，舌质暗淡偏胖、苔白滑。按其病证，当以滋养化源，清化痰浊之剂，继以调之。

处方：北沙参 20 克，竹茹 10 克，橘络 20 克，远志 10 克，鱼腥草 10 克，蝉衣 6 克， 炒川连 3 克，芦根 20 克，杭麦冬 12 克，生薏米 30 克，仙鹤草 20 克，杜仲 20 克。10 剂，日 2 次。另：三七粉 60 克，每次 3 克，每日 2 次。

服药后自感颇好，多次复诊间断服药直至 2017 年 5 月 25 日，又前来复诊，时已六年，患者年届八旬，经介入及放疗后长期服中药调治。刻下：一般情况良可，唯体力下降明显，动易汗出，咽痒而咳，咳则痰多，黄白黏痰，头昏，眼目胀涩，口腔溃疡多发，食纳稍减，大便日 2 行，尚成形，小溲尚调，夜眠且安，舌质暗红、苔薄滑，脉来弦缓、左关偏滑，下肢轻浮。此为化源不足，痰浊壅塞之征，予以滋养化源，清化痰浊以图之。

处方：北沙参 20 克，炙桔梗 10 克，竹茹 10 克，鱼腥草 10 克，杭麦冬 12 克，丝瓜络 20 克，瓜蒌皮 12 克，炒川连 5 克，芦根 20 克， 炒桑叶 10 克，甘草 5 克。10 剂，日 2 次。

按语：本案患者年近八旬，肺癌术后长达六年仍维持常态，先后予以清化痰浊、滋养化源、化痰肃肺之剂未见复发。考之肺为华盖，临床用药以轻灵为贵，过用酸敛重坠之品则药过病所；另外，肺经受邪，驱邪宜彻底，若投大剂养阴止咳或苦寒清热之品，则邪气必然恋肺，易生他变。故在治法和用药上要注意阖辟，可谓药效在于轻灵，实践可得真知。

# 从气痰辨治功能性消化不良

靳天怡　首都医科大学附属北京中医医院

功能性消化不良是具有消化不良症状，但不能用器质性、系统性或代谢性疾病来解释产生症状原因的疾病。临床表现为上腹部疼痛、烧灼感胀气，餐后腹胀及早饱等。本病虽不属危急重症，但发病率高、病情顽固，严重影响患者的生活质量和身心健康，目前西医主要采用促胃肠动力药、抑酸剂、根除幽门螺旋杆菌药物、抗焦虑抑郁药物等改善症状，但无特效治愈方法。

刘汶是北京中医医院肝病科、脾胃科主任医师，精研中医肝胆脾胃疾病，并形成了其特有的辨治体系，临床中重视肝及脾胃在生理、病理及治疗上的联系。刘汶认为临床中功能性消化不良发病常与情志失常关系密切，其中肝气郁结是疾病发生发展的病理基础，该病症状的诸般变化，总与痰浊闭阻相关，故应从气而治、从痰而治。

**病因病机**

现代医学认为本病发病主要与胃排空延迟、胃容受性舒张功能下降、消化间期移行性复合运动异常、内脏高敏感、精神心理因素相关，部分可能与胃酸、幽门螺旋杆菌感染、生活方式等相关。功能性消化不良属于中医学中“胃痞”“胃脘痛病”“嘈杂”“郁病”等范畴。刘汶认为功能性消化不良病在脾胃，与肝有关，肝气郁结、痰浊闭阻是功能性消化不良发病的重要因素。

1.肝气郁结是病理基础，肝郁脾虚、肝胃不和是病机关键

刘汶认为，在功能性消化不良的发生发展中，情志因素不容忽视。一方面，如李东垣言：“先由喜怒悲忧恐为五贼所伤，而后胃气不行，劳逸饮食不节继之，元气乃伤。”异常情志易导致脾胃病的

发生，功能性消化不良为常见的脾胃疾病，发病常与之相关。情志相当于现代心理学中的“情绪”，刘汶通过分析功能性消化不良患者中医证型与情绪的关系发现，该病患者精神神经功能紊乱与中医“肝郁证”（包括肝郁脾虚、肝胃不和）具有高度相关性，提示肝气郁结为异常情志导致功能性消化不良的重要病理基础，肝郁脾虚、肝胃不和为其病机关键。

刘汶认为，现代人工作压力大，易产生怒、忧、思、悲、恐等异常情志，人体情志与五脏精气、气血运行相关，尤与气机关系密切。《丹溪心法》中说：“气血冲和，万病不生。一有怫郁，诸病生焉。”《素问•举痛论》中说：“百病皆生于气。”情志过极常引起气机失常，从而导致疾病的发生。五脏之中，肝主疏泄，调畅气机，与情志关系密切。情志异常，气机不畅，首责于肝，致肝失疏泄，前人有言：“见肝之病，知肝传脾”“肝为起病之源，胃为传病之所”“肝木肆横，胃土必伤”。五行之中，肝属木，脾胃属土，肝郁则乘中土，致肝郁脾虚、肝胃不和。脾虚失运，胃失受纳，脾胃不和，升降失司，引起功能性消化不良的发生。

现代医学认为，胃肠道是精神心理因素最敏感的靶器官，心理社会因素与功能性消化不良的发生密切相关，这与刘汶关于情志与功能性消化不良发生相关性的认识相吻合。现代医学中有关精神心理因素导致功能性消化不良的机理尚不明确，目前相关研究显示，异常心理状态，尤其是焦虑、抑郁可通过影响自主神经、脑肠肽分泌等，最终影响胃肠运动功能及内脏敏感性。“抑郁”主要与悲、忧、思等异常情志相关，涉及肝脾心肺诸脏，与肝脾关系最为密切；焦虑主要与怒、恐、思等异常情志相关，涉及肝心脾肾诸脏，与肝心关系最为密切。其中肝气郁结是心理疾病与功能性胃肠疾病共有的重要病理基础。目前认为，自主神经功能紊乱与中医中气机逆乱、脏腑阴阳失调相关，脑肠肽的分泌异常与脾虚关系密切。此外，刘汶认为，关于胃肠运动功能异常，其中胃排空延迟可考虑为胃失和降、脾失健运，故出现餐后饱胀、早饱等症状；胃容受性舒张功能下降可考虑为胃失受纳，故可能出现早饱、嗳气等症状；移行性复合运动下降、幽门关闭不全、胃窦幽门十二指肠协调收缩功能下降，等症状可能与胃气不降、中焦气机失调有关，故可出现上腹胀满等；机械扩张高敏感则可考虑为情志异常引起的患者内心感觉体验异常，故可出现餐后腹痛、嗳气、恶心、饱胀等消化不良症状。

另一方面，七情之病由肝起，肝之为病又可加重情志异常：一来肝失疏泄，气机不畅；“相火附木，木郁则化火”，相火上扰君火，则心火亢盛；肝木克脾，则脾虚思无所主；脾虚生痰，则痰浊扰心，或痰与火合，上扰心神。二来脾虚气血生化乏源，肝血不足，肝不藏血，无以养魂，母病及子，心血亦虚。临床上患者可出现抑郁、急躁易怒、多思忧虑、夜寐不安等，诸般变化，总因肝失疏泄、肝不藏血，而致气血失常、神魂失养、情志失调，形成异常情志与疾病的不良循环。

2.痰浊是重要病理因素，瘀血、郁热、阴虚为常见变化

功能性消化不良病程较长，患者或情志不畅，肝郁克脾；或饮食不节，日久伤脾，致脾气虚弱。脾虚不能化水，湿盛则生痰，共致痰浊内生，闭阻中焦，临床可表现胸脘痞满、舌苔厚腻等。痰浊闭阻又可产生诸多变化，使疾病趋于复杂难愈。本病病程较长，痰气阻滞，络脉难通，血行不畅，日久瘀血停络、痰瘀滞络，不通则痛，可表现为胃脘疼痛，痛有定处；痰气交阻，久郁蒸热，可表现为胃痛、反酸胃灼热、口苦、急躁易怒；胃为阳土，得阴自安，火热伤阴，致胃阴不足，可表现为口干、不思进食、大便干燥。其中，瘀血阻络、郁热内生者，临床多见胃痛、胃灼热、反酸等临床症状，与现代医学概念中上腹痛综合征表现相似，又与幽门螺旋杆菌感染、胃酸分泌异常等因素存在一定的相关性，刘汶临床中多做参考。

**治法方药**

刘汶重视情志与功能性消化不良的关系，认为肝气郁结是功能性消化不良的病理基础，痰浊是重要病理因素。治疗上，强调从气而治，重在疏肝理

气，调畅情志，形神同治；重视从痰而治，重在健脾补气，调和脾胃，运湿化痰。

1.从气而治

疏肝行气，调畅情志 刘汶常用柴胡疏肝散加减，并在原方基础上加用郁金，易川芎为当归，药用柴胡、郁金、香附、白芍、当归、枳壳等。柴胡功善疏肝解郁；香附长于行气止痛；郁金与柴胡、香附相合，可理气和血，使气血并行。郁金为入血分之气药，气为血帅，气滞则血行不畅。心为情志之主，肝为情志之本，郁金可散肝郁，凉心热，从而调节情志，现代研究亦表明郁金具有明确的抗抑郁、抗焦虑作用，用在此处，取其心身同治之功。原方中以川芎行气活血，但其味辛气温，性升散，久服有伤耗肝血之嫌，故改用活血而不走之当归，可养肝血补肝体以合肝用，又无滋腻留瘀之弊。

若气郁明显者，刘汶常加用香橼、佛手，若脘腹硬满疼痛者，加青皮、莪术，二药均入肝经，青皮性猛，善理肝胆之气，宜治肝郁气滞诸症。张锡纯认为莪术为化瘀血之要药，称其“性非猛烈而建功甚速”。现代诸多医家以此二药药效强劲，避而不用，但刘汶认为，青皮、莪术相伍，其入肝经，破血行气力强，专解肝郁气滞血瘀重者，谓“有故无殒，亦无殒也”。

健脾和胃，升降复常 刘汶常用香砂六君子汤加减，药用党参、茯苓、白术、砂仁、厚朴、甘草。白术与枳壳相合，取李杲“枳术丸”之意，《脾胃论》称其功专“治痞，消食，强胃”。砂仁为“太阴经之要剂”，《玉楸药解》称砂仁可“和中调气，行郁消满，降胃阴而下食，达脾阳而化谷……调其滞气，使之回旋，枢轴运动，则升降复职，清浊得位。”刘汶喜用砂仁以和中调气，降阴达阳，恢复脾胃功能。木香虽擅行气，但《本草汇言》称其“性味香燥而猛”，《玉楸药解》亦言：“木香辛燥之性，破滞攻坚，是其所长。庸工以治肝家之病，则不通矣，肝以风木之气，凡病皆燥，最不宜者。”

若胃气上逆，症见嗳气、呃逆者，可加旋覆花、代赭石降逆和胃，重者可再加丁香、柿蒂，但应注意，丁香畏郁金，若要同用需谨慎。若气虚明显，症见神疲乏力者，加用黄芪、太子参、红景天，因气为血帅，气可生津，气虚患者常存在阴津不足、血虚血瘀的情况。黄芪补气升提，助脾升清，太子参益气养阴，红景天益气养血活血，三药合用，补益脾气，又可养阴养血活血。若食积明显，症见嗳腐吞酸者，加用焦三仙、鸡内金。伴腹泻者，可酌情加用生薏苡仁、炒山药、白扁豆、莲子、芡实。

2.从痰而治

刘汶对于痰浊闭阻者，以理气化痰为主，并随证治以活血祛瘀通络、清热泻火滋阴。临床常用陈皮、半夏、茯苓、竹茹，取温胆之意以理气化痰、清胆和胃。此外，承我院肝病大家关幼波之学术思想，刘汶善用化橘红、苦杏仁这一对药以理气化痰解郁，认为二药配伍，辛开苦降，化痰和中，且作用平和，治疗肝脾相关之气郁痰阻证效果甚佳。

若伴有瘀血内停，刘汶常加丹参，《本草纲目》称丹参可“破宿血，补新血”，其补血养血，功同四物。若病久入络，瘀血停络，用三七、鸡血藤，活血通络而不伤阴，重者予全蝎、土鳖虫，以搜剔血络，温通血脉。此外刘汶在临床上善用美洲大蠊虫干燥虫体提取物（康复新液），常嘱患者进食前半小时将康复新液慢慢咽下，以活血通络，还可利用其黏性对消化道黏膜起到物理保护作用，达到一举两得的效果。若患者胃痛明显，刘汶常使用玄胡、川楝子、五灵脂、蒲黄这一组药，行气止痛，可较快缓解患者疼痛，减轻患者痛苦。若伴气郁日久，生热化火，加龙胆草、黄芩、栀子，取龙胆泻肝汤之意以泻肝胆火。若伴见反酸胃灼热，可取炭用，即龙胆炭、黄芩炭，刘汶认为药物炭化后，对反流的胃液、胆汁有很好的吸附作用，从而增强疗效；若患者兼有脾胃虚寒见证，亦取炭用，可缓其寒凉。若伴心肝火旺，神魂失养，患者多见眠差，这与现代医学中关于功能性消化不良患者睡眠障碍发生率较高的认识相一致，临床上刘汶常用酸枣仁、珍珠母这一药对，酸枣仁养心肝阴、安神养魂，珍珠母咸以清热，重可安神，若有眠差多梦者，常用龙骨、牡蛎重镇安神。对于兼有胃阴不足者，刘汶多加用北沙参、麦冬、玉竹、石斛以滋养胃阴，使胃阴得复，助病去除。

验案举隅

患者，男性，56岁。2018年10月29日初诊。患者2年来胃胀反复发作，偶有胃痛，口苦口干甚，偶有胸闷，平日情志欠佳，纳眠可，二便可。舌暗、苔黄厚腻，脉弦滑。既往高血压病史多年。西医诊断为功能性消化不良。中医诊断为胃痞病，证属肝郁脾虚、痰瘀滞络。

治法：疏肝健脾，化痰祛瘀。

处方：北柴胡10克，香附15克，郁金20克，白芍15克，当归15克，龙胆草6克，黄芩10克，炒栀子10克，茵陈30克，金钱草30克，枳壳10克，丹参30克，旋覆花20克，生赭石30克，苦杏仁10克，化橘红10克。每日1剂，水煎服。联合康复新液，每次15毫升，每日3次；亮菌口服溶液，1次2支，1日3次。

二诊：2018年10月30日。患者诉胃胀明显好转，偶有胃痛，稍有口干，情绪稍有好转，大便日2次，质黏，眠稍欠安。舌暗、苔白腻，脉弦细滑。2018年10月30日查冠脉CT示右冠状动脉中度狭窄。在上方基础上去茵陈、金钱草，加陈皮、半夏、北沙参、麦冬、茯神。继服康复新液。

三诊：2018年12月4日。患者诉胃胀较前明显减轻，空腹时胃部隐痛，偶有嗳气，晨起偶有口干口苦，纳可，大便偶不成形，近日多梦。

处方：北柴胡10克，黄芩炭10克，龙胆炭10克，土白芍20克，防风10克，党参20克，茯苓20克，炒白术20克，炙甘草3克，陈皮10克，清半夏10克，砂仁15克，枳壳10克，厚朴10克，生龙骨30克，生牡蛎30克，旋覆花20克，生赭石30克。煎服法同前，继予康复新液。后患者无特殊不适，间断于门诊复诊，巩固治疗。

按语：初诊时患者以胃胀为主，既往化验、胃镜检查未见明显异常，考虑功能性消化不良，中医病属胃痞。患者诉平日情绪不佳，考虑发病与情志不畅，肝郁气滞相关。木郁克土，脾胃失和，故见胀满；脾虚生痰，日久入络，痰瘀滞络，阻其胸阳，故见胸闷；肝郁气滞，日久化热，热伤阴津，故见口干口苦。结合舌脉，辨为肝郁脾虚、痰瘀滞络证，以柴胡疏肝散加减疏肝行气，龙胆草、黄芩、栀子、茵陈、金钱草泻肝胆火，丹参、苦杏仁、化橘红化痰祛瘀，联合康复新液活血通络。二诊时患者胃胀明显减轻，情绪稍有好转，治疗有效，辨证立法同前，但结合冠脉CT结果，予前方中加陈皮、半夏理气化痰，因患者无明显口苦，去茵陈、金钱草以防伤正。三诊时患者明显好转，但时有空腹不适，大变偶不成形，考虑为脾虚所致，予香砂六君子加减以健脾理气，予土白芍、防风调和肝脾。此病证中，刘汶抓住了患者肝郁脾虚、肝胃不和的病机，治以疏肝健脾和胃，同时在治疗过程中，随病情变化兼顾了化痰祛瘀通络、清肝胆火、滋养胃阴，辨证准确，立法全面，取得了很好的治疗效果。（本文经刘汶指导）

# 慢性泄泻案一则

林 沁

张某某，男，33岁。诉大便溏薄2年，加重1周。患者2年前无明显诱因下出现大便溏薄，饮酒后尤甚。平素大便不规律，服用止泻药及肠道菌群调节制剂均效果不明显（具体用药不详），此后泄泻反复发作。兼见饭后咽中有异物感，咳之不出，咽之不下，吞咽唾液时感觉明显。小便正常，胃纳一般，夜寐安。刻下症见大便溏薄，2～3次/日，矢气频，肢寒怕冷，乏力明显。兼见咽部有梗塞感，舌体胖大、苔白腻，脉沉。

诊断：①（脾阳虚衰型）泄泻（西医叫腹泻）。②（痰气郁结型）梅核气。

治法：温阳止泻，行气化痰。

处方：资生丸合半夏厚朴汤加减。

方药：党参30克，炒白术20克，茯苓20克，山药20克，藿香6克（后下），黄连3克，陈皮15克，砂仁6克（后下），焦山楂20克，炒白扁豆20克，木香6克，炙甘草6克，炒薏苡仁30克，姜半夏12克，姜厚朴10克，紫苏叶15克，香附15克，郁金10克，附子6克（先煎）。上药7服，水煎服，早晚分服。

服药7天后二诊：患者诉诸症均较前好转，守方巩固治疗。诊治一个月后未见腹泻出现，咽部异物感消失。

按：《素问·脏气法时论》曰："脾病者……虚则腹满肠鸣，飧泄食不化。"《素问·宣明五气》谓："五气所病……大肠小肠为泄。"说明泄泻的病变脏腑与脾胃大小肠有关。《医宗必读·泄泻》在总结前人治泻经验的基础上，提出了著名的治泻九法，即淡渗、升提、清凉、疏利、甘缓、酸收、燥脾、温肾、固涩，其论述系统而全面，是泄泻治疗学上的一大发展，其实用价值亦为临床所证实。

患者以大便溏薄为主症，病程较长，每于饮食不当后加重，平素怕冷乏力，舌体胖大、苔白腻，脉沉，辨属中医泄泻范畴，证属脾阳虚衰。患者饮食后感咽中异物感，咳之不出，咽之不下，结合患者目前舌苔脉象，辨属中医"梅核气"范畴，证属痰气郁结。

该患者平素饮食不节，脾胃虚弱，不能纳受水谷，也不能运化精微，反聚水成湿，积谷为滞，脾胃升降失司，清浊不分，混杂而下，则为泄泻；患者饮食内伤，湿邪困阻脾阳，故而脾失健运，则为泄泻。患者长期大便溏薄，忧愁思虑，精神紧张，脾气郁结，导致脾失健运。脾阳虚不能运化水湿，水湿内停，则形成湿郁。水湿内聚，凝聚为痰浊，则形成痰郁。故患者总属脾阳虚衰，痰气郁结。

资生丸又名保胎资深丸、补益资生丸，或人参资生丸。出自明代缪希雍《先醒斋医学广笔记·妇人》，功擅健脾开胃，消食止泻，调和脏腑，滋养营卫。治脾胃虚弱，食不运化，脘腹胀满，面黄肌瘦，大便溏泄。本方由参苓白术散去桔梗，加山楂、黄连、藿香组成。药性平和甘润、补而不滞，原为妊娠安胎所设，因其组方消补兼施、清利结合，深受后世医家喜爱，常以其益胃补脾之用治疗脾胃虚弱之证。方中半夏苦辛温燥，化痰散结，降逆和胃，厚朴苦辛而温，行气开郁，下气除满，助半夏以散结降逆。两药为伍，一行气滞，一化痰结。茯苓甘淡渗湿健脾，助半夏以化痰。苏叶芳香疏散，宣肺疏肝，助厚朴行气宽胸、宣通郁结之气，附子温脾阳，郁金行气解郁，香附疏肝理气。纵观全方，共奏温阳止泻、行气开郁化痰之效。

## 李佃贵治疗甲状腺功能亢进经验

姜祖林 河北省德悟堂诊所 王绍坡 河北省中医院

甲状腺功能亢进（甲亢）是由于甲状腺腺体本身产生甲状腺激素过多，而引起的甲状腺毒症。导致身体代谢活动加快，神经、循环、消化等系统兴奋性增高和代谢亢进的临床综合征。甲状腺功能亢进病因很多，最常见为毒性弥漫性甲状腺肿，其他包括结节性毒性甲状腺肿、甲状腺自主高功能腺瘤、散在性或家族性非自身免疫性甲亢、碘甲亢、人绒毛膜促性腺激素相关性甲亢、垂体促甲状腺激素瘤甲亢和新生儿甲亢等。

### 甲亢的病因病机

甲状腺功能亢进没有特定的早期症状。早期症状多取决于甲亢的严重程度，受累的器官和患者的个体差异，各个典型症状均可成为早期症状。典型症状主要有：体重下降、消瘦；食欲亢进、大便次数增多或腹泻；持续性心动过速，多超100次/分钟，自觉心悸；部分患者可有房性期前收缩、房颤等心律失常，可自觉心慌；多紧张、焦虑、失眠、易怒等；手抖严重影响生活工作；多汗、不耐热；女性可有月经周期改变；多数患者可有不同程度的甲状腺肿；常见皮肤变薄，光滑细腻，温暖潮湿；可见毛发脱落，头发变细，易断。

甲状腺功能亢进属于中医瘿病的范畴。瘿病一名首见于《诸病源候论·瘿候》，中医又称为瘿、瘿气、瘿瘤、瘿囊、影袋等名称者。早在公元前三世纪，我国就有关于瘿病的记载。战国时期的《庄子·德充符》即有“瘿”的病名。而《吕氏春秋·尽数篇》所说的“轻水所，多秃与瘿人”，不仅记载了瘿病的存在，而且观察到瘿的发病与地理环境密切相关。《诸病源候论·瘿候》中指出瘿病的病因主要是情志内伤以及水土因素。其谓“瘿者由忧恚气结所生，亦曰饮沙水，沙随气入于脉，搏颈下而成之。”又云：“诸山水黑土中，出泉流者，不可久居，常食令人作瘿病，动气增患。”《圣济总录·瘿瘤门》云：“山居多瘿颈，处险而瘿也。”《三因极一病证方论·瘿瘤证治》有对瘿病分类的记载：“坚硬不可移者，名曰石瘿；皮色不变，即名肉瘿；筋脉露结者，名曰筋瘿；赤脉交络者，名曰血瘿；随忧愁消长者，名气瘿。”《外科正宗·瘿瘤论》中论述了瘿病的病因病机及治疗：“夫人生瘿瘤之症，非阴阳正气结肿，及五脏瘀血、浊气、痰滞而成。”其应用“行散气血、行痰顺气、活血消坚”治法。

李佃贵认为瘿病的病因主要与情志内伤，饮食水土等失宜及体质因素等关系密切。由于长期郁怒忧思，使气机瘀滞、肝气失于条达，气机瘀滞，津液易于凝结成痰，痰气凝结日久，气血运行失常，而成瘀血，瘀血痰浊相互凝滞抟结为浊毒，蕴结于颈前，则成瘿病。或久居偏远山区，饮食失调，脾胃运化失常，脾失健运，水湿不行，聚而成痰，日久化瘀，瘀血痰浊凝滞为浊毒，浊毒蕴结于颈前成瘿病。或由于体质因素，如妇女经、孕、产、乳等，均与肝经气血运行有密切关系，每有情志，饮食等变化，常致气郁痰结，气滞血瘀，肝郁气滞等病理变化，因而女性易患此疾。亦有素体阴虚之人，痰气瘀滞日久化火，耗液伤津，使病程缠绵。综上所述，气滞痰凝，浊毒内蕴，蕴结于颈前而致瘿病。治疗以理气解郁，活血化瘀，化痰散结，滋阴降火，化浊解毒为主。常用药物如青皮、浙贝、半夏等理气软坚散结；紫苏梗、香附疏肝解郁；牡蛎、石决明平抑肝阳，散结软坚；当归、丹参、川芎活血，清心除烦；百合、乌药润肺，温肾；更有海藻、昆布化痰软坚，消瘿散结。

**典型病例**

池某某，男性，32 岁，于 2021 年 2 月 1 日初诊。诉双手指颤抖不能自主控制三月余。现患者于 3 个月前无明显诱因出现双手抖动，伴见心悸、晨起腰酸、多食、便溏、日便三次，余无不适。观其面色微红、消瘦、双眼突出、诊脉时手抖动不停。舌淡暗、苔薄白、舌下络脉稍瘀紫，脉弦滑疾。查体：T：36.2℃，P：138 次/分，R：24 次/分，BP：110/70mmHg。颈前肿大，消瘦。实验室检查：2020 年 11 月 15 日：$TT_3$：9.25mmol/L，$TT_4$：325.30 mmol/L，$FT_3$：＞30.80pmol/L，$FT_4$：85.38pmol/L，TSH3-UL：0.008μIU/ml。2021 年 12 月 19 日：$TT_3$：7.87nmol/L，$TT_4$：309.90nmol/L，$FT_3$：＞30.80 pmol/L，$FT_4$：60.25pmol/L，TSH3-UL：0.005μIU/ml。

诊断：（浊毒内蕴型）瘿病（西医称为甲状腺功能亢进）。

治法：化浊解毒，解郁消痰。

方药：姜半夏 10 克，陈皮 10 克，青皮 10 克，当归 10 克，川芎 10 克，白芍 20 克，茯苓 10 克，浙贝 10 克，牡蛎 20 克（先煎），石决明 15 克（先煎），连翘 10 克，海藻 10 克，昆布 15 克，丹参 10 克，菟丝子 10 克，山萸肉 10 克，山药 10 克。7 服，水煎服，日 1 剂，留药液 400ml，分早饭前 0.5 小时，晚睡前 1 小时温服。嘱畅情志，节饮食，适运动。

2021 年 2 月 7 日二诊：服药后症状均减轻，大便基本正常，腰酸缓解，仍双手抖动，舌脉同前。效不更方，14 服。

2021 年 2 月 21 日三诊：服药后症状减轻明显，现心悸，手抖均不明显，伴见偶腰酸、烦躁、纳可、

寐实、心率 108 次/分、舌淡红、苔薄白，脉弦滑数。

处方：青皮 10 克，北柴胡 10 克，醋香附 10 克，紫苏梗 10 克，百合 15 克，乌药 6 克，当归 10 克，川芎 9 克，白芍 20 克，白术 10 克，丹参 15 克，海藻 30 克，昆布 15 克，石决明 20 克（先煎），牡蛎 20 克（先煎），清半夏 10 克，陈皮 10 克，连翘 10 克，浙贝 10 克，甘草 6 克。14 服，煎服同前。复查结果如下：2021 年 2 月 28 日：$TT_3$：4.93 nmol/L，$TT_4$：253.00nmol/L，$FT_3$：14.95pmol/L，$FT_4$：36.65pmol/L，TSH3-UL：0.013μIU/ml。

按：此病患初诊手抖、心悸、腰酸，舌淡、舌下络脉稍紫暗、苔薄白，脉弦滑疾，一派浊毒内蕴之象；浊毒证舌苔脉象多见舌红或红绛或紫；苔质腻或薄或厚，脉滑或弦滑或弦滑数并见；亦有大便干溏不定，或有黏腻不爽。据此诊为浊毒内蕴证。正如医圣仲景在《伤寒论》辨少阳病脉证并治云：“伤寒中风，有柴胡证，但见一证便是，不必悉具……”有浊毒内蕴之舌脉一证，便可用化浊解毒大法治之。方中青皮疏肝破气、消积化滞；香附理气畅中，养血和血；紫苏梗辛温解表、温中行气；柴胡始载于《神农本草经》，列为上品，具有疏肝理气、升举阳气之功。四药相合，使气机得畅，肝郁得解。百合润肺止咳、清心安神和胃；乌药行气止痛、温中散寒，白术、茯苓同用解脾虚湿盛；当归、川芎、白芍养肝血，柔肝体；丹参清心除烦，凉血消痈；海藻、昆布化痰消坚；石决明平肝息风；牡蛎平抑肝阳，软坚散结；半夏、陈皮理气化痰散结；浙贝清热化痰，散结消肿。方中甘草和海藻属于十八反，最早见于《外科正宗》卷二之海藻玉壶汤。临床应用根据病情需要，两者药量比例适时调整，为治疗瘿病所常用。诸药合用，则郁解，痰消，浊化，毒解。

# 焦树德方药变化七法

### 方不在多，贵乎加减得法

清代名医陈修园在他的著作中就非常明确地强调这种思想。古代医家给我们留下了许多具有良效的方剂，我们要深入学习，熟练掌握这些宝贵经验。但是临床上运用古人的方剂时，还要注意因人、因时、因地、因证进行加减变化，才能效如桴鼓。所以说对于方剂的运用，贵乎加减变化得法。如《外科正宗》有“方不在多，心契则灵”的说法。《易简方论》有“方取简练，不求繁多。盖简练熟历，则一茎草可化丈六金身。繁多散漫，则头绪杂，而莫知所以”之论。明代李梴在《医学入门》中也指出：“与其方多而不效，莫若方少而意深。”清代医家陈修园也有“方不在多，贵乎加减得法”的论述。

可见运用前人的药方，绝不可生搬硬套，要注意加减。正如《成方切用》序言中说：“设起仲景于今日，将必有审机察变，损益无已者。”又说：“苟执一定之方，以应无穷之证，未免实实虚虚，损不足而益有余，所致杀人者多矣。”

### 方剂加减法分药味的加减、方剂的合并、药量的增减不同

再从疾病来看，人体的疾病很多，且其传变兼杂，转化不停，实不可胜数，若想每一疾病制订一方，是不可能的，故前人在方剂运用方面，又创加减之法。例如《伤寒论》的太阳表虚证用桂枝汤，若兼见项背强几几者，则加葛根；兼喘者则加厚朴、杏仁；误汗、遂漏汗不止者，则加附子；误下后，脉促胸满者，则用桂枝去芍药汤；更加有微恶寒者，则去芍药加附子；若病已七八日，如疟状，热多寒少，一日二三度发，面有热色，身痒者，则用桂枝麻黄各半汤；若形如疟，日再发者，则用桂枝二麻黄一汤。

再如桂枝加芍药汤，治太阳病，反下之，因而腹满时痛，属太阴者。本方与小建中汤药味、药量

均相同，后者只多一味饴糖则名为小建中汤，治伤寒脉涩，阴脉弦，腹中急痛，或脾虚腹痛，虚劳等病，治病与桂枝加芍药汤大不相同。

再如小承气汤与厚朴三物汤、厚朴大黄汤三方药味完全相同，只是用量不同，则方名不同且治证亦不同，这是药同而意不同的加减变化。厚朴三物汤：厚朴八两，枳实五枚，大黄四两，功用：行气除满，治痛而闭者。小承气汤：厚朴二两，枳实三枚，大黄四两，功用：治阳明潮热，大便难，腹实痛。厚朴大黄汤：厚朴一尺，枳实四枚，大黄六两，功用：治支饮胸（腹）满。

明代许宏曾说："伤寒之方一百十有三，其中用桂枝麻黄者大半，非曰繁杂，在乎分两之增减也……在乎智者能精减也。"日本丹波元坚氏说："盖用方之妙，莫如加减，用方之难，亦莫如加减。苟不精仲景之旨，药性不谙，配合不讲，见头治头，滥为增损，不徒失古方之趣，亦使互相牵制，坐愆事机者，往往有之，加减岂易言乎。"

临床治疗时对药方进行加减是必要的不易的。

曾治一韩姓女中学生，因精神刺激而患精神分裂症，表现为失眠、多疑、幻听，经常听到腹内有人和自己说话，喜独处，少言语，表情痴呆，饮食少，大便秘结，月经错后，舌苔薄白，脉沉。

诊断：（气郁不舒、痰气迷心型）癫证。

治则：舒郁开窍、坠痰安神。

方药：生香附 12 克，郁金 12 克，青礞石 20 克（先煎），炒黄芩 10 克，生大黄 6 克，全瓜蒌 30 克，生白芍 12 克，生牡蛎 30 克（先煎），灵磁石 25 克（先煎），菖蒲 10 克，远志 12 克，吴茱萸 2 克，乌药 10 克，炒神曲 12 克，生赭石 25 克（先煎），生铁落 50 克（煎汤代水）。

本方取《黄帝内经》生铁落饮之"下气疾"；取《医学心悟》生铁落饮之菖蒲、远志以开心窍；取礞石滚痰丸之青礞石、大黄、黄芩坠痰清火；又加郁金、瓜蒌（白金丸变法）、生香附、乌药、吴茱萸以理气化痰；生牡蛎、灵磁石定魂志、安心神；神曲助金石药品之吸收运化。

此方服后诸证减轻，以后本此方稍事加减（后来去乌药、郁金，加钩藤、生地、川连。第三次改方去磁石、礞石、菖蒲、牡蛎、吴茱萸，加珍珠母、天竺黄），共进百余剂而痊愈。

此例即古方、时方、经验方相结合进行加减而成，但加减变化要心中有数，药与药之间，药与法之间，药与方之间等，均要有机地内在联系，不是散乱无章的拼凑。如《汤液本草》序中所说："或以伤寒之剂，改治杂病；或以权宜之料，更疗常疾；以汤为散，以散为圆，变异百端，增一二味，别作他名，减一二味，另有殊法。"丹波元坚氏评此曰："此乃变通之极致，非粗工所企知也。"李梴在《医学入门》论方剂变化时说："外感内伤，当依各门类加、减、穿、合、摘，变而通之……千方、万方，凡药皆然，知此则处方有骨，正东垣所谓'善用方者不执方，而未尝不本于方'也。"

学习方剂要多，使用方药要约，方不在多，贵在加减精当。正如《灵枢·禁服》篇曰："方成弗约，则神与弗俱。"

**临床中加减变化的七个方法**

一加：即在原方上加一二味药，或是加重原方中一二味药的用量。

二减：即在原方中减去一二味药，或减轻原方中某药的用量。

三裁：如裁衣那样，即在原方上裁去目前不需要的一部分药物。

四采：即在保留原方主要药物的基础上，再把其他方剂中功效最突出的，或配伍最巧妙的二三味药采摘过来。

五穿：即把所需要的二三个或三四个药方的主要部分，有主次轻重地穿插起来成为一方。笔者自拟的麻杏二三汤，就是把麻黄汤中的麻杏二味采过来，再加二陈汤、三子养亲汤穿起来而成。

六合：即把两个或两个以上原有方剂合并，结合起来使用。笔者在治疗久久不愈的胃脘痛时，常用自订名的"三合汤"，即是把良附丸、百合汤、丹参饮三个药方合起来用。如痛处固定或有时大便发黑、疼痛较重者，可再合入失笑散方，则又名"四合汤"。

七化：即是把经过变化的药方，除再次与症状、治法、人、地、时等多种情况进行分析，核对无误外，还要仔细分析药方中各药的组织配伍和药力比重、用量大小、先煎后下、炙炮研炒等是否合适，各药之间以及与证候、治法之间是否有着有机的联系，能否发挥其最大的治疗特长并纠正其原药的所短等，使药方达到比原方更符合治疗要求的效果。

有些有效的新方，往往是在这“化”中所出。实际上，“化”也就是要求把方剂的药物组织、配伍变化与证情、治法达到“化合”的水平，而不是一些药物彼此孤立地“混合”在一起。所以“化”既是方法，亦是要求。《焦树德方药心得》

# 生石膏法秋石制作工艺

张晓宜

**生石膏法秋石制作工艺**

健康儿童或成人的尿液，医用脱脂棉纱布过滤，倒入食品级酵素大桶，密闭，静置 10 天，加入生石膏粉（药材粉碎机粉碎 3 次，用瓷乳钵加少许净水研末 20 分钟使生石膏末更细，1 升尿液用 0.52g 生石膏细粉。10 升尿液用 5.2g 生石膏细粉，20 升尿液用 10.4g 生石膏细粉，200 升尿液用 104g 生石膏细粉），倒入装尿液大桶，桑木棍儿搅拌 20 分钟，静置 12～36 小时，弃去上清液（可用虹吸管食品级硅胶管内径 7mm、外径 9mm，内径 3mm、外径 6mm），收集沉淀液，置于吹风烘干机 50℃（一次 300 升尿的沉淀液，可用家用吹风烘干机）中烘干（约 12 小时），即得生石膏法制得的秋石，经药材粉碎机粉碎，得生石膏法制得的秋石粉，收率 1 升尿液制得约 1 克秋石。密闭干燥保存。

说明：生石膏粉加量在实际操作中还有适当加大的空间。

**火炼法秋石制作工艺**

健康儿童或成人的尿液，医用脱脂棉纱布过滤，倒入不锈钢大盆，80℃恒温加热，待尿液蒸发至盆底仍为液体（原尿液体积的约七至八分之一）时，停止加热，放凉，收集棕褐色液体（固体残留也收集，潮湿时会液化），即得火炼法秋石，装瓶保存。

**使用分享**

（1）生石膏法所得秋石功效（摘自《本草纲目》）：咸，温。滋肾水，养丹田，返本还元，归根复命，安五脏，润三焦，消痰咳，退骨蒸，软坚块，明目清心，延年益寿，治虚劳冷疾，小便遗数，漏精白浊，噎食反胃。肿胀病，以此代盐。服用：口服 0.3～0.5 克。也可和鸡胚蛋粉混合（体积 1:1）后服用。

（2）火炼法制秋石（又名秋石还元丹）功效出自宋代《证类本草》：大补，暖。悦色进食，益下元。久服去百疾，强骨髓，补精血，开心益志。久服脐下常如火暖，诸般冷疾皆愈。久年冷劳虚惫甚者，服之皆壮。服用时，也可和熟枣肉或等量山药粉为丸，如绿豆大，每服五至七丸，渐至十五丸，日 2 次。也可穴位贴敷，脐敷。病痛局部区域，全身外敷（每天一次，每次 30 分钟）。

（3）推荐肿瘤患者口服生石膏法制得的秋石。火炼法秋石全身外敷，每天一次，每次 30 分钟和肿瘤局部区域 24 小时外敷。

（4）火炼法秋石外敷的方法：用火炼法制得的秋石液涂抹外敷部位，再用食品级美容美发用膜覆盖即可。

**参考文献**

1.（宋）沈括.《苏沈良方》 卷一.
2.（明）李时珍. 本草纲目（五十二卷人部）.
3.先贤陈士铎关于童便和秋石的论述.
4.张秉伦，孙毅霖.“秋石方”模拟实验及其研究.
5.刘晓清. 开启人体的健康隧道.

# 占家镇诊疗食管肿瘤经验与方法

占家镇，男，1955年2月出生，江西省浮梁县人。系江西省景德镇市浮梁县湘湖镇兰田村卫生所医生。毕业于北京中医药进修学院。中共党员，出身中医世家，济和堂第八代传人，从医四十余年，对多种肿瘤病及疑难病症的中医药治疗有较深的造诣。他尤其擅长食道肿瘤的治疗，所创食道肿瘤中西医综合性疗法，对食道肿瘤有独特疗效。该疗法疗效好，疗程短，中医药加西医的放疗，全程三个月。多年来，成功挽救了众多食道癌患者的生命。80%以上的患者，通过治疗，食管肿瘤完全消除，被肿瘤破坏的食管黏膜完全修复，食管的收缩、扩张功能恢复正常，达到了彻底治愈的目的。瓷都晚报与景德镇电视台分别于2007年10月12日和2008年4月7日，对占家镇进行了采访，并进行了专题报道。

食管肿瘤通常也叫作食道肿瘤，这种疾病是发生在食管鳞状上皮的恶性肿瘤，进行性咽下困难为其最典型的临床症状，食管穿孔、呕血、便血、癌转移是本病常见的并发症。本病是人类常见的恶性肿瘤之一。我国是食管肿瘤的高发国家，也是本病死亡率最高的国家。全世界每年食管肿瘤新发病例约31.04万，而我国占16.72万。

食道肿瘤的治疗取决于许多因素，这些因素包括肿瘤的大小、部位，扩散情况和患者的身体状况。由于肿瘤患者会承受因病情和治疗发生的大量心理压力，家庭成员的支持和心理疏导方面的帮助也是必不可少的部分。

患者在接受综合治疗中及治疗后，一定要尽量保持心态平和，尤其不能饮酒、发怒，情绪过度低落，此病患者如饮酒、发怒，情绪过度低落，极易导致病情恶化，造成不良后果。

**1. 食道肿瘤的最佳综合治疗期**

根据多年的探索、不断的反复总结治疗经验，从医疗实践中得出，此病须进行中、西医相结合的适时综合性疗法：即在服用有效中医药的适当时期，同时配合西医的放射治疗，才能取得良好的疗效，对手术后复发的患者，配合放疗，同样能取得良好的疗效。

**2. 食道肿瘤的治疗为什么要采取中西医相结合的综合疗法**

西医的放疗对具有生命力的肿瘤具有一定的杀伤力，然而放疗的不足之处是不能将所有的肿瘤细胞彻底消灭，尤其是对肿瘤体积较大的效果更差，随着时间的推移，那些未被彻底杀灭的肿瘤细胞又会死灰复燃，重新生长，浸润，转移。

然而有效的中医药与放疗的有机结合，却能将那些未被彻疷消灭而相对处于静止状态下的肿瘤细胞通过软坚散结，活血祛瘀，化痰清癥之疗法，一举消灭，清除干净，直至病灶完全修复，达到彻底治愈的目的，弥补了西医的不足之处，取到了西医不能达到的疗效。该疗法为众多的食道肿瘤患者开辟了一条通向重新生存的希望之路。

**3. 中、西医综合治疗食道癌的有效率及治疗后患者的生存质量**

治疗食道肿瘤患者的有效率与肿瘤细胞对放疗的敏感度成正比，凡是对放疗敏感的肿瘤细胞患者，运用中、西医综合疗法治疗后，有效率可达80%以上。

而少数对放疗不敏感的肿瘤细胞患者，即放疗对肿瘤细胞不起作用，不能有效杀灭肿瘤细胞，则无治愈的希望。

凡被治愈的患者（已发生转移者除外），他们的生存质量与正常人没有什么两样，他们可以像正常人一样生活、工作，可与大医院手术后的患者相比有天壤之别。尤其是那些早期的食道肿瘤患者，疗效更好。

**4. 食道肿瘤的药物治疗**

药物治疗分中药汤剂和中药散剂两个部分，二

者应很好地配合，才能达到良好的疗效。二者不可缺一。

（1）中药汤剂分两个疗程

第一个疗程为60天，第二个疗程为40天；100天为一个大疗程。

患者在结束第一个疗程后（60天），如吞咽无梗阻，需进行吞钡检查，如肿瘤已消失，食管无僵硬，食道黏膜一切正常，则可停药。

如食道壁有黏膜破坏区，则需行胃镜检查，如黏膜破坏区光滑，无分泌物，无僵硬，则该破坏区为肿瘤消除后留下的瘢痕，病已痊愈，可停药。

如黏膜破坏区有分泌物，局部僵硬，则提示病灶尚未完全消除，则需进行第二个疗程，直至病灶完全消除，方可停药。

有些患者在第一个疗程结束后，自觉吞咽好转，自以为病已痊愈，在未进行任何检查的情况下，便擅自停药，这是一种非常危险的做法。

食道肿瘤是一种顽固性恶性肿瘤，极容易发生扩散，如治疗不彻底，极易复发，而且放疗（一个部位）只能做一次（如果再做须一年以后），如果病情复发，则不能再做放疗，中、西医综合疗法将不复存在，等待患者的只有死亡。

2）中药散剂

在服用中药汤剂的同时，必须配合中药散剂。中药散剂一剂，剂量一般服用15天左右，患者应严格按照医生的规定，要按时、按量服用，服药30分钟内忌饮水。

散剂一般2—3小时服一次，含于口中，慢慢咽下，一日6～7次。

由于中药散剂配方中有些药物比较名贵，有些患者节约减量，以致不能达到应有的疗效，结果是得不偿失。

患者在接受综合治疗的同时，认真遵照医嘱。

**5. 食道肿瘤患者的食物禁忌**

患者在接受治疗中进行必要的短期食物禁忌，有利于疾病的康复，此病患者应避免食用酸性食物和刺激性食物，尤其不能饮酒，如饮酒，极易导致病情恶化，造成不良后果，因而此病患者必须终身戒酒。

## 辨证防治　分脏用药

陈士金　大连市金普新区陈士金中医内科诊所

辨证防治是“分脏论治”和“治未病”的有机结合，从而产生“分脏用药”的独特用药方法。

（1）“分脏论治”理论依据是五行、阴阳学说，结合六部脉象进行分脏查找病因。分脏论治特点：①依据病变脏腑，选用入脏腑方药，药性的归经脏腑，重点突出同性药物相须，相使的配伍，增加药性。②由于脏腑寒热虚实的不同，重点予以正治法。③对疾病的针对性强、直达病灶、疗效迅速。

（2）历代医家十分重视治未病。我们需要灵活运用基础方剂治病，达到“既病防变”“治未病”的目的。

分脏用药是我独创的用药方法。12时辰与五脏六腑一一对应，在合适的时辰服用治疗对应脏腑的中药，事半功倍，因时制宜的体现。如便秘，病位大肠，实证便秘用大承气汤。虚证便秘还要考虑肺气虚，肾津亏损，用药时间应该早上5—7点之间，这个时间大肠经气最旺，肺与大肠相表里，肺经用药时间3—5点，取其中间的5点服药，效果最佳。

**临床病例**

患者，陈某，男，52岁。平素小便不利，乏力，胸闷，腹胀，头胀，耳轮颜色黑而干枯。口干口苦，舌苔中部苔薄黄腻、根部苔黄腻有淡紫色瘀点，右寸脉沉弱涩、右关脉濡缓、命门脉沉数、左手因透析切断脉管无脉搏。

既往史：2008年尿常规检查，尿蛋白（+），无症状。2018年6月排尿困难，腹胀，急就诊当地医院，诊断：慢性肾衰竭尿毒症，予以透析治疗。每2日透析一次。

2020年7月20日来诊所就诊。

主诉：小便不利，乏力10年，加重伴胸闷气短2月。

中医诊断：癃闭：浊瘀堵塞，肾阳衰惫型。

积聚： 积证，瘀血内结型。

头痛： 肝阳上亢证。

西医诊断：慢性肾衰竭尿毒症期，高血压3级（高危）。

治法：温阳助肾，化气利水，化瘀除湿热。

方剂：根据分脏论治原则。上午：三子养亲汤加减；中午：二陈汤加减；下午：龙胆泻肝汤加减；晚上：复方八正散加减。

处方

上午（7:00 口服5g）治法：温肺化痰，宣肺利尿；处方：三子养亲散加减。

中午（11:00 口服5g）治法：甘温醒脾，健脾除湿，芳香化湿；处方：二陈汤加减。

下午（15:00 口服5g）治法：疏肝清热，化血散结；方剂：龙胆泻肝汤加减。

晚上(19:00 口服5g)治法：滋阴清热，通经利尿；处方：复方八正散加减。

服药特点：为了便于服用，可以将四种方剂研制散剂或者丸剂，妥善保存，每隔4小时（早、中、下、晚）服用一剂。一天服用四种不同方剂，治疗四个脏腑，相辅相成，调理脏腑阴阳平衡，达到治愈目的。

治疗效果：服药8个月后每日自主排尿量1000ml，透析减少至三天一次，脉象平稳，治疗效果满意。患者送锦旗表示感谢。

# 下颌部肌肉不自主跳动一月诊治实录

潘年松 遵义医药高等专科学校附属医院中医科

姓名：肖某，性别：女。年龄：72岁。住址：遵义市红花岗区湘江路。职业：离退人员。

**第一次就诊情况**

就诊时间：2020年12月16日。主诉：下颌部肌肉不自主跳动一个月。现病史：口干，口苦。偶尔头晕。双下肢后侧牵扯感，伸腿后减轻。饮食睡眠可，大小便正常。右侧下颌关节处轻微疼痛，下巴与口之间的皮肤跳动不停（具体跳动情况见附件现场录制视频），有节奏感，70～80次/分，不痛。既往史：无。诊查：舌质淡红、苔白厚腻，脉濡。辅助检查：经在遵义市某三甲医院住院诊断有：①脑动脉供血不足。②下颌部肌阵挛。③颈内动脉瘤。④甲状腺结节。

初步诊断：中风（阴虚痰阻）。

治疗：中药3剂，每天1剂，自煎，口服。君药：麦冬50克，滋阴；黄芩5克，清热。臣药：瓜蒌皮、枳实各25克，行气；甘草25克，益气清热。佐药：天麻20克，化痰息风。使药：胆南星、半夏各15克，化痰；川芎15克，引药上行。

去向：随诊。

分析：本案初诊，是从遵义市某三甲医院慕名转过来，最主要的痛苦就是下颌部偏右侧肌肉跳动，制止不了，下颌部肌肉跳动的原因究竟是什么处于怀疑状态，下不了结论。本掌门按照中医理论，诊断为中风；证型依据跳动确认为痰阻，依据口干确认为阴虚。依据口苦确认有化热情况，故重用君药。由于初次接触，需要摸索，故先开3剂中药，嘱其每天1剂药，服用后自己详细观察情况，再来诊断时告知。

**第二次就诊情况**

就诊时间：2020年12月23日。主诉：下颌

部肌肉不自主跳动一个多月。现病史：下颌部肌肉跳动大约110次/分，频次明显大于脉搏频次，跳动可以在咬牙时停止，在睡眠中停止或幅度变小。右侧下颌骨疼痛减轻，口干口苦减轻，舌头牵扯抖动次数减少。双下肢牵扯感如前。饮食睡眠正常，大小便正常。既往史：体检结论有：①脑动脉供血不足。②颈内动脉瘤。③甲状腺结节。体格检查：舌质淡红，中部苔黄厚腻，脉濡。诊查：无。

初步诊断：中风（阴虚痰阻）。

治疗1：中药3剂，每天1剂，自煎，口服。君药：天麻30克，化痰息风。臣药：白芍25克，滋养阴血。佐药：郁金、川芎、玄胡各15克，行气活血；胆南星10克助化痰；麻黄10克助走表。使药：白芷5克，引药上行。

治疗2：中药3剂，每天1剂，自煎，口服。君药：天麻30克，化痰息风。臣药：白芍25克，滋养阴血。佐药：郁金、川芎、玄胡各15克，行气活血；胆南星10克助化痰；麻黄10克助药走表。使药：细辛5克，引药走表。

去向：随诊。

分析：本案首次复诊，叙述比第一次详细，大致原因是患者在一个多月前感冒，随即出现下颌部肌肉跳动，于是去住院治疗。住院西医治疗一个月的时间里，医生患者都过多依赖于仪器设备，没有意识到患者自己才是最好的医生，患者自己应该密切注意病情及其变化。这次就诊，化热趋势比第一次就诊时明显，故跳动次数增加，给患者带来的恐惧和痛苦也增加了，故急则先治标，以化痰为主，滋阴为辅。两个3剂配方，差别仅使药白芷和细辛，先用白芷，再用细辛，本掌门的思考是两者都可以引药上行，而白芷长于化湿，细辛兼可止痛。

**第三次就诊情况**

就诊时间：2020年12月30日。主诉：下颌部肌肉不自主跳动一个多月。现病史：跳动幅度减小、口干、有咽干黏腻感。既往史：同前。体格检查：舌质淡红、苔白腻、脉濡。辅助检查：无。

初步诊断：中风（阴虚痰阻）。

治疗：中药5剂，每天1剂，自煎，口服。君药：麦冬50克，滋阴。臣药：白芍30克，滋养阴血；天麻30克，化痰息风。佐药：川芎、郁金各20克，助行气活血；胆南星、法夏各15克，助化痰。使药：麻黄10克，引药上行。

去向：随诊。

分析：本案再次复诊，患者诉下颌部肌肉跳动次数、频率、幅度均明显减轻。患者信心增强。故再次回到滋阴为主佐以化痰患路。

**第四次就诊情况**

就诊时间：2021年1月13日。主诉：下颌部肌肉不自主跳动两个多月。现病史：跳动幅度减小，偶尔停止跳动。口干苦。痰黏难咯出，痰中偶尔带血丝。既往史：同前。诊查：舌质淡白、苔黄，脉濡。辅助检查：无。

初步诊断：中风（阴虚痰阻）。

治疗：中药5剂，每天1剂，自煎，口服。君药：麦冬50克，滋阴；怀牛膝50克，养阴活血。臣药：紫菀、款冬花各35克，化痰利咽。佐药：天麻25克，助化痰息风；川芎、玄胡各25克，助行气活血；胆南星15克，助化痰。使药：细辛5克，引药上行。

去向：随诊。

分析：本案再次复诊，下颌部肌肉跳动次数、频率、幅度均明显减轻，还出现停顿。而咽喉痰黏难咯，为了咔出黏痰，甚至于破坏了局部脉络出现血丝。故再次滋阴为主利咽为辅佐以化痰思路。

**第五次就诊情况**

就诊时间：2021年1月27日。主诉：下颌部肌肉不自主跳动两个多月。现病史：跳动幅度、频率减小。咽中异物感，咳，双下肢腘窝牵扯感。既往史：同前。诊查：舌质淡红、略胖、苔白，脉数。辅助检查：无。

初步诊断：中风（阴虚痰阻）。

治疗：中药5剂，每天1剂，自煎，口服。君药：麦冬、百合、平贝母各50克，滋阴，止咳。臣药：紫菀、款冬花各35克，化痰利咽；大血藤

35 克，舒筋活络。佐药：天麻 25 克，助化痰息风；麻黄 10 克，发散走表。使药：细辛 5 克，引药上行。

去向：随诊。

分析：本案最后一次复诊，在前次滋阴为主利咽为辅佐以化痰思路基础上，辅以舒筋活络。

经过前述治疗，患者主动来告知：已经不跳动了，咽喉不适、口干口苦也没有了。

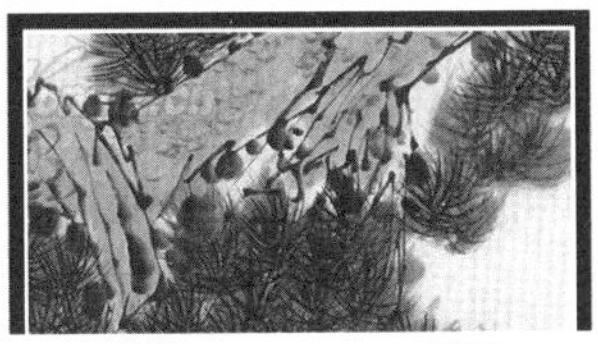

# 国医年鉴

2022

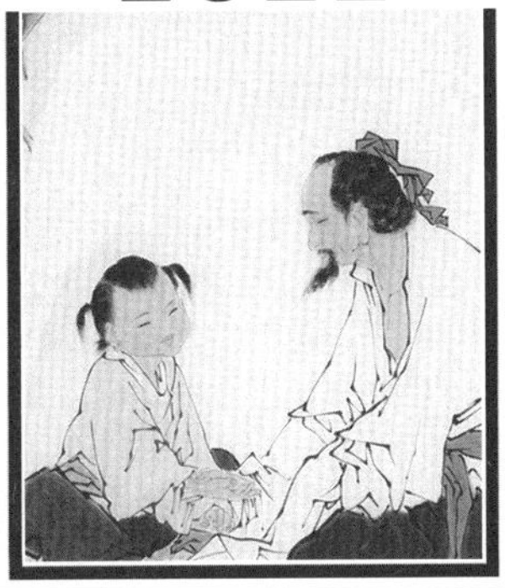

# 杏林故事

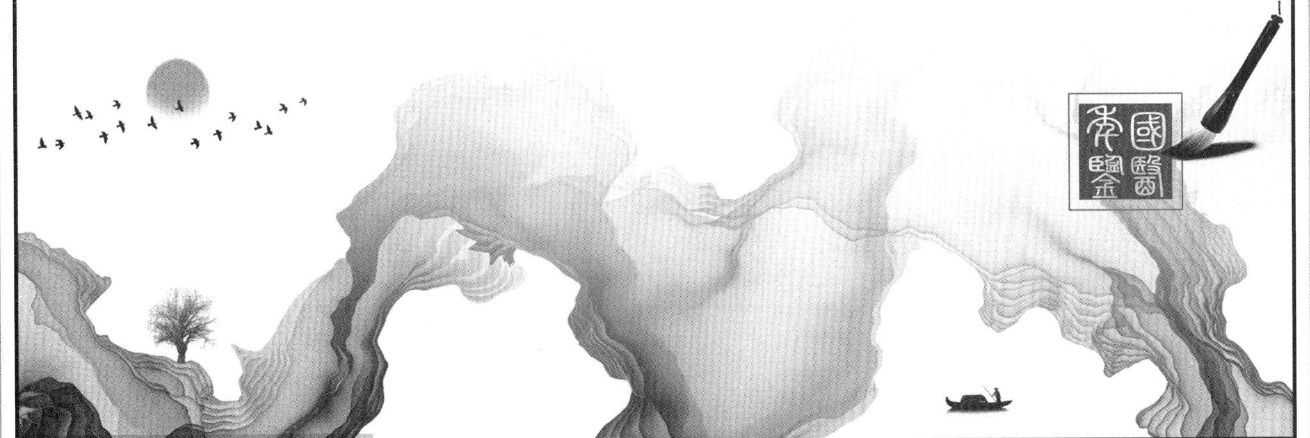

# “人民英雄”张伯礼复信勉励天津中医药大学学子从军报国 知史爱党 知史爱国 无悔青春

刘恩昊 天津中医药大学

在全党全面开展党史学习教育之际，“人民英雄”荣誉称号获得者、天津中医药大学校长张伯礼院士 3 月 22 日给在春季征兵工作中应征入伍的在校 7 名入伍女大学生回信，肯定她们携笔从戎，报效祖国的志向，希望她们以此次党史学习教育为契机，学习党的历史，重温光辉历程，传承革命精神，做到知史爱党，知史爱国，知史爱社会主义，勉励她们努力学习，刻苦锻炼，在战位上接受祖国的考验，扛起青年一代的担当，脚踏实地，砥砺青春，不负韶华，淬炼成钢，用青春书写无愧于时代、无愧于历史的华彩篇章。

在今年春季征兵工作中，天津中医药大学男女生共报名 80 多人，经选拔，男生预定新兵 11 人，定兵 5 名，完成春季男兵预分任务；女生预定新兵 9 人，定兵 7 人，为全市女兵入围人数最多的高校。在离开美丽校园，奔赴军营之际 7 名入伍女大学生致信校长张伯礼院士，在表达向张伯礼院士学习致敬的同时，表示将践行为国尽责的精神，在崭新的军旅生涯中继续保持天津中医药大学学子的精气神，激荡新气象，展现新作为。

学校征兵工作取得的成绩，得益于校党委始终坚持将党史学习教育作为立德树人重要内容，常抓不懈，常抓常新。

一是将党史学习教育融入日常、抓在经常。校党委高度重视学生思想政治工作，特别是注重运用党的宝贵精神教育引领学生思想。2009 年，在张伯礼院士的倡导下，学校启动勇搏励志素质育人工程，并将党史学习教育作为重要育人内容。通过定期组织党史专题讲授、参观革命教育基地、清明祭扫烈士陵园、素质拓展训练等活动，引导学生知党史、明军史，奠定坚实的拳拳报国心和殷殷赤子情。在校党委指导下，学校还启动了“青马工程”“和合共进”训练营等育人载体，为学生弘扬革命传统，明确人生方向，砥砺青春梦想，搭建了广阔平台。

二是将党史学习教育融入对抗疫精神的宣传教育。校党委在做好校园疫情防控的同时，坚持用抗疫精神教育引导广大天津中医药大学学子。校长张伯礼院士获得“人民英雄”国家荣誉称号后，校党委第一时间号召全校师生学习张伯礼院士不忘初心、牢记使命的政治品格；以实际行动践行伟大抗疫精神的担当大义；救死扶伤、医者仁心的崇高精神；德为楷模、行为人师的国士风范。从“人民英雄”张伯礼身上，天津中医药大学学子充分感受到党员先锋的为民情怀和担当本色，充分感受到党的磅礴伟力，更激发了学史明理、学史增信、学史崇德、学史力行的行动自觉。

三是将党史学习教育作为学生工作重要环节。校党委坚持把党史学习教育与落实立德树人根本任务紧密结合，在学习教育领导小组下专设学生工作组。通过设计专题学习教育方案，开展分类教育引导，重在突出各项学习活动的针对性、吸引力和感染力。注重用党的奋斗历程和伟大成就鼓舞斗志、明确方向，用党的光荣传统和优良作风坚定信念、凝聚力量，用党的实践创造和历史经验启迪智慧、砥砺品格、滋润心灵，确保学生从百年党史中充分汲取奋进力量，坚定崇高理想。

## 广西壮族自治区南宁市中医医院把“中医治未病惠民项目”下沉到基层，助力健康扶贫——中医适宜技术让群众有“医”靠

曾萍 何雄

近年来，广西壮族自治区南宁市中医医院以“激发中医药活力，助力健康扶贫”为主要抓手，大力推进扶贫工作。

2022 年 3 月 3 日，由南宁市中医医院派驻的帮扶骨干开展的“雷火灸”“穴位埋线”等中医适宜技术培训，激发了马山县古寨瑶族乡卫生院医生的学习热情，这是该院“中医治未病惠民项目”下沉基层的体现。

“做了雷火灸，腰痛好多了。”“在家门口就能享受到市级医院的服务，真是太方便了。”古寨瑶族乡接受中医药服务的群众这样说。

南宁市中医医院充分发挥中医药特色优势，结合马山县古寨瑶族乡卫生院的实际需求，重点扶持中医科建设，提高了该院的中医药服务水平和惠民服务能力，让当地贫困群众实现有“医”可靠。

自南宁市中医医院启动帮扶工作项目以来，马山县古寨瑶族乡卫生院中医科实现了从无到有的快速发展，经历了一个深刻蜕变的过程。南宁市中医医院通过传帮带，为马山县古寨瑶族乡卫生院培养了中医医师 2 名，中医护理人员 8 名，并向卫生院赠送中药烫熨治疗包、中药外用散剂、火罐等物资。马山县古寨瑶族乡卫生院中医诊疗技术由原来的 3 种发展到目前的 20 余种，并利用中药烫熨治疗、中药泡脚、中药硬膏贴敷、针刺、艾灸等多种技术为 5400 余名患者提供中医药特色服务。目前，马山县古寨瑶族乡卫生院中医科的诊疗技术和服务能力，已深得当地群众的认可。

在南宁市中医医院帮扶队员的积极协助下，马山县古寨瑶族乡卫生院围绕 2202 名村民开展了国家基本公共卫生服务，完成 1 万多人次的家庭医生签约，累计为村民办理慢性病卡 1489 张，对辖区内因病致贫群众实现 100%有效救治，极大地方便了贫困群众就医，有效改善了贫困群众的健康状况。

“医院将围绕健康扶贫工作，切实提高帮扶乡镇卫生院的中医药服务能力，让贫困群众看得起病、治得好病，同时推动当地群众由治得好病向管得好健康转变。”南宁市中医医院选派到马山古寨瑶族乡卫生院的挂职副院长何雄说。

## 杜建：用通俗语言讲好中医理论

叶秋云

一个脉诊、一把笔、一摞处方笺、一台电脑。在全国名中医杜建位于福建中医药大学国医堂的工作室内，笔者近日看到了这一幕，简单而朴素。

杜建，从医 50 余年，是福建省中医老年病学科带头人、福建中西医结合临床重点学科学术带头人。

今年，他正准备出版《国医名家杜建治疗疑难杂症经验集萃》。目前，大致内容已编纂完成。

“中医的理论发展必须与现代的疾病特点相结合。过去，中医理论发展非常丰富，但在治疗现在的疾病时，难免会有一些难以抉择。”杜建介绍，《国医名家杜建治疗疑难杂症经验集萃》一书中主张用现代思维结合中医的辨证论治进行治疗，这样

既传承了中医的精华，又把“病”与“症”结合，提高了疗效。

这不是他第一次主编医书。十几年来，他主编了《台湾中医药概览》《现代中西医诊疗丛书——中西医临床老年病学》《中西医结合康复学》《中西医结合老年病学》等14部著作。

在从事临床、教学和科研工作的50多年里，杜建积极开展中西医结合治疗方面的研究及教学，对老年病、肿瘤等疾病的治疗颇有研究。在辅助治疗肿瘤放化疗后的气阴两虚证方面，杜建结合温病的治法与方药，研制的“芪灵扶正清解方”获国家专利。在治疗血管性痴呆方面，他首创性提出“血管性痴呆多虚多瘀，以肾虚血瘀为常见证型”，制定了“补肾健脾，养血活血”的法则，与团队科研人员合作创制出中药复方康欣胶囊，获国家发明专利。

2020年以来，中医药在“新冠肺炎”疫情防控阻击战中发挥了重要作用，中医药的全球认知度也在不断提升。如何助推中医药走向国际？在杜建看来，走向世界不能离开中医根本的理论，应该考虑如何用通俗的语言来表述中医理论，“这个工作是现代中医人要努力去做的”。通过各种知识的普及，为中医药走向世界做出努力。

政府工作报告中明确提出，要“坚持中西医并重，实施中医药振兴发展重大工程”。杜建认为，中医药的发展，必须遵循“传承精华，守正创新”。“在传承过程当中必须守正，只有牢牢掌握好中医理论体系，才能够发展中医；创新，必须利用现代科学技术，才能更好地发挥中医药在‘健康中国’的作用，才能更好地走向世界。”

## 路志正：“我要为中医药事业奋斗一生”

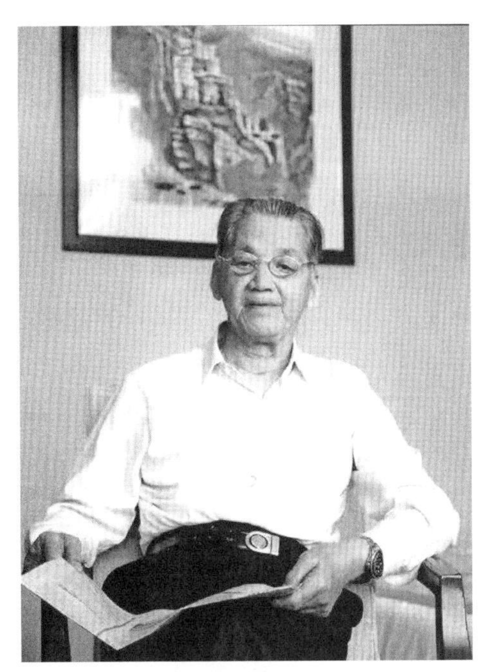

路志正近照

对于国医大师路志正来说，推动中医药事业传承与发展，始终是他的心头事。他躬耕不辍，从事临床教研工作80余年，在中国中医科学院广安门医院，如今每周还能见到他出门诊的身影。年逾百岁的他，还在带教博士生及传承人，参加中医学术活动等，尽全力发挥光和热。

为患者看好病，是路志正最大的心愿，“作为一名医务人员，一切荣誉都是党和人民给予的，是社会给予的，要回报社会，多看病、看好病，就是对社会最大的贡献”。

90岁时，路志正加入中国共产党。他一生坚定信念跟党走，生动地诠释了“老牛亦解韶光贵，不待扬鞭自奋蹄”的精神。路志正说，作为一名医生，“大医精诚”是行为准则，“精”与“诚”不分主次，紧密相连，只有精诚合璧，才能做一名好医生。

路志正出生于1920年，幼承家学，13岁拜师学医，潜心苦读，积累了扎实的功底。1939年，他从河北中医专门学校毕业，19岁就已经开始独立应诊，悬壶故里10余载。1951年，他在北京中医进修学校进修西医，并于1952年进卫生部医政司医政处中医科（国家中医药管理局），从事中医药管理工作20余年。

回顾往昔岁月，他曾作为抗美援朝巡回医疗队成员，利用银针发挥自己专长；下乡寻访，发掘推广许多宝贵的中医经验；参与多种流行病调研，最早认定中医治疗乙脑的成果；参加血吸虫病中医防治，提出“西医杀虫，中医治水”的原则及方案；赴内蒙古包头市包钢医院支边，以温病火毒论治重症烧伤，经中西医合作取得满意疗效。

1973 年，路志正被调入中医研究院广安门医院（中国中医科学院广安门医院），专注于做临床、抓急症、建学科、兴特色、育高徒等。他还连任三届全国政协委员，始终为中医药事业的生存和发展建言献策。

路志正深谙中医药作为我国独特的卫生资源，在经济社会发展中发挥着日益重要的作用。为此，他多次呼吁发展中医妇产科学、中医儿科学，在建立中西医合作机制基础上，筹建中医妇产科医院、中医儿科医院。他还致力于推动中医药传承与创新“百千万”人才工程，加强人才培养和学术的传承发展。

1983 年以来，他多次赴港澳台地区以及东南亚、欧美等地进行学术交流、诊病疗疾，为推进中医药海内外传播作出突出贡献。

路志正精通内外妇儿，擅治杂病，诊治患者逾百万人次。他熟稔经典，融会百家，崇尚中医温病与脾胃学说。他依据时代疾病谱的改变，提出“持中央，运四旁，怡情志，调升降，顾润燥，纳化常”调理脾胃系统疾病的学术思想。

他独树一帜，从脾胃论治胸痹心痛；发展湿病理论；强调心身同调，药食并用，针药兼施，杂合以治。20 世纪 80 年代初，他参与创办广安门医院内科研究室，开展中医急症与疑难病研究。自 1980 年起，路志正组织全国中医药学会痹病学组（中华中医药学会风湿病分会前身），制定痹病诊断、疗效评定标准，拟订统一科研方法，研发 5 种系列新药，主编《痹病论治学》《实用中医风湿病学》《路志正风湿病学》等多部书籍。还参与 SARS、流感、艾滋病等疾病的中医药研究等。2009 年 5 月，他被评为首届“国医大师”，2019 年荣获“全国中医药杰出贡献奖”。

路志正说：“我一生都在为中医药事业奋斗，尤其是年老之后更加觉得中医药需要振兴，中医药事业需要后继有人。国家非常重视中医药的发展，为我们提供了很好的发展平台，我们一定要把握好时代的机遇，开创中医药更加美好的未来。”（国家卫生健康委官微：健康中国）

## 永葆共产党员本色 传承发展好中医药

黄蓓 李芮 徐婧 王青云

为中国人民谋幸福，为中华民族谋复兴，中国共产党人胸怀坚定的理想信念，用实际行动诠释着初心与使命。“光荣在党 50 年”勋章闪耀着璀璨的光芒，中医药系统的老党员们以实际行动庆祝中国共产党百年华诞！

**国医大师石学敏：忘不了党对我的哺育**

1968 年，我加入了中国共产党。那一年，卫生部组建援外医疗队赴阿尔及利亚，我被选派出国，因工作突出受到相关部门表彰。一路走来，我永远忘不了党对我的哺育。

担任医院院长期间，我感受到党和国家对中医药事业的支持。医院实现三次腾飞，国家出资扩建，医院基础设施和教学条件不断改善，取得多项创新性成果。

中国共产党在世界上是一面旗帜，共建人类命运共同体的努力正汇聚成时代洪流，推动世界奔向更加美好的未来。每一名党员也是一面旗帜，我们要照亮鼓舞所有人，汇聚起磅礴力量。

**国医大师徐经世：虽皓首志不渝**

南湖起航，劈骇浪，栉风百年。唯信念，甘洒

热血，初心不改。民族复兴已任在，攻坚克难换人间。沧桑路，幸得党领引，康庄道。

存自信，国风范。负重担，再启航。命运共同体，健康中国。守正创新传精华，续写华夏百年梦。虽皓首，使命却依然，志不渝。

**国医大师包金山：党和人民的利益高于一切**

我出生在科尔沁草原上一个蒙医整骨世家，1966 年 7 月光荣加入中国共产党。我既是一名医学工作者，也是一名党务干部，曾担任党支部书记 33 年。

时光荏苒，白驹过隙。我对中国共产党心怀感恩！在党和人民的悉心培养下，我从一个在草原上跟随父辈走马行医的小学徒，成长为一名有专业功底、宽广视野的大学生，进而成为一名救死扶伤的白衣战士。

作为共产党员，我一直履行着为党的事业奋斗终生的诺言。作为医务工作者，我对人民赤诚、对生命敬佑、对事业痴迷，我将祖传蒙医整骨术系统化、科学化、理论化，创立了中国蒙医整骨学；创建了第一家蒙医整骨专科医院，治愈了 30 多万名骨伤患者。在我的心中，党和人民的利益高于一切！

我将传承好、发扬好中华民族宝贵的传统医学，不断向医学高峰迈进。

**中国中医科学院西苑医院房定亚：愿把毕生精力献给党**

我是一名中医大夫，1964 年加入中国共产党。

在中国共产党的领导下，我见证了中医由弱变强的历程，切实感受到了中医药事业的发展和壮大。当前中医药发展迎来了好时机，我新潮澎湃，感慨万千。

抗击“新冠肺炎”疫情中，中国共产党领导中国人民万众一心，抗击疫情，取得了举世瞩目的成绩。我对党的丰功伟绩无限崇敬。

党挥手，我前进。我愿意把毕生的精力奉献给党和人民。

**重庆市中医院艾祥彬：哪里需要去哪里**

我拥有 63 年党龄，在工作中，我努力为人民服务，坚定向党组织靠拢。1957 年 11 月，我成为正式党员。1986 年我调任重庆市中医院任党委书记，直到退休。

哪里需要我，我就到哪里去。在身体允许的情况下，我就要发挥余热，为社会贡献力量。退休后，我报名担任志愿者，辅助民警维持交通秩序，一直干到 83 岁；跟随重庆市中医院退休支部到区县敬老院进行义诊，送去中医药服务。

党成就了我，我也希望有更多年轻人在党的光辉照耀下茁壮成长、成才。

**湖南中医药大学附属第一医院刘绍贵：希望为年轻党员做示范**

我 1965 年 12 月入党，党的关怀、培养和教育，使我坚定了理想信念，净化了思想境界，提高了政治站位，并在中药学领域做了一点微不足道的工作。

我将继续履行党员义务，保持和发扬党的优良传统，为年轻党员作出示范。

我虽已退休，但不会磨灭共产党员的坚强革命意志，一定始终保持学习和工作热忱，积极参加党的活动，与时俱进，不忘根本，永葆共产党员优秀本色，为党争辉。坚持“传承精华，守正创新”，衷心祝愿中医药事业快速腾飞。

**湖北省十堰市中医医院李先庆：永远跟党走，退休不褪色**

我 1969 年 9 月加入中国共产党，今年 77 岁。我 16 岁拜师学中医，整整 60 年，是党建设了中华人民共和国，也是党培养了我。

1964—1984 年，我度过了 20 年军旅生涯，在军队中我不怕困难，不怕牺牲，也学习了医学知识，在党的教育下形成了价值观。退伍后我回到湖北十堰在地方医院工作。

1997 年我担任十堰市中医医院党总支书记、院长，在条件十分艰难的环境下，带领干部职工克服重重困难，成功创建为全国首批三甲中医医院。

迎来党的百年华诞，我的心情感慨万千。百年巨变证明中国共产党是伟大的、光荣的、正确的党，是中国人民的领导核心。我将牢记党员身份，永远跟党走，退休不褪色，不忘入党宣言，为党奋斗终生。我将在社会上多宣传中医。心中有信仰，脚下有力量，祝愿中医药事业发展越来越好！

**吉林省中医药科学院李春阳：身负重伤不下火线**

我 1948 年入党，曾参加过抗日战争、解放战争和抗美援朝战争。

在抗日战场上，我多次身负重伤。四保临江战役中，我是机枪班班长，敌人炮火猛烈，我的腿被炸伤，流血过多昏死过去，被战友背下战场，因伤口感染高热。后来稍有好转，再次要求回前线。

1952 年我转业到地方，先后在军工厂等处工作，后到吉林省中医药科学院胜利院区担任党委书记。

我在战场上看到很多战士因无法得到及时救治而落下残疾甚至失去生命，到医院工作后，我一心把医疗技术搞上去，为广大患者提供最好的医疗服务。

**江苏省中医院余卓英：为解放劳苦大众而奋斗**

我是一名 93 岁的老党员，刚满 17 岁就参加了新四军，从部队卫生学校毕业后，我被分到华中军区野战医院。

在战争年代，我们是一群朝气蓬勃、勇于吃苦、不怕牺牲、把他人生命看得比自己生命更重的年轻人。在行军打仗中，有一次我们住在老百姓家，这家的大人小孩和猪挤在一起睡在堂屋里，“穷”“苦”“贫”的印象像刀子般深深扎在我心里。我们参军打仗，艰苦奋斗甚至献出生命，不就是为了解放这些受苦受难的劳苦大众吗？我们一路前行，一路奋进，都是源于这一份初心。

行军路上，我们经常遭遇飞机轰炸，有一颗子弹直接打在我的背包上，但我幸运地活了下来。战争中，我因用自己研制的针剂成功救治了 18 名伤员，荣立一等功。战争年代条件艰苦，这个一等功奖章是手工缝制的布五角星，一等功还是用钢笔写上去的，这是少见极为“简陋”的军功章，但它在我心里始终有着沉甸甸的分量，它比金子还珍贵。

我转业来到江苏省中医院工作。战争年代超负荷急行军造成我胯骨关节严重磨损，疼痛经常折磨着我，行走困难，但我始终保持着乐观向上的心态。

**黑龙江中医药大学第一附属医院李延：到一线贡献光和热**

1971 年，我加入中国共产党。如今入党时的激动心情、光荣感仍炽热如故。

中医药行业几经沉浮，是中国共产党指明了中医药的前进之路。医疗条件落后时，为了多为患者服务，我每天都把脉枕揣在兜里，有需要看病的、问诊的，我就随时坐下来给他们把脉诊病。早上天刚亮就出门，晚上看完最后一个患者才回家，只想着患者的需要，起早贪黑也不觉得疲劳。

传承和发展中医药是我作为一名中医老党员的初心和使命，虽然已近 80 岁，但只要身体允许，我就要坚持到服务患者的一线去，到科研教学的一线中去，为社会、为患者、为学生贡献我的光和热。

**广东省中医院刘茂才：共产党员称号时时鞭策我**

我出生在贫困山区，弟弟因急性发热没钱得不到救治夭折了，这使我很痛心。我从小就立下两个志愿：一是参军，二是学医。

中华人民共和国成立后生活改善，我考上了中医学院。大学时我加入了共青团，毕业后分配到广东省中医院，在参加湖南水灾救灾后，我申请加入中国共产党。

1969 年 1 月，我正式成为共产党员。共产党员的称号时时刻刻鞭策着我奋斗。在难治疾病上攻坚克难。我在广东省中医院开创脑病专科门诊，是中医系统较早成立的脑病专科之一。

解放思想、实事求是、与时俱进、求真务实，对中医药的传承与创新具有指导意义。

**山西省中医院孙郁芝：坚持出诊，不负所学**

我于 1956 年 7 月入党，毕业于大连医学院，后响应号召，在全国西学中班系统学习了 3 年中医，学成后到山西省中医院从事临床、教学工作。91 岁的我坚持每周出诊。

上大学的时候，西医和中医有明显芥蒂。政府支持中医药事业发展，开办“西学中”教育，现在中西医已经融合、协作得非常顺畅。

党和国家特别重视中医药的发展，给我们提供了各方面的保障。时代在进步，科学在发展，中医药拥有数千年的宝贵经验，一定可以传承发展好。

**成都中医药大学万德光：牢记使命，继续奋斗**

我有 51 年党龄，在党的亲切关怀和培养下，成为一名坚强的中医战士。

今天，是党的百年诞辰，把美好祝愿献给党，愿党永远辉煌，祝祖国国富民强。

中医药是中国科学宝库中的一颗璀璨明珠。我有幸选择将中医药事业作为自己终生奋斗的目标，一路走来，经历、见证了中医药事业的蓬勃发展，参与了中医药的专业建设、人才培养、科学研究。在长期的研究实践中，总结出中药品种、品质与药效的相关性。

中医药人面临的建设发展任务还很艰巨，我将不忘初心、牢记使命，传承精华、守正创新，为中医药事业发展继续奋斗。

**河北省石家庄市中医院王春花：与时俱进，永葆本色**

我 1971 年加入中国共产党，在原河北新医大学中医系开启大学时代，在党的关怀教育下健康成长。毕业后我回到石家庄市中医院，不断学习，提高思想觉悟，坚定了自己的理想信念，全心全意为人民服务。

为了更好地为患者诊疗，我在中医临床实践中刻苦努力，不断总结经验，利用业余时间积极搞科研，严格按共产党员的标准要求自己，保持发扬党的优良传统，努力为新党员做榜样。

我虽已退休 15 年，但一直严格要求自己，与时俱进，永葆共产党员的本色。如今领到了“光荣在党 50 年”荣誉勋章，我将继续为党奋斗，为中医药事业奋斗！

**山东省潍坊市中医院陈光生：不忘初心，继续前行**

我加入中国共产党已经 55 年了，沉甸甸的纪念章是党组织对我工作的肯定，让我感受到作为党员的无上光荣，也激励着我不忘初心、继续前行。

现在虽已退休，但我将不忘入党初心，以实际行动继续发光发热，带动身边的人弘扬正气、弘扬正能量，为中医药发展贡献力量。

# 世卫组织承认中医药抗疫作用

陈鹏 河北医大第三医院

中医药抗击“新冠”疫情，有独特的作用，正在被世人所了解，但是要想进入医学界成为共识，首先在世界卫生组织内部组织专家论证，的确是一个很好的途径，也是进一步推动中医药发展与传播工作的基础。

《中国中医药报》2022 年 4 月 7 日转发了新华社郑汉根的报道，说中医药抗击“新冠”引起世卫组织重视，在世界卫生组织官网发布了《世界卫生组织中医药救治新冠肺炎专家评估会报告》。这份报告明确肯定了中医药救治“新冠肺炎”的安全性和有效性，充分肯定了中医药抗击“新冠肺炎”疫情的重要贡献，有助于推动包括中医药在内的世界传统医学更深入地参与“新冠肺炎”疫情防控，更好保护世界各国人民健康。

但是，看到这样的报告有人不高兴，中医黑们又出来作妖了，认为各个媒体对世卫组织的报告断章取义，说世卫组织并未肯定中医药治疗“新冠肺炎”效果，只是中医药人的自嗨，欺负大家不懂英文。因此，就有网友把世卫组织的英文，一段一段找出了，贴到网站上。中医药的作用不应该被忽视，中医药的复兴也势在必行，不能阻挡。

新华社的稿件说，“新冠”疫情暴发以来，中医药全面参与中国疫情防控救治。这份世卫专家评估会报告指出，使用中医药有利于轻型或普通型病例转为重症的风险；对轻型和普通型病例，与单纯的常规治疗相比，中医药在作为附加干预措施时，可缩短病毒清除时间、临床症状缓解时间和住院时间；尽早使用中医药可改善轻型和普通型“新冠肺炎”患者的临床预后。

2月25日，内蒙古自治区中医医院药剂师根据处方复核中药。

日前国务院办公厅印发的《“十四五”中医药发展规划》提出，要促进中医药在新发突发传染病防治和公共卫生事件应急处置中发挥更大作用。世卫专家评估会报告也建议世卫组织鼓励其会员国在其卫生保健系统和监管框架内考虑使用中医药治疗“新冠肺炎”的可能性。

疫情发生以来，中方也积极为海外抗疫贡献中医药力量。据不完全统计，截至目前中方已向150多个国家和地区介绍中医药诊疗方案，向10多个有需求的国家和地区提供中医药产品，选派中医专家赴29个国家和地区帮助指导抗疫。越来越多的国家认识到中医药的价值。津巴布韦总统姆南加古瓦高度赞赏中医药在抗击“新冠肺炎”疫情方面发挥的作用；柬埔寨卫生部国务秘书纳博拉罗特称赞中药治疗“新冠”有着较好疗效。

中医药获得更广泛的国际认可，也推动着中医药领域的中外合作更加深入。不久前发布的《推进中医药高质量融入共建“一带一路”发展规划(2021～2025年)》提出，“十四五”时期，中方将与共建“一带一路”国家合作建设30个高质量中医药海外中心，向共建“一带一路”国家民众等提供优质中医药服务。

中医药是中国优秀传统文化的重要组成部分，它包含的整体观、治未病等思想，体现着深厚的中国哲学、中国智慧，彰显着独特的中国文化魅力。国际社会对中医药更广泛的认可，有助于世界各国人民加深对中国文化的了解，有助于增进中外文化交流和文明互鉴。

世卫专家评估会报告对中医药抗疫作用的明确肯定，是中医药正在获得越来越广泛国际认可的一个缩影。传承数千年中国智慧、历久弥新的中医药，必将随着时间的推移，绽放出更璀璨的光辉，为中国人民乃至世界各国人民的健康福祉不断作出贡献。

## 新华社发文百万人关注中医确有专长考核

张培红　河北省中医药科学院

2021年11月3日，新华社的《经济参考报》，在“新华健康”栏目发表了曹东义《优化中医确有专长人员考核机制》，点击的数量，已近百万，引起大家高度关注。

这篇文章说，无论是防治新冠肺炎，还是助力健康中国建设，中医药都发挥着重要的作用，也急需培养大量的中医人才。笔者发现，民间中医通过“中医确有专长人员”考核获得医师资格工作，一直是业界关注的热点。

即将于2022年3月施行的《中华人民共和国医师法》对中医人才考核作了如下规定：以师承方式学习中医满三年，或者经多年实践医术确有专长的，经县级以上人民政府卫生健康主管部门委托的中医药专业组织或者医疗卫生机构考核合格并推荐，可以参加中医医师资格考试。以师承方式学习中医或者经多年实践，医术确有专长的，由至少二名中医医师推荐，经省级人民政府中医药主管部门组织实践技能和效果考核合格后，即可取得中医医师资格及相应的资格证书。很多省市近年来也发布了“中医确有专长人员”的考核实施细则。

这些省市在执行中医师承与确有专长人员考核的时候都要求，应考人员在省城参加考核，由5个以上的专家商议认定“考生”是否合格。为保证考核过程的严肃、公平、公正和可追溯，不少地方

在考核时还在考场里装上几个摄像头。总体而言，这种考核方式无可厚非。但也应看到，不少参加考核的人员都年纪不小，甚至是年过花甲的“老先生”。根据笔者多年的观察，这些人大多集中于广大乡镇农村地区，他们尽管行医多年，在群众中享有不错的口碑，但囿于个人经历等因素，十有八九都有一个不是“短处”的“短处”——在自己熟悉的场所给患者看病没问题，但在“考场”这一特殊环境中、在短时间内要正确回答考官的提问，焦虑、晕场、蒙圈在所难免，加上担心考不过“老脸”不保，更加影响了正常发挥。而对于担任现场考官的专家而言，也很难在短时间内据此判断、认定这部分“考生”的正常水平。

鉴于此，笔者建议，各省在继续推行确有专长人员到省城参加考核的同时，集中组织“考官”下基层甚至下乡就近考核。这样做既符合“放管服”改革的大方向，又解决了部分年龄较大的确有专长“考生”的怯场问题，便于他们正常发挥水平通过考核，以更加饱满的精神状态，集中更多精力为十里八乡邻里乡亲们的健康保驾护航，从而切实增加医疗服务供给、有效解决看病难、看病贵的难题。当然，这样做的确会增加相关地区的政府部门行政成本，但“收益”更大：一方面，节省了更多人赴省城应考的成本支出，这部分成本可能比集中组织专家下乡要大不少；另一方面，由此而带来的医疗服务供给能力水平的提升，从而减少疾病的发生以及带来的社会效益的增长，更为可观。

对于确有专长的“确有”认定，就是一个以学术专长为基础，需要政府主管部门组织专家认定的问题。由于这属于考核，而不是考试，“会什么、报什么、考什么”等问题，本就不是一张考卷可以简单解决的问题。在技术考核标准上，没有“一技之长”，何来“确有专长”？为了证明“确有专长”，就需要一定技术支撑，要有实际操作演练，检验其是否具备相关资格。因此，对确有专长人员的考核认定，组织“考生”赴省城应考与集中组织专家下基层，二者不仅并行不悖且更能互相补充，体现了政府部门在振兴发展中医药上的更多“柔性”、灵活性。这并非降低标准，反而有助于更直接全面了解应考人员的真实情况，是对人民群众健康负责任的做法。

在具体操作上，可由省级中医医政主管部门组织专家下基层，由县、区级中医主管部门组织申报、评价、使用、监管，省里指导、发证，撤销相关人员的资格也需要省里批准。考核专家的人员构成可以由县区在专家库里选取，以本地专家为主，可以让真正了解被考核医师的人有发言权，让保荐的两位中医师切实负起责任。同时，也可以聘请异地专家参与考核，还可以充分发挥行业管理的作用。

行业管理也是国际上一种常见的重要管理方式。例如，世界中医药学会联合会成立“一技之长专委会”，其宗旨就是为有关“一技之长”“确有专长”人员服务，替政府分忧。事实上，2019 年 7 月国务院印发的《国务院关于实施健康中国行动的意见》就提出，卫生健康相关行业学会、协会和群团组织以及其他社会组织要充分发挥作用，指导、组织健康促进和健康科普工作。同时，考虑到确有专长人员获得行医资格之后，大多数是在基层开展业务，可以有效提升、填补基层中医馆、社区卫生中心的中医服务能力与水平。因此，可以考虑通过行业组织在基层医疗机构开设“试验田”，保证“确有专长人员”来于基层、服务于基层。

总之，通过政策保障、学术引领、行业支撑，我们完全可以期待，在新医师法等系列利好的推动下，各地结合实际，改革创新中医药人才评价和激励机制，更好实现中医药振兴发展。

# 工会把中医药作为服务会员的措施

张培红 河北省中医药科学院

2022年4月12日下午，石家庄市桥西区总工会组织召开职工健康管理专家论证会。本次会议邀请原河北省中医药科学院副院长曹东义、河北省中医药发展中心主任孙庆臣，国家级技能大师陈谷超，原河北省老年病医院党委书记王新生，石家庄市中小企业发展促进会会长刘庆章5位专家对《操作规范》进行研究论证。石家庄市总工会党组成员、秘书长鲍云鹏，桥西区总工会主席王文晔出席会议，原市人大常委会副主任楚行宇、原市政协副主席葛瑞芳作为桥西区总工会智库主席出席会议并为专家授牌。桥西区总工会健康管理驿站负责人白春胜做论证项目说明，运营部总监郭彤主持会议，邀请社会各界人士和企业家约30余人到场参会，桥西区各级工会主席、社工等约50余人参加腾讯线上会议。

据悉，职工健康驿站是桥西区总工会职工健康服务体系的重要组成部分，也是探索新时代普惠职工的新路径、精准服务职工健康的“金钥匙”。该项目将以职工健康管理驿站的落地建设服务为基础，完善职工动态健康档案，打造全区职工健康服务体系。同时，通过为广大职工提供连续性健康管理服务，最大限度降低职工发病率，改善职工亚健康状态，提高职工归属感和工作热情，真正为职工打造身边的智能“健康管家”，让健康理念深入人心、健康知识植入人心、健康服务温暖人心。

据了解，本次健康管理论证会，与会专家对《中医健康管理服务操作规范》进行了研讨论证，一致认为职工健康管理驿站参照中华中医药学会编制的《中医健康管理服务规范》，编写的《桥西总工会职工健康管理驿站中医健康管理服务规范操作规范》符合国家战略方针，《操作规范》内容完整、可行，《操作规范》符合国家中医药管理局制定的《中医养生保健服务规范》有关规定，采取脊柱推拿作为干预措施可以安全、便利、惠民、有效解决亚健康问题，从而使中医健康管理服务规范提出的检测、评估、干预、跟踪、教育五个环节，形成闭环。

正如桥西总工会主席王文晔总结的，桥西区“职工健康驿站”是桥西区总工会深入贯彻落实习近平新时代中国特色社会主义思想，坚持以人民为中心，履行工会职责的重要体现，是深入推进实施关注职工健康的重要行动举措，也是把服务送到职工身边，打造职工身边10分钟幸福圈的创新之举。作为全国赋能增效的试点单位，桥西区健康管理驿站在各个街道、各个社区的成功落地实施，将有效促进提升职工健康素养，推行职工健康生活方式，持续推进“健康快乐双提升”建设提档升级。因此，设立“职工健康驿站”之举，是一种“双赢”“共赢”和“多赢”。此次邀请各位专家、各位企业负责人，对操作手册进行论证，是对职工健康管理工作的一次巨大推动。下一步，桥西区总工会将牢牢把握职工需求，选准“解决职工急难愁盼”这一跑道，精选服务试点社区，拓展服务场地，丰富服务内容，将健康管理驿站、心理咨询、职工子女托管、美术陶艺、法律咨询等更多的贴心服务送到每一位职工身边。同时，扩大服务范围，重点服务产业工人、环卫工人、货车司机、农民工以及户外劳动者等，全面开展“送服务到职工身边”行动，满足职工高品质生活需求，进一步增强职工的幸福感、获得感，实现“身边工会、共建共享”。

# 《中国中医药报》开辟专栏正说扁鹊

曹晓芸 河北医大第三医院

2022年3月25日，4月13日，4月22日，5月19日，《中国中医药报》连续4次在第八版用五六千字的篇幅，讲述扁鹊的历史生平，“破字当头，立也就在其中了”。过去医史研究受时代的局限，有很多“误说”，不仅妨碍了对于司马迁《史记》的理解，也严重影响了对于中国医学史的理解。因此，正本清源，传承精华，就成了扁鹊研究的重要任务。

河北中医学院扁鹊文化研究院曹东义、张培红、张明泉三位院长专家，连续撰写有关文章，得到报社白晓芸主任，秦月华、孙学达编辑等人的大力支持，开辟专栏，刊登有关研究论文澄清历史悬案，把中医的历史、学术史走出传说时代，建立在真实的基础上，这是一件很有意义的事情。

下面分享一部分研究成果：

**司马迁通古今之变，正说扁鹊需尊重**

司马迁是非常严肃的历史学家，《汉书·司马迁传》说“司马氏世典周史”，古代“君举必书”，左史记言，右史记行，因此有悠久的记事、载言的传统，占有了一般人难以企及的丰富史料，司马迁《史记》通古今之变，成一家之言，早在汉代就被公认，所以“自刘向、杨雄博及群书，皆称迁有良史之材，服其善序事理，辨而不华，质而不俚．其文直，其事核，不隐善，故谓之实录”。

司马迁为古人立传，信则传信，疑则传疑。比如他写老子的时候说：“老子者，楚苦县、厉乡、曲仁里人也，姓李氏，名耳，字伯阳，谥曰聃。……或曰：老莱子，亦楚人也。著书十五篇，言道家之用，与孔子同时云。盖老子百有六十余岁，或言二百余岁。……莫知其然否。”

司马迁见到了很多古人的学术著作，就以此为线索进行考证，然后为其立传。因此《史记·管晏列传》云：“吾读管氏《牧民》《山高》《乘马》《轻重》《九府》及《晏子春秋》，详哉其言之也！既见其著书，欲观其行事，故次其传。至其书，世多有之，是以不论。”

因此司马迁在《史记》中立《扁鹊传》，是他经过考证权衡而写成的，他所取用的资料都是我们研究扁鹊名号、里籍、医学授受、行医概况、学术特长等诸多问题不可多得的珍贵史料，而绝不像韩非子等策士、学者为文借典，偶然提及扁鹊传奇故事那样难以令人信服。

司马迁对“扁鹊以其技见殃”的悲惨遭遇深为同情和感慨，他说：“女无美恶，居宫见妒；士无贤不肖，入朝见疑。故扁鹊以其技见殃……老子曰：‘美好者，不祥之器’，岂谓扁鹊等邪！”道出了太史公对扁鹊这位伟大医学家敬仰和爱戴的心情。但扁鹊秦越人距司马迁生活的年代有400来年，其史料多而复杂，远不像仓公诊籍那样翔实可靠，要达到实录入传，必须进行一番考证，所以《扁鹊传》中文字都是司马迁去粗取精，弃伪存真后的论断。

由于年代久远，《史记》传抄中也出现了某些文字讹误，司马迁所依据的原始资料多已失传，要读懂和正确理解司马迁论断的原义，也必须下一些功夫，否则难以得出正确的结论。国医大师张灿玾教授曾经感慨地说：“不知为什么，《扁鹊传》有些问题写得这样模糊。甚至可以说我们至今仍没有读懂《扁鹊传》。”因此，张灿玾教授主张进一步深入研究和探讨。

**否定司马迁考证，割裂扁鹊形象**

误读司马迁《扁鹊传》的人很多，赵绍祖（1975—1983年）《读书偶记》论述扁鹊说：“意太史公故为荒幻之词，而云或在齐或在赵，不必其为何方；为卢医，为扁鹊，不必其为何名；或在春秋之初，

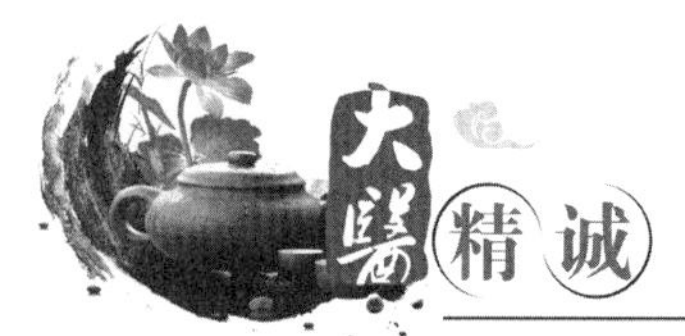



或在春秋之末，不必其为何时，以见扁鹊之为非常人，一如其师长桑君耳。”

日人滕惟寅《史记·扁鹊仓公列传割解》说：“扁鹊，上古神医也。周秦间凡称良医皆谓之扁鹊，犹释氏呼良医为耆婆也，其人非一人也。司马迁采摭古书称扁鹊者集立之传耳。其传中载医验三案，文体各异，可以证焉。盖司马迁而不知扁鹊非一人也，但受术于长桑君，治虢太子病及著《难经》者，是即秦越人之扁鹊也；其诊赵简子者，见齐桓侯，在《国策》所谓骂秦武王，在《鹖冠子》所谓对魏文侯者，又为李醯所杀者，皆是一种之扁鹊也。注者不知而反疑年代龃龉，枉为之说，可谓谬也。”

滕氏否定了司马迁对于扁鹊的考证，割裂扁鹊形象的完整性，把一个为中医学创立开辟道路的医学宗师虚无化，严重影响大家对先秦医学史的研究。然而误从其说者不乏其人，如龙川资言《史记会注考证》、陈邦贤《中国医学史》《吕思勉读史札记》《医药史话》等均采此说，目前许多文章也持此观点。

日人丹波元简著《扁鹊仓公传汇考》说：“盖扁鹊必一神医，于是战国辩士，如稷下诸子附会种种神异之事，或笔之于书，或以为游说之资，故诊赵简子、治虢太子、察齐桓侯，其事之虚实，固不可知矣。”他认为战国辩士的一时“附会之词”，司马迁没有分辨清楚，稀里糊涂“辄凑合立传以实之”，否认司马迁对扁鹊做过考证，而是不加识别白地误将各种传闻异词，统统搜罗起来，杂凑了一个《扁鹊传》。国内有人按照日人的说法，随声附和说：“《扁鹊传》似乎是一部未定之稿。”

**仅凭望文生义，随意否定司马迁**

在清末民初全盘西化的时候，有一股疑古风潮，如学者卫聚贤先生关于扁鹊的文章，更是把扁鹊说得很离谱。他在《古史研究》第二集中认为“扁鹊的医术来自印度”，说“扁鹊即此西医之为中国人者，郑人亦可，赵人亦可，卢人亦可，秦人亦可，本不限于地域，后人乃各将各地学西医者名为扁鹊”。

李伯聪先生《扁鹊和扁鹊学派研究》对卫氏观点的偏颇之处，进行了精辟的分析，他认为卫聚贤对扁鹊名字“秦越人”奇想联翩，得出使人惊诧莫名的结论，没有任何证据可以证明，“在春秋战国时期四五百年间，竟存在着一个遍及齐、秦、郑、赵等各国（实际上等于遍及全中国）的中医学习西医（印度医）的运动。”

日本学者森田一郎在《中国古代医学思想研究》书后附有《扁鹊考》一文，先后把“扁鹊”解释为砭石，认为扁鹊就是砭石的假托，并说“秦是西方的国名，越是南方的国名。而姓秦名越人这个姓名，就暗示秦越人是一个被虚构出来的‘乌有’先生而实无其人。所以，秦越人的传记，就是不正确和不确实的”。

森田先生尽管别出心裁地把“扁鹊”释为“砭石”，想以此来破译最难解的《扁鹊传》。但“事出有因，查无实据”，也是不能成立的。

**夸大文化决定作用，编造扁鹊成长环境**

通行本《史记·扁鹊传》说：“扁鹊者，勃海郡郑人也，姓秦氏，名越人。”南朝刘宋裴咽《史记集解》引用晋人“徐广曰：鄚当为郑。郑，县名，今属河间。”唐司马贞《史记索隐》也云：“按勃海无郑县，徐（广）说是也。”这就是今本《史记》对扁鹊里籍的记述和古代史家的解释，他们认为“郑”是误字，原文应作“鄚”字，也就是今河北雄安新区的鄚州镇。

温如杰先生说：“鄚在春秋时期是北山戎、赤狄、白狄等少数民族杂居之地，无城邑，无学校，无文字，语言与华夏不通，此时此地缺乏塑造扁鹊这样一个伟大医学家的文化土壤，而只有号称文化之帮、孔孟之乡的齐鲁，才有培育扁鹊这样杰出医学家的可能。”温先生的理由似乎很具说服力，但他把鄚邑描绘得如此荒凉可怕，只是出于想象并没有事实根据。

《左传》记载昭公七年，也就是公元前 535 年：“正月暨齐平，齐求之也。癸巳，齐侯次于虢。”杜预注：“虢，燕境。”齐景公与晏子所到达的虢城，就是距鄚州十余里的城邑。公元前 294 年赵惠文王把鄚州与易县古城，割让给燕国。鄚州附近在

汉代为侯国，更名为“高郭”，这一带还出土过大量春秋战国时期的城郭和文物，并“非无城邑”。

《左传》说齐景公与燕国“盟于濡上”，晋杜预注云：“濡水出高阳县东北，至河间鄚县，入易水。”齐国君臣从正月癸巳至二月戊午，住在这一带约 25 天以上，绝非温先生所说的“无文字，语言与华夏不通”的那样荒凉可怕。

司马迁记述秦越人当时在城内守客馆之师，长达十年之久，并且在这里学习医学，接受长桑君赠送的《禁方书》是完全有可能的。

扁鹊公元前 497 年诊赵简子，不是在“孔孟之乡”文化土壤中产生的，不应该人为编造扁鹊成才的文化土壤。

**不懂“后世笔法”，误解司马迁记载**

扁鹊秦越人生活于春秋末期，与孔夫子、赵简子大体同世，班固《汉书·古今人物表》列扁鹊为越王勾践时代之人，也是尊重司马迁《扁鹊传》的记载。

卢南乔先生说：“从经历说，扁鹊曾到过已成为赵都的邯郸的，本传说他‘过邯郸’，和他‘过虢’‘过齐’‘过雒阳’‘入咸阳’，无一不为国都可证。我们知道，赵始有邯郸，其时在晋定公二十一年（前 491 年）。‘赵始都邯郸’其时在赵敬侯元年（前 386 年）。扁鹊‘过邯郸’，只能在‘赵始都邯郸’以后，这是铁定不移的。”

卢先生用这些推理，得出了否定司马迁的结论：“扁鹊绝无可能直接参与赵简子病的诊治是可断言的，因而历来以赵简子为定点去考辨扁鹊年代是不明智的。”

司马迁记述秦越人行医的地方而举了一些地名，至于当时是否为今名或是否为赵、秦首都，那是无关紧要的，这不会影响他准确地表述秦越人的行医概况。“扁鹊名闻天下”“随俗为变”，也不会不会因此而受到影响。

卢先生为了否定扁鹊诊赵简子，非要说这些地名都是国都，确有强词夺理于司马迁的嫌疑，而且卢先生的考证也不准确，赵人拥有邯郸的历史很长，世居邯郸的赵午被《左传》称为“邯郸午”，他在公元前 497 年被赵简子所杀。

《诗经》说：“天命玄鸟，降而生商。”商朝始创于商地，而不是诞生于“殷”，但是司马迁在《史记·殷本纪》中首称“殷契”而不称“商契”。

盘庚迁殷，商始更名为殷，此距契的时代已相当遥远了。称其为“殷契”，这种后世笔法，不会造成混乱，所以不必刻求作“商契”才为正确。

《史记·周本纪》记载了周文王的伯父太伯、虞仲，为了把周的社稷传给文王而“二人亡如荆蛮，文身断发，以让季历。”《史记正义》注云：“大伯奔吴，所居城在苏州北五十里，常州无锡县界梅里村，其城及冢见存，而云‘荆蛮’者，楚灭越，其地属楚。秦讳楚（庄襄王名楚），改曰荆。故通号吴越之地为‘荆’。及北人书史，加云蛮，势之然也。”可知荆楚不是周初的名称，而是司马迁说的周文王的伯父“亡如荆蛮”，是汉代对于吴越之地的称呼，而不是当时的地名。

《史记·河渠书》云：大禹治水时“自积石，历龙门，南到华阴，东下砥柱。”张守节《史记正文》注：“华阴，县也，魏之‘阴晋’，秦惠文王更名‘宁秦’，汉高帝改曰‘华阴’。”可见司马迁说大禹治水路过的华阴，也是汉代地名，而不是大禹时代的地名。司马迁称“老子者，楚苦县历乡曲仁里人也”，也是以汉代地名标示老子的籍贯。

在不影响正确表述时，史家可以灵活变通用“后世笔法”表达之，我们不能过于苛求。

何爱华先生《秦越人（扁鹊）事迹辨证》说：“司马迁在《扁鹊传》中确定：‘为医或在齐，或在赵，在赵者名扁鹊’。或‘过邯郸，闻贵妇人，即为带下医；过雒阳，闻周人爱老人，即为耳目痹医；来入咸阳，闻秦人爱小儿，即为小儿医，随俗为变。’这些都是最基本的事实。这种事实，都是在一定时间和地域中进行的。这种事实，在上述论著中，已为一些学者们所共认。我认为这种事实是确指：邯郸，在春秋时期，原为卫邑，后属晋，自前 386 年，赵敬侯由中牟迁都于此，定为赵国都城后才日益繁华。这样，他（扁鹊）过邯郸，才能为带下医的。雒阳，在春秋时期，一直叫‘成周’，战国以后改称‘雒阳’，由于周人保持一种尊重老人的传统和遗风，这样，他过雒阳，才能为耳目痹医。咸阳，前350年，秦孝公由栎阳迁都于此，筑冀阙。商鞅第二次公布变法，革除戎狄旧俗，以提高社会生产力，秦国才有爱护小儿的社会风气。这样，他入咸阳，才能为小儿医，而‘随俗为变’地做了儿科医生工作。如果对这种事实都不能承认，那么，我们还有什么根据来论证他的医事‘活动时间’？”

司马迁在《扁鹊传》中指出扁鹊行医过程中曾经到过这一带地方，并没有说扁鹊所入之地都是国都。周王所居的城市叫王城、成周或洛阳，并非周朝的国都；但“周公作雒”，扁鹊之世，洛阳城是存在的，只不过名字不同罢了。洛邑或成周之内，世居周人，扁鹊“过雒阳”不必在战国之后，无须多辩，思之自明。

邯郸在很久以前就是赵氏封邑，所以《左传•定公十（公元前500）年》就有追叙邯郸赵午的文字，其中云：“初，卫侯伐邯郸午于寒氏，城其西北而守之。”正因为赵简子的同族赵午世封邯郸才得名“邯郸午”；赵简子杀赵午之后，也因赵午世封邯郸才让他的嗣子“二三子唯所欲立”，继其世位。所以，扁鹊在公元前五六世纪时“过邯郸，闻贵妇人，即为带下医”，是完全可以的，不必再等一百多年邯郸成了赵国都城后，才“闻赵人贵妇人”。

咸阳一带，自古为秦人居住，司马迁云：“来入咸阳”是其身在长安，写东方的医学家扁鹊跋涉千山万水，为三秦人民的健康，不辞辛劳由渤海之滨向西“来入咸阳”一带行医。爱子之心，古即有之，何须商鞅变法之后秦人才懂得爱小儿？

司马迁在《赵世家》和《扁鹊传》中两次言之凿凿地指出，扁鹊诊过赵简子，并且事后得到四万亩的赐地。

卢先生强人所难非要太史公写明“入绛”，才能得以“直接参与赵简子病的诊治”，其看问题不周的偏颇之失，也甚明显。

前人误出其说，或许与不明史家的“后世笔法”有关。司马迁记武帝用“今上”“上”等是当时笔法，其述武帝之前的事则用后人追叙的“后世笔法”。史家用谥号称呼被追封的死者是一种惯例，如《左传•僖公十八年》云：“齐侯好内，多内宠，内嬖如夫人者六人：长卫姬，生武孟；少卫姬，生惠公；郑姬，生孝公；葛嬴，生昭公；密姬，生懿公；宋华子，生公子雍。”古人有作为，死后才加谥，前文中的惠公、昭公、孝公、懿公等都是死后的谥号。一出生即称其谥号，是为后世笔法。同样赵简子、桓侯都是谥号，他们生前都不知道自己被后世称为赵简子、齐桓公，这也是史家后世追叙的笔法。

## 连花清瘟小胶囊，耽搁了有些人发洋财

曹东义　河北省中医药科学院

医药本来是为了治病救命的，但是，也有趁机发财的，有些人急急忙忙把抗疫失败国家的洋药引进来，而对于原创于中国的中医极力排斥和打压。中医药抗击疫情，虽然效果有目共睹，但是，也出了“视而不见”，故意抹黑的一些事件：说中医药道理不明，成分不清，机理混乱，总而言之，你即使再优秀，也不能接受。

2022年4月连花清瘟被黑，就是其中典型代表。本来我不想参与讨论，但是，我作为河北省中医药管理局当年推荐连花清瘟进入新药“绿色通道”的专家之一，也许我的感受与别人不太一样。很可惜的是，当年与我一起推荐的专家，比如李士懋国医大师、杨牧祥教授、郭纪生先生，都已经成了故人，我虽然年轻一些，但是也退休几年了。这里边的故

事很多，也有很多不为人知的细节，但是，为中医药、为国家抗击瘟疫奉献力量，是大家的初心。下面讲述一下参加评审和推荐连花清瘟走“绿色审批通道”的部分专家的学术背景和对该项目的“熟悉程度”，无论它后来的发展有多少企业利益，但是当初推荐的“初心”是很纯洁的，也是很负责任的。

杨牧祥教授主持过省中医局关于河北省 2003 年非典诊治总结的课题；郭纪生先生在石家庄市传染病医院亲自治疗了几十例患者，他父亲治疗乙脑很有名，受到最高领导接见；李士懋教授当年虽然还不是国医大师，但是对于温病很有研究。

我本人虽然年轻，但是当时业主持过有关课题，而且 2001 年就成了正高职、硕士导师，也可以是一个“专家”，因此，才参加了推荐会议。

《临床荟萃》2004 年 19 卷 24 期，刊登杨牧祥、姚树坤、王振邦、高永刚、苏凤哲、王少贤、于文涛的文章：“河北省 213 例严重急性呼吸综合征临床分析”。文章系统总结了发生于河北省的 SARS 患者的临床情况。文章说，213 例 SARS 患者属于输入性病例并在当地引起传播。有明显接触史者 194 例，医务人员 21 例全部有密切接触史。全部病例都有发热，体温 38.5℃以上者 118 例，占 55.4%；伴干咳 190 例，占 89.2%；乏力 71 例，占 33.3%；气短 49 例，占 23%；死亡 11 例，占 5.2，治愈率 94.8%。与中国大陆确诊 SARS 患者病死率 7%相比，治疗效果比较好。其原因，一是省、市、县各级领导重视，治疗抢救措施得力；二是我省 SARS 病情发病较晚，充分借鉴了广东、北京治疗 SARS 的经验；三是结合我省实际，采取综合治疗方案准确有效。主要经验有：严格掌握糖皮质激素的治疗时机、用量及疗程；早期氧疗，及时对重症 SARS 患者给予无创持续正压通气治疗；中医药在治疗 SARS 的过程中发挥了重要作用，研究显示，中西医结合可以促进血象恢复、胸片阴影吸收，在降低病死率方面优于单纯西医组，对于重症 SARS 患者，中西医结合的治疗作用尤为显著。中医药治疗，始终以清瘟解毒为主，补益药审慎用之，一般在疾病后期，采用补中有清之法，以防“死灰复燃”；SARS 患者在整个病变过程中都存在不同程度的瘀血表现，注重配伍活血化瘀药物，对促进肺部病变的吸收及防止肺纤维化，有较好的疗效；清热宣肺同时应兼顾保肝护肝，适当配伍使用清肝利胆药。

《中医群英战 SARS》说：“在石家庄，郭可明的儿子、河北省中西医结合学会呼吸分会的主任委员郭纪生主任医师，不顾自己已经 64 岁的年龄，主动请缨，身穿防护服，住在隔离区，亲自观察、治疗了 20 多名患者，取得了很好的疗效。当然，全国的中医都取得了很好的疗效，后面我们还要细述。”

《中国中医药报》2003 年 6 月 6 日第一版刊登记者杨鸿恩的报道：“中医专家郭纪生治疗非典效果明显”，并在第二版用“杏林苍鹰战瘟神”的题目，长篇报道了石家庄市传统医学国际交流中心主任、主任医师郭纪生的事迹。文章说，郭纪生先生，今年 64 岁，他是石家庄市医学科学研究院的前任院长，是著名中医专家郭可明先生的儿子。郭可明先生在 1954 年、1955 年创造了中医药治疗乙型脑炎石家庄经验，1956 年 1 月治愈患重症脑炎昏迷的苏联专家之后，在 2 月被特邀参加了全国政协会议，在会上受到毛主席、周总理等领导人的接见，毛主席握着郭可明的手，称赞他说：“了不起啊！”1956 年夏，郭可明受卫生部（卫生健康委）的指派，参加了首都乙型脑炎的救治工作，他与蒲辅周、岳美中、张菊人等中医专家一起进一步丰富完善了中医治疗乙型脑炎的石家庄经验，解决了当时医学界的一大难题，创造了领先世界的医学奇迹。河北省中医药研究院的退休主任医师曲锡萍、林宏益回忆说，他们当年曾经跟随随郭可明实习，学习他的治疗经验，他们毕业后分配到四川内江地区，在当地用郭可明先生的中医药方法加推注甘露醇治疗乙脑，曾经成功地抢救 40 多例昏迷的乙脑患者，无一人死亡。他们说，许多小患者醒过来之后，还带着鼻饲管就要吃的，张开的嘴巴里满舌黑苔。他们后来在 20 世纪 70 年代末调到华北油田职工医院，当时医院收治的乙脑，第一例虽然经过党委书记全院动员，组织西医的最强力量抢救，还是死亡了；

后来又来了第二例昏迷的乙脑患者，又没有抢救过来。在中医科工作的曲锡萍、林宏益接过了这个难题，用他们学会的郭可明经验，连续抢救成功了几例乙脑昏迷患者，一时间中医名声大震，传为佳话。

郭纪生自幼跟随他父亲郭可明先生学习中医，深得其父家传，此后曾经在中国中医研究院进修深造。“文革”中，郭可明被打成反动学术权威，迫害致死。郭纪生也被下放到农村医院，他深受其父的医德思想熏陶，身处逆境而为大众服务的心愿不改，在当地治疗了许多急性、慢性气管炎的患者，逐渐成了有名的呼吸病专家、主任中医师、河北省中西医结合学会呼吸委员会的主任委员。后来他被调到石家庄市医学科学研究所任所长、院长。退休之后，郭纪生先生成了石家庄市传统医学国际交流中心主任，曾经到美国交流过中医治疗慢性支气管炎 3312 例的学术经验，当地的电视台还对他进行过专访。SARS 爆发后，郭纪生看到迅速蔓延的疫情，一棵救世济民的仁爱之心令他夜不成寐。他不顾自己年龄已大和随时会被感染的危险，于 2003 年 5 月 5 日，奋笔疾书，向石家庄市卫生局请战，要求亲自上一线救治 SARS 患者。他写道：“在当前抗击非典的非常战斗中，作为一名中医，身肩义不容辞的重担。我从事呼吸病研究 30 余年，既有治瘟疫的经验，又具备了治疗该病的基本条件。在如今大疫压境的紧急时刻，理应走在防治非典的第一线。请局领导审查批准，让我到一线救治患者……”石家庄市卫生局的领导看到郭纪生情意真切的请战书，深深地被他的高尚精神所打动，同意了他的请求。

郭纪生带领中西医结合治疗 SARS 小组，于 2003 年 5 月 9 日深入一线，在石家庄市传染病医院奋战一个月，共治疗确诊 SARS 患者 12 例，疑似患者 11 例，全部治愈出院，无一例死亡。他以清瘟解毒、宣肺利湿为基本治疗法则，用银花、连翘、藿香、菊花、大青叶、沙参、炒杏仁、生石膏、射干、炒苏子、白前、浙贝母、鱼腥草等为基本方，根据病程的不同阶段所表现出来的证候特点，进行加减治疗，大致分为 7 个不同的证候类型。为了促进患者的痊愈，他还根据患者的情况，专门制定了中药药膳，以食辅药，双管齐下，治肺兼养脾胃，加速患者的康复过程。用梨、银耳、百合、核桃、枸杞、绿豆等分别配制不同的粥食，起到了很好的辅助作用。

曹东义 2003 年主持课题为河北省中医药管理局立项的 0398：“SARS 与中医外感热病诊治规范研究”；SARS 流行期间，三次上书卫生部（卫生健康委）、国家中医药管理局提建议。此后主持课题深入研究，详细分析有关文献资料，出版了专门的研究著作，得到国内著名中医专家的一致好评。2004 年主持国家中医药管理局立项的 04-05JP07：“外感热病诊治规律研究”。

## 群英荟萃说抗疫，穿越时空共研讨

曹东义 河北省中医药科学院

列入国家“十四五”时期国家重点图书出版专项规划项目的《外感热病临证金鉴——古今名医名著明方》，由国医大师路志正和吴大真担任主编，十几位著名中医参与编写，多达 82 万字的鸿篇巨作，近日由河南科学技术出版社推出，面向全国，公开发行。在全球感染五亿多人，病死 600 多万的“新冠”疫情下，这无疑是一个传播中医正能量，群体发声，讲好中医故事，向世界说明，“中国为什么行，中医为什么能”的良好载体，是当今中医届的一件盛事。

我有幸参与其中，因此愿就所知所想，为大家略做介绍。

**一、时代召唤，中医从备选到首选**

武汉“爆发疫情”之后，政府迅速决定封城，

世界多地点灯高喊“武汉加油”，山川异域，风雨呼应，有政治谣言，也有怨恨的日记。

总书记发出指示，“生命至上，疫情就是命令，防空就是责任”，全国上下一起行动，逆行支援武汉的医护人员来自全国，一省包一市，雷神山医院、火神山医院迅速崛起，但是仍然堵不住疫情的蔓延，方舱医院迅速赶上来，战时状态各种保障彰显大数据优势，应收尽收，应治尽治，国家付费，靠的是综合国力。

2020 年 2 月 4 日，打扮成“人民的希望”的瑞德西韦从远洋运输到中国，每个人 10 万元一个疗程的费用，不管是否有价值，或是否可以接受，但是，面临的考验不言而喻。

世卫组织专家来华考察，长长的报告未必有多少参考价值，但是专家团里的专家说“假如自己不幸得了‘新冠肺炎’，希望能到中国来救治。”这句有感而发的肺腑之言，竟然被当作笑话传播。

中国用了不长的时间控制了疫情，有人说“‘新冠肺炎’属于自限性疾病，不治也能好”；有的说“方舱医院也没什么措施，只不过起到了隔离患者与健康人的作用。”这些人似乎忘了华中科大专家与吹哨人的悲剧，也没有想到日后欧美疫情的迅速传播，他们认为美国医疗资源丰富，一夜之间就能用救护船解决患者的收治问题。

事实粉碎了崇拜西方的神话，就好像当年“抗日必亡”、不能出兵朝鲜的谬误一样，中国做出了令世界刮目相看的成就，尽管有很多政治污名化、甩锅中国的做法，严峻的现实深刻教育了欧美的政治家。

直到一年之后的 2021 年春天，他们开始反思：欧洲错过了在失去控制之前制止第三次“冠状病毒”流行的机会，欧美为此付出了高昂的代价，一波又一波的疫情反复，深刻教育了那些不服气的人。

西方没有抗病毒西药，他们希望的疫苗，也是中医原创的技术。在宋明时代中医发明人痘疫苗，然后传到西方，他们引进再创新，变成牛痘和各种烈性传染病的疫苗。

全世界依靠中医的原始创新，用免疫思想和免疫技术消灭了天花，也控制住了很多传染病的流行。疫苗与杀菌抗病毒是完全不同的治疗思想，中医能够化毒为药、变废为宝，因此，用疫苗“扶正祛邪”，让身体具备不受传染的能力，是“挖掘内在卫生资源”，而不是依靠外力隔离消毒、杀灭微生物。

国家“新冠肺炎”诊治方案前两版没有中医内容，第三版才把中医治疗作为备选之一列入进去，但是事情的发展出乎很多专家预料，中医药的好疗效，把瑞得西韦治疗组的人都吸引为中医的治疗对象，有些中医黑转变成中医粉，中医由备选成了必选、首选。

国家中医药管理局在 2021 年 6 月 1 日进行了表彰，说我们在海外工作的人员有 821 人，尽管接种了疫苗，但是有了“突破性感染”。我们国家派了 16 个队员去治疗，实现了零转重，零病亡，医务人员零感染，出色地完成了任务。说明有了疫苗，虽然是一个“免疫屏障”，出现 “突破性感染”以后，中医药仍然可以给它清零。

**二、预防治疗融一体，“大水漫灌”显神威**

2021 年 1 月 2 日，境外输入的“新冠病毒”（与俄罗斯的高度相似）突袭石家庄，疫情突然爆发，山雨欲来，但是经过各界协作，用近一个月的艰苦奋斗，扑灭了这场来势汹汹的瘟疫，其经验很值得大家反思，其中的闪光亮点，也足以能够照亮未来。

农村医疗条件薄弱，缺乏系统的预警系统，人们防患意识淡漠是其不足。但是，经历“非典”“新冠”多次“提醒”，人们的预防意识逐渐提高了，政府对于管控社区人口流动，保障生活供应，维护社会安定，调动资源，迅速启动流调，采取隔离等一系列措施，有“预案”；中医药有“战略储备”，又创造了新的经验。

在石家庄市东边的藁城区小果庄，临近国际机场，是千万人口省会城市的“近郊”，人们在婚丧嫁娶与某些定期活动中，聚集而放松了检疫，因此被国际瘟疫找到了突破口，如同管涌决堤，一夜爆发到省城，省市领导吃一惊，随即触发了“战时状态”，社区防控，交通管制，生活保障，流调隔离，这些都必须有前期准备的基础条件。如果没有这准备，就会一发不可收拾。

欧美疫情泛滥，与石家庄的防治形成一个鲜明的对照。

石家庄是一个具有光荣传统的城市，1954 年郭可明先生用中医药治疗乙脑，创造了世界奇迹，受到卫生部表彰和毛泽东主席接见。这一次，在省市中医药各级领导的心目之中，第一时间大家不约而同形成共识，中医药成为“首选、必用”的法宝。在整个救治和预防平台上，占据主导地位的是中医药；西医隔离消毒和流调，都围绕着发挥中医药的独特作用。也就是，河北战“新冠”，从防到治，不离中医药。

1 月 13 日我们提出用中医药大水漫灌，降低发病，让高风险区变成耐火材料；让密切接触者不发病，让轻症不变成重症，也就是“层层设防，围追堵截”，让整个救治过程，尽快发挥作用，远远超越了疫苗作用的“群体免疫”长周期，也防止没有抗病毒西医药的悲观和恐惧。

我们提这样的方案，是根据河北省的流调数据，很多患者从被感染到查出核酸阳性，大多数需要十天左右，其中多次假阴性。在核酸检测假阴性期，中医药有足够的时间发挥作用。中药发挥作用的时间，一般都在 3 天之内。甚至当天就有效、“立竿见影”。因此，新冠肺炎的中西医比较、配合，应该发挥中医药早期介入的作用，这是大数据告诉我们的线索。因此，用中医药为主，对于高风险区，对于接触者、进行大水漫灌，是势在必行的。

根据中医学的原理，大水漫灌，也有针对性，而不是“万人一方”，就是需要考虑患者目前的体质情况，大约分三类：

一是，有的人容易上火，大便秘结，对这样的人，不能用太多的热药、补气药，而是需要清泻里热；解表不能用辛温，而应该用辛凉。

二是，有的人属于虚寒体质，怕冷明显，大便稀薄，平素就容易气短、心悸，这样的人需要温补而不是泻火；这类人，需要益气解表，或者辛温解表。

三是，有些人，没有明显的积热，也没有虚寒，基本属于平和的体质，这样的人给点清热泻火，或者益气驱邪的药都可以。这类的人，需要“辛平解表”。

这就是“辨体预防、辨证治疗”，尽量分类施策，一人一策，避免千篇一律，刻舟求剑，药不对症，不知变通。

尽管实行“大水漫灌”的实际过程，有所打折。但是。我们高兴地看到，经过不同渠道的沟通、交流，17 日邢台市卫生健康委推广中医药大水漫灌、复方预防的方案；19 日石家庄市防控办发文件，要求隔离的密切接触人员等，一律服用“清肺排毒汤”进行预防，要求两天之内必须全员服用。

国家局王局长，带着清肺排毒汤的发明人葛又文来到石家庄，现场督导，这体现出我们的制度优势。

**三、“百年未有之大变局”，中医与民族一起复兴**

一百年来，中医药逐渐退出主流，成为西医药的“替补”和“补充”，是一个逐渐被边缘化的现实。

这一次，中医药成立了主角，很多人还不太适应，很多中医还不习惯站在舞台中央。很多中医，还不会讲中医自身所以优秀的原因。但是，这真是一个非常重要的事实，是一个战略的转变：这个转变就像抗战八年，与三年解放大决战。也像“解放石家庄”，新中国从西柏坡走向北京，为全国进攻大城市提供参考，是“百年未有之大变局” 。

武汉是个遭遇战，石家庄变成阻击战。世界的疫情，仍然是烽火连天，哀声一片；东方的天空，已见阳光灿烂。寒冬虽然难熬，春天已经不远。2021 年 1 月石家庄抗击新冠疫情的经验，是一个新的模式，也就是政府主导、各界配合，西医流调、搭建平台，中医药发挥作用，就能很快控制和熄灭疫情。

这个经验是很成功的，绝对不是仅仅适合石家庄，而是可以在全国、全世界推广，可以、允许“抄作业”。绝对不是必须“抢疫苗”，不要学欧美落

后的“经验”，要创造中国的奇迹，我们的底气来源于深厚的历史底蕴。

《外感热病临证金鉴——古今名医名著明方》为中医理论自信提供了历史依据。

该书分三部分，绪论具体介绍历代名医与中医外感热病发展历史，用5万字的篇幅，深刻阐述了从甲骨文到《黄帝内经》热病，《难经》“伤寒有五”的模式转变。也介绍了张仲景六经辨证体系，如何引发了金元医学争鸣，如何启迪了吴又可的《瘟疫论》，如何开创了明清温病学，以及近代以来的关于寒温统一的学术探索，未来热病理论的学术创新。

上篇名医名著，按成书年代，精选《黄帝内经》、张仲景《伤寒论》、吴又可《瘟疫论》、叶天士《温热论》、吴鞠通《温病条辨》、薛生白《湿热条辨》、杨栗山《伤寒瘟疫条辨》等相关外感热病名著，全面展现中医药治疗外感热病的系统理论和临床实践。

中篇名医名方，从古今中外感热病典籍及名医临床经验中精选有代表性和实用价值的方剂100余首，详细介绍其药物组成、功用治法、制用方法、适应病症及历代名医方论，最后加按语点评。方证相应，药症结合，着力体现中医辨证论治外感热病之特色。

下篇汇集了部分当代医家如路志正大师、薛伯寿大师、唐祖宣大师、张伯礼院士、王永炎院士、仝小林院士、刘清泉、张再良、黄煌、肖相如、杨建宇等著名学者学术见解，群英荟萃，论述外感热病的中医防治经验。

欧美国家经历了争夺疫苗的昨日辉煌，以为可以建立免疫屏障，却被中国“动态清零”甩出几条街。中国依靠全国一盘棋的举国体制、中医药的预防和治疗，远远地走在世界的前列，东胜神洲成为全球最安全的祥和之地。

即使是欧美所信仰的疫苗，那也是中医发明的，在宋朝、明朝由中医创造出来的人痘疫苗，在清代传到土耳其、英国、法国，西方引进人痘疫苗，再创新、升级成牛痘，再扩展到其他疾病预防，他们学会了中医独特的学术原理哺育的免疫技术，返输到中国的时候，却把发明疫苗的祖宗说成“不科学”。

邓铁涛先生说：“战胜非典，我们有个武器库！”只要尊重中医，学习中医，运用中医，全国人民的健康有保障，世界大众也可以得到帮助，就看有没有缘分，能够认识到中医药这个“和氏璧”。

我们可以不谦虚地说，推广和学习中医药，不是行业利益，而是关系到构建人类命运共同体。

## 在北京世博园向大众展示中医药

曹东义 河北省中医药科学院

2019年开园的北京世博园，从2016年开始招标设计，已经走过了几个不平凡的年头，让中医药走进世园会场馆，虚拟现实技术还原原始采药场景，与现场观众互动传播中医文化。这是一个重要的尝试，曹东义有幸参与一开始的创意设计阶段，又见到了媒体采访场馆设计师赵海波的报道，认为这一成功范例，值得传播中医药知识的认识借鉴和学习。

文章说，植物的作用不仅仅是观赏。在中华传统文化中，中医文化源远流长，从泥土中生根发芽、开花结果的植物，为人们的健康发挥了独特的作用。曹东义当年提出的中药不同于西药，它不是人工合成的，而是“天地精华聚成药，四气五味入脏腑”。把这些中医独特的理念呈现出来，是很不容易做到的。世园会期间，这些实用的中医草药知识走进本草印象馆，以通俗易懂的语言向游客讲述自己的故事。

实景体验采药乐趣 展示本草起源这是一个创新过程。

记者在本草印象馆，作为游客走上曲折的楼梯，导游介绍“这是芦花，可以入药，我国很多地方都生长，能止泻、止血、解毒……”游客踏进分馆本草·生命馆，如同踏进茂密的原始森林，仿生植物从屋顶、墙壁垂悬下来，墙脚处也布置着各类花草。一位工作人员正指着墙角处一株植物，向游客介绍其名字与功效。这些植物并不是随便选择，其中有三四十种都可以入药。顺着展厅往里走，游客们还可以戴上 VR 眼镜体验山中采药的乐趣，在“药王谷”中看草药顺着光影瀑布流下、绽放出花朵……这是本草印象馆的第一个分馆，通过还原原始场景和互动体验等方式，向读者展示本草最初的源起，体现人与万物和谐共生的关系。

工作人员说，展馆火爆的时候一天接待数万人。本草印象馆位于世园会主要室内展馆之一，也就是生活体验馆的二层，展馆面积 2000 ㎡。顾名思义，该展馆的主题为“中医本草 回归生活”，以“生”为主线，划分出“本草·生命”“本草·生活”和“本草·生态”三个展区，展现中医药天人合一的生命观、顺应自然的生活观、平衡和谐的生态观三大主题。

“中医药是祖先流传下来的东西，这次特意带上孩子过来感受感受。”一位游客告诉记者。不少人“全家出动”前来体验传统文化，展馆中的互动体验区、生活区十分火爆，吸引了众多游客。场馆负责人介绍，仅前天一天就有数万人前来参观。

记者感叹无处不在的中草药：从桑蚕、茶道到药膳，游客在本草印象馆观看桑蚕展览，了解中医药文化。不生病，中草药就和你不相干？其实，中草药文化与理念早已融入国人衣食住行的方方面面。

讲好故事是展馆吸引人的地方，传说中，嫘祖创造了养蚕缫丝方法，开启了我国栽桑养蚕的历史。其实，桑蚕除了能制成丝绸，在中医药中的应用也非常广泛。蚕蛹可以用来补充蛋白质，桑叶、桑皮、桑枝都可入药。馆中特意设置“春桑酬蚕”的场景，在竹匾中放上厚厚的桑叶和白胖的蚕，还制作了桑蚕夺宝转盘，把有关桑蚕的药物和其来源、功效、应用一一对应，讲述桑蚕从“草”的生命到“人”的生命延续。茶道也和中医药有着密不可分的联系。在“春桑酬蚕”旁，一位茶道师现场表演茶艺、并将制好的茶水分给台下的观众品尝，讲解茶道与中草药的渊源：“茶是传统的饮品，也和中医药有着密切的联系。‘神农尝百草，日遇七十二毒，得茶而解之’，说的就是茶有解毒的功效”。除了茶饮、蚕桑，常见于生活中的合香、药膳，均在展区得到直观的展示。在药膳区域，不少中老年人拿出手机，扫描食物模型边的二维码，了解每道药膳的功效。

场馆设计师赵海波接受记者采访时说“场馆从策划到建设花了两年半的时间”。新京报记者问：“场馆的设计灵感来自何处？”赵海波说：“我们在设计之初，主要考虑到如何让更多的普通人，尤其是孩子，能了解到中医药文化。我们说中医药文明背后承载着五千年厚重的中华传统文化，但目前专业的博物馆和展馆，大多以研究性、史料性的角度去切入，不够通俗易懂。一提到中医药，大家更多想到的是药店里一格格的药屉，或者瓶瓶罐罐里存放着的药材，缺乏一个全面的了解。我们想打破传统的展示方式，利用声光电等现代化的手段和亲身体验的方式，对中医药文化做一个深入浅出的科普，做得好看、好玩、有意义。”

新京报记者的疑问，其实也是当初设计时候的问题：展览如何让中药更加贴近观众？赵海波说：“比如我们的 VR 体验区，游客戴上眼镜就能‘进入’贵州深山中采药，采完药回头就是瀑布光影秀，雪莲、人参、石斛、金银花等中草药的图案在瀑布里流泻下来，点一下它就绽开了，小孩子会非常喜欢，对中草药能有一种直观上的认识。游客还能体验血余炭的炮制过程、亲口品尝茶道。这些互动区域每天都很火爆。”

新京报记者对于如何实现目标有很多疑问：“展览是如何做到吸引观众的？”

赵海波说："首先把人留下来，他们才有耐心去阅读画面、文字。比如瀑布流的旁边，我们选择了三个小故事进行播放，分别取自《诗经》《神农本草经》《本草纲目》，讲述古人是如何通过反复的尝试慢慢寻找中草药的作用。很多人认为中医药是玄学，其实中医也是通过很多实践得出的。这些故事都很简单，也使用了非常通俗的语言，很多孩子看得很投入。再比如中药材的炮制，大家觉得非常神秘，其实不一定，我们直接把中药材炮制前后的实物放在这里，一眼就能看明白。"

记者问："如何保证展览中的中草药知识的专业性？"

赵海波说："参与到场馆设计的不光是设计师，北京市中医管理局聘请了大量中医药学的专家，比如金世元、刘延淮、卞留念、张其成等参与整个项目。前期策划阶段，让专家们提供建议、创意，提供中医药专业的基础知识和中医文化的核心理念。建设方案和修订，都有专家进行审核。整个场馆从策划到建设，花了两年半的时间。"

曹东义当年从石家庄坐高铁，拉着拉杆箱，到北京市中医管理局参加启动会，后来多次到国家图书馆旁边的紫竹院公园去参加会议，有的时候到的早了就在公园里转转，坐在游人休息的椅子上吃面包，喝牛奶，等着召集会议的人开门。因为只有曹东义是从外地赶来的，其他专家都在北京市。这个过程尽管有些辛苦，但是他觉得也是一个锻炼和提高的过程，觉得乐在其中，很有意义。

曹东义忘不了孙惠君先生的举荐，也忘不了与薄咏、张超中、黄浩峰等专家学者的愉快交流，大家思想解放，时有火花碰撞出来，那是一段难忘的记忆。

## 著名中医学家马有度现象让人深思

刘世峰 重庆市荣昌区

2018 年，重庆市名中医聂天义写了一篇《马有度现象的启示》，他满怀深情的写道：马有度现象是他在几十年多彩的中医生涯中彰显出大智慧、大格局、大肚量的靓丽人生，形成强烈的向心力、凝聚力、影响力，在社会活动中，涌现出难忘的动人画卷。聂天义主任医师用事实说话，生动地展示了铁杆中医、巍然屹立，医术精湛、门庭若市，传承开班、高徒云集，山城发声、名家聚渝，名实相悬、犹享盛誉。三年过去了，马有度现象又有新的亮点，值得进一步深入探讨。

**热爱中医，自信自强**

马有度在重庆市广益中学念高中时，体弱多病，特别是失眠严重，因此被迫休学，先请西医诊治没有疗效，后来他的母亲带他到七星岗找一位老中医诊治，开了五种药，立即获得了明显的效果，后来才知道这个处方就是医圣张仲景的酸枣仁汤，他深感中医药确实有良好的疗效，因此在 1956 年高考时，一连填报 3 个志愿全部都是中医学院。随后，考入成都中医学院，成为 1962 年毕业的首届毕业生，从此与中医结下了一生的情缘，他常常戏称自己是嫁给了中医，大有与中医药结成命运共同体的气概。他在《感悟中医》中赋诗抒怀："人生喜在结良缘，嫁给中医六十年，读书临床贵感悟，乐在其中笑开颜，智慧之学开心窍，灵验之术救病员，万紫千红绿丛中，文化之花开满园。"对中医有如此深厚的感情，一般都认为他一定是祖传中医的后代。其实不然，他与中医并无家族渊源，这个奇特的现象也引起了国医大师周仲瑛教授的关注，他专门写了一篇文章，标题就是《铁杆中医情——读〈感悟中医〉有感》。他在文中指出："马有度教授是著名中医学者，但并非出身中医世家，完全是凭着他对中医药事业的一腔热爱和极高的领悟力

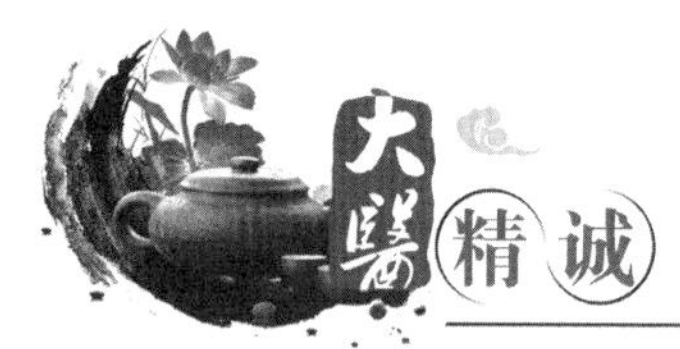



而成为一代名医。”一晃 65 年过去了，马有度对中医的热爱更加深厚，2021 年他用抖音提出“中医三问”，声情并茂地表达了他对中医事业的坚定自信。

第一问：中医究竟是什么？

中医是智慧之学；中医是灵验之术；中医是文化之花。

第二问：中医的特色是什么？

中医是整体观念，天人合一；中医是重预防，治未病；中医是辨证论治，个体诊疗；中医是治养结合，贯彻始终。

第三问：中医的贡献是什么？

中医以哲理引领人生；中医以文化哺育心灵；中医以养生维护健康；中医以疗效取信天下；中医以康复服务万民。

马老对“中医三问”的回答，关键词就是中医自信。马老强调不仅要中医自信，尤其要中医自强。他强调指出：“传承中医药，发展中医药，既要自信自豪，更要奋发自强，我们要千方百计突出四个硬道理：千方百计提高中医学术水平是硬道理，千方百计提高临床疗效是硬道理，千方百计提高老百姓对中医的信任度是硬道理，千方百计造就百万传承创新型钢杆中医队伍是硬道理”。只有不断壮大中医队伍，不断增强中医实力，中医药宝库才能更好地继承，才能更好地发扬。

**贡献突出，破格晋升**

在综合性的人民医院，在西医医科大学附属医院，中医科地位不高，中医人的职称评审能够与西医平起平坐已经相当不错了，而在 1987 年，马有度竟然能够由主治医师直接晋升为主任医师、由讲师直接晋升为教授，这个现象是非常奇特的，这是为什么呢？这就全靠他在医疗、教学、科研、科普的突出贡献，他在医疗上是临床高手，在教学上是优秀教师，在科研上成绩显著。早在 1980 年，他只是一个中医讲师，居然能够在上海科技出版社出版《医方新解》，首印就 8 万多册，很快又重印达 12 万多册。1983 年由人民卫生出版社出版《家庭中医顾问》首印 10 万册，以后逐渐加印到 30 万册。他发明的复方枣仁安神胶囊，还获得国家教委科技进步奖。当时在重庆医科大学是第一个获得省部级奖的新药研究项目。他在科普方面不仅在报刊上发表众多文章，而且在重庆广播电台、四川广播电台、中央人民广播电台参加专栏节目，重庆电视台也播放他的科普讲座。职称晋升在那个年代一般都是论资排辈，所以马有度的破格晋升是相当少见的，当时他是重庆医科大学最年轻的一位教授。由于业绩突出，贡献显著，随后不久，1992 年又获得了终身享受的国务院政府特殊津贴。

**医术精湛，成果丰硕**

马有度教授特别强调做好“三医”：“不仅要做知名度高的名医，而且要做深明医理的明医，尤其要做全心为民的民医。”马老本着“德为医之首，术为医之基”的理念，1962 年以来，一直坚守中医临床第一线，已达 60 年。至今仍在重庆市中医专家门诊部、重庆合道堂名医馆出诊，每周三次，每次半天挂 30 号，仍供不应求，80 多岁高龄仍加号应诊，始终一片爱心，一丝不苟，尽力救治患者。马老医德高尚，医术精湛，擅长治疗脾胃病、肺系病、心神病、虚损病、皮肤病。马老视患者为亲人，服务态度好，诊治细心，疗效显著，重庆市外和海外患者也慕名前来就诊，口碑很好。重庆市南岸区教委刘德霖患支气管扩张伴感染，反复发作，经马老治愈，她这十几年一直发自内心地表达对马老的深情谢意。重庆医科大学附一院呼吸科主任罗永艾博导，患慢阻肺，反复感染，对各种抗生素都耐药，又患有心衰，每年都要多次住院，出院只能坐轮椅，痛苦不堪，无奈之下求助中医，请马老诊治，疗效显著，至今健在，他一谢再谢，称马老是他的救命恩人，罗永艾还把这两年多的诊治经历和显著疗效写成文章，收入《马派中医传薪》。

马老不仅坚守中医临床一线，而且尽力开展中医科研与科普，他特别强调中医药事业的腾飞，必须要有坚强的两翼，一翼是中医科学研究，一翼是中医科学普及。他独著与主编近 30 部 500 多万字中医药著作，学术著作与科普作品几乎各占一半。马老的学术著作有《感悟中医》《医方新解》《方

药妙用》《中国心理卫生学》《中医精华浅说》《医中百误歌浅说》等，马老的科普著作有《家庭中医顾问》《奇妙中医药》《健康人生快乐百年》《趣谈养生保健》等。这些著作多部获奖。马老的中医著作不仅在国内畅销，而且流传海外，《中医精华浅说》《家庭中医顾问》繁体字版在海外发行。《医方新解》被日本同类著作《中医处方浅说》列为第一本中国原著参考书。《家庭中医顾问》译成日文加以颁布，并在《汉方研究》杂志连载两年。《自学中医阶梯》中多篇文章转载于日本《汉证》杂志，广为流传。

马老的成果不仅表现在著作方面，还表现在产品的研究方面。对于中医科研，他主张一要以中言中，二要衷中参西。他尤其强调，中医科研要面向临床，中药科研要面向市场。他开发研制了两种准字号新药，安神新药复方枣仁胶囊获国家教委科技进步奖，止咳新药麻芩止咳糖浆，中医特色突出，疗效又好，不打广告，全国畅销。

马老在科普方面特别突出的是他倡导的养生四有母体及子系统，影响深远。

养生四有：心胸有量，动静有度，饮食有节，起居有常。

养生四有是母体，延伸四个子系统：

养生四善：一颗善心，多办善事，必结善果，共享善乐。

养生四童：一颗童心，童心生童趣，童趣享童乐，童乐养童颜。

养生四乐：心善自乐，知足常乐，助人为乐，劳逸享乐。

养生四食：饮食适量，饮食定时，饮食宜杂，饮食平衡。

**学术思想 热烈反响**

马派中医十项学术思想：

（1）防、治、养三结合的治未病与治已病思想。

（2）以“常体、寒体、热体、特敏体”为纲的中医体质新论。

（3）以“整体观念、天人合一；辨证论治、个体诊疗；治未病、防为先；治养结合、贯穿始终”为核心的中医四大特色论。

（4）突出问诊、结合现代影像及实验室检查的“问望闻切查”中医五诊法。

（5）以“卫护心神、顺时调神、养生养德、形神兼养、静动相宜、节欲守神”为特色的中医心理卫生论。

（6）以“传承创新和传播普及”为己任的中医科研科普并重论。

（7）以“心胸有量、动静有度、饮食有节、起居有常”为代表的中医养生论。

（8）围绕临床证治经验总结及辨治思路探讨的中医思维方法。

（9）以“三大战略八大战术”为导向的中医传承发展观。

（10）以“衷中是基、衷中参西”提高临床疗效为目标的钢杆中医成才论。

学术界人士对马派中医的十项学术思想颇为关注，成都中医药大学对外联络处处长陈学先说：马派中医十项学术思想的任何一项，只要深入研究，都可大有作为。他写诗一首：“岐黄立学贯古今，福庇苍生续文明。防治养学体系立，渝都马派啸医林。”

在这十项学术思想中，位列榜首的是构建中医防治养三结合学术体系，反响更为热烈。

国医大师孙光荣说：“中医防治养结合的理念与方术，是马有度先生针对预防疾病发生、阻断疾病发展、疾病瘥后康复三个阶段精心研究、郑重提出、积极倡导的，值得研究，值得推广。”

国医大师刘敏如说：“马有度教授倡导的防治养三位一体的理念，落实到治疗每一种疾病，实践性很强。”

世中联治未病专委会会长、南京中医药大学原党委书记陈涤平教授说：“马有度教授所倡导的中医防治养理念是中医养生治未病思想的进一步体现和新的表达，构建中医防治养中医服务体系和模式，是中医养生治未病思想落地应用的创新探索，很有意义。”

世中联养生专委会会长、成都中医药大学养生康复学院名誉院长马烈光教授认为："马有度教授提出的防治养体系，是中医学整体思维的实际应用，对学科的发展具有指导意义。"

原国家中医药管理局局长、中华中医药学会第六届理事会会长王国强高度赞赏马有度教授中医防治养学术体系的提出。他强调："这个学术体系要把防治养三者融为一体，预防为主，防重于治，防中有养，治中有养，防治养结合，贯彻始终。"

为使中医防治养三结合学术体系，服务临床，指导辨证论治，马老牵头主编《中医百病防治养》，反响热烈。国医大师刘敏如强调说："编写《中医百病防治养》，开创了中医辨证论治新模式，意义深远！"

**三大战略，八大战术**

马有度教授为中医药事业发展竭心尽力，积极建言献策，十几年前就提出了中医发展的"三大战略、八大战术"。

一、三大战略

1. 中医药主体发展战略

中医药学术发展和学术创新，当然应当吸收当代多学科也包括西医药学科的精华，借鉴、应用现代科学技术的手段。然而，中医药学术发展、中医药科学研究，无论怎样创新，都不能背离中医药学术这个主体，都不能创新到丢失本根。中医药医疗无论怎样与时俱进，都不能不以中医药防治为主体，都不能"进"到"弱中强西"，甚至成为"假中真西"，挂羊头，卖狗肉。中医院必须坚持以中医药为主体，突出中医药特色，发挥中医药优势，要做到能中不西，先中后西，中西配合。

2. 中医药市场开拓战略

开拓中医药市场，在战略上要明确治已病与治未病并举，中医药的服务受众，绝不仅仅是患者，而且要面向健康人和亚健康人群。实行这一战略，不仅能突出中医药特色优势，而且中医药的市场前景也会更加广阔。

中医药的市场开拓，既要充分发挥各级中医医院的主力军作用，也要注意发挥各级综合性医院中医科的作用。据统计，在县以上综合医院中医科的中医药人员要占全国中医药人员的 50%左右，对这中医机构的半壁河山切不可等闲视之。

3. 中医药人才培养战略

中医药事业发展的关键就在人才。中医药人才培养，在战略上要明确两点：一是院校培养与师承培养并举，而以院校为主。二是培养临床人才与培养研究人才并举，而以临床人才为主，应以培养治病高手为第一要务。

二、八大战术

（1）大力开发各级领导，实行加强行政力度的战术。

（2）大力开发各种媒体，实行加强舆论支撑的战术。

（3）大力开发友军，实行加强统战协作的战术。

（4）大力开发社区，实行加强城市基层中医阵地的战术。

（5）大力开发乡镇实行加强农村基层中医阵地的战术。

（6）大力开发药店，推行坐堂行医，实行医药结合协调推进的战术。

（7）大力开发家庭医生，通过中医药科普，实行中医药走进千家万户的战术。

（8）大力开发中小学校，通过中医药知识进入中小学教材，实行中医药渗入青少年心灵的战术。

**钢杆中医，铁拳回击**

马有度提出的钢杆中医的名号，出自重庆市首任中医管理局局长吴昌培："钢杆中医马有度，赤胆忠心献中医，同仁学习好榜样，当今杏林一名人。"马老对中医的信心特别坚定，坚强如钢，对抹黑中医的恶人绝不留情。对妄图消灭中医的张功耀痛加反击。他铁拳回击方舟子，带领重庆市中医团队，在重庆电视台与方舟子面对面辩论，用无可辩驳的事实，舌战方舟子，语言铿锵有力，在全国影响极大，至今声犹在耳。

这是一场历史性的"大辩论"，也是一场捍卫中医的"保卫战"。《重庆晚报》记者唐纲，在《打响捍卫中医保卫战》中生动地回顾了当时的情境："2007 年 4 月 27 日，重庆电视台《龙门阵》节目

摄制现场硝烟弥漫，重庆中医药界 10 多名专家集体炮轰方舟子。此场辩论颇为激烈，火花四溅。笔者作为时任《重庆晚报》记者，亲临现场，聆听了这场大辩论。虽然时过 10 年余，如今回想起来仍心绪激荡，再次观看节目视频仍觉酣畅淋漓，意犹未尽。”在《龙门阵》批驳方舟子之后，马有度又发动征集痛批方舟子“废医验药”谬论的论文，继而又邀荣获优秀论文的专家学者陈涤平、毛嘉陵、王庆其、罗荣汉等在重庆渝州宾馆召开的大会上宣讲，并对优秀论文作者隆重颁奖，气氛热烈，打响了又一次反击方舟子、捍卫中医药的保卫战！马有度、漆敏赴南京向著名中医学家干祖望汇报，干老特别高兴，立即挥笔写下八个大字：“铁拳回击，奋发自强！”

**甘为人梯，传承典范**

马老十分重视人才培养，他认为院校、跟师、自学是中医人才培养的三条重要途径。1983 年他在《自学中医阶梯》中大声疾呼：“自学需要良师，自学需要益友。切望中医界的有识之士，都来关心自学中医的青年，为他们铺路，为他们搭梯，做循循善诱的良师，做促膝谈心的益友。”

马老特别重视中医传承，他认为传承方式主要有五种。一是写书传承，二是办班传承，三是讲座传承，四是工作室传承，五是微信公众号传承。

马老写书，深入浅出，年轻学子易于接受，正如国医大师周仲瑛所说：“马教授所著《感悟中医》《医方新解》《中医精华浅说》指引许多中医学子进入中医殿堂。”

他还通过办温课班、西学中班、培训班等的方式传承中医、培养人才。

他特别重视开展学术活动传承中医：精心协助组织开办国医名师大讲堂，请来国医大师郭子光、张学文主讲。马老举办感悟中医 60 年交流会，不仅向到会学友畅谈研习中医 60 年的经验体会，而且用《感悟中医》第三版的全部稿费购买该书并签名赠送到会后学，许多学员深受感动。

在 80 高龄之际，马老开办“名老中医马有度教授传承工作室”，收下 38 名弟子，有全国老中医师带徒导师，有重庆市名中医，有硕导，有博导，多位学生在全国也有相当影响！工作室的宗旨是：传承中医精气神，传播人间真善美，造福民众康寿乐。每月一次的传承活动，丰富多彩，获益良多，此举开创了民办中医传承工作的先河，意义深远。

他开办“马派中医传承”微信公众号，定位是网上中医杂志/线上中医科普。公众号开设有《经典点评》《中华医话》《证治心悟》《医案实录》《智慧养生》《养生保健》《大家谈》等十几个栏目，由于内容丰富多彩，切合实用，很受欢迎！目前关注用户接近一万，分布在海内外 360 多个城市。

**淡泊名利，广受赞誉**

马老谨记诸葛亮的金言：“淡泊名利，宁静致远。”在马老简朴的客厅里，挂有一块“宁静致远”的匾，十分醒目，他把“淡泊名利”作为心匾，言为心声，指导行动。自信自强，开拓奋进。他言行一致，是马有度现象的突出表现。

马老是重庆市评选名中医的发起人，为促成此事，他带领重庆市中医药学会付出了艰苦的努力，当首批 46 名重庆市名中医在台上领取证书时，台下的马有度热烈鼓掌，心情激动。在他担任一、二、三届评委期间，先后评出一百多名重庆市名中医，他更加高兴。继而，他受四川省中医局的特邀参加四川省首届十大名中医的终审评选，他为四川省首届十大名中医问世欣喜不已。世事难料，在马有度身上出现了奇怪的现象，几次评选国医大师，都借他不是形式上的“重庆市名中医”被挡在门外，不能入围参选。而他之所以不是“重庆名中医”，是因为重庆首次评选时有个不妥规定，凡退休的老中医不得参评，而他当时恰好退休。

这个不当规定造成早已声名远扬的马有度未获重庆名中医称号，本不应成为参评国医大师的障碍。而应按照实事求是的原则按照国医大师的实质标准去评选。

值得敬佩的是，马老面对三次无缘参评国医大师之事，处之泰然，一笑置之。他在重庆市中医药学会一次大会上诚言人生感悟：“钱财再多毕竟是身外之物，名位再高，毕竟是过眼烟云，只有踏踏实实为民众办一件又一件好事，才是人生的最大的幸福，才是人生最大的快乐。”他的肺腑之言，立即引起了热烈的掌声！

马老后来又深情表达：“对过眼烟云，对身外之物，对名利之类，我是非分明，不怕打压，不生气，不泄气，要正气，要争气！我要为伟大祖国争光，我要为中医瑰宝争气！我还是那个心胸有量不卑不亢的老中医马有度，我坚信党的英明领导，我坚信社会公平正义！”

尤可贵者，他这样说，他更这样做，正是在这几届评选期间，他献上了更加丰硕的成果，受到广泛赞誉！

国医大师邓铁涛说他是：“铁杆中医，成果颇丰，贡献突出。”

国医大师张学文称他：“德高望重，国医名师。”

国医大师孙光荣的评价是：“马有度教授著作等身，惠泽众生，为中医药的振兴发展贡献了智慧和力量。值得钦佩、值得学习、值得推广！”

世界中联养生专委会会长马烈光教授说他：“为中医辛耕耘六十载，功勋卓著。”

国家卫生健康委原副主任、国家中医药管理局原局长王国强说：“衷心的感谢马老为中医药事业发展和中医药文化与知识普及工作所作出的重要贡献！”

国家中医药管理局原副局长诸国本说：“像马有度这样，既是临床高手，又有中医战略眼光，既是科普专家，又是中医养生典范，如此专家而兼杂家者，实在不多。”

中华中医药学会原副会长兼秘书长李俊德教授的评价是：“马有度教授学贯古今，博闻强识，著作等身，是中外闻名的中医大家，为中医药的传承发展、科普和文化传播做出了重大贡献，他深受广大同行和患者的爱戴。”

重庆市中医药学会名誉会长周天寒说：“马有度先生不仅是中医学家，还是科普专家、战略家、社会活动家。众家一身，魅力四射。”

中医世家林宏先生的评价是：“马老大力提倡大医精诚、仁心仁术精神古为今用，不愧为中医临床大家、养生大家、科普大家。”

北京聚英杰研究院院长江淑安教授说：“马老师应该当之无愧地评选国医大师。”

成都中医药大学余曙光教授直言：“马老是我们的国医大师，是真正的国医大师！是名医、明医、民医的典范！”

皱洪宇副主任医师说：“马老师，您的为人、为医、为师都极为高尚，堪称大人、大医、大师，是民间的国医大师，是口碑中的国医大师。”

河北省名中医、河北省中医科学院原副院长曹东义教授感言：“佩服马老，虚名不要。不断做事，大众需要！”

李官鸿主任医师认为：“马老倡导的养生四有一定比某些名和利传颂的时间更久远，马老学术思想对传承发展创新的贡献更深远。”

重庆市中医药学会名老中医工作委员会副主任委员陈茂长强调说：“铁心研习中医、铁拳捍卫中医、铁骨传创中医的马有度现象这一宝贵财富应当传承下去！”

总而言之，马有度现象，值得深入探讨。中医发展，代有传人，马有度现象的启示，有助于中医传承，一代传一代，一棒接一棒，鼓励中医学子，自信自强，开拓前行，推进中医瑰宝。传承创新发展，造福中华儿女，惠及世界民众！

# 沉思中医发展之路，展望中医复兴大业

曹东义 河北省中医药科学院

2022年初，我收到张晓彤先生夫人刘敏女士寄来的两册《中医沉思录》（湖南科学技术出版社出版），集中了20世纪几十位中医界著名专家、领导如崔月犁、胡熙明、吕炳奎、张文康、田景福、诸国本、董建华、方药中、邓铁涛、朱良春、路志正、任继学、陆广莘、刘炳凡、万友生、焦树德、满晰驳、李仲愚、李今庸、李致重、傅景华、刘长林、姜元安、匡萃章、杨维益、祝世讷、梁茂新、魏福凯、曲峰、何绍奇、张德英、戴昭宇、王众、孙益鑫等人对于中医发展道路、前途命运、中医发行大业的深刻思考，内容丰富多彩，见仁见智，颇多启发。

虽然他们的文章构思、发表已经过去了20多年，但是，历久弥新，魅力不减。因此，我除了感谢张晓彤先生、刘敏女士之外，觉得似乎还有话接着说，说得更好、更完整的建议：就是第一集、第二集出版之后，是否可以出版第三集。我告诉他们说，拜读《中医沉思录》，深感你们又做了一件大事，把18年前的文稿变成历史文献，可以留给历史供大家学习和研究。

这些作者大多已经走进历史，他们的呼声依然在耳，他们说的问题还大量存在，当然也有很多已经变成了现实，中医传承的困难有些变化。我觉得邓铁涛先生在广东开展的“集体带，带集体”，2003年的非典防治、贾谦先生关于中医发展战略研究、2006年的反中医思潮沉渣泛起、陈其广先生的中医药国庆资源调查、中医哲学反思、中医中药中国行科普活动、中医影响世界论坛、亚健康概念普及，此后的优才读书、重视经典，以及中医药立法、最近的抗击“新冠”疫情，都是中医药发展过程之中的重要环节，是大事件。当然，不同的人可能有不同的看法。

很感谢你们的大力付出，历史应该记住你们的功德。同时建议，尽量请各个中医院校图书馆订阅一批，或者赠送也可。这样能够扩大影响，发挥作用。另外，序言的电子版，或者其他代表性文章，可否在“燕赵中医网”连载，刊登？ 我觉得，老的文章，与新媒体结合起来，仍然可以发挥力量。

建议反映给了张晓彤先生、刘敏女士，很快就得到了回复。张晓彤先生说：“曹院长，您好！您所说的内容都是该编辑第三集的理由，我的想法与您不谋而合。您把近20年想收入的文章和您自己的精彩论文都发给我吧！写的东西尽可转发，多谢了！晓彤敬复”

他们心系中医发展大业，以平心堂门诊为依托，希望与大家一起完成一件大事。

“礼失求诸野”，司马迁的《史记》也不是官修的，《春秋经》《左传》《国语》《汉书》《三国志》《后汉书》等，都凝聚了“民间”志士的心血，我想《中医沉思录》，一定是留给历史的珍贵文献。

因此，请神州杏林、全球同道关注这件大事，把您认为有价值，可以进入《中医沉思录》第三集的文章线索，提供给刘敏女士。我相信有各位同道支持，这件盛世之举，能够顺利完成。

# 唤起中医千万，笑看山花烂漫

周文平 河北省中医院

在河北健促会中医药文化专委会 2021 年年会上，基于专委会主任曹东义教授对中医的突出贡献，河北健促会理事会颁给他“中医药文化践行传播使者”荣誉称号。

作家愚公（胡君）先生因曹东义这个人成就了《岐黄使者》这本书，曹东义能够成为中医界一面旗帜，付出了其一生的心血和情怀。

孔祥骊会长给曹东义的颁奖词是：

他传播中医的形象大使，守初心，淡得失，甘奉献，殚精竭虑，弘扬国粹，热心公益，建言献策，誓为中医事业奔波呐喊，堪为典范。

他捍卫中医的形象大使，勇担当，敢冲锋，鼓与呼，去伪存真，有勇有谋，能征善战，刚强不屈，扛起铁杆中医旗帜鲜明，义无反顾。

他践行中医的形象大使，做临床，施大爱，济众生，传承创新，精研医术，著书立说，手授口传，赢得各界口碑赞叹，虚怀若谷。

国医大师李佃贵通过视频，发表了贺词，张聪、宋振江副会长指示在微信公众号介绍曹东义教授其人其事和专家对他的评价，以此号召全体委员以曹东义教授为榜样，为传承创新弘扬中药文化自觉自信，埋头苦干，勇毅前行。

1958 年，曹东义教授出生于河北省衡水市仲景村，17 岁成为村里见习赤脚医生，1977 年考入河北医学院中医系，学习中医的同时也系统地学习了现代医学，1982 年分配到河北地区衡水中医院。1985 年考入中国医史研究所读研，毕业后就职于河北省中医研究所，1990 年后主要从事临床、中医教学、学术研究。

他以其卓越表现成为国医大师邓铁涛、朱良春门下高徒。四十多年来，熟读经典，师承名医，精研医术，勤于临床，带徒传道，著书立说，终成一代名医；他从仲景村一步步走来，赤脚医生，诊所坐堂，主任医师，带硕导师，临床数万例，为成千上万的人解病除症，民间口碑相传甚广。他是河北中医学院扁鹊文化研究院院长，河北省中医药科学院原副院长、主任中医师、河北中医学院硕士导师，河北省第四、第五批师带徒指导老师。他主持省和国家多项课题，发表论文 180 多篇，出版《中医外感热病学史》《中医群英战 SARS》《中医近现代史话》《中医大智慧》等著作 18 部。曹东义教授是一位研究中医药文化的大家名家，他出版了《回归中医》《捍卫中医》《关注中医》《永远的大道国医》《中医的智慧》《中医近现代史话》《杏林寻宝·保护中医》等多部著作；在燕赵中医网开公益讲座，连续讲了《伤寒论》《金匮要略》《温病学》《漫谈中医五千年》《带你一起学内经 110 讲》《说仲景 100 讲》，一讲就是好几年，影响遍及海内外。曹东义教授的每一天都排得满满的：专家门诊、外出讲学、公益讲座、带徒传道、著书立说、频繁外出参加中医药工作会议和学术会议，似乎，每一天每一刻都在为弘扬传承医术医道，为中医的复兴奔忙不休。曹东义教授兼任中华传统中医学会会长、中国药文化研究会药食同源产业分会会长、世界中医药学会联合会一技之长专业委员会会长、世界中医药学会联合会扁鹊文化与医学专业委员会、亚健康专业委员会副会长、河北省中医药文化交流协会副会长、中国哲学史学会中医哲学分会常务理事、中华中医药学亚健康分会副秘书长、中医学会常务理事、《燕赵中医药丛书》执行主编、《国医年鉴》副主编等职。

中医泰斗百岁国医大师路志正教授评价曹东义：

从《岐黄使者》一书中我仿佛看到了我们这辈

儿中医人，从懵懂少年几经蜕变终成国医高手的身影；体验到志岐黄、苦求索、做临床、终成明医的一路艰辛；也收获到信步杏林、掘橘井、扬“一技之长”，守正传薪的喜悦；更难能可贵是寻觅到一位出于公心，为中医药事业建言献策、针砭时弊、仗义执言的中医卫士和接班人。

只有“德艺双馨”，脚踏实地，立足当下，才能赢得群众、领导的信任和支持；也才能觅得有如胡君（愚公）一样，发自内心、不吐不快，为中医歌与呼的知心人。

国医大师李佃贵教授的评价是：

这部报告文学写出了曹东义的三个特征：第一点医道是至精至微之事，学医者须医极博源，精勤不倦，在这一点上曹东义是合格的，他的求学之路、习医之路证明了这一点；第二点重视师道传承，善于向老一辈名老中医求师学习，并带徒传道；第三点对医术医道和中医药文化自觉自信，弘扬光大国粹，积极参与各种论坛讲学授课活动，宣传中医药文化，参加社区义诊等中医药事业公益活动，古道热肠，不辞劳苦。

曹东义是中医界的秀才，他写文章不仅快而且思路新颖，见解深刻，发表和出版了不少著作，这些著作都是一个主题：传承中医精华，弘扬岐黄文化。这部报告文学书名是《岐黄使者》，可说是恰如其分，“使者”二字曹东义当之无愧。同时，这部报告文学还比较真实地再现了当代中医传承发展过程中很多历史细节，值得大家参考。

《岐黄使者》作者胡君（愚公）这样认识曹东义：

循着曹东义教授凝重的足迹走进岐黄世界，追寻那个高举岐黄火炬从燕赵大地一路奔来的身影——他从邓铁涛、朱良春等老一辈医者手中接过华夏中医火炬，把自己的生命与火炬一同点燃，一路奔跑，与中医界仁人志士一起，以心怀天下的担当，为传承光大华夏中医这个民族瑰宝而自强不息地进取，这种可贵的品格，正是我们这个时代的精神脊梁。

曹东义教授那奔放的激情、鲜活的个性和大医的胸怀，时时令我感慨万端。中医的历史，中医的现状，中医的图腾，中医的情怀如此炙热，不时在字里行间涌出，扣人心弦。“使者”两个字倏然在脑海中闪现，绵延数千年的医术医道需要“使者”的传承，曹东义就是岐黄的“使者”，肩负传承光大中华医学使命，须精勤不倦，博极医源，誓愿普救含灵之苦，把中华医学传承弘扬下去，把先祖留下的宝贵财富传给大家，为中华民族的繁荣昌盛而努力终生——曹东义和广大中医不正是这样的“使者”吗？

山西省名中医马华教授评价曹东义：

他是怀抱仁心悬壶济世的医者。他以仁心得仁术，不分高低贵贱、贫富贤愚，一视同仁消除患者病痛；他是仆仆于途、孜孜求知的学者。他在家乡，在滏阳河畔，在首都，在省会，饱读岐黄经典，一路求学，一路求索，一路求仁得仁；他是学养丰厚护卫中医的金刚。唯有学养丰厚的勇士才能如金刚一样坚韧无敌，出拳精准，一击成功；他是让人敬重有古人之风的君子。他是当代中医人道德、学识、责任心的典型凝聚。他是苦口婆心诲人不倦的老师，坚守、弘扬、传承、拜老师、带学生、承上启下，尽到了一个当代中医中坚的责任。他是笔耕墨种著作等身的中医史官。他讲述中医辉煌，记录当代医事，他出版多部研究专著和科普读物，活跃于讲台论坛，传授医理和养生之道，让中医贡献载入史册，融入民心。

重庆市荣昌区人民医院刘世峰主任这样认识曹东义：

曹东义教授的古道热肠和捍卫中医的铮铮铁骨，深受中医同仁的喜爱，朋友遍天下。对曹东义教授由心仪到成为知己，主要源于他在传承弘扬中医药事业上的成就和他的人格魅力。

认识曹东义教授的人很多，但真正了解曹东义教授心路历程却并不容易。感谢愚公先生不辞辛劳著书，为我们讲述了一个扣人心弦的中医故事，写出了一个血肉丰满的曹东义，写了一个个性鲜明的铁杆中医，也写出了我们中医人的抱负和理想。

# 李景新先生在美国洛杉矶迎战新冠

陈鹏 河北医大第三医院

李景新先生是多年在美华人，他对中西医学都有深入研究和了解。他说，在人类古今中外所有文明智能的进程演化史中，即使在术的微观层面上，现代化科技文明已较前人细腻、精确和进步了很多，但若以此就倨傲睥睨，全然推翻否定了，甚至是毫不吝惜地摒弃了，所有前人在宏观整体上的知识经验总结，一头偏执地扎进了术的狭隘领域之中，唯现代科学文明是从，而不可自拔；却因此严重忽视了古人对自然大道的深刻体会与智能洞见，以及优于今人智慧的独到见解和所为人类做出的伟大贡献，那就不是 “兼听则明，偏信则暗”的智者所当为之的。所以，作为一名现代知识分子，尤其是身为一名探究生命健康与面对疾病医疗的临床医学人士，更应该要谦恭为怀，鉴古知今，博古通今，以求其甚解。也只有通盘掌握人类文明的古今中外医理和善用医术上的各自医疗优势，才能够在遇事之时，采取通权达变与善巧机变之法，而能不拘一格，左右逢源，进退裕如，游刃有余；或可使病势化险为夷，而使患者转危为安。

下面根据李景新先生自身的经历，转发他在美国洛杉矶经历“新冠”时期的迎战过程，可以透见中西医互补、结合的优势。他说：

在 2020 年底的跨年前几天，也就是在美国圣诞节之后，我得知我的两位至亲家人也在大家好不容易历经了“新冠”疫情 9 个月之后，竟也终于不免于难，双双中标，被医院检测出阳性确诊，都感染上了凶险的新冠 Delta 病毒，并且两位都有不同程度的临床症状。尤其是我听闻在医疗看护疗养院入住已两年的 90 岁老母亲，在经过了五天发高热期间，服用西药和抗生素后还不退热，在新冠隔离病房时又出现血氧下降和呼吸困难，而被戴上了吸氧管时，我当下为了争取第一时间能够发挥临床急救时效，并且为了配合医院特批监护病房护士日后给药方便之故，我就当机立断，立即与院方医护沟通妥当，之后及时取得和开始使用了美国中医代理商进口自中国的美版中成药“清肺排毒汤”颗粒冲剂，合并施以我亲自前往至隔离病房在病床前进行一次穴位针刺指压术。

后来在同一天晚上，我又紧接着赶往已被医院指示暂停工作和居家隔离的护士大女儿家外停车场，提供给她同样的针灸、中药治疗方案，结果因此有幸成功而迅速地使她们两人都能够双双转危为安，化险为夷。因为在当时是感恩节后的大流行，受到“新冠”Delta 病毒感染的人，由于病灶普遍深及肺脏，导致呼吸困难而致重症患者死伤无数，连当地医院和殡仪馆也都是人满为患，一片狼藉，所以令人颇有“谈虎变色”之感！

同时，由于通过我在自己家人身上已经亲自见证了中医药在临床实践下的治疫验效，所以在经过了当地华人新闻媒体报道之后，我就开始勇敢的陆续接诊前来求助的“新冠”患者。而且自己也在个人基本防护措施及服用中药与食疗预防的情况下，即使多次密切接触与治疗“新冠”患者，加以各项中医防疫措施下，而在毫无任何“新冠”疫苗接种下，能一路全身而退。我多次使用抗体抗原快筛检测，也均属阴性，且毫无任何不适临床症状出现，至今始终安然无恙，我觉得这与我一直以中医药防疫之法护身有着必然的关系，这就不能说是出于次次的巧合偶然和我的运气比较好而已啊！

我为家人们和后来上门求助的患者以中医药诊治“新冠”防疫抗疫的故事，后来被接踵而至的地方新闻媒体及海内外华文新闻媒体记者们都进行了各自的专访报道，连同各中文社交网络媒体包括“百度”和“今日头条”也不断跟进转载和报道。

一时之间，我这个以中医救治家人的实战临床经验故事，在中美两地及海内外华人世界中快速传播开来，也在当时确实引起了华人社会很大的震动和反响。

后来因此，美国洛杉矶侨界社团也相继邀请我以中医药防疫抗疫为主题给社区民众做线上的讲座，许多当地确诊感染“新冠”的华裔患者，也接连经由转介闻风而至，不断有人前来向我求助，我也就顺势而为了。在我个人防护周全措施下，就开始在诊所户外的停车场上，令患者于车内进行诊治，并以同样的中医药防疫抗疫方法，加上个案的辨证施治，为他们快速而顺利地完成各项治疗任务，其间偶尔也包括一些特殊情况下需要的出诊到府治疗的，我也因为已然深具信心，而毫不犹豫，勇往直前。

至于远程求助的“新冠”患者和临床后遗症患者们，加上需要中医防疫资讯的社会大众人士，我则是利用网络线上和电话联系方式，提供了相关的中医咨询与诊疗服务，包括受邀参加了一些由华人侨社所组织和举办的有关“新冠”防疫抗疫之道的讲座在内。在疫情严峻的时候，我响应并参加了许多海内外中医业界各种“新冠”抗疫防疫的论坛活动，加上微信社交群组中的交流信息无远弗届，以及相关报道文章被各方公众号不断上传报道，且点阅流量都是以十万和百万来计，不料我竟意外地成了“新冠”疫情时期以中医药抗疫防疫“新冠”病毒众多故事中的人物，一位居住在美国“新冠”重灾区的传奇焦点人物及“劳模”，成了典范。

其实，在“新冠”疫情初始的 2020 年，我们在南加州的中医药同业们，也曾经通过网络会议及在微信群组中交流商议，反映我们以中国大陆中医药防疫抗疫的成功经验，提供给美国加州有关防疫部门参考，当时我也是组委会的代表成员之一，业界呈交给官方的文稿信件，还是由我翻译成英文和定稿的。只是由于美国的医疗与防疫抗疫临床应用的指导策略和方针，都是以主流现代医学和美国防疫局出台的政策措施，为唯一标准的最高权威指导，我们这个以中医药配合西医的方舱医疗实施建议，自然是被委婉地敬谢不敏，打了回票。

直到 2020 年下半年，美国“新冠”疫情已然趋于严重，赫然威胁到许多人民的健康与性命，而西医除了年末开始实施紧急通关上市的疫苗施打之外，没有其他临床治疗“新冠”的特效药，我们中医药业界有些人才决定在各自诊所中，开始给上门求助的“新冠”患者在两相隔离，或以电话问诊的方式，提供中药饮片处方的服务。后来由于自 2020 年底至 2021 年间，美国“新冠”疫情不断蔓延扩大，并且临床出现了许多因为血氧下降和呼吸窘迫症的患者，而业界人士及组织者决定提供以针刺穴位放血疗法，对于这类急症患者，进行脱敏与降温的中医急救处理措施。而这种方法也被业界人士通过学术交流而被迅速推广开来，使用于“新冠”临床症状的必要诊治中。

时至今日的两年多来，“新冠”疫情以风卷残云与迅雷不及掩耳之势席卷全球，各国都是一片哀鸿遍野，感染和死伤人数的数据不断攀升，早已经令人为之麻木了。即使通过“新冠”病毒的不断变异，毒害性减弱，但是传播力度却还在不断增强。而且疫苗施打及感染病毒的后遗症，令人担忧和需要得到有效防御及改善。在这些方面的问题，中医药的优势也是值得中医界人士与社会民众继续关注，在临床上推广应用的。总之一句话，这次的世纪“新冠”大疫情，中医药已然彰显了卓越的贡献，中医药界人士也都能审时度势和挺身而出，交出满意的答卷，也再一次让世人一起见证了中医药的神奇。对我而言，庆幸我和家人入绝地而逢生，即使曾经有惊无险，至今能够安然无恙，更值得自豪的是，在这场激烈的“新冠”疫情战役中，作为一名临床医师的我，一直坚守岗位，没有缺席。

# 白衣天使 路上救人一命

任海河

唐光红救人无数，起死回生的人们对他感恩戴德，把他称作“白衣天使”。“天使”是“圣洁”的，是对完美人生的赞美。

他从义无反顾地选择医生职业起，灵魂中便燃起了“圣洁”的火种，因为那些为赢利的人，面对的是商品和货币，只有医务工作者面对的是鲜活的生灵，不健康的生灵，映入他眼帘的是凄惨的病状，听到的是患者的呻吟。医生也有常人的浪漫，但治病救人的岗位会让他舍弃一切——可能是夕阳下与家人湖边荡舟，可能是与朋友茶肆酒吧中欢聚。医生也有常人的天伦，但救死扶伤会让它停止一切——可能是与亲人花前月下的散步，可能是与家眷节日团聚的温馨。

唐光红出生在古代名医朱丹溪的故乡赤岸镇。故乡的山和水养育了唐光红。

唐光红为救人命曾经做过一回马路白衣天使，那大街上救人的惊险一幕，动人心魄，感人肺腑。

1994 年 12 月 29 日下午，新的一年即将到来。人们忙着辞旧迎新，忙得不亦乐乎！义乌的大街小巷，车来人往，熙熙攘攘，热闹非凡。突然间，在繁华的新马路上，有人大声喊道“不好了不好了，大白天的那个人怎么睡在街道上？”紧接着又传出“死人啦，死人啦”的呼叫声，一声高过一声，惊动了行色匆匆的行人。

众人听见呼喊声，纷纷围上前去驻足观看。原来是一个 60 岁左右的妇女，昏迷在了街道上，只见她双目紧闭，两手撇开，裤子尿湿形同死人，模样怪吓人的。有胆大的行人蹲下扶起她，发现她手脚冰凉。摇了摇头说：“看样子他是活不长了！”

“救人要紧，救人要紧呀！”人们七嘴八舌闹闹嚷嚷，却无计可施。有人提议：“来，我们一起动手，立即把她送往医院吧！”那人话音刚落，人群中就响起反对声：“送医院怎么行呢？没有担架，况且离医院又远，这样严重的患者，哪里还受得了折腾呢？可能还没有送到，她在路上就断气了！”有人说：“要是现在有个医生在立即进行抢救就好了！”有人感慨：“大街上哪来的医生呢？”

一时间，大家束手无策，愁眉不展。就在这时，随着一阵急促的“咚、咚、咚”的脚步声，以救死扶伤为天职的唐光红闻讯后，急急忙忙的赶来了，围观的群众中有人喊：“这女人有救了，有救了，唐医生来了，大家快让道！”人们迅速让开，只见唐光红步履匆匆地走进人群，来到患者身旁，迅速蹲下身，立即施救。诊脉、翻眼皮。“中风，这病厉害，可以很快置人于死地，必须马上抢救。”唐医生很快就查明了病因告诉旁观的人们。

救人如救火，送诊室治疗是来不及了，只能就地抢救！唐光红立即对围观的人们说：“大家安静一点，这样危重的患者特别需要安静，拜托了！”顷刻间刚才还嘈杂不安的人群安静下来。他一膝弯曲，一膝跪地，动作麻利地从挎包里掏出了银针，在患者的十多个穴位上，有条不紊地扎针。然后又用三棱针在她的十宣穴位上刺了一下，只见一滴滴黑色的血液流出来。随后，他又不停地对他实施了要穴按摩。一招一式无不凝结着对患者的同情心；一针一刺，无不体现出他对生命的珍惜！

时间一分一秒地过去，围观的人们屏住呼吸，等待着等待奇迹的发生，40 多分钟后，患者常常地喘了一口气，随即“唉”了一声，睁开了眼睛。鸦雀无声的人群顿时都露出了笑脸。

# 李建国的中医观

李建国

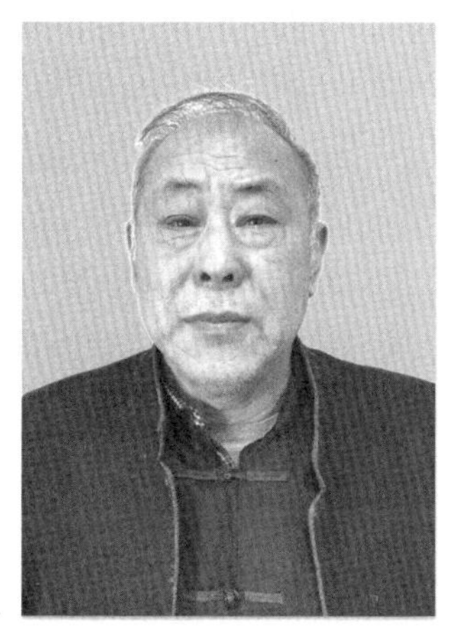

（1）治病的金标准是患者认可的疗效。治任何疾病，包括各类癌症、心脏病、肝病、甲状腺淋巴病、不孕不育、亚健康等疑难杂证等，都可以开药先试用三天，吃药患者觉得有效后，再吃药时一起付费。

（2）中医传承几千年，一直都在济世救民，要从中医的发展史认识到中医中药的巨大价值。李建国以前学中医感到迷茫时，就回头去看看中医基础，去看看中医学起源，和历代中医各家学说。有一年他去甘肃省庆阳市看病，回头往西安走时路过，《黄帝内经》中岐伯与黄帝论道的山，是当地建的一个旅游景点，他去山上拜了岐伯故居。中医起源有很多争论，在现代中医学中也有很多争论，看历代各家学说感悟到，中医浩如烟海，底蕴深厚。华佗刮骨疗毒，创造了中医外科，因那时战乱才有了麻沸散中医麻醉。瘟疫横行时又有了《温病论》，后世傅青主、钱乙，古医籍《伤寒杂病论》《神农本草经》等，护佑中华数千年，每个朝代造成一代大医。

（3）近代西医进入中国，以科学为名忽视中医，新的医学以外国人命名的病层出不穷，健康新问题也接连而来。如亚健康普遍化、老年病年轻化、免疫力低下等。李建国先生一个徒弟在大学教英语，曾请他去给一些女大学生号脉，双寸浮取没有者，几乎占 85%以上，命门脉几乎比亚健康还多。他认为，中医再不奋起，国民健康素质还将继续受损。他治疗过 42 岁的不孕患者，该患者以前治疗10 多年，采用体外受精试管婴儿，花费十多万还是不孕者，他用中医药治疗一个月后怀孕，现在儿子已经要上大学了。他还成功治疗男子精子活力低，导致的不育，开出处方中药 20 多天正常，女方怀孕。

（4）中医要明中医的理才可下药。有句励志的诗：书山有路勤为径，学海无涯苦作舟。没有一番苦读，难以学通中医。通读中医典籍，只要把西医说的亚健康、未病、免疫力低下等，找出相应的中医脉证标准，方可为中医大家。

# 自学成才的中医名师——吴剑涛

廖进 吴剑涛

小草绿了，它感恩于春的飘絮；荷花开了，它感恩于夏的恩赐；枫叶红了，它感恩于秋的烂漫；雪花飞了，它感恩于冬的呼唤。每一个需要感恩的人有很多，今天我要感恩的人是吴剑涛医师。话还是从 1997 年 11 月说起吧！当时就读于县民族中学二年级的我右脚板因体育课不慎被钉子刺了，当初以为小事一桩，没有及时就医。经过了三个月，已快无法步行且化脓过多，去医院检查发现已经患上了骨髓炎，经过医生诊断需治疗一个多月，且需要花费 1500 元左右才能治愈。本来家境贫寒的我，每月 100 元生活费还经常是我老爸东借西凑的，这真是雪上加霜。在困难关头，经姑奶廖美英介绍，

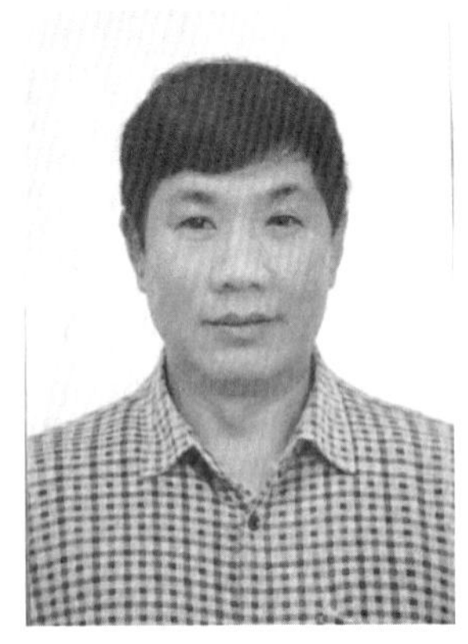

找到了当时还在工商局上班的吴医师，听说他擅长治疗骨髓炎。他了解我家情况后，用了三周时间，并免费为我治愈了骨髓炎，当时我非常感激。今天当我再次有幸路过他刚刚开的诊所时，1997 年 11 月他帮助过我诊治的事情又勾起了我难忘的回忆。顿时，感恩之心油然而生，故以此美篇字迹，再次表达我对他深深的感谢之情。

三月茵陈四月蒿，五月砍来当柴烧；

春秋挖根夏采草，浆果初熟花含苞。

古老的歌诀，透露着时间赋予中草药的千变万化。世间万物皆有其时，同一种药材在不同的时节和时辰采摘，药效大为不同。

一个好的中医诊所，也像这神奇的药材一样，开业时间刚好；撷众家所长，集精致于一身，开放、传承与服务。这就是——吴氏中医正骨堂。

20 多年前，河池日报也报道过吴剑涛自学中医缘由，并为我治愈骨髓炎的事迹。吴剑涛医师不但拥有超高的中医技艺，同时还拥有一颗仁爱之心。他针对家境贫寒的特殊患者，免费治疗，其疗效显著。其中他免费治愈的患者冯秀兰对吴医生也是怀着无限的感谢之情！

吴剑涛中医师，用医术点亮生命，用医德温暖人心，没有叱咤风云的权力，没有波澜壮阔的传奇，只有踏实沉稳的性格，热情随和的微笑，他浩然正气，荣辱不惊，用医术和医德诠释着多彩人生。他就是自学成才的中医名师——吴剑涛医师。

专业擅长：①颈肩腰腿痛、腰椎间盘突出、无痛正骨、骨折、骨髓炎、骨结核、股骨头坏死等。②脑梗死、脑出血、脑中风后遗症、心肌梗死等。③阑尾炎、宫颈糜烂、乳腺增生、痛经及疑难杂症。

# 背 影

中山大学中山医学院（八年制本博连读）2019 级全体同学

执笔人：朱维宁 杜雯静 李超

“各位同事，应深圳市政府请求，我院需召集志愿者前往支援核酸检测工作，请大家踊跃报名！”中山大学附属第六医院刘兴烈等老师们收到通知，整装待发。

望着老师从前线传回照片中的背影，我们的记忆不禁回到了这场疫情开始的时候。那时的我们谁都没有想到，仅仅两个月的时间，世界就像是变了模样，再见时大家都出现在屏幕之中，只能靠网络嘘寒问暖。

病毒来得猝不及防，却也声势浩大，就像是广东的雨，只是眨眼工夫，就将街上的人淋个通透。只是它迟迟不愿走，淹没了武汉，又向周边城市迅速蔓延，一时间人心惶惶，人民安全受到巨大威胁。

人们都说“乱世出英雄”，其实不然。英雄一直存在，只是动乱与恐慌让无助的人们开始寻找一种可靠的精神寄托。这时，敢为天下先的勇士站了出来，站在人们目光聚焦之下，便成了英雄。英雄从来不单是一种荣誉，更意味着一种责任。他们肩上承担的是人民的期盼，更是巨大的压力。

武汉打响了疫情防控的第一枪。钟南山院士年过八旬仍亲自挂帅，前往火线承担起了研判局势、研发疫苗的重任，“把最危重的患者送到我这来”，短短十二字，落地有声，铿锵有力；张伯礼院士毅然挺身最前线，扎根方舱医院，以“中药漫灌”的理念科学救治“新冠肺炎”患者；仝小林院士下社区，考察发热门诊，进驻重症病房，以中医药为武

器，保障人民健康。中、西医双剑合璧，为武汉人民的生命安全建起了坚固的保护墙。

一场战争的胜利依靠的永远不是个人的英雄主义。一方有难，八方支援，众志成城，共克时艰。各地的医护人员奔赴重灾区，协助当地完成疫情的防控。“大白”已经成了可靠与安心的象征，他们防护服的背后，也苦中作乐的，被画上可爱的图画。

只是这场战役实在持续了太久，当人们满心欢喜地以为一切都已尘埃落定，疫情又一次反扑，卷土重来。口罩已经成了人们的习惯。

当我身边的人背上行囊，毅然决然地奔赴战场，我更加感受到离别时的担忧，但更多的是敬佩与自豪。他们是中山大学附属第六医院的医生护士，是我们的前辈，我们的朋友，更是我们的榜样。他们中有银发的资深医生，也有年轻活力的面孔，但他们的脊背都挺得笔直；他们是别人的父母，是别人的儿女，但在此刻，他们更是人民的依托。

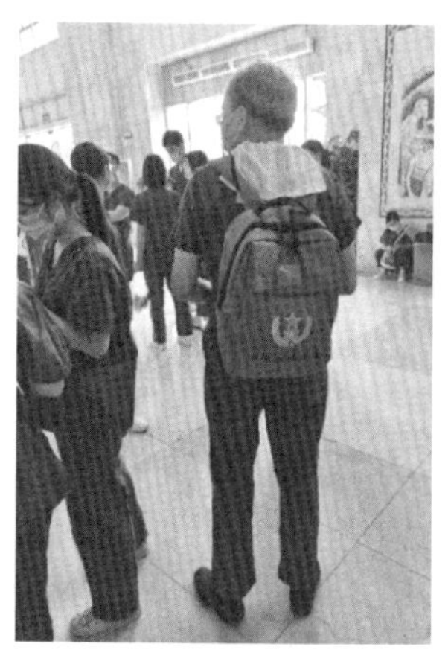

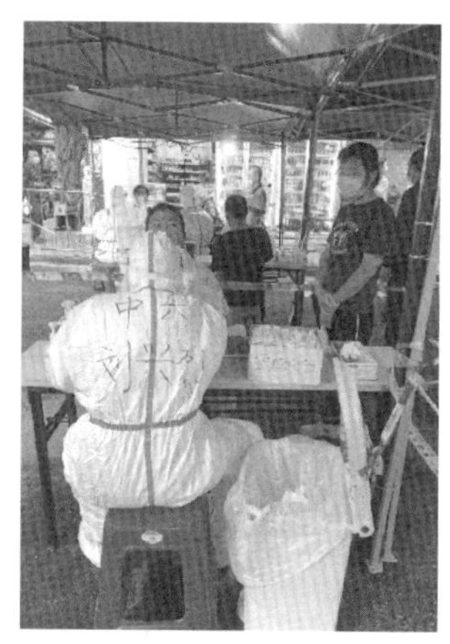

图 1 整装待发　　图 2 忘我工作

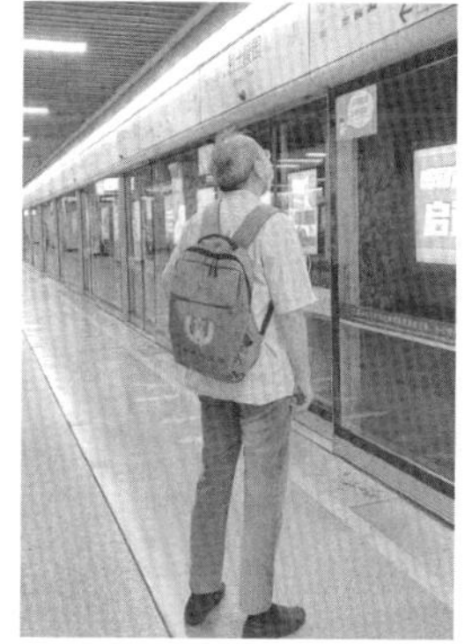

图 3 功成身隐

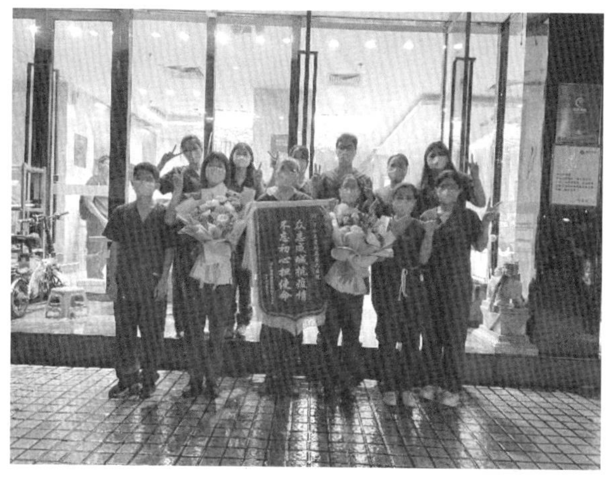

图 4 中山大学附属第六医院援深核酸采集队 1 分队

当医生护士穿上防护服之后，“个人”的概念似乎消失了，留下来的是为人民服务奉献的集体概念，我们看到“大白”们可爱的身影，但往往会忘记他们也是血肉凡躯，每一次工作都承担着风险，也经常忽略他们在密不透风的防护服中长时间的坚守意味着什么——意味着一天下来浮肿疲惫的双手和身躯，意味着几个小时不吃、不喝、不能走动。但前辈们仍然选择向前走，守卫在人民身前，坚定不移。

我看见他们的背影，这是一个时代的速写。

作家写背影，向来写离别。鲁迅写与父亲的离别，那背影苍老佝偻，父亲老了；龙应台写与儿子的离别，那背影朝气活力，儿子成熟了。当人们看见背影，似乎总是惆怅与分别，叹息着不知何期的再次相见。送别与被送别的人，总有一个寥落。

如今，我也写背影，但我不抒离别，而要用期待与坚定的目光，守望他们的归来。他们的出发，是担当，是责任，也是拨云散雾的决心。就像电影里，强者总是将弱小的人挡在身后，他们用背影告诉我们，我在前，无须惧。

前去，使命必达，万水千山只等闲；战斗，无所畏惧，任尔东西南北风；返航，功成身隐，化作春泥更护花。

我愿为背影喝彩，也准备着为世人留下背影。

# 原卫生部副部长、国家中医药管理局原党组书记、局长 佘靖教授在首届中国• 常州石墨烯新材料与亚健康调理应用研讨会暨特色亚健康专业调理机构规范化建设研讨会致辞

尊敬的孙涛教授、尊敬的冯冠平教授、各位嘉宾、各位朋友：

大家上午好！

今天，很高兴应邀参加首届中国•常州石墨烯新材料与亚健康调理应用研讨会暨特色亚健康专业调理机构规范化建设研讨会，在此，谨对会议的顺利召开表示热烈的祝贺，对到会的各位嘉宾致以亲切的问候！对大会承办单位、协办单位表示中心感谢！

中和亚健康服务中心自成立以来，坚持以传播中医药文化为先导，努力普及健康教育科学知识，注重推广养生保健技术与方法，积极开展学术交流与合作，组织制定亚健康行业相关标准规范，进行专业人才培训，为推进健康中国建设，做出了积极贡献。主办本次研讨会设立的两个重点，一是新材料在亚健康调理中的应用，二是加强亚健康专业调理机构规范化建设，我认为这两个问题对拓宽亚健康调理服务内容和质量，推进亚健康专业调理机构健康发展至关重要，相信大家通过这次研讨一定能博采学术、分享经验，开拓视野、收获友谊，为进一步推动亚健康服务业坚持传承精华，守正创新，加强标准化规范化建设，以更好造福民众激发灵感、拓展思路，获取动力。

借今天这个机会，我想谈三点意见，与大家共同探讨：

**1. 抓住机遇，发展亚健康调理服务**

大家知道，亚健康调理服务业是健康服务业的一个组成部分，而健康服务业是以维护和促进人民群众身心健康为目标，包括医疗服务体系、公共卫生服务体系、卫生筹资和健康保险体系、健康管理与促进的产品和服务的产业体系。它由医疗性健康服务和非医疗性健康服务两大部分构成，已形成了四大基本产业链：一是以医疗服务为主体的医疗服务产业；二是以药品、医疗器械、医疗耗材为主体的医药产业；三是以保健食品、健康产品为主体的保健品产业；四是以个性化健康评估、咨询服务、调理康复、保健养生等为主体的健康管理服务产业，具有覆盖面广，产业链长，社会与经济效益显著的特点。

党和国家一贯把保障人民健康放在优先发展的战略地位，2015 年 8 月党的十八届五中全会做出“推进健康中国建设”的战略决策，“健康中国”成为国家的发展战略。2016 年中共中央国务院颁布《“健康中国 2030”规划纲要》，明确了健康中国建设的目标和具体任务。2019 年，《国务院关于实施健康中国行动的意见》印发，指出以人民健康为中心，实施健康中国行动。2020 年，十九届五中全会提出了到 2035 年“建成健康中国”的远景目标，对“十四五”时期全面推进健康中国建设国家战略做出明确部署。健康服务业作为健康中国建设的重要组成部分在稳步健康发展。当前健康保健既是作为有效预防和消除“亚健康”的主要手段，更是一种人们崇尚健康、提升生活品质的一种生活方式，保健服务产业也随着健康中国战略的实施，随着民众对健康的追求逐步发展成一个新型的朝阳产业，且拥有广大的市场。它包含非医疗性健康养生保健、亚健康调理等诸多服务，在增加就业、满足人民健康生活需要、提高人民身体素质等方面发挥重要的作用。亚健康调理服务有着广阔的市场需求，我们要认清形势，抓住机遇，健康发展。

**2. 增强中医自信，坚持传承精华守正创新**

中医药学是中国古代科学的瑰宝，也是打开中

华文明宝库的钥匙。当前中医药与西医药优势互补、相互促进，共同维护和增进民众健康，已经成为中国特色医药卫生与健康事业的重要特征和显著优势。今天中医药在亚健康干预领域具有广阔的发展空间。中医药具有 “不治已病治未病，不治已乱治未乱”预防治疗观，中医养生保健学具有阐释人类生命发生发展规律，预防疾病，增强体质，益寿延年的基础理论，确立了正气为本、天人相应、形神合一、知行并重、审因施养、杂合以养、动静互涵等基本原则；积累了精神、四时、起居、饮食、药物、运动、针灸、按摩等丰富多彩的养生方法和手段，充分利用自然和社会环境的诸多有利因素，全面调动人体自身的调节能力，使人与环境和谐一体，达到却病延年的目的，在绵延的历史长河中为中华民族的繁衍昌盛做出了积极贡献，新的历史时期，我们要深入发掘这些理论与技术，认真传承，不断升华总结提高，用于亚健康防治服务实践，提高民众健康水平。同时要不断创新，加强中医药与亚健康科学研究，提高中医药科技创新能力和科技服务能力，要应用现代科学技术，新材料与中医药结合，为亚健康产业发展赋能。使中医药与现代社会生产生活相融合，以喜闻乐见具有广泛参与性的形式转化为人民群众的健康行为和生活方式。

**3. 加强亚健康调理行业和机构的标准化和规范化建设**

标准是经济和社会活动的技术依据。伴随着经济全球化深入发展，标准化在便利经贸往来、支撑产业发展、促进科技进步、规范社会治理中的作用日益凸显。实施标准化战略是我国的一项基本国策，今天我们这个研讨会是落实习近平总书记“标准助推创新发展，标准引领时代进步”指示，推进健康中国建设的实际行动，会议召开得非常及时。当前在亚健康调理服务业大力宣传贯彻保健服务国家标准，落实全国服务标准化发展规划，全面推动企业实施国家标准，贯彻落实国家中医药管理局《中医养生保健服务规范（试行）》（征求意见稿），具有非常重要的现实意义：对每个亚健康调理机构而言是为其经营提供标准依据，推进其健康发展。一是促进业内各企业按标准要求来建立服务流程，管理体系，制订科学的规章制度，服务及技术规范，推动服务质量和技术水平的整体提高；二是推动以标准来约束规范服务行为，服务质量，从环境、设施设备、技术等多方面消除安全隐患，降低风险，保障服务系统良好运转；三是助推企业的科技创新，为产业升级和结构优化提供支撑；四是标准是打造企业品牌的最好载体，随着行业标准化工作的不断推进与完善，会有更多的亚健康调理服务业的知名品牌出现，他们将成为行业的标杆。对接受亚健康调理服务的广大消费者而言，有利于提高其消费安全度，切实保障消费者的健康权益，增强了人民群众的安全感和幸福感。对全社会而言在促进基本公共服务均等化、优化营商环境、提升政府行政效能等社会治理方面具有重要作用。 希望大家珍惜这次学习与交流机会，用实际行动促进亚健康调理服务业标准化发展。

最后，我衷心预祝本次大会圆满成功，谢谢大家！

（2021 年 10 月 11 日）

# 何星德——专注糖尿病、高血压的康复研究

何星德，中国民族卫生协会专家，深圳市宝安区政府专家，深圳大学医学部糖尿病课题组专家，深圳湾畔大学特聘教授，中国好医生智库客座教授，广东保康堂中医院糖尿病医师，深圳鳌德堂中医馆医师，深圳市老年科协医学分会理事，深圳市中药行业协会理事。

何星德教授除了主攻糖尿病、高血压的康复研究，还擅长：冠心病、脂肪肝、高脂血症、动脉硬

化、痛风、风湿骨痛、骨质增生、腰椎间盘突出、顽固性便秘等代谢系统疾病，以及中风后遗症康复，快速营养减肥等，并掌握有不打针、不吃药、徒手按穴位降血压的技法。

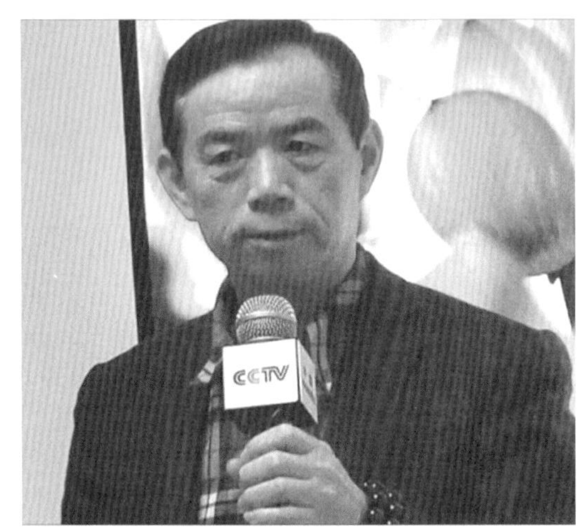


接受中央电视台采访

何星德教授专注糖尿病、高血压的康复研究 20 余年，大胆突破现代医学的康复理念，通过不断探索创新，总结出一套先清后补，边清边补的“清、阻、补、生、调、养”六字秘诀，形成独特的“益百康疗法”中医+食疗的理论体系。《益百康疗法治疗糖尿病、高血压》已被国家中医药管理局中医药传统知识保护研究中心数据库收录保护（项目编号：44030000002），也获得了省级著作权登记保护。

该项研究是根据传统的中医平衡理论，结合古老的辟谷疗法和细胞自噬原理，配合现代的膳食营养学、细胞能量学、微生物肽技术等，大胆突破现代医学的康复理念，依照当代人的身体特性，首先运用釜底抽薪的调理策略，再以补充细胞能量，解决人体的吸收、分解、合成正常化为基础，快速实现人体营养平衡，促进新陈代谢来调整体质，提升自我免疫功能。实施上焦养肺阴，清肺热；中焦健脾胃，强运化；下焦升肾阳，补肾水。采用立体化，多手法，由内向外的综合调理，同步进行养气血，平衡阴阳，活血化瘀，疏肝理气，祛寒燥湿。重点帮助患者有效调节心、肝、脾、肺、肾等脏器的协调性，努力提升代谢能力和内分泌系统的平衡能力，以及人体自身的自愈力，来改善胰腺功能，提高靶细胞对胰岛素的敏感性，提高人体对胰岛素的利用率，以达到促进糖代谢平衡，而不是直接降血糖、降血压，重点依靠人体自愈力，来达成自身的修复、调理、平衡、完善、再生的目标，真正完成“正气内存，邪不可干；正气充盈，百病不侵”。和“筋络通，百病消”的任务。

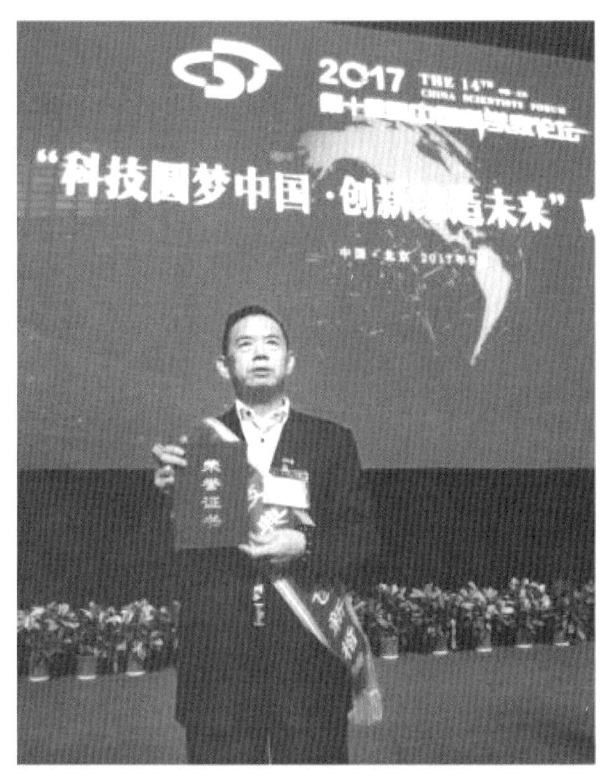


登上中国科学家论坛领奖台

目前该研究已取得突破性进展，临床效果十分喜人，它包含有中医部分的穴位按摩、经络疏通、中药内服、中药外用；食疗部分有营养代餐、有氧运动、活性水、养生粥等 2 个部分，共 8 个板块组成。本疗法全程调理周期为 70 天左右，分为四个阶段。其中第一、二、三阶段为调理期共 40～50 天，第四阶段为巩固期 30～20 天。设定 7 天为 1 个疗程，在临床中经 2～3 个疗程的跟踪观察，全部患者的临床数据显示，都在向好的方向转变，偏高的指标在下降，偏低的指标在上升，数据对比非常明显。从进入疗程的第二天开始，每天按时检测空腹及餐后血糖和起床及睡前血压，根据血糖、血

压的下降情况，及时调整原来的西药用量。一般情况下，7 天内可以停用全部的口服西药，血糖、血压恢复正常；每天注射胰岛素的患者，均可在 14 天内停止注射，血糖恢复正常。临床显示 7 天以后，患者身体的各种不适症状开始消失（糖尿病足的溃疡面也开始愈合，可避免截肢）。40 天后的复查结果显示：血常规、血脂、肝功、肾功、静脉血糖、糖化血红蛋白、糖化血清蛋白、胰岛素释放量、血清 C 肽、同型半胱氨酸、肌钙蛋白、尿常规等各项目的异常指标基本恢复正常，等同于在特定的时间段帮患者做了一次较为彻底的血液净化。并使患者在疗程结束后均呈现出精气神十足，神采奕奕，腿脚有力，容貌焕然一新，明显年轻 3～5 岁。该疗法目前还未发现其他不良反应和依赖性，操作简单，而且安全，患者在家里也可进行，今天开始，明天就有反应，康复速度快，效果好，每天的数据都有变化，效果十分显著。该疗法可帮助糖尿病、高血压、痛风等人群彻底停药，康复率已达 82.3%。它对于糖尿病、高血压、高脂血症、脂肪肝、冠心病、冠状动脉硬化、高尿酸血症（痛风）、中风后遗症康复、超级肥胖症等患者均适用。其中年龄最大的 80 岁，最小的 11 岁，用药史最长的 16 年，用药量最大的胰岛素注射总量 56U/天，总有效率 98.32%，其医疗价值，经济价值，社会价值极高。

何星德早已年逾花甲，业已退休的他渴望有共同志向的志士仁人共同参与此项事业，现正式采用临床教学方式，常年招收学员，正式收徒，拟将全部技艺传授给真正的有缘人，并且可在系统内同步安排带薪实习，学成后安排从业岗位，营造弟子成长空间，辅助弟子自主创业。偕同大家帮助患者，造福众生，成就自我，回馈社会。

# 三十而立 不忘初心 “手”护少儿健康

## ——山西省河东中医少儿推拿学校 30 周年巡礼

吕拴过

山西省运城市古称河东，是个类似“神农架”的药源宝库，中药资源丰富，中医药历史文化源远流长。多年来，运城市对中医药事业的保障扶持政策一直走在全省前列，中医医疗机构建设稳步推进。

20 世纪 70 年代开始，运城市陆续涌现出一批优质专科医疗资源，呈现出“专科门类广泛、技术特色鲜明、治疗效果显著”的特点。这其中，山西省名中医孙德仁创办的山西省河东中医少儿推拿学校，经过 30 年实践探索，在教学模式、临床应用模式、科研推广模式上不断创新，首创“德仁儿推”品牌，取得运城市非物质文化遗产代表项目；其学术思想被编入全国中医药院校《小儿推拿学》“十三五”“十四五”教材；学校先后培养了两万多名中医少儿推拿人才。

这所培养中医少儿推拿专业人才的全日制普通中等专业学校已成为中职学校中的一个品牌，“德仁儿推”已成为全国少儿推拿界的驰名品牌和三晋中医文化的名片。

少儿推拿是一种简便、绿色、低廉的疗法，具有易掌握、易接受、易推广的特点，融保健、治疗、康复为一体，是中医国粹的精华。少儿推拿与“坚持预防为主，推行健康文明生活方式”的健康中国战略目标相一致；与保护少年儿童健康成长的目标相一致；与减少抗生素、化学药品的使用，发展绿色医疗的目标相一致。

**初心如磐行致远：开启“推拿长征路”**

1978 年国家恢复高考，孙德仁考入山西中医学院，开始了他的中医生涯。毕业后，他在山西省运城市中医院做了一名儿科医生，在临床诊治实践中，孙德仁深切地感受到输液、打针对少年儿童的身体造成的损害。他痛心地说：“由于服用化学合成药物太多，身体正气损伤严重，有些孩子已经不会发烧了。如果再吃药，后果不敢想……”

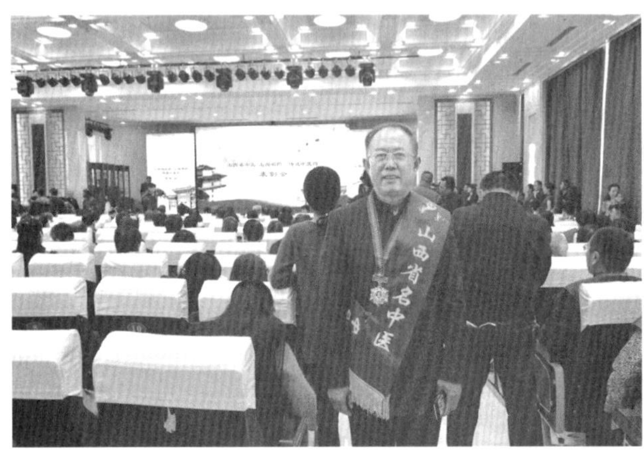


孙德仁在治疗少儿常见病、多发病时，常用推拿手法，效果非常好。他决定更好地传承、发展、创新、推广少儿推拿。总结前人经验，潜心研读经典，开启了“推拿长征路”。“远离抗生素，推广少儿推拿”成为他的愿望，也是他毕生所追求和坚持的初心。

虽然当时河东中医少儿推拿流派的理论尚未成系统，但在老百姓心中是被认可的。河东中医少儿推拿流派的根祖可以追溯到春秋战国时期的医祖扁鹊。司马迁所著的《史记》记载扁鹊治疗虢国太子尸厥的史实，评价了扁鹊的推拿针灸医术。虢国即现在运城市平陆、芮城一带。今天扁鹊庙依然耸立在运城市永济境内。扁鹊推拿针灸医术在河东民间广为流传。

近代河东少儿推拿流派传人代表是任化天和杨钊，在民间流传着“要让小儿安，去找任化天”的说法。杨钊在中华人民共和国成立前以少儿推拿为掩护从事党的地下工作，推拿功夫了得，被人们夸赞“手到病除”。杨钊从领导岗位离休后，免费为广大少年儿童推拿治病，在社会上受到极高的赞誉，被省委、省政府评选为优秀老干部。1991 年 6 月 1 日出席全国老干部先进个人和先进集体表彰大会，并受到国家领导人的接见。

孙德仁敬佩杨钊的医德医术，拜其为老师，掌握了更多推拿绝技；后又拜中医儿科名家张奇文、小儿推拿名家金义成等为师，吸纳全国小儿推拿各大流派之所长，融会贯通，守正创新，结合现代中医学理论，首创“德仁儿推”品牌，取得了手法上的突破，形成了完整的理论体系，实现了传承中医特色技术到创新少儿推拿学科的飞跃。

他勇于创新、独辟蹊径，创制了“气功+理论+手法技巧”等独到的教学方法，在教学培训实践中收到良好效果；他提出了“百千万亿”工程：培育百名儿推领头人，千名儿推新骨干，万名儿推实用人才，护佑亿万少儿健康成长。

孙德仁对少儿推拿事业的执着与付出，也为他赢得很多名誉。他被评为第七批全国老中医药专家学术经验继承工作指导老师，当选中华中医药学会少儿推拿传承发展共同体主席，受邀为北京中医药大学临床特聘专家。“一年三百六十天，多是横戈马上行”，这是明代著名抗倭将领戚继光的诗句，孙德仁常借此自励。他说：“少年强则国强，少年智则国智。我会珍惜每个三百六十五天，做好少儿推拿的传承推广普及，让少儿推拿惠及每一位少年儿童，惠及每一个家庭，担当起社会和谐、民族复兴的匹夫之责。”

**五个创新驱动发展：系统教材理论+校企合作**

几十年间，孙德仁守正创新、传承发展，结合现代中医学理论，首创了“德仁儿推”品牌，取得了手法上的突破，形成了完整的理论体系，实现了“五个创新”，即体系创新、理论创新、手法创新、人群创新、推广创新，将少儿保健、治疗、康复融为一体。在全国中医儿科疾病治疗方面影响较大的河东少儿推拿流派，得到了国家中医药管理局、中华中医药学会的肯定。

首先，体系创新。孙德仁将小儿推拿发展为集保健、治疗、康复于一身的少儿推拿学科，先后编写出版了《少儿推拿中医学基础》《少儿推拿解剖生理学基础》《少儿推拿经络腧穴学》《少儿推拿手法学》《少儿亚健康推拿调理》《少儿心理行为

异常推拿调理》等 13 本教材，均由中国中医药出版社出版发行，是目前国内少儿推拿最系统的教材。孙德仁受国家中医药管理局、中华中医药学会委托起草了《中医养生保健操作规范·少儿推拿》，经专家审定，作为国家标准在全国颁布实施，奠定了河东少儿推拿流派坚实的理论基础。

学校确定了“德仁儿推”18 个项目，包括保健调理的 3 个项目，包括增高、益智、强身、亚健康调理的 6 个项目，包括易感、口臭、食欲不振、便秘、夜眠不安、假性近视、常见病调理的 9 个项目，治疗感冒、咳嗽、哮喘、扁桃体炎、鼻炎、腹泻、遗尿、肌性斜颈、脑性瘫痪等病症。实现了传承中医特色技术到创新少儿推拿学科的飞跃。

其次，理论创新。“德仁儿推”理论是现代学院教育与传统师承教育融合的产物，集学院教育与师承教育于一身，是孙德仁带领专业团队三十多年临床、教学和科研经验的结晶。“保健与调理相融”“先天后天统一观”“经络系脏腑，根本在足上”等学术思想，被国家卫生健康委员会编入由人民卫生出版社出版的全国高等中医药教育“十三五”“十四五”《小儿推拿学》规划教材。2022 年 4 月，200 多万字的《孙德仁中医少儿推拿学》由中国中医药出版社出版，是目前国内在少儿推拿专辑中内容较为全面的著作。著名中医儿科学家朱锦善评价此书“图文并茂，学术一体，手法独具特色，理论与实践紧密结合，深入浅出，易学，易懂，易用。”海派儿科推拿奠基人金义成教授评价此书“体现了传承性、知识性、实践性、现代性。”

“德仁儿推”注重“未病先防”。孙德仁首创了少儿亚健康状态的推拿调理穴位手法。他认为，少儿亚健康如不及时干预，与成人相比，更容易发展为疾病。2011 年他参加《亚健康服务规范·少儿推拿调理》起草工作，并通过中华中医药学会亚健康分会审定，成为全国第一部亚健康调理服务工作的规范。

另外，孙德仁在调治临床疑难杂症时，除常用穴位手法外，还用循经推拿法。脏腑发出经络，经络位于体表，推拿就是通过经络来调理脏腑，防治儿科常见疾病。“从生理上看，14 岁以下小孩的脏器清灵，对于一般的感冒、发烧、咳嗽等疾病，通过输液、打针等抗生素治疗反而会损坏他们的身体功能，而通过中医推拿这种绿色疗法，不仅没有不良反应，还能增强孩子免疫力，帮助孩子健康成长。”

依据《灵枢·官针》中“病在上，取之下”的理论和《孟河马培之医案论精要·噎膈》中“上病治下，滋苗灌根，以脾肾为资生立命之本”学说，孙德仁将足部全息胚反射疗法引入少儿推拿。以轻快柔和的手法刺激少儿足部特效穴，改善五脏六腑功能，增强少儿体质和抗病能力。对少儿咳嗽、哮喘、厌食等多种先天不足与后天失调疾病，取得很好的效果。

再次，手法创新。在传承传统少儿推拿手法基础上，针对少儿疾病特点，为提高少儿对推拿治疗的接受程度，孙德仁总结出了“轻、快、柔、实”推拿手法。这种手法不仅疗效好，而且患儿和家长都乐于接受，在轻松快乐中完成治疗过程。

第四，人群创新。少儿推拿是小儿推拿传承和发展。随着时代的变迁，社会的进步，医学模式的转变，小儿推拿由医疗领域拓展到亚健康领域，孙德仁提出“少儿推拿”的新概念，服务群体从小儿群体（一般指 0 岁至 6 岁的儿童）拓宽到少年群体（指 0 岁至 14 岁的群体）。

最后，推广创新。除了日常培育专业少儿推拿人才，学校在北京、上海、天津、黑龙江、河北等地建立了“德仁儿推”品牌直营店、联营店、加盟店 180 余个，并在北京、上海、宁夏等地的大型医药企业建立校企合作八大基地。“德仁儿推”是该校长期临床验证的成熟项目，在市场中成功地推出 1+X 模式（临床部）、附设模式（社区服务站）、创业模式（就业创业示范中心）三种模式。“德仁儿推”因具有安全、无风险，绿色、市场广阔，有效、易推广，简便、易投资，品牌、声誉高等五大优势，所以在市场中能够广泛地推广应用。

与此同时，孙德仁多次在中央、省、市电视台向国内、国际观众宣传推广中医少儿推拿疗法，应邀到俄罗斯、法国、加拿大、美国等国家开展学术交流，推动中医少儿推拿走出国门、走向世界。

**校园之星养成记：教临科“三位一体”+现代**

学徒制

目前，学校正以三教联动的方式蓬勃发展。师承教育，为了提升少儿推拿临床、教学、科研水平，孙德仁先后在学校和省内外收 50 余名徒弟。培训教育，面向全国招收各种类型的少儿推拿培训班，每年培养 500 余名学员。学校教育，少儿推拿专业全日制普通中专班，在校学生 2100 余人。

对在校学生的培养，学校 1992 年创办以来，就坚持教学、临床、科研“三结合”，以人为本、打基础、重实践、讲实用，让学生练就过硬本领。

在理论学习中，实行基础知识、专业基础知识和专业知识三段式教学，“掌握三环节，读懂十本书”，确保学生知识结构的科学性、系统性和完整性；突出实践教学的临床特色，开设临床部面向社会提供推拿治疗，保证学生理论学习和实践操作有效结合，让学生在临床中逐步实现准确诊断、规范推拿、强化疗效。“楼上学理论，楼下练手法”，这种理论和实践结合的教学方法让学习更有效果。

12 年前，王娜从山西省河东中医少儿推拿学校毕业后，在运城市万荣县借钱租了一间门面房，开始为少儿做推拿。经过几年的努力，积攒下不错的口碑，现在王娜在县城已经开了两个店，买了两套房子。

初中毕业后，因家里贫困，王娜读不起高中。家人不忍她就此辍学，带她去了河东中医少儿推拿学校，学校为王娜减免了一半学费。没想到王娜不仅学业有成，还让全家过上小康生活。“是中医少儿推拿改变了我的人生。从贫困到小康，不仅是生活上，而且是精神上的富有。”王娜很感激学校对她的培养。

像王娜这样，“一人推拿、全家致富”的例子在学校毕业生中有很多。尤其是近年，学校开展现代学徒制，注重技能传承，由校企共同主导人才培养。就业到择业，再到创业是学生发展的主要路径。为了鼓励学生自主创业，学校还建立了就业创业示范中心，对学生进行专业的创业指导和后期的学习培训。

现代学徒制是深化产教融合、校企合作，进一步完善校企合作育人机制，创新技术技能人才培养模式。河东中医少儿推拿学校教学部门协同企业，制定《现代学徒制教学计划》和《现代学徒制考核标准》，学生进入企业之后，逐人落实具体师傅，同时，学生离开学校进入企业不是学校管理工作的结束，而是新的管理工作的开始，班主任仍负有学生管理责任。学校教学部门随时掌握以师带徒教学计划执行情况，落实教学任务，提高学生业务水平。

少儿推拿店具有投资小、简便易行、回报率高的优势。同时，随着少儿推拿这种绿色、自然、无创伤的疗法逐渐被社会大众所接受，少儿推拿正在成为潜力很大的朝阳产业。学校每年毕业生有 600 多人，所有学员 100%安置就业。现代学徒制基本实现了学生、企业、家长三满意。

建校 30 年来，学校共培养了 15700 余名少儿推拿中等专业人才，为全国各级医疗机构和少儿推拿爱好者举办各种培训班，培训学员近 27000 名。30 年的努力，孙德仁靠着对少儿推拿的坚定信念，把一个培训机构办成了普通中专，有自己的教材，有自己的科研成果，有自己的团队，成为省市中医特色专科一张亮丽名片。30 年的奋斗，凭自身稀缺优势，发奋努力，走向了全国，走出了国门，成为中医学宝库少儿推拿专业的领航者。30 年的心血，让山西省河东少儿推拿学校成为引领专业的旗帜。

“筚路蓝缕三十载，硕果芳华谱新篇。我们将以建校 30 周年为契机，总结办学经验、继承优良传统、展示办学成果、谋求未来发展，在传承创新中推动少儿推拿教学科学发展、行业规范发展，助推我市中医药事业高质量发展。”孙德仁说。

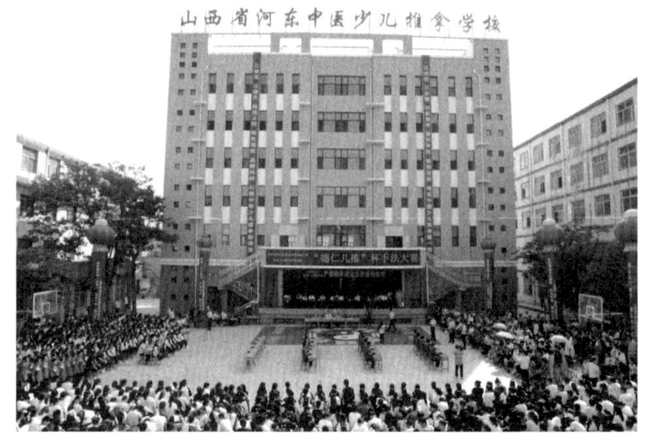

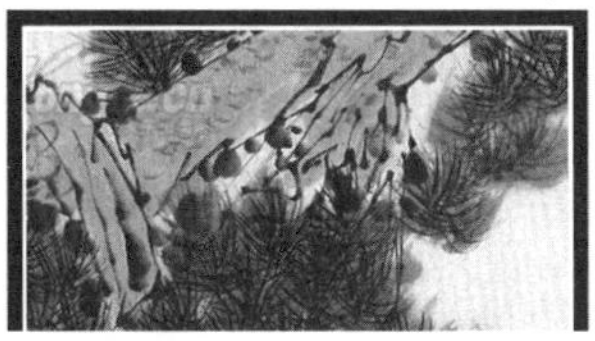

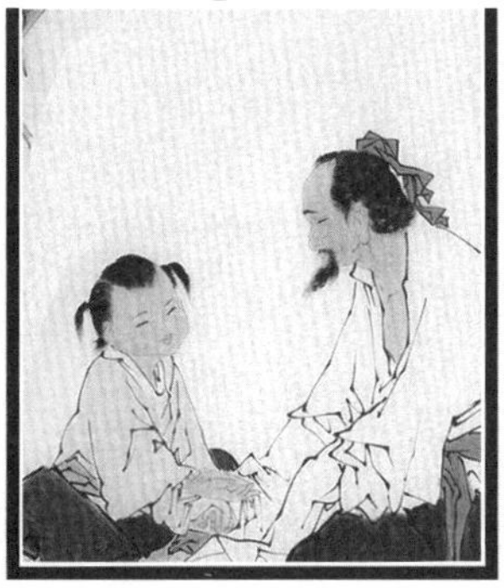

# 海外中医药

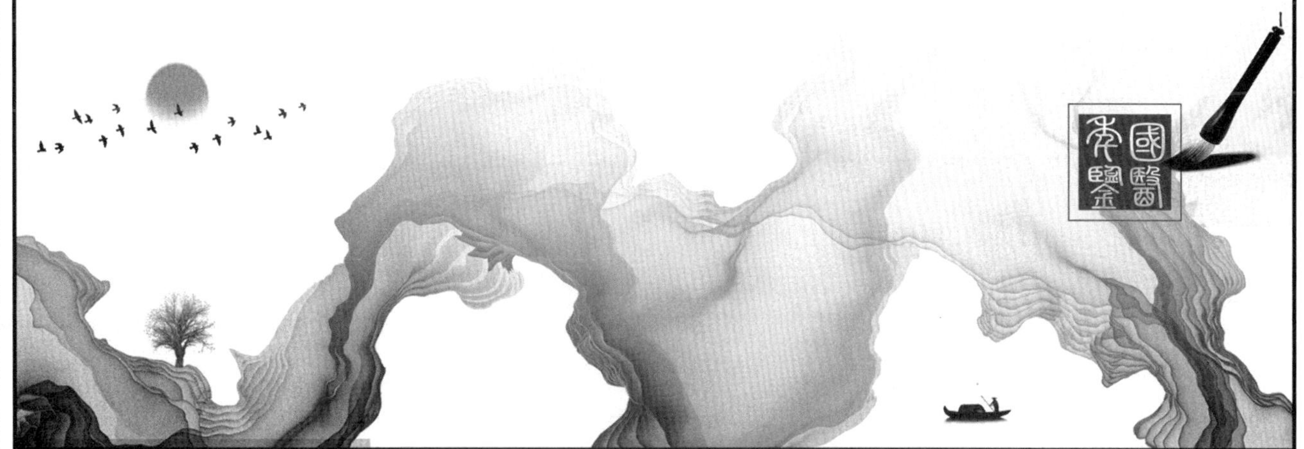

## 乌克兰举办中医药发展研讨会

据人民网报道 2021 年，乌克兰中医药发展研讨会在乌克兰工商会举行。乌克兰副总理斯特凡妮希娜顾问戈卢布、中国驻乌克兰使馆公使衔参赞吴连文、中国金台文院院长蔡传庆，以及乌克兰有关医院和医科大学代表等 20 余人与会，共同就中医药在乌克兰发展现状及前景互动交流。

吴连文在致辞中表示，中乌两国政府和医学界可通过不断深化交流与合作，加强对传统医学与现代医学结合的研究，探索在现有医学体系下，相互承认和引进对方传统医学疗法的合理方式，让两国传统医学得到进一步的保护和健康发展，造福于两国人民。

戈卢布在发言中表示，研究和应用中国在中医药领域的宝贵经验，将给乌克兰经济发展带来新机遇。

与会代表还就乌克兰针灸行业标准和管理规范、乌克兰高校开设中医教学专业、中乌两国科研机构和医科大学开展学术交流等问题进行了深入探讨。（谭武军）

## 习近平：中非要坚持团结抗疫、深化务实合作、推进绿色发展、维护公平正义

国家主席习近平 2021 年 11 月 29 日晚在北京以视频方式出席中非合作论坛第八届部长级会议开幕式并发表主旨演讲。

习近平就构建新时代中非命运共同体提出四点主张。第一，坚持团结抗疫。切实保障疫苗在非洲的可及性和可负担性。第二，深化务实合作。扩大贸易和投资规模，共享减贫脱贫经验，加强数字经济合作。第三，推进绿色发展。倡导绿色低碳理念，积极发展可再生能源，不断增强可持续发展能力。第四，维护公平正义。理直气壮坚持发展中国家的正义主张，把我们的共同诉求和共同利益转化为共同行动。（新华社微博）

## “中医热”在海外持续升温

2021 年，在由北京市中医管理局、北京市人民政府侨务办公室主办的 2021 年中国国际服务贸易交易会（服贸会）·中医药主题日启动仪式暨第六届海外华侨华人中医药大会上，海外中医药工作者分享了中医药在海外的发展情况，他们纷纷表示，“中医热”在海外持续升温，中医药逐渐走进外国民众的生活。

**以切实疗效“圈粉”海外**

中东欧中医药学会联合会主席于福年在匈牙利开中医诊所已经整整 30 年，从一开始无人问津，到现在一个上午就有二三十个患者排队就诊，于福年付出了不少努力。“中医在国外立足，靠的是实实在在的疗效，一次治疗有效果，患者才愿意再来。”他说，匈牙利普遍比较接受针灸，最初，他就是靠针灸治疗见效快聚拢了自己的患者群。

在美国、瑞士从事针灸教学和临床工作 20 年，美国国际针灸美容协会会长任晓艳认为，针灸是最容易被外国民众接受的疗法，她在传承精华的基础上，开发出了任氏针灸疗法，不仅可治疗过敏性鼻

炎等慢性疾病，还可以应用于美容等领域。靠着这手“绝活”，她吸引了大量“粉丝”，也让更多美国民众认识了针灸。

日本北极星商事株式会社理事长张亨谈到，日本的汉方医源自中国，是在中医药理论指导下的传统医学。除了针灸、推拿等外治法，日本民众对中药的接受度也很高，民众选择中医药，疗效好、见效快是必要条件。近年来，主动选择看中医的日本民众越来越多，很多日本民众服用中药预防疾病、改善体质。

**逐渐融入外国民众生活**

中医药怎样才算融入外国民众的生活？“要进入外国的法律、医保体系。”从事中国外交工作近40年的朱祖寿，曾在中国驻泰国、英国、荷兰、匈牙利等国家的大使馆担任秘书、政务参赞、全权大使等职务，他见证了中医药在很多国家的发展历程，也深知进入当地法律、医保体系对中医药在海外发展的重要意义。

于福年说，匈牙利为中医药立法后，中医药在匈牙利的发展打开了新局面，当地民众对中医药的接受度更高、依从性更强，而且当地人学习中医药的热情也更为高涨。匈牙利塞梅尔维斯医科大学开设了黑龙江中医药大学匈牙利分校，通过联合培养的方式为匈牙利培养了大量中医药人才。

任晓艳介绍，在美国纽约，针灸可以得到部分医保报销，这使针灸在当地更受欢迎。比如在她所任教的纽约中医学院，有很多美国学生积极学习针灸。在瑞士苏黎世，针灸能得到大部分医保报销，在瑞士高等中医药学院明道中医门诊中心，患者每天都络绎不绝，很多慢病患者长期在那里接受针刺、艾灸等中医特色康复治疗。

**国际学术交流日益增多**

中医药在海外开枝散叶，离不开中医药学术团体组织的力量。在匈牙利中医药立法过程中，匈牙利中医药学会就起到了重要推动作用。“靠团体组织凝聚合力，为当地中医药工作争取更好的政策。”于福年是首届匈牙利中医药学会会长，他不但带领学会成员争取权益，还借助学会平台组织学术交流，提高海外中医师的中医药诊疗能力。后来，他又牵头成立了中东欧中医药学会联合会，进一步扩大中医药影响力。

以张亨为法人的日中医药健康协会，为中日中医药学术交流搭建平台。以任晓艳牵头成立了国际针灸美容协会，与美国、瑞士、德国、奥地利、英国、印度等国家的针灸师广泛开展学术交流活动，为海外中医药学术繁荣助力。

服贸会中医药主题的论坛也为海外中医人交流学术提供了便利，在各国工作的中医人聚在一起交流、切磋，提高中医药在世界的学术影响力。每年，在服贸会举办同期，北京海外华侨华人中医药培训基地都会针对海外华人华侨的需求举办专题培训班，今年培训班的主题是“‘新冠肺炎’恢复期中西医结合康复疗法”，参加培训的海外中医人纷纷表示受益匪浅。

“每一位海外中医人都是传播中医药的使者，要借助他们的力量，让世界人民看到中医药的价值。”北京海外华侨华人中医药培训基地主任郝天智表示，作为集医疗、教学、交流、展示、服务、贸易于一体的中医药服务平台，将更好地整合资源，担负起海外华侨华人同国内中医药界的学术交流与培训任务，助力中医药在构建人类卫生健康共同体中发挥更大作用。（张梦雪）

# 甘肃中医药大学与泰国皇太后大学开展合作

2021 年 12 月 7 日，甘肃中医药大学与泰国皇太后大学举行教育与学术交流合作线上签约仪式。

甘肃中医药大学将中医药与泰国传统医学在技术、理念上的相似之处进行有机结合，进一步拓展两国传统医学在国际医学领域的普及应用，共同实现两国医学精粹的传承与创新。

皇太后大学位于泰国北部清莱省，是东盟地区一流综合高等院校。该校现有 14 个学院、38 个本科专业、26 个硕士学位课程，15 个博士学位课程，并设有 1 所大型医疗中心。该校整合医学院于 2014 年设立中医系，致力于泰国中医药从业人员的专业化培养以及中医、泰医的结合发展。 （耿睿）

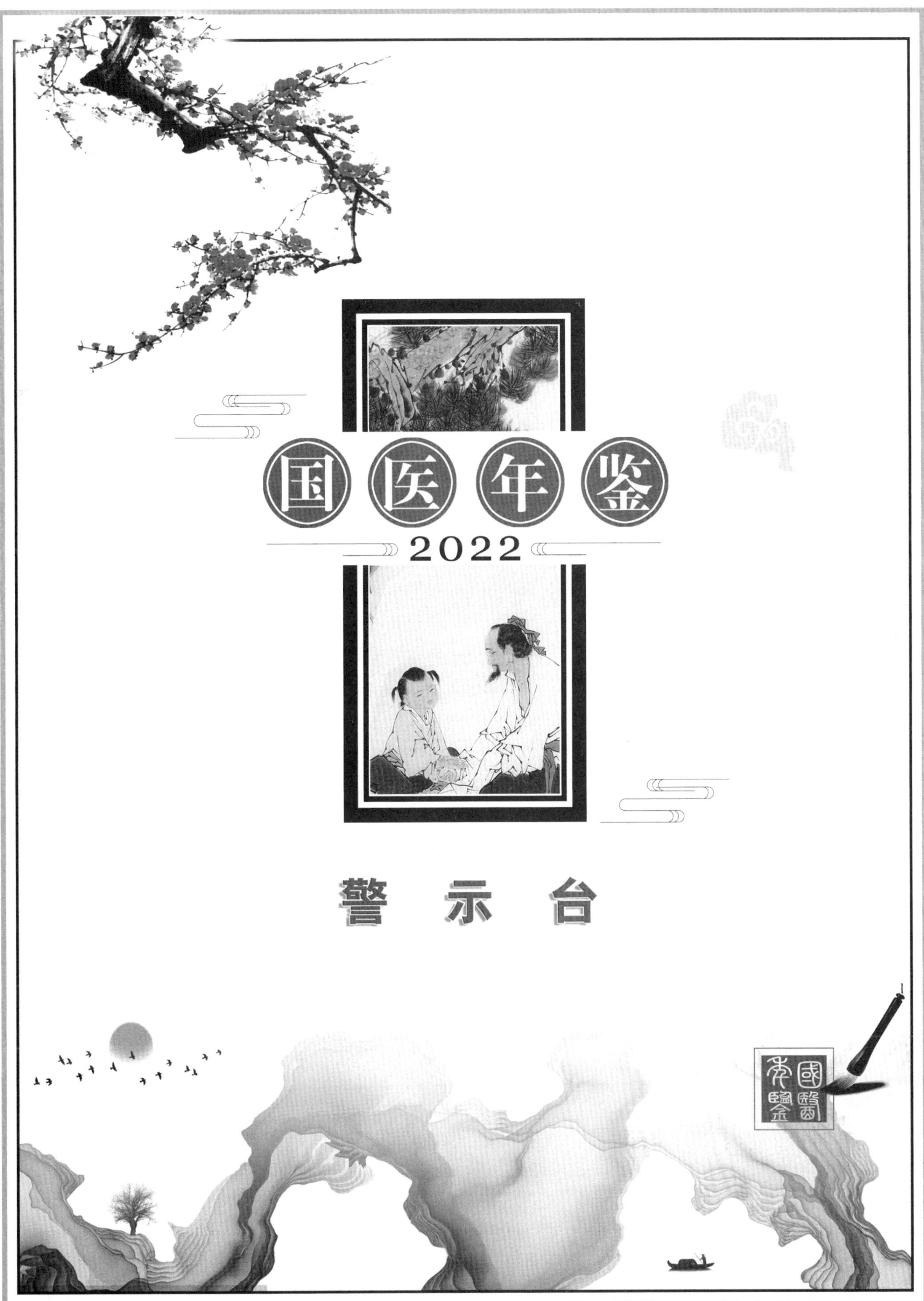


# 警 示 台

# 北京市药品监督管理局关于发布2021年第二期药品质量安全公告

2021 年北京市药品监督管理局按照《北京市 2021 年药品（含药包材）、医疗器械、化妆品质量抽查检验工作实施方案》组织对药品生产、经营、使用环节开展了监督抽检，现将抽检发现的不符合规定的 1 批次药品予以公告。（信息来源：国家药品监督管理局）

北京市 2021 年第二期不合格药品质量公告

| 药品名称 | 检品来源 | 标示生产企业 | 生产批号 | 药品规格 | 检验机构 | 检验依据 | 检验结果 | 不符合规定项目 |
|---|---|---|---|---|---|---|---|---|
| 银翘解毒片 | 北京长安中西医结合医院有限公司 | 爱民药业集团股份有限公司 | 1908020 | 每片重 0.5 克 | 北京市西城区食品药品安全监控中心 | 《中国药典》2015年版一部 | 不合格 | 含量测量 |

# 甘肃省药品监督管理局药品质量公告

经兰州市食品药品检验检测研究院等 5 家检验机构检验，标示为兰州旭康药业有限公司等 6 家企业生产的艾叶等 8 批次药品不符合标准规定。

药品监督管理部门已要求相关单位采取风险防控措施，对不合格产品依据相关法律法规进行查处。

# 关注医用超声耦合剂使用不当的风险

医用超声耦合剂是指在超声诊断和治疗操作中，充填或者涂敷于超声探头、治疗头与人体组织之间，用于透射超声波的中介媒质。医用超声耦合剂分为“非无菌型”和“无菌型”。其中非无菌型医用超声耦合剂适用于在完好皮肤上进行的超声诊断、治疗操作，无菌型医用超声耦合剂可用于创面、穿刺以及通过身体腔道进行的侵入性检查。

国家药品不良反应监测中心监测发现，个别患者使用医用超声耦合剂后出现寒战、发热等感染相关症状的不良事件。经调查，个别医疗机构在临床使用中，存在将非无菌型医用超声耦合剂用于应使用无菌型医用超声耦合剂的穿刺等侵入性检查的现象。此类使用不当有引发患者院内感染的风险。

国家药品监督管理局已发布《关于进一步规范医用超声耦合剂说明书等有关内容的公告》（2020 年第 143 号），要求医疗器械注册人、备案人对产品说明书标签进行自查、规范产品适用范围并及时进行注册、备案变更。医疗器械生产企业要严格按照经注册、备案的产品技术要求组织生产，按照《公告》要求规范产品说明书。

医疗器械使用单位应当按照产品说明书把握医用超声耦合剂适用范围，避免超范围使用非无菌型医用超声耦合剂。

附件一：

# 2021 年度百项亚健康中医调理技术一览表

**技术名称：平亚宁人参蛹虫草（固体饮料）亚健康中医调理技术**
评审时间：2021 年 7 月
技术简介：根据药食同源原理研制，“君臣佐使”配伍，将蛹虫草、人参、枸杞、冬瓜、葛根、菊花、玉米须、山楂等 14 味中药材，采用超低温破壁技术制成一款古方调压固体饮料产品。具有补肝肾，益诸脏之气，补中有行等作用。
申报单位：江苏中堂健康管理有限公司
联系地址：江苏省泰州市泰兴市科创路 6 号

**技术名称：武夷艾·智能艾灸床亚健康中医调理技术**
评审时间：2021 年 7 月
技术简介：智能艾灸床传承古法艾灸，现代科技与中医药的融合，采用钢木结合一体化科学打造，它的操作可以依靠床边的遥控器实现自动点火、自动回旋灸、自动净化艾灸烟雾功能，可实现全身多穴位多经络同时艾灸。
申报单位：碧爱尚（ 福建）生物医药集团有限公司
联系地址：福建省福州市仓山区建新镇金达路街 35 号

**技术名称：掌乾坤透骨液亚健康中医调理技术**
评审时间：2021 年 7 月
技术简介：掌乾坤透骨液是以家传中医古方技术、治标固本为核心，温和不刺激、以温通经络、扶阳、助阳的理疗产品，用掌乾坤透骨液进行理疗，补而不过，扶正祛邪，具有通经活络、舒缓肌肉酸痛、舒筋活络健骨、消炎、消肿、止痛、软坚化结、扶阳固脱，升阳举陷、调和气血、调节身体功能,促进健康、平衡阴阳作用。
申报单位：惠州梁氏掌纹中医传统医学研究有限公司
联系地址：广东省惠州市惠城区东湖花园 5 号小区北一门 501 栋 1 单元 109A

**技术名称：中医锤疗亚健康中医调理技术**
评审时间：2021 年 7 月
技术简介：按摩锤和锤桩在体表通过经络的传导，渗透力达到 10cm 以上，捶打以每分钟 60-100 次为宜，根据每个人检测报告，灵活调整捶击的力度和次数，一方面能有效地保护人体健康，另一方面共振能快速精准的传导力量，通经活络，活血化瘀。
申报单位：吉林省长春堂大药房有限公司长春堂健康管理中心
联系地址：吉林省长春市经济开发东南湖大路街（路）1985 号

**技术名称：骨之元皮肤抗菌液亚健康中医调理技术**
评审时间：2021 年 7 月
技术简介：骨之元皮肤抗菌液主要是由中药配方，喷在人体皮肤表面，通过小分子渗透，生物膜保护层作用，具有活血化瘀、祛风除湿、散瘀消肿等作用。
申报单位：吉林省长春堂大药房有限公司长春堂健康管理中心
联系地址：吉林省长春市经济开发东南湖大路街（路）1985 号

技术名称：**鲟纳茯精华片亚健康中医调理技术**

评审时间：2021 年 7 月

技术简介：鲟纳茯精华片主要成分纳豆粉（枯草杆菌溶栓酶）通过基因重组纯化后活性可达 1000 万国际单位。具有高产、高活性的基因改造和重组枯草杆菌菌株；口服肠溶片，安全无不良反应。靶向溶解血栓及修复血管壁，血液清道夫。本产品通过茯苓导航，纳豆粉（枯草杆菌溶栓酶）精准靶向溶栓，鲟鱼肽排毒代谢。

申报单位：湖北和荷健康科技有限公司

联系地址：湖北省武汉市江汉区发展大道大武汉 1911 写字楼 B 座 1708/09

技术名称：**康雅图能量养生舱亚健康中医调理技术**

评审时间：2021 年 7 月

技术简介：康雅图能量排毒舱，以传统中医理论为依据，以现代物理科技为手段，根据传统中医的阴阳论、气血论、脏腑论、经络论的学说运用能量科学和自然科学，把声、光、电、热、磁、负离子、量子七大核心技术融合成一体。

申报单位：深圳康雅图健康管理科技有限公司

联系地址：广东省深圳市粤海街道科技中一路

技术名称：**明德光子能量亚健康中医调理技术**

评审时间：2021 年 7 月

技术简介：明德光子能量仪主要由光子能量仪和光子能量发生器组成，具有激发人体的自愈系统和自我修复功能，实现双向调节的作用，对人体因微循环障碍所造成的亚健康和慢性疾病，具有明显的调理作用。

申报单位：广东明德健康科技有限公司

联系地址：广东省中山市板芙镇金钟村工业大道顺景工业区 18 号

技术名称：**丹七活血化瘀丸亚健康中医调理技术**

评审时间：2021 年 7 月

技术简介：丹七活血化瘀丸具有活血化瘀，养血平肝，温经散寒，溶解斑块和血栓。

申报单位：大庆市萨尔图区天伦医院

联系地址：黑龙江省大庆市让胡路西宾路街（路）357 号

技术名称：**红外排湿亚健康中医调理技术**

评审时间：2021 年 7 月

技术简介：红外排湿主要是优化衣将释放红外线原材料矿石粉末通过高新技术编制在衣物纤维当中，可持续释放红外线，红外线作用与身体内部由内而外排出体内毒素及有害物质，对人体具有温热、调节、排毒、排湿等作用。

申报单位：通辽市宇民同乐健康管理服务有限公司

联系地址：内蒙古自治区通辽市科尔沁区向阳街振兴商业村西门 9-12 号

技术名称：**云手推拿亚健康中医调理技术**

评审时间：2021 年 7 月

技术简介：云手推拿主要用推、拿、捏、揉、拨、按、压、点、滚的手法疏通经络及穴位，以达到平衡阴阳，消除疲劳，调理脏腑治未病的效果。

申报单位：云南吉康商务有限责任公司

联系地址：云南省昆明市五华区人民中街 43 号

技术名称：**多源量子能量波亚健康调理技术**

评审时间：2021 年 7 月

技术简介：多源量子能量波环境调节仪（又称细胞修复能量舱）为室内使用设备，采取与生命信息纠缠配对的调制发射方式，在软件控制脑电波作谐振调制牵引下，通过特种材料（石墨烯与碳纳米管）构成的超导天馈系统，将多源频谱量子能量波与人体细胞产生共振、谐振，具有改善微循环，修复受损细胞、激活睡眠细胞等作用。

申报单位：中亚民生科技发展有限公司
联系地址：四川省成都市天府新区华阳美岸 48 号

**技术名称：亿健天眼 EHC 亚健康检测调理系统亚健康中医调理技术**
评审时间：2021 年 7 月
技术简介：通过头戴式传感系统，将扫描数据传送到亿健云平台，利用平台上的 AI 人工智能专家系统，得到受检者各系统的健康风险评估结果。
申报单位：亿健智能科技（成都）有限公司
联系地址：四川省成都市金牛区金丰路 106 号

**技术名称：中草药负离子杀毒灭菌亚健康中医调理技术**
评审时间：2021 年 7 月
技术简介：中草药负离子杀毒灭菌亚健康中医调理技术主要通过中草药负离子杀毒灭菌机，该设备可放入配制的中草药，在内置负离子发生器作用下与之共振，将中草药的药性以离子态的形式散布于室内，让身处室内的人员通过呼吸得到一定程度的药物治疗，起到杀菌消毒的作用。
申报单位：中亚民生科技发展有限公司
联系地址：四川省成都市天府新区华阳美岸 48 号

**技术名称：雪清夫水蛭片亚健康中医调理技术**
评审时间：2021 年 7 月
技术简介：水蛭冻干粉是水蛭经过低温萃取而得，水蛭含有水蛭素，可直接作用于血液中的凝血酶，防止血液的凝固。同时，水蛭素还能激活血液中的溶栓酶逐渐溶解血液中凝固了的血栓，从而起到抗凝溶栓的作用，修复血管。
申报单位：广西三兴堂生物科技有限公司
联系地址：南宁市高新大道东段 25 号南宁市科技企业孵化基地孵化大楼三楼 313-1 室

**技术名称：汇康一号亚健康中医调理技术**
评审时间：2021 年 7 月
技术简介：汇康一号亚健康中医调理技术主要是由人参（人工种植）、蛹虫草、葛根、山楂、山药、玉米须、冬瓜、枸杞等成分组成的食用级的压片糖果，按照中医“君臣佐使”的配伍理念，通过超低温中药超微破壁萃取提纯技术，预消化处理技术，植物缓释技术三大技术，提纯萃取 13 味传统中药有效成分，疏通动脉血管、清除血管垃圾、加速血液流通、修复受损血管壁，对于血压异常亚健康人群具有很好的调理作用。
申报单位：广州汇康健康咨询有限公司
联系地址：广东省广州市番禺区洛浦街橘树村万兴一街 2 号 226

**技术名称：许村银杏系列产品干预三高亚健康中医调理技术**
评审时间：2021 年 7 月
技术简介：通过脱苦技术研发出药食同源银杏系列产品，包括银杏酱、银杏煎饼、银杏面、银杏豆汁、银杏茶、银杏养生酒等食品为一体的食疗养生产品。在一定程度上能够改善血液循环，促进新陈代谢，改善机体营养状态。银杏中含有莽草酸、白果双黄酮、异白果双黄酮、甾醇等成分具有降低血清胆固醇，扩张冠状动脉的作用。血压、血糖、血脂异常的亚健康人群通过食用，有很好的辅助调理效果。
申报单位：郯城县许村银杏健康养生苑
联系地址：山东省临沂市郯城县重坊镇

**技术名称：久橙堂茶亚健康调理技术**
评审时间：2021 年 7 月
技术简介：久橙堂茶叶是以武夷山茶叶为原料，在武夷山的岩壁沟壑烂石砾壤中，具有丰富的矿物质供茶树吸收，并且武夷岩茶

所含的矿物质微量元素也更丰富，如硒、钾、锌、的含量较多。武夷岩茶所含的化学成分，具有药理功能和营养价值的物质。

**申报单位：**天津市咬金商贸有限公司

**联系地址：**天津市河西区洞庭路20号

**技术名称：盐氧温通仓亚健康中医调理技术**

**评审时间：**2021年12月

**技术简介：**盐氧温通仓通过融合多种科技手段而营造一种温热、高净化、高负氧离子的养生调理环境。根据“万病源于寒”的中医理论，通过温通经络而达到促进人体代谢及改善微循环，提高免疫力的作用。

**申报单位：**优悠生活科技（天津）有限公司

**联系地址：**天津市河北区宁园街中山北路17号富贾花园10号楼601-3

**技术名称：津猫量子缓解疼痛特色康复疗法亚健康中医调理技术**

**评审时间：**2021年12月

**技术简介：**“缓解疼痛疗法”（滑经疗法）是经过多年临床摸索总结的一套，对亚健康身体疼痛缓解立竿见影的手法，短时间内可缓解疼痛感，是一种对亚健康身体疼痛调理的快速见效的手法。

**申报单位：**天津市津猫量子科技有限公司

**联系地址：**天津市津南区八里台工业园南区秋经路4号

**技术名称：人体经络能量动态检测仪亚健康中医调理技术**

**评审时间：**2021年12月

**技术简介：**人体经络能量动态检测仪，通过测量人体经络电阻的变化，反映人体经络系统的能量状态，为中医辨证，提供数据支持，为中医现代化打下坚实的科学基础。

**申报单位：**佛山市五运六气应用技术有限公司

**联系地址：**广东省佛山市南海区桂城街平西上海村东平路北侧 翰天科技城A区8号楼三楼304单元

**技术名称：生物共振亚健康中医调理技术**

**评审时间：**2021年12月

**技术简介：**此技术采用微晶片集成电路，接受空间和人体发出的电磁波，通过耦合共振电路的震荡调频并放大，反馈给人体，矫正人体磁场，促进机体微循环，从而促进气血通畅的目的。其所共振的能量波段来自太阳能量电磁光谱之2～22微米波段，其最大能量峰值为9.34微米，能量平均放射率大于0.95以上，这种波段能精准打中影响生理细胞活性，改善靶点，调理人类心血管疾病，对于脑卒中、前列腺增生、冠心病、乳腺纤维瘤、帕金森等有临床治疗和应用价值。

**申报单位：**天力能大健康科技（广州）有限公司

**联系地址：**广东省广州市白云区启德街20号

**技术名称：AC经络康复理疗仪亚健康中医调理技术**

**评审时间：**2021年12月

**技术简介：**“AC通经络疗法”是以物理学、生物学和医学为基础，以中医经络学为原理；利用电流的强弱、频率及其电流的生物、物理、化学效应，通过皮肤作用人体，刺激神经或肌肉，从而恢复受损部位；通过穴位流经人体经络，利用经络感应传导的特性，恢复经络的调节作用。

**申报单位：**云南正本康源健康管理有限公司

**联系地址：**云南省昆明市官渡区吴井路和春城路交汇处兴杰现代城

技术名称：牛初乳小分子肽免疫力亚健康中医调理技术
评审时间：2021 年 12 月
技术简介：牛初乳小分子肽，配方采用中医药食同源、成分互补，采用成分加工工艺，利用创新科技，以及最新前沿小分子肽形式。其内含各种营养成分以小分子肽形式被人体肠道直接吸收，有效提升成分调理功效，达到补充钙质和促进吸收，补充免疫球蛋白，提高人体免疫力以达到体质提高和驻颜延衰的目的。
申报单位：吉林省郁旺达生物科技集团有限公司
联系地址：吉林省吉林市高新区高新花园 D 街

技术名称：疆谷互补肽（疆谷互补粉）亚健康中医调理技术
评审时间：2021 年 12 月
技术简介：疆谷互补肽（疆谷互补粉）亚健康调理技术是药食同源膳食食疗技术，通过中医治未病理论与中医食疗相结合，运用滋阴补阳、补肾固精、养心益智的药食同源谷类杂粮，根据“君臣佐使”组方配伍，清、调、补益三效合一，具有提高免疫力、调理亚健康的作用。
申报单位：新疆哈潜意识项目策划有限公司
联系地址：新疆维吾尔自治区乌鲁木齐市新市区长春中街 1355 号

技术名称：津猫量子智能按摩仪亚健康中医调理技术
评审时间：2021 年 12 月
技术简介：通过量子每秒钟上亿次的一个震动波频率，运用移动互联网的平面载体，音频载体以及视频载体，通过移动互联网的即时传输，传输到手机移动终端当中，使量子的高频振动的波持续释放，再结合手机持续输出的电子脉冲对应相应的穴位和经络，可对身体各个部位的酸、胀、肿、痛进行快速且有效的缓解。其为利用物质所产生的印记频率所转化的生物信息，激发人体自愈系统以及肌体自我修复能力，达到安全、迅速、自然、温和的调理效果。
申报单位：天津市津猫量子科技有限公司
联系地址：天津市津南区八里台工业园南区秋经路 4 号

技术名称：QK 纤溶酶亚健康中医调理技术
评审时间：2021 年 12 月
技术简介：QK 纤溶酶采用超级枯草芽孢杆菌发酵提取而成，属于高科技生物制剂，内含枯草芽孢杆菌、活性酶等物质，通过肠道吸收进入血液和各组织细胞，全面作用于血液、血管和肠道等器官，直接溶解血栓，彻底清除垃圾，具有见效快、无不良反应，标本兼治的优势。
申报单位：漳州蓝蒽生物技术有限公司
联系地址：福建省漳州市开发区南滨大道街 429 号

技术名称：鲟鱼骨肽粉亚健康中医调理技术
评审时间：2021 年 12 月
技术简介：鲟鱼骨肽粉采用的专利酶解法从鲟鱼中提炼出生物肽技术，鲟鱼骨肽粉多肽含量高达 85%，多肽中 540Da 以下小肽含量高达 93.9%，纯度高、分子量小，易被人体吸收。鲟鱼骨肽粉含有 17 种氨基酸，促进人体新陈代谢，还富含硫酸软骨素、胶原蛋白、角鲨烯、硫黄酸、有机硒、不饱和脂肪酸、叶酸等丰富的营养元素。
申报单位：嫦娥创新（武汉）生物科技有限公司
联系地址：湖北省武汉市东湖新技术开发区高新大道 666 号光谷生物 C4 栋

技术名称：刚武酒亚健康中医调理技术
评审时间：2021 年 12 月
技术简介：刚武酒用糯米、高粱、玉米、小麦、苦

荞通过传统古法纯粮酿造出的五粮浓香酒作为基酒，再添加从鲟鱼中提炼出小分子量低聚肽，将酒与肽完美结合，让鲟鱼活性肽的功效借酒发挥，更易被人体吸收，具有明显的增强免疫功能、提高精气神、增强体质和抗衰老效果。

**申报单位：** 嫦娥创新（武汉）生物科技有限公司

**联系地址：** 湖北省武汉市东湖新技术开发区高新大道666号光谷生物C4栋

**技术名称：刺梨麦芽硒片亚健康中医调理技术**

**评审时间：** 2021年12月

**技术简介：** 刺梨麦芽硒片中硒元素具有强抗氧化作用，降低自由基对人体的损害，硒元素是肝在排毒解毒时所必需的消耗品，具有增强肝功能的作用；硒元素能激活人体免疫细胞，增强人体综合免疫力。

**申报单位：** 四川上一农业科技有限公司

**联系地址：** 四川省彭州市通济镇黄村11组1号

**技术名称：中和3号（地龙喷剂）亚健康中医调理技术**

**评审时间：** 2021年12月

**技术简介：** 中和3号（地龙喷剂）主要由卡波姆、纯化水等组成，通过在创面形成保护层，起到物理屏障作用。可用于小创口。如擦伤、切割伤等浅表性创面及周围皮肤的护理。用于皮肤烧烫伤创面、溃疡创面的辅助修复；也可用于小创口、擦伤、切伤、无名肿毒、疱疹、痤疮、顽癣、压疮、外伤色斑、灰指甲、皮肤过敏、蚊叮虫咬、祛痱止痒等浅表性创面及周边皮肤的辅助护理。

**申报单位：** 四川晶富生物科技有限公司

**联系地址：** 四川省眉山市东坡区金象化工产业园区街1号

**技术名称：杀菌消炎牙膏亚健康中医调理技术**

**评审时间：** 2021年12月

**技术简介：** 杀菌消炎牙膏中的柠檬烯精油属芸香科植物，该属植物具有抑菌活性，有行气止痛、活血散瘀的功效，用于外治牙痛、药理上也具有抗菌、抗炎、解痉、镇痛等作用。

**申报单位：** 养心得生物科技有限公司

**联系地址：** 四川省乐山市市中区安谷镇蕙星路街40号

**技术名称：甜茶亚健康中医调理技术**

**评审时间：** 2021年12月

**技术简介：** 野生甜茶含丰富的维生素C、E、 B、A，微量元素铁、锌、硒、钙等和人体必需的多种黄酮类、多酚类化合物。具有清除人体自由基、抗衰老、扩张血管、调节血管渗透性、防止血管动脉硬化、利尿、抗菌、消炎等药理作用。所含黄酮化合物的甜度是糖的300 倍以上，几乎无热量。所含根皮苷具有很好抑制机体对糖分的吸收同时具有明显修复体内胰岛素的功能。

**申报单位：** 成都市荣洋农业开发有限责任公司

**联系地址：** 四川省成都市大邑区鹤鸣镇牟家营村街25组31号

**技术名称：春寿堂新中医五诊脉法亚健康中医调理技术**

**评审时间：** 2021年12月

**技术简介：** 春寿堂新中医五诊脉法，是在总结古代名医脉法上结合现代影像技术、人体解剖，提取中医诊断之精华，删除不确定的，减少不实用的，修正不完善的中医诊断技法，再重新分级、分类并加以创新的精准五诊技法。

**申报单位：** 洛阳春寿堂中医院有限公司

**联系地址：** 河南省洛阳市西工区玄武门大街41 号

**技术名称：春寿堂中医医药疗法亚健康中医调理技术**
**评审时间：**2021 年 12 月
**技术简介：**根据春寿堂新中医五诊脉法作为诊断疾病的依据和方法进行诊断，然后运用黄金九组合加以调理治疗。
**申报单位：**洛阳春寿堂中医院有限公司
**联系地址：**北京市海淀区西直门北大街 47 号

**技术名称：富川瑶族银磁蛋推疗法亚健康中医调理技术**
**评审时间：**2021 年 12 月
**技术简介：**瑶推疗法属于绿色健康疗法，安全系数高、见效快、无创伤、不吃药、不打针、不破皮，可提高自身免疫力增加抵抗力。瑶推疗法可以袪风，同时也袪邪；瑶推加“银磁”能把人体的“毒”给吸出来，在瑶推过程中，银器会迅速变为黑、蓝、红、褐色，颜色越深吸出的毒素越多，不同的颜色代表不同的风邪，以达到调理的目的。
**申报单位：**广西辉明瑶推保健有限责任公司
**联系地址：**广西壮族自治区贺州市富川瑶族自治县富阳镇县城新行政中心拆迁安置区（民族广场东面）

**技术名称：中国囟针（囟骨）疗法亚健康中医调理技术**
**评审时间：**2021 年 12 月
**技术简介：**中国囟针（囟骨）疗法是北京中囟医学研究院王团结，集中医学百家之长，结合 20 多年临床经验，苦心专研独立创建的一套体系完善的中医外治技术。该技术利用生物全息理论、骨传导理念和祖国传统医学经络学说。
**申报单位：**北京中囟医学研究院
**联系地址：**北京市朝阳区望京东路四区街 13 楼

**技术名称：六然钾维生素 K 泡腾片亚健康中医调理技术**
**评审时间：**2021 年 12 月
**技术简介：**钾维生素 K 泡腾片高尿酸血症非药物调理，是运用天然柠檬酸钾、柠檬酸钠调节尿液 pH 值，溶解尿酸结晶的作用，达到促进尿酸排泄，溶解尿酸性结石、痛风石的目的，维生素 K 促进钙的精准吸收，快速修复受损骨关节。对丹清风高尿酸血症非药物调理具有安全、高效、不良反应小，适合患者长期调理的特点。
**申报单位：**成都六然医疗科技有限公司
**联系地址：**四川省成都市金牛区金府路街 88 号

**技术名称：六然冷敷凝胶亚健康中医调理技术**
**评审时间：**2021 年 12 月
**技术简介：**六然冷敷凝胶主要由丹参、青风藤、淫羊藿、川芎、生地、锁阳、红花、芋头、制草乌、松香、全蝎、土荆皮、甘草、薄荷等组成，采用传统中药组方研制而成，组方标本兼治、益气扶正、活血通络、通经止痛、袪风湿、强筋骨，并预防高尿酸亚健康者的痛风石结晶形成。
**申报单位：**成都六然医疗科技有限公司
**联系地址：**四川省成都市金牛区金府路街 88 号

**技术名称：硒都百草汤抑菌液亚健康中医调理技术**
**评审时间：**2021 年 12 月
**技术简介：**硒都百草汤抑菌液主要由苦参、黄连、虎杖、杜仲、忍冬藤、菖蒲、艾叶、独活、桑寄生、九节风、鸡血藤、淡竹叶、荆芥、紫苏、牛膝、阴地蕨、楤木、三颗针等 36 味道地药材成分组成，取材硒都，药材富含天然有机硒，利用现代生物技术萃取精华，最大程度保留有效成分，具有抑菌、安神助眠、排湿袪寒等作用。

**申报单位**：湖北一束莲生物科技有限公司
**联系地址**：湖北省恩施市舞阳坝街道办事处七里坪产业园14号楼

**技术名称**：**圣昕堂清透精露亚健康中医调理技术**
**评审时间**：2021年12月
**技术简介**：推拿调理技术主要是运用独特的推拿手法，在疼痛特定的部位或穴位触摸做功，使其产生一定的能量，通过技术结合产品渗透，达到减轻患者疼痛。
**申报单位**：江苏圣昕堂中医诊所有限公司
**联系地址**：江苏省无锡市宜兴区新街街道兴业路113 号

**技术名称**：**中和2号（地龙饮）亚健康中医调理技术**
**评审时间**：2021年12月
**技术简介**：中和2号（地龙饮）主要由地龙蛋白、地龙多肽、薄荷、菊花、桑叶、覆盆子等组成的植物饮料，利用特有的专利技术将鲜活地龙制成口服液，全面地保留了鲜地龙的活性成分，并且在不添加任何防腐剂的条件下，常温储存四五年不腐败变质。主要有活血通络、利尿排毒、增强人体免疫力等作用。
**申报单位**：四川晶富生物科技有限公司
**联系地址**：四川省眉山市东坡区金象化工产业园区街1 号

**技术名称**：**劲液思蜜丸亚健康中医调理技术**
**评审时间**：2021年12月
**技术简介**：劲液思蜜丸通过药食同源组合配方，人参（人工种植）、鹿茸、肉苁蓉、枸杞子、锁阳、海马、巴戟天、冬虫夏草等成分组合，可增强人体气血循环、激活肾脏器官潜能再生细胞PRC，从而快速恢复肾脏器官的再生能力，重新焕发年轻活力。
**申报单位**：四川极美生命高科技有限公司
**联系地址**：四川省成都市武侯区星狮街818号

**技术名称**：**优幽灵滴丸亚健康中医调理技术**
**评审时间**：2021年12月
**技术简介**：优幽灵滴丸中柠檬烯等对幽门螺旋杆菌有强大杀菌作用，同时具有强大的渗透力、扩散力，可把垃圾、毒素清除出体内，其无不良反应，对肝肾无损害，改善胃肠道的功能。
**申报单位**：养心得生物科技有限公司
**联系地址**：四川省乐山市市中区安谷镇蕙星路街40号

**技术名称**：**物本真礼五行养生茶亚健康中医调理技术**
**评审时间**：2021年12月
**技术简介**：依据中医五行理论基础，物本真礼五行养生茶有药食同源的玫瑰花、甘草、茯苓、菊花、人参等组成五行茶，具有疏肝解郁、养心补血、健脾化湿、宣肺益气、强腰固肾等作用。
**申报单位**：佛山物本真礼科技有限公司
**联系地址**：广东省佛山市禅城区江湾一路弼塘东二街20号

**技术名称**：**金草1号蛹虫复方营养粉亚健康中医调理技术**
**评审时间**：2021年12月
**技术简介**：金草1号蛹虫草复方营养粉非药物调理，是运用金草1号蛹虫草等多种食用菌多糖及蛋白质营养胰岛细胞，增加胰岛细胞能量，提高胰岛素分泌及利用效率，促进胰岛提高自动调节血糖的功能，达到减药、减胰岛素或停药、停胰岛素的效果，且无毒、无害，其不良反应小。
**申报单位**：大连春天生物菌业孵化基地有限公司
**联系地址**：辽宁省大连市普湾新区炮台街

技术名称：美颈三十六式亚健康中医调理技术
评审时间：2021 年 12 月
技术简介：盛世独创“美颈三十六式”专业技法，采用中西医相结合的方式，运用西医淋巴学、肌肉学、中医经络学，三百六十度为国民颈部健康保驾护航。独特的“美颈七步曲”操作手法结合精密的 6D 健康还原仪有效改善颈部血液微循环、淋巴代谢、行气活血、畅通经络、淡化颈纹、紧致肌肤从而达到颈部年轻态、健康态的效果。
申报单位：深圳市恒康世纪健康管理有限公司
联系地址：深圳市龙岗区布吉街道罗岗社区万科红立方大厦 1 栋办公楼 2002

技术名称：体龄 boss 亚健康中医调理技术
评审时间：2021 年 12 月
技术简介：体龄 BOSS 是集减肥塑形、散结通络、祛风散寒、升阳举陷、调和气血、化瘀止痛、内强体质、外塑体型为一体的多功能高科技仪器。整台仪器有 5 个功能原理不同的探头，结合不同的原理，运用不同的操作方式有效改善人体亚健康状态。
申报单位：深圳市恒康世纪健康管理有限公司
联系地址：深圳市龙岗区布吉街道罗岗社区万科红立方大厦 1 栋办公楼 2002

技术名称：五骨六线亚健康中医调理技术
评审时间：2021 年 12 月
技术简介：盛世精研的“五骨六线”独特按摩疗法，主要围绕人体解剖中的颈椎及其周边相连的枕骨、胸椎、肩胛骨、颞骨五骨区域，结合中医经络，将手少阴心经、手少阳三焦经、足少阳胆经、手阳明大肠经、足太阳膀胱经及督脉六条经络循行路线逐一打通，以此改善因亚健康引起的头晕、头痛、记忆力下降、肩颈疼痛、落枕等问题。
申报单位：深圳市恒康世纪健康管理有限公司
联系地址：深圳市龙岗区布吉街道罗岗社区万科红立方大厦 1 栋办公楼 2002

技术名称：3D 养脑亚健康中医调理技术
评审时间：2021 年 12 月
技术简介：盛世精研的“3D 养脑”特色疗法，主要通过对头部经络足少阳胆经、足太阳膀胱经、足阳明胃经、手少阳三焦经及督脉循行路线的内外调节，刺激相关穴位、延髓及松果体从而达到静心安神、醒脑明目，以此达到人体脑部抗衰能力、补益脑部气血、延年益寿的目的。
申报单位：深圳市恒康世纪健康管理有限公司
联系地址：深圳市龙岗区布吉街道罗岗社区万科红立方大厦 1 栋办公楼 2002

技术名称：6D 健康还原仪亚健康中医调理技术
评审时间：2021 年 12 月
技术简介：6D 健康还原仪结合了电脉冲技术、光疗技术、磁疗技术、热能技术、负压技术、射频技术等多功能为一体的高科技仪器。其自身的光波、频率、脉冲可渗透皮肤 2～3 厘米，可以全方位唤醒身体功能，重组细胞、塑形、排毒、嫩肤、舒经活络、散结化瘀、扶正祛邪、调和阴阳。整台仪器有 4 种功能原理不同的探头，利用 3 定（定点、定层、定位）技术，由内而外全方位改善人体亚健康问题。
申报单位：深圳市恒康世纪健康管理有限公司
联系地址：深圳市龙岗区布吉街道罗岗社区万科红立方大厦 1 栋办公楼 2002

附录二：

# 2021年度全国知名国医堂馆一览表

1. 北京中医药大学国医堂中医门诊部
2. 中国中医科学院中医门诊部
3. 北京同仁堂国医馆
4. 首都国医名师馆
5. 北京鹤年堂
6. 贺普仁中医诊所
7. 北京黄枢微创骨科中医医院
8. 北京弘医堂中医医院
9. 上海佛慈堂中医馆
10. 上海中医药大学众益达门诊部
11. 上海锦医堂中医门诊部
12. 上海中和堂中医门诊部
13. 上海太安堂国医馆
14. 上海仲华国医馆
15. 广东省中医院门诊部
16. 广东中医药大学国医馆
17. 南京中医药大学国医堂
18. 黑龙江中医药大学国医堂
19. 山东中医药大学国医堂
20. 天津中医药大学第一附属医院国医堂
21. 长春中医药大学附属医院国医堂
22. 湖南中医药大学附属第一医院国医堂
23. 陕西省中医药研究会中医门诊部（长安国医馆）
24. 成都中医药大学国医馆
25. 浙江中医药大学国医堂
26. 辽宁中医药大学国医堂
27. 安徽中医药大学国医堂
28. 福建中医药大学国医堂
29. 湖北中医药大学国医堂
30. 云南中医药大学门诊部
31. 甘肃中医药大学附属医院门诊部
32. 山西中医药大学附属医院门诊部
33. 广誉远国医馆
34. 湖南九芝堂
35. 湖南渔父国医馆
36. 湖南百杏堂
37. 汉方神农中医馆
38. 合灸堂汤宗德中医诊所
39. 湖南医药学院国医堂
40. 万全堂国医馆
41. 胡庆余堂
42. 三溪堂
43. 孙泰和国医馆
44. 叶种德堂
45. 广杏堂国医馆
46. 百草堂中医馆
47. 南明永新堂尺肤诊疗中医院
48. 南明森脊柱病专科研究所
49. 巴彦淖尔市临河区戈立生中医诊所
50. 北京窜山地龙中医医学研究院
51. 绿园安桂梅中医诊所
52. 深圳常仁堂中医（综合）诊所
53. 乌兰浩特冯殿慧中医内科诊所
54. 五家渠白丽中西医诊所
55. 红塔区抱云归养生堂
56. 合阳南街医院
57. 阳新易杏堂中医研究所
58. 调兵山市文启勇中医诊所
59. 沈阳同康医疗服务有限公司铁西中医诊所
60. 德化县林氏青草药店
61. 南宁明德医院
62. 南宁黄荣久诊所
63. 团风胡千军中医诊所门诊部
64. 慈济国医馆

65. 刘纯红（德盛堂）中医诊所
66. 广州海珠区御生堂中医门诊部
67. 杭州御和堂医疗有限公司江干中医门诊部
68. 北京祖卿中医医院
69. 吉林市船营区越北镇春光村卫生室
70. 阆中市冯氏诊所
71. 临淄蔡氏中医诊所
72. 阜南县刘氏诊所
73. 漯河中西医结合眼科医院
74. 秦皇岛市卫校医院
75. 高平镇冉固村村卫生室
76. 沂源县历山街道办事处中儒林村第二卫生室
77. 兴隆台区兴海街道东方托莱多社区卫生服务站
78. 徐州泉山金奎门诊部
79. 郑州御和堂中医门诊部
80. 奇台县康乐诊所
81. 么开平中医诊所
82. 黄覃美中医诊所
83. 蔡氏新医堂中医诊所
84. 西平县柏城办事处南关居委会卫生所
85. 德善堂中医门诊部
86. 重庆南川金佛山中医医院
87. 史兰香中医诊所
88. 南宁市武鸣区安稳经络保健部
89. 北京启康堂中医诊所
90. 北京同仁堂石家庄桥东长安中医诊所
91. 云南滇鹤堂中医馆
92. 石家庄百医堂中医门诊部
93. 山西永济宣德医馆
94. 沈阳蟾医堂中医门诊
95. 辽宁旺裕和堂国医馆
96. 吉林国盛弘医堂中医医院
97. 苏州市李良济国医馆
98. 盂河医派国医馆（江苏）
99. 南阳张仲景国医馆
100. 河南仲华国医馆

附件三：

# 2021年度中华中医药学会科学技术奖<br>拟授奖项目名单

## 一等奖12项

**202101-01　中医药治疗提高重症肝病疗效的创新技术建立及推广应用**

首都医科大学附属北京地坛医院

王宪波、王融冰、杨志云、江宇泳、刘慧敏、高方媛、冯颖、侯艺鑫、曾辉、陈佳良、朱镠娈、刘遥、孙乐、万钢、杨雪

**202101-02　基于“五脏相关”理论的中医药治疗慢性肾脏病基础研究与临床应用**

中日友好医院、西北大学、广东省中医院（广州中医药大学第二附属医院）、西安世纪盛康药业有限公司

李平、赵英永、刘旭生、苗华、吴芳、严美花、陈丹倩、邹川、赵婷婷、张浩军、彭亮、赵海玲、张鹏、卢富华、苏国彬

**202101-03　基于虫类创新中药研发与上市后再评价的关键技术体系创建与应用**

牡丹江友搏药业有限责任公司、天津中医药大学、中国医学科学院药用植物研究所、中国医学科学院药物研究所、九芝堂股份有限公司

李振国、孙晓波、胡利民、务勇圣、倪开岭、张金兰、韩立峰、郑顺亮、周剑波

**202101-04　眼科活血利水法的研究与推广应用**

湖南中医药大学、湖南中医药大学第一附属医院

彭清华、姚小磊、彭俊、李建超、曾志成、龙达、喻娟、蒋鹏飞、欧阳云、周亚莎、吴权龙、魏为、朱志容、李文杰、刘晓清

**202101-05　中医药临床循证评价与证据转化关键技术创建及应用**

天津中医药大学、四川大学华西医院、兰州大学、河南中医药大学第一附属医院、陕西摩美得气血和制药有限公司、广西梧州制药（集团）股份有限公司、天津天士力之骄药业有限公司、正大青春宝药业有限公司、神威药业集团有限公司

张俊华、李幼平、田金徽、黄宇虹、郑文科、王辉、李春晓、王保安、刘春香、杨丰文

**202101-06　冠心病“阳微阴弦”病机的现代内涵及辨治方案研究**

天津中医药大学第一附属医院

毛静远、王贤良、毕颖斐、张磊、朱明军、李应东、郭冬梅、袁天慧、戴小华、万强、邓悦、林谦、薛一涛、牛天福、赵英强

**202101-07　基于整合策略的活血化瘀代表方剂复杂作用解析研究**

中国中医科学院中药研究所、中国中医科学院医学实验中心、山东丹红制药有限公司、陕西步长制药有限公司、漳州片仔癀药业股份有限公司

杨洪军、吴宏伟、张晶晶、卫军营、郭非非、唐仕欢、张方博、郭娜、李贤煜、王益民、张旻昱、卢朋、张毅、刘峰、于娟

**202101-08　中药材商品规格等级标准体系的构建研究及其应用**

中国中医科学院中药研究所、中国中药有限公司、河北中医学院、广西壮族自治区药用植物园、中国医学科学院药用植物研究所海南分所、湖北中医药大学、北京联合大学、皖西学院、江西中医药大学、康美药业股份有限公司

黄璐琦、詹志来、康利平、郭兰萍、杨健、周海燕、郑玉光、缪剑华、刘洋洋、刘大会、康传志、张元、韩邦兴、杨光、乐智勇

**202101-09　精神分裂症痰瘀交互理论的构建及中医药干预关键技术的研究与应用**

黑龙江神志医院

赵永厚、柴剑波、赵玉萍、于明、曲秀杰、白冰、徐飞、贺苏、高潇、王万宇

**202101-10　补肾除湿法结合软骨修复技术治疗早期膝骨关节炎的临床应用及基础研究**

中国中医科学院望京医院

张洪美、荆琳、何名江、秦伟凯、董永丽、王秀均、单鹏程、艾奇、潘丽、刘兴兴

**202101-11　航天中医药学基础构建及应用实践**

中国航天员科研训练中心、天津中医药大学、上海中医药大学、中国中医科学院中药研究所

李勇枝、郭义、黄伟芬、徐冲、高建义、许家佗、郭立国、石宏志、刘军莲、王佳平、刘宇、杨庆、范全春、赵爽、王绵之

**202101-12　皖药资源保护与持续利用体系构建及产业化应用**

安徽中医药大学、皖西学院、九仙尊霍山石斛股份有限公司、霍山县长冲中药材开发有限公司、金寨森沣农业科技开发有限公司、亳州市皖北药业有限责任公司、宣城市金泉生态农业有限责任公司

彭代银、陈乃富、俞年军、彭灿、韩岚、吴德玲、韩荣春、桂双英、陈存武、彭华胜、戴亚峰、何祥林、李雷、张雨雷、姚勇

## 二等奖 20 项

**202102-01　中医药文献传承创新体系构建与应用**

中国中医科学院中医药信息研究所、中国民族医药学会、中国中医科学院中医临床基础医学研究所

曹洪欣、崔蒙、张华敏、李鸿涛、郑金生、诸国本、张伟娜、李兵、佟琳、刘思鸿

**202102-02　中医药名家现代研究型传承范式的构建与应用**

中国中医科学院中医基础理论研究所、中国中医科学院、中国中医药国际合作中心、北京市朝阳区中医协会、北京科技大学、首都医科大学附属北京中医医院、中国中医科学院广安门医院

胡镜清、徐春波、顾东黎、秦谊、谢琪、张德政、顾晓静、陶有青、王玉光、张润顺

**202102-03　“益髓醒神”综合康复方案治疗卒中后失语的多模评价与推广应用**

北京中医药大学东直门医院、北京师范大学、中国康复研究中心、北京大学第三医院、河南省中医院

常静玲、高颖、张占军、张庆苏、张华、周莉、李馨、王军、霍则军、关东升

**202102-04　基于“疏泄理论”防治糖尿病及代谢综合征的系列研究**

厦门大学附属第一医院

杨叔禹、赵能江、刘素嫘、闫冰、王丽英、郭艺娟、苏伟娟、黄献钟、邵志宇

**202102-05　寒热为纲辨治尪痹（类风湿关节炎）的科学内涵与临床应用研究**

中日友好医院、辽宁上药好护士药业（集团）有限公司、中国中医科学院中医临床基础医学研究所

陶庆文、阎小萍、徐愿、肖诚、郑继宇、王建明、罗静、王金平、张英泽、孔维萍

**202102-06　筋骨三针疗法松解十四经筋区带筋结点治疗筋伤疼痛病的临床应用**

北京世针联中医微创针法研究院、河南中医药大学第三附属医院、河南省中医药研究院附属医院

吴汉卿、吴军尚、吴军瑞、傅立新、胡斌、周鹏、薛爱荣、王庆波、乔新惠、赵紫昊

**202102-07　基于调控胃内微环境阻断慢性胃炎“炎癌转化”的中医药研究模式及创新应用**

北京中医药大学、中国科学技术大学、南京中医药大学附属医院

丁霞、姚雪彪、沈洪、苏泽琦、单兆伟、陈润花、张露、李园、褚福浩、李萍

**202102-08　针刺百会、足三里穴多靶点调控缺血性脑卒中的机制研究**

中国医学科学院北京协和医院

孙华、徐虹、陈素辉、张亚敏、司英奎、王环愿

202102-09　山东当代名老中医口述史研究

山东中医药大学、济宁医学院

张成博、李玉清、马婷、何永、艾邸、王欣、黄海量、范磊、赵衍刚、刘志梅

202102-10　基于肾主生殖探究雷公藤致卵巢早衰发病机制和补肾调冲中药干预

承德医学院附属医院、天津中医药大学第一附属医院

高慧、刘玉兰、夏天、曹秀梅、马瑞红、徐鸿雁、吴松柏、曲洪彬

202102-11　针刀松解治疗颈椎病技术创新体系构建及关键技术研究与应用

山东第一医科大学第一附属医院（山东省千佛山医院）、济南市民族医院、淄博前沿医疗器械有限公司、山东健美医疗科技有限公司

刘方铭、王寿兰、孙钦然、刘垒、刘维菊、杨文龙、崔文强、郭保生、于慧、尹聪

202102-12　腧穴配伍创新理论与应用研究

长春中医药大学、湖南中医药大学、山东大学齐鲁医院

王之虹、王富春、李铁、岳增辉、杜广中、哈丽娟、刘晓娜、蒋海琳、赵晋莹、王洪峰

202102-13　全国名中医白长川三纲二化四期辨证新观构建及推广应用

大连市中医医院、辽宁中医药大学附属第二医院、大连市妇幼保健院

白长川、李国信、庞敏、张有民、李吉彦、吕冠华、马跃海、王宝成、高静、李浩

202102-14　针刀松解法治疗膝骨关节炎的临床应用及机理研究

北京中医药大学、中日友好医院、北京水利医院、北京大学人民医院

郭长青、李石良、朱汉章、张义、葛恒清、王彤、郭妍、胡波、梁楚西、郭长青

202102-15　中医推拿优效干预慢性疲劳综合征研究与应用

上海中医药大学、上海中医药大学附属岳阳中西医结合医院

姚斐、郭光昕、房敏、朱清广、赵毅、安光辉、程艳彬、方磊、吴志伟、徐善达

202102-16　中医治未病理论指导下针刺调控中枢能量代谢防治肥胖的机制研究和临床应用

湖北中医药大学、华中科技大学同济医学院附属协和医院、武汉大学中南医院、武汉市中心医院

梁凤霞、陈瑞、王华、吴松、李佳、陈丽、舒晴、王静芝、刘建民、黄琪

202102-17　“虚瘀致毒”论骨痿及自拟强骨饮及其单体对原发Ⅰ型骨质疏松症的实验与临床研究

浙江中医药大学附属第二医院、南京中医药大学

刘康、马勇、梁博程、余阳、吴连国、史晓林、唐彬彬、黄俊俊、王申、王均华

202102-18　中医药“从经验到循证”整体证据方法体系的创建与示范性应用

广东省中医院（广州中医药大学第二附属医院）、北京中医药大学

卢传坚、刘建平、吕玉波、郭新峰、李慧、吴大嵘、陈薇、张海波、刘少南、谢秀丽

202102-19　中医药防治慢性乙型肝炎-肝硬化-肝癌的临床实践

上海中医药大学附属曙光医院

高月求、孙学华、李曼、余卓、张鑫、周振华、朱晓骏、张景豪、纪龙珊、黄凌鹰

202102-20　《读故事知中医·中学生读本——中医药文化进校园科普读物》

湖南中医药大学、南京市中西医结合医院

何清湖、刘富林、张明、孙相如、魏一苇

## 三等奖37项

202103-01　补肾法治疗男性不育症的临床和实验

北京中医药大学东直门医院

李海松、王彬、李曰庆、王继升、代恒恒、党进

202103-02　慢性肾脏病“肾虚湿瘀”核心病机创新研究和临床应用

江苏省中医院

孙伟、陈继红、赵静 、何伟明、高坤、张露、刘利华 、刘琼

**202103-03　基于电化学生物传感技术的中药质量控制方法研究**

江西中医药大学

樊浩、张晶、崔汉峰、韦国兵、程林、洪年

**202103-04　肾髓同治骨质疏松症的基础研究和临床应用**

浙江中医药大学附属第一医院、浙江中医药大学、绍兴市中医院

金红婷、吴承亮、徐涛涛、王萍儿、何帮剑、应俊、谷满仓、胡松峰

**202103-05　归肺经中药升降浮沉药性辨识方法的构建与转化**

北京中医药大学、中国人民解放军总医院第六医学中心、中国中医科学院中医临床基础医学研究所、中国人民解放军总医院第三医学中心、乌鲁木齐市中医医院

翟华强、欧敏、史楠楠、王燕平、闫赋琴、张硕峰、邓德强、李丝雨

**202103-06　冠心病心绞痛联合用药中活血化瘀药改善阿司匹林抵抗的疗效及机制**

中国中医科学院中医临床基础医学研究所、中国中医科学院西苑医院、中国中医科学院广安门医院、广东省中医院、中国人民解放军总医院第七医学中心

王连心、谢雁鸣、陈可冀、曹俊岭、薛梅、吕渭辉、李军、李俊峡

**202103-07　基于“肾主骨生髓”探讨中医药治疗骨质疏松的应用基础研究**

广州中医药大学第一附属医院

江晓兵、任辉、梁德、沈耿杨、尚奇、余富勇、张志达、招文华

**202103-08　面向糖尿病足中医精准治疗的病理采样微针芯片技术**

清华大学、首都医科大学附属北京中医医院

刘冉、徐旭英、张杨羽晨、王广宇、王可微、王雨

**202103-09　滋肾降糖丸防治糖尿病骨质疏松的机制及临床应用**

深圳市中医院

李惠林、赵恒侠、刘德亮、楚淑芳、陈剑平、李增英、李茂生、刘雪梅

**202103-10　髋痹病的临床治疗关键技术问题**

河南省洛阳正骨医院（河南省骨科医院）、广州中医药大学第三附属医院

刘又文、张颖、魏秋实、何伟、范亚楠、孙瑞波、贾宇东、李培峰

**202103-11　牛蒡的质量规范化、生态适宜性及产业化开发**

辽宁中医药大学

康廷国、窦德强、许亮、何　凡、陈桂荣、王巍、邢艳萍、韩雪莹

**202103-12　血管性痴呆的中医证候规律及针刺疗法的疗效与细胞免疫学机制**

天津中医药大学第一附属医院、天津医学高等专科学校

张雪竹、于涛、沈鹏、贾玉洁、石江伟、韩景献

**202103-13　督脉经穴电针通过 NT-3 介导移植的成体干细胞修复脊髓损伤的研究**

中山大学

曾园山、丁英、阮经文、刘洲、李文杰、陈雅云、曾湘、李晓滨

**202103-14　基于“窠囊”理论探讨小檗碱防治多囊卵巢综合征的应用研究**

黑龙江中医药大学、哈尔滨工业大学医院

韩凤娟、谢梁震、宋长红、张跃辉、刘逸超、郭滢、李佳、刘芳媛

**202103-15　方药量-效关系发现及规律**

江西中医药大学、中国中医科学院中药研究所

徐国良、王跃生、饶毅、章常华、刘玉晖、张启云、李冰涛、赵益

**202103-16　新外来中药药性研究与应用**

北京中医药大学、新时代健康产业（集团）有限公司

王林元、张建军、王淳、李爱民、高学敏、朱

映黎、贺成、王景霞

**202103-17　顾氏外科清消法治疗肉芽肿性乳腺炎的临床研究及诊疗规范形成**

上海中医药大学附属龙华医院、山东中医药大学附属医院

刘胜、陆德铭、唐汉钧、孙霃平、周细秋、张晓云、刘晓菲、陈莉颖

**202103-18　基于药效成分群质量控制新技术体系构建及在复方阿胶浆中的应用**

东阿阿胶股份有限公司、浙江大学

张淹、田守生、刘海滨、瞿海斌、王春艳、钱景、段小波、王延涛

**202103-19　基于新病机理论的子宫内膜异位症长期管理关键技术临床及应用研究**

江西中医药大学第二附属医院、北京中医药大学东直门医院、江西中医药大学附属医院、香港中文大学医学院、重庆市中医院

梁瑞宁、刘雁峰、徐玲、李佩双、黄志超、夏敏、彭佳华、彭雪梅

**202103-20　祛邪扶正法治疗支气管哮喘的临床应用和作用机制**

上海中医药大学附属龙华医院

吴银根、方泓、唐斌擎、邹璐、唐凌、吴雨沁、喻晓、倪伟

**202103-21　武维屏肺科学术思想及应用发挥**

北京中医药大学东直门医院、北京大学人民医院、北京中医药大学第三附属医院、北京大学国际医院、北京中医药大学东方医院

武维屏、冯淬灵、崔红生、张立山、姚小芹、王琦、任传云、孟玉凤

**202103-22　背部推拿法调节机体免疫功能的临床及作用机制研究**

长春中医药大学

刘明军、张欣、陈邵涛、尚坤、仲崇文、于明超、卓越、徐小茹

**202103-23　复杂性肛瘘精准诊疗技术研究与应用**

上海中医药大学附属曙光医院

杨巍、郑德、詹松华、汪庆明、杨烁慧、陆宏、瞿胤、仇菲

**202103-24　基于物联网智慧医疗智能煎药系统**

北京东华原医疗设备有限责任公司

南龙、姜黎滨、南原、邵忠武、李建省、高太益、黄凯

**202103-25　中药外敷剂穴位贴敷治疗肝硬化腹水的临床应用及疗效机制**

上海市中医医院、上海中医药大学附属曙光医院

祝峻峰、王灵台、高司成、戴瑶瑶、赵钢、钱平安

**202103-26　清热化湿祛瘀法抗肾脏纤维化的免疫炎症机制研究及其临床应用**

安徽中医药大学第一附属医院

王亿平、金华、张磊、吕勇、胡顺金、王东、任克军、茅燕萍

**202103-27　针刺治疗功能性肠病的双向调节效应机制及临床应用研究**

陕西中医药大学、陕西省中医医院、陕西中医药大学附属医院、西安医学院、西安航天总医院

王渊、刘思洋、刘龙、周锋、刘智斌、苏同生、王卫刚、王斌

**202103-28　膜性肾病“肾络瘀阻”理论的构建及益肾通络法的研究与应用**

河北省中医院

檀金川、杨凤文、陈素枝、任美芳、潘莉、左建娇、袁国栋、赵玉庸

**202103-29　慢性脊柱软组织损伤疾病中医时相性辨证的理论实质及临床应用研究**

天津中医药大学第一附属医院、长春中医药大学附属医院、新疆医科大学附属中医医院、天津市中医药研究院附属医院、云南省昭通市中医医院

王金贵、李华南、董桦、丛德毓、王新军、赵强、房纬、黄开云

**202103-30　基于毒邪理论的蝮蛇咬伤中医治疗体系的构建及临床应用**

江西中医药大学附属医院、江西中医药大学

王万春、严张仁、喻文球、董德刚、朱卫丰、易军、陈丽华、毛文丽

**202103-31　治疗直肠脱垂重建盆底支持系统的方法及其疗效评价**

中国中医科学院广安门医院

李华山、王晓锋、贝绍生、崔国策、李宇飞、李嘉俊、马树梅

**202103-32　基于肝脾理论应用针药干预动脉粥样硬化系列危险因素的临床研究**

河北省中医院、开封市中医院、石家庄市中医院、河北医科大学

王艳君、庞国明、梁燕、尹清波、何红涛、薛维华、连建伦

**202103-33　"卧-坐-立"序贯八段锦在急性心肌梗死患者 PCI 术后心脏康复的研究应用**

广东省中医院

张晓璇、陈名桂、孔丽丽、王芳芳、梁雪妃、王晶晶、黄丽霞、赖惠梅

**202103-34　"因瘀致痿"病机指导下前列腺疾病的研究**

中国中医科学院研究生院、北京市和平里医院、中国中医科学院西苑医院、成都中医药大学附属医院、上海中医药大学附属龙华医院

赵家有、宋春生、张颖、王福、郭军、张培海、郁超、黄星儒

**202103-35　银黄清肺胶囊产业化关键技术研究及再评价**

湖南中医药大学、湖南安邦制药股份有限公司

王炜、秦裕辉、高尚、陈飞豹、张水寒、彭彩云、谭超、李斌

**202103-36　《胃靠养，肠靠清》**

首都医科大学附属北京中医医院

李博、王宏、陈朝霞、冯硕、李萍、胡晶、张会娜、王天园

**202103-37　《一本书读懂骨关节疾病》**

深圳市中医院

张剑勇

## 2021 年度中华中医药学会科学技术奖·政策研究奖拟授奖项目名单

**ZC2021-01　基于医疗成果的岗位绩效考核管理项目**

中国中医科学院西苑医院　北京西马远东医疗投资管理有限公司　德宏州中医医院　澄江市人民医院　九江市濂溪区人民医院　河北北方学院附属第二医院

张允岭　张　璐　陆旷奇　鲁　喦　徐洪波
杨保强　杜玉萍　王新杰　石玉宝

**ZC2021-02　长三角中医药一体化高质量发展战略研究**

上海中医药大学

徐建光　胡鸿毅　张怀琼　朱　岷　曹启峰
董明培　舒　静　赵海磊　戴运良　谢国建
肖　锋　徐红梅　苏锦英　查建林

# 2021年度中华中医药学会科学技术奖·学术著作奖拟授奖著作名单

## 一等奖5部

XS202101-01　《实用中医内科学（第二版）》
王永炎　严世芸　张伯礼　田金洲　冼绍祥

XS202101-02　《中华脾胃病学》
张声生　王垂杰　钦丹萍　唐旭东　赵鲁卿

XS202101-03　《中医临床肺脏病学》
李建生　崔应珉　宋建平　李素云　王明航

XS202101-04　《恽铁樵学派代表人物著作全集》
蔡定芳　向军　张雯　项忆瑾　厉天瑜

XS202101-05　《平乐正骨系列丛书》
郭艳幸　郭珈宜　李峰　宋永伟　李东升

## 二等奖10部

XS202102-01　《“古方临证新用”丛书<金匮要略汤证新解>与<伤寒论汤证新解>》
蒋健　周华　蔡淦　朱蕾蕾　孙玄厷

XS202102-02　《脾瘅新论——代谢综合征的中医认识及治疗》
仝小林　逄冰　林轶群　杨映映　魏燕

XS202102-03　《肿瘤绿色治疗学》
胡凯文

XS202102-04　《燕京韦氏眼科学术传承与临床实践》
韦企平　孙艳红　周剑　王慧博

XS202102-05　《中西医结合生殖医学》
连方　杜惠兰　陆华　谈勇　黄荷凤

XS202102-06　《韩明向杏林耕耘60年》
韩明向　韩辉　陈炜　吴丽敏　胡蝶

XS202102-07　《安徽国医名师临证精粹》
周宜轩　李泽庚　李济仁　徐经世　李业甫

XS202102-08　《中医学—— 一个隐喻的世界》
贾春华　王庆国　郭瑨　朱丽颖　杨晓媛

XS202102-09　《中医治则学》
周超凡　于智敏　杜松　卢红蓉

XS202102-10　《中国傣药志》
马小军　张丽霞　林艳芳　张忠廉　李海涛

## 三等奖30部

XS202103-01　《名中医经方时方治肿瘤》
花宝金 侯炜 鲍艳举 郑红刚

XS202103-02　《便秘古代医方荟萃》
于永铎　尹玲慧　姚秋园　陈萌　张斯瑶

XS202103-03　《脾胃肝胆病医案精选》
李鲜

XS202103-04　《贾六金中医儿科经验集》
贾六金　薛征　刘小渭　秦艳虹　贾晓鸿

XS202103-05　《小儿抽动障碍-中西医基础与临床》
王素梅　郝宏文　崔霞　卫利　陈自佳

XS202103-06　《现代中医肛肠病治疗学》
陈少明　陈侃　张振勇　曹波　高记华

XS202103-07　《中医膏滋方临床应用荟萃》
虞鹤鸣

XS202103-08　《楼氏乳痈辑要》
赵虹　沃立科　楼丽华

XS202103-09　《针康法治疗中风病》
唐强

XS202103-10　《脊柱关节肌骨病红外热成像彩色图谱》
王平　吴思　苏瑾　张君涛　刘爱峰

XS202103-11　《经典心悟与临床发微》
王邦才

XS202103-12　《临床状态医学》
虢周科 王建军 魏佳 郑浩涛 桂丹

XS202103-13　《诊余心悟—江淮名医方朝晖临证感悟》
方朝晖　赵进东　王燕俐　胡秀　赵静
XS202103-14　《名老中医魏执真心血管病经验发挥》
魏执真　刘红旭　易京红　戴梅　韩垚
XS202103-15　《彭静山眼针疗法研究》
王鹏琴　邵妍　鞠庆波
XS202103-16　《何晓晖论治脾胃病》
何晓晖　葛来安　徐春娟　付勇　吕国雄
XS202103-17　《内行血脉流注针法－子午流注法的秘密》
黄伯灵　向谊　赵小寅　庞俊　黄伸
XS202103-18　《亚健康辨治思路与方法》
尹艳
XS202103-19　《黄金昶中医肿瘤外治心悟》
黄金昶
XS202103-20　《古今中医名家皮肤病医案荟萃》
韩世荣
XS202103-21　《近代山西医学史——中医体制化历程》
刘洋
XS202103-22　《黄帝内经百年研究大成》
王庆其　周国琪　陈晓　邹纯朴
XS202103-23　《中医药调控肝再生基础与临床》
李瀚旻
XS202103-24　《朱权医学全书》
叶明花　蒋力生
XS202103-25　《张贻芳医案集》
张贻芳　赵兰才　龙霖梓　李旭鹏　高宇
XS202103-26　《中国脊柱推拿手法全书》
李义凯
XS202103-27　《河北省本草图鉴》
付正良
XS202103-28　《中药材“毒”古今研究概评》
杜冠华　李莉　杨秀颖　王月华　方莲花
XS202103-29　《中药注射剂临床应用系统评价研究》
吴嘉瑞　张冰　商洪才　梁爱华　张科
XS202103-30　《樟树药帮中药传统炮制法经验集成及饮片图鉴》
范崔生　谌瑞林　吴蜀瑶　吴志瑰　李洋

## 2021年度中华中医药学会科学技术奖·中青年创新人才及优秀管理人才奖拟授奖者名单

**中青年创新人才10位**

| | | |
|---|---|---|
| CXRC2021-01 | 上海中医药大学附属龙华医院 | 梁倩倩 |
| CXRC2021-02 | 中国中医科学院望京医院 | 魏戌 |
| CXRC2021-03 | 中国药科大学 | 杨华 |
| CXRC2021-04 | 浙江中医药大学 | 开国银 |
| CXRC2021-05 | 四川大学华西医院 | 李飞 |
| CXRC2021-06 | 北京中医药大学东直门医院 | 刘伟敬 |
| CXRC2021-07 | 广州中医药大学第一附属医院 | 王陵军 |
| CXRC2021-08 | 黑龙江中医药大学附属第二医院 | 朱路文 |
| CXRC2021-09 | 中国中医科学院西苑医院 | 付长庚 |
| CXRC2021-10 | 北京中医药大学 | 续洁琨 |

**优秀管理人才 4 位**

| | | |
|---|---|---|
| GLRC2021-01 | 上海市中医医院 | 陆嘉惠 |
| GLRC2021-02 | 北京中医药大学房山医院（北京市房山区中医医院） | 张红 |
| GLRC2021-03 | 北京中医药大学深圳医院（龙岗） | 胡世平 |
| GLRC2021-04 | 江西中医药大学附属医院 | 刘良徛 |

## 2021 年度中华中医药学会科学技术奖·岐黄国际奖拟授奖者名单

| | | |
|---|---|---|
| QH2021-01 | Yale University School of Medicine; Department of Pharmacology<br>耶鲁大学医学院药理系 | Yung-Chi Cheng<br>郑永齐 |

## 2021 年度李时珍医药创新奖拟授奖者名单

LSZ202101 北京中医药大学　赵百孝

LSZ202102 北京中医药大学　刘存志

LSZ202103 中国医学科学院药用植物研究所　孙晓波

LSZ202104 江西中医药大学　陈日新

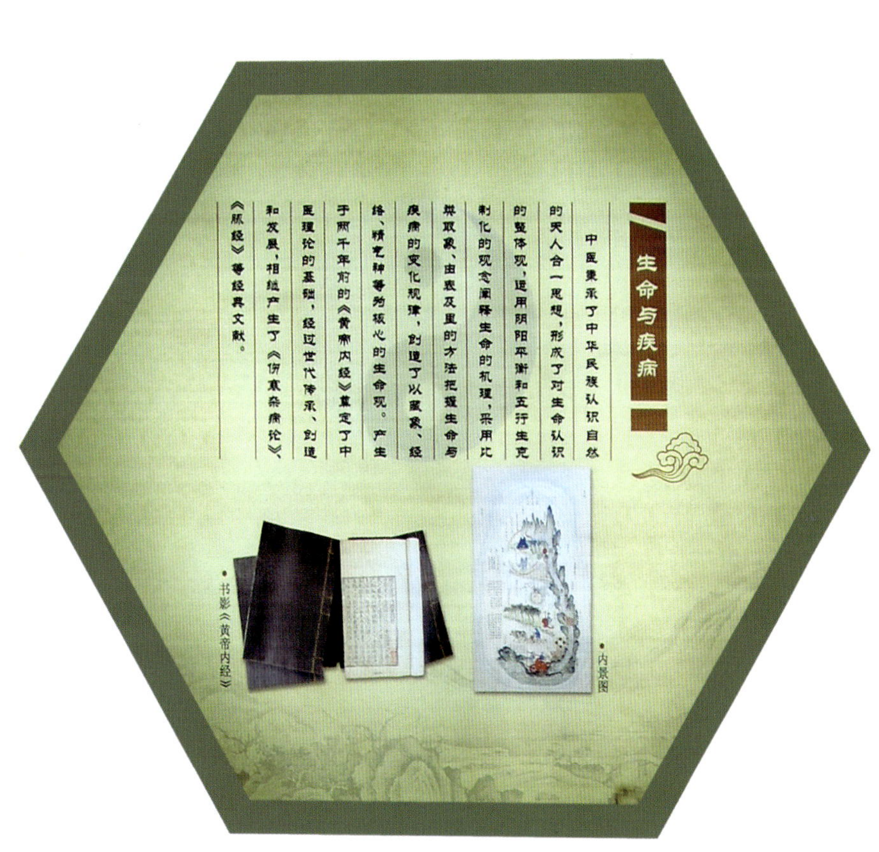
生命与疾病
中医秉承了中华民族认识自然的天人合一思想，形成了对生命认识的整体观，运用阴阳平衡和五行生克制化的观念阐释生命的机理，采用比类取象、由表及里的方法把握生命与疾病的变化规律，创造了以藏象、经络、精气神等为核心的生命观。产生于两千年前的《黄帝内经》奠定了中医理论的基础，经过世代传承、创造和发展，相继产生了《伤寒杂病论》、《脉经》等经典文献。
书影《黄帝内经》
内景图

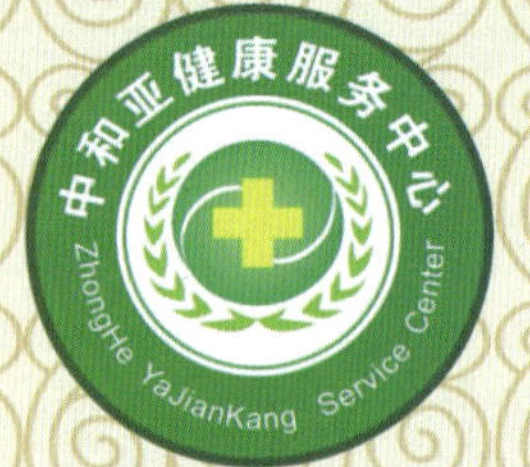


# 中和亚健康服务中心

## 中心理念

弘扬"治未病"思想　合力亚健康事业

平台与标准齐抓　产业携学术共赢

吉林中和亚健康服务中心
辽宁中和亚健康服务中心
河北中和亚健康服务中心
北京中和亚健康服务中心
天津中和亚健康服务中心
山东中和亚健康服务中心
宁夏中和亚健康服务中心
山西中和亚健康服务中心
甘肃中和亚健康服务中心
河南中和亚健康服务中心
江苏中和亚健康服务中心
安徽中和亚健康服务中心
上海中和亚健康服务中心
四川中和亚健康服务中心
湖北中和亚健康服务中心
重庆中和亚健康服务中心
浙江中和亚健康服务中心
江西中和亚健康服务中心
湖南中和亚健康服务中心
福建中和亚健康服务中心
广西中和亚健康服务中心
广东中和亚健康服务中心

# 中和亚健康服务中心介绍

中和亚健康服务中心（以下简称中心）是经民政部批准，并在国家中医药管理局的业务指导和监督管理下，具有独立法人资格的社会组织。中心是国家批准的唯一的从事亚健康研究、服务、管理，并构建亚健康服务体系，培养其专业人才的一级专业组织 。

中心秉承以产业拉动学术，学术推进产业的理念，以传播中医药文化为先导，以推广中医常用养生保健方法为主要手段，以预防保健专业服务人才培养为突破点，联合有志于亚健康服务的各类机构和企业，共同发展亚健康产业、服务全民健康。构建一个集学术、产业推广；第三方权威质量监督；标准、规范制定；专业人才培训；新产品、新技术研发为一体的产业平台。中心将联合社会各界人士，从以下几个方面共同构建和发展我国的亚健康事业。

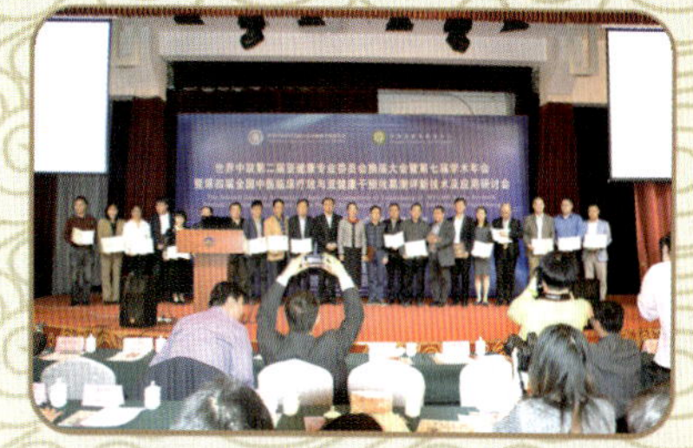

**政策/规范**

(1) 在国家中医药管理局等上级主管部门的正确指导下，从事亚健康产业各个环节相关规范的制定。

(2) 积极参与并推进亚健康产业管理的规范化进程。

(3) 经主管部门同意或授权进行相关行业统计，收集、分析、发布相关行业信息。

**学术/标准**

(1) 开展各种形式的学术活动，组织重点学术课题的研究和考察活动。

(2) 编辑出版有关亚健康方面的学术专著、最新科研成果信息、科普期刊、科普图书及音像制品。

(3) 研究并制定亚健康临床干预指南等标准。

(4) 建立和推广亚健康检测、干预、管理体系。

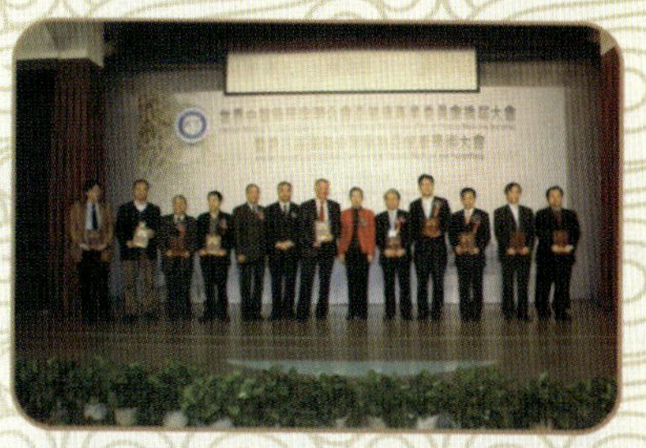

**人才/教育**

(1) 开发亚健康咨询师等新的职业。开展亚健康咨询师等的培训、认证、考评、管理等各项工作。

(2) 编撰亚健康专业系列教材，构建亚健康学科体系。

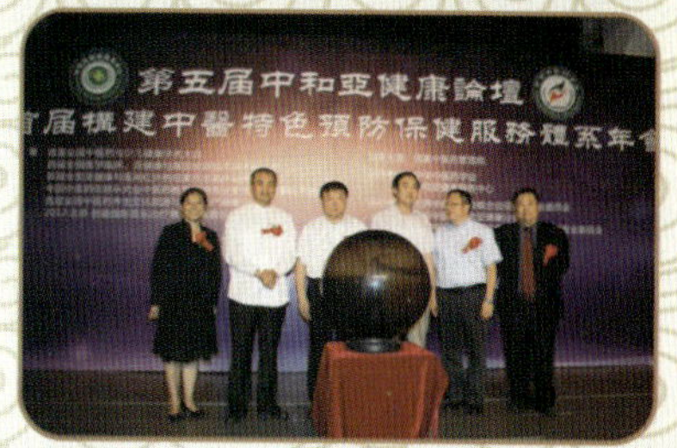


**交流/合作**

(1) 联系政府和社会公益资源，展开整合传播与推广。

(2) 举办各种学术会议和论坛，普及和宣传亚健康知识。

(3) 通过培训、咨询、市场调查、技术推广、展览展示、组织文化艺术交流活动等方式，拓展亚健康产业的宽度和内涵。

(4) 通过接受企业或个人捐赠、组织成立基金会组织，为亚健康产业的发展贡献力量。

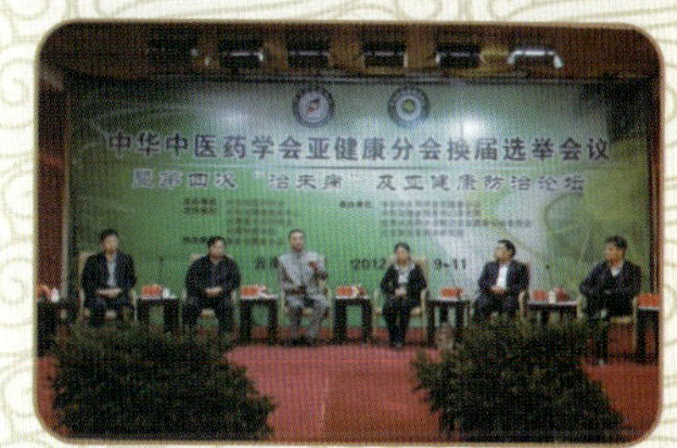


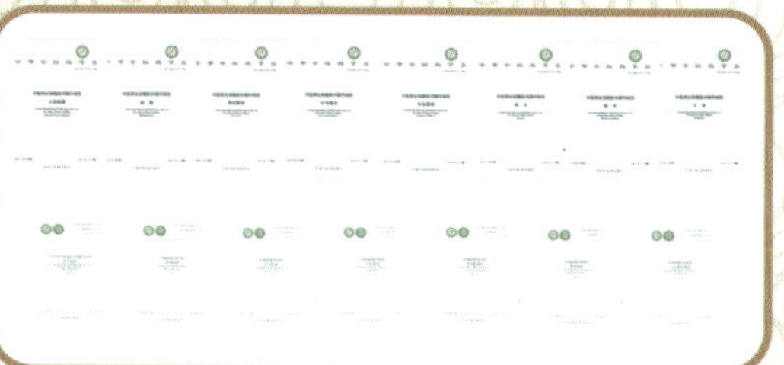

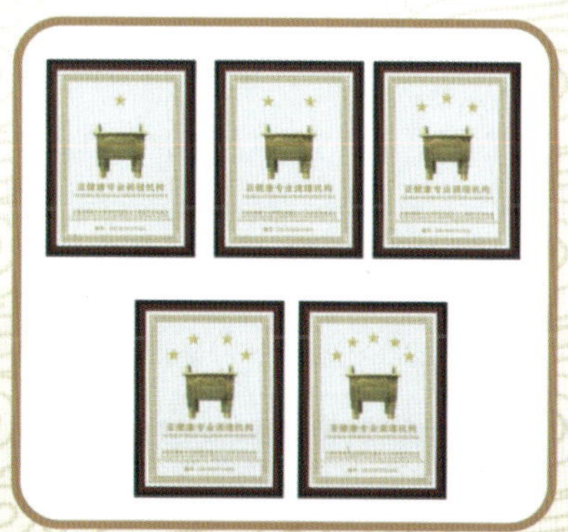

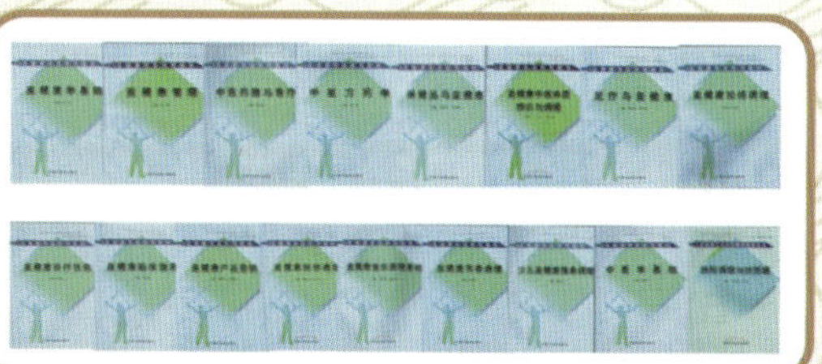

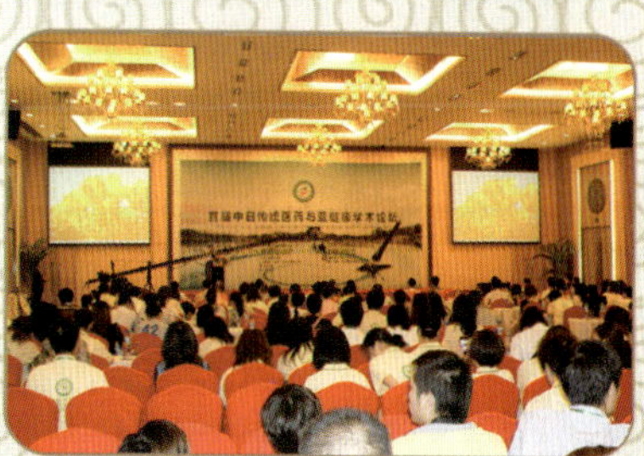

地址：北京市朝阳区幸福一村55号国家中医药管理局机关服务局402室

联系电话：010-64128672　　邮编：100027

网址：www.zhsh.org.cn

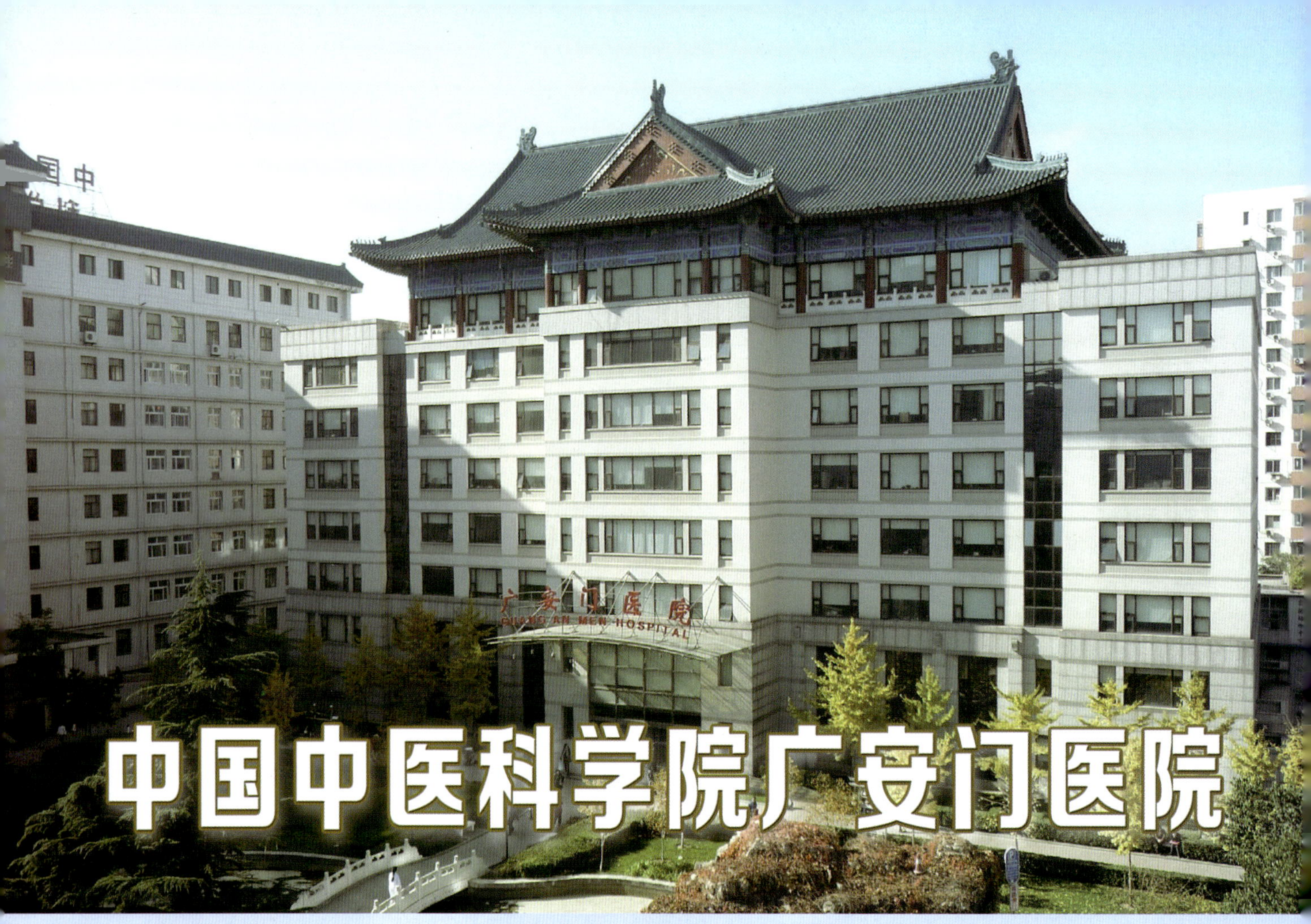

# 中国中医科学院广安门医院

中国中医科学院广安门医院（中国中医科学院第二临床医药研究所）是一所集医疗、教学、科研和预防保健为一体的三级中医医院，位于北京市宣武区北线阁，南区位于北京市大兴区黄村。

医院设有风湿病科、心血管科、肾病科、呼吸科、内分泌科、泌尿科、脾胃病科、老年病科、综合科、血液病科、肿瘤科、外科、骨科、妇科、儿科、皮肤科、眼科、耳鼻喉科、口腔科、肛肠科、男科、心理科（睡眠医学科）、针灸科、推拿科、麻醉科、止痛门诊、心身医学科、急诊科、感染疾病科、国际医疗部、预防保健科、核医学科、超声科、放射科、功能科、检验科、病理科、药剂科等临床和医技科室。风湿病科、心血管科、内分泌科、肿瘤科、肛肠科、中医心理学、中医痹病学是国家中医药管理局中医药重点学科。

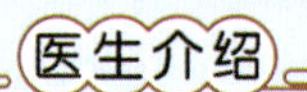


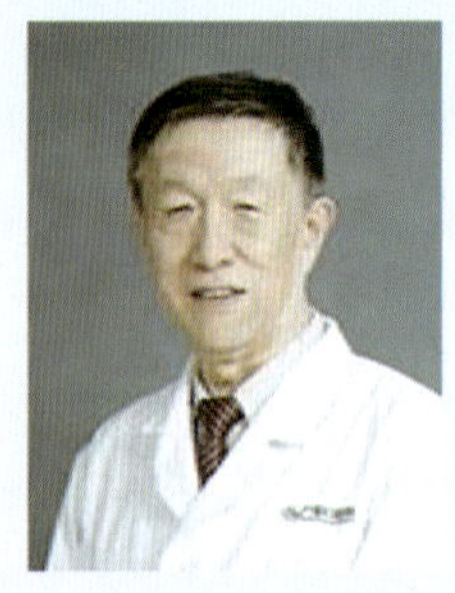

冯兴华，职务与职称：主任医师，教授，博士生导师，国家中医药管理局著名中医药专家学术经验传承博士后导师，第四批全国老中医药专家学术经验继承导师，国家中医药管理局风湿病重点学科学术带头人。诊治范围：类风湿关节炎、强直性脊柱炎、干燥综合征、系统性红斑狼疮、痛风等。

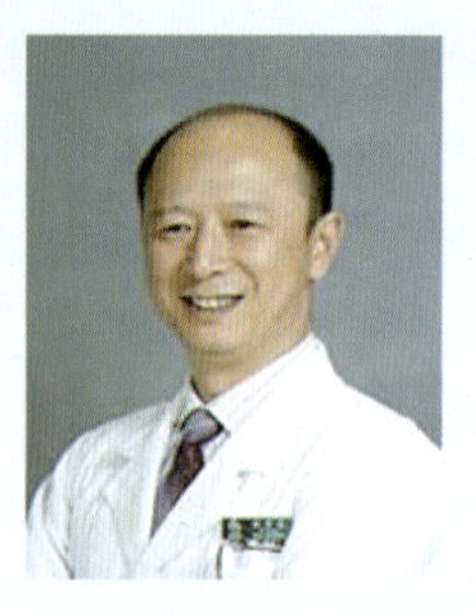

张华东，职务与职称：主任医师，教授，硕士生导师，风湿病科副主任，教授，世界中医药联合会风湿病专业委员会副秘书长，中华中医药学会风湿病分会秘书长，北京中医药学会风湿病专业委员会秘书长，民族中医药学会风湿病专业委员会常委。诊治范围：类风湿关节炎、干燥综合征、强直性脊柱炎、皮肌炎、头痛等内科疾病。

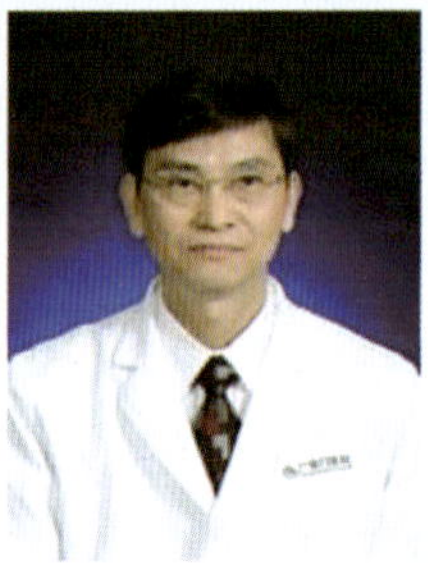

殷海波，职务与职称：主任医师，教授，博士生导师，中华中医药学会风湿病分会副主任委员，世界中医药学会联合会风湿病专业委员会副会长、医学伦理委员会常委，国家自然科学基金项目评议专家，国家新药审评专家。诊治范围：红斑狼疮、结缔组织病、痛风、白塞综合征、干燥综合征、类风湿、脊柱炎等。

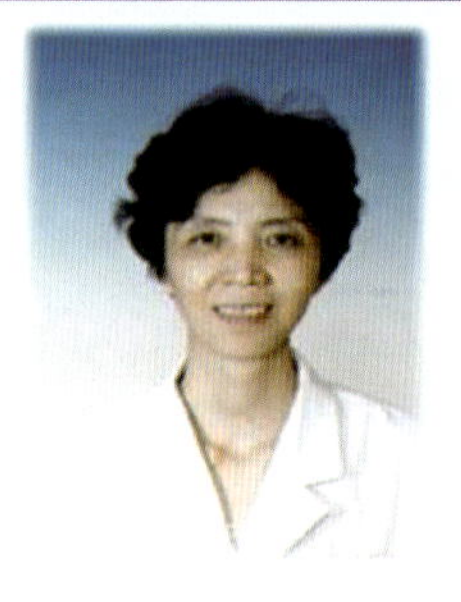

高齐健，职务与职称：主任医师，博士生导师，内分泌科主任，北京市中医学会糖尿病专业委员会委员，北京市中西医结合糖尿病学会委员，国家自然科学基金会专家组成员。诊治范围：糖尿病及其并发症、甲亢、甲减、高尿酸血症等。

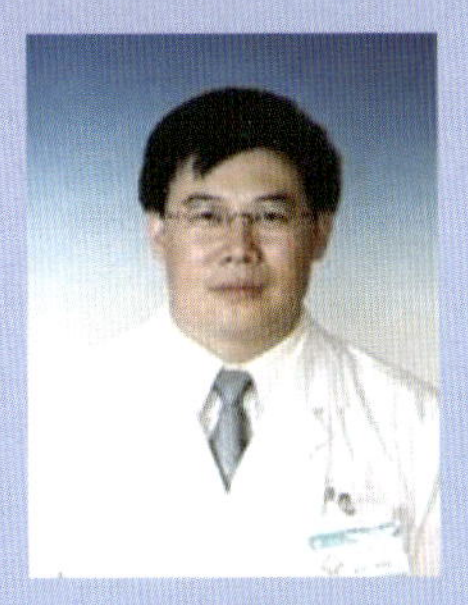

倪青，职务与职称：主任医师，硕士生导师，内分泌科主任，中国中西医结合学会内分泌专业委员会常委兼秘书，中华中医药学会糖尿病分会常委，中华中医药学会甲状腺专业委员会委员，中华中医药学会学术流派专家委员会副主任委员。诊治范围：糖尿病及神经病变、甲亢、甲减、甲结、痛风等。

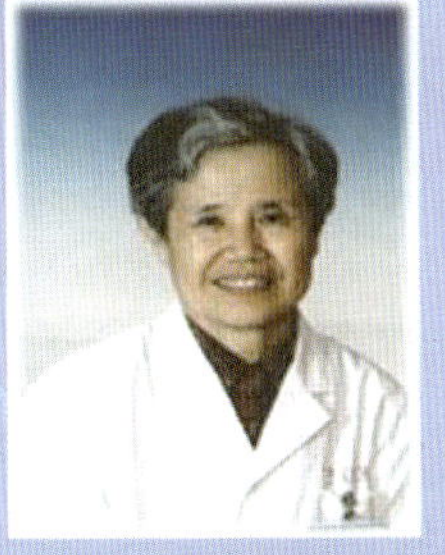

张大荣，职务与职称：主任医师，中国中医科学院卫生技术系列正高级专业技术职务评委会委员，广安门医院高级专业技术职务评委会委员，广安门医院专家委员会委员。诊治范围：冠心病、高血压病、心律失常、心肌病、脑梗死等。

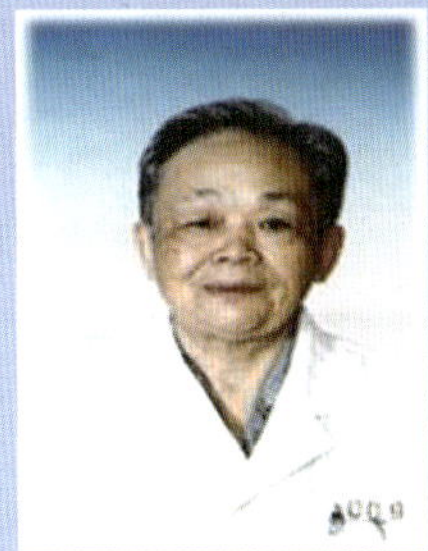

徐承秋，职务与职称：主任医师，研究员，硕士生导师，专家咨询委员会委员，全国中西医结合心血管疾病防治委员会委员，北京市中西医结合心血管委员会副主任，全国胸痹心痛协作组顾问。诊治范围：高血压、高脂血症、房颤、冠心病、脑梗塞死等。

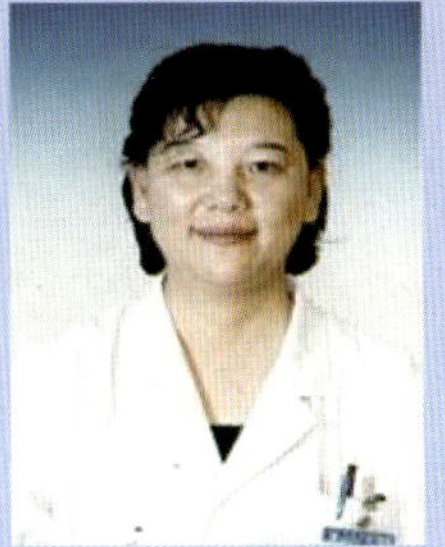

林洪生，职务与职称：主任医师，肿瘤科主任，全国中医肿瘤医疗中心副主任，国家中医药管理局重点研究室（肿瘤）主任，中华中医药学会肿瘤专业委员会副主任委员，中国中西医结合学会肿瘤专业委员会副主任委员，中国抗癌学会肿瘤传统医学委员会副主任委员，中国癌症研究基金会中医药肿瘤委员会副主任委员兼秘书长。诊治范围：肺癌、乳腺癌、淋巴瘤、卵巢癌、宫颈癌等。

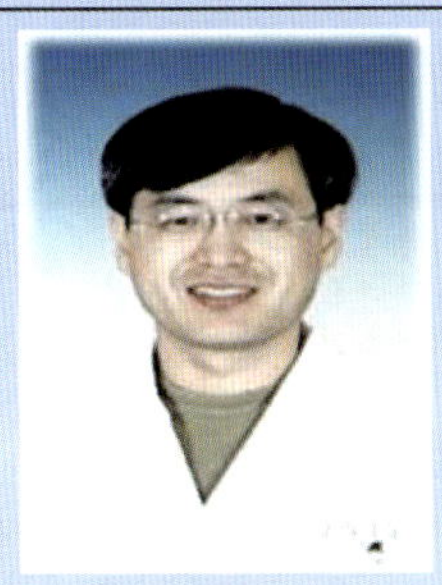

张培彤，职务与职称：主任医师，博士生导师，肿瘤科副主任，教授，中国中医科学院肿瘤学科带头人，世界中医药学会联合会肿瘤专业委员会常委兼副秘书长，中国中西医结合学会肿瘤专业委员会委员，中国老年学学会老年肿瘤专业委员会委员。诊治范围：肺癌、消化道肿瘤等。

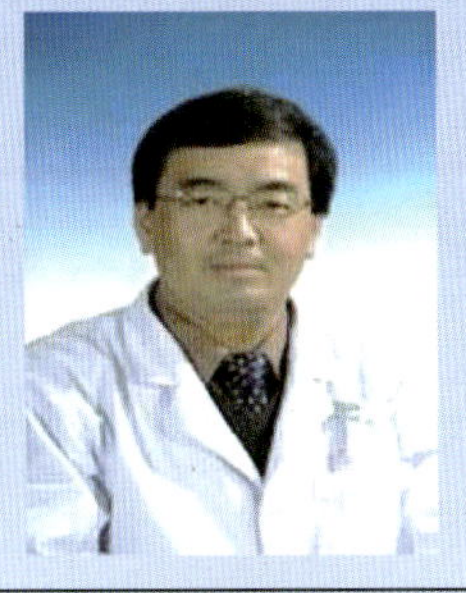

侯炜，职务与职称：主任医师，肿瘤科副主任。诊治范围：肺癌、头颈肿瘤、骨脑转移等。

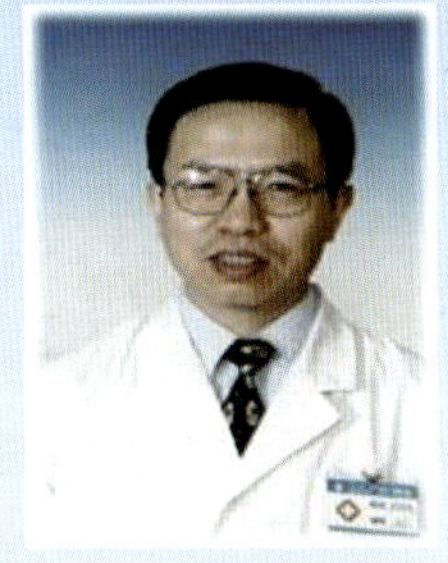

李国栋，职务与职称：主任医师，副研究员，博士生导师，肛肠科主任，全国肛肠学会副主任委员，北京市肛肠学会主任委员，全国青年科技工作者协会理事。诊治范围：结肠炎、肠癌、便秘、肛瘘、直肠脱垂、痔等。

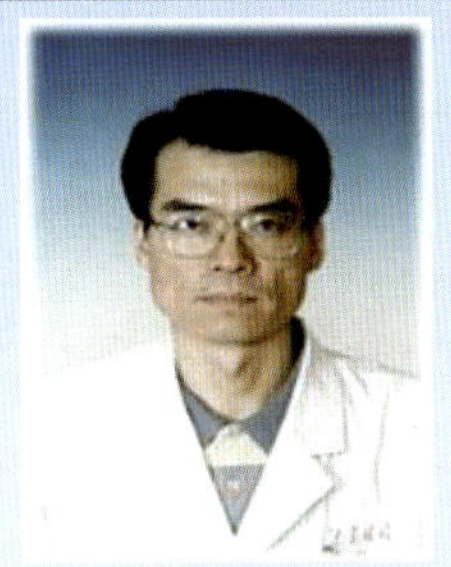

寇玉明，职务与职称：主任医师，硕士生导师，肛肠科行政副主任，中华中医药学会肛肠专业委员会理事，全国中医药高等教育学会临床教育研究会肛肠分会常务理事，北京市中医药学会肛肠专业委员会委员。诊治范围：痔、肛裂、复杂肛瘘、直肠脱垂、肛周皮肤病等。

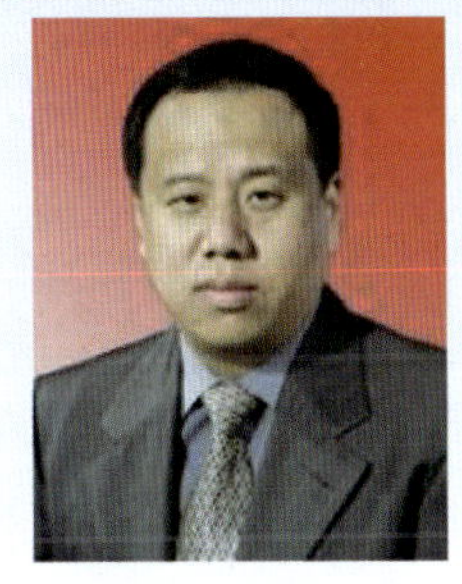

王健，职务与职称：主任医师，教授，硕士生导师，心理科（睡眠科）主任，世界中医药学会联合会中医心理学专业委员会常务副会长，国家中医药管理局人才交流中心中医心理职业技能规范化培训专家委员会副主任委员，中国中医药研究促进会心身医学分会副主任委员、精神卫生分会常务委员兼副秘书长，北京神经内科学会BNA神经精神与临床心理专业委员会委员，中国心理学会科普专业委员会委员。诊治范围：抑郁症、焦虑症、强迫症、进食障碍等。

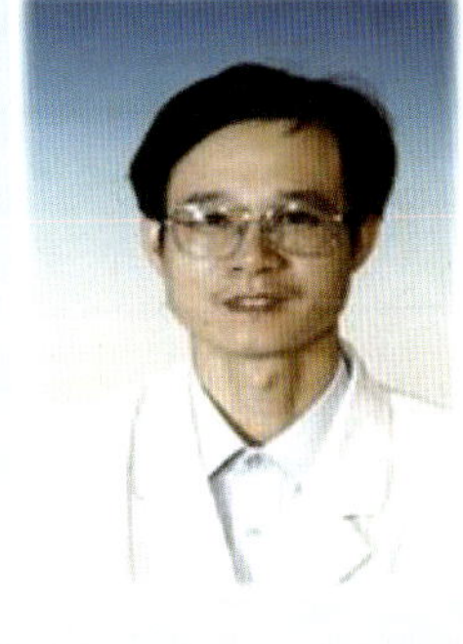

刘绍能，职务与职称：主任医师，博士生导师，消化科主任，世界中医药学会肝病专业委员会委员，中华中医药学会中医内科学会委员，中华中医药学会肝胆病学会委员，中华中西医结合学会消化病专业委员会委员，中华中医药学会脾胃病分会委员，北京市脾胃病专业委员会委员。诊治范围：胃溃疡、食管炎、便秘、肝硬化、结肠炎等。

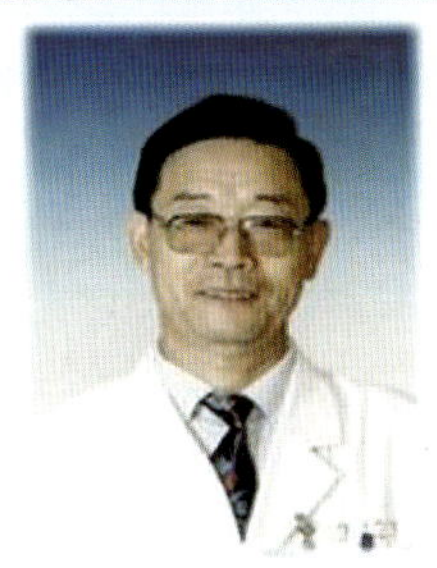

任俊杰，职务与职称：主任医师，消化内科主任，中华中医内科脾胃病专业委员会第二届委员。诊治范围：食管炎、咽炎、胃炎、胃溃疡、肠易激综合征等。

# 中国中医科学院江苏分院 江苏省中医药研究院 江苏省中西医结合医院

中国中医科学院江苏分院、江苏省中医药研究院暨江苏省中西医结合医院，是省属从事中医药研究的专业研究机构，综合性的三级甲等中西医结合医院、南京中医药大学附属医院、全国重点中西医结合医院、国家药物临床试验机构和国家住院医师规范化培训基地，江苏省文明单位，2006年通过ISO9001质量管理体系认证。

始建于1958年，前身为江苏省中医药研究所，首任所长为著名中医药学家叶桔泉学部委员（院士）。先后研制出中药新药30余个，如脉络宁注射液、月月舒（痛经宝）冲剂等。全院占地面积52000平方米，建筑面积87500平方米，职工1218人；正、副教授、主任医师、研究员237名；博士、硕士生导师34名；全国名老中医、省名中医、省名中西医结合专家26名；12位专家享受国务院及省政府特殊津贴；拥有3个国家、2个省名老中医工作室；江苏省杰出青年基金获得者1名，省“333工程”、省“135工程”重点人才、省“领军人才”等30余名；拥有全国五一劳动奖章、全国医德标兵、全国巾帼岗位明星、省勤廉标兵、省市我最喜爱的健康卫士、十佳健康卫士、省市级巾帼示范岗、青年文明号、行风建设先进单位等一批先进集体和模范人物。

医院核定床位730张，规划床位1500张，临床学科较为齐全，设有内科、外科、妇产科、儿科、急诊科等16个一级学科，肾科、心胸外科等32个二级学科。其中，消化科、骨伤科、心血管科、重症医学科为国家级重点专科，妇产科、呼吸科、肿瘤科、内分泌科、普外科等8个专科为江苏省重点专科。

现有专业设备总值2.5亿，拥有一批先进的进口设备，如核磁共振、DSA、64排CT、数字化胃肠机、电子内窥镜、彩色超声波诊断仪、液质联用仪、高效液相色谱仪、超细胃镜、双能X线骨密度仪、骨关节镜、腹腔镜等。常规开展各种断层摄片与造影、细菌培养、免疫组化、基因扩增、微创介入、冠心病介入诊疗、血液净化、ERCP、四级腔镜手术、颈椎前路、后路椎间孔镜技术微创治疗颈椎病、经输尿管气压弹道碎石术、保胆取石术、甲状腺弹性超声等先进的诊疗项目。检验科2009年通过ISO15189认证，为中医药临床和研究提供相应的质量保障。

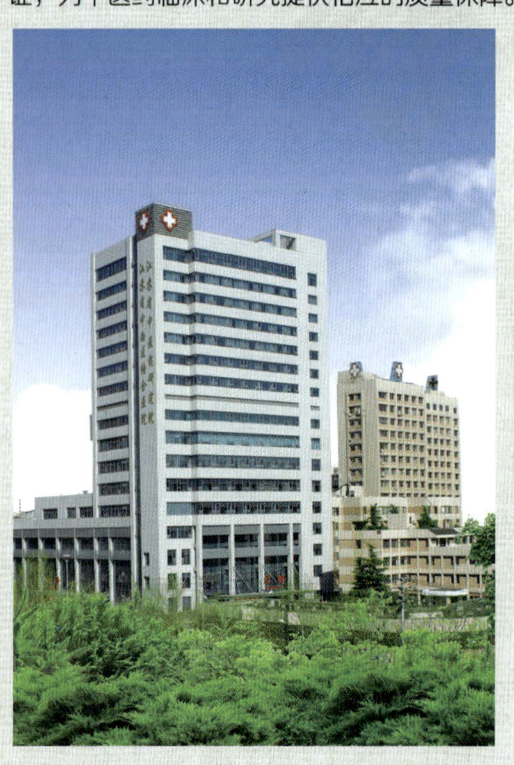

研究院拥有一批较为成熟的科研工作平台，包括中药口服制剂释药系统、瘿病证治2个国家重点研究室，江苏省现代中药制剂工程技术研究中心及中试放大平台、省天然药物研究与创制实验室和国家专利产业化江苏中医药试点基地，细胞与分子生物学实验室、消化病研究室、中医药抗动脉粥样硬化实验室、辅助生殖实验室、肺动力实验室、肿瘤免疫药理实验室及传统中药资源、化学、制剂、分析、药理毒理、临床药学与代谢实验室和1个SPF级动物实验中心。近5年来，中标科研项目162项，获厅局级以上科技进步奖19项，获发明专利37项，取得新药证书、临床批件等4个，发表论文1547篇，其中SCI/ISTP收载169篇。

我院本着“仁心、仁术、前沿、前驱”的院训精神，以“中西医结合、医药教研相融”为特点，以“中西合璧、德艺双馨”为核心价值观，以“演绎医学的艺术与非凡、呵护患者的健康与尊严”为使命。目前已形成了中西医结合特色突出、医药相长优势显著，集医、药、教、研为一体的大型医疗、研究、教学机构。

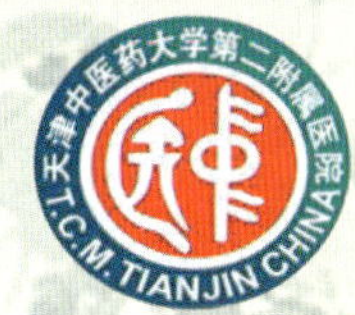

# 快速崛起的天津北部地区医疗中心

## —天津中医药大学第二附属医院

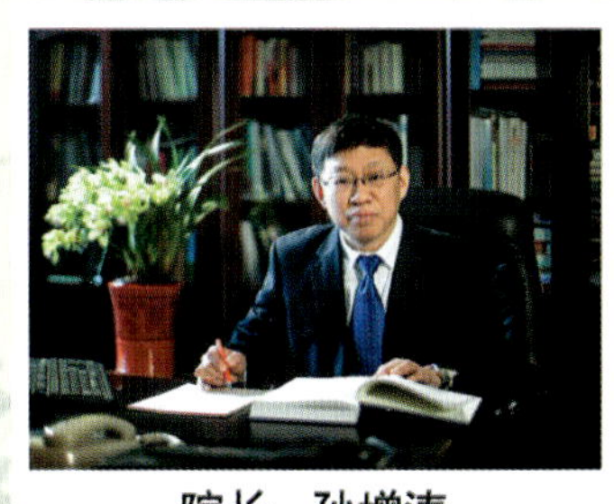

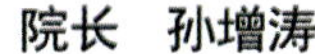

院长　孙增涛

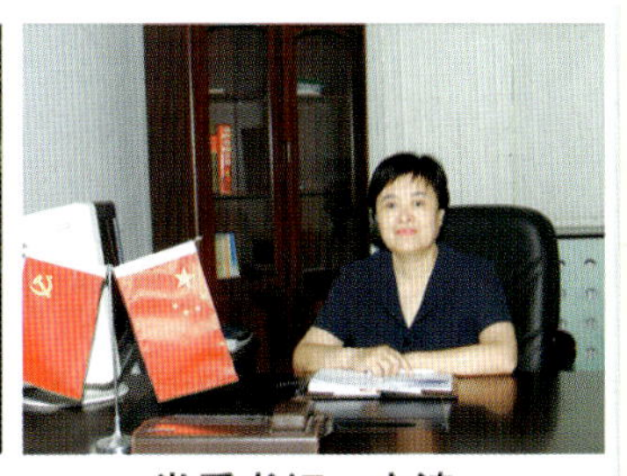

党委书记　宋津

天津中医药大学第二附属医院始建于1964年，是以中医、中西医结合治疗为特色的综合性三级甲等中医医院，是全国百姓放心示范医院；医院坐落于海河北岸，主要承担天津市东北部地区的医疗救治任务；医院以“国粹、医粹、仁和、仁术”为院训，秉承“承担社会责任，一切服务病人，打造一流学科，培养卓越人才”的办院宗旨，在传统中医药的沃土上深耕细作，形成了以一批重点学科、专科为代表的医院品牌，逐步成为天津北部地区的医疗中心。

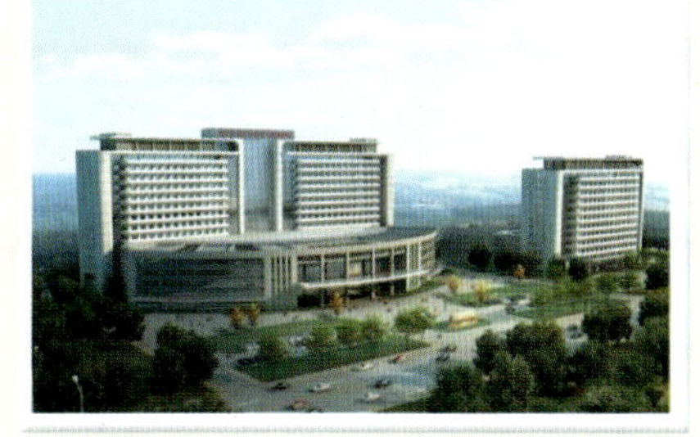

医院设有肺病科、脑病针灸科、心血管科、妇科、内分泌科等近三十个临床科室。拥有教育部重点学科1个——中医内科学；国家临床重点专科3个——肺病科、脑病科、妇科；国家中医药管理局重点学科6个——中医妇科学、中医肺病学、中医疮疡病学、中医心病学、临床中药学、中医“治未病”学；国家中管局重点专科8个——肺病科、脑病科、妇科、心血管病科、脾胃病科、外科、重症医学科、临床药学；天津市重点专科专病9个——肺病科、脑病科、妇科、心血管科、儿科专科、骨伤专科、肿瘤科专科、外科专科、糖尿病足专病。

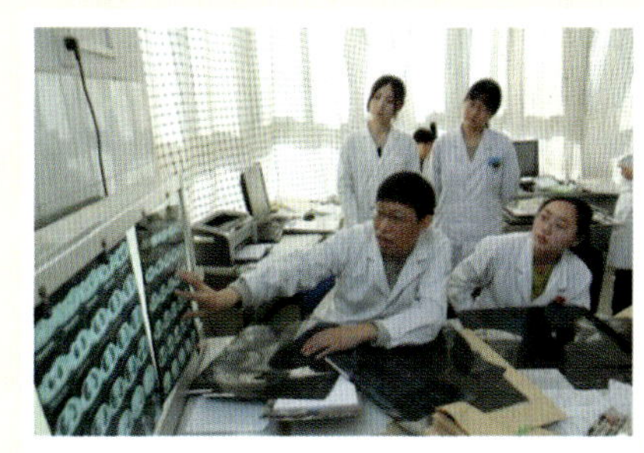

院长查房

治未病中心为国家中医药管理局重点学科，国家中医药管理局“治未病”试点单位，提供健康咨询与指导教育，提供中医特色医疗服务，开展“九种体质辨识”，中医预防保健技术如针刺、艾灸、药灸、推拿、拔罐、穴位敷贴、中药熏蒸、刮痧、穴位注射、磁热疗法、中药涂擦治疗等数10项；开展膏方调理，探索对“糖尿病”等专病的干预方法，展现中医治疗特色。

近年来医院主持参与国家重大科技专项4项，科技部国际合作项目1项，“973”计划课题3项、“863”计划1项，承担国家自然基金课题46项、省部级及横向课题项目近100项，近五年间获各级科研奖项及成果30余项，获科研经费支持6000余万元。

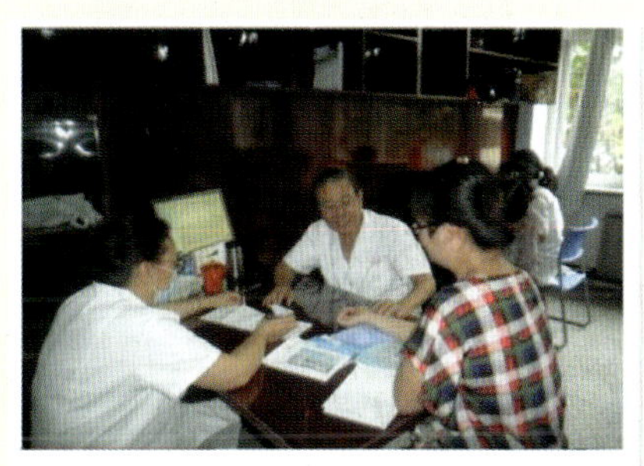

名老中医工作室

医院迁址新建项目是天津市“十二五”卫生资源调整规划重要项目之一，是天津市民心工程的重点建设项目。一期工程设计包括医疗综合楼、中西医结合儿童病院、医疗保障系统等，设置床位1000张；二期工程设计包括教学科研楼、康复中心、“治未病”中心，设置床位500张。目前项目处于内部精装阶段，2015年年底竣工，2016年中旬开诊运行。医院将继续秉承“承担社会责任，一切服务病人，打造一流学科，培养卓越人才”的办院宗旨，坚持中医为主，中西医结合优势，努力建设群众满意、患者信赖的现代化综合性医院，带动区域医疗协同发展。

国粹　医粹　仁和　仁术

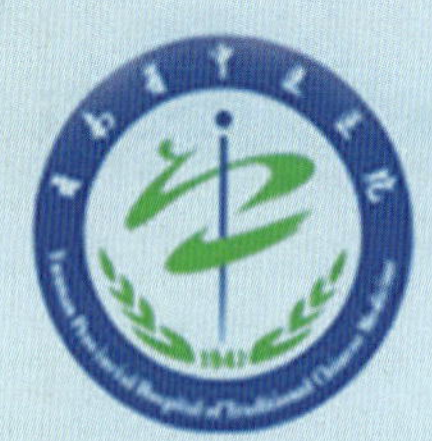

# 云南省中医医院

## 云南中医学院第一附属医院

YUNNAN PROVINCIAL HOSPITAL OF TRADITIONAL CHINESE MEDICINE

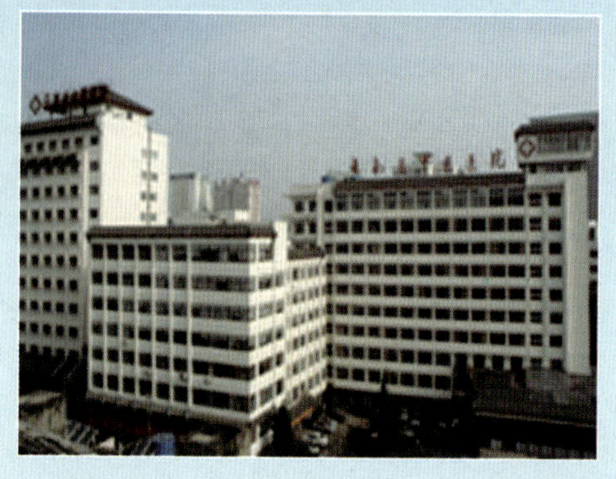

云南省中医医院暨云南中医学院第一附属医院，非营利性医疗机构，综合性三级甲等中医医院。2009年被列为云南省中医临床研究基地建设单位，是集云南省102家省、州(市)、县(区)中医院和相关单位为一体的云南省中医医疗集团总医院，2012年经国家中医药管理局复审再次被评为三级甲等中医医院。目前实行云南省中医医院、云南中医学院第一附属医院、云南省中医医疗集团总医院、云南省针灸推拿康复医院、云南中医学院临床医学院五块牌子一套班子的管理运行模式,归口云南中医学院、云南省卫生厅领导和管理。系国家药物临床试验机构、国家中药现代化科技产业(云南)基地中药新药GCP中心及国家中医药国际合作基地、中医医院信息化示范单位、中医药文化建设示范单位、中医药标准研究推广基地建设单位、基层常见病多发病中医药适宜技术推广能力建设单位、全国城市社区中医药知识与技能培训示范基地。

为满足人民群众对中医药服务的需求及实现医院的可持续发展，在云南省委、省政府关怀下，医院扩建滇池院区项目被列为云南省“十一五”规划的重大基础设施建设项目和2010年云南省重点督察的20个重大建设项目之一，并以建立云南面向东南亚、南亚开放的中医药临床基地的方式已纳入医疗卫生桥头堡建设规划中。该项目占地108.65亩，建筑面积约24万平方米，床位规模为2000张病床，建设地点位于昆明市滇池国家旅游度假区广福路南侧大商汇对面。项目已于2010年12月25日正式开工建设，床位规模为500病床的一期工程于2014年下半年建成并投入使用，二期项目已经列入主管部门和上级政府的工作计 划。

近年来，医院党、政、工、团、妇集体先后获得的表彰、奖励、荣誉称号有全国医药卫生系统先进集体、全国妇联先进集体、全国抗震救灾重建家园工人先锋号、全国模范职工之家、全国中医药应急工作先进集体、全国百姓放心示范医院、全国医药卫生系统创先争优活动党建工作品牌特色奖、全国中医医院优质护理服务先进单位、国家中医药继续教育管理工作先进集体、全国首届中医护理先进单位以及云南省中医名院、云南省“十一五”科技计划组织管理先进集体、云南省巾帼文明岗、云南省青年文明号、全省卫生应急工作先进集体、云南省优质护理服务示范工程先进集体、 昆明市平安建设先进单位等。

**地址：昆明市光华街120号（人民胜利堂、景星花鸟市场旁）**

**邮编：650021电话：0871-63620626 传真：0871-63620295**

**网址：Http://www.yn-tcm-hopspital.com E-mail:yntcm_hopxc@126.com**

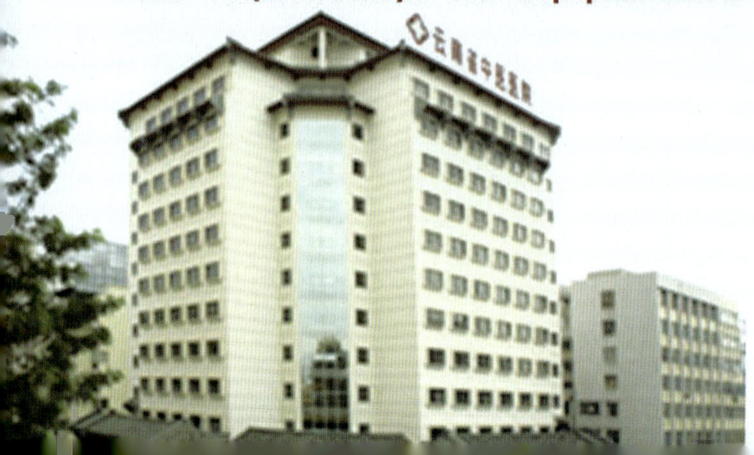

# 南通良春风湿病医院

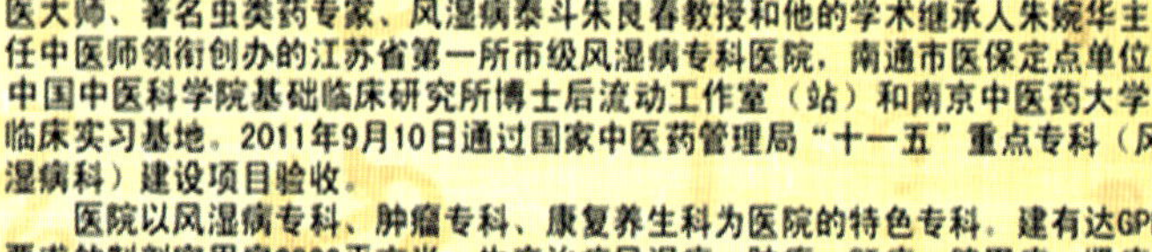

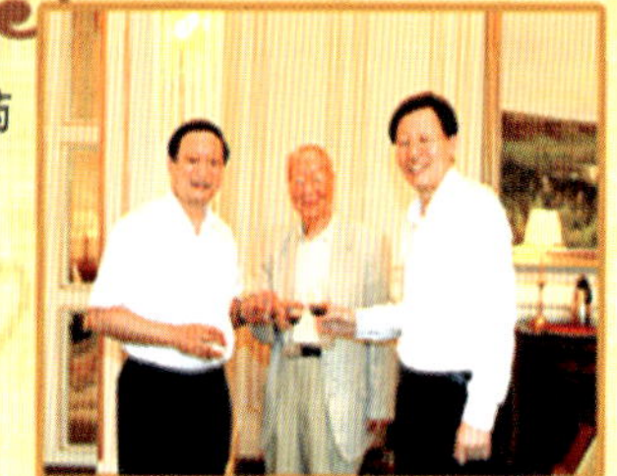

2011年7月23日，江苏省政府与国家中医药管理局将南京中医药大学合作办成国内一流、国际著名的大学的会议上，李学勇省长（右）、王国强部长（左）亲切会见朱良春教授。

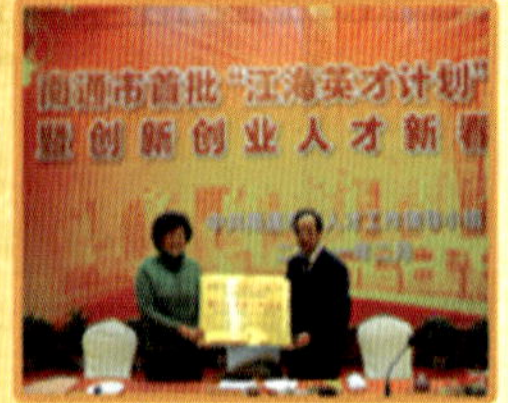


2011年2月19日，南通市杨展里副市长为我院博士后科研工作分站授牌。

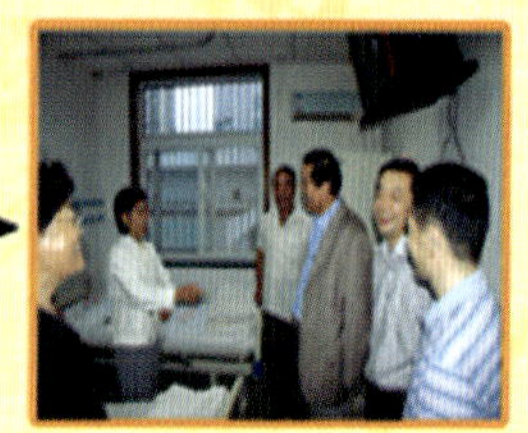

2011年9月10日，许志仁司长和省中医药管理局、市卫生局等领导在视察我院病房时，长春市类风湿患者在治疗半月后，生活能够自理，关节活动自如，对医院用中医疗法，疗效显著，向许司长表达了对医院的感激之情。

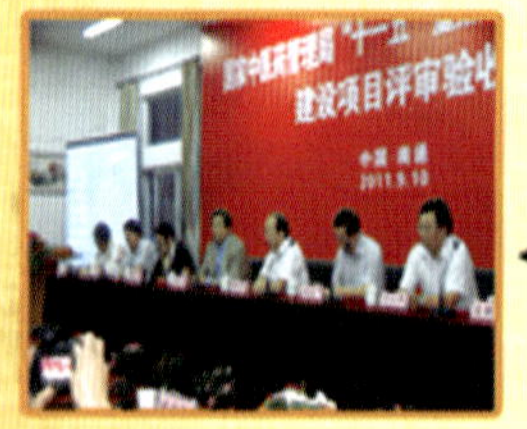


2011年9月10日我院通过国家中医药管理局"十一五"重点专科（风湿病科）项目评审验收，会上许司长给我院作了七点评价："士气高、发展快、特色浓、疗效好、影响大、有创新、工作实。"

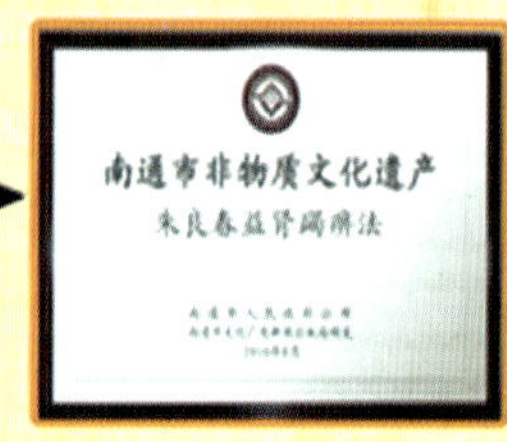
南通市非物质文化遗产
朱良春益肾蠲痹法

2010年8月，"朱良春益肾蠲痹法治疗风湿病"列入南通市"第二批非物质文化遗产"目录，同年已申报江苏省非物质文化遗产。

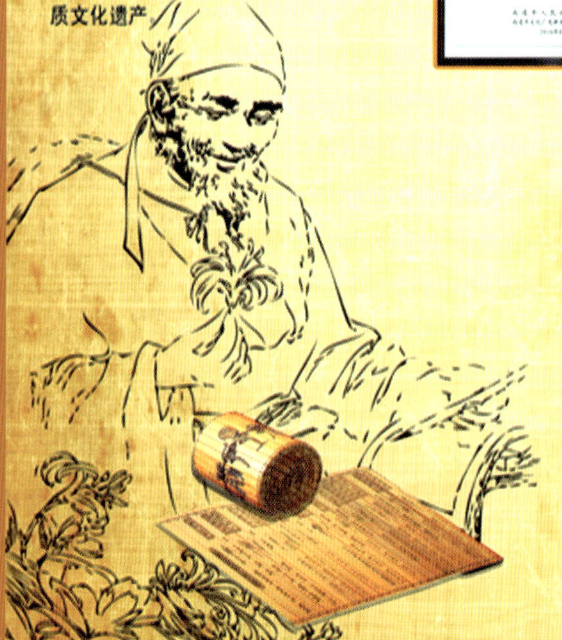

南通良春风湿病医院（前身是南通市良春中医药临床研究所）是一所由国医大师、著名虫类药专家、风湿病泰斗朱良春教授和他的学术继承人朱婉华主任中医师领衔创办的江苏省第一所市级风湿病专科医院，南通市医保定点单位，中国中医科学院基础临床研究所博士后流动工作室（站）和南京中医药大学临床实习基地。2011年9月10日通过国家中医药管理局"十一五"重点专科（风湿病科）建设项目验收。

医院以风湿病专科、肿瘤专科、康复养生科为医院的特色专科。建有达GPP要求的制剂室用房2800平方米，生产治疗风湿病、肿瘤、肝病、脾胃病、肾病、肺病等疑难杂病的21种有自主知识产权的医院制剂。

以朱良春和朱婉华为首的学术团队在中医药治疗风湿病、恶性肿瘤领域已形成自己独特的临床治疗体系，"益肾蠲痹法治疗风湿病"具有疗效肯定，不良反应少的特点，居国内领先水平，显示出中医药的特色优势。多年来"良春人"秉承着国医大师朱良春"经典是基础，师传是关键，实践是根本"和"经验不保守，知识不带走"的理念，艰苦创业，走出了一条"名医、名科、名院"的成功之路，通过五年的不懈努力，医院的发展取得了阶段性的成果。

1、承担和参与国家"十一五"科技支撑计划课题2项，承担江苏省科技支撑计划课题1项：

（1）国家"十一五"科技支撑计划中医药治疗常见病研究项目"痛风性关节炎中医综合治疗方案研究"课题（课题编号：2007BA120B034）。

（2）国家"十一五"科技支撑计划"重大疑难病中医防治研究"项目"基于二次临床研究的中医药治疗类风湿关节炎的临床评价"课题（课题编号：2006BA104A10）。

（3）江苏省科技支撑计划"朱良春诊疗经验传承创新及运用示范"课题（课题编号：BE2009614）。

2、获得国家发明专利3项，专利受理3项：

（1）复方首乌痛风颗粒，专利号：ZL200610038350.2。

（2）痛风颗粒，专利号：ZL200610088103.3。

（3）益肾蠲痹丸作为治疗痛风慢性期药物的应用，专利号：ZL200610097393.8。

（4）新癀片在制备治疗痛风急性发作的药物中的应用，专利受理号：201110000885.1。

（5）痛宁胶囊及其生产方法和用途，专利受理号：201110000884.7。

（6）保健养生粥及其制作方法，专利受理号：201010152683.4。

3、科研成果及荣誉

（1）2005年"益肾蠲痹法治疗风湿病（类风湿、强脊炎、骨关节炎、颈腰椎退变、痛风、红斑狼疮等）"被列为国家中医药管理局科技成果推广项目。

（2）2009年6月，董事长朱良春被评为建国以来由人力资源和社会保障部、卫生部和国家中医药管理局联合评选的首批国医大师（全国共30人，地市级仅此一人）。

（3）2010年8月，"朱良春益肾蠲痹法"被列为南通市非物质文化遗产保护名录。

（4）2010年8月，世界中医药学会联合会风湿病专业委员会成立，"益肾蠲痹法"创始人朱良春任名誉会长，传承人朱婉华任常务理事，第三代传承人蒋恬任青联委员。

（5）2010年10月，人力资源和社会保障部与全国博士后管委会批准我院设立全国博士后科研工作分站。

4、技术培训方面

（1）2009年和2010年我院举办的两期全国性学习班吸引了300多名国内外的高层次学员，推动了各地风湿病专科的建立，受到学员的一致好评。

（2）2006年9月21日，与广东省中医院吕玉波院长签订合作协议，建成后的"良春中医专科医院"将成为广东省中医院主办卫生部高级研修院教学基地和国家中医药管理局中医现代化典范的实习基地。

（3）2009年11月，我院与南京中医药大学签订建立教学基地关系的协议。

（4）2011年3月10日，广州中医药大学副校长、广东省中医院吕玉波院长等一行送陈党红博士前来拜师，向国医大师朱良春跟师学徒两年。

（5）2011年4月30日，上海中医药大学党委谢建群书记，第二军医大学陈群平政委，江苏省中医院刘沈林院长带博士后方邦江，周媛，孙伟教授、主任医师，纪伟教授、主任医师四人前来，举行了隆重的拜师仪式。

"良春人"的自力更生、艰苦创业，以"医乃仁术、医术求精、服务至上、管理有序"的经营理念为来自世界各地数十万疑难病患者解除了疾苦。

朱良春先生的老师章次公在朱老出师临别时曾赠予他一方印章"儿女性情，英雄肝胆，神仙手眼，菩萨心肠"，朱老以这十六字箴言为鉴，作为他做人、行医的准则，同时也以此教诲"良春人"。"良春人"深感章次公老、朱良春老的嘱意之重，以这十六字为座右铭，将章次公先生的遗风在良春医院发扬光大。

如果说"十一五"是谋发展的五年，那么"十二五"是实现跨越的五年。良春人将以国家中医药管理局"十一五"重点专科（风湿病科）验收和二级医院评审为契机，齐心协力，在新的发展起点上不断拓展创新，时任副总理吴仪提出的"名医、名科、名院"三名工程战略，已在这块土地上生根、开花，我们坚信一定会结出更加丰硕的成果。

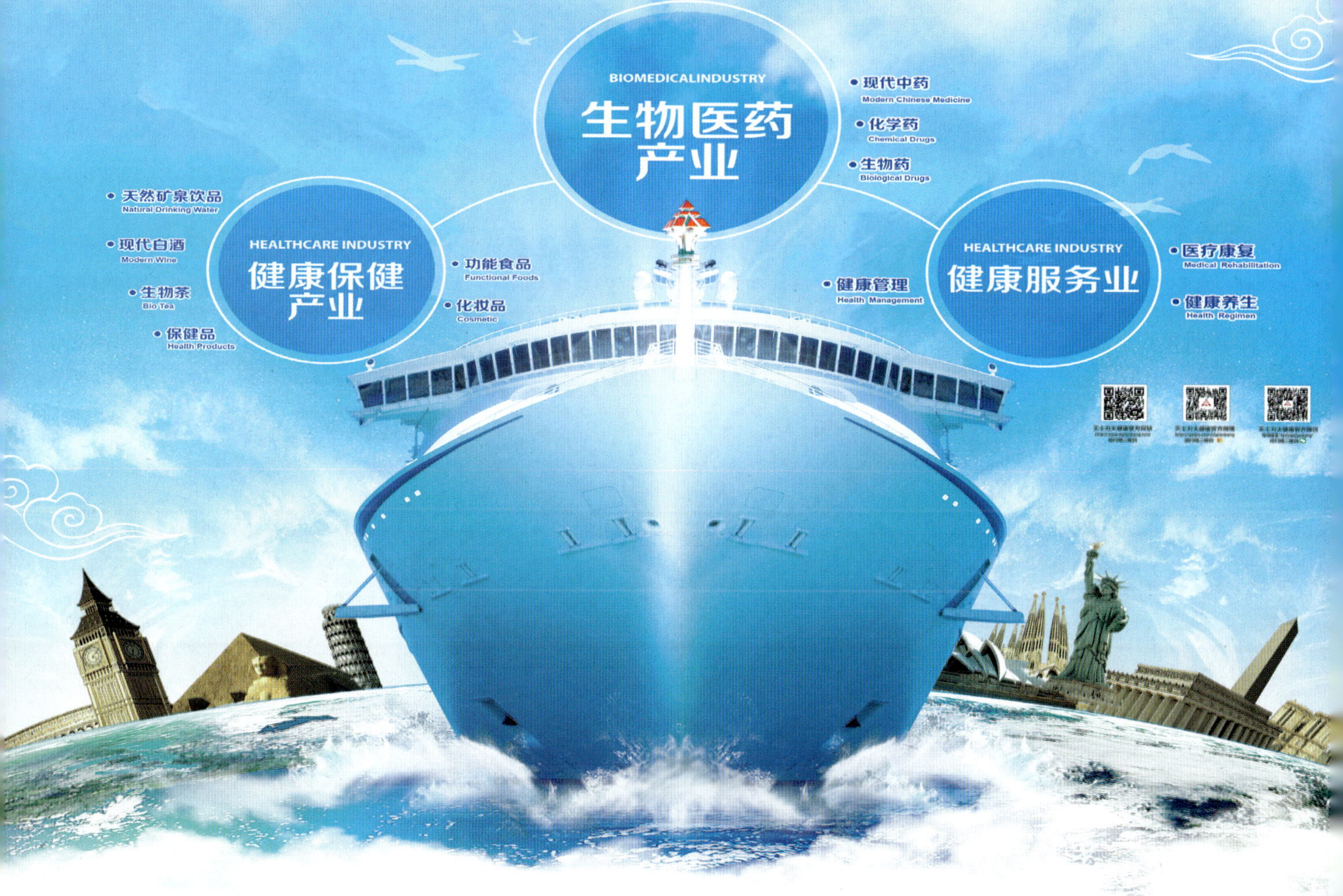

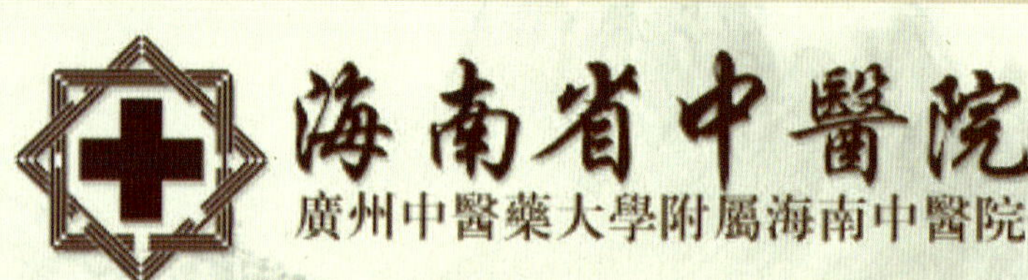


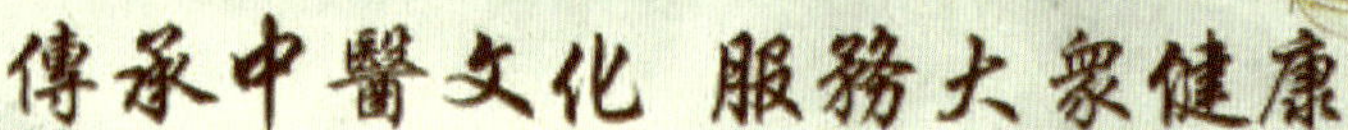


Inheritance Chinese medicine culture
Serves the populace health

海南省中医院位于海南省省会海口市，是一所集医疗、科研、教学、预防、保健、康复于一体的大型综合性三级甲等中医医院，也是全省六家三级甲等医院中唯一一家以中医为特色的公益医疗机构。医院始建于 1954 年，半个多世纪以来，医院经历了曲折的发展道路，改革开放特别是在海南建省办经济特区之后，医院的发展走上了快车道。近年来，医院又抓住海南建设国际旅游岛的历史性契机，在海南省委、省政府，国家和省医疗卫生主管部门以及社会各界的支持下，实现了历史性跨越。

目前，医院设有门诊部 3 个，住院部 1 个，职能管理部门 15 个，临床一级学科 18 个，二级学科 14 个，医技科室 10 个,住院病区 18 个。其中骨伤科、脾胃、肝病等 8 个专科为国家级重点专科，以及海南地区中风病症治研究室等一批国家中医药管理局确定的重点研究室。医院的老年病科、神经内科、妇产科、肿瘤科、消化内科等多个专科均为省级重点专科，初步形成"九大"中医专病专科品牌优势。医院坚持"中"字特色，坚持"院有专科、科有专长"发展战略，以"抓好重点专科建设，带动其他专科发展"的方针，充分发挥中医药的传统优势，培育出一批特色突出、优势明显、疗效显著的中医名科，形成独具中医药优势的专科集群。

医院拥有一支技术力量雄厚、技术水平精湛的中医、中西医人才队伍，有一批享受国务院特殊津贴专家、省优专家、全国名老中医药学术经验继承指导老师和医学博士。医院在推进管理创新、制度创新和体制创新过程中，着力推行"引才引智"工程，先后"硬引进"人才 30 名、"软引进"人才包括石学敏院士在内的国内外享有盛誉的权威中医名家达 15 名。目前，医院形成科班队伍、中医师承队伍、中西医结合队伍、中西医急救队伍等"四支"人才队伍，构成了较为合理的人才梯队。为进一步提高核心竞争力和综合能力，医院着力建设新的人才培训基地，抓紧实施"领军人才工程""学科带头人工程""专病专家培训工程"、和"后备人才工程"等多个人才项目。

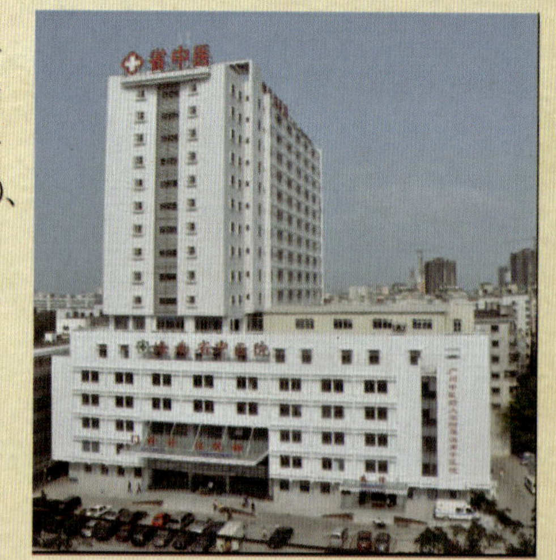

医院是国家有关部门认定的国家药品临床研究机构和药物临床试验基地，也是国家中医药管理局确定的全国信息化建设示范单位和电子病历试点单位。医院作为大型中医医疗机构，是唯一一家省级海南省中西医结合医院，也是广州中医药大学附属海南中医院（非直属）、广东省中医院协作医院、河南省洛阳正骨医院协作医院和美国亚利桑那州东方医学针灸学院以及海南医学院等院校的临床教学基地。医院是海南省首批定点医疗保险单位，首批新型农村合作医疗及城镇居民医疗保险定点单位，是海口市公共卫生应急救援指挥中心和 120 指挥中心重点网络医院。近年来，医院先后获得"全国卫生系统先进集体""全国环境优美十佳医院""爱婴医院""社会公认满意医院""海南省最佳企业创新奖"等多项殊荣，被业内和社会各界誉为"南国杏林奇葩"。

地址：海南省海口市和平北路 47 号邮编：570203

电话：0898-66222705（院办）　　传　　真：0898-66203833

网址：http://www.hizyy.com　　电子邮箱：66232981@163.com

# 高尚情怀 大医风范

## ——记中西医兼修的军医盛基山

盛基山，1943年出生于山东省掖县，1963年考入沈阳军区军医学校医疗专业。据盛基山回忆，当时学校除全部西医课程外，还开设有中医、中药和针灸课程，他对这三门中医学科特别感兴趣，爱琢磨肯钻研，为后来中医临床打下良好的基础。

1966年军医学校毕业后，盛基山被分配到部队卫生队承担军医工作。他还挤出时间参加陆军四十军举办的为期半年的中医学习班，较为系统地学习了中医理论。后又去锦州中医院和沈阳铁路总医院中医科进修，在多位专家的指导下，盛基山悉心学习中医学理论基础，潜心研究中医临床经验和治疗方法以及中西医结合治疗各种疑难病症，并积累了宝贵经验。

1981年，盛基山在解放军183野战医院（后改为：中国人民解放军第二四三医院）传染科工作时，发现当地农民罹患肝硬化、肝腹水、肝癌的特别多，当时既无专用药，农民又无钱住院医治，很多患者年纪轻轻就失去了生命，盛基山深感痛心。他因此刻苦钻研，夜以继日地查阅资料，调整配方。1982年，盛基山经验方——“软肝丸”投入临床使用。此后的数年间，通过对第一代软肝丸配方进行调整优化，盛基山相继研发出“软肝丸2号”“软肝丸3号”，分别用于肝腹水和肝肿瘤的治疗。

据盛基山介绍，软肝丸系列产品主要由柴胡、鳖甲、丹参、白花蛇舌草、苦参、人参、守宫、虫草等纯中药制成，具有活血软坚、清肝解毒、扶正固本、养肝健脾、除黄降酶、提升白细胞及血小板、消除腹水、抗肿瘤等功效。从1982年用于临床治疗至今40年，软肝丸系列药品累计治疗近万名肝硬化、肝腹水、肝癌患者，有效率可达91.3%。他在临床实践中发现，能坚持长期服用“软肝丸”的早、中期肝硬化患者，有五成以上可以好转；肝腹水患者，有八成以上可以康复；早、中期肝癌患者，有三成左右能存活5年以上。即使对肝癌晚期患者，软肝丸系列产品也可起到减轻症状、延长生命的作用。盛基山因此在1992年获“中国人民解放军沈阳军区科学技术进步奖”，1997年相关论文在“世界中西医结合大会”上交流并被收入会议论文集。他的传记被多家媒体报道。

盛基山医者仁心，奉行医为仁术，他追求不断提高疗效，深入研究各种误诊病例，结合自己丰富的临床经验，分析误诊原因，指出规避方法，撰写论文公开发表。其中中国知网收录盛基山学术论文6篇，可使从事同类临床工作者从中受到启发。

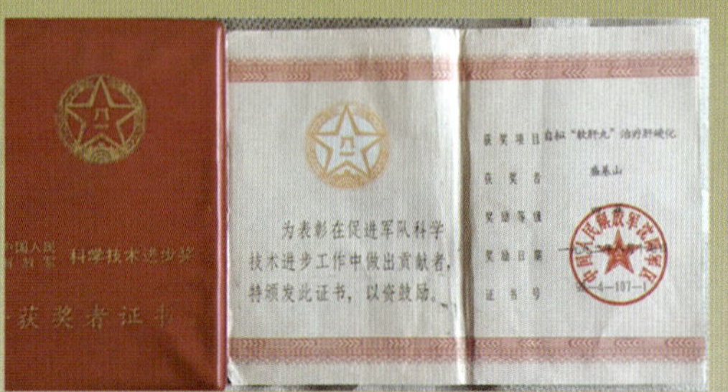

1992年获“中国人民解放军沈阳军区科学技术进步奖”

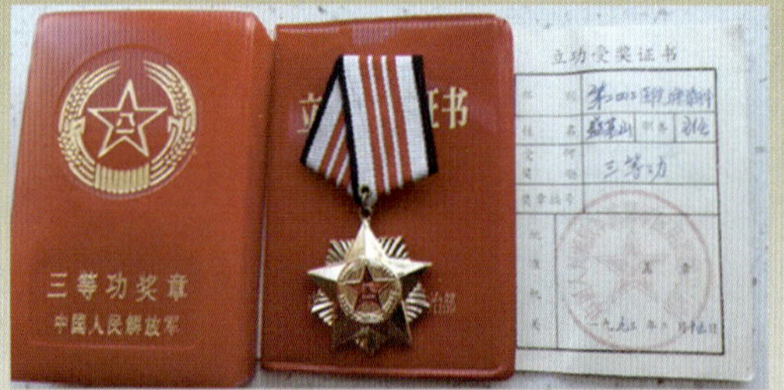

1993年获“中国人民解放军沈阳军区三等功”

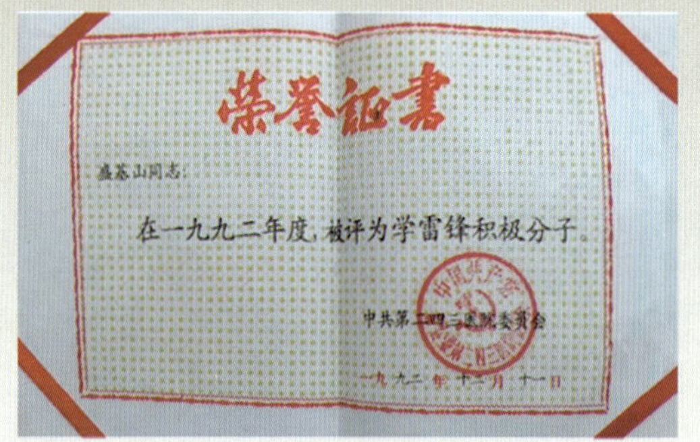
荣誉证书

盛基山同志：

在一九九二年度被评为学雷锋积极分子

中共第二四三医院委员会

1992年被中共第二四三医院委员会评为“学雷锋积极分子”

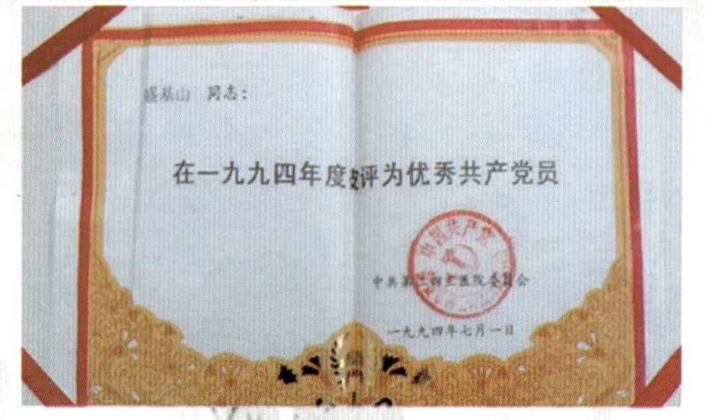
盛基山 同志：

在一九九四年度被评为优秀共产党员

一九九四年七月一日

1994年被中共第二四三医院委员会评为“优秀共产党员”

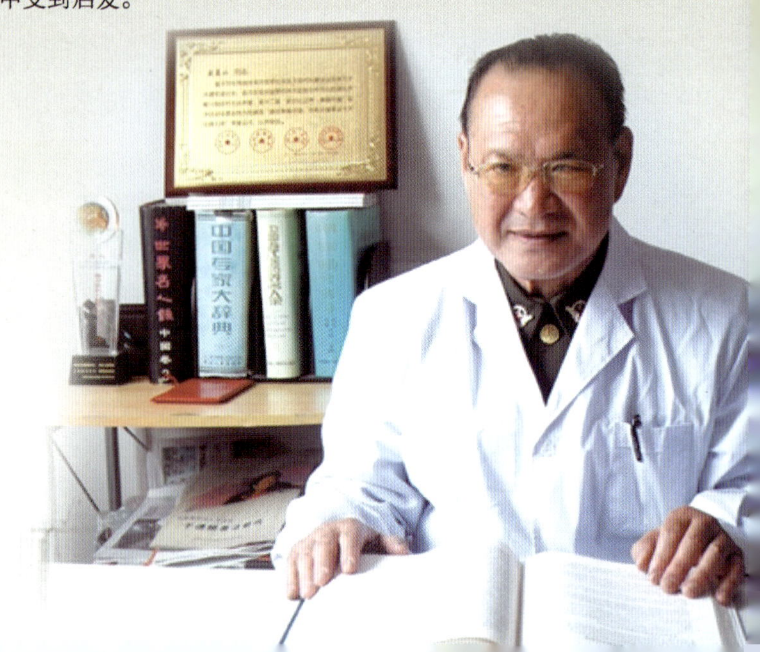

东华原医疗
DONGHUAYUAN MEDICAL

# 北京东华原医疗设备有限责任公司

## 与时俱进的北京东华原

### 多元战略　稳健发展

北京东华原医疗设备有限责任公司是中国煎药设备的龙头企业，拥有中国最大的煎药机生产基地，并于2005年通过了ISO9001和ISO13485质量管理体系认证以及德国莱茵认证机构的CE产品安全质量认证，产品质量、安全和服务水平已达欧盟标准。目前已形成以中药煎药包装设备、健康体检设备为主体，其他医疗设备为补充的多元化产品战略格局。

### 科技先导　把握未来

科技先导，打造企业研发力，是东华原的长期发展战略。公司依托自身研发优势，推出了9大系列，30多个型号的中药煎药包装设备，研发生产了人体成分分析仪、全自动血压仪、骨密度仪、动脉硬化检测仪、身高体重测量仪等5大系列健康体检设备。

北京东华原医疗设备有限责任公司承担着国家中医药管理局和北京市多项科研课题，由东华原起草制订的《中药汤剂包装机》行业标准、《中药煎药机》行业标准分别于2010年4月与8月通过了中华人民共和国工业和信息化部验收，并已在全国开始实施。

### 品牌经营　服务先行

东华原服务理念：对用户关心，让用户放心。东华原已在全国建立起了30多家分公司和办事处、100多位维修工程师、500多位员工为基础的营销服务体系，为用户提供全方位售后服务，消除客户后顾之忧。

十功能自动煎药机
(YJD20-GL)

密闭两煎煎药机
(YJ20-GL)

均分包装机
(YB50-250E)

多功能浓缩收膏机
YZN-50

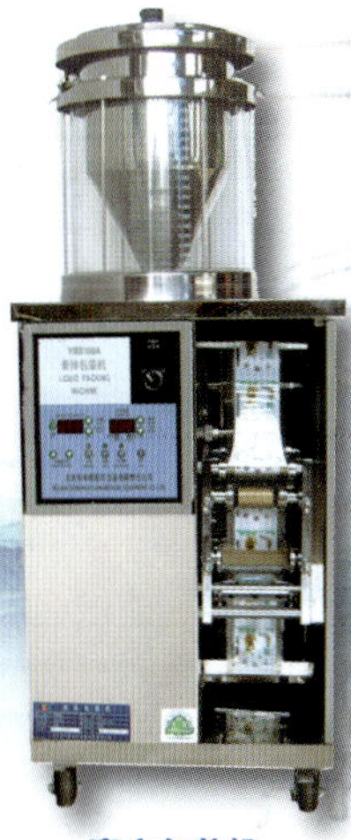
膏方包装机
YB10-50A

**北京东华原医疗设备有限责任公司**
地　址：北京市中关村科技园区昌平园振超路1号
网　址：www.donghuagroup.com
传　真：010-89718021　邮　编：102200

**400-888-0258　800-810-0359**

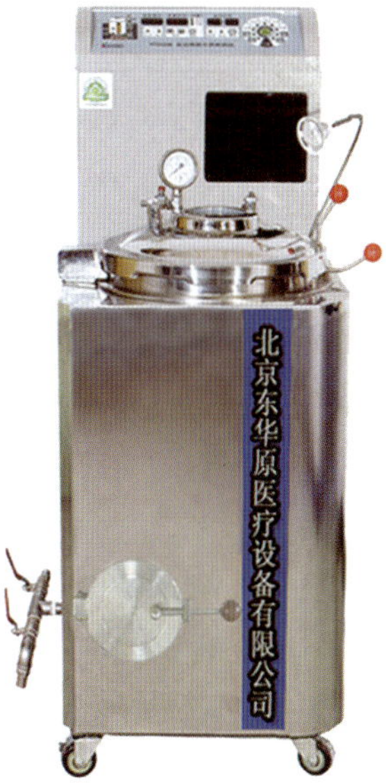

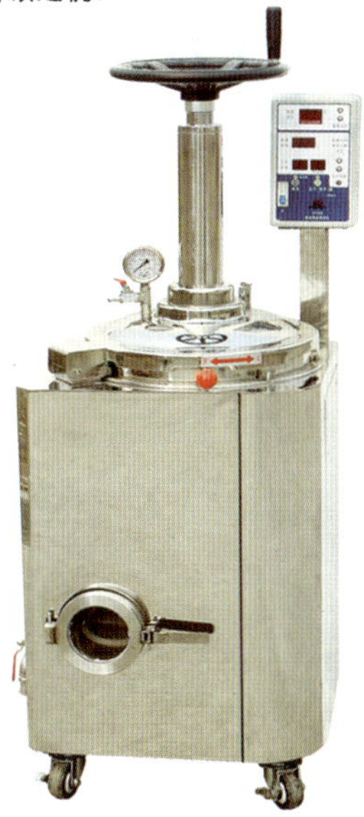

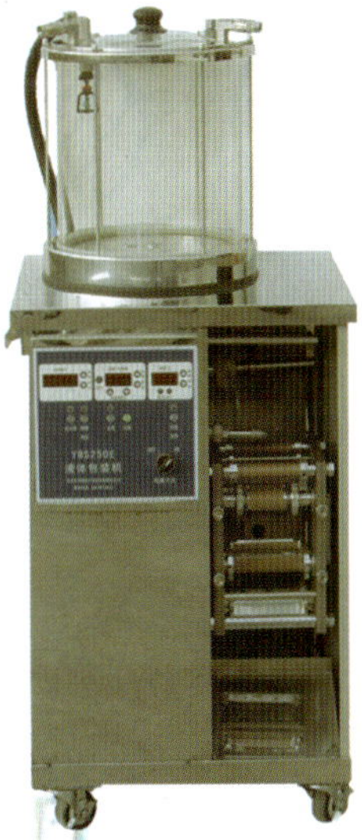

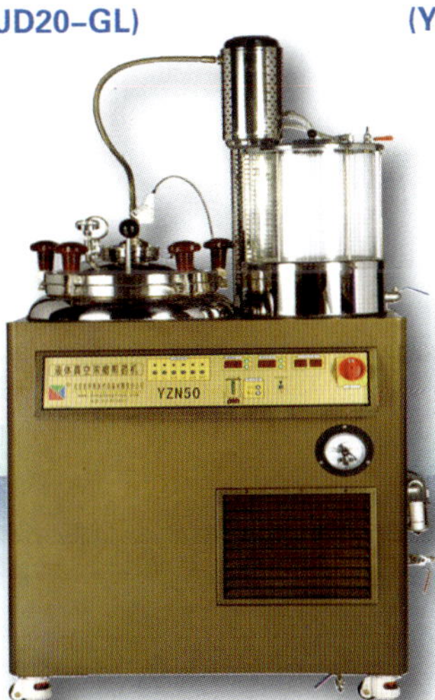

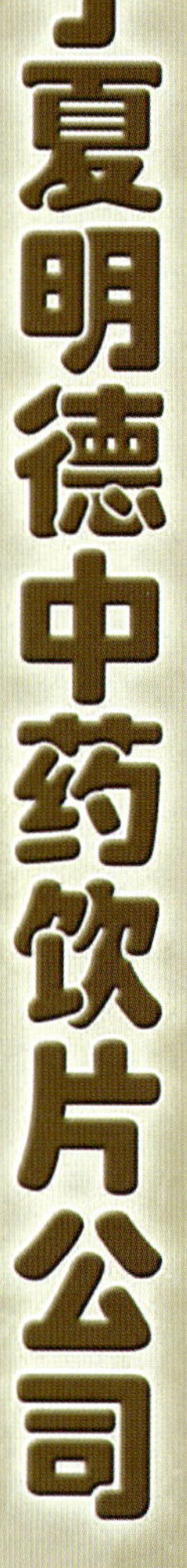


一、企业概况

宁夏明德中药饮片有限公司创建于2003年8月，是集中药材种植、中药饮片生产、销售、炮制、中药材种植技术研究及回药研发为一体的有限责任公司。是"国家中医药重点学科建设单位""自治区农业产业化重点龙头企业""自治区农业产业化优秀龙头企业"，是"自治区百家成长企业"。公司通过了《药品生产质量管理规范（GMP）》、质量管理体系（ISO9001）和环境管理体系（ISO14001）三项认证，拥有完整的生产质量管理体系，是西北规模最大，运行最规范的中药饮片企业。公司现有资产1.02亿元，员工183人，其中专业技术人员72人，占人员总数的40%。公司于2008年7月成为宁夏医科大学的教学和科研实践基地；2014我公司承担了国家中医药管理局"种子种苗繁育基地建设项目"，南京中医药大学为技术支撑单位，与其建立了校企合作关系，依托南京中医大及医科大的科研优势，公司的科技进步和人才培养得到了有效保障。

二、生产经营情况

公司的经营理念是"承传、创新、规范、提高"。在继承中药饮片传统炮制方法的基础上，加大科技开发力度，依托自治区科技型中小企业技术创新、外贸出口产品开发、科技攻关等项目，积极创新中药饮片炮制技术，研究制定中药饮片质量标准,努力提升企业技术水平。公司现有生产线两条，年生产能力2000吨，经营中药材950多种，生产不同品种规格的中药饮片1200多种。在继承中药传统炮制技术的基础上，不断创新工艺，研究制定质量标准,提升炮制技术水平，同时不断完善以供应、生产、质量、销售各部门相互配合、相互监督的管理体系，保证了产品质量。公司凭管理打造精品，靠质量开拓市场，目前产品覆盖宁夏全境，辐射安徽省、甘肃省、内蒙自治区等省区，质量享誉西北。2008年8月，我公司在西北地区率先开发生产小包装中药饮片，因其具有称量准确、质量优异等诸多优点而受到医患广泛的认可和欢迎。目前，小包装中药饮片已经牢固占据宁夏市场，年产销近500吨。2012年完成产量1500吨，实现工业产值6200万元，销售收入5500多万元，利税1000多万元；2013年完成产量2000吨，实现工业产值8100万元，销售收入7567万元，利税1200多万元.

三、农产化龙头带动情况

公司充分发挥产业龙头带动功能，积极推进中药材产业发展。倾力构建"公司+农户+基地"的产业经营格局，通过与农户签订《中药材种植与收购技术服务合同》，在农户中发展中药材种植。近年来，公司在隆德县建立了中药材种植基地，并带动全市种植中药材近十万亩。主要种植品种有六盘山区道地中药材金莲花、秦艽、柴胡、黄芪、党参、黄芩等。几年来，累计带动当地种植户近5000户，收购中药材5980多吨，支付农户药材收购款上亿元。为当地农民脱贫致富做出了贡献。

四、成绩荣誉

公司始终以树立明德形象、展示明德品牌、恪守明德信誉、弘扬明德文化为企业精神。近年来，先后被区、市、管委会及政府相关部门授予"自治区农业产业化优秀龙头企业""自治区农业产业化重点龙头企业""优秀企业""先进企业""百家成长"企业；等二十多个奖项；2010年公司"文德"牌商标被自治区人民政府评为"宁夏著名商标"、公司产品被评为"宁夏名牌产品"；2011-2012年"六盘山道地中药材秦艽规范化炮制技术研究"和"金莲花种植技术研究与示范"两项目获得自治区级科技成果，2009-2012年连续4年被自治区药监局评定为"A级诚信制药企业"，2013年，被自治区药监局评定为"AA级诚信制药企业"。

发展是硬道理，只有发展才是企业实现经济效益和社会效益的源泉所在。作为自治区农业产业化的龙头企业，可以预见，在政府的大力扶持下，在明德全体员工的不懈努力下，明德中药今后的成长步伐将大大加快，将为全区调整经济结构、优化产业布局、激发经济活力、促进社会和谐发挥重要作用。

追求卓越，不断进取，明德公司必将与您携手共同迈向充满希望的明天。

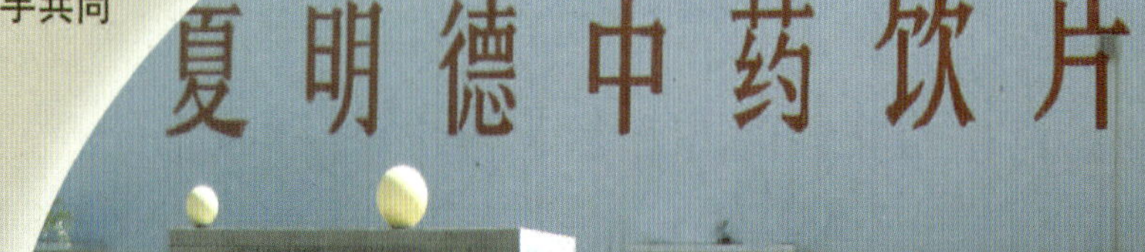


地　　址：固原经济开发区兴源路西段
联系电话：0954-2080716
销售热线：0954-2081111　2080566
传　　真：0954-2081866
邮　　箱：mingdezhongyao@163.com
网　　址：http://www.nxmdzy.com

# 广州晨升生物科技有限公司

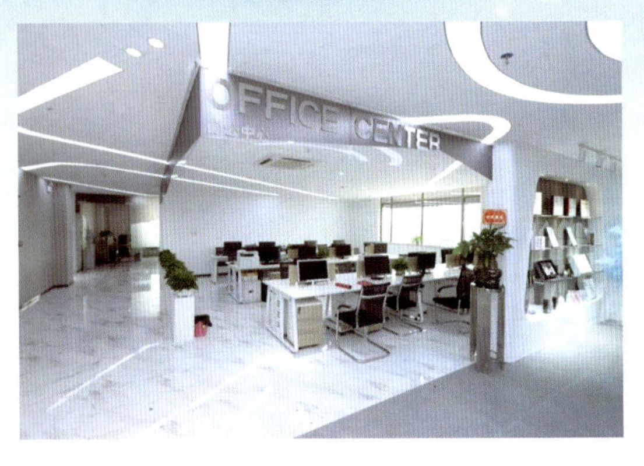


别人看到你的光鲜，我们看到你光鲜背后的付出，对外，你总是以美丽示人，对内，却唯独忽视了自己，你为人生全力以赴，我们的人生是为你全力以赴—专注妇儿健康—广州晨升。女性，九成以上存在健康问题，95%的美容问题，基本由生殖系统问题导致的，关爱女孩，关注生殖健康，提高国民健康水平，是国家人口计生委近年提出的工作目标和任务。

顺应形势的发展，一个新的产业—生殖健康产业已经诞生，女性生殖保健行业在中国国民经济中是发展最快的行业之一，它经历了从无到有，从小到大的巨大变化，单单女性的洗衣液和卫生巾在20世纪70年代的产值仅10亿元，生产企业只有几十家，发展到2000年，全行业的销售收入已经达到100亿元，拥有3000多家生产企业，从1987年到2000年，女性保健行业产值的年均增长率约15%，随着社会的发展和进步，到2010年，女性保健行业从日常女性卫生用品到生殖系统保健养护，已经分出十多个行业，其产值更是达到了一个新的高度。

产后修复不仅是一种健康的生活方式，更是一种优质的生活态度。在市场的需求下，广州晨升生物科技有限公司应运而生。作为全国首家集研发、生产、销售、服务为一体的全能型公司。晨升以先进的生物科技为基石，以高效、安全的优质产品为载体，以《妇女•儿童》健康私人定制服务为升华，打造出了专业性，且具有权威、规范、标准、有效的产后修复系列产品，从体质、体形、生殖、乳房、骨骼、脏腑、肌肤7大层面全方位地帮助妈妈重塑产后美丽。别人关注妇儿健康的现在，我们承载行业的未来。23年来，我们深知，女性生殖健康及儿童健康产业，已不再是单打独斗的产业，它需要更多像我们一样的行业守护者，一起来守护妇儿健康。因为专业，所以深入，因为深入，所以我们能发现和发掘这个行业的成长空间和未来价值。一项事业的成功之处，不仅仅是它扩张有多快，更多的是它与人心的融合，以及它对这个社会的责任。这意味着，晨升品牌背后淬炼出的是最专业的精英团队、最权威的行业专家、最用心的支持系统、最真诚的合作态度。

在晨升看来，先进技术、高超水平、极致效果、安全保障、系统化加盟方案和培训方案才能让合作商高枕无忧。作为目前拥有最具有竞争力的《妇儿健康工程系统》，晨升为合作伙伴提供品牌、开业、运营、技术、产品、设备、培训、回款、个人荣誉、店内荣誉、百万盈利系统、权威认证12大有力扶持。我们相信，谁率先输出了自己的标准和服务理念，谁率先建立具有人本精神的员工培养和加盟商支持系统，谁就能在行业中获得优势，脱颖而出。

为了更好的保障您的合作结果，晨升严格遵循安全、健康、有效、科学发展理念。从研发、生产到销售、服务等全方位打造权威专业的妇儿健康产业，与行业内硕士、博士、名医建立了紧密的深度合作关系，提供妇儿亚健康调理领域先进技术与服务，与北京市中亚健康科学研究院产后修复研究所共同研发出安全有效的产品。公司旗下5大品牌（进兴、恋地树、艾咪俪、哎俪娅、悦享康），

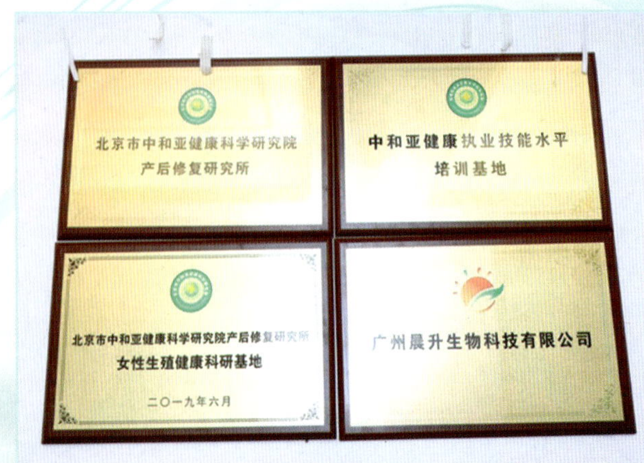

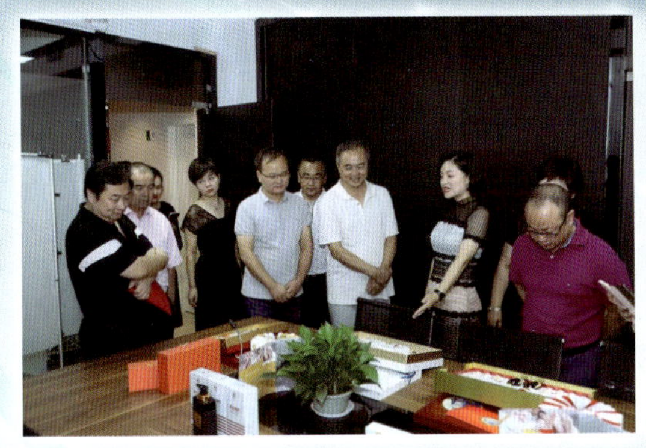

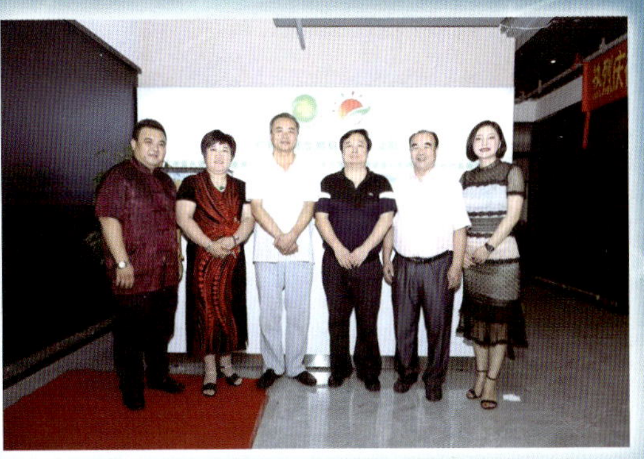

其中艾咪俪女性生殖健康管理品牌更是成为经典品牌。在为女性提供安全有效产品及专业规范技术同时，晨升也为合作商提供实行亚健康执业技能水平培训基地，旗下有晨升亚健康执业技能水平产后修复培训基地，亚健康执业技能水平盆腔管理培训基地、亚健康执业技能水平生殖健康培训基地、亚健康执业技能水平体质管理培训基地、亚健康执业技能水平乳房健康培训基地、亚健康执业技能水平体型管理培训基地。作为亚健康执业技能水平培训基地标杆，晨升也为合作商提供配套开展亚健康执业技能产后师资暨考评员培训班，以确保您的加盟结果。没有好的沉淀，再好的招商也只是喧哗，没有好的招商，再好的沉淀也无法呈现。我们坚信，无论时代怎么变迁，它一定跟着人心走。

今天，我们与独具慧眼的你相遇，无论是否是第一次，我们都将以虔诚的态度，有力的扶持与你携手走的更远。

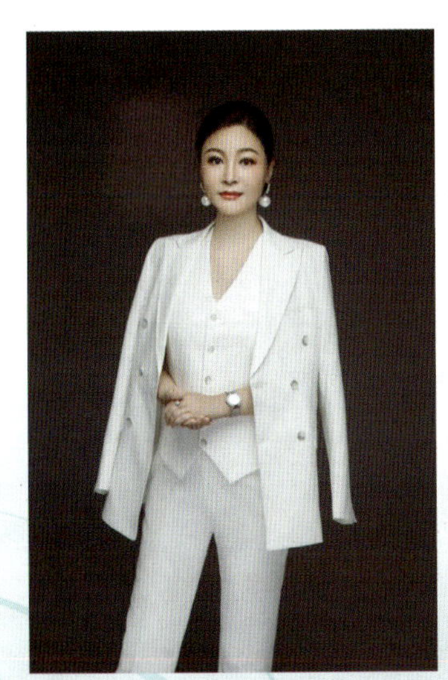

王珍，臣字门派第七代传人；北京市中和亚健康科学研究院产后修复研究所执行所长；广州晨升生物科技有限公司执行董事；5·25亚健康防治日·关爱女性生殖健康"金丝带"大型公益活动发起人；艾咪俪·女性生殖健康管理系统创始人；北京中和亚健康服务中心培训部客座讲师；中华中医药学会少儿推拿传承发展共同体委员；中国中药协会亚健康药物研究专业委员会副秘书长；中国中医药研究促进会中医儿科医师合作共同体工作委员会理事；中国民族医药学会养生保健分会理事；中华中医药学会亚健康分会委员；中华中医药学会治未病分会委员；中华中医药学会妇科分会委员；世界中医药学会联合会亚健康专业委员会理事。

"心"合作 新未来——广州晨升生物科技有限公司

咨询电话：王女士13825137865/13622267865

# 广东家安健康科技集团有限公司

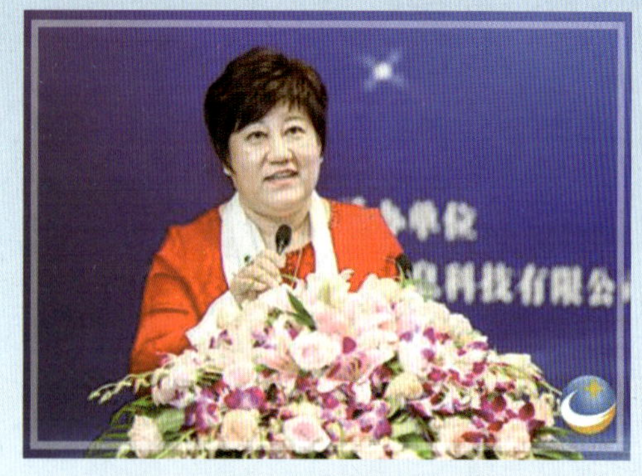

广东家安健康科技集团董事长刘红妹女士

广东家安健康科技集团、宁夏家安生物科技有限公司董事长、北京浩然居中医研究院院长、中国管理科学研究院商学院客座教授、中国民族品牌（全球）推广大使、中国广告主协会妇女委员会副主任、广州市越秀区政协委员。创造了数个“黄十字”亚健康调理项目，创办“皮肤免疫科技联合实验室”，率先以免疫科技为核心理念。

刘红妹女士一直致力于大健康行业，创立多家企业，参与完成“十三五”国家重点研发计划项目、获得中国发明专利13项，带领团队完成“宁夏特色果蔬发酵功能饮品技术开发及产业化示范”项目验收评审，携手北京市中和亚健康科学研究院产后修复研究所创办“女性生殖金丝带”公益活动，成为金丝带发起人，带领的技术团队，为生活医美护肤品的行业方向标杆。所带领的企业荣膺“中国3•15诚信品牌”“中国科技新行业十大领先品牌”等。

**广东家安健康科技集团有限公司是一家集研发、生产、销售、教育为一体的综合性企业，旗下有广州家安化妆品有限公司、广州家安商学院、云南千盛医药集团有限公司、昆明悟真生物科技有限公司、云南恋地树生物科技有限公司等多家企业，企业主要经营化妆品、消毒卫生用品、医疗器械外用品、食品酵素等产品。弘扬中国传统文化，积厚德而载物，传承中医养生事业，当自强而不息，广东家安集团用弘扬传统文化做企业管理，让员工懂得百善孝为先，感恩父母、感恩社会、感恩国家，用儒家思想做经营之道，仁、义、礼、智、信当做企业生存之根本。天人合一，道法自然。家安在大江南北考察建立原产地原料生产和供应基地，率先采取先进的生产工艺和设备，建立最严苛的品质把控体系，建立质量可追溯体系。在每一枝带着晨露采撷的药草中，在每一款带着员工温度的产品中，在每一个研发质监人员专注的目光中，都饱含着家安人对美丽健康事业的执着追求，诠释着家安人对美丽事业的深刻理解。天行健，君子以自强不息。家安集团历经15年发展，从最初的化妆品行业，不断向更广泛的健康领域进军。逐渐完善并建立以美容护肤、日常护理、经络按摩、女性生殖健康、产后修复、食品酵素、儿童调理产品等为一体的多元化产品研发体系，形成生态护肤、健康养生、消毒卫生、医疗器械、健康食疗五为一体，建立广东、宁夏、云南三大生产基地，以地标性原材料为基础开发，逐步向智能化、科技化领域发展。资源共享，厚积而薄发家安不但建立自主研究中心，还与专科学校，研究院携手合作，不断开发研制出特色有效的产品。生态护肤，遵循植物护肤理念，以高端科技手段制作，生产具有中国民族特色的国际化护肤产品健康养生，精选云南独有生态天然草药，古法古方，尽显中国中医中药本色；消毒卫生，采用现代生物科技创新突破，研制出抑菌杀菌的妇科产品，针对白色念珠菌、金黄色葡萄球菌、大肠杆菌杀菌率可达99.99%;医疗器械，主营一、二类医疗器械代加工与自主品牌业务，其中独立创新研发出的医用敷料面膜可以用于激光、创伤后皮肤修复，效果明显；健康食疗，取自然地标性食材，融合中医理念，研发健康食品，其中以宁夏中宁枸杞子为主料，发酵的枸杞肽酵素，赢得了市场好评。家安集团运用五大服务特色为支撑点，搭建大健康产业格局，全力守护，以助推中国健康事业为己任，紧跟中国改革发展的时代脉搏，将不忘初心，砥砺奋进！**

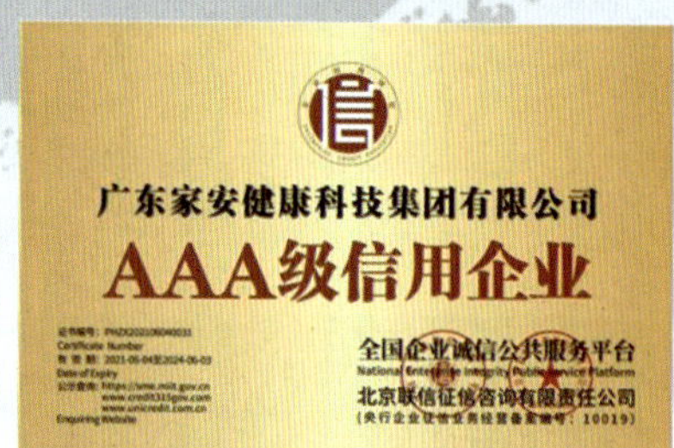


AAA级信用企业证书

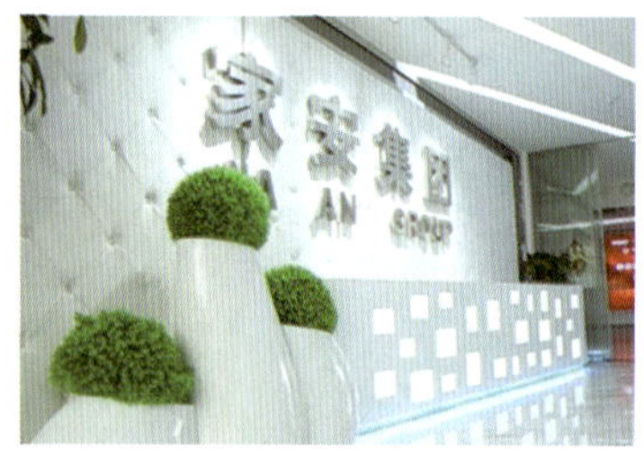

家安集团

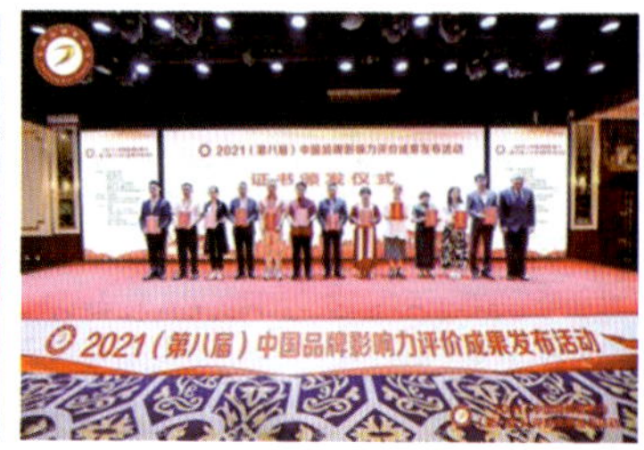


家安集团参加2021（第八届）中国品牌影响力评价成果发布活动

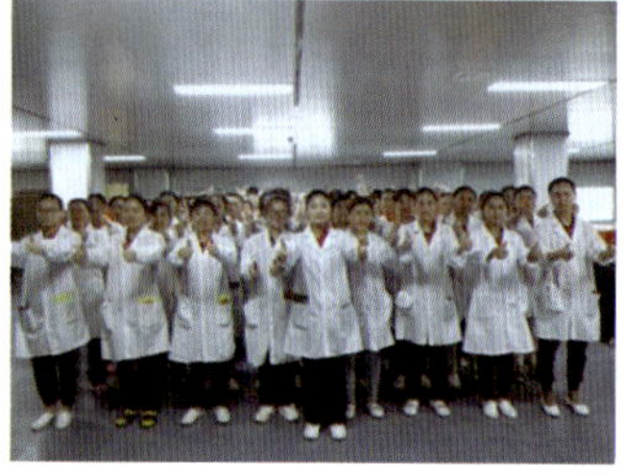

家安集团员工早晨齐诵读《弟子规》（家安梦）

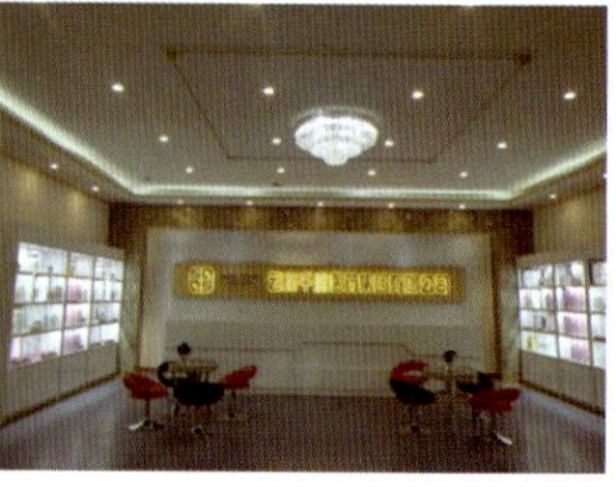

云南千盛医药集团

# 海南省中道圣德生物科技有限公司

海南省中道圣德生物科技有限公司（中道圣德）是一家依托传统中药，在传统古方基础上加以创新，深耕中医药科学研发、天然植物提取及以生物医药为核心的保健产品研发、生产、销售和相关技术支持的企业。

中道圣德创始团队立志：弘扬传统中医药文化，传承创新中医药祖传技艺，并为之发扬光大，帮助更多人解决身心疾苦。因此立足中国的海南，布局百年企业，传承国粹经典。

历史来源：源于清朝乾隆年间周礼昌先生（举人），继祖先周公易经周氏家族后人，19岁考取秀才，26岁中举人。因其母患有眼疾及肺痨，为了帮助其母解决病患，走遍大江南北寻求名医，终于孝心感动上天，寻得道医之良方 救治其母。因求医之难，于是立志拜名医为师，加上自身专研医书，发心解救百姓之疾苦。治身以治天下，寿国以寿万民”的初心，家中医书近千卷，他不仅精通医药，针灸，还精通道家导引术和梅花术。其终身之医术，医治无数身患疾病的患者。他不仅医术精湛，医德更是高尚。后代传承人有周仪方、周家喜等至到现今的周发金、周品樾。周氏百余年来中草药核心秘方，百年实践 验证良效无数，在皮肤、关节、五官、脏腑等治疗与调理方面很有疗效。

周发金年逾74岁的老者，中西医结合，历经文革时期，见证新中国改革开放之崛起，仍不忘初心，传承国粹。他秉持着温暖、谦虚、亲切、随和，以一名仁医的品德，坚守在救治患者和传播中医学知识的长河中。他让很多曾经无药可医的患者奇迹般的延续了10～20年的生命至今依然健康的活着，点亮了无数患者和家属的生命之灯，他依然活跃在治病救人的第一线。在此基础上想医治更多同胞，但心有余而力不足，现如今：科技发展，强大的互联网年代，追随父亲多年的儿子周品樾，立志在互联网年代，秉承守正创新理念，创建中道圣德将传统中药古方帮助更多人之健康。

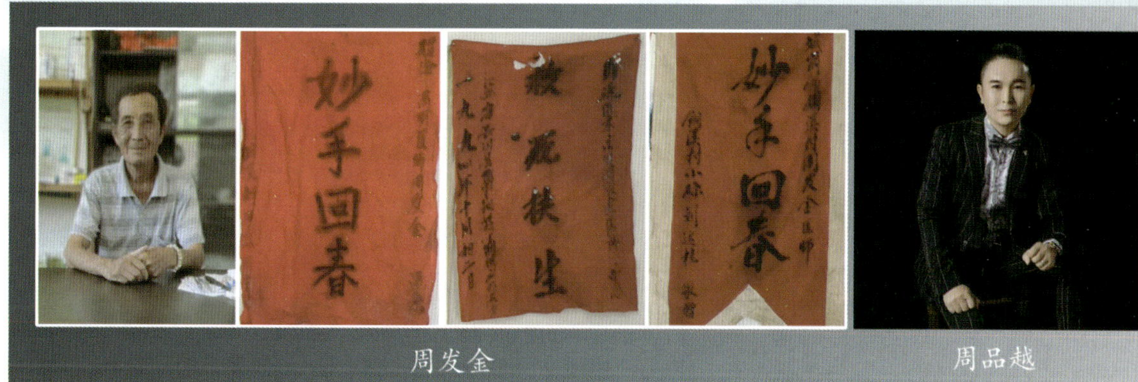

周发金　　周品越

目前，中道圣德旗下品牌昭目慷依托周氏百年古方结合现代科技化提纯萃取，口服产品缓解视疲劳，改善眼部亚健康状态对于眼干、眼胀、眼疲劳、迎风流泪、畏光、视力模糊、视力下降、缓解老花眼、青光眼、白内障，预防近视、远视、散光起到明显改善作用。正在开发中的部分保健产品对于预防胃溃疡、眼癌、喉癌、肝炎、肝癌、肺炎、肺癌，肠炎、肠癌，心脑血管问题、乳腺问题、乳腺癌、生殖系统问题有着明显改善的作用。

中道圣德今后将继续秉承“创新传统古方服务人类健康，重道德、讲诚信、促社会和谐自然”的宗旨，为消费者提供更优质的产品和更满意的服务。

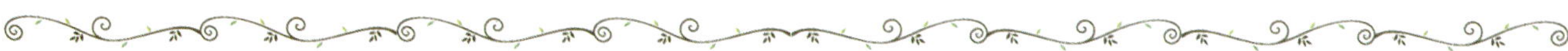



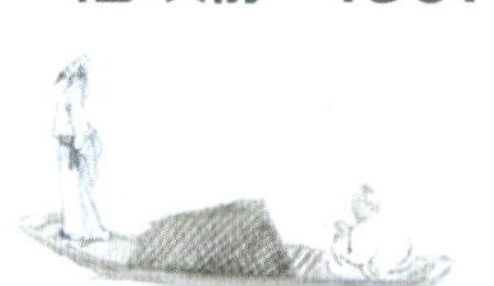
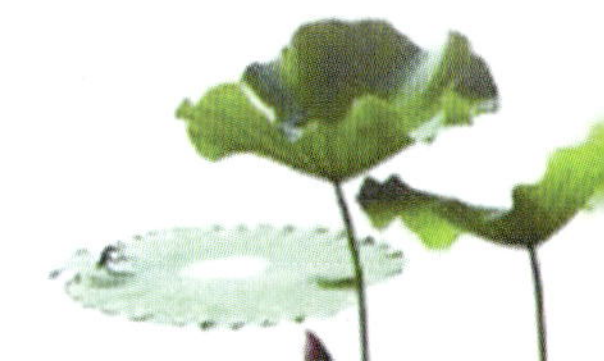

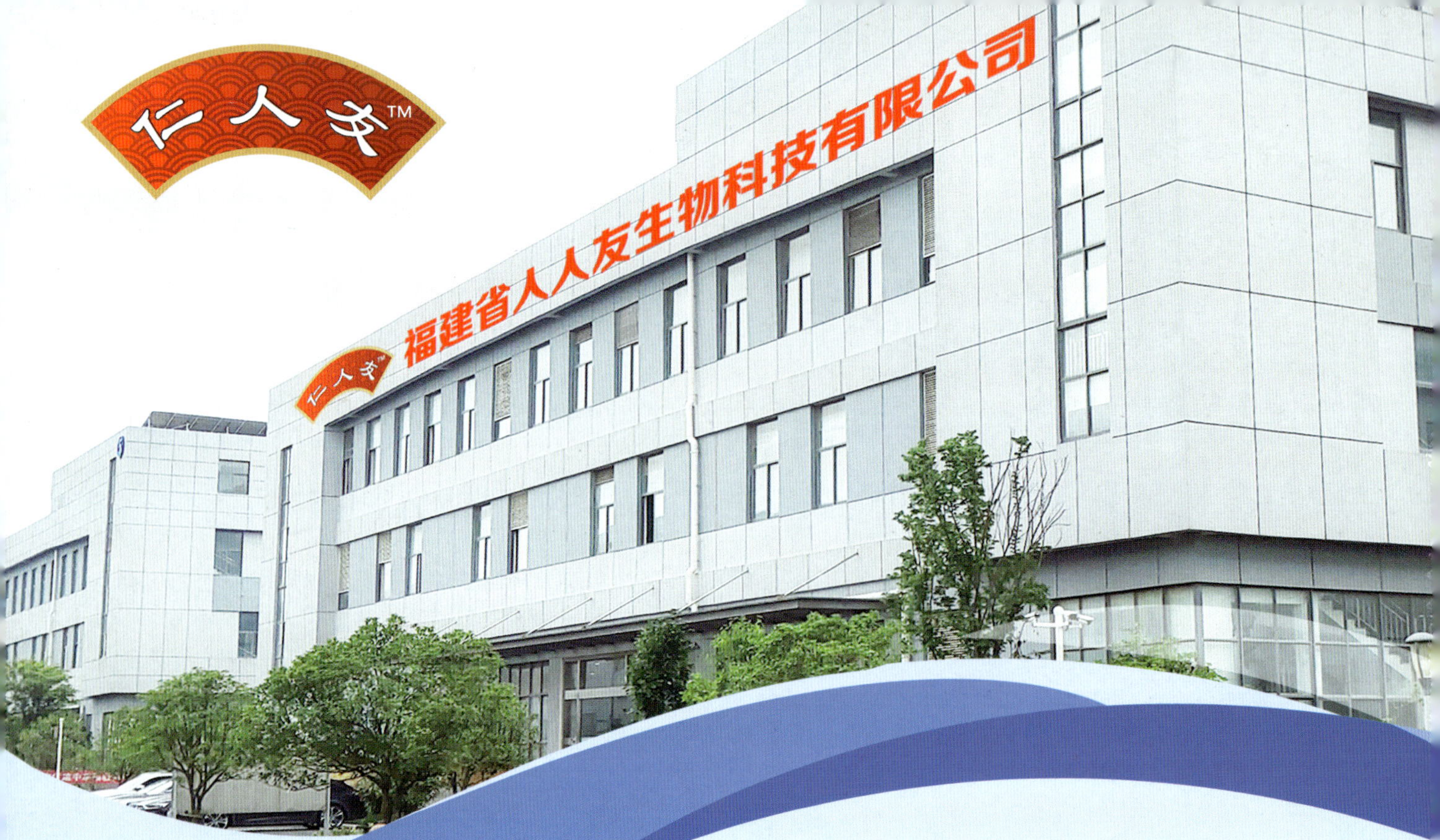

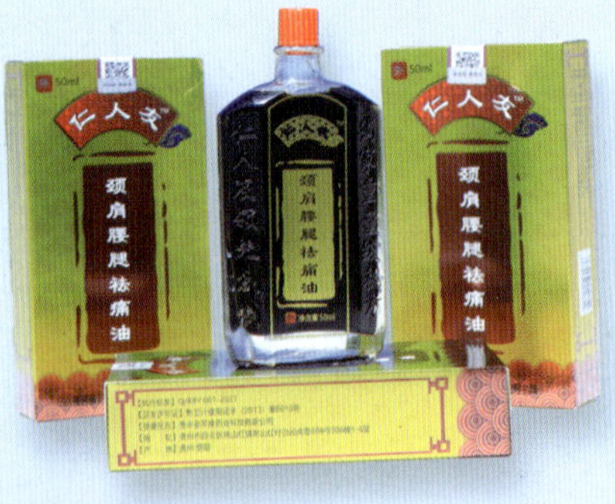